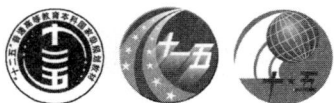

全国中医药行业高等教育经典老课本

普通高等教育"十二五""十一五""十五"国家级规划教材

新世纪（第二版）全国高等中医药院校规划教材

新世纪全国高等中医药优秀教材

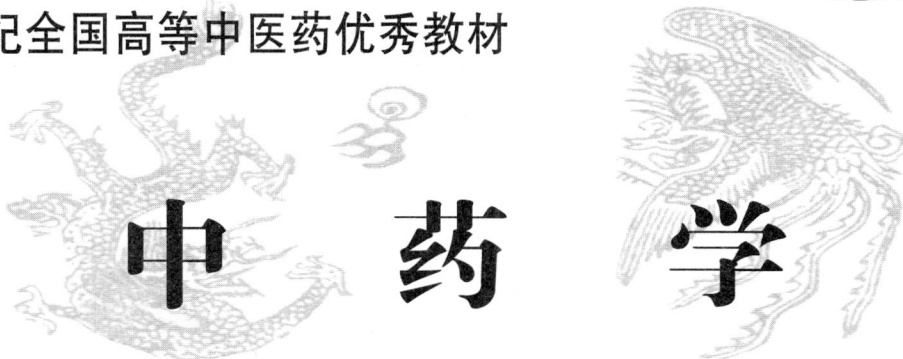

中 药 学

（供中医药类专业用）

主　编　高学敏（北京中医药大学）

主　审　王永炎（中国中医研究院）

　　　　颜正华（北京中医药大学）

中国中医药出版社

·北　京·

图书在版编目（CIP）数据

中药学/高学敏主编 . —北京：中国中医药出版社，2017.3（2019.11重印）

全国中医药行业高等教育经典老课本

ISBN 978 - 7 - 5132 - 4033 - 8

Ⅰ.①中… Ⅱ.①高… Ⅲ.①中药学 - 中医学院 - 教材 Ⅳ.①R28

中国版本图书馆 CIP 数据核字（2017）第 035969 号

中国中医药出版社出版

北京经济技术开发区科创十三街 31 号院二区 8 号楼
邮政编码 100176
传真 010 64405750
山东润声印务有限公司印刷
各地新华书店经销

开本 850×1168 1/16 印张 35.75 字数 829 千字
2017 年 3 月第 1 版 2019 年 11 月第 4 次印刷
书 号 ISBN 978 - 7 - 5132 - 4033 - 8

定价 89.00 元
网址 www.cptcm.com

如有印装质量问题请与本社出版部调换（010-64405510）
版权专有 侵权必究

社长热线 010 64405720
购书热线 010 64065415 010 64065413
微信服务号 zgzyycbs

书店网址：csln.net/qksd/
官方微博 http://e.weibo.com/cptcm
淘宝天猫网址 https://zgzyycbs.tmall.com

出版说明

"新世纪全国高等中医药院校规划教材"是全国中医药行业规划教材，由"政府指导，学会主办，院校联办，出版社协办"，即教育部、国家中医药管理局宏观指导，全国中医药高等教育学会和全国高等中医药教材建设研究会主办，全国26所高等中医药院校各学科专家联合编写，中国中医药出版社协助管理和出版。本套教材包含中医学、针灸推拿学和中药学三个专业共46门教材。2002年相继出版后，在全国各高等中医药院校广泛使用，得到广大师生的好评。

"新世纪全国高等中医药院校规划教材"出版后，国家中医药管理局、全国中医药高等教育学会、全国高等中医药教材建设研究会高度重视，多次组织有关专家对教材进行评议。2005年，在广泛征求、收集全国各高等中医药院校有关领导、专家，尤其是一线任课教师的意见和建议基础上，对"新世纪全国高等中医药院校规划教材"进行了全面的修订。"新世纪（第二版）全国高等中医药院校规划教材"（以下简称"新二版"教材）语言更加精炼、规范，内容准确，结构合理，教学适应性更强，成为本学科的精品教材，多数教材至今已重印数十次，有16门教材被评为"'十二五'普通高等教育本科国家级规划教材"。

当今教材市场"百花齐放""百家争鸣"，新版教材每年层出不穷，但仍有许多师生选用"新二版"教材。其中有出于对老主编、老专家的敬仰和信任，当时的编者，尤其是主编，如今已经是中医学术界的泰斗；也有些读者认为"新二版"教材的理论更为经典；还有部分读者对"绿皮书"有怀旧情结，等等。为更好地服务广大读者，经国家中医药管理局教材建设工作委员会、中国中医药出版社研究决定，选取"新二版"中重印率较高的25门教材，组成"全国中医药行业高等教育经典老课本"丛书，在不改动教材内容及版式的情况下，采用更优质的纸张和印刷工艺，以飨读者，并向曾经为本套教材建设贡献力量的专家、编者们致敬，向忠诚的读者们致敬。

热忱希望广大师生对这套丛书提出宝贵意见，以使之更臻完善。

国家中医药管理局教材建设工作委员会

中国中医药出版社

2017 年 2 月

再版前言

"新世纪全国高等中医药院校规划教材"是全国唯一的行业规划教材。由"政府指导，学会主办，院校联办，出版社协办"。即：教育部、国家中医药管理局宏观指导；全国中医药高等教育学会及全国高等中医药教材建设研究会主办，具体制定编写原则、编写要求、主编遴选和组织编写等工作；全国26所高等中医药院校学科专家联合编写；中国中医药出版社协助编写管理工作和出版。目前新世纪第一版中医学、针灸推拿学和中药学三个专业46门教材，已相继出版3~4年，并在全国各高等中医药院校广泛使用，得到广大师生的好评。其中34门教材遴选为教育部"普通高等教育'十五'国家级规划教材"，41门教材遴选为教育部"普通高等教育'十一五'国家级规划教材"（有32门教材连续遴选为"十五"、"十一五"国家级规划教材）。2004年本套教材还被国家中医药管理局中医师资格认证中心指定为执业中医师、执业中医助理医师和中医药行业专业技术资格考试的指导用书；2006年国家中医、中西医结合执业医师、执业助理医师资格考试和中医药行业专业技术资格考试大纲，均依据"新世纪全国高等中医药院校规划教材"予以修改。

新世纪规划教材第一版出版后，国家中医药管理局高度重视，先后两次组织国内有关专家对本套教材进行了全面、认真的评议。专家们的总体评价是："本次规划教材，体现了继承与发扬、传统与现代、理论与实践的结合，学科定位准确，理论阐述系统，概念表述规范，结构设计合理，印刷装帧格调健康，风格鲜明，教材的科学性、继承性、先进性、启发性及教学适应性较之以往教材都有不同程度的提高。"同时也指出了存在的问题和不足。全国中医药高等教育学会、全国高等中医药教材建设研究会也投入了大量的时间和精力，深入教学第一线，分别召开以学校为单位的座谈会17次，以学科为单位的研讨会15次，并采用函评等形式，广泛征求、收集全国各高等中医药院校有关领导、专家，尤其是一线任课教师的意见和建议，为本套教材的进一步修订提高做了大量工作，这在中医药教育和教材建设史上是前所未有的。这些工作为本套教材的修订打下了坚实的基础。

2005年10月，新世纪规划教材第二版的修订工作全面启动。修订原则是：①有错必纠。凡第一版中遗留的错误，包括错别字、使用不当的标点符号、不规范的计量单位和不规范的名词术语、未被公认的学术观点等，要求必须纠正。②精益求精。凡表述欠准确的观点、表达欠畅的文字和与本科教育培养目的不相适应的内容，予以修改、精练、删除。③精编瘦身。针对课时有限，教材却越编越厚的反应，要求精简内容、精练文字、缩编瘦身。尤其是超课时较多的教材必须"忍痛割爱"。④根据学科发展需要，增加相应内容。⑤吸收更多院校的学科专家参加修订，使新二版教材更具代表性，学术覆盖面更广，能够全面反应全国高等中医药教学的水平。总之，希冀通过修订，使教材语言更加精炼、规范，内容准确，结构合理，教学适应性更强，成为本学科的精品教材。

根据以上原则，各门学科的主编和编委们以极大的热情和认真负责的态度投入到紧张的修订工作中。他们挤出宝贵的时间，不辞辛劳，精益求精，确保了46门教材的修订按时按质完成，使整套教材内容得到进一步完善，质量有了新的提高。

　　教材建设是一项长期而艰巨的系统工程，此次修订只是这项宏伟工程的一部分，它同样要接受教学实践的检验，接受专家、师生的评判。为此，恳请各院校学科专家、一线教师和学生一如既往关心、关注新世纪第二版教材，及时提出宝贵意见，从中再发现问题与不足，以便进一步修政完善或第三版修订提高。

全国中医药高等教育学会

全国高等中医药教材建设研究会

2006 年 **10** 月

修订说明

普通高等教育"十五"国家级规划教材、新世纪全国高等中医药院校规划教材《中药学》，自 2002 年 9 月出版以来已经印刷 10 余万册，并得到了全国中医药院校同行的高度评价。国家中医药管理局于 2004 年 3 月 16～17 日在北京组织召开了"新世纪全国高等中医药院校规划教材"专家评议会，对本套教材进行了进一步的评议。评议专家一致认为《中药学》教材"立足教育教学改革，编写观念新，科学性强，有较强的先进性、继承性与实用性，且紧跟时代发展，有所创新，选材得当，结构严谨，层次分明，概念明晰，术语规范，教材较好地反映了本学科当前发展水平，引用文献新，信息量大且繁简适度，适应多样化教学需要，与相关学科知识联系适度，有利于启发引导学生深入钻研，总论内容丰富，附篇有特色，而文字篇幅把握较好。临床研究内容确有必要，但文字可更简练。总之本教材较好地处理了传统与现代、基础与临床、继承与发扬的关系，是一本优秀教材。"

2006 年 3 月 12 日，新世纪全国高等中医药院校规划教材修订会议在北京顺利召开。会议提出本次修订的总体原则主要是基本内容和框架不变，缩编瘦身，完善内容，纠正差错。会议强调修订是时代发展的需要、高等教育发展的需要、提高教材自身质量的需要、提高教材市场竞争力的需要以及规范执业医师考试的需要。会议将修订教材的基本要素精辟地概括为 14 个字：创新、锤炼、瘦身、适度、贯气、借鉴、改错，并强调要坚持"以人为本"的教育理念，坚持学科的定位意识，坚持教材的精品意识。我们根据新世纪全国高等中医药院校规划教材修订会议总的原则是给教材瘦身的精神，并结合临床中药学科自身的特点，主要从以下几方面进行了修订：

1. 药物基原部分根据 2005 年版《中华人民共和国药典·一部》进行修订。

2. 将每味中药【古籍摘要】中的 3 条原文删除 1 条，保留最精华的两条。

3. 将每味中药【现代研究】中的"临床研究"一项内容全部删除。此部分内容留待以后编写教参书时再收载。

4. 将每味具体中药【现代研究】中的"不良反应"一项中属于个案的内容删除。

5. 改正教材中原有的错别字或不妥之处，尤其注意具体中药的药性、功效、主治病证描述是否准确、恰当。

本次《中药学》教材修订工作仍由原来参加教材编写的 16 个兄弟院校专家组成编委会，共同承担教材的修订任务。具体分工是：高学敏教授负责修订总论部分和临床常见百种病证用药简介，钟赣生教授负责修订中药的命名与分类、解表药，张俊荣教授负责修订清热泻火药、清热燥湿药、清热凉血药，于虹教授负责修订清热解毒药、清虚热药，刘树民教授负责修订泻下药、化湿药，曲京峰教授负责修订祛风湿药，宋捷民教授负责修订利水渗湿药，郭建生教授负责修订温里药、驱虫药，任汉阳教授负责修订理气药、开窍药，胡锡琴教授负责修订消食药、解毒杀虫燥湿止痒药、拔毒化腐生肌药，周祯祥教授负责修订止血药、涌吐药，杨柏灿教授负责修订活血祛瘀药，唐德才教授负责修订化痰止咳平喘药，部守琴教授负责修订安神药、平肝息风药，张廷模教授负责修订补气药、补阴药，崔撼难教授负责修订补阳药、补血药，邱颂平教授负责收涩药。最后统稿由高学敏、钟赣生教授完成。

《中药学》教材编委会

2006 年 11 月于北京

目 录

总　论

中药的发明和应用，在我国有着悠久的历史，有着独特的理论体系和应用形式，充分反映了我国历史文化、自然资源方面的若干特点，因此人们习惯把凡是以中国传统医药理论指导采集、炮制、制剂，说明作用机理，指导临床应用的药物，统称为中药。简而言之，中药就是指在中医理论指导下，用于预防、治疗、诊断疾病并具有康复与保健作用的物质。它对维护我国人民健康、促进中华民族的繁衍昌盛作出了重要贡献。

中药主要来源于天然药及其加工品，包括植物药、动物药、矿物药及部分化学、生物制品类药物。由于中药以植物药居多，故有"诸药以草为本"的说法。五代韩保昇也说："药有玉石草木虫兽，而直言本草者，草类药为最多也。"因此，自古相沿把中药称本草。此外，还有草药一词，系指广泛流传于民间，在正规中医院应用不太普遍，为民间医生所习用，且加工炮制尚欠规范的部分中药。还有中草药一词，实则是指中药和草药的混称。由此可见，草药、中草药与中药、本草没有质的区别，为避免混淆，应统一于中药一词的概念中。所谓民族药是指中国少数民族地区所习用的药物，其药源与中药基本相同，它是在吸收中医药学及国外医药学相关理论和经验的基础上，又在实践中逐步发展形成具有本民族医药学特色和较强地域性的药物，如藏药、蒙药、维药、傣药、苗药、彝药等，广而言之，民族药与中药同样都是中国传统医药的一个重要组成部分。中成药则是以中药材为原料，在中医药理论指导下，按规定的处方和方法，加工制成一定的剂型，标明药物作用、适应证、剂量、服法，供医生、患者直接选用，符合药品法规定的药物。中成药也就是中药复方或单方使用的成品药剂，自然也是中国传统医药的一个重要组成部分。

自古以来人们习惯把中药称为本草，自然也就把记载中药的典籍中药学称为本草学，传统本草学近代始称中药学，随着近代科学的发展，中药学又形成了中药学、中药药理学、中药栽培学、中药药用植物学、中药化学、中药炮制学、中药制剂学、中药鉴定学、中成药学等多个学科。所谓中药学就是指专门研究中药基本理论和中药来源、产地、采集、炮制、性能、功效及临床应用规律等知识的一门学科。中药学是中医院校的骨干学科，是中医药学宝库中一个重要组成部分。

第一章
中药的起源和中药学的发展

一、原始社会药物的起源（远古～公元前 21 世纪）

劳动创造了人类、社会，同时也创造了医药。中药的发现和应用以及中药学的产生、发展，和中医学一样，都经历了极其漫长的实践过程。

原始时代，我们的祖先在寻找食物的过程中，由于饥不择食，不可避免地会误食一些有毒甚至剧毒的植物，以致发生呕吐、腹泻、昏迷甚至死亡等中毒现象；同时也可因偶然吃了某些植物，使原有的呕吐、昏迷、腹泻等症状得以缓解甚至消除。经过无数次的反复试验，口尝身受，逐步积累了辨别食物和药物的经验，也逐步积累了一些关于植物药的知识，这就是早期植物药的发现。当进入氏族社会后，由于弓箭的发明和使用，使人们进入了狩猎和捕鱼为重要生活来源的渔猎时代，人们在吃到较多的动物的同时，也相应地发现了一些动物具有治疗作用，这就是早期动物药的发现。至氏族社会后期，进入农业、畜牧业时代，由于种植、饲养业的发展，发现了更多的药物，这样用药的知识也不断丰富，从而形成了早期的药物疗法。因此可以说，中药的起源是我国劳动人民长期生活实践和医疗实践的结果。故《淮南子·修务训》谓："神农……尝百草之滋味，水泉之甘苦，令民知所避就，当此之时，一日而遇七十毒。"《史记·补三皇本纪》云："神农氏以赭鞭鞭草木，始尝百草，始有医药。""神农尝百草"虽属传说，但客观上却反映了我国劳动人民由渔猎时代过渡到农业、畜牧业时代发现药物、积累经验的艰苦实践过程，也是药物起源于生产劳动的真实写照。

随着历史的递嬗，社会和文化的演进，生产力的发展，医学的进步，人们对于药物的认识和需求也与日俱增。药物的来源也由野生药材、自然生长逐步发展到部分人工栽培和驯养，并由动物、植物扩展到天然矿物及若干人工制品。用药知识与经验也愈见丰富，记录和传播这些知识的方式、方法也就由最初的"识识相因"、"师学相承"、"口耳相传"发展到文字记载。

二、夏商周时期（公元前 21 世纪 ~ 公元前 221 年）

人工酿酒和汤液的发明与应用，对医药学的发展起了巨大的促进作用。酒是最早的兴奋剂（少量用之）和麻醉剂（多量用之），更能通血脉、行药势，并可用作溶剂，后世用酒加工炮制药物也是常用辅料之一。随着人们医药知识的日益丰富，用药经验和药物品种的逐渐增多，为从单纯的用酒治病发展到制造药酒准备了条件。甲骨文中即有"鬯其酒"的记载。据汉·班固《白虎通义·考黜篇》注释："鬯者，以百草之香，郁金合而酿之成为鬯。"可见，"鬯其酒"就是制造芳香的药酒。酒剂的使用，有利于提高药物的疗效，对后世产生了巨大的影响。仅《内经》所存 13 首方中即有 4 个酒剂，《金匮要略》《千金方》《外台秘要》《太平圣惠方》《本草纲目》等书中有更多内、外用酒剂，故后世有"酒为百药之长"之说。酒剂的发明与应用对推动医药的发展产生了重要的影响。

进入奴隶社会，手工业逐步发达。夏代已有精致的陶釜、陶盆、陶碗、陶罐等陶制器皿，殷商时期在人们日常生活中陶器更是得到了广泛使用，同时对食品加工的知识也不断丰富和提高。这些都为汤液的发明创造了条件。

相传商代伊尹创制汤液。伊尹，商初人，善于烹饪，晋·皇甫谧《针灸甲乙经》序中谓："伊尹以亚圣之才，撰用神农本草，以为汤液。"《资治通鉴》谓伊尹"闵生民之疾苦，作汤液本草，明寒热温凉之性，酸苦辛甘咸淡之味，轻清浊重，阴阳升降，走十二经络表里之宜。"伊尹既精烹饪，又兼通医学，说明汤液的发明与食物加工技术的提高是密不可分的。

汤液的出现，不但服用方便，提高了疗效，且降低了药物的毒副作用，同时也促进了复方药剂的发展。因此汤剂也就作为中药最常用的剂型之一得以流传，并得到不断的发展。

我国药学发达很早，正式的文字记载可追溯到公元前一千多年的西周时代（公元前1066～公元前771年）。如《尚书·说命篇》云："药不瞑眩，厥疾弗瘳。"《周礼·天官冢宰下》谓："医师掌医之政令，聚毒药以供医事。"又谓："以五味、五谷、五药养其病。"据汉代郑玄注："五药，草、木、虫、石、谷也。"所谓"五药"，并非指五种具体药物，可能是当时对药物的初步归纳。《诗经》是西周时代的文学作品，也可以说是我国现存文献中最早记载具体药物的书籍。书中收录100多种药用动、植物名称，如苍耳、芍药、枸杞、鲤鱼、蟾蜍等，并记载了某些品种的采集、性状、产地及服用季节等。当然书中所载百余种动植物当时是否入药尚有待考证，但后世许多本草书籍中都将之作为药用。《山海经》是记载先秦时期我国各地名山大川及物产的一部史地书。它和《诗经》一样，并非药物专著，但却记载了更多的药物，并明确指出了药物的产地、效用和性能，说明人们对药物的认识又深入了一步。《山海经》记载药物的统计，各家有所差异，一般认为大致可分为以下四类：动物药67种，植物药52种，矿物药3种，水类1种，另有3种不详何类，共计126种。服法方面有内服（包括汤服、食用）和外用（包括佩带、沐浴、涂抹等）的不同。所治病种达31种之多，包括内、外、妇、眼、皮肤等科疾患。而其中有关补药和预防的记载，反映了当时我国古代预防医学思想萌芽。可见当时药物的知识已相当丰富。

春秋战国时期，由于社会的变革，生产力的发展，科学文化的提高，出现了"诸子蜂起，百家争鸣"的局面。当时的医家，以朴素的、唯物的阴阳五行学说为指导思想，以人和自然的统一观，总结了前人的医学成就。《黄帝内经》的问世，奠定了我国医学发展的理论基础，对中药学的发展同样产生了巨大的影响。如《素问·至真要大论》"寒者热之，热者寒之"，《素问·藏气法时论》"辛散"、"酸收"、"甘缓"、"苦坚"、"咸软"等，奠定了四气五味学说的理论基础；《素问·宣明五气篇》"五味所入，酸入肝、辛入肺、苦入心、咸入肾、甘入脾，是为五入"是中药归经学说之先导；《素问·六微旨大论》"升降出入，无器不有"，《素问·阴阳应象大论》"味厚者为阴，薄者为阴中之阳；气厚者为阳，薄者为阳中之阴"等，是后世中药升降浮沉学说的理论依据。同时，《内经》中所提出的五脏苦欲补泻及五运六气与用药的关系，对中药的临床应用曾产生过很大的影响。

成书年代与《内经》同时或更早的1975年长沙马王堆汉墓出土的《五十二病方》虽然并非药物专著，但用药却达240余种之多，医方280多个，所治疾病涉及内、外、妇、五官等科。其载药数目之多，复方用药之早，所治疾病之广，足见先秦时期用药已具相当规模了。

三、秦汉时期（公元前221～公元220年）

由于生产力的发展，科学的进步，内外交通的日益发达，特别是张骞、班超先后出使西域，打通丝绸之路，西域的番红花、葡萄、胡桃等药材不断输入内地，少数民族及边远地区的犀角、琥珀、麝香及南海的荔枝、龙眼等已逐渐为内地医家所采用，从而丰富了本草学的内容。西汉初年已有药物专书流传民间，如《史记·仓公列传》称吕后8年（公元前180年）

公乘阳庆传其弟子淳于意《药论》一书；《汉书·楼护传》谓"护少诵医经、本草、方术数十万言"；《汉书·平帝纪》云："元始五年（公元5年）徵天下通知……本草以及五经、论语、孝经、尔雅教授者……遣至京师。"可见秦汉时期已有本草专著问世，并有众多的本草教授，本草学的发展已初具规模，遗憾的是专门的本草文献未能遗留下来。

现存最早的本草专著当推《神农本草经》（简称《本经》），一般认为该书约成于西汉末年至东汉初年（公元前1世纪~公元1世纪），一说是该书成书于东汉末年（公元2世纪）。全书载药365种，其中植物药252种、动物药67种、矿物药46种，按药物功效的不同分为上、中、下三品。上品120种，功能滋补强壮，延年益寿，无毒或毒性很弱，可以久服；中品120种，功能治病补虚，兼而有之，有毒或无毒，当斟酌使用；下品125种，功专祛寒热，破积聚，治病攻邪，多具毒性，不可久服。《神农本草经》序论中还简要赅备地论述了中药的基本理论，如四气五味、有毒无毒、配伍法度、辨证用药原则、服药方法及丸、散、膏、酒等多种剂型，并简要介绍了中药的产地、采集、加工、贮存、真伪鉴别……为中药学的全面发展奠定了理论基石。书中所载药物大多朴实有验，至今仍然习用，如常山抗疟、苦楝子驱虫、阿胶止血、乌头止痛、当归调经、黄连治痢、麻黄定喘、海藻治瘿等等。可以说，《本经》是汉以前药学知识和经验的第一次大总结，奠定了我国大型骨干本草的编写基础，是我国最早的珍贵药学文献，被奉为四大经典之一，它对中药学的发展产生了极为深远的影响。《本经》成书之后，沿用500余年，原著在唐初已失传，但它的内容仍然保留在历代本草之中。现存的各种版本都是经明清以来学者考订、辑佚、整理而成的，其中著名的有孙星衍、孙冯翼同辑本，顾观光辑本和日本森立之辑本。

四、两晋南北朝时期（公元265~581年）

自《神农本草经》成书以后，历经后汉、三国、两晋至南齐，由于临床用药的不断发展，以及中外通商和文化交流，使西域南海诸国的药物如乳香、苏合香、沉香等香料药输入我国，新的药物品种逐渐增多，并陆续有了零星记载，对原有的药物功效也有了新的认识，增加了药物的治疗面。经过长期的临床实践，证明部分药物的性味、功效等与原来的记述不尽相同，因此，梁·陶弘景（456~536年）在整理注释经传抄错简的《神农本草经》的基础上，又增加汉魏以来名医的用药经验（主要取材于《名医别录》），撰成《本草经集注》一书，"以朱书神农，墨书别录"，小字加注的形式，对魏晋以来300余年间中药学的发展做了全面总结。全书七卷，载药730种，分玉石、草、木、虫兽、果菜、米食、有名未用七类，首创按药物自然属性分类的方法，改变了"三品混糅，冷热舛错，草木不分，虫兽无辨"的现象。对药物的形态、性味、产地、采制、剂量、真伪辨别等都做了较为详尽的论述，强调药物的产地与采制方法和其疗效具有密切的关系。该书还首创"诸病通用药"，分别列举80多种疾病的通用药物，如治风通用药有防风、防己、秦艽、川芎等，治黄疸通用药有茵陈、栀子、紫草等，以便于医生临证处方用药。此外本书还考订了古今用药的度量衡，并规定了汤、酒、膏、丸等剂型的制作规范。本书是继《神农本草经》之后的第二部本草名著，它奠定了我国大型骨干本草编写的雏形，惜流传至北宋初即逐渐亡佚，现仅存敦煌石窟藏本的序录残卷，但其主要内容仍可在《证类本草》和《本草纲目》中窥测。近代有尚志钧重辑本。

南朝刘宋时代（420～479年）雷敩的《雷公炮炙论》是我国第一部炮制专著，该书系统地介绍了300种中药的炮制方法，提出药物经过炮制可以提高药效，降低毒性，便于贮存、调剂、制剂等。此书对后世中药炮制的发展产生了极大的影响，书中记载的某些炮制方法至今仍有很大参考价值。

五、隋唐时期（公元581～907年）

此时我国南北统一，经济文化繁荣，交通发达，外贸增加，印度、西域药品输入日益增多，从而推动了医药学术的迅速发展，加之陶弘景《本草经集注》成书之际，正处于南北分裂时期，对北方药物情况了解不够，内容上存在一定的局限性，因而有必要对本草做一次全面的整理、总结。唐显庆四年（659年）颁布了经政府批准，由长孙无忌、李勣领衔编修，由苏敬实际负责，23人参加撰写的《新修本草》（又名《唐本草》）。全书卷帙浩繁，共54卷，收药844种（一说850种），新增药物114种（一说120种），由药图、图经、本草三部分组成，分为玉石、草、木、兽禽、虫、鱼、果菜、米谷、有名未用等九类。在编写过程中唐政府通令全国各地选送当地道地药材，作为实物标本进行描绘，从而增加了药物图谱，并附以文字说明。这种图文并茂的方法，开创了世界药学著作的先例。本书治学严谨，实事求是，尊重经典又不拘泥，在保持《神农本草经》原文的基础上，对古书未载者加以补充，内容错讹者重新修订。书中既收集了为民间所习用的安息香、龙脑香、血竭、诃黎勒、胡椒等外来药，同时又增加了水蓼、荜草、山楂、人中白等民间经验用药，且药物分类也较《本草经集注》多两类。可见本书内容丰富，取材精要，具有高度的科学价值，反映了唐代本草学的辉煌成就，奠定了我国大型骨干本草编写的格局。它不仅对我国而且对世界医药学的发展产生了巨大的影响，很快流传到国外。如731年即传入日本，并广为流传，日本律令《延喜式》即有"凡医生皆读苏敬《新修本草》"的记载。由于《新修本草》是由国家组织修订和推行的，因此它也是世界上公开颁布的最早的药典，比1542年欧洲纽伦堡药典要早800余年。本书现仅存残卷的影刻、影印本，但其内容保存于后世本草及方书中，近年有尚志钧重辑本问世。

此后，唐开元年间（713～741年），陈藏器深入实际，搜集了《新修本草》所遗漏的许多民间药物，对《新修本草》进行了增补和辨误，编写成《本草拾遗》。此书扩展了用药范围，仅矿物药就增加了110多种，且其辨识品类也极为审慎，全书增加药物总数尚无定论，然仅《证类本草》引用就达488种之多，为丰富本草学的内容作出了贡献。他还根据药物功效，提出宣、通、补、泻、轻、重、燥、湿、滑、涩十种分类方法，对后世方药分类产生了很大影响。

至五代（935～960年），翰林学士韩保昇等受蜀主孟昶之命编成《蜀本草》。它也以《新修本草》为蓝本，参阅有关文献，进行增补注释，增加了新药，撰写了图经。该书对药品的性味、形态和产地做了许多补充，绘图也十分精致，颇具特点，李时珍谓"其图说药物形状，颇详于陶（弘景）、苏（敬）也"。故本书常为后人编纂本草著作时所引用，是一部对本草学发展有影响的书籍。

六、宋金元时期（公元 960 ~ 1368 年）

宋代火药、指南针、活字印刷术的发明，给中国和世界科学文化的发展带来了巨大的变化。由于临床医学的进步，促进了药物学的发展。药品数量的增加，功效认识的深化，炮制技术的改进，成药应用的推广，使宋代药学发展呈现了蓬勃的局面。

开宝元年（973 年）刘翰、马志等奉命在《新修本草》《蜀本草》的基础上修改增定宋代第一部官修本草《开宝新详定本草》，次年发现其仍有遗漏和不妥之处，经李昉等重加校定，较《新修本草》增加药物 133 种，合计 983 种，名《开宝重定本草》，苏颂称本书"其言药性之良毒，性之寒温，味之甘苦，可谓备且详矣"。

经过 80 多年的时间，嘉祐二至五年（1057 ~ 1060 年），又出现了第三部官修本草，即《嘉祐补注神农本草》。此书由掌禹锡、林亿、苏颂等人编写，以《开宝重定本草》为蓝本，附以《蜀本草》《本草拾遗》等各家之说，书成 21 卷，较《开宝本草》增加新药 99 种，合计载药 1082 种，采摭广泛，校修恰当，对药物学的发展起了一定的作用。

嘉祐六年（1061 年），由苏颂将国家向各郡县收集所产药材实图及开花、结果、采收时间、药物功效的说明资料，以及外来进口药的样品，汇总京都，编辑成册，名曰《图经本草》。全书共 21 卷，考证详明，颇具发挥。本书与《嘉祐本草》互为姊妹篇。元祐七年（1092 年）陈承将两书合编起来，附以古今论说及个人见解（名《别说》），故名《重广补注神农本草图经》。上述诸本草图书均已亡佚，然其内容仍可散见于《证类本草》《本草纲目》等后世本草著作中。

宋代本草学的代表作当推唐慎微的《经史证类备急本草》（简称《证类本草》）。唐氏为四川名医，家乡盛产药材。他医技高超，深入群众，为人治病，往往不计报酬，只求良方，从而搜集了大量古今单方、验方。他治学广泛，学识渊博，整理了经史百家 246 种典籍中有关药学的资料，在《嘉祐本草》《图经本草》的基础上，于公元 1082 年撰成《经史证类备急本草》。全书 33 卷，载药 1558 种，较前增加 476 种，附方 3000 余首。方例是药物功能的直接例证，每味药物附有图谱。这种方药兼收，图文并重的编写体例，较前代本草著作又有所进步，且保存了民间用药的丰富经验。每药还附以制法，为后世提供了药物炮制资料。他广泛引证历代文献，保存了《开宝本草》《日华子本草》《嘉祐本草》等佚书内容。本书不仅切合实际，而且在集前人著作大成方面作了极大贡献，为后世保存了大量古代方药的宝贵文献。本书使我国大型骨干本草编写格局臻于完备，起了承前启后、继往开来的作用。《证类本草》沿用 500 多年，从大观 2 年（1108 年）出版的《经史证类大观本草》（简称《大观本草》）、政和 6 年（1116 年）出版的《政和新修证类备用本草》（简称《政和本草》），以及南宋绍兴 29 年（1159 年）出版的《绍兴校定经史证类备急本草》（简称《绍兴本草》），直到金元时期（1302 年）出版的《经史证类大全本草》等，都是在《证类本草》的基础上，稍加修订补充而成的官修本草著作。这些著作，历代不断地复刻重刊，直到明代《本草纲目》问世后，才逐渐地代替了它。作为本草学范本的《证类本草》，不仅完成了当时的历史使命，并为《本草纲目》的诞生奠定了基础。直到现代，它仍然是我们研究中药必备的重要参考书目之一。

元代忽思慧于 1330 年编著的《饮膳正要》是饮食疗法的专门著作。书中对养生避忌、妊娠食忌、高营养物的烹调法、营养疗法、食物卫生、食物中毒都有论述，介绍了不少回、蒙民族的食疗方法，至今仍有较高的参考价值。

另外，这一时期药性理论发展较大，研究药性理论著名的医籍有寇宗奭的《本草衍义》、王好古的《汤液本草》、张元素的《医学启源》及《珍珠囊》等。

七、明代（公元 1368～1644 年）

由于中外交流日益频繁，商品经济迅速发展，医药知识不断丰富，沿用已久的《证类本草》已经不符合时代的要求，需进一步总结和提高。我国伟大的医药学家李时珍肩负时代的使命，在《证类本草》的基础上，参考了 800 多部医药著作，对古本草进行了系统全面的整理总结。他边采访调查，边搜集标本，边临床实践，经过长期的考查、研究，历时 27 年，三易其稿，终于在公元 1578 年完成了 200 多万字的中医药科学巨著《本草纲目》。该书共 52 卷，载药 1892 种，改绘药图 1160 幅，附方 11096 首，新增药物 374 种，其中既收载了醉鱼草、半边莲、紫花地丁等一些民间药物，又吸收了番木鳖、番红花、曼陀罗等外来药物，大大地丰富了本草学的内容。本书以《证类本草》为蓝本，在文前编辑了序例，介绍历代诸家本草、经史百家书目、七方、十剂、气味阴阳、升降浮沉、引经报使、配伍、禁忌、治法、治则等内容，全面总结了明以前药性理论内容，保存了大量医药文献。其百病主治药，既是临床用药经验介绍，又是药物按功效主治病证分类的楷模。本书按自然属性分为水、火、土、金石、草、谷、菜、果、木、器服、虫、鳞、介、禽、兽、人共 16 部 62 类，每药标正名为纲，纲之下列目，纲目清晰。这种按"从贱至贵"的原则，即从无机到有机、从低等到高等，基本上符合进化论的观点，因而可以说是当时世界上最先进的分类法，它比植物分类学创始人林奈的《自然系统》一书要早 170 多年。《本草纲目》中的每一味药都按释名、集解、修治、气味、主治、发明、附方等项分别叙述，详细地介绍了药物名称的由来和含义、产地、形态、真伪鉴别、采集、栽培、炮制方法、性味功能、主治特点。尤其是发明项下，主要是介绍李时珍对药物观察、研究和实际应用的新发现、新经验，这就更加丰富了本草学的内容。对药物的记载分析，尽量用实物说明和临床验证作出审慎的结论，内容精详，实事求是，突出了辨证用药的中医理法特色。本书在收集历代本草精华的同时，对其错误之处也做了科学的纠正，如对"菵蓬、女菵二物而并入一条"、"南星、虎掌一物而分二种"、"以兰花为兰草"、"以卷丹为百合"等等都做了准确的更正。并通过他的临床实践和药物研究，对某些药物的功效作了新的概括，如土茯苓治梅毒、延胡索止痛、曼陀罗麻醉、常山截疟、银花疗痈等，都做了证实和肯定。由于本书不仅总结了我国 16 世纪以前的药物学知识，而且还广泛介绍了植物学、动物学、矿物学、冶金学等多学科知识，其影响远远超出了本草学范围，自 1596 年在南京印行后，很快风行全国，17 世纪即流传到国外，先后被译成朝、日、拉丁、英、法、德、俄等多种文字，成为不朽的科学巨著，是我国大型骨干本草的范本，是我国科技史上极其辉煌的硕果，在世界科技史永放光辉。

明代的专题本草取得了瞩目成就。炮制方面，缪希雍的《炮炙大法》是明代影响最大的炮制专著，书中所述的"雷公炮制十七法"对后世影响很大。炮制方法不断完善的同时，炮制技术也不断提高。明末的《白猿经》记载了用新鲜乌头榨汁、日晒、烟熏，使药面上结成冰，冰即是乌头碱的结晶，比起 19 世纪欧洲人从鸦片中提出吗啡——号称世界第一种生物碱还要早 100 多年。食疗方面，朱橚的《救荒本草》（1406 年）为饥馑年代救荒所著，书中将民间可供食用的救荒草木，按实物绘图，标明出产环境、形态特征、性味及食用方法。本书既扩大了食物资源，又丰富了植物学、本草学内容，有一定科学价值。药用植物方面，李中立于公元 1612 年编著的《本草原始》，对本草名实、性味、形态加以考证，绘图逼真，注重生药学的研究。地方本草方面，兰茂（1397 ~ 1476 年）编著的《滇南本草》，是一部专门记载云南地区药物知识的地方本草。

八、清代（公元 1644 ~ 1911 年）

在《本草纲目》的影响下，研究本草之风盛行。一是由于医药学的发展，进一步补充修订《本草纲目》的不足，如赵学敏的《本草纲目拾遗》；二是配合临床需要，以符合实用为原则，由博返约，对《本草纲目》进行摘要、精减、整理工作，如汪昂的《本草备要》、吴仪洛的《本草从新》等；三是受考据之风影响，从明末至清代，不少学者从古本草文献中重辑《神农本草经》，如孙星衍、顾观光等人的辑本，不少医家还对《神农本草经》作了考证注释工作，如《本经逢原》。

《本草纲目拾遗》（1765 年）为赵学敏所著，全书共十卷，载药 921 种，在《本草纲目》之外新增药物 716 种。按《本草纲目》16 部分类，除人部外，把金石分为两部，又增藤、花两部，共 18 部。补充了太子参、于术、西洋参、冬虫夏草、银柴胡等临床常用药，及马尾连、金钱草、独角莲、万年青、鸦胆子等疗效确切的民间草药；同时还收集了金鸡勒、香草、臭草等外来药，极大地丰富了本草学的内容。它不仅拾《本草纲目》之遗，而且对《本草纲目》已载药物治疗未备、根实未详者，也详加补充。卷首列正误 34 条，对《本草纲目》中的错误加以订正。他在《本草纲目》的基础上创造性发展了本草学，出色地完成了我国本草学第六次大总结，他是继李时珍之后我国又一位伟大的药物学家。

以《本草纲目》为基础，删繁就简，切合实用的本草著作有刘若金的《本草述》（1666 年）。全书 32 卷，依《本草纲目》分类法，集 691 种常用药，重点介绍药性特点及临床应用，引证各家论述，参以己见，是一部很有影响的著作。杨时泰将本书再次精减整理，编辑成《本草述钩元》。汪昂的《本草备要》（1694 年），全书 8 卷，从《本草纲目》选录 478 种临床常用药，概述性味、主治功用，附图 400 余幅，在凡例和药性总义中阐述汪氏见解，卷帙不繁，内容精炼，广为流传。吴仪洛的《本草从新》（1757 年）为补订《本草备要》而作，载药 721 种，除介绍性味、主治外，对辨伪、修治也有论述，内容更加完善，深受医家喜爱。《得配本草》（1761 年）为严西亭所著，全书 10 卷，附药考 1 篇，选自《本草纲目》647 种药，除论述药性主治外，重点详述各药之间的相互配伍应用，是一部探讨中药配伍规律的本草。黄宫绣的《本草求真》（1769 年），10 卷，载药 520 种，上篇详述药物形态、性味、功用等，下篇阐述脏腑病证主药、六淫病证主药、药物总义等内容，也是切合临床实际的本草。此外，王子接的《得宜本草》、黄元御的《玉楸药解》都是属于这类由繁返约的本草。

从历代医药文献中重辑《神农本草经》，现行版本有孙星衍、孙冯翼合辑本（1799年），3卷，载药365种，取材于《证类本草》，并校以《太平御览》等，每药正文之后，增加了《吴普本草》《名医别录》及其他文献资料，是一部学术水平较高、影响较大的重辑本。顾观光辑本（1844年），4卷，也取材于《证类本草》，按《本草纲目》所载"本草经药物目录"编排，除考证书中条文外，对药物也作了一些校勘，虽不如孙本完善，但突出了用药原则，是本书特点。再有日本森立之辑本（1854年），3卷，考异1卷，书中药品次序、文字均系采自《新修本草》，并参考了《千金方》《医心方》及日本《本草和名》等书而辑成，载药357种。因《新修本草》所收《神农本草经》的资料最接近原书内容，故森立之所辑原文也最可靠，同时所附考异一卷，引证广博而严谨，很有学术价值，这是迄今较为完善的辑本。此外，还有明·卢复、清·黄奭等辑本，对学习研究《神农本草经》都有参考价值。

注释发挥《神农本草经》的著作，明末（1625年）缪希雍即写成《神农本草经疏》。全书30卷，载药490味，据经以疏义，缘义以致用，互参以尽其长，简误以防其失，以《神农本草经》《名医别录》等主要文献为依据，结合临床实际，注释、订正、阐明药性，多有发挥，并附各家主治、配方、禁忌等内容，是部很有影响的本草学著作，故前人有"经疏出而本草亡"的赞誉。继《神农本草经疏》之后，清代有邹澍的《本经疏证》（1837年）、《本经续要》（1840年），作者以《神农本草经》为主，以《名医别录》《唐本草》和《图经本草》为辅，取《伤寒》《金匮》《千金》《外台》各书古方，交互参考，逐一疏解。他以经方解释《本经》，用《本经》分析古方，注疏中注意理论联系实际，对研究《本经》和汉、唐经方、古方颇有影响。张璐的《本经逢原》（1695年），4卷，以《神农本草经》为基础，载药700余种，阐述药物的性味、效用、真伪优劣等，论述中选用诸家治法及本人治验心得，是部侧重实用、宜于临床参考的著作。张志聪的《本草崇原》（1767年），3卷，收《神农本草经》药物290种，每药先列《神农本草经》原文，然后注释，包括别名、产地、历代医家见解、临床应用等内容，阐述纲要详尽，且多有发挥。此外，《本草经解》《神农本草经合注》等，都是很有影响的《神农本草经》注疏专著。

清代专题类本草门类齐全，其中也不乏佳作。如张仲岩的《修事指南》，它是张仲岩将历代各家有关炮制记载综合归纳而成。该书较为系统地论述了各种炮制方法。又如吴其浚的《植物名实图考》，书中每种植物均详记形态、产地、栽培、用途、药用部位、效用治验等内容，并附有插图，为我们研究药用植物提供了宝贵的文献资料。

九、民国时期（公元1911～1949年）

"改良中医药"、"中医药科学化"、"创立新中医"等口号风行一时，形成民国时期中医药学发展的一大特色。这一时期我国医学发展的总特点是中西医药并存。虽然国民政府对中医药采取了不支持和歧视的政策，但在志士仁人的努力下，中医药学以其顽强的生命力，依然继续向前发展，并取得了不少成果。

中药辞书的产生和发展是民国时期中药学发展的一项重要成就，其中成就和影响最大的当推陈存仁主编的《中国药学大辞典》（1935年）。全书约200万字，收录词目4300条，既广罗古籍，又博采新说，且附有标本图册，受到药界之推崇。虽有不少错讹，仍不失为近代

第一部具有重要影响的大型药学辞书。

这一时期，随着中医或中医药院校的出现，涌现了一批适应教学和临床适用需要的中药学讲义。如浙江兰溪中医学校张山雷编撰的《本草正义》。该书分类承唐宋旧例，对药物功效则根据作者实际观察到的情况及临证用药的具体疗效加以阐述，且对有关中药鉴别、炮制、煎煮方法等亦加以论述，目的在于让学生既会用药，又会识药、制药，掌握更多的中药学知识。属于这类教材的还有上海中医专门学校秦伯未的《药物学》、浙江中医专门学校何廉臣的《实验药物学》、天津国医函授学校张锡纯的《药物讲义》等，对各药功用主治的论述大为充实。

民国时期，随着西方药学知识和化学、生物学、物理学等近代科学技术在我国的迅速传播和发展，初步建立了以中药为主要研究对象的药用动物学、药用植物学、生药学、中药鉴定学、中药药理学等新的学科。在当时条件下，其成果集中在中药的生药、药理、化学分析、有效成分提取及临床验证等方面，对本草学发展所作的贡献应当充分肯定。

十、中华人民共和国成立后（1949 年 10 月以后）

中华人民共和国建国 52 年来，我国社会主义事业取得了伟大成就，政治稳定，经济繁荣，重大科学技术研究成果层出不穷。许多先进技术被引进到医药学中，大大促进了中医药学的发展。政府高度重视中医药事业的继承和发扬，并制定了一系列相应的政策和措施，使中医药事业走上了健康发展的轨道，本草学也取得了前所未有的成就。

从 1954 年起，各地出版部门根据卫生部的安排和建议，积极进行历代中医药书籍的整理刊行。在本草方面，陆续影印、重刊或校点评注了《神农本草经》、《新修本草》（残卷）、《证类本草》、《滇南本草》、《本草品汇精要》、《本草纲目》等数十种重要的古代本草专著。20 世纪 60 年代以来，对亡佚本草的辑复也取得突出成绩，其中有些已正式出版发行，对本草学的研究、发展做出了较大贡献。

当前涌现的中药新著，数量繁多且种类齐全，从各个角度将本草学提高到崭新的水平。其中最能反映当代本草学术成就的，有各版《中华人民共和国药典》《中药大辞典》《中药志》《全国中草药汇编》《原色中国本草图鉴》《中华本草》等。《中华人民共和国药典·一部》作为中药生产、供应、检验和使用的依据，以法典的形式确定了中药在当代医药卫生事业中的地位，也为中药材及中药制剂质量的提高、标准的确定起了巨大的促进作用，在一定程度上反映当代药学水平。《中药大辞典》（1977 年）由江苏新医学院编写，分上册、下册及附编三部分，共收载中药 5767 种，包括植物药 4773 种，动物药 740 种，矿物药 82 种，传统作单味使用的加工制成品 172 种，如升药、神曲等。主要原植（动）物药材均附以墨线图。全书内容丰富，资料齐全、系统，引文直接标注最早出处，或始载文献，有重要的文献价值，是新中国成立以来中药最全面的巨型工具书之一。《中药志》由中国医学科学院药物研究所等编写，1959 年出版。其特点是在广泛调查研究的基础上，采用现代的科学方法和手段，对中草药质量的真伪优劣进行鉴别和比较，以保证用药的准确性。另一特点是增加了本草考证等方面的内容。《全国中草药汇编》由中国中医研究院中药研究所、中国医学科学院药物研究所、北京药品生物制品检定所会同全国九省二市及北京的有关单位的代表组成编写组，负责编写整理及绘图工作，于 1975 年 9 月和 1986 年 7 月两次由人民卫生出版社出版。全书分文字与图谱两部分。文字部分分上、下两册；正文收载中草药 2202 种，附录 1723 种，连同附注中记载的中草药，总数在 4000 种以上，并附墨线图近 3000 幅。为配合正文而编绘的《全国中草药汇编彩色图谱》选收中草药彩图 1156 幅。本书是在大量征集资料和调查研究的基础上，比较系统地、全面地整理了全国中草药关于认、采、种、养、制、用等方面的经验与有关国内外科研技术资料，内容正确可靠、重点突出、便于应用，其实质相当于一部 70 年代的"现代实用本草"，是对建国 20 多年来中药研究和应用的一次大总结。《中华本草》（1999 年）涵盖了当今中药学的几乎全部内容，总结了我国两千多年来中药学成就，学科涉猎众多，资料收罗宏丰，分类先进，项目齐全，载药 8980 种，在全面继承传统本草学成就的基础上，增加了化学成分、药理制剂、药材鉴定和临床报道等内容，在深度和广度上，超过了以往的本草文献，可以说该书是一部反映 20 世纪中药学科发展水平的综合性本草巨著。

新中国成立以来，政府先后三次组织各方面人员进行了全国性的药源普查。通过普查，基本上摸清了天然药物的种类、产区分布、生态环境、野生资源、蕴藏量、收购量和社会需要量等。在资源调查的基础上，编著出版了全国性的中药志及一大批药用植物志、药用动物志及地区性的中药志，蒙、藏、维、傣、苗、彝等少数民族药也得到科学整理。1999 年通过全国普查，使目前的中药总数达到 12800 余种。普查中发现的国产沉香、马钱子、安息香、阿魏、萝芙木等，已经开发利用，并能在相当程度上满足国内需求，而不再完全依赖进口。

随着现代自然科学的迅速发展及中药事业自身发展的需要，中药的现代研究在深度和广度上都取得了瞩目成就，中药鉴定学、中药化学、中药药理学、中药炮制学、中药药剂学等分支学科都取得了很大发展。建国后中药鉴定工作广泛地开展，特别是在本草考证、基原鉴定、性状及经验鉴定、显微鉴定、理化鉴定等方面做了大量的工作。用现代科学方法对中药做了大量化学研究工作，发现了不少抗癌药物、防治心血管疾病的药物、抗寄生虫病药物、抗菌抗病毒药物、防治肝炎的药物，还对常用传统中药进行较系统的化学研究，有的还以酶或受体等生物学指标筛选化学成分，获得较好的成绩。中药药理学研究成绩也很显著，在系统药理学（如心血管药药理、抗癌药药理、免疫药药理等）、证候药理学（如清热解毒药、活血化瘀药、补益药等）、中药有效成分的代谢及药代动力学等方面均取得较好的进展。中药炮制方面的研究主要表现在结合中医临床用药理论和经验，对古今炮制文献进行了整理和研究，应用化学分析、仪器分析及药理学、免疫学等多种现代科学技术，探索炮制原理，寻找制定合理的炮制方法，改进炮制工艺，制订饮片质量标准等方面。中药制剂的研究在工艺、剂型、药理、药效、毒理、质量控制、临床应用等方面都取得了较大成就。

当代中药教育事业的振兴，结束了中医药没有正规大学的历史，使中医中药由家传师授的培养方式转入了国家高等教育的轨道，造就了一大批高质量的专业人才。1956 年起，在北京、上海、广州、成都和南京等地相继建立了中医学院，使中医教育纳入了现代正规高等教育行列。1958 年河南中医学院首先创办了中药专业之后，成都、北京、南京、湖南、云南等中医学院也相继增设了中药专业。自 1978 年恢复培养研究生制度后，全国不少高等院校及药学科研机构开始招收中药学硕士学位和博士学位研究生。我国的中药教育形成了从中专、大专、本科到硕士、博士研究生多层次培养的完整体系。为了适应中药教育的需要，各种中药教材也多次编写修订，质量不断提高。

我国医药学源远流长，内容浩博。我们在已取得的成绩的基础上，还要动员多学科的力量，使丰富多彩的中药学取得更大的成就，使安全有效、质量可控的优秀中药早日走向世界，为世界人民的医疗保健作出更大的贡献。

第二章

中药的产地与采集

中药的来源除部分人工制品外，绝大部分都是来自天然的动物、植物、矿物。中药的产地、采收与贮藏是否合宜，直接影响到药物的质量和疗效。《神农本草经》中即说："阴干曝干，采造时月，生熟土地所出，真伪陈新，并各有法。"《用药法象》也谓："凡诸草木昆虫，产之有地；根叶花实，采之有时。失其地则性味少异，失其时则性味不全。"可见，研究药物的产地、采集规律和贮藏方法，对于保证和提高药材的质量和保护药源都有十分重要的意义。

第一节　产　　地

天然药材的分布和生产离不开一定的自然条件。我国疆域辽阔，地处亚洲东部，大部分地处北温带，并有大兴安岭北部的寒温带、秦岭淮河以南的亚热带，及华南低纬度的热带，加之地貌复杂，江河湖泽、山陵丘壑、平原沃野及辽阔的海域，形成了复杂的自然地理环境，水土、日照、气候、生物分布等生态环境各地不尽相同，甚至南北迥异，差别很大，因而为多种药用动植物的生长提供了有利的条件。同时也就使各种药材的生产，无论品种、产量和质量都有一定的地域性。自古以来医家非常重视"道地药材"就是这个缘故。所谓道地药材，又称地道药材，是优质纯真药材的专用名词，它是指历史悠久、产地适宜、品种优良、产量宏丰、炮制考究、疗效突出、带有地域特点的药材。《本草衍义》云："凡用药必择土地所宜者，则药力具，用之有据。"强调了气候水土自然与药材的生产、气味的形成、疗效的高低都有密切的关系。历代医药学家都十分重视道地药材的生产。从《神农本草经》《名医别录》起，众多的本草文献都记载了名贵药材的品种产地资料，如甘肃的当归，宁夏的枸杞，青海的大黄，内蒙的黄芪，东北的人参、细辛、五味子，山西的党参，河南的地黄、牛膝、山药、菊花，云南的三七、茯苓，四川的黄连、川芎、贝母、乌头，山东的阿胶，浙江的贝母，江苏的薄荷，广东的陈皮、砂仁等等，自古以来都被称为道地药材，沿用至今。然而，各种道地药材的生产毕竟是有限的，难以完全满足需要，实际上在不影响疗效的情况下，不可过于拘泥道地药材的地域限制。但是研究道地药材的生态环境、栽培技术，创造特定的生产条件，对发展优质药材生产，开拓新的药源都是必要的。当前，对道地药材的栽培研究，从道地药材栽培品种的地理分布和生态环境的调查、地道药材生态型与生长环境关系的研究（包括光照、温度、湿度、土壤）到地道药材植化的研究、地道药材的药理生态研究及野生变家种的生态研究等方面都做了大量的工作，动物驯养工作也在进行，从而在一定程度上满足了部分短缺药材的需求。为了进一步发展优质高效的地道药材生产，国家正在实施按国际科学规范管理标准（GAP）建立新的药材生产基地，深信其必为推动我国道地药材生产发展，为中药早日走向世界作出贡献。

第二节　采　　集

中药的采收时节和方法对确保药物的质量有着密切的关联。因为动植物在其生长发育的不同时期其药用部分所含有效及有害成分各不相同，因此药物的疗效和毒副作用也往往有较大差异，故药材的采收必须在适当的时节采集。孙思邈《千金要方》云："早则药势未成，晚则盛时已歇。"《千金翼方》也谓："夫药采取，不知时节，不以阴干曝干，虽有药名，终无药实，故不依时采取，与朽木不殊，虚费人工，卒无裨益。"强调了药物适时采收的重要性。近代药物化学研究也证实，人参皂苷以 8 月份含量最高，麻黄生物碱秋季含量最高，槐花在花蕾时芦丁含量最高，青蒿中青蒿素含量以 7 月至 8 月中花蕾出现前为高峰，故槐花、青蒿均应在开花前采收为好。再如止咳平喘药照山白，3 月份有效成分总黄酮可达 2.75%，而有毒成分梫木毒素为 0.03%，到了 8 月份总黄酮下降到 1.72%，而梫木毒素上升到 0.60%。同样证实了按生长季节不同，所含有效及有毒成分不同，适时采收的重要性。一般来讲，以入药部分的成熟程度作依据，也就是在有效成分含量最高的时节采集。每种植物都有一定的采收时节和方法，按药用部位的不同可归纳为以下几方面：

全草：大多数在植物枝叶茂盛、花朵初开时采集，从根以上割取地上部分，如益母草、荆芥、紫苏、豨莶草等；如需连根入药的则可拔起全株，如柴胡、小蓟、车前草、地丁等；而须用带叶花梢的更需适时采收，如夏枯草、薄荷等。

叶类：通常在花蕾将放或正盛开的时候，此时叶片茂盛、性味完壮、药力雄厚，最适于采收，如枇杷叶、荷叶、大青叶、艾叶等。有些特定的药物如桑叶，需在深秋经霜后采集。

花、花粉：花类药材，一般采收未开放的花蕾或刚开放的花朵，以免香味散失、花瓣散落而影响质量，如野菊花、金银花、月季花、旋覆花等。对花期短的植物或花朵次第开放者，应分次及时摘取。至于蒲黄之类以花粉入药者，则须在花朵盛开时采取。

果实、种子：果实类药物除青皮、枳实、覆盆子、乌梅等少数药材要在果实未成熟时采收果皮或果实外，一般都在果实成熟时采收，如瓜蒌、马兜铃等。以种子入药的，通常在完全成熟后采集，如莲子、银杏、沙苑子、菟丝子等。有些既用全草又用种子入药的，可在种子成熟后割取全草，将种子打下后分别晒干贮存，如车前子、苏子等。有些种子成熟时易脱落，或果壳易裂开，种子散失者，如茴香、牵牛子、豆蔻、凤仙子等，则应在刚成熟时采集。容易变质的浆果如枸杞子、女贞子等，最好在略熟时于清晨或傍晚时分采收。

根、根茎：一般以秋末或春初即 2 月、8 月采收为佳，因为春初"津润始萌，未充枝叶，势力淳浓"，"至秋枝叶干枯，津润归流于下"，且"春宁宜早，秋宁宜晚"（《本草纲目》）。现代研究也证明早春及深秋时植物的根茎中有效成分含量较高，此时采集则产量和质量都较高，如天麻、葛根、玉竹、大黄、桔梗、苍术等。但也有少数例外，如半夏、太子参、延胡索等则要在夏天采收。

树皮、根皮：通常在春、夏时节植物生长旺盛，植物体内浆液充沛时采集，则药性较强，疗效较高，并容易剥离，如黄柏、杜仲、厚朴等。另有些植物根皮则以秋后采收为宜，如牡丹皮、苦楝皮、地骨皮等。

动物昆虫类药材，为保证药效也必须根据生长活动季节采集，如一般潜藏在地下的小动物全蝎、土鳖虫、地龙、蟋蟀、蝼蛄、斑蝥等虫类药材，大都在夏末秋初捕捉其虫，此时气温高，湿度大，宜于生长，是采收的最好季节；桑螵蛸为螳螂的卵鞘，露蜂房为黄蜂的蜂巢，这类药材多在秋季卵鞘、蜂巢形成后采集，并用开水煮烫以杀死虫卵，以免来年春天孵化成虫；再如蝉蜕为黑蝉羽化时蜕的皮壳，多于夏秋季采取；蛇蜕为锦蛇、乌梢蛇等多种蛇类蜕下的皮膜，因其反复蜕皮，故全年可以采收，唯3~4月最多；又蟾酥为蟾蜍耳后腺分泌物干燥而成，此药宜在春秋两季蟾蜍多活动时采收，此时容易捕捉，腺液充足，质量最佳；再如哈蟆油即林蛙的干燥输卵管，此药宜在白露节前后林蛙发育最好时采收；又石决明、牡蛎、海蛤壳、瓦楞子等海生贝壳类药材，多在夏秋季捕采，此时发育生长旺盛，钙质充足，药效最佳；一般大动物类药材，虽然四季皆可捕捉，但一般宜在秋季猎取，唯有鹿茸必须在春季清明节前后雄鹿所生幼角尚未骨化时采质量最好。

矿物药材全年皆可采收，不拘时间，择优采选即可。

总之，无论植物药、动物药及矿物药，采收方法各不相同。正如《本草蒙筌》所谓："茎叶花实，四季随宜，采未老枝茎，汁正充溢，摘将开花蕊，气尚包藏，实收已熟，味纯，叶采新生，力倍。入药诚妙，治病方灵。其诸玉石禽兽虫鱼，或取无时，或收按节，亦有深义，非为虚文，并各遵依，勿恣孟浪。"足见药材不同，采收方法各异，但还是有一定规律可循的。

第三章
中药的炮制

炮制，古时又称"炮炙"、"修事"、"修治"，是指药物在应用或制成各种剂型前，根据医疗、调制、制剂的需要，而进行必要的加工处理的过程，它是我国的一项传统制药技术。由于中药材大都是生药，其中不少的药物必须经过一定的炮制处理，才能符合临床用药的需要。按照不同的药性和治疗要求又有多种炮制方法，同时有毒之品必须经过炮制后才能确保用药安全。有些药材的炮制还要加用适宜的辅料，并且注意操作技术和掌握火候，故《本草蒙筌》谓："凡药制造，贵在适中，不及则功效难求，太过则气味反失。"可见炮制是否得当对保障药效、用药安全、便于制剂和调剂都有十分重要的意义。中药的炮制、应用和发展有着悠久的历史，从《内经》《神农本草经》及历代中医药文献中都有不少中药炮制的散在记载，到逐步发展出现了《雷公炮炙论》《炮炙大法》《修事指南》等炮制专著，使炮制方法日益增多，炮制经验日趋丰富。

第一节　炮制的目的

炮制的目的大致可以归纳为以下八个方面：

一、纯净药材，保证质量，分拣药物，区分等级

一般中药原药材，多附着泥土、夹带沙石及非药用部分和其他异物，必须经过挑拣修治，水洗清洁，才能使药物纯净，方可保证质量，提供药用。如石膏挑出沙石、茯苓去净泥土、防风去掉芦头、黄柏刮净粗皮、鳖甲除去残肉、枳壳去瓤、远志抽心等等。同一药物，来源不同，入药部位还需分拣入药，如麻黄（茎）、麻黄根，荷叶、莲子等。再如人参、三七等贵重药材尚须分拣，区分优劣等级。

二、切制饮片，便于调剂制剂

将净选后的中药材，经过软化、切削、干燥等加工工序，制成一定规格的药材（如片、段、丝、块等），称为"饮片"，以便于准确称量、计量，按处方调剂，同时增加药材与溶剂之间的接触面积，利于有效成分的煎出，便于制剂。一些矿物介壳类药物如灵磁石、代赭石、石决明、牡蛎等，经烧、醋淬等炮制处理，使之酥脆，同样也是为了有效成分易于煎出的目的。

三、干燥药材，利于贮藏

药材经晒干、阴干、烘干、炒制等炮制加热处理，使之干燥，并使所含酶类失去活性，

防止霉变,便于保存,久不变质。特别是一些具有活性的药材,如种子药材白扁豆、赤小豆等,必须加热干燥,才能防止萌动变质。再如桑螵蛸、露蜂房、刺猬皮等动物药,不经炮制就更难保存了。药材的酒制品、醋制品均有防腐作用。

四、矫味、矫臭,便于服用

一些动物药及一些具有特殊嗅味的药物,经过麸炒、酒制、醋制后,能起到矫味和矫臭的作用,如酒制乌梢蛇、醋炒五灵脂、麸炒白僵蚕、滑石烫刺猬皮、水漂海藻、麸炒斑蝥等,以便临床服用。

五、降低毒副作用,保证安全用药

对一些毒副作用较强的药物经过加工炮制后,可以明显降低药物毒性及其副作用,使之广泛用于临床,并确保安全用药,如巴豆压油取霜,醋煮甘遂、大戟,酒炒常山,甘草银花水煮川乌、草乌,姜矾水制南星、半夏,胆巴水制附子等,均能降低毒副作用。

六、增强药物功能,提高临床疗效

如延胡索醋制以后能增强活血止痛功效,麻黄、紫菀、款冬花蜜制增强润肺止咳作用,红花酒制后活血作用增强,淫羊藿用羊脂炒后能增强补肾助阳作用。

七、改变药物性能,扩大应用范围

如生地黄功专清热凉血、滋阴生津,而酒制成熟地黄后则成滋阴补血、生精填髓之品了;生首乌补益力弱且不收敛,能截疟解毒、润肠通便,经黑豆汁拌蒸成制首乌后功专滋补肝肾、补益精血、涩精止崩;再如天南星经姜矾制后称制南星,功能燥湿化痰、祛风解痉,药性辛温燥烈,而经牛胆汁制后称胆南星,变为药性凉润、清化热痰、息风定惊之品;柴胡生用疏散退热,鳖血炒柴胡则可凉血除蒸。由此可见药物经炮制之后,可以改变药物性能,扩大应用范围,使之更适应病情的需要。

八、引药入经,便于定向用药

有些药物经炮制后,可以在特定脏腑经络中发挥治疗作用,如《本草蒙筌》谓"入盐走肾脏"、"用醋注肝经"就是这个意思。如知母、黄柏、杜仲经盐炒后,可增强入肾经的作用;如柴胡、香附、青皮经醋炒后,增强入肝经的作用,便于临床定向选择用药。

第二节 炮制的方法

炮制方法是历代逐步发展和充实起来的。参照前人的记载,根据现代实际炮制经验,炮制方法一般来讲可以分为以下五类:

一、修治

包括纯净、粉碎、切制药材三道工序，为进一步的加工贮存、调剂、制剂和临床用药做好准备。

1. 纯净药材 借助一定的工具，用手工或机械的方法，如挑、筛、簸、刷、刮、挖、撞等方法，去掉泥土杂质、非药用部分及药效作用不一致的部分，使药物清洁纯净，这是原药材加工的第一道工序。如拣去辛夷花的枝、叶，筛选王不留行及车前子，簸去薏苡仁的杂质，刷除枇杷叶、石韦叶背面的绒毛，刮去厚朴、肉桂的粗皮，挖掉海蛤壳、石决明的肉留壳，撞去白蒺藜的硬刺。再有如西洋参、天麻、冬虫夏草等按药材质量不同，经过挑选区分药材的等级。

2. 粉碎药材 以捣、碾、研、磨、镑、锉等方法，使药材粉碎达到一定粉碎度，以符合制剂和其他炮制的要求，以便于有效成分的提取和利用。如贝母、砂仁、郁李仁等用铜药缸捣碎便于煎煮；琥珀研末便于吞服；犀角、羚羊角等用镑刀镑成薄片或碎屑，或以锉刀锉成粉末，便于制剂或服用。现多用药碾子、粉碎机直接研磨成粉末，如人参粉、贝母粉、三七粉、黄连粉等，以供散剂、制剂或其他炮制使用。

3. 切制药材 用刀具采用切、铡的方法将药切成片、段、丝、块等一定的规格，使药物有效成分易于溶出，并便于进行其他炮制，也利于干燥、贮藏和调剂时称量。根据药材性质或制剂及临床需要的不同，还有不同的切制规格要求。如槟榔宜切薄片，白术宜切厚片，甘草宜切圆片，肉桂宜切圆盘片，黄芪宜切斜片，麻黄、紫苏、白茅根宜切段，茯苓、葛根宜切块等。

二、水制

用水或其他辅料处理药材的方法称为水制法。其目的主要是清洁药物、除去杂质、软化药物、便于切制、降低毒性及调整药性等。常见的方法有：漂洗、闷、润、浸泡、喷洒、水飞等。

1. 漂洗 其方法是将药物置于宽水或长流水中，反复地换水，以除去杂质、盐味及腥味。如将芦根、白茅根洗去泥土杂质，海藻、昆布漂去盐分，紫河车漂去腥味等。

2. 浸泡 将质地松软或经水泡易损失有效成分的药物，置于水中浸湿立即取出，称为"浸"，又称"沾水"；而将药物置于清水或辅料药液中，使水分渗入，药材软化，便于切制，或用以除去药物的毒质及非药用部分，称为"泡"。如用白矾水浸泡半夏、天南星。用胆巴水浸泡附子等。操作时要根据浸泡的目的、季节、气温的不同，掌握浸泡时间及搅拌和换水次数，以免药材腐烂变质影响药效。

3. 闷润 根据药材质地的软坚、加工时的气温、工具的不同，而采用淋润、洗润、泡润、浸润、晾润、盖润、伏润、露润、复润、双润等多种方法，使清水或其他液体辅料徐徐渗入药物组织内部，至内外的湿度均匀，便于切制饮片。如淋润荆芥、泡润槟榔、酒洗润当归、姜汁浸润厚朴、伏润天麻、盖润大黄等。

4. 喷洒 对一些不宜用水浸泡，但又需潮湿者，可采用喷洒湿润的方法。而在炒制药物时，按不同要求，可喷洒清水、酒、醋、蜜水、姜汁等辅料药液。

5．水飞 是借药物在水中的沉降性质分取药材极细粉末的方法。将不溶于水的药材粉碎后置乳钵、碾槽、球磨机等容器内，加水共研，然后再加入多量的水搅拌，粗粉即下沉，细粉混悬于水中，随水倾出，剩余之粗粉再研再飞。倾出的混悬液沉淀后，将水除净，干燥后即成极细粉末。此法所制粉末既细，又减少了研磨中粉末的飞扬损失。常用于矿物类、甲壳类药物的制粉，如水飞朱砂、炉甘石、滑石、蛤粉、雄黄等。

三、火制

是将药物经火加热处理的方法。根据加热的温度、时间和方法的不同，可分为炒、炙、烫、煅、煨等。

1．炒 将药物置锅中加热不断翻动，炒至一定程度取出。根据"火候"大小可分为：

（1）炒黄：将药物炒至表面微黄或能嗅到药物固有的气味为度。如炒牛蒡子、炒苏子。

（2）炒焦：将药物炒至表面焦黄，内部淡黄为度，如焦山楂、焦白术、焦麦芽等。

（3）炒炭：将药物炒至外部枯黑，内部焦黄为度，即"存性"。如艾叶炭、地榆炭、姜炭等。药材炒制后要洒水，以免复燃。

炒黄、炒焦使药材宜于粉碎加工，并缓和药性。种子类药材炒后则煎煮时有效成分易于溶出。而炒炭能缓和药物的烈性或副作用，或增强其收敛止血、止泻的作用。

2．炙 将药物与液体辅料共置锅中加热拌炒，使辅料渗入药物组织内部或附着于药物表面，以改变药性，增强疗效或降低毒副作用的方法称炙法。常用的液体辅料有：蜜、酒、醋、姜汁、盐水、童便等。如蜜炙百部、款冬花、枇杷叶可增强润肺止咳作用；酒炙川芎、当归、牛膝可增强活血之功；醋炙香附、柴胡可增强疏肝止痛功效；醋制芫花、甘遂、大戟可降低毒性；盐炙杜仲、黄柏可引药入肾和增强补肾作用；酒炙常山可减低催吐作用；姜炙半夏、竹沥可增强止呕作用。

3．烫 先在锅内加热中间物体（如砂石、滑石、蛤粉等），温度可达150℃～300℃，用以烫炙药物，使其受热均匀，膨胀松脆，不能焦枯，烫毕，筛去中间物体，至冷即得。如滑石粉烫制刺猬皮，砂烫穿山甲，蛤粉烫阿胶珠等。

4．煅 将药物用猛火直接或间接煅烧，使质地松脆，易于粉碎，便于有效成分的煎出，以充分发挥疗效。坚硬的矿物药或贝壳类药多直接用煅烧，以煅至透红为度，如紫石英、龙骨、牡蛎。间接煅是将药物置于耐火容器中密闭煅烧，至容器底部红透为度，如棕榈炭、血余炭等。

5．煨 将药物用湿面或湿纸包裹，置于热火灰中或用吸油纸与药物隔层分开进行加热的方法称为煨法。其目的是除去药物中的部分挥发性及刺激性成分，以缓和药性，降低副作用，增强疗效。如煨肉豆蔻、煨木香、煨生姜、煨葛根等。

四、水火共制

这类炮制方法是既要用水又要用火，有些药物还必须加入其他辅料进行炮制。包括蒸、煮、炖、潬、淬等方法。

1. 煮法　是将药物与水或辅料置锅中同煮的方法。它可减低药物的毒性、烈性或附加成分，增强药物的疗效。它又分不留残液煮法，如醋煮芫花、狼毒至醋液吸尽为度；弃残液煮法，即将药物与辅料溶液共煮一定时间后把药物捞出，弃除剩余液体，如姜矾煮半夏。

2. 蒸法　是以水蒸气或附加成分将药物蒸熟的加工方法。它分清蒸与加辅料蒸两种方法。前者如清蒸玄参、桑螵蛸，后者如酒蒸山茱萸、大黄等。蒸制的目的在于改变或增强药物的性能，降低药物的毒性。如何首乌经反复蒸晒后不再有泻下之力而功专补肝肾、益精血；黄精经蒸制后可增强其补脾益气、滋阴润肺之功；藤黄经蒸制后可减低毒性。

3. 炖法　是蒸法的演变和发展，其方法是将药物置于钢罐中或搪瓷器皿中，同时加入一定的液体辅料，盖严后，放入水锅中炖一定时间。其优点是不致使药效走失、辅料挥发掉，如炖制熟地黄及黄精等。

4. 㸀法　是将药物快速放入沸水中短暂潦过，立即取出的方法。常用于种子类药物的去皮及肉质多汁类药物的干燥处理。如㸀杏仁、桃仁、扁豆以去皮；㸀马齿苋、天门冬以便于晒干贮存。

五、其他制法

1. 制霜　中药霜制品包括有药物榨去油质之残渣，如巴豆霜、千金子霜；多种成分药液渗出的结晶，如将皮硝纳入西瓜中渗出的结晶，即西瓜霜；药物经煮提后剩下的残渣研细，如鹿角霜。

2. 发酵　在一定条件（温度等）下使药物发酵，从而改变原来药物的性质，可增强和胃消食的作用，如神曲、建曲、半夏曲等。

3. 精制　多为水溶性天然结晶药物，先经过水溶除去杂质，再经浓缩、静置后析出结晶即成。如由朴硝精制成芒硝、元明粉。

4. 药拌　药物中加入其他辅料拌染而成，如朱砂拌茯神、砂仁拌熟地。

第四章

药 性 理 论

中医学认为任何疾病的发生发展过程都是致病因素（邪气）作用于人体，引起机体正邪斗争，从而导致阴阳气血偏盛偏衰或脏腑经络机能活动失常的结果。因此，药物治病的基本作用不外是扶正祛邪，消除病因，恢复脏腑的正常生理功能，纠正阴阳气血偏盛偏衰的病理现象，使之最大程度上恢复到正常状态，达到治愈疾病，恢复健康的目的。药物之所以能够针对病情，发挥上述基本作用，是由于各种药物本身各自具有若干特性和作用，前人将之称为药物的偏性，意思是说以药物的偏性来纠正疾病所表现出来的阴阳偏盛偏衰。把药物与疗效有关的性质和性能统称为药性，它包括药物发挥疗效的物质基础和治疗过程中所体现出来的作用。它是药物性质与功能的高度概括。研究药性形成的机制及其运用规律的理论称为药性理论，其基本内容包括四气五味、升降浮沉、归经、有毒无毒、配伍、禁忌等。徐洄溪总结说："凡药之用，或取其气，或取其味……或取其所生之时，或取其所生之地，各以其所偏胜而即资之疗疾，故能补偏救弊、调和脏腑，深求其理，可自得之。"

药性理论是我国历代医家在长期医疗实践中，以阴阳、脏腑、经络学说为依据，根据药物的各种性质及所表现出来的治疗作用总结出来的用药规律。它是中医学理论体系中的一个重要组成部分，是学习、研究、运用中药所必须掌握的基本理论知识。

第一节 四 气

《神农本草经》序录云："药有酸咸甘苦辛五味，又有寒热温凉四气。"这是有关药性基本理论之一的四气五味的最早概括。每味药物都有四气五味的不同，因而也就具有不同的治疗作用。历代本草在论述药物的功用时，首先标明其"气"和"味"，可见气与味是药物性能的重要标志之一，这对于认识各种药物的共性和个性以及临床用药都有实际意义。

四气，就是寒热温凉四种不同的药性，又称四性。它反映了药物对人体阴阳盛衰、寒热变化的作用倾向，为药性理论重要组成部分，是说明药物作用的主要理论依据之一。四气之中寓有阴阳含义，寒凉属阴，温热属阳，寒凉与温热是相对立的两种药性，而寒与凉、温与热之间仅程度上的不同，即"凉次于寒"、"温次于热"。有些本草文献对药物的四性还用"大热"、"大寒"、"微温"、"微凉"加以描述，这是对中药四气程度不同的进一步区分，示以斟酌使用。然从四性本质而言，只有寒热两性的区分。此外，四性以外还有一类平性药，它是指寒热界限不很明显、药性平和、作用较缓和的一类药，如党参、山药、甘草等。平性能否入性，医家见解不同，有的认为虽称平性但实际上也有偏温偏凉的不同，如甘草性平，生用性凉，炙用则性偏温，所以平性仍未超出四性的范围，是相对而言的，而不是绝对的平性，因此仍称四气（性）而不称五气（性）。然而也有主张"平应入性"，如李时珍在《本草纲目》草部卷前绪论中说："五性焉，寒热温凉平。"第一个提出五性分类法。《本经》载药365种，平性药竟占100味之多。天麻性平，凡肝风内动，惊厥抽搐，不论寒热虚实皆可应用，可见无论从文献记载，或临床实践，均可证明平性是客观存在的，"平"应入性。

药性的寒热温凉是由药物作用于人体所产生的不同反应和所获得的不同疗效而总结出来的，它与所治疗疾病的性质是相对而言的。如病人表现为高热烦渴、面红目赤、咽喉肿痛、脉洪数，这属于阳热证，用石膏、知母、栀子等药物治疗后，上述症状得以缓解或消除，说明它们的药性是寒凉的；反之，如病人表现为四肢厥冷、面色白、脘腹冷痛、脉微欲绝，这属于阴寒证，用附子、肉桂、干姜等药物治疗后，上述症状得以缓解或消除，说明它们的药性是温热的。

一般来讲，寒凉药分别具有清热泻火、凉血解毒、滋阴除蒸、泻热通便、清热利尿、清化热痰、清心开窍、凉肝息风等作用；而温热药则分别具有温里散寒、暖肝散结、补火助阳、温阳利水、温经通络、引火归原、回阳救逆等作用。

《素问·至真要大论》"寒者热之，热者寒之"、《神农本草经》序例"疗寒以热药，疗热以寒药"指出了如何掌握药物的四气理论以指导临床用药的原则。具体来说，温热药多用治中寒腹痛、寒疝作痛、阳痿不举、宫冷不孕、阴寒水肿、风寒痹证、血寒经闭、虚阳上越、亡阳虚脱等一系列阴寒证；而寒凉药则主要用于实热烦渴、温毒发斑、血热吐衄、火毒疮疡、热结便秘、热淋涩痛、黄疸水肿、痰热喘咳、高热神昏、热极生风等一系列阳热证。总之，寒凉药用治阳热证，温热药用治阴寒证，这是临床必须遵循的用药原则。反之，如果阴寒证用寒凉药，阳热证用温热药，必然导致病情进一步恶化，甚至引起死亡。故王叔和云："桂枝下咽，阳盛则毙；承气入胃，阴盛以亡。"李中梓《医宗必读》谓："寒热温凉，一匕之谬，覆水难收。"

由于寒与凉、热与温之间具有程度上的差异，因而在用药时也要注意。如当用热药而用温药、当用寒药而用凉药，则病重药轻达不到治愈疾病的目的；反之，当用温药而用热药则反伤其阴，当用凉药反用寒药则易伤其阳。至于表寒里热、上热下寒、寒热中阻而致的寒热错杂的复杂病证，则当寒、热药并用，使寒热并除。若为寒热错杂、阴阳格拒的复杂病证，又当采用寒热并用佐治之法治之。即张介宾"以热治寒，而寒拒热，则反佐以寒药而入之；以寒治热，而热拒寒，则反佐以热药而入之"之谓也。又《素问·六元正纪大论》提出"寒无犯寒"，"热无犯热"，这是指掌握四气理论，根据季节不同，指导临床用药的规律。一般是指在寒冬时无实热证，不要随便使用寒药，以免损伤阳气；在炎热夏季无寒证者不要随便使用热药，以免伤津化燥。如遇到真寒假热则当用热药治疗，真热假寒证则当选用寒药以治之，不可真假混淆。

第二节　五　味

五味理论在春秋战国时代就有饮食调养的理论出现了，如四时五味的宜忌，过食五味所产生的不良后果等，是其主要讨论的内容。五味作为药性理论最早见诸于《内经》《本经》中。《内经》对五味的作用、阴阳五行属性及应用都做了系统的论述。《本经》不仅明确指出"药有酸、咸、甘、苦、辛五味"，还以五味配合四气，共同标明每种药物的药性特征，开创了先标明药性，后论述效用的本草编写先例，从而为五味学说的形成奠定了基础。经后世历代医家的补充，逐步完善了五味理论。

所谓五味，是指药物有酸、苦、甘、辛、咸五种不同的味道，因而具有不同的治疗作用。有些还具有淡味或涩味，因而实际上不止五种。但是，五味是最基本的五种滋味，所以仍然称为五味。

五味的产生，首先是通过口尝，即用人的感觉器官辨别出来的，它是药物真实味道的反映。然而和四气一样，五味更重要的则是通过长期的临床实践观察，不同味道的药物作用于人体，产生了不同的反应，和获得不同的治疗效果，从而总结归纳出五味的理论。也就是说，五味不仅仅是药物味道的真实反映，更重要的是对药物作用的高度概括。自从五味作为归纳药物作用的理论出现后，五味的"味"也就超出了味觉的范围，而是建立在功效的基础之上了。因此，本草书籍的记载中有时出现与实际口尝味道不相符的地方。总之，五味的含义既代表了药物味道的"味"，又包涵了药物作用的"味"，而后者构成了五味理论的主要内容。五味与四气一样，也具有阴阳五行的属性，《内经》云："辛甘淡属阳，酸苦咸属阴。"《洪范》谓："酸味属木、苦味属火、甘味属土、辛味属金、咸味属水。"

《素问·藏气法时论》指出："辛散、酸收、甘缓、苦坚、咸软。"这是对五味作用的最早概括。后世在此基础上进一步补充，日臻完善。现据前人的论述，结合临床实践，将五味所代表药物的作用及主治病证分述如下：

辛："能散、能行"，即具有发散、行气行血的作用。一般来讲，解表药、行气药、活血药多具有辛味。因此辛味药多用治表证及气血阻滞之证。如苏叶发散风寒、木香行气除胀、川芎活血化瘀等。此外，《内经》云："辛以润之。"就是说辛味药还有润养的作用，如款冬花润肺止咳、菟丝子滋养补肾等。大多数辛味药以行散为功，故"辛润"之说缺乏代表性。

甘："能补、能和、能缓"，即具有补益、和中、调和药性和缓急止痛的作用。一般来讲，滋养补虚、调和药性及制止疼痛的药物多具有甘味。甘味药多用治正气虚弱、身体诸痛及调和药性、中毒解救等几个方面。如人参大补元气、熟地滋补精血、饴糖缓急止痛、甘草调和药性并解药食中毒等。

酸："能收、能涩"，即具有收敛、固涩的作用。一般固表止汗、敛肺止咳、涩肠止泻、固精缩尿、固崩止带的药物多具有酸味。酸味药多用治体虚多汗、肺虚久咳、久泻肠滑、遗精滑精、遗尿尿频、崩带不止等证。如五味子固表止汗、乌梅敛肺止咳、五倍子涩肠止泻、山茱萸涩精止遗以及赤石脂固崩止带等。

苦："能泄、能燥、能坚"，即具有清泄火热、泄降气逆、通泄大便、燥湿、坚阴（泻火存阴）等作用。一般来讲，清热泻火、下气平喘、降逆止呕、通利大便、清热燥湿、苦温燥湿、泻火存阴的药物多具有苦味。苦味药多用治热证、火证、喘咳、呕恶、便秘、湿证、阴虚火旺等证。如黄芩、栀子清热泻火，杏仁、葶苈子降气平喘，半夏、陈皮降逆止呕，大黄、枳实泻热通便，龙胆草、黄连清热燥湿，苍术、厚朴苦温燥湿，知母、黄柏泻火存阴等。

咸："能下、能软"，即具有泻下通便、软坚散结的作用。一般来讲，泻下或润下通便及软化坚硬、消散结块的药物多具有咸味，咸味药多用治大便燥结、痰核、瘰疬、癥瘕痞块等证。如芒硝泻热通便，海藻、牡蛎消散瘰疬，鳖甲软坚消癥等。

此外，《素问·宣明五气篇》还有"咸走血"之说。肾属水，咸入肾，心属火而主血，咸走血即以水胜火之意。如大青叶、玄参、紫草、青黛、白薇都具有咸味，均入血分，同具有清热凉血解毒之功。《素问·至真要大论》又云："五味入胃，各归所喜……咸先入肾。"故不少入肾经的咸味药如紫河车、海狗肾、蛤蚧、龟甲、鳖甲等都具有良好的补肾作用。同时为了引药入肾，增强补肾作用，不少药物如知母、黄柏、杜仲、巴戟天等药用盐水炮制也是这个意思。

淡："能渗、能利"，即具有渗湿利小便的作用，故有些利水渗湿的药物具有淡味。淡味药多用治水肿、脚气、小便不利之证。如薏苡仁、通草、灯心草、茯苓、猪苓、泽泻等。由于《神农本草经》未提淡味，后世医家主张"淡附于甘"，故只言五味，不称六味。

涩：与酸味药的作用相似，多用治虚汗、泄泻、尿频、遗精、滑精、出血等证。如莲子固精止带，禹余粮涩肠止泻，乌贼骨收涩止血等。故本草文献常以酸味代表涩味功效，或与酸味并列，标明药性。

五味还可与五行配合与五脏联系起来。如《素问·宣明五气篇》说："酸入肝（属木）、苦入心（属火）、甘入脾（属土）、辛入肺（属金）、咸入肾（属水）。"即作了概括的说明。但这仅是一般的规律，并不是一定不变的。如黄柏味苦、性寒，作用是泻肾火而不是泻心火；枸杞子味甘，作用是补肝肾而不是补脾土等等。因此不能机械地看待这一问题。

由于每种药物都同时具有性和味，因此两者必须综合起来看。缪希雍谓："物有味必有气，有气斯有性。"强调了药性是由气和味共同组成的。换言之，必须把四气和五味结合起来，才能准确地辨别药物的作用。一般来讲，气味相同，作用相近，同一类药物大都如此，如辛温的药物多具有发散风寒的作用，甘温的药物多具有补气助阳的作用。有时气味相同，又有主次之别，如黄芪甘温，偏于甘以补气，锁阳甘温，偏于温以助阳。气味不同，作用有别，如黄连苦寒，党参甘温，黄连功能清热燥湿，党参则补中益气。而气同味异、味同气异者其所代表药物的作用则各有不同。如麻黄、杏仁、大枣、乌梅、肉苁蓉同属温性，由于五味不同，则麻黄辛温散寒解表、杏仁苦温下气止咳、大枣甘温补脾益气、乌梅酸温敛肺涩肠、肉苁蓉咸温补肾助阳；再如桂枝、薄荷、附子、石膏均为辛味，因四气不同，又有桂枝辛温解表散寒、薄荷辛凉疏散风热、附子辛热补火助阳、石膏辛寒清热降火等不同作用。至于一药兼有数味，则标志其治疗范围的扩大，如当归辛甘温，甘以补血、辛以活血行气、温以祛寒，故有补血、活血、行气止痛、温经散寒等作用，可用治血虚、血滞、血寒所引起的多种疾病。一般临床用药是既用其气、又用其味，但有时在配伍其他药物复方用药时，就可能出现或用其气、或用其味的不同情况。如升麻辛甘微寒，与黄芪同用治中气下陷时，则取其味甘升举阳气的作用；若与葛根同用治麻疹不透时，则取其味辛以解表透疹；若与石膏同用治胃火牙痛时，则取其寒性以清热降火。此即王好古《汤液本草》所谓："药之辛、甘、酸、苦、咸，味也；寒、热、温、凉，气也。味则五，气则四，五味之中，每一味各有四气，有使气者，有使味者，有气味俱使者……所用不一也。"由此可见，药物的气味所表示的药物作用以及气味配合的规律是比较复杂的，因此，既要熟悉四气五味的一般规律，又要掌握每一药物气味的特殊治疗作用以及气味配合的规律，这样才能很好地掌握药性，指导临床用药。

附：芳香药性

有些药难以用四气五味理论解释药性、说明作用机理，因而又有芳香药性之说。芳香药在古代早期多用作调香品以辟秽防病，后来由于外来香药不断输入，宋代以后其应用范围日益扩大，对芳香药的药性特点及治疗机理认识不断加深，逐步形成芳香药性理论，使其成为中药药性理论一个重要组成部分，从而发展了中药药性理论。芳香药主要作用及指导临床用药意义归纳如下：

1. 辟秽防疫 芳香药有辟除秽浊疫疠之气，扶助正气，抵御邪气的作用，达到辟秽养正，防病治病的目的。古人常用由芳香类药物制作的熏香、炷香、枕香、佩香等方法以防病祛邪，今人燃药香防治感冒流行，都是辟秽防疫的具体应用。

2. 解表散邪 芳香药以其疏散之性，外走肌表，开宣毛窍，具有芳香疏泄、解表散邪之功，如薄荷、香薷、胡荽等，都是疏散表邪，解除表证的代表药。

3. 悦脾开胃 "土爱暖而喜芳香"，故芳香药善入脾胃经，投其所喜，有加强运化，增进食欲，悦脾开胃的功效，如木香、檀香、沉香、丁香及香橼、佛手、甘松等，都是悦脾开胃，用治脾胃气滞、不思饮食的良药；有些药物自身香气不浓，但经炮制炒香后，如炒谷芽、炒麦芽、炒神曲等，同样可以增进悦脾开胃、纳谷消食的功效。

4. 化湿去浊 芳香药能疏通气机，宣化湿浊，消胀除痞，扶脾健运，即有化湿运脾之功，如苍术、厚朴、藿香、佩兰、草豆蔻等均为芳香化湿的代表药，主治湿浊中阻，脾失健运，痞满呕吐等病证。

5. 通窍止痛 芳香药行散走窜，芳香上达，通窍止痛，如辛夷、薄荷、白芷、细辛为上行头目，通窍止痛的代表药，主治鼻塞、鼻渊、头痛及齿痛等病证。

6. 行气活血 芳香药还有疏散气机，透达经络，行气活血，通经止痛，消肿散结的作用。如香附、乌药、玫瑰花为芳香疏泄、行气活血、调经止痛的代表药，主治肝郁气滞，月经不调，胸胁胀痛等证；又乳香、没药、麝香为行气活血、通经止痛、散结消肿的代表药，主治气滞血瘀，心腹诸痛，经闭痛经，癥瘕积聚，痈肿疮毒等证。

7. 开窍醒神 芳香药又有芳香辟秽、开窍启闭、苏醒神志的功效，如麝香、冰片、苏合香、安息香、樟脑等都是芳香开窍的代表药，主治邪蒙心窍，神志昏迷的病证。

可见，芳香药性学说，是四气五味学说的补充和发展，也是中药药性理论的重要组成部分。

第三节 升 降 浮 沉

升降浮沉是药物对人体作用的不同趋向性。升，即上升提举，趋向于上；降，即下达降逆,趋向于下;浮,即向外发散,趋向于外;沉,即向内收敛,趋向于内。升降浮沉也就是指药物对机体有向上、向下、向外、向内四种不同作用趋向。它是与疾病所表现的趋向性相对而言的。其中,升与降、浮与沉是相对立的。升与浮,沉与降,既有区别,又有交叉,难以截然分开,在实际应用中,升与浮、沉与降又常相提并论。按阴阳属性区分,则升浮属阳,沉降属阴。升降浮沉表明了药物作用的定向概念,也是药物作用的理论基础之一。由于疾病在病势上常常表现出向上(如呕吐、呃逆、喘息)、向下(如脱肛、遗尿、崩漏)、向外(如自汗、盗汗)、向内(表证未解而入里),在病位上则有在表(如外感表证)、在里(如里实便秘)、在上(如目赤肿痛)、在下(如腹水、尿闭)等的不同,因而能够针对病情,改善或消除这些病证的药物,相对来说也就分别具有升降浮沉的作用趋向了。

药物升降浮沉作用趋向性的形成,虽然与药物在自然界生成禀赋不同、形成药性不同有关,并受四气、五味、炮制、配伍等诸多因素的影响,但更主要是与药物作用于机体所产生的不同疗效、所表现出的不同作用趋向密切相关。与四气、五味一样,也同样是通过药物作用于机体所产生的疗效而概括出来的用药理论。

影响药物升降浮沉的因素主要与四气五味、药物质地轻重有密切关系,并受到炮制和配伍的影响。

药物的升降浮沉与四气五味有关:王好古云:"夫气者天也,温热天之阳,寒凉天之阴,阳则升,阴则降;味者地也,辛甘淡地之阳,酸苦咸地之阴,阳则浮,阴则沉。"一般来讲,凡味属辛、甘,气属温、热的药物,大都是升浮药,如麻黄、升麻、黄芪等药;凡味属苦、酸、咸,性属寒、凉的药物,大都是沉降药,如大黄、芒硝、山楂等。

药物的升降浮沉与药物的质地轻重有关:汪昂《本草备要》药性总义云:"轻清升浮为阳,重浊沉降为阴","凡药轻虚者,浮而升;重实者,沉而降"。一般来讲,花、叶、皮、枝等质轻的药物大多为升浮药,如苏叶、菊花、蝉衣等;而种子、果实、矿物、贝壳及质重者大多都是沉降药,如苏子、枳实、牡蛎、代赭石等。除上述一般规律外,某些药也有特殊性,如旋覆花虽然是花,但功能降气消痰、止呕止噫,药性沉降而不升浮;苍耳子虽然是果实,但功能通窍发汗、散风除湿,药性升浮而不沉降,故有"诸花皆升,旋覆独降;诸子皆降,苍耳独升"之说。此外,部分药物本身就具有双向性,如川芎能上行头目、下行血海,白花蛇能内走脏腑、外彻皮肤。由此可见,既要掌握药物的一般共性,又要掌握每味药物的不同个性,具体问题具体分析,才能确切掌握药物的作用趋向。应当指出,药物质地轻重与升降浮沉的关系,是前人用药的经验总结,因为两者之间没有本质的联系,故有一定的局限性,只是从一个侧面论述了与药物升降浮沉有关的作用因素。

药物的升降浮沉与炮制、配伍的影响有关:药物的炮制可以影响转变其升降浮沉的性能。如有些药物酒制则升,姜炒则散,醋炒收敛,盐炒下行。如大黄,属于沉降药,峻下热结,泻热通便,经酒炒后,大黄则可清上焦火热,可治目赤头痛。故李时珍说:"升者引之以咸寒,则沉而直达下焦,沉者引之以酒,则浮而上至巅顶。"又药物的升降浮沉通过配伍也可发生转化,如升浮药升麻配当归、肉苁蓉等咸温润下药同用,虽有升降合用之意究成润下之剂,即少量升浮药配大量沉降药也随之下降;又牛膝引血下行为沉降药,与桃仁、红花及桔梗、柴胡、枳壳等升达清阳、开胸行气药同用,也随之上升,主治胸中瘀血证,这就是少量沉降药与大队升浮药同用而随之上升的例证。一般来讲，升浮药在大队沉降药中能随之下降；反之，沉降药在大队升浮药中能随之上升。由此可见，药物的升降浮沉是受多种因素的影响，它在一定的条件下可相互转化，正如李时珍所说："升降在物，亦在人也。"

升降浮沉代表不同的药性，表示药物不同的作用趋向。一般升浮药，其性主温热，味属辛、甘、淡，质地多为轻清至虚之品，作用趋向多主上升、向外。就其所代表药物的具体功效而言，分别具有疏散解表、宣毒透疹、解毒消疮、宣肺止咳、温里散寒、暖肝散结、温通经脉、通痹散结、行气开郁、活血消癥、开窍醒神、升阳举陷、涌吐等作用。故解表药、温里药、祛风寒湿药、行气药、活血祛瘀药、开窍、补益药、涌吐药等多具有升浮特性。

一般沉降药，其性主寒凉，味属酸、苦、咸，质地多为重浊坚实之品，作用趋向多主下行向内。就其所代表的药物的具体功效而言，分别具有清热泻火、泻下通便、利水渗湿、重镇安神、平肝潜阳、息风止痉、降逆平喘、止呕、止呃、消积导滞、固表止汗、敛肺止咳、涩肠止泻、固崩止带、涩精止遗、收敛止血、收湿敛疮等作用。故清热药、泻下药、利水渗湿药、降气平喘药、降逆和胃药、安神药、平肝息风药、收敛止血药、收涩药等多具有沉降药性。

药物具有升降浮沉的性能，可以调整脏腑气机的紊乱，使之恢复正常的生理功能，或作用于机体的不同部位，因势利导，驱邪外出，从而达到治愈疾病的目的。具体而言，病变部位在上在表者宜升浮不宜沉降，如外感风热则应选用薄荷、菊花等升浮药来疏散；病变部位在下在里者宜沉降不宜升浮，如热结肠燥大便秘结者则应选用大黄、芒硝等沉降药来泻热通便；病势上逆者，宜降不宜升，如肝阳上亢头晕目眩则应选用代赭石、石决明等沉降药来平肝潜阳；病势下陷者，宜升不宜降，如气虚下陷久泻脱肛，则应用黄芪、升麻、柴胡等升浮药来升阳举陷。总之，必须针对疾病发生部位有在上在下在表在里的区别，病势上有上逆下陷的区别，根据药物有升降浮沉的不同特性，恰当选用药物，这也是指导临床用药必须遵循的重要原则。此外，为了适应复杂病机，更好地调节紊乱的脏腑功能，还可采用升降浮沉并用的用药方法，如治疗表邪未解，邪热壅肺，汗出而喘的表寒里热证，常用石膏清泄肺火，肃降肺气，配麻黄解表散寒，宣肺止咳，二药相伍，一清一宣，升降并用，以成宣降肺气的配伍。用治心肾不交虚烦不眠，腰冷便溏，上热下寒证，常用黄连清心降火安神，配肉桂补肾引火归原，以成交通心肾，水火既济的配伍。再如治疗湿浊中阻，头痛昏蒙，腹胀便秘，升降失调的病证，常用蚕沙和中化湿，以生清气，配皂角滑肠通便，润燥降浊，以成调和脾胃、升清降浊的配伍。可见升降并用是适应复杂病机，调节紊乱脏腑功能的有效用药方法。

《素问·六微旨大论》谓："升降出入，无器不有。"指出这是人体生命活动的基础，如一旦发生故障便导致疾病的发生。故《素问·阴阳应象大论》说："其高者，因而越之；其下者，引而竭之；中满者，泻之于内；其有邪者，渍形以为汗；其在皮者，汗而发之。"阐明了应根据升降出入障碍所产生疾病的病势和病位的不同，采取相应的治疗方法，为中药升降浮沉理论的产生和发展奠定了理论基础。金元时期升降浮沉学说得到了全面发展，张元素在《医学启源》中旨承《内经》，首倡"气味厚薄升降图说"，用运气学说阐发了药物具有升降浮沉不同作用趋向的道理。其后，李东垣、王好古、李时珍等又作了进一步的补充，使药物升降浮沉学说趋于完善。它作为说明药物作用指导临床用药的理论依据，是对四气五味的补充和发展。

第四节 归 经

归经是指药物对于机体某部分的选择性作用，即某药对某些脏腑经络有特殊的亲和作用，因而对这些部位的病变起着主要或特殊的治疗作用，药物的归经不同，其治疗作用也不同。归经指明了药物治病的适用范围，也就是说明了药效所在，包含了药物定性定位的概念。也是阐明药物作用机理，指导临床用药的药性理论基本内容之一。

药物归经理论的形成可追溯到先秦的文史资料如《周礼》以及秦汉以来的《内经》《神农本草经》《名医别录》《千金要方》等大量医药文献，广泛论述了五味作用定向定位的概念，可视为归经理论的先声。《伤寒论》六经分经用药为归经理论的形成奠定了基础。唐宋时期《食疗本草》《本草拾遗》《本草衍义》《苏沈良方》等医药文献都部分地论述了药物定向定位的归经作用，并逐渐与脏腑经络联系在一起，出现了药物归经理论的雏形。金元时代，易水学派代表人物张洁古《珍珠囊》正式把归经作为药性主要内容加以论述，王好古的《汤液本草》、徐彦纯的《本草发挥》又全面汇集了金元时期医家对归经的学术见解，标志着系统的归经理论已确立。明代刘文泰《本草品汇精要》、贾九如《药品化义》均把"行某经"、"入某经"作为论述药性的固定一项内容。清代沈金鳌的《要药分剂》正式把"归经"作为专项列于"主治"项后说明药性，并采用五脏六腑之名。《松厓医径》、《务中药性》系统总结了十二经归经药。《本草分经》《得配本草》又列出及改订入各奇经八脉的药物。温病学派的兴起，又产生了卫、气、营、血及三焦归经的新概念。使归经学说臻于完善。

中药归经理论的形成是在中医基本理论指导下以脏腑经络学说为基础，以药物所治疗的具体病证为依据，经过长期临床实践总结出来的用药理论。它与机体因素即脏腑经络生理特点，临床经验的积累，中医辨证理论体系的不断发展与完善及药物自身的特性密不可分。由于经络能沟通人体内外表里，所以一旦机体发生病变，体表病变可以通过经络影响到内在脏腑；反之，内在脏腑病变也可以反映到体表上来。由于发病所在脏腑及经络循行部位不同，临床上所表现的症状也各不相同。如心经病变多见心悸失眠；肺经病变常见胸闷喘咳；肝经病变每见胁痛抽搐等证。临床用朱砂、远志能治愈心悸失眠，说明它们归心经；用桔梗、苏子能治愈喘咳胸闷，说明它们归肺经；而选用白芍、钩藤能治愈胁痛抽搐则说明它们能归肝经。至于一药能归数经，是指其治疗范围的扩大。如麻黄归肺与膀胱经，它既能发汗宣肺平喘，治疗外感风寒及咳喘之证，又能宣肺利尿，治疗风水水肿之证。由此可见，归经理论是通过脏腑辨证用药，从临床疗效观察中总结出来的用药理论。

归经理论与临床实践密切相关，它是伴随着中医理论体系的不断发展而日臻完善的，如《伤寒论》创立了六经辨证系统，临床上便出现了六经用药的归经方法。如麻黄、桂枝为太阳经药，石膏、知母为阳明经药等等。随着温病学派的崛起，又创立了卫气营血、三焦辨证体系，临床上相应出现了卫气营血、三焦用药的归经方法。如银花、连翘为卫分药，生地为营血分药，黄芩主清上焦、黄连主清中焦、黄柏主清下焦等等。然而这些归经方法与脏腑辨证归经方法密切相关。如《伤寒论》六经每经可分为手足二经，故实际为十二经。十二经根源于脏腑，故六经证候群的产生，也是脏腑经络病变的反映。同样，卫气营血、三焦证候也与脏腑经络关系密切。如卫分病证以肺卫见证为主；气分病证多见阳明热证；营分病证多见热损营阴，心神被扰；血分证多见热盛动血，热扰心神。上焦病候主要包括手太阴肺经和手厥阴心包经的病变；中焦病候主要包括手足阳明及足太阴脾经的病变；而下焦病候则主要是足少阴肾经和足厥阴肝经的病变。可见，归经方法虽有不同，但是都与脏腑经络密不可分。脏腑经络学说实为归经的理论基础，故探讨归经的实质，必经抓住脏腑经络学说这个核心。

此外，还有依据药物自身的特性，即形、色、气味、禀赋等的不同，进行归经的方法。如味辛、色白入肺经、大肠经，味苦、色赤入心经、小肠经等，都是以药物的色与味作归经依据的。又如磁石、代赭石重镇入肝，桑叶、菊花轻浮入肺，则是以药物的质地轻重作归经的依据。再如麝香芳香开窍入心经，佩兰芳香醒脾入脾经，连翘象心而入心经清心降火等等，都是以形、气归经的例子。其中尤以五味与归经的关系最为密切。以药物特性作为归经方法之一，虽然也存在着药物特性与归经没有必然联系的缺陷，但它是从药物自身角度分析药物归经还是有一定意义的。可见由于归经受多种因素的影响，我们不能偏执一说，要全面分析归经才能得出正确结论。

掌握归经便于临床辨证用药，即根据疾病的临床表现，通过辨证审因，诊断出病变所在脏腑经络部位，按照归经来选择适当药物进行治疗。如病患热证，有肺热、心火、胃火、肝火等的不同，治疗时用药不同。若肺热咳喘，当用桑白皮、地骨皮等肺经药来泻肺平喘；若胃火牙痛当用石膏、黄连等胃经药来清泻胃火；若心火亢盛心悸失眠，当用朱砂、丹参等心经药以清心安神；若肝热目赤，当用夏枯草、龙胆草等肝经药以清肝明目。再如外感热病，热在卫分，发热、微恶风寒、头痛、咽痛，当用银花、连翘等卫分药以辛凉解表，清热解毒；若热入气分，面赤恶热、高热烦渴，则当用石膏、知母等气分药以清热泻火、生津止渴等等。可见归经理论为临床辨证用药提供了方便。

掌握归经理论还有助于区别功效相似的药物。如同是利尿药，有麻黄的宣肺利尿、黄芪的健脾利尿、附子的温阳利水、猪苓的通利膀胱之水湿等的不同。又羌活、葛根、柴胡、吴茱萸、细辛同为治头痛之药，但羌活善治太阳经头痛、葛根善治阳明经头痛、柴胡善治少阳经头痛、吴茱萸善治厥阴经头痛、细辛善治少阴经头痛。因此，在熟悉药物功效的同时，掌握药物的归经对相似药物的鉴别应用有十分重要的意义。

运用归经理论指导临床用药，还要依据脏腑经络相关学说，注意脏腑病变的相互影响，恰当选择用药。如肾阴不足，水不涵木，肝火上炎，目赤头晕，治疗时当选用黄柏、知母、枸杞、菊花、地黄等肝、肾两经的药物来治疗，以益阴降火、滋水涵木；而肺病久咳，痰湿稽留，损伤脾气，肺病及脾，脾肺两虚，治疗时则要肺脾兼顾，采用党参、白术、茯苓、陈皮、半夏等肺、脾两经的药物来治疗，以补脾益肺，培土生金，而不能拘泥于见肝治肝、见肺治肺的单纯分经用药的方法。

在运用归经理论指导药物临床应用时，还必须与四气五味、升降浮沉学说结合起来，才能做到全面准确。如同归肺经的药物，由于有四气的不同，其治疗作用也异。如紫苏温散肺经风寒、薄荷凉散肺经风热、干姜性热温肺化饮、黄芩性寒清肺泻火。同归肺经的药物，由于五味的不同，作用亦殊。如乌梅酸收固涩、敛肺止咳，麻黄辛以发表、宣肺平喘，党参甘以补虚、补肺益气，陈皮苦以下气、止咳化痰，蛤蚧咸以补肾、益肺平喘。同归肺经的药物，因其升降浮沉之性不同，作用迥异。如桔梗、麻黄药性升浮，故能开宣肺气、止咳平喘；杏仁、苏子药性降沉，故能降肺气止咳平喘。四气五味、升降浮沉、归经同是药性理论的重要组成部分，在应用时必须结合起来，全面分析，才能准确地指导临床用药。

四气五味只是说明药物具有不同的寒热属性和治疗作用，升降浮沉只是说明药物的作用趋向。二者都缺乏明确的定位概念，只有归经理论才把药物的治疗作用与病变所在的脏腑经络部位有机地联系起来了。事实证明，掌握好归经理论对于指导临床用药意义很大。然而，由于历代医家对一些药物功效的观察、认识上所存在的差异，归经方法的不同，以及药物品种的混乱，因此出现了本草文献中对某些药物归经的记载不够统一、准确，造成归经混乱的现象。据不完全统计，仅大黄一味就有十四种归经的说法，涉及十经之多，这充分说明归经学说有待整理和提高，但绝对不能因此而贬低归经学说的科学价值。正如徐灵胎所说："不知经络而用药，其失也泛，必无捷效；执经络而用药，其失也泥，反能致害。"既承认归经理论的科学性，又要看到它的不足之处，这是正确对待归经理论的态度。

第五节　毒　性

历代本草书籍中，常在每一味药物的性味之下，标明其"有毒"、"无毒"。有毒、无毒也是药物性能的重要标志之一，它是掌握药性必须注意的问题。

一、古代毒性的概念

古代常常把毒药看作是一切药物的总称，而把药物的毒性看作是药物的偏性。故《周礼·天官冢宰下》有"医师掌医之政令，聚毒药以供医事"的说法，《尚书·说命篇》则谓："药弗瞑眩，厥疾弗瘳。"明代张景岳《类经》云："药以治病，因毒为能，所谓毒者，因气味之偏也。盖气味之正者，谷食之属是也，所以养人之正气。气味之偏者，药饵之属是也，所以祛人之邪气。其为故也，正以人之为病，病在阴阳偏胜耳……大凡可辟邪安正者，均可称为毒药，故曰毒药攻邪也。"而《药治通义》引张载人语："凡药皆有毒也，非指大毒、小毒谓之毒。"论述了毒药的广义含义，阐明了毒性就是药物的偏性。与此同时，古代还把毒性看作是药物毒副作用大小的标志。如《素问·五常政大论》云："大毒治病，十去其六；常毒治病，十去其七；小毒治病，十去其八；无毒治病，十去其九；谷肉果菜食养尽之，无使过之，伤其正也。"把药物毒性强弱分为大毒、常毒、小毒、无毒四类。而《神农本草经》三品分类法也是以药物毒性的大小、有毒无毒作为分类依据的。并提出了使用毒药治病的方法："若用毒药以疗病，先起如黍粟，病去即止，不去倍之，不去十之，取去为度。"综上所述，古代药物毒性的含义较广，既认为毒药是药物的总称，毒性是药物的偏性，又认为毒性是药物毒副作用大小的标志。而后世本草书籍在其药物性味下标明"有毒"、"大毒"、"小毒"等记载，则大都指药物的毒副作用的大小。

二、现代药物毒性的概念

随着科学的发展，医学的进步，人们对毒性的认识逐步加深。所谓毒性一般系指药物对机体所产生的不良影响及损害性。包括有急性毒性、亚急性毒性、亚慢性毒性、慢性毒性和特殊毒性如致癌、致突变、致畸胎、成瘾等。所谓毒药一般系指对机体发生化学或物理作用，能损害机体，引起功能障碍、疾病甚至死亡的物质。剧毒药系指中毒剂量与治疗剂量比较接近，或某些治疗量已达到中毒剂量的范围，因此治疗用药时安全系数小；一是指毒性对机体组织器官损害剧烈，可产生严重或不可逆的后果。

中药的副作用有别于毒性作用。副作用是指在常用剂量时出现与治疗需要无关的不适反应，一般比较轻微，对机体危害不大，停药后可自行消失。如临床常见服用某些中药可引起恶心、呕吐、胃痛腹泻或皮肤瘙痒等不适反应。中药副作用的产生与药物自身特性、炮制、配伍、制剂等多种因素有关。通过医药人员努力可以尽量减少副作用，减少不良反应的发生。过敏反应也属于不良反应范围，其症状轻者可见瘙痒、皮疹、胸闷、气急，重者可引起过敏性休克，除药物因素外，多与患者体质有关。此外，由于中药常见一药多效能，如常山既可解疟，又可催吐，若用治疟疾，则催吐就是副作用，可见中药副作用还有一定的相对性。

三、中药毒性分级

伴随临床用药经验的积累，对毒性研究的深入，中药毒性分级情况各不相同。如《素问·五常政大论》把药物毒性分为"大毒"、"常毒"、"小毒"、"无毒"四类；《神农本草经》分为"有毒"、"无毒"两类；《证类本草》《本草纲目》将毒性分为"大毒"、"有毒"、"小毒"、"微毒"四类。近代中药毒性分级多沿袭临床用药经验及文献记载，分级尚缺乏明确的实验数据。目前，正从中药中毒后临床表现的不同程度，根据已知的定量毒理学研究的数据，有效剂量与中毒剂量之间的范围大小，中毒剂量与中毒时间的不同，及中药的产地、炮制不同进行中药毒性分级的全面探讨，深信会得到科学的结论。当今《中华人民共和国药典》采用大毒、有毒、小毒三类分类方法，是目前通行的分类方法。

四、必须正确对待中药的毒性

正确对待中药的毒性，是安全用药的保证，这里包涵如何总体评估中药的毒性，如何正确看待文献记载，及如何正确看待临床报告。

首先，要正确总体评价中药毒性：目前中药品种已多达12800多种，而见中毒报告的才100余种，其中许多的毒药还是临床很少使用的剧毒药。由于现在大多数中药品种是安全的，这是中药一大优势，尤其与西药化学合成药造成众多药源性疾病的危害相比，中药安全低毒的优势就更加突出了，这也是当今提倡回归自然，返璞归真，中药受到世界青睐的主要原因。

其次，正确对待中药毒性，还要正确对待本草文献记载：历代本草对药物毒性多有记载，这是前人的经验总结，值得借鉴，但由于受历史条件的限制，也出现了不少缺漏和错误的地方。如《本草纲目》认为马钱子无毒,《中国药学大辞典》认为黄丹、桃仁无毒等等,说明对待药物毒性的认识,随着临床经验的积累,社会的发展,有一个不断修改,逐步认识的过程。相信文献,不能尽信文献,实事求是,才是科学态度。

　　正确对待中药毒性,还要重视中药中毒的临床报道:自新中国成立以来,出现了大量中药中毒报告,仅单味药引起中毒就达上百种之多,其中植物药九十多种,如关木通、苍耳子、苦楝根皮、昆明山海棠、狼毒、萱草、附子、乌头、夹竹桃、雪上一枝蒿、福寿草、槟榔、乌桕、巴豆、半夏、牵牛子、山豆根、艾叶、白附子、瓜蒂、马钱子、黄药子、杏仁、桃仁、枇杷仁及曼陀罗花和苗、莨菪等;动物药及矿物药各十多种,如斑蝥、蟾蜍、鱼胆、芫青、蜂蛹及砒霜、升药、胆矾、铅丹、密陀僧、皂矾、雄黄、降药等。由此可见,文献中认为大毒、剧毒的固然有中毒致死的,小毒、微毒甚至无毒的同样也有中毒病例发生,故临床应用有毒中草药固然要慎重,就是"无毒"的,也不可掉以轻心。认真总结经验,既要尊重文献记载,更要重视临床经验,相互借鉴,才能全面深刻准确地理解掌握中药的毒性,对保证安全用药是十分必要的。

　　正确对待中药毒性,还要加强对有毒中药的使用管理:此处所称的有毒中药,系指列入国务院《医疗用毒性药品管理办法》的中药品种。即:砒石、砒霜、水银、生马钱子、生川乌、生草乌、生白附子、生附子、生半夏、生南星、生巴豆、斑蝥、青娘虫、红娘虫、生甘遂、生狼毒、生藤黄、生千金子、生天仙子、闹羊花、雪上一枝蒿、红升丹、白降丹、蟾酥、洋金花、红粉、轻粉、雄黄等。

五、中毒常见的临床表现

　　有毒中药所含毒性成分有生物碱类、毒苷类、毒性蛋白类、萜与内酯类等的不同,作用于人体不同的系统或器官组织如神经系统、心血管系统、呼吸系统、消化道等等,而引起不同的症状。

　　1. 含生物碱类植物中毒　含生物碱的较易发生中毒的植物有曼陀罗、莨菪(又名天仙子)、乌头、附子、钩吻、雪上一枝蒿、马钱子等。生物碱具有强烈的药理及毒理作用,其中毒潜伏期一般较短,多在进食后 2~3 小时内发病。毒性成分大多数侵害中枢神经系统及自主神经系统,因而中毒的临床表现多与中枢神经系统、自主神经系统的功能紊乱有关。如曼陀罗及莨菪中毒后,主要表现为对副交感神经的抑制和对中枢神经的先兴奋后抑制,可见口舌干燥、咽喉灼热、声音嘶哑、恶心呕吐、皮肤干燥潮红、瞳孔散大、视力模糊、对光反射迟钝或消失、心动过速、呼吸加深、狂躁、幻觉、谵语、运动失调、神志模糊等。严重者24 小时后由烦躁进入昏睡、血压下降、休克、昏迷,最后因呼吸中枢麻痹,缺氧而死亡。乌头及附子中毒时,首先感到唇舌辛辣灼热,继而发痒麻木,从指尖逐渐蔓延至四肢及全身,痛觉减弱或消失,头晕眼花、恶心呕吐、腹痛腹泻、耳鸣、瞳孔先缩小后放大、呼吸急促困难、心律失常,严重者导致心功能不全甚至发生阿-斯综合征,呼吸因痉挛而窒息,继而衰竭致死。雪上一枝蒿毒性与乌头碱相似,中毒时亦高度兴奋副交感神经,中毒症状与乌头中毒大致相同。钩吻中毒主要症状有口咽灼痛、恶心呕吐、腹痛腹胀、语言不清、复视、震颤、共济失调、瞳孔散大、呼吸困难甚至窒息、心律失常、强直性抽搐等。马钱子中毒的主要症状，最初出现头痛、头晕、烦躁不安、吞咽困难、呼吸不畅、全身发紧，对听、视、味等感觉过度敏感，继而发生典型的士的宁惊厥症状，从阵挛性到强直性呈角弓反张姿势，双拳紧握，两眼睁视，口角向后牵引呈苦笑状态，呼吸肌痉挛引起窒息、发绀而死。

2. 含毒苷类植物中毒　目前因毒苷引起中毒的有三类：强心苷类、氰苷类、皂苷类。常见的如含强心苷类：致毒主要成分为多种强心苷，毒性及中毒症状与洋地黄中毒相似，主要有夹竹桃、万年青、羊角拗，还有罗布麻、福寿草、五加皮、铃兰、毒筋木等。夹竹桃全株及树液均有毒，中毒后主要症状为：食后2~5小时发生恶心呕吐、剧烈的腹痛腹泻、便血、头昏头痛、四肢麻木、肢冷汗出、食欲不振、神昏谵语、瞳孔散大、体温及血压下降、心室纤颤、心源性脑供血不足、晕厥、嗜睡、昏迷休克，严重时心搏骤停而死。万年青对心肌可能有直接抑制作用，此外能刺激迷走神经及延髓中枢，且有蓄积性，大剂量可发生心脏传导阻滞以致停搏，出现胸闷、眩晕、流涎、惊厥、四肢发冷、各种心律失常等症状。含氰苷类：这类有毒植物主要有苦杏仁、木薯、枇杷仁、桃仁、樱桃仁等。中毒的症状除胃肠症状外，主要为组织缺氧的症状，如呼吸困难、紫绀、心悸、头昏、头痛、昏迷、抽搐等，严重者多因窒息及呼吸中枢麻痹而致死亡。如超过半小时而不致死亡者，其预后多属良好。含皂苷类：皂苷有局部刺激作用，有的还有溶血作用。常见的含皂苷类有毒中药为天南星、商陆、皂荚、白头翁、黄药子、川楝子等。如天南星所含苛辣性毒素对皮肤和黏膜有强烈的刺激作用，表现为口舌麻辣、黏膜轻度糜烂或部分坏死脱落，继而口舌肿大、流涎、声音嘶哑、头晕、心慌、四肢麻木，严重者痉挛、惊厥、窒息、昏迷、呼吸停止。小儿误食经抢救后，有导致神经智力发育障碍的病例。商陆中毒临床可见：剧烈腹痛、吐泻、便血、面色苍白、瞳孔散大、角膜反射消失、抽搐、呼吸抑制、血压下降等。皂荚中毒可产生全身中毒反应：恶心呕吐、烦躁不安、腹泻、头晕无力，严重者可因窒息及肾功能障碍而危及生命。黄药子超量内服对口、咽、胃肠道黏膜有刺激作用，大剂量对中枢神经和心脏有毒害作用，可见口、舌、咽喉烧灼感，流涎、恶心呕吐，腹痛腹泻，瞳孔缩小，严重时心悸、惊厥、昏迷、呼吸困难及心脏停搏等。

3. 含毒性蛋白类植物中毒　毒蛋白主要含在种子中，如巴豆、相思子，巴豆油中含有强刺激物质和致癌成分，巴豆油和树脂口服后在肠内与碱性液作用，析出巴豆油酸和巴豆醇双酯类化合物，能剧烈刺激肠壁，对肠道腐蚀引起炎症，有时引起肠嵌顿、肠出血等。巴豆毒蛋白是一种细胞原浆毒，能溶解红细胞，并使局部组织坏死。相思子所含毒蛋白，对温血动物的血液有凝血作用，可引起循环衰竭和呼吸系统抑制。再如苍耳子、蓖麻子、望江南子等，这类毒蛋白能损害肝、肾等实质细胞，并可引起全身广泛性出血，同时可引起消化系统及神经系统机能障碍。常因呼吸及循环衰竭而致死，如引起突发性肝性脑病将迅速死亡。

4. 含萜类与内酯类植物中毒　本类植物包括马桑、艾、苦楝、莽草子、樟树油、红茴香等。如苦楝全株有毒，而以果实毒性最烈，作用于消化道和肝脏，尚可引起心血管障碍，甚至发生休克及周围神经炎。马桑所含马桑内酯等有毒物质极易溶解于酒精，故饮酒可加重中毒程度，临床可见头昏头痛、胸闷、剧烈吐泻、全身麻木、人事不省等。莽草子中毒，其毒素作用于延髓，除引起恶心呕吐、上腹不适或疼痛等胃肠道症状及眩晕、头痛等一般中度症状外，还可引起抽搐、角弓反张、牙关紧闭、口吐涎沫、瞳孔散大，严重者可于惊厥状态下死亡。

5. 其他有毒植物中毒　包括瓜蒂、白果、细辛、鸦胆子、甘遂等。如白果中毒主要表现为胃肠道及中枢神经系统症状，如腹泻、呕吐、烦躁不安、惊厥、昏迷、对光反应迟钝或消失。瓜蒂中毒主要表现为胃肠道症状，如胃部灼痛、剧烈呕吐、腹泻、脉搏细弱、血压下降、昏迷，直至呼吸中枢麻痹而死亡。细辛的主要毒性成分为挥发油，可直接作用于中枢神经系统，初期兴奋，后则抑制，特别是对呼吸系统的抑制。临床可见头痛、气急、呕吐、烦躁、颈项强直、体温及血压升高、肌肉震颤、全身紧张，可迅速转入痉挛状态、牙关紧闭、角弓反张、神志昏迷，最后死于呼吸麻痹。

6. 动物性药物中毒　本类动物药物常见的有蟾酥、全蝎、斑蝥、红娘子等。蟾酥可使心、脑、肝、肾产生广泛性病理损害，进而导致死亡。临床以心血管症状最为明显。如心动过缓、窦房阻滞、异位节律及窦性心动过速和心室纤颤。而斑蝥则可引起剧烈的消化道症状和神经系统的损害，引起恶心、呕吐、呕血、腹部绞痛、便血、发音困难、口唇及四肢末端麻木、复视、咀嚼无力、双下肢瘫痪、二便困难等等。

7. 矿物类药物中毒　本类药物常见有砒霜、朱砂、雄黄、水银、胆矾、铅丹、硫黄等。砒霜即三氧化二砷，有剧毒，若吸入其粉尘引起中毒，首先见咳嗽、喷嚏、胸痛、呼吸困难等呼吸道刺激症状，神经系统可见头痛眩晕、肌肉痉挛、谵妄昏迷，最后可死于呼吸及血管运动中枢麻痹；若由消化道进入引起中毒则首先出现口干、咽痛、吞咽困难、剧烈吐泻，严重者似霍乱而脱水、休克。毒素对血管舒缩中枢及周围毛细血管的麻痹导致"七窍流血"的严重后果，最后大多死于出血或肝肾功能衰竭和呼吸中枢麻痹；慢性中毒除一般神经衰弱综合征和轻度胃肠道症状外，主要为皮肤黏膜病变及多发性神经炎。

朱砂中毒主要由硫化汞引起。内服引起的急性汞中毒主要表现为消化道黏膜的刺激、腐蚀或坏死，并引起肾脏损害。对神经系统的损害表现为头昏、嗜睡或兴奋，重者昏迷休克而死。慢性汞中毒的主要症状之一是肌肉震颤。铅为多亲和性毒物，进入血流后可引起代谢过程的高度障碍，可损害全身各个系统，尤其损害神经、造血、消化和心血管系统及肝、肾等内脏器官。

六、产生中药中毒的主要原因

一是剂量过大，如砒霜、胆矾、斑蝥、蟾酥、马钱子、附子、乌头等毒性较大的药物，用量过大，或时间过长，可导致中毒；二是误服伪品，如误以华山参、商陆代人参，独角莲代天麻使用；三是炮制不当，如使用未经炮制的生附子、生乌头；四是制剂服法不当，如乌头、附子中毒，多因煎煮时间太短，或服后受寒、进食生冷；五是配伍不当，如甘遂与甘草同用，乌头与瓜蒌同用而致中毒。此外，还有药不对证、自行服药、乳母用药及个体差异也是引起中毒的原因。

七、掌握药物毒性强弱对指导临床用药的意义

1. 在应用毒药时要针对体质的强弱、疾病部位的深浅，恰当选择药物并确定剂量，中病即止，不可过服，以防止过量和蓄积中毒。同时要注意配伍禁忌，凡两药合用能产生剧烈

毒副作用的禁止同用，并严格要求毒药的炮制工艺，以降低毒性；对某些毒药要采用适当的制剂形式给药。此外，还要注意个体差异，适当增减用量，说服患者不可自行服药。医药部门要抓好药品鉴别，防止伪品混用，注意保管好剧毒中药，从不同的环节努力，确保用药安全，以避免中毒的发生。

2. 根据中医"以毒攻毒"的原则，在保证用药安全的前提下，也可采用某些毒药治疗某些疾病。如用雄黄治疗疔疮恶肿，水银治疗疥癣梅毒，砒霜治疗白血病等等，让有毒中药更好地为临床服务。

3. 掌握药物的毒性及其中毒后的临床表现，便于诊断中毒原因，以便及时采取合理、有效的抢救治疗手段，对于搞好中药中毒枪救工作具有十分重要的意义。

第五章
中药的配伍

一、配伍的概念

按照病情的不同需要和药物的不同特点，有选择地将两种以上的药物合在一起应用，叫做配伍。

二、配伍的意义

从中药的发展史来看，在医药萌芽时代治疗疾病一般都是采用单味药物的形式，后来由于药物品种日趋增多，对药性特点不断明确，对疾病的认识逐渐深化，由于疾病可表现为数病相兼、或表里同病、或虚实互见、或寒热错杂的复杂病情，因而用药也就由简到繁出现了多种药物配合应用的方法，并逐步形成了配伍用药的规律，从而既照顾到复杂病情，又增进了疗效，减少了毒副作用。因此，掌握中药配伍规律对指导临床用药意义重大。

三、配伍的内容

药物配合应用，相互之间必然产生一定的作用，有的可以增进原有的疗效，有的可以相互抵消或削弱原有的功效，有的可以降低或消除毒副作用，也有的合用可以产生毒副作用。因此，《神农本草经·序例》将各种药物的配伍关系归纳为"有单行者，有相须者，有相使者，有相畏者，有相恶者，有相反者，有相杀者，凡此七情，合和视之"。这"七情"之中除单行者外，都是谈药物配伍关系，分述如下：

1. 单行

就是单用一味药来治疗某种病情单一的疾病。对于病情比较单纯的病证，往往选择一种针对性较强的药物即可达到治疗目的。如古方独参汤，即单用一味人参，治疗大失血所引起元气虚脱的危重病证；清金散，即单用一味黄芩，治疗肺热出血的病证。再如马齿苋治疗痢疾，夏枯草膏消瘿瘤瘰疬，益母草膏调经止痛，鹤草芽驱除绦虫，柴胡针剂发汗解热，丹参片剂治疗胸痹绞痛等，都是行之有效的治疗方法。

2. 相须

就是两种功效类似的药物配合应用，可以增强原有药物的功效。如麻黄配桂枝，能增强发汗解表、祛风散寒的作用；知母配贝母，可以增强养阴润肺、化痰止咳的功效；又附子、干姜配合应用，以增强温阳守中、回阳救逆的功效；陈皮配半夏以加强燥湿化痰、理气和中之功；全蝎、蜈蚣同用能明显增强平肝息风、止痉定搐的作用。像这类同类相须配伍应用的例证，历代文献有不少记载，它构成了复方用药的配伍核心，是中药配伍应用的主要形式之一。

3. 相使

就是以一种药物为主，另一种药物为辅，两药合用，辅药可以提高主药的功效。如黄芪配茯苓治脾虚水肿，黄芪为健脾益气、利尿消肿的主药，茯苓淡渗利湿，可增强黄芪益气利尿的作用；又大黄配芒硝治热结便秘，大黄为清热泻火、泻热通肠的主药，芒硝长于润燥通便，可以增强大黄峻下热结，排除燥屎的作用；枸杞子配菊花治目暗昏花，枸杞子为补肾益精、养肝明目的主药，菊花清肝泻火，兼能益阴明目，可以增强枸杞的补虚明目的作用。这是功效相近药物相使配伍的例证。又石膏配牛膝治胃火牙痛，石膏为清胃降火、消肿止痛的主药，牛膝引火下行，可增强石膏清火止痛的作用；白芍配甘草治血虚失养，筋挛作痛，白芍为滋阴养血、柔筋止痛的主药，甘草缓急止痛，可增强白芍荣筋止痛的作用；黄连配木香治湿热泻痢，腹痛里急，黄连为清热燥湿、解毒止痢的主药，木香调中宣滞，行气止痛，可增强黄连清热燥湿、行气化滞的功效。这是功效不同相使配伍的例证，可见相使配伍药不必同类。一主一辅，相辅相成，辅药能提高主药的疗效，即是相使的配伍。

4. 相畏

就是一种药物的毒副作用能被另一种药物所抑制。如半夏畏生姜，即生姜可以抑制半夏的毒副作用，生半夏可"戟人咽喉"，令人咽痛喑哑，用生姜炮制后成姜半夏，其毒副作用大为缓和；甘遂畏大枣，大枣可抑制甘遂峻下逐水、减伤正气的毒副作用；熟地畏砂仁，砂仁可以减轻熟地滋腻碍胃、影响消化的副作用；常山畏陈皮，陈皮可以缓和常山截疟而引起恶心呕吐的胃肠反应，这都是相畏配伍的范例。

5. 相杀

就是一种药物能够消除另一种药物的毒副作用。如羊血杀钩吻毒；金钱草杀雷公藤毒；麝香杀杏仁毒；绿豆杀巴豆毒；生白蜜杀乌头毒；防风杀砒霜毒等。可见相畏和相杀没有质的区别，是从自身的毒副作用受到对方的抑制和自身能消除对方毒副作用的不同角度提出来的配伍方法，也就是同一配伍关系的两种不同提法。

6. 相恶

就是一种药物能破坏另一种药物的功效。如人参恶莱菔子，莱菔子能削弱人参的补气作用；生姜恶黄芩，黄芩能削弱生姜的温胃止呕的作用；近代研究吴茱萸有降压作用，但与甘草同用时，这种作用即消失，也可以说吴茱萸恶甘草。

7. 相反

就是两种药物同用能产生剧烈的毒副作用。如甘草反甘遂，贝母反乌头等，详见用药禁忌"十八反"、"十九畏"中若干药物。

上述七情除单行外，相须、相使可以起到协同作用，能提高药效，是临床常用的配伍方法；相畏、相杀可以减轻或消除毒副作用，以保证安全用药，是使用毒副作用较强药物的配伍方法，也可用于有毒中药的炮制及中毒解救。相恶则是因为药物的拮抗作用，抵消或削弱其中一种药物的功效；相反则是药物相互作用，能产生毒性反应或强烈的副作用，故相恶、相反则是配伍用药的禁忌。李时珍在《本草纲目·序例上》总结说："药有七情，独行者，单方不用辅也；相须者，同类不可离也……相使者，我之佐使也；相恶者，夺我之能也；相畏者，受彼之制也；相反者，两不相合也；相杀者，制彼之毒也。"

　　历代医家都十分重视药物配伍的研究，除七情所总结的配伍用药规律外，两药合用，能产生与原有药物均不相同的功效，如桂枝配芍药以调和营卫，解肌发表；柴胡配黄芩以和解少阳，消退寒热；枳实配白术以寓消于补，消补兼施；干姜配五味子以开合并用，宣降肺气；晚蚕砂配皂角子以升清降浊，滑肠通便；黄连配干姜以寒热并调，降阳和阴；肉桂配黄连以交通心肾，水火互济；黄芪配当归以阳生阴长，补气生血。熟地配附子以阴中求阳，阴阳并调等等，都是前人配伍用药的经验总结，是七情配伍用药的发展。人们习惯把两药合用能起到协同作用，增强药效；或消除毒副作用，抑其所短，专取所长；或产生与原药各不相同的新作用等经验配伍，统称为"药对"或"对药"。这些药对往往又构成许多复方的主要组成部分。因此，深入研究药对配伍用药经验，不仅对提高药效，扩大药物应用范围，降低毒副作用，适应复杂病情，不断发展七情配伍用药理论有着重要意义，同时对开展复方研究，解析它的主体结构，掌握遣药组方规律也是十分必要的。

　　药物的配伍应用是中医用药的主要形式，药物按一定法度加以组合，并确定一定的分量比例，制成适当的剂型，即是方剂。方剂是药物配伍的发展，也是药物配伍应用更为普遍更为高级的形式。

第六章
中药的用药禁忌

　　为了确保疗效、安全用药、避免毒副作用的产生，必须注意用药禁忌。中药的用药禁忌主要包括配伍禁忌、证候禁忌、妊娠禁忌和服药的饮食禁忌四个方面。

一、配伍禁忌

　　配伍禁忌，是指某些药物合用会产生剧烈的毒副作用或降低和破坏药效，因而应该避免配合应用，也即《神农本草经》所谓："勿用相恶、相反者。"据《蜀本草》谓《本经》载药365种，相反者18种，相恶者60种。《新修本草》承袭了18种反药的数目。《证类本草》载反药24种，金元时期将反药概括为"十八反"、"十九畏"，累计37种反药，并编成歌诀，便于诵读。

　　"十八反歌"最早见于张子和《儒门事亲》："本草明言十八反，半蒌贝蔹及攻乌，藻戟遂芫俱战草，诸参辛芍叛藜芦。"共载相反中药18种，即：乌头反贝母、瓜蒌、半夏、白及、白蔹；甘草反甘遂、大戟、海藻、芫花；藜芦反人参、丹参、玄参、沙参、细辛、芍药。

　　"十九畏"歌诀首见于明·刘纯《医经小学》："硫黄原是火中精，朴硝一见便相争，水银莫与砒霜见，狼毒最怕密陀僧，巴豆性烈最为上，偏与牵牛不顺情，丁香莫与郁金见，牙硝难合京三棱，川乌草乌不顺犀，人参最怕五灵脂，官桂善能调冷气，若逢石脂便相欺，大凡修合看顺逆，炮爁炙煿莫相依。"指出了共19个相畏（反）的药物：硫黄畏朴硝，水银畏砒霜，狼毒畏密陀僧，巴豆畏牵牛，丁香畏郁金，川乌、草乌畏犀角，牙硝畏三棱，官桂畏赤石脂，人参畏五灵脂。

　　此后，《本草纲目》《药鉴》《炮炙大法》等书所记略有出入，但不如十八反、十九畏歌诀那样广为传诵。

　　反药能否同用，历代医家众说纷纭。一些医家认为反药同用会增强毒性、损害机体，因而强调反药不可同用。除《神农本草经》提出"勿用相恶、相反者"外，《本草经集注》也谓："相反则彼我交仇，必不宜合。"孙思邈则谓："草石相反，使人迷乱，力甚刀剑。"等等，均强调了反药不可同用。有的医家如《医说》甚至描述了相反药同用而致的中毒症状及解救方法。现代临床、实验研究也有不少文献报道反药同用（如贝母与乌头同用、巴豆与牵牛同用）引起中毒的例证。因此，《中国药典》1963年版"凡例"中明确规定："注明畏、恶、反，系指一般情况下不宜同用。"

　　此外，古代也有不少反药同用的文献记载，认为反药同用可起到相反相成、反抗夺积的效能。如《医学正传》谓："外有大毒之疾，必有大毒之药以攻之，又不可以常理论也。如古方感应丸，用巴豆、牵牛同剂，以为攻坚积药；四物汤加人参、五灵脂辈，以治血块；丹溪治尸瘵二十四味莲心散，以甘草、芫花同剂，而妙处在此。是盖贤者真知灼见，方可用之，昧者不可妄试以杀人也。"《本草纲目》也说："相恶、相反同用者，霸道也，有经有权，在用者识悟尔。"都强调了反药可以同用。正如上述，古今反药同用的方剂也是屡见不鲜的。如《金匮要略》甘遂半夏汤中甘遂、甘草同用治留饮；赤丸以乌头、半夏合用治寒气厥逆；《千金翼方》中大排风散、大宽香丸都用乌头配半夏、瓜蒌、贝母、白及、白蔹；《儒门事亲》通气丸中海藻、甘草同用；《景岳全书》的通气散则以藜芦配玄参治时毒肿盛、咽喉不利。现代也有文献报道用甘遂、甘草配伍治肝硬化及肾炎水肿，人参、五灵脂同用活血化瘀治冠心病，芫花、大戟、甘草与甘草合用治结核性胸膜炎，取得了较好的效果，从而肯定了反药可以同用的观点。

由此可见，无论文献资料、临床观察及实验研究目前均无统一的结论，说明对十八反、十九畏的科学研究还要做长期艰苦、深入、细致的工作，去伪存真，才能得出准确的结论。目前在尚未搞清反药是否能同用的情况下，临床用药应采取慎重从事的态度，对于其中一些反药若无充分把握，最好不使用，以免发生意外。

二、证候禁忌

由于药物的药性不同，其作用各有专长和一定的适应范围，因此，临床用药也就有所禁忌，称"证候禁忌"。如麻黄性味辛温，功能发汗解表、散风寒，又能宣肺平喘利尿，故只适宜于外感风寒表实无汗或肺气不宣的喘咳，而对表虚自汗及阴虚盗汗、肺肾虚喘则禁止使用。又如黄精甘平，功能滋阴补肺、补脾益气，主要用于肺虚燥咳、脾胃虚弱及肾虚精亏的病证。但因其性质滋腻，易助湿邪，因此，凡脾虚有湿、咳嗽痰多以及中寒便溏者则不宜服用。所以除了药性极为平和者无须禁忌外，一般药物都有证候用药禁忌，其内容详见各论中每味药物的"使用注意"部分。

三、妊娠用药禁忌

它是指妇女妊娠期治疗用药的禁忌。某些药物具有损害胎元以致堕胎的副作用，所以应作为妊娠禁忌的药物。根据药物对于胎元损害程度的不同，一般可分为慎用与禁用两大类。慎用的药物包括通经去瘀、行气破滞及辛热滑利之品，如桃仁、红花、牛膝、大黄、枳实、附子、肉桂、干姜、木通、冬葵子、瞿麦等；而禁用的药物是指毒性较强或药性猛烈的药物，如巴豆、牵牛、大戟、商陆、麝香、三棱、莪术、水蛭、斑蝥、雄黄、砒霜等。

凡禁用的药物绝对不能使用，慎用的药物可以根据病情的需要斟酌使用。如《金匮要略》以桂枝茯苓丸治妊娠瘀病；吴又可用承气汤治孕妇时疫见阳明腑实证。此即《内经》所谓"有故无殒亦无殒也"的道理。但是，必须强调指出，除非必用时，一般应尽量避免使用，以防发生事故。

四、服药饮食禁忌

是指服药期间对某些食物的禁忌，又简称食忌，也就是通常所说的忌口。《本草经集注》说："服药不可多食生胡荽及蒜、鸡、生菜，又不可诸滑物果实等，又不可多食肥猪、犬肉、油腻肥羹、鱼鲙、腥臊等物。"指出了在服药期间，一般应忌食生冷、油腻、腥膻、有刺激性的食物。此外，根据病情的不同，饮食禁忌也有区别。如热性病，应忌食辛辣、油腻、煎炸性食物；寒性病，应忌食生冷食物、清凉饮料等；胸痹患者应忌食肥肉、脂肪、动物内脏及烟、酒等；肝阳上亢头晕目眩、烦躁易怒等应忌食胡椒、辣椒、大蒜、白酒等辛热助阳之品；黄疸胁痛应忌食动物脂肪及辛辣烟酒刺激物品；脾胃虚弱者应忌食油炸黏腻、寒冷固硬、不易消化的食物；肾病水肿应忌食盐、碱过多的和酸辣太过的刺激食品；疮疡、皮肤病患者，应忌食鱼、虾、蟹等腥膻发物及辛辣刺激性食品。此外，古代文献记载，甘草、黄连、桔梗、乌梅忌猪肉，鳖甲忌苋菜，常山忌葱，地黄、何首乌忌葱、蒜、萝卜，丹参、茯苓、茯神忌醋，土茯苓、使君子忌茶，薄荷忌蟹肉，以及蜜反生葱、柿反蟹等等，也应作为服药禁忌的参考。

第七章
中药的剂量与用法

第一节　剂　　量

中药剂量是指临床应用时的分量。它主要指明了每味药的成人一日量（按：本书每味药物标明的用量，除特别注明以外，都是指干燥后生药，在汤剂中成人一日内用量）。其次指方剂中每味药之间的比较分量，也即相对剂量。

中药的计量单位有重量如市制：斤、两、钱、分、厘；公制：千克（kg）、克（g）、毫克（mg）；数量如生姜3片、蜈蚣2条、大枣7枚、芦根1支、荷叶1角、葱白2只等。自明清以来，我国普遍采用16进位制的"市制"计量方法，即1市斤=16两=160钱。自1979年起我国对中药生产计量统一采用公制，即1公斤=1000克=1000000毫克。为了处方和调剂计算方便，按规定以如下的近似值进行换算：1市两（16进位制）=30克；1钱=3克；1分=0.3克；1厘=0.03克。

尽管中药绝大多数来源于生药，安全剂量幅度较大，用量不像化学药品那样严格，但用量得当与否，也是直接影响药效的发挥、临床效果好坏的重要因素之一。药量过小，起不到治疗作用而贻误病情；药量过大，戕伤正气，也可引起不良后果，或造成不必要的浪费。同时中药多是复方应用，其中主要药物的剂量变化，可以影响到整个处方的功效和主治病证的改变。因此，对于中药剂量的使用应采取科学、谨慎的态度。一般来讲，确定中药的剂量，应考虑如下几方面的因素：

一、药物性质与剂量的关系

剧毒药或作用峻烈的药物，应严格控制剂量，开始时用量宜轻，逐渐加量，一旦病情好转后，应当立即减量或停服，中病即止，防止过量或蓄积中毒。此外，花叶皮枝等量轻质松及性味浓厚、作用较强的药物用量宜小；矿物介壳质重沉坠及性味淡薄、作用温和的药物用量宜大；鲜品药材含水分较多用量宜大（一般为干品的2~4倍）；干品药材用量当小；过于苦寒的药物也不要久服过量，免伤脾胃。再如羚羊角、麝香、牛黄、猴枣、鹿茸、珍珠等贵重药材，在保证药效的前提下应尽量减少用量。

二、剂型、配伍与剂量的关系

在一般情况下，同样的药物入汤剂比入丸散剂的用量要大些；单味药使用比复方中应用剂量要大些；在复方配伍使用时，主要药物比辅助药物用量要大些。

三、年龄、体质、病情与剂量的关系

由于年龄、体质的不同，对药物耐受程度不同，则药物用量也就有了差别。一般老年、小儿、妇女产后及体质虚弱的病人，都要减少用量，成人及平素体质壮实的患者用量宜重。一般 5 岁以下的小儿用成人药量的 1/4，5 岁以上的儿童按成人用量减半服用。病情轻重、病势缓急、病程长短与药物剂量也有密切关系。一般病情轻、病势缓、病程长者用量宜小；病情重、病势急、病程短者用量宜大。

四、季节变化与剂量的关系

夏季发汗解表药及辛温大热药不宜多用；冬季发汗解表药及辛热大热药可以多用；夏季苦寒降火药用量宜重；冬季苦寒降火药则用量宜轻。

除了剧毒药、峻烈药、精制药及某些贵重药外，一般中药常用内服剂量约 5 ~ 10g；部分常用量较大，剂量为 15 ~ 30g；新鲜药物常用量 30 ~ 60g。

第二节 中药的用法

本书所述中药的用法，主要是指汤剂的煎煮及不同剂型的服用方法。

一、汤剂煎煮法

汤剂是中药最为常用的剂型之一，自商代伊尹创制汤液以来沿用至今，经久不衰。汤剂的制作对煎具、用水、火候、煮法都有一定的要求。

1. 煎药用具 以砂锅、瓦罐为好，搪瓷罐次之，忌用铜铁锅，以免发生化学变化，影响疗效。

2. 煎药用水 古时曾用长流水、井水、雨水、泉水、米泔水等煎煮。现在多用自来水、井水、蒸馏水等，但总以水质洁净新鲜为好。

3. 煎药火候 有文火、武火之分。文火，是指使温度上升及水液蒸发缓慢的火候；而武火，又称急火，是指使温度上升及水液蒸发迅速的火候。

4. 煎煮方法 先将药材浸泡 30 ~ 60 分钟，用水量以高出药面为度。一般中药煎煮两次，第二煎加水量为第一煎的 1/3 ~ 1/2。两次煎液去渣滤净混合后分 2 次服用。煎煮的火候和时间，要根据药物性能而定。一般来讲，解表药、清热药宜武火煎煮，时间宜短，煮沸后煎 3 ~ 5 分钟即可；补养药需用文火慢煎，时间宜长，煮沸后再续煎 30 ~ 60 分钟。某些药物因其质地不同，煎法比较特殊，处方上需加以注明，归纳起来包括有先煎、后下、包煎、另煎、溶化、泡服、冲服、煎汤代水等不同煎煮法。

（1）先煎：主要指有效成分难溶于水的一些金石、矿物、介壳类药物，应打碎先煎，煮沸 20 ~ 30 分钟，再下其他药物同煎，以使有效成分充分析出。如磁石、代赭石、生铁落、生石膏、寒水石、紫石英、龙骨、牡蛎、海蛤壳、瓦楞子、珍珠母、石决明、紫贝齿、龟

甲、鳖甲等。此外，附子、乌头等毒副作用较强的药物，宜先煎 45～60 分钟后再下他药，久煎可以降低毒性，安全用药。

（2）后下：主要指一些气味芳香的药物，久煎其有效成分易于挥发而降低药效，须在其他药物煎沸 5～10 分钟后放入，如薄荷、青蒿、香薷、木香、砂仁、沉香、白豆蔻、草豆蔻等。此外，有些药物虽不属芳香药，但久煎也能破坏其有效成分，如钩藤、大黄、番泻叶等亦属后下之列。

（3）包煎：主要指那些黏性强、粉末状及带有绒毛的药物，宜先用纱布袋装好，再与其他药物同煎，以防止药液混浊或刺激咽喉引起咳嗽及沉于锅底，加热时引起焦化或糊化。如蛤粉、滑石、青黛、旋覆花、车前子、蒲黄及灶心土等。

（4）另煎：又称另炖，主要是指某些贵重药材，为了更好地煎出有效成分，还应单独另煎，即另炖 2～3 小时。煎液可以另服，也可与其他煎液混合服用。如人参、西洋参、羚羊角、麝香、鹿茸等。

（5）溶化：又称烊化，主要是指某些胶类药物及黏性大而易溶的药物，为避免入煎粘锅或粘附其他药物影响煎煮，可单用水或黄酒将此类药加热溶化即烊化后，用煎好的药液冲服，也可将此类药放入其他药物煎好的药液中加热烊化后服用。如阿胶、鹿角胶、龟甲胶、鳖甲胶及蜂蜜、饴糖等。

（6）泡服：又叫焗服，主要是指某些有效成分易溶于水或久煎容易破坏药效的药物，可以用少量开水或复方中其他药物滚烫的煎出液趁热浸泡，加盖闷润，减少挥发，半小时后去渣即可服用。如藏红花、番泻叶、胖大海等。

（7）冲服：主要指某些贵重药，用量较轻，为防止散失，常需要研成细末制成散剂，用温开水或复方其他药物煎液冲服。如麝香、牛黄、珍珠、羚羊角、猴枣、马宝、西洋参、鹿茸、人参、蛤蚧等。某些药物，根据病情需要，为提高药效，也常研成散剂冲服。如用于止血的三七、花蕊石、白及、紫珠草、血余炭、棕榈炭及用于息风止痉的蜈蚣、全蝎、僵蚕、地龙和用于制酸止痛的乌贼骨、瓦楞子、海蛤壳、延胡索等。某些药物高温容易破坏药效或有效成分难溶于水，也只能做散剂冲服。如雷丸、鹤草芽、朱砂等。此外，还有一些液体药物如竹沥汁、姜汁、藕汁、荸荠汁、鲜地黄汁等也须冲服。

（8）煎汤代水：主要指某些药物为了防止与其他药物同煎使煎液混浊，难于服用，宜先煎后取其上清液代水再煎煮其他药物，如灶心土等。此外，某些药物质轻用量多，体积大，吸水量大，如玉米须、丝瓜络、金钱草等，也须煎汤代水用。

二、服药法

1. 服药时间　汤剂一般每日 1 剂，煎 2 次分服，两次间隔时间为 4～6 小时左右。临床用药时可根据病情增减，如急性病、热性病可 1 日 2 剂。至于饭前还是饭后服则主要决定于病变部位和性质。一般来讲，病在胸膈以上者如眩晕、头痛、目疾、咽痛等宜饭后服；如病在胸腹以下，如胃、肝、肾等脏疾患，则宜饭前服。某些对胃肠有刺激性的药物宜饭后服；补益药多滋腻碍胃，宜空腹服；治疟药宜在疟疾发作前的两小时服用；安神药宜睡前服；慢性病定时服；急性病、呕吐、惊厥及石淋、咽喉病须煎汤代茶饮者，均可不定时服。

2．服药方法

（1）汤剂：一般宜温服。但解表药要偏热服，服后还须温覆盖好衣被，或进热粥，以助汗出；寒证用热药宜热服，热证用寒药宜冷服。如出现真热假寒者当寒药温服，真寒假热者则当热药冷服，以防格拒药势。此即《内经》所谓"治热以寒，温以行之；治寒以热，凉以行之"的服药方法。

（2）丸剂：颗粒较小者，可直接用温开水送服；大蜜丸者，可以分成小粒吞服；若水丸质硬者，可用开水溶化后服。

（3）散剂、粉剂：可用蜂蜜加以调和送服，或装入胶囊中吞服，避免直接吞服而刺激咽喉。

（4）膏剂：宜用开水冲服，避免直接倒入口中吞咽，以免粘喉引起呕吐。

（5）冲剂、糖浆剂：冲剂宜用开水冲服；糖浆剂可以直接吞服。

此外，危重病人宜少量频服；呕吐患者可以浓煎药汁，少量频服；对于神志不清或因其他原因不能口服时，可采用鼻饲给药法。在应用发汗、泻下、清热药时，若药力较强，要注意患者个体差异，一般得汗、泻下、热降即可停药，适可而止，不必尽剂，以免汗、下、清热太过，损伤人体的正气。

附篇　中药的命名与分类

一、中药的命名

中药来源广泛，品种繁多，名称各异。其命名方法，总的来说都与医疗应用有着密切的关系。如有以功效命名的，有以药用部位命名的，有以产地命名的，有以生长特性命名的，有以形色气味命名的，有以进口国名或译音命名的，有以避讳命名的，有以隐喻法命名的，有以人名命名的等等。中药命名方法丰富多彩，现分述如下：

1. 因药物突出的功效而命名　如益母草功擅活血调经，主治妇女血滞经闭、痛经、月经不调、产后瘀阻腹痛等，为妇科经产要药；防风功能祛风息风，防范风邪，主治风病；续断功擅行血脉，续筋骨，疗折伤，主治筋伤骨折；覆盆子能补肾助阳，固精缩尿，善治肾虚遗尿尿频、遗精滑精；决明子功擅清肝明目，主治眼科疾病，为明目佳品；千年健能祛风湿，强筋骨，主治风寒湿痹兼肝肾亏虚，腰膝酸痛，痿软无力等，都是以其显著的功效而命名的。

2. 因药用部位而命名　中药材来源广泛，包括了植物、动物、矿物等。植物、动物类药材药用部位各不相同，以药用部位命名，是中药常用的命名方法之一。植物药中芦根、茅根用根茎入药；苦楝根皮、桑根白皮即以根皮入药；桑叶、大青叶、苏叶等用叶片入药；苏梗、藿香梗、荷梗等以植物的茎入药；桑枝、桂枝等以植物的嫩枝入药；牛蒡子、苏子、莱菔子、枳实、榧实等即以果实、种子入药；菊花、旋覆花、款冬花、芫花等即以花入药。动物药如龟甲、鳖甲、刺猬皮、水牛角、羚羊角、熊胆、黄狗肾、全蝎等则分别是以入药部分甲壳、皮部、角、胆、外生殖器、全部虫体等不同的组织器官来命名的。

3. 因产地而命名　我国疆域辽阔，自然地理状况十分复杂，水土、气候、日照、生物分布等生态环境各地不完全相同，甚至南北迥异，差别很大。因而各种药材的生产，无论产量和质量方面，都有一定的地域性，所以自古以来医药学家非常重视"道地药材"。如黄连、黄柏、续断等以四川产者为佳，故称川黄连、川黄柏、川断；橘皮以广东新会产者为佳，故称新会皮、广陈皮；茯苓以云南产的最好，故名云苓；砂仁以广东阳春产的质量好，又名阳春砂；地黄以河南怀庆产者最佳，故称怀地黄；人参主产于东北三省，尤以吉林产者为佳，故名吉林参，等等，都是因该地所产的药材质量好，疗效高，因而常在药物名称之前冠以产地之名。

4. 因形态而命名　中药的原植物和生药形状，往往有其特殊之处，能给人留下深刻的印象，因而人们常常以它们的形态特征而命名。如大腹皮，即以形似大腹而命名；乌头，因其块根形似乌鸦之头而命名；人参乃状如人形，功参天地，故名；罂粟壳、金樱子都是因其形状似罂（口小腹大的瓶子）而得名；牛膝的茎节膨大，似牛的膝关节，故名牛膝；马兜铃则因其似马脖子下挂的小铃铛一样而得名。

5. 因气味而命名 某些中药具有特殊的气味，因而成了药物命名的依据。如麝香，因香气远射而得名；丁香、茴香、安息香、檀香等香料药，因具有特殊的香气，故以"香"字命名；而败酱草、臭梧桐、墓头回等，则因具有特殊臭气而得名；鱼腥草，以其具有浓烈的鱼腥气味而命名。

6. 因滋味而命名 每种中药都具有一定的味道，某些药物就是以它们所特有的滋味来命名。如五味子，因皮肉甘酸，核中辛苦，全果皆有咸味，五味俱全而得名；甘草以其味甘而得名；细辛以味辛而得名；苦参以其味苦而得名；酸枣仁以其味酸而得名。

7. 因颜色而命名 许多中药都具有各种天然的颜色，因而药物的颜色就成了命名的依据。如色黄的中药有黄芩、黄连、黄柏、黄芪、大黄等；色黑的中药有乌玄参、黑丑、墨旱莲等；色白的中药有白芷、白果、白矾、葱白、薤白等；色紫的中药有紫草、紫参、紫花地丁等；色红的中药有红花、红枣、红豆蔻、丹参、朱砂、赤芍等；色青的中药有青黛、青皮、青蒿等；色绿的中药有绿萼梅、绿豆等。

8. 因生长季节而命名 如半夏在夏季的一半（农历五月间）采收，故名半夏；夏枯草、夏天无等都是生长到夏至后枯萎，故冠以夏字；金银花以花蕾入药，花初开时洁白如银，数天后变为金黄，黄白相映，鲜嫩悦目，故名金银花，其中以色白的花蕾入药为好，故简称银花；冬虫夏草是指冬虫夏草菌寄生在蝙蝠蛾科昆虫蝙蝠幼虫的菌座，因夏天在越冬蛰土的虫体上生出子座形的草菌而得名。

9. 因进口国名或译音而命名 某些进口药材是以进口国家或地区的名称来命名的。如安息香、苏合香就是以古代安息国、苏合国的国名来命名。有的在药名上冠以"番"、"胡"、"西"等字样，以说明当初并不是国产的药物，如番泻叶、番木鳖、胡椒、胡麻仁、西红花、西洋参等。有些外来药，由于没有适当的药名，则以译音为名，如诃黎勒、曼陀罗等。

10. 因避讳而命名 在封建时代，为了避帝王的名讳，药物也改换名称。如延胡索，始载《开宝本草》，原名玄胡索，简称玄胡，后因避宋真宗讳，改玄为延，称延胡索、延胡，至清代避康熙（玄烨）讳，又改玄为元，故又称元胡索、元胡。玄参一药，因避清代康熙（玄烨）讳，改"玄"作"元"而得元参之名。山药原名薯蓣，至唐朝因避代宗（名预）讳改为"薯药"，至宋代又为了避英宗（名署）讳而改为山药。

11. 因人名而命名 有些中药的用名带有传说色彩，这些药多半是以发现者或最初使用者的名字来做药名。如使君子，相传是潘州郭使君治疗儿科病的常用药；刘寄奴是南朝宋武帝刘裕的小名，传说这个药是由刘裕发现的；杜仲一药，相传是古代有一位叫杜仲的人，因服食此药而得道，后人遂以杜仲而命名；牵牛子传说是由田野老人牵牛谢医而得名；何首乌一药，据说是古代一姓何的老人，因采食此药，120岁仍然须发乌黑发亮，故名何首乌。他如徐长卿等，皆与传说有关。

12. 因秉性而命名 如肉苁蓉，为肉质植物，补而不峻，药性从容和缓，故名肉苁蓉；急性子因秉性急猛异常而得名；王不留行性走而不守，其通经下乳之功甚速，虽有帝王之命也不能留其行，故名王不留行；沉香以体重性沉降，入水沉于底者为佳。他如浮小麦浮于水上、磁石有磁性、滑石性滑腻、阿胶呈胶状等，均与秉性有关。

二、中药的分类

中药品种繁多，来源复杂，为了便于检索、研究和运用中药，古今医药学家采用了多种分类法。现简介如下：

（一）古代中药分类法

1. 自然属性分类法　以药物的来源和性质为依据的分类方法。古代本草学多采用此法。早在《周礼》中已有五药（草、木、虫、石、谷）的记载，为后世本草学分类提供了一种模式。梁代陶弘景的《本草经集注》首先采用了自然属性分类法，将730种药物分为玉石、草木、虫兽、果、菜、米食、有名未用七类，每类中再分上中下三品，这是中药分类法的一大进步。唐代的《新修本草》、宋代的《证类本草》等书的中药分类法均与其大同小异。明代李时珍的《本草纲目》问世后，自然属性分类法有了突破性进展。书中根据"不分三品，惟逐各部；物以类从，目随纲举"的原则，将1892种药物分为水、火、土、金石、草、谷、菜、果、介、木、服器、虫、鳞、禽、兽、人16部（纲），60类（目）。如草部（纲）又分山草、芳草、隰草、毒草、蔓草、水草、石草等11目。析族区类，振纲分目，分类详明科学，体现了进化论思想，是当时最完备的分类系统，不少处与近代植物学、动物学、矿物学分类合拍，对后世本草学分类影响颇大，传沿至今。

2. 功能分类法　我国现存第一部药学专著《神农本草经》首先采用的中药分类法。书中365种药分为上中下三品，上品补虚养命，中品补虚治病，下品功专祛病，为中药按功能分类开拓了思路。唐代陈藏器的《本草拾遗》按药物的功用提出了著名的十剂分类法，即宣、通、补、泻、燥、湿、滑、涩、轻、重，使此分类法有较大发展，并对方剂的分类具有重大影响。经各家不断增补，至清代黄宫绣的《本草求真》，功能分类法已较完善。书中将520种药分为补剂、收剂、散剂、泻剂、血剂、杂剂、食物等7类。各类再细分，如补类中又分平补、温补、补火、滋水等小类，系统明晰，排列合理，便于应用，进一步完善了按功能分类的方法。

3. 脏腑经络分类法　以药物归属于哪一脏腑、经络为主来进行分类，其目的是便于临床用药，达到有的放矢。如《脏腑虚实标本用药式》按肝、心、脾、肺、肾、命门、三焦、胆、胃、大肠、小肠、膀胱十二脏腑将药物进行分类。《本草害利》罗列常用药物，按脏腑分队，分为心部药队、肝部药队、脾部药队、肺部药队、肾部药队、胃部药队、膀胱部药队、胆部药队、大肠部药队、小肠部药队、三焦部药队，每队再以补泻凉温为序，先陈其害，后叙其利，便于临床用药，以达有的放矢之目的。

（二）现代中药分类法

1. 中药名称首字笔画排列法　如《中华人民共和国药典》（2000年版一部）、《中药大辞典》、《中华药海》（下册）等即采用此种分类法。其优点是将中药归入笔画索引表中，便于查阅。

2. 功效分类法　功效分类法的优点是便于掌握同一类药物在药性、功效、主治病证、禁忌等方面的共性和个性，更好地指导临床应用，它是现代中药学普遍采用的分类方法。一般分解表药、清热药、泻下药、祛风湿药、化湿药、利水渗湿药、温里药、理气药、消食药、驱虫药、止血药、活血化瘀药、化痰止咳平喘药、安神药、平肝息风药、开窍药、补益药、收涩药、涌吐药、解毒杀虫燥湿止痒药、拔毒化腐生肌药。

3. 化学成分分类法 它是按照中药材所含主要化学成分或有效成分的结构和性质进行分类。如《中草药化学成分》分为蛋白质与氨基酸类、糖及其衍生物、有机酸、酚类和鞣质、醌类、内酯、香豆精和异香豆精类、色原酮衍生物类、木脂素类、强心苷类、皂苷类、C_{21}甾苷类、萜类、挥发性成分、苦味素、生物碱类等。这种分类法便于研究中药材化学成分与药效间的关系，有利于中药材理化鉴定和资源开发利用的研究。

4. 药用部分分类法 根据中药材入药部分分为根与根茎类、茎木类、皮类、叶类、花类、果实与种子类、全草类及树脂类、菌藻类、动物类、矿物类、其他类等。这种分类法便于掌握药材的形态特征，有利于同类药物的比较，便于药材经营管理。

5. 自然分类法 根据生药的原植物或原动物在自然界中的位置，采用分类学的门、纲、目、科、属、种的分类方法。这种方法便于研究药材的品种来源、进化顺序和亲缘关系，有利于中药材的分类鉴定和资源研究，有助于在同科属中研究和寻找具有类似化学成分的新药。

各 论

第八章 解表药

凡以发散表邪、治疗表证为主的药物，称解表药，又叫发表药。

本类药物大多辛散轻扬，主入肺经、膀胱经，偏行肌表，能促进肌体发汗，使表邪由汗出而解，从而达到治愈表证，防止疾病传变的目的。即《内经》所谓："其在皮者，汗而发之。"此外，部分解表药兼能利水消肿、止咳平喘、透疹、止痛、消疮等。

解表药主要用治恶寒发热、头身疼痛、无汗或有汗不畅、脉浮之外感表证。部分解表药尚可用于水肿、咳喘、麻疹、风疹、风湿痹痛、疮疡初起等兼有表证者。

使用解表药时应针对外感风寒、风热表邪不同，相应选择长于发散风寒或风热的药物。由于冬季多风寒，春季多风热，夏季多夹暑湿，秋季多兼燥邪，故应根据四时气候变化的不同而恰当地配伍祛暑、化湿、润燥药。若虚人外感，正虚邪实，难以祛散表邪者，又应根据体质不同，分别与益气、助阳、养阴、补血药配伍，以扶正祛邪。温病初起，邪在卫分，除选用发散风热药物外，应同时配伍清热解毒药。

使用发汗力较强的解表药时，用量不宜过大，以免发汗太过，耗伤阳气，损及津液，造成"亡阳"、"伤阴"的弊端。又汗为津液，血汗同源，故表虚自汗、阴虚盗汗以及疮疡日久、淋证、失血患者，虽有表证，也应慎用解表药。同时，使用解表药还应注意因时因地而异，如春夏腠理疏松，容易出汗，解表药用量宜轻；冬季腠理致密，不易出汗，解表药用量宜重；北方严寒地区用药宜重；南方炎热地区用药宜轻。且解表药多为辛散轻扬之品，入汤剂不宜久煎，以免有效成分挥发而降低药效。

根据解表药的药性及功效主治差异，可分为发散风寒药及发散风热药两类。又称辛温解表药与辛凉解表药。

现代药理研究证明，解表药一般具有不同程度的发汗、解热、镇痛、抑菌、抗病毒及祛痰、镇咳、平喘、利尿等作用。部分药物还有降压及改善心脑血液循环的作用。

第一节 发散风寒药

本类药物性味多属辛温，辛以发散，温可祛寒，故以发散肌表风寒邪气为主要作用。主治风寒表证，症见恶寒发热，无汗或汗出不畅，头身疼痛，鼻塞流涕，口不渴，舌苔薄白，脉浮紧等。部分发散风寒药分别兼有祛风止痒、止痛、止咳平喘、利水消肿、消疮等功效，又可用治风疹瘙痒、风湿痹证、咳喘以及水肿、疮疡初起等兼有风寒表证者。

麻 黄 Mahuang

《神农本草经》

为麻黄科植物草麻黄 *Ephedra sinica* Stapf、中麻黄 *Ephedra intermedia* Schrenk et C. A. Mey. 或木贼麻黄 *Ephedra equisetina* Bge. 的草质茎。主产于河北、山西、内蒙古、甘肃等地。秋季采割绿色的草质茎，晒干，除去木质茎、残根及杂质，切段。生用、蜜炙或捣绒用。

【药性】 辛、微苦，温。归肺、膀胱经。

【功效】 发汗解表，宣肺平喘，利水消肿。

【应用】

1. 风寒感冒 本品味辛发散，性温散寒，主入肺与膀胱经，善于宣肺气、开腠理、透毛窍而发汗解表，发汗力强，为发汗解表之要药。宜用于风寒外郁，腠理闭密无汗的外感风寒表实证，每与桂枝相须为用，以增强发汗散寒解表之力。因麻黄兼有平喘之功，故对风寒表实而有喘逆咳嗽者尤为适宜，如麻黄汤（《伤寒论》）。

2. 咳嗽气喘 本品辛散苦泄，温通宣畅，主入肺经，可外开皮毛之郁闭，以使肺气宣畅，内降上逆之气，以复肺司肃降之常，故善平喘，为治疗肺气壅遏所致喘咳的要药，并常以杏仁等止咳平喘药为辅助。治疗风寒外束，肺气壅遏的喘咳实证，常配伍杏仁、甘草，如三拗汤（《太平惠民和剂局方》，简称《和剂局方》）。治疗寒痰停饮，咳嗽气喘，痰多清稀者，常配伍细辛、干姜、半夏等，如小青龙汤（《伤寒论》）。若肺热壅盛，高热喘急者，每与石膏、杏仁、甘草配用，以清肺平喘，如麻杏甘石汤（《伤寒论》）。

3. 风水水肿 本品上宣肺气，发汗解表，可使肌肤之水湿从毛窍外散，并通调水道、下输膀胱以下助利尿之力，故宜于风邪袭表，肺失宣降的水肿、小便不利兼有表证者，每与甘草同用，如甘草麻黄汤（《金匮要略》）。如再配伍生姜、白术等发汗解表药、利水退肿药，则疗效更佳，如《金匮要略》越婢加术汤。

此外，取麻黄散寒通滞之功，也可用治风寒痹证，阴疽，痰核。

【用法用量】 煎服，2~9g。发汗解表宜生用，止咳平喘多炙用。

【使用注意】 本品发汗宣肺力强，凡表虚自汗、阴虚盗汗及肺肾虚喘者均当慎用。

【古籍摘要】

1. 《神农本草经》："主中风，伤寒头痛，温疟。发表出汗，去邪热气，止咳逆上气，除寒热，破癥坚积聚。"

2. 《本草纲目》："散目赤肿痛，水肿，风肿。""麻黄乃肺经专药，故治肺病多用之。张仲景治伤寒，无汗用麻黄，有汗用桂枝。"

【现代研究】

1. 化学成分 本品主要成分为麻黄碱，并含少量伪麻黄碱、挥发油、黄酮类化合物、麻黄多糖等。

2. 药理作用　麻黄挥发油有发汗作用，麻黄碱能使处于高温环境中的人汗腺分泌增多增快。麻黄挥发油乳剂有解热作用。麻黄碱和伪麻黄碱均有缓解支气管平滑肌痉挛的作用。伪麻黄碱有明显的利尿作用。麻黄碱能兴奋心脏，收缩血管，升高血压；对中枢神经系统有明显的兴奋作用，可引起兴奋、失眠、不安。挥发油对流感病毒有抑制作用。其甲醇提取物有抗炎作用。其煎剂有抗病原微生物作用。

桂 枝 Guizhi

《名医别录》

为樟科植物肉桂 *Cinnamomum cassia* Presl 的干燥嫩枝。主产于广东、广西及云南省。春、夏二季采收，除去叶，晒干或切片晒干。生用。

【药性】　辛、甘，温。归心、肺、膀胱经。

【功效】　发汗解肌，温通经脉，助阳化气。

【应用】

1. 风寒感冒　本品辛甘温煦，甘温通阳扶卫，其开腠发汗之力较麻黄温和，而善于宣阳气于卫分，畅营血于肌表，故有助卫实表，发汗解肌，外散风寒之功。对于外感风寒，不论表实无汗、表虚有汗及阳虚受寒者，均宜使用。如治疗外感风寒、表实无汗者，常与麻黄同用，以开宣肺气、发散风寒，如麻黄汤（《伤寒论》）；若外感风寒、表虚有汗者，当与白芍同用，以调和营卫、发汗解肌，如桂枝汤（《伤寒论》）；若素体阳虚、外感风寒者，每与麻黄、附子、细辛配伍，以发散风寒、温助阳气。

2. 寒凝血滞诸痛证　本品辛散温通，具有温通经脉，散寒止痛之效。如胸阳不振，心脉瘀阻，胸痹心痛者，桂枝能温通心阳，常与枳实、薤白同用，如枳实薤白桂枝汤（《金匮要略》）；若中焦虚寒，脘腹冷痛，桂枝能温中散寒止痛，每与白芍、饴糖等同用，如小建中汤（《金匮要略》）；若妇女寒凝血滞，月经不调，经闭痛经，产后腹痛，桂枝既能温散血中之寒凝，又可宣导活血药物，以增强化瘀止痛之效，多与当归、吴茱萸等同用，如温经汤（《金匮要略》）；若风寒湿痹，肩臂疼痛，可与附子同用，以祛风散寒、通痹止痛，如桂枝附子汤（《伤寒论》）。

3. 痰饮、蓄水证　本品甘温，既可温扶脾阳以助运水，又可温肾阳、逐寒邪以助膀胱气化，而行水湿痰饮之邪，为治疗痰饮病、蓄水证的常用药。如脾阳不运，水湿内停所致的痰饮病眩晕、心悸、咳嗽者，常与茯苓、白术同用，如苓桂术甘汤（《金匮要略》）；若膀胱气化不行，水肿、小便不利者，每与茯苓、猪苓、泽泻等同用，如五苓散（《伤寒论》）。

4. 心悸　本品辛甘性温，能助心阳，通血脉，止悸动。如心阳不振，不能宣通血脉，而见心悸动、脉结代者，每与甘草、人参、麦冬等同用，如炙甘草汤（《伤寒论》）。若阴寒内盛，引动下焦冲气，上凌心胸所致奔豚者，常重用本品，如桂枝加桂汤。

【用法用量】　煎服，3～9g。

【使用注意】　本品辛温助热，易伤阴动血，凡外感热病、阴虚火旺、血热妄行等证，均当忌用。孕妇及月经过多者慎用。

【古籍摘要】

1. 《医学启源》："《主治秘诀》：去伤风头痛，开腠理，解表，去皮肤风湿。"
2. 《本草经疏》："实表祛邪。主利肝肺气，头痛，风痹骨节疼痛。"

【现代研究】

1. 化学成分 本品含挥发油，其主要成分为桂皮醛等。另外尚含有酚类、有机酸、多糖、苷类、香豆精及鞣质等。

2. 药理作用 桂枝水煎剂及桂皮醛有降温、解热作用。桂枝煎剂及乙醇浸液对金黄色葡萄球菌、白色葡萄球菌、伤寒杆菌、常见致病皮肤真菌、痢疾杆菌、肠炎沙门氏菌、霍乱弧菌、流感病毒等均有抑制作用。桂皮油、桂皮醛对结核杆菌有抑制作用，桂皮油有健胃、缓解胃肠道痉挛及利尿、强心等作用。桂皮醛有镇痛、镇静、抗惊厥作用。挥发油有止咳、祛痰作用。

紫 苏 Zisu

《名医别录》

为唇形科植物紫苏 *Perilla frutescens* （L.）Britt. 的茎、叶，其叶称紫苏叶，其茎称紫苏梗。我国南北均产。夏秋季采收。除去杂质，晒干，生用。

【药性】 辛，温。归肺、脾经。

【功效】 解表散寒，行气宽中。

【应用】

1. 风寒感冒 本品辛散性温，发汗解表散寒之力较为缓和，轻证可以单用，重证须与其他发散风寒药合用。因其外能解表散寒，内能行气宽中，且略兼化痰止咳之功，故风寒表证而兼气滞，胸脘满闷、恶心呕逆，或咳喘痰多者，较为适宜。治疗前者，常配伍香附、陈皮等药，如香苏散（《和剂局方》）。治疗后者，每与杏仁、桔梗等药同用，如杏苏散（《温病条辨》）。

2. 脾胃气滞，胸闷呕吐 本品味辛能行，能行气以宽中除胀，和胃止呕，兼有理气安胎之功，可用治中焦气机郁滞之胸脘胀满，恶心呕吐。偏寒者，常与砂仁、丁香等温中止呕药同用；偏热者，常与黄连、芦根等清胃止呕药同用。若胎气上逆，胸闷呕吐，胎动不安者，常与砂仁、陈皮等理气安胎药配伍。用治七情郁结，痰凝气滞之梅核气证，常与半夏、厚朴、茯苓等同用，如半夏厚朴汤（《金匮要略》）。

此外，紫苏能解鱼蟹毒，对于进食鱼蟹中毒而致腹痛吐泻者，能和中解毒。可单用本品煎汤服，或配伍生姜、陈皮、藿香等药。

【用法用量】 煎服，5～9g，不宜久煎。

【古籍摘要】

1. 《名医别录》："主下气，除寒中。"
2. 《本草纲目》："行气宽中，消痰利肺，和血，温中，止痛，定喘，安胎。"

【现代研究】

1. 化学成分 本品含挥发油，其中主要为紫苏醛、左旋柠檬烯及少量 a－蒎烯等。

2. 药理作用 苏叶煎剂有缓和的解热作用；有促进消化液分泌，增进胃肠蠕动的作用；能减少支气管分泌，缓解支气管痉挛。本品水煎剂对大肠杆菌、痢疾杆菌、葡萄球菌均有抑制作用。紫苏能缩短血凝时间、血浆复钙时间和凝血活酶时间。紫苏油可使血糖上升。

附药：紫苏梗 Zisugeng

为紫苏的茎。性味辛、甘，微温。归肺、脾、胃经。功能宽胸利膈，顺气安胎。适用于胸腹气滞、痞闷作胀及胎动不安、胸胁胀痛等症。煎服，5～9g。

生 姜 Shengjiang

《名医别录》

为姜科植物姜 *Zingiber officinale* Rosc. 的新鲜根茎。各地均产。秋冬二季采挖，除去须根及泥沙，切片，生用。

【药性】 辛，温。归肺、脾、胃经。

【功效】 解表散寒，温中止呕，温肺止咳。

【应用】

1. 风寒感冒 本品辛散温通，能发汗解表，祛风散寒，但作用较弱，故适用于风寒感冒轻证，可单煎或配红糖、葱白煎服。本品更多是作为辅助之品，与桂枝、羌活等辛温解表药同用，以增强发汗解表之力。

2. 脾胃寒证 本品辛散温通，能温中散寒，对寒犯中焦或脾胃虚寒之胃脘冷痛、食少、呕吐者，可收祛寒开胃、止痛止呕之效，宜与高良姜、胡椒等温里药同用。若脾胃气虚者，宜与人参、白术等补脾益气药同用。

3. 胃寒呕吐 本品辛散温通，能温胃散寒，和中降逆，其止呕功良，素有"呕家圣药"之称，随证配伍可治疗多种呕吐。因其本为温胃之品，故对胃寒呕吐最为适合，可配伍高良姜、白豆蔻等温胃止呕药。若痰饮呕吐者，常配伍半夏，即小半夏汤（《金匮要略》）；若胃热呕吐者，可配黄连、竹茹、枇杷叶等清胃止呕药。某些止呕药用姜汁制过，能增强止呕作用，如姜半夏、姜竹茹等。

4. 肺寒咳嗽 本品辛温发散，能温肺散寒、化痰止咳，对于肺寒咳嗽，不论有无外感风寒，或痰多痰少，皆可选用。治疗风寒客肺，痰多咳嗽，恶寒头痛者，每与麻黄、杏仁同用，如三拗汤（《和剂局方》）。外无表邪而痰多者，常与陈皮、半夏等药同用，如二陈汤（《和剂局方》）。

此外，生姜对生半夏、生南星等药物之毒，以及鱼蟹等食物中毒，均有一定的解毒作用。

【用法用量】 煎服，3～9g，或捣汁服。

【使用注意】 本品助火伤阴，故热盛及阴虚内热者忌服。

【古籍摘要】

1.《名医别录》："主伤寒头痛鼻塞，咳逆上气。"

2.《药性论》："主痰水气满，下气；生与干并治嗽，疗时疾，止呕吐不下食。"

【现代研究】

1. 化学成分　本品含挥发油，油中主要为姜醇、α – 姜烯、β – 水芹烯、柠檬醛、芳香醇、甲基庚烯酮、壬醛、α – 龙脑等，尚含辣味成分姜辣素。

2. 药理作用　生姜能促进消化液分泌，保护胃黏膜，具有抗溃疡、保肝、利胆、抗炎、解热、抗菌、镇痛、镇吐作用。其醇提物能兴奋血管运动中枢、呼吸中枢、心脏。正常人咀嚼生姜，可升高血压。生姜水浸液对伤寒杆菌、霍乱弧菌、堇色毛癣菌、阴道滴虫均有不同程度的抑杀作用，并有防止血吸虫卵孵化及杀灭血吸虫作用。

附药：生姜皮、生姜汁

1. 生姜皮　Shengjiangpi　为生姜根茎切下的外表皮。性味辛、凉。功能和脾行水消肿，主要用于水肿，小便不利。煎服，3 ~ 10g。

2. 生姜汁　Shengjiangzhi　用生姜捣汁入药。功同生姜，但偏于开痰止呕，便于临床应急服用。如遇天南星、半夏中毒的喉舌麻木肿痛，或呕逆不止、难以下食者，可取汁冲服，易于入喉；也可配竹沥，冲服或鼻饲给药，治中风卒然昏厥者。用量3 ~ 10滴，冲服。

香　薷　Xiangru

《名医别录》

为唇形科植物石香薷 *Mosla chinensis* Maxim. 或江香薷 *Mosla chinensis* 'Jiangxiangru' 的干燥地上部分。前者称青香薷，后者称江香薷。青香薷主产于广西、湖南、湖北等地，系野生，多自产自销；石香薷主产于江西分宜县，为栽培品，产量大而质量佳，行销全国。夏、秋二季茎叶茂盛、果实成熟时采割，除去杂质，晒干，切段，生用。

【药性】　辛，微温。归肺、脾、胃经。

【功效】　发汗解表，化湿和中，利水消肿。

【应用】

1. 风寒感冒　本品辛温发散，入肺经能发汗解表而散寒；其气芳香，入脾胃又能化湿和中而祛暑，多用于风寒感冒而兼脾胃湿困，症见恶寒，发热，头痛身重，无汗，脘满纳差，苔腻，或恶心呕吐，腹泻者，可收外解风寒、内化湿浊之功。该证多见于暑天贪凉饮冷之人，故前人称"香薷乃夏月解表之药"，常配伍厚朴、扁豆，如香薷散（《和剂局方》）。

2. 水肿脚气　本品辛散温通，外能发汗以散肌表之水湿，又能宣肺气启上源，通畅水道，以利尿退肿，多用于水肿而有表证者。治疗水肿、小便不利以及脚气浮肿者，可单用或配伍健脾利水的白术，如深师薷术丸（《外台秘要》）。

【用法用量】　煎服，3 ~ 9g。用于发表，量不宜过大，且不宜久煎；用于利水消肿，量宜稍大，且须浓煎。

【使用注意】　本品辛温发汗之力较强，表虚有汗及暑热证当忌用。

【古籍摘要】

1.《名医别录》："主霍乱腹痛，吐下，散水肿。"

2.《本草纲目》："世医治暑病，以香薷饮为首药。然暑有乘凉饮冷，致阳气为阴邪所遏，遂病头痛，发热恶寒，烦躁口渴，或吐或泻、或霍乱者，宜用此药，以发越阳气，散水和脾……盖香薷乃夏月解表之药，如冬月之用麻黄。气虚者尤不可多服，而今人不知暑伤元气，不拘有病无病，概用代茶，谓能辟暑，真痴人说梦也。"

【现代研究】

1. 化学成分 本品含挥发油，油中主要有香荆芥酚、百里香酚等成分；另含甾醇、黄酮苷等。

2. 药理作用 挥发油有发汗解热作用，能刺激消化腺分泌及胃肠蠕动。挥发油对金黄色葡萄球菌、伤寒杆菌、脑膜炎双球菌等有较强的抑制作用。海州香薷的水煎剂有抗病毒作用。此外，香薷酊剂能刺激肾血管而使肾小球充血，滤过性增大而有利尿作用。

荆 芥 Jingjie

《神农本草经》

为唇形科植物荆芥 *Schizonepeta tenuifolia* Briq. 的干燥地上部分。主产于江苏、浙江、河南、河北、山东等地。多为栽培。夏、秋二季花开到顶、穗绿时采割，除去杂质，晒干，切段。生用或炒炭用。

【药性】 辛，微温。归肺、肝经。

【功效】 祛风解表，透疹消疮，止血。

【应用】

1. 外感表证 本品辛散气香，长于发表散风，且微温不烈，药性和缓，为发散风寒药中药性最为平和之品。对于外感表证，无论风寒、风热或寒热不明显者，均可广泛使用。用治风寒感冒，恶寒发热、头痛无汗者，常与防风、羌活、独活等药同用，如荆防败毒散（《摄生众妙方》）；治疗风热感冒，发热头痛者，每与辛凉解表药银花、连翘、薄荷等配伍，如银翘散（《温病条辨》）。

2. 麻疹不透、风疹瘙痒 本品质轻透散，祛风止痒，宣散疹毒。用治表邪外束，麻疹初起、疹出不畅，常与蝉蜕、薄荷、紫草等药同用；若配伍苦参、防风、白蒺藜等药，又治风疹瘙痒。

3. 疮疡初起兼有表证 本品能祛风解表，透散邪气，宣通壅结而达消疮之功，故可用于疮疡初起而有表证者。偏于风寒者，常配伍羌活、川芎、独活等药；偏于风热者，每与银花、连翘、柴胡等药配伍。

4. 吐衄下血 本品炒炭，其性味已由辛温变为苦涩平和，长于理血止血，可用于吐血、衄血、便血、崩漏等多种出血证。治血热妄行之吐血、衄血，常配伍生地黄、白茅根、侧柏叶等药；治血热便血、痔血，每与地榆、槐花、黄芩炭等药同用；治妇女崩漏下血，可配伍棕榈炭、莲房炭等固崩止血药。

【用法用量】 煎服，4.5～9g，不宜久煎。发表透疹消疮宜生用；止血宜炒用。荆芥穗更长于祛风。

【古籍摘要】

1．《神农本草经》："主寒热，鼠瘘，瘰疬生疮，破结聚气，下瘀血，除湿痹。"

2．《药性论》："治恶风贼风，口面㖞邪，遍身顽痹，心虚忘事，益力添精。主辟邪毒气，除劳，治丁肿。"

【现代研究】

1．化学成分　本品含挥发油，其主要成分为右旋薄荷酮、消旋薄荷酮、胡椒酮及少量右旋柠檬烯。另含荆芥苷、荆芥醇、黄酮类化合物等。

2．药理作用　荆芥水煎剂可增强皮肤血液循环，增加汗腺分泌，有微弱解热作用；对金黄色葡萄球菌、白喉杆菌有较强的抑菌作用，对伤寒杆菌、痢疾杆菌、绿脓杆菌和人型结核杆菌均有一定抑制作用。生品不能明显缩短出血时间，而荆芥炭则能使出血时间缩短。荆芥甲醇及醋酸乙酯提取物均有一定的镇痛作用。荆芥对醋酸引起的炎症有明显的抗炎作用，荆芥穗有明显的抗补体作用。

防　风　Fangfeng

《神农本草经》

为伞形科植物防风 *Saposhnikovia divaricata*（Turcz.）Schischk. 的根。主产于东北及内蒙古东部。春、秋二季采挖未抽花茎植株的根，除去须根及泥沙，晒干。切片，生用或炒炭用。

【药性】　辛、甘，微温。归膀胱、肝、脾经。

【功效】　祛风解表，胜湿止痛，止痉。

【应用】

1．外感表证　本品辛温发散，气味俱升，以辛散祛风解表为主，虽不长于散寒，但又能胜湿、止痛，且甘缓微温不峻烈，故外感风寒、风湿、风热表证均可配伍使用。治风寒表证，头痛身痛、恶风寒者，常与荆芥、羌活、独活等药同用，如荆防败毒散（《摄生众妙方》）；治外感风湿，头痛如裹、身重肢痛者，每与羌活、藁本、川芎等药同用，如羌活胜湿汤（《内外伤辨惑论》）；治风热表证，发热恶风、咽痛口渴者，常配伍薄荷、蝉蜕、连翘等辛凉解表药。又因其发散作用温和，对卫气不足，肌表不固，而感冒风邪者，本品与黄芪、白术等益卫固表药同用，相反相成，祛邪而不伤正，固表而不留邪，共奏扶正祛邪之效，如玉屏风散（《丹溪心法》）。

2．风疹瘙痒　本品辛温发散，能祛风止痒，可以治疗多种皮肤病，其中尤以风邪所致之瘾疹瘙痒较为常用。本品以祛风见长，药性平和，风寒、风热所致之瘾疹瘙痒皆可配伍使用。治疗风寒者，常与麻黄、白芷、苍耳子等配伍，如消风散（《和剂局方》）；治疗风热者，常配伍薄荷、蝉蜕、僵蚕等药；治疗湿热者，可与土茯苓、白鲜皮、赤小豆等同用；若血虚风燥者，常与当归、地黄等配伍，如消风散（《外科正宗》）；若兼里实热结者，常配伍大黄、芒硝、黄芩等药，如防风通圣散（《宣明论方》）。

3．风湿痹痛　本品辛温，功能祛风散寒，胜湿止痛，为较常用之祛风湿、止痹痛药。

治疗风寒湿痹，肢节疼痛、筋脉挛急者，可配伍羌活、独活、桂枝、姜黄等祛风湿、止痹痛药，如蠲痹汤（《医学心悟》）。若风寒湿邪郁而化热，关节红肿热痛，成为热痹者，可与地龙、薏苡仁、乌梢蛇等药同用。

4. 破伤风证　本品既能辛散外风，又能息内风以止痉。用治风毒内侵，贯于经络，引动内风而致肌肉痉挛，四肢抽搐，项背强急，角弓反张的破伤风证，常与天麻、天南星、白附子等祛风止痉药同用，如玉真散（《外科正宗》）。

此外，以其升清燥湿之性，亦可用于脾虚湿盛，清阳不升所致的泄泻，可与人参、黄芪、白术等药配伍，如升阳益胃汤（《脾胃论》）。若用于土虚木乘，肝郁侮脾，肝脾不和，腹泻而痛者，常与白术、白芍、陈皮同用，如痛泻要方（《景岳全书》引刘草窗方）。

【用法用量】　煎服，4.5～9g。

【使用注意】　本品药性偏温，阴血亏虚、热病动风者不宜使用。

【鉴别用药】　荆芥与防风均味辛性微温，温而不燥，长于发表散风，对于外感表证，无论是风寒感冒，恶寒发热、头痛无汗，还是风热感冒，发热、微恶风寒、头痛、咽痛等，两者均可使用。同时，两者也都可用于风疹瘙痒。但荆芥质轻透散，发汗之力较防风为强，风寒感冒、风热感冒均常选用；又能透疹、消疮、止血。防风质松而润，祛风之力较强，为"风药之润剂"、"治风之通用药"，又能胜湿、止痛、止痉，又可用于外感风湿，头痛如裹、身重肢痛等证。

【古籍摘要】

1.《神农本草经》："主大风头眩痛，恶风，风邪，目盲无所见，风行周身，骨节疼痹，烦满。"

2.《名医别录》："胁痛，胁风头面去来，四肢挛急，字乳金疮内痉。"

【现代研究】

1. 化学成分　本品含挥发油、甘露醇、β-谷甾醇、苦味苷、酚类、多糖类及有机酸等。

2. 药理作用　本品有解热、抗炎、镇静、镇痛、抗惊厥、抗过敏作用。防风新鲜汁对绿脓杆菌和金黄色葡萄球菌有一定抗菌作用，煎剂对痢疾杆菌、溶血性链球菌等有不同程度的抑制作用，并有增强小鼠腹腔巨噬细胞吞噬功能的作用。

羌　活　Qianghuo

《神农本草经》

为伞形科植物羌活 *Notopterygium incisum* Ting ex H. T. Chang 或宽叶羌活 *Notopterygium forbesii* Boiss. 的干燥根茎及根。羌活主产于四川、云南、青海、甘肃等省。宽叶羌活主产于四川、青海、陕西、河南等省。春、秋二季采挖，除去须根及泥沙，晒干。切片，生用。

【药性】　辛、苦，温。归膀胱、肾经。

【功效】　解表散寒，祛风胜湿，止痛。

【应用】

1. 风寒感冒　本品辛温发散，气味雄烈，善于升散发表，有较强的解表散寒，祛风胜

湿，止痛之功。故外感风寒夹湿，恶寒发热、肌表无汗、头痛项强、肢体酸痛较重者，尤为
适宜，常与防风、细辛、川芎等祛风解表止痛药同用，如九味羌活汤（《此事难知》）；若风
湿在表，头项强痛，腰背酸重，一身尽痛者，可配伍独活、藁本、防风等药，如羌活胜湿汤
（《内外伤辨惑论》）。

2. 风寒湿痹　本品辛散祛风、味苦燥湿、性温散寒，有较强的祛风湿，止痛作用，常
与其他祛风湿、止痛药配伍，主治风寒湿痹，肢节疼痛。因其善入足太阳膀胱经，以除头项
肩背之痛见长，故上半身风寒湿痹、肩背肢节疼痛者尤为多用，常与防风、姜黄、当归等药
同用，如蠲痹汤（《百一选方》）。若风寒、风湿所致的头风痛，可与川芎、白芷、藁本等药
配伍，如羌活芎藁汤（《审视瑶函》）。

【用法用量】　煎服，3～9g。

【使用注意】　本品辛香温燥之性较烈，故阴血亏虚者慎用。用量过多，易致呕吐，脾
胃虚弱者不宜服。

【古籍摘要】

1.《药性论》："治贼风，失音不语，多痒血癞，手足不遂，口面㖞邪，遍身顽痹。"

2.《珍珠囊》："太阳经头痛，去诸骨节疼痛。"

【现代研究】

1. 化学成分　本品含挥发油、β-谷甾醇、香豆素类化合物、酚类化合物、胡萝卜苷、
欧芹属素乙、有机酸及生物碱等。

2. 药理作用　羌活注射液有镇痛及解热作用，并对皮肤真菌、布氏杆菌有抑制作用。
羌活水溶部分有抗实验性心律失常作用。挥发油亦有抗炎、镇痛、解热作用，并能对抗垂体
后叶素引起的心肌缺血和增加心肌营养性血流量。对小鼠迟发性过敏反应有抑制作用。

白 芷 Baizhi

《神农本草经》

为伞形科植物白芷 *Angelica dahurica* (Fisch. ex Hoffm.) Benth. et Hook. f. 或杭白芷
Angelica dahurica (Fisch. ex Hoffm.) Benth. et Hook. f. var. *formosana* (Boiss.) Shan et
Yuan. 的干燥根。白芷产于河南长葛、禹县者习称"禹白芷"，产于河北安国者习称"祁白
芷"。此外陕西和东北亦产。杭白芷产于浙江、福建、四川等省，习称"杭白芷"和"川白
芷"。夏、秋间叶黄时采挖，除去须根及泥沙，晒干或低温干燥。切片，生用。

【药性】　辛，温。归肺、胃、大肠经。

【功效】　解表散寒，祛风止痛，通鼻窍，燥湿止带，消肿排脓。

【应用】

1. 风寒感冒　本品辛散温通，祛风解表散寒之力较温和，而以止痛、通鼻窍见长，宜
于外感风寒，头身疼痛，鼻塞流涕之证，常与防风、羌活、川芎等祛风散寒止痛药同用，如
九味羌活汤（《此事难知》）。

2. 头痛，牙痛，风湿痹痛　本品辛散温通，长于止痛，且善入足阳明胃经，故阳明经

头额痛以及牙龈肿痛尤为多用。治疗阳明头痛，眉棱骨痛，头风痛等症，属外感风寒者，可单用，即都梁丸（《百一选方》）；或与防风、细辛、川芎等祛风止痛药同用，如川芎茶调散（《和剂局方》）；属外感风热者，可配伍薄荷、菊花、蔓荆子等药。治疗风冷牙痛，可与细辛、全蝎、川芎等同用，如一捻金散（《御药院方》）；治疗风热牙痛，可配伍石膏、荆芥穗等药，如风热散（《仙拈集》）。若风寒湿痹，关节疼痛，屈伸不利者，可与苍术、草乌、川芎等药同用，如神仙飞步丹（《袖珍方》）。

3. 鼻渊 本品祛风、散寒、燥湿，可宣利肺气，升阳明清气，通鼻窍而止疼痛，故可用治鼻渊，鼻塞不通，浊涕不止，前额疼痛，每与苍耳子、辛夷等散风寒、通鼻窍药同用，如苍耳子散（《济生方》）。

4. 带下证 本品辛温香燥，善除阳明经湿邪而燥湿止带。治疗寒湿下注，白带过多者，可与鹿角霜、白术、山药等温阳散寒、健脾除湿药同用；若湿热下注，带下黄赤者，宜与车前子、黄柏等清热利湿、燥湿药同用。

5. 疮痈肿毒 本品辛散温通，对于疮疡初起，红肿热痛者，可收散结消肿止痛之功，每与金银花、当归、穿山甲等药配伍，如仙方活命饮（《校注妇人良方》）；若脓成难溃者，常与益气补血药同用，共奏托毒排脓之功，如《外科正宗》托里消毒散、《医宗金鉴》托里透脓散，其均与人参、黄芪、当归等药同用。

此外，本品祛风止痒，可用治皮肤风湿瘙痒。

【用法用量】 煎服，3~9g。外用适量。

【使用注意】 本品辛香温燥，阴虚血热者忌服。

【古籍摘要】

1.《神农本草经》："主女人漏下赤白，血闭阴肿，寒热，风头侵目泪出，长肌肤，润泽。"

2.《本草纲目》："治鼻渊、鼻衄、齿痛、眉棱骨痛，大肠风秘，小便出血，妇人血风眩运，翻胃吐食；解砒毒，蛇伤，刀箭金疮。"

【现代研究】

1. 化学成分 白芷与杭白芷的化学成分相似，主要含挥发油，并含欧前胡素、白当归素等多种香豆素类化合物，另含白芷毒素、花椒毒素、甾醇、硬脂酸等。

2. 药理作用 小量白芷毒素有兴奋中枢神经、升高血压作用，并能引起流涎呕吐；大量能引起强直性痉挛，继以全身麻痹。白芷能对抗蛇毒所致的中枢神经系统抑制。白芷水煎剂对大肠杆菌、痢疾杆菌、伤寒杆菌、绿脓杆菌、变形杆菌有一定抑制作用；有解热、抗炎、镇痛、解痉、抗癌作用。异欧前胡素等成分有降血压作用。呋喃香豆素类化合物为"光活性物质"，可用以治疗白癜风及银屑病。水浸剂对奥杜盎小芽孢癣菌等致病真菌有一定抑制作用。

细 辛 Xixin

《神农本草经》

为马兜铃科植物北细辛 *Asarum heterotropoides* Fr. Schmidt var. *mandshuricum*（Maxim.）

kitag.、汉城细辛 *Asarum sieboldii* Miq. var. *seoulense* Nakai 或华细辛 *Asarum sieboldii* Miq. 的根及根茎。前两种习称"辽细辛",主产于东北地区;华细辛主产于陕西、河南、山东、浙江等省。夏季果熟期或初秋采挖,除去泥沙,阴干。切段,生用。

【药性】　辛,温。有小毒。归肺、肾、心经。

【功效】　解表散寒,祛风止痛,通窍,温肺化饮。

【应用】

1. 风寒感冒　本品辛温发散,芳香透达,长于解表散寒,祛风止痛,宜于外感风寒,头身疼痛较甚者,常与羌活、防风、白芷等祛风止痛药同用,如九味羌活汤(《此事难知》);因其既能散风寒,又能通鼻窍,并宜于风寒感冒而见鼻塞流涕者,常配伍白芷、苍耳子等药。且细辛既入肺经散在表之风寒,又入肾经而除在里之寒邪,配麻黄、附子,可治阳虚外感,恶寒发热、无汗、脉反沉者,如麻黄附子细辛汤(《伤寒论》)。

2. 头痛,牙痛,风湿痹痛　本品辛香走窜,宣泄郁滞,上达巅顶,通利九窍,善于祛风散寒,且止痛之力颇强,尤宜于风寒性头痛、牙痛、痹痛等多种寒痛证。治疗少阴头痛,足寒气逆,脉象沉细者,常配伍独活、川芎等药,如独活细辛汤(《症因脉治》);用治外感风邪,偏正头痛,常与川芎、白芷、羌活同用,如川芎茶调散(《太平惠民和剂局方》);若治痛则如破,脉微弦而紧的风冷头痛,又当配伍川芎、麻黄、附子,如细辛散(《普济方》)。治疗风冷牙痛,可单用细辛或与白芷、荜茇煎汤含漱;若胃火牙痛者,又当配伍生石膏、黄连、升麻等清胃泻火药;若龋齿牙痛者,可配杀虫止痛之蜂房煎汤含漱;细辛既散少阴肾经在里之寒邪以通阳散结,又搜筋骨间的风湿而蠲痹止痛,故常配伍独活、桑寄生、防风等以治风寒湿痹,腰膝冷痛,如独活寄生汤(《备急千金要方》,简称《千金方》)。

3. 鼻渊　本品辛散温通,芳香透达,散风邪,化湿浊,通鼻窍,常用治鼻渊等鼻科疾病之鼻塞、流涕、头痛者,为治鼻渊之良药,宜与白芷、苍耳子、辛夷等散风寒、通鼻窍药配伍。

4. 肺寒咳喘　本品辛散温通,外能发散风寒,内能温肺化饮,常与散寒宣肺、温化痰饮药同用,以主治风寒咳喘证,或寒饮咳喘证。治疗外感风寒,水饮内停之恶寒发热,无汗,喘咳,痰多清稀者,常与麻黄、桂枝、干姜等同用,如小青龙汤(《伤寒论》);若纯系寒痰停饮射肺,咳嗽胸满,气逆喘急者,可配伍茯苓、干姜、五味子等药,如苓甘五味姜辛汤(《金匮要略》)。

【用法用量】　煎服,1~3g;散剂每次服0.5~1g。

【使用注意】　阴虚阳亢头痛,肺燥伤阴干咳者忌用。不宜与藜芦同用。

【鉴别用药】　细辛、麻黄、桂枝皆为辛温解表、发散风寒常用药,均可用治风寒感冒。然麻黄发汗作用较强,主治风寒感冒重证;桂枝发汗解表作用较为和缓,凡风寒感冒,无论表实无汗,表虚有汗均可用之;细辛辛温走窜,达表入里,发汗之力不如麻黄、桂枝,但散寒力胜,适当配伍还常用治寒犯少阴之阳虚外感。

【古籍摘要】

1.《神农本草经》:"主咳逆,头痛脑动,百节拘挛,风湿痹痛,死肌。明目,利九窍。"

2.《本草别说》:"细辛若单用末,不可过半钱匕,多则气闷塞,不通者死。"

【现代研究】

1. 化学成分 本品含挥发油，其主要成分为甲基丁香油酚、细辛醚、黄樟醚等多种成分。另含 N‐异丁基十二碳四烯胺、消旋去甲乌药碱、谷甾醇、豆甾醇等。

2. 药理作用 细辛挥发油、水及醇提取物分别具有解热、抗炎、镇静、抗惊厥及局麻作用；大剂量挥发油可使中枢神经系统先兴奋后抑制，显示一定毒副作用。体外试验对溶血性链球菌、痢疾杆菌及黄曲霉素的产生，均有抑制作用。华细辛醇浸剂可对抗吗啡所致的呼吸抑制。所含消旋去甲乌药碱有强心、扩张血管、松弛平滑肌、增强脂代谢及升高血糖等作用。所含黄樟醚毒性较强，系致癌物质，高温易破坏。

3. 不良反应 大剂量细辛挥发油可使中枢神经系统先兴奋后抑制，使随意运动和呼吸减慢，反射消失，最后因呼吸麻痹而死亡。另外，细辛对心肌有直接抑制作用，过量使用可引起心律失常。中毒时主要表现为头痛、呕吐、烦躁、出汗、颈项强直、口渴、体温及血压升高、瞳孔轻度散大、面色潮红等，如不及时治疗，可迅速转入痉挛状态，牙关紧闭，角弓反张，意识不清，四肢抽搐，尿闭，最后死于呼吸麻痹。细辛中毒的主要原因：一是直接吞服单方的散剂用量过大，二是较大剂量入汤剂煎煮时间过短。所以必须严格按照规定的用法用量使用，方能保证用药安全。细辛中毒救治的一般疗法为：早期催吐、洗胃；有痉挛、狂躁等症状时，可用安定或巴比妥钠；尿闭时导尿或口服双氢克尿噻。

藁 本 Gaoben

《神农本草经》

为伞形科植物藁本 *Ligusticum sinensis* Oliv. 或辽藁本 *Ligusticum jeholense* Nakai et Kitag. 的干燥根茎及根。藁本主产于陕西、甘肃、河南、四川、湖北、湖南等省。辽藁本主产于辽宁、吉林、河北等省。秋季茎叶枯萎或次春出苗时采挖，除去泥沙，晒干或烘干。切片，生用。

【药性】 辛，温。归膀胱经。

【功效】 祛风散寒，除湿止痛。

【应用】

1. 风寒感冒，巅顶疼痛 本品辛温香燥，性味俱升，善达巅顶，以发散太阳经风寒湿邪见长，并有较好的止痛作用，常用治太阳风寒，循经上犯，症见头痛、鼻塞、巅顶痛甚者，每与羌活、苍术、川芎等祛风湿、止痛药同用，如神术散（《和剂局方》）；若外感风寒夹湿，头身疼痛明显者，常配伍羌活、独活、防风等药，以祛风散寒、除湿止痛，如羌活胜湿汤（《内外伤辨惑论》）。

2. 风寒湿痹 本品辛散温通香燥之性，又能入于肌肉、经络、筋骨之间，以祛除风寒湿邪，蠲痹止痛。治疗风湿相搏，一身尽痛，每与羌活、防风、苍术等祛风湿药同用，如除风湿羌活汤（《内外伤辨惑论》）。

【用法用量】 煎服，3～9g。

【使用注意】 本品辛温香燥，凡阴血亏虚、肝阳上亢、火热内盛之头痛者忌服。

【古籍摘要】

1.《神农本草经》:"主妇人疝瘕,阴中寒,肿痛,腹中急,除风头痛。"

2.《医学启源》:"治头痛,胸痛,齿痛。"

【现代研究】

1. 化学成分　本品含挥发油,其中主要成分是 3 – 丁基苯肽,蛇床肽内脂。辽藁本根含挥发油 1.5%。另含生物碱、棕榈酸等成分。

2. 药理作用　藁本中性油有镇静、镇痛、解热及抗炎作用,并能抑制肠和子宫平滑肌,还能明显减慢耗氧速度,延长小鼠存活时间,增加组织耐缺氧能力,对抗由垂体后叶素所致的大鼠心肌缺血。醇提取物有降压作用,对常见致病性皮肤癣菌有抗菌作用。藁本内酯、苯酞及其衍生物能使实验动物气管平滑肌松弛,有较明显的平喘作用。

苍 耳 子 Cang'erzi

《神农本草经》

为菊科植物苍耳 *Xanthium sibiricum* Patr. 的干燥成熟带总苞的果实。产于全国各地,多自产自销。秋季果实成熟时采收,干燥,除去梗、叶等杂质。炒去硬刺用。

【药性】　辛、苦,温;有毒。归肺经。

【功效】　发散风寒,通鼻窍,祛风湿,止痛。

【应用】

1. 风寒感冒　本品辛温宣散,既能外散风寒,又能通鼻窍、止痛,用治外感风寒,恶寒发热,头身疼痛,鼻塞流涕者,可与防风、白芷、羌活、藁本等其他发散风寒药同用。因其发汗解表之力甚弱,故一般风寒感冒少用。

2. 鼻渊　本品温和疏达,味辛散风,苦燥湿浊,善通鼻窍以除鼻塞、止前额及鼻内胀痛,用治鼻渊头痛、不闻香臭、时流浊涕者,一药数效,标本兼治,可内服亦宜外用,为治鼻渊之良药,尤宜于鼻渊而有外感风寒者,常与辛夷、白芷等散风寒、通鼻窍药配伍,如苍耳子散(《济生方》)。若鼻渊证属风热外袭或湿热内蕴者,本品又常与薄荷、黄芩等疏散风热、清热药同用。其他鼻病,如伤风鼻塞(急性鼻炎)、鼻窒(慢性鼻炎)、鼻鼽(过敏性鼻炎)等,本品亦较常用。

3. 风湿痹痛　本品辛散苦燥,性温散寒,能祛风除湿,通络止痛,用治风湿痹证,关节疼痛,四肢拘挛,可单用,或与羌活、威灵仙、木瓜等药同用。

此外,本品与地肤子、白鲜皮、白蒺藜等药同用,治风疹瘙痒。又本品研末,用大风子油为丸,还治疥癣麻风,皆取散风除湿的作用。

【用法用量】　煎服,3~9g。或入丸散。

【使用注意】　血虚头痛不宜服用。过量服用易致中毒。

【古籍摘要】

1.《神农本草经》:"主风头寒痛,风湿周痹,四肢拘挛痛,恶肉死肌。"

2.《本草备要》:"善发汗,散风湿,上通脑顶,下行足膝,外达皮肤。治头痛,目暗,齿痛，鼻渊，去刺。"

【现代研究】

1. 化学成分 本品含苍耳苷、脂肪油、生物碱、苍耳醇、蛋白质、维生素 C 等。

2. 药理作用 苍耳苷对正常大鼠、兔和犬有显著的降血糖作用。煎剂有镇咳作用。小剂量有呼吸兴奋作用，大剂量则抑制。本品对心脏有抑制作用，使心率减慢，收缩力减弱。对兔耳血管有扩张作用；静脉注射有短暂降压作用。对金黄色葡萄球菌、乙型链球菌、肺炎双球菌有一定抑制作用，并有抗真菌作用。

3. 不良反应 本品有一定毒性。中毒主要为肾脏损害，引起氮质血症，使肝脏充血、脂肪变性，肝功能急剧损害，继发脑水肿，引起强直性痉挛，最后导致死亡。早期症状有头晕头痛，全身不适，恶心、呕吐咖啡色物，轻度腹胀，伴腹泻或便秘；重者烦躁、躁动，或倦怠萎靡，嗜睡、口渴，尿少，昏迷，全身强直性痉挛，黄疸、肝脾肿大、肝功能障碍，尿中出现蛋白、红细胞、管型，以及呼吸、循环、肾功能衰竭而死亡。苍耳子中毒的主要原因是用量过大（一次超过30g）和炮制不当。因此要严格控制剂量，入汤剂以 3~9g 为宜，并严格炮制规范，遵循去刺的原则。苍耳子中毒救治的一般疗法是：早期静脉补液解毒；在12 小时内予以 1:2000 高锰酸钾液洗胃，温盐水高位结肠灌肠，催吐，导泻；防止心衰，在葡萄糖液中加入氢化可的松 100mg，每日 1 次，血压低者可在液体中加去甲肾上腺素；口服或注射维生素 B_1 保肝。

附药：苍耳草 Cang'ercao

为苍耳的茎叶。性味苦、辛、微寒；有小毒。功能祛风，清热，解毒。主要用治风湿痹痛，四肢拘急等症。也可用于麻风、疔毒、皮肤瘙痒诸证。本品有毒，内服不宜过量，亦不能持续服用。用量 6~15g，水煎或熬膏及入丸散。外用适量。本品散气耗血，体虚者慎用。

辛 夷 Xinyi

《神农本草经》

为木兰科植物望春花 *Magnolia biondii* Pamp.、玉兰 *Magnolia denudata* Desr. 或武当玉兰 *Magnolia sprengeri* Pamp. 的干燥花蕾。主产于河南、安徽、湖北、四川、陕西等省。玉兰多为庭园栽培。冬末春初花未开放时采收，除去枝梗，阴干入药用。

【药性】 辛，温。归肺、胃经。

【功效】 发散风寒，通鼻窍。

【应用】

1. 风寒感冒 本品辛散温通，能发散风寒，宣通鼻窍。用治外感风寒，肺窍郁闭，恶寒发热，头痛鼻塞者，可配伍防风、白芷、细辛等发散风寒药。若风热感冒而鼻塞头痛者，亦可于薄荷、金银花，菊花等疏散风热药中，酌加本品，以增强通鼻窍、散风邪之力。

2. 鼻塞，鼻渊 本品辛温发散，芳香通窍，其性上达，外能祛除风寒邪气，内能升达肺胃清气，善通鼻窍，为治鼻渊头痛、鼻塞流涕之要药。偏风寒者，常与白芷、细辛、苍耳子等散风寒、通鼻窍药同用，如苍耳子散（《济生方》）；偏风热者，多与薄荷、连翘、黄芩等疏风热、清肺热药同用。若肺胃郁热发为鼻疮者，可与黄连、连翘、野菊花等清热泻火解毒药配伍。

【用法用量】　煎服，3~9g；本品有毛，易刺激咽喉，入汤剂宜用纱布包煎。

【使用注意】　鼻病因于阴虚火旺者忌服。

【古籍摘要】

1.《神农本草经》："主五脏身体寒热风，头脑痛。"

2.《本草纲目》："鼻渊，鼻鼽，鼻窒，鼻疮及痘后鼻疮。""辛夷之辛温，走气而入肺，能助胃中清阳上行通于头，所以能温中、治头面目鼻之病。"

【现代研究】

1. 化学成分　望春花花蕾含挥发油，油中含有望春花素、α-蒎烯、桉叶素等，并含生物碱、木脂素；玉兰花蕾含挥发油，油中含柠檬醛、丁香油酚、桉叶素、生物碱等。武当玉兰花蕾含挥发油、柳叶木兰碱、武当玉兰碱等成分。

2. 药理作用　辛夷有收缩鼻黏膜血管的作用，能保护鼻黏膜，并促进黏膜分泌物的吸收，减轻炎症，乃至鼻腔通畅。辛夷浸剂或煎剂对动物有局部麻醉作用。辛夷水或醇提取物有降压作用。水煎剂对横纹肌有乙酰胆碱样作用，并能兴奋子宫平滑肌，亢奋肠运动。对多种致病菌有抑制作用。挥发油有镇静、镇痛、抗过敏、降血压作用。

葱　白　Congbai

《神农本草经》

为百合科植物葱 *Allium fistulosum* L. 近根部的鳞茎。我国各地均有种植，随时可采。采挖后，切去须根及叶，剥去外膜，鲜用。

【药性】　辛，温。归肺、胃经。

【功效】　发汗解表，散寒通阳。

【应用】

1. 风寒感冒　本品辛温不燥烈，发汗不峻猛，药力较弱，适用于风寒感冒，恶寒发热之轻证。可以单用，亦可与淡豆豉等其他较温和的解表药同用，如葱豉汤（《肘后方》）。风寒感冒较甚者，可作为麻黄、桂枝、羌活等的辅佐药，以增强发汗解表之功。

2. 阴盛格阳　本品辛散温通，能宣通阳气，温散寒凝，可使阳气上下顺接、内外通畅。治疗阴盛格阳，厥逆脉微，面赤，下利，腹痛，常与附子、干姜同用，以通阳回厥，如白通汤（《伤寒论》）。单用捣烂，外敷脐部，再施温熨，治阴寒腹痛及寒凝气阻，膀胱气化不行的小便不通，亦取其通阳散寒之功。

此外，葱白外敷有散结通络下乳之功，可治乳汁郁滞不下，乳房胀痛；治疮痈肿毒，兼有解毒散结之功。

【用法用量】　煎服，3~9g。外用适量。

【古籍摘要】

1.《神农本草经》："主伤寒，寒热，出汗，中风，面目肿。"

2.《本草纲目》："除风湿，身痛麻痹，虫积心痛，止大人阳脱，阴毒腹痛，小儿盘肠内钓，妇人妊娠溺血，通奶汁，散乳痈。"

【现代研究】

1. 化学成分　本品含挥发油，油中主要成分为蒜素，还含有二烯丙基硫醚、苹果酸、维生素 B_1、维生素 B_2、维生素 C、维生素 A 类物质、烟酸、黏液质、草酸钙、铁盐等成分。

2. 药理作用　对白喉杆菌、结核杆菌、痢疾杆菌、链球菌有抑制作用，对皮肤真菌也有抑制作用。此外还有发汗解热、利尿、健胃、祛痰作用。25% 的葱滤液在试管内接触时间大于 60 分钟者，能杀灭阴道滴虫。

鹅不食草 Ebushicao

《食性本草》

为菊科植物石胡荽 *Centipeda minima*（L.）A. Br. et Aschers. 的干燥全草。我国南北多数地区均有分布。5～6 月采集，洗去泥沙。鲜用或晒干生用。

【药性】　辛，温。归肺、肝经。

【功效】　发散风寒，通鼻窍，止咳，解毒。

【应用】

1. 风寒感冒　本品辛散温通，能发散风寒，但药力较弱，一般风寒感冒较少选用。因其长于通鼻窍，故主要用于风寒感冒而见鼻塞、流涕、头痛者，可与细辛、白芷、苍耳子等药配伍。

2. 鼻塞不通　本品辛温升散，入肺经，能通肺窍，利鼻气。古方多以本品塞于鼻内，治疗鼻瘜肉以及鼻渊鼻塞、头痛。现代临床多用于鼻炎（包括急性鼻炎、慢性单纯性鼻炎、肥厚性鼻炎、过敏性鼻炎等），经鼻腔给药，剂型多种，单用有效。或配伍苍耳子、辛夷、白芷等散风寒、通鼻窍药内服，治疗鼻塞不通属于风寒所致者。若偏于风热者，可与薄荷、黄芩、野菊花等药同用。

3. 寒痰咳喘　本品兼能化痰、止咳、平喘，因性偏辛温，治疗咳嗽痰多，较宜于寒痰所致者。可配伍麻黄、细辛、百部等药。

4. 疮痈肿毒　本品兼能解毒消肿，治疗疮痈肿毒，《濒湖集简方》以本品和穿山甲、当归捣烂，加酒，绞汁服，药渣敷患处。《泉州本草》以鲜品捣敷局部，治疗蛇伤肿痛。

【用法用量】　煎服，6～10g。外用适量。

【古籍摘要】

1.《四声本草》："通鼻气，利九窍，吐风痰。"

2.《本草纲目》："鹅不食草，上达头脑，而治顶痛目病，通鼻气而落瘜肉。"

【现代研究】

1. 化学成分　本品含蒲公英甾醇等三萜类成分、β-固甾醇、豆甾醇、挥发油、黄酮类、氨基酸、有机酸等。

2. 药理作用　其挥发油及醇提液部分有祛痰、止咳、平喘作用。50% 水煎剂可抑制结核杆菌的生长，并对白喉杆菌、金黄色葡萄球菌、白色葡萄球菌、甲乙型链球菌、肺炎双球菌、卡他球菌、伤寒杆菌、福氏和宋氏痢疾杆菌、大肠杆菌、绿脓杆菌等实验菌株均呈高度敏感。其蒸馏液在 1∶8400 浓度有抑制流感病毒作用。

胡 荽　Husui

《食疗本草》

为伞形科植物芫荽 *Coriandrum sativum* L. 的全草。我国各地均有种植。八月果实成熟时连根挖起，去净泥土。鲜用或晒干切段生用。

【药性】　辛，温。归肺、胃经。

【功效】　发表透疹，开胃消食。

【应用】

1. **麻疹不透**　本品辛温香散，能发散风寒，透疹外达，用治风寒束表，疹发不畅，或疹出而又复隐者，可单用煎汤局部熏洗，或与荆芥、薄荷等解表透疹药同用。亦可用于风寒感冒，恶寒发热者，因其发汗解表之力较弱，故临床少用。

2. **饮食不消，纳食不佳**　本品气味芳香，能开胃消食，增进食欲，尤多用于饮食调味。若治疗饮食积滞，胃纳不佳者，可与健脾消食药、行气和中药同用。

【用法用量】　煎服，3~6g。外用适量。

【使用注意】　热毒壅盛而疹出不畅者忌服。

【古籍摘要】

1. 《日用本草》："消谷化气，通大小肠结气。治头疼齿病，解鱼肉毒。"

2. 《医林纂要》："升散阴气，辟邪气，发汗，托疹。"

【现代研究】

1. **化学成分**　本品含挥发油、苹果酸钾、维生素 C、正癸醛、芳樟醇等。

2. **药理作用**　胡荽有促进外周血液循环的作用。胡荽子能增进胃肠腺体分泌和胆汁分泌。挥发油有抗真菌作用。

柽 柳　Chengliu

《开宝本草》

为柽柳科植物柽柳 *Tamarix chinensis* Lour. 的嫩枝叶。全国各地均有分布，野生或栽培。5~6 月花未开时割取细嫩枝叶，阴干。切段，生用。

【药性】　辛，平。归肺、胃、心经。

【功效】　发表透疹，祛风除湿。

【应用】

1. **麻疹不透，风疹瘙痒**　本品辛散透发，功专发表透疹，主治麻疹初起，疹出不畅，或表邪外束，疹毒内陷，始见形而骤然收没者，常与牛蒡子、蝉蜕、竹叶等透疹药同用，如竹叶柳蒡汤（《先醒斋医学广笔记》）。亦可煎汤熏洗、擦摩。此外，本品煎汤沐浴治风疹瘙痒，也可配伍防风、荆芥、薄荷等祛风止痒药。

2. 风湿痹痛　本品辛散，有祛风除湿作用，治疗风湿痹证，肢节疼痛，可与羌活、独活、秦艽等祛风湿、止痹痛药同用。

【用法用量】　煎服，3~10g。外用适量。

【使用注意】　麻疹已透者不宜使用。用量过大易致心烦、呕吐。

【古籍摘要】

1.《本草备要》："治痧疹不出，喘嗽闷乱。"

2.《本经逢原》："去风。煎汤浴风疹身痒效。"

【现代研究】

1. 化学成分　本品含挥发油、芸香苷、槲皮苷、有机酸、树脂、胡萝卜苷等。

2. 药理作用　柽柳煎剂对实验小鼠有明显的止咳作用，对肺炎球菌、甲型链球菌、白色葡萄球菌及流感杆菌有抑制作用，并有一定的解热、解毒、抗炎及减轻四氯化碳引起肝组织损害作用。

第二节　发散风热药

本类药物性味多辛苦而偏寒凉，辛以发散，凉可祛热，故以发散风热为主要作用，发汗解表作用较发散风寒药缓和。主要适用于风热感冒以及温病初起邪在卫分，症见发热、微恶风寒、咽干口渴、头痛目赤、舌边尖红、苔薄黄、脉浮数等。部分发散风热药分别兼有清头目、利咽喉、透疹、止痒、止咳的作用，又可用治风热所致目赤多泪、咽喉肿痛、麻疹不透、风疹瘙痒以及风热咳嗽等证。

薄 荷　Bohe

《新修本草》

为唇形科植物薄荷 *Mentha haplocalyx* Briq. 的干燥地上部分。主产于江苏的太仓以及浙江、湖南等省。夏、秋二季茎叶茂盛或花开至三轮时，选晴天，分次采割，晒干或阴干。切段，生用。

【药性】　辛，凉。归肺、肝经。

【功效】　疏散风热，清利头目，利咽透疹，疏肝行气。

【应用】

1. 风热感冒，温病初起　本品辛以发散，凉以清热，清轻凉散，其辛散之性较强，是辛凉解表药中最能宣散表邪，且有一定发汗作用之药，为疏散风热常用之品，故风热感冒和温病卫分证十分常用。用治风热感冒或温病初起、邪在卫分，发热、微恶风寒、头痛等症，常与金银花、连翘、牛蒡子、荆芥等配伍，如银翘散（《温病条辨》）。

2. 风热头痛，目赤多泪，咽喉肿痛　本品轻扬升浮，芳香通窍，功善疏散上焦风热，清头目、利咽喉。用治风热上攻，头痛眩晕，宜与川芎、石膏、白芷等祛风、清热、止痛药配伍，如上清散（《丹溪心法》）。治疗风热上攻之目赤多泪，可与桑叶、菊花、蔓荆子等同用；用治风热壅盛，咽喉肿痛，常配伍桔梗、生甘草、僵蚕，如六味汤（《喉科秘旨》）。

3. 麻疹不透，风疹瘙痒　本品质轻宣散，有疏散风热、宣毒透疹、祛风止痒之功，用治风热束表，麻疹不透，常配伍蝉蜕、牛蒡子、柽柳等药，如竹叶柳蒡汤（《先醒斋医学广笔记》）。治疗风疹瘙痒，可与荆芥、防风、僵蚕等祛风止痒药同用。

4. 肝郁气滞，胸闷胁痛　本品兼入肝经，能疏肝行气，常配伍柴胡、白芍、当归等疏肝理气调经之品，治疗肝郁气滞，胸胁胀痛，月经不调，如逍遥散（《和剂局方》）。

此外，本品芳香辟秽，兼能化湿和中，还可用治夏令感受暑湿秽浊之气，脘腹胀痛，呕吐泄泻，常与香薷、厚朴、金银花等同用，如薄荷汤（《痧胀玉衡》）。

【用法用量】　煎服，3~6g；宜后下。薄荷叶长于发汗解表，薄荷梗偏于行气和中。

【使用注意】　本品芳香辛散，发汗耗气，故体虚多汗者不宜使用。

【古籍摘要】

1.《新修本草》："主贼风伤寒，发汗。治恶气腹胀满，霍乱，宿食不消，下气。"

2.《本草纲目》："利咽喉，口齿诸病。治瘰疬，疮疥，风瘙瘾疹。"

【现代研究】

1. 化学成分　本品主含挥发油。油中主要成分为薄荷醇、薄荷酮、异薄荷酮、薄荷脑、薄荷酯类等多种成分。另含异端叶灵、薄荷糖苷及多种游离氨基酸等。

2. 药理作用　薄荷油内服通过兴奋中枢神经系统，使皮肤毛细血管扩张，促进汗腺分泌，增加散热，而起到发汗解热作用。薄荷油能抑制胃肠平滑肌收缩，能对抗乙酰胆碱而呈现解痉作用。薄荷醇等多种成分有明显的利胆作用。薄荷脑有抗刺激作用，可使气管产生新的分泌物，而使稠厚的黏液易于排出，故有祛痰作用，并有良好的止咳作用。体外试验，薄荷煎剂对单纯性疱疹病毒、森林病毒、流行性腮腺炎病毒有抑制作用，对金黄色葡萄球菌、白色葡萄球菌、甲型链球菌、乙型链球菌、卡他球菌、肠炎球菌、福氏痢疾杆菌、炭疽杆菌、白喉杆菌、伤寒杆菌、绿脓杆菌、大肠杆菌有抑菌作用。薄荷油外用，能刺激神经末梢的冷感受器而产生冷感，并反射性地造成深部组织血管的变化而起到消炎、止痛、止痒、局部麻醉和抗刺激作用。对癌肿放疗区域皮肤有保护作用。对小白鼠有抗着床和抗早孕作用。

牛 蒡 子 Niubangzi

《名医别录》

为菊科植物牛蒡 *Arctium lappa* L. 的干燥成熟果实。主产于东北及浙江省。此外，四川、湖北、河北、河南、陕西等省亦产。秋季果实成熟时采收果序，晒干，打下果实，除去杂质，再晒干。生用或炒用，用时捣碎。

【药性】　辛、苦，寒。归肺、胃经。

【功效】　疏散风热，宣肺祛痰，利咽透疹，解毒消肿。

【应用】

1. 风热感冒，温病初起　本品辛散苦泄，寒能清热，升散之中具有清降之性，功能疏散风热，发散之力虽不及薄荷等药，但长于宣肺祛痰，清利咽喉，故风热感冒而见咽喉红肿疼痛，或咳嗽痰多不利者，十分常用。用治风热感冒，或温病初起，发热、咽喉肿痛等症，常与银花、连翘、荆芥、桔梗等同用，如银翘散（《温病条辨》）。若风热咳嗽，痰多不畅者，常与桑叶、桔梗、前胡等药配伍。

2. 麻疹不透，风疹瘙痒　本品清泄透散，能疏散风热，透泄热毒而促使疹子透发，用治麻疹不透或透而复隐，常配薄荷、柽柳、竹叶等同用，如竹叶柳蒡汤（《先醒斋医学广笔记》）。若风湿浸淫血脉而致的疮疥瘙痒，本品能散风止痒，常配伍荆芥、蝉蜕、苍术等药，如消风散（《外科正宗》）。

3. 痈肿疮毒，丹毒，痄腮，喉痹　本品辛苦性寒，于升浮之中又有清降之性，能外散风热，内解热毒，有清热解毒、消肿利咽之效，故可用治痈肿疮毒、丹毒、痄腮、喉痹等热毒病证。因其性偏滑利，兼滑肠通便，故上述病证兼有大便热结不通者尤为适宜。用治风热外袭，火毒内结，痈肿疮毒，兼有便秘者，常与大黄、芒硝、栀子、连翘、薄荷等同用。治疗乳痈肿痛，尚未成脓者，可与金银花、连翘、栀子、瓜蒌等药同用，如牛蒡子汤（《外科正宗》）。本品配伍玄参、黄芩、黄连、板蓝根等清热泻火解毒药，还可用治瘟毒发颐、痄腮喉痹等热毒之证，如普济消毒饮（《东垣试效方》）。

【用法用量】　煎服，6~12g。炒用可使其苦寒及滑肠之性略减。

【使用注意】　本品性寒，滑肠通便，气虚便溏者慎用。

【古籍摘要】

1.《药性论》："除诸风，利腰脚，又散诸结节筋骨烦热毒。"

2.《药品化义》："牛蒡子能升能降，力解热毒。味苦能清火，带辛能疏风，主治上部风痰，面目浮肿，咽喉不利，诸毒热壅，马刀瘰疬，颈项痰核，血热痘，时行疹子，皮肤瘾疹。凡肺经风热，悉宜用此。"

【现代研究】

1. 化学成分　本品含牛蒡子苷、脂肪油、拉帕酚、维生素 A、维生素 B_1 及生物碱等。

2. 药理作用　牛蒡子煎剂对肺炎双球菌有显著抗菌作用。水浸剂对多种致病性皮肤真菌有不同程度的抑制作用。牛蒡子有解热、利尿、降低血糖、抗肿瘤作用。牛蒡子苷有抗肾病变作用，对实验性肾病大鼠可抑制尿蛋白排泄增加，并能改善血清生化指标。

蝉　蜕　Chantui

《名医别录》

为蝉科昆虫黑蚱 *Cryptotympana pustulata* Fabricius 的若虫羽化时脱落的皮壳。主产于山东、河北、河南、江苏等省。全国大部分地区亦产。夏、秋二季采集，除去泥土、杂质，晒干。生用。

【药性】　甘，寒。归肺、肝经。

【功效】　疏散风热，利咽开音，透疹，明目退翳，息风止痉。

【应用】

1. 风热感冒，温病初起，咽痛喑哑　本品甘寒清热，质轻上浮，长于疏散肺经风热以宣肺利咽、开音疗哑，故风热感冒，温病初起，症见声音嘶哑或咽喉肿痛者，尤为适宜。用治风热感冒或温病初起，发热恶风，头痛口渴者，常配伍薄荷、牛蒡子、前胡等药，如《时病论》辛凉解表法。治疗风热火毒上攻之咽喉红肿疼痛、声音嘶哑，与薄荷、牛蒡子、金银花、连翘等药同用，如蝉薄饮（《中国当代名中医秘验方临证备要》）。

2. 麻疹不透，风疹瘙痒　本品宣散透发，疏散风热，透疹止痒，用治风热外束，麻疹不透，可与麻黄、牛蒡子、升麻等同用，如麻黄散（《杂病源流犀烛》）；用治风湿浸淫肌肤血脉，皮肤瘙痒，常配荆芥、防风、苦参等同用，如消风散（《外科正宗》）。

3. 目赤翳障　本品入肝经，善疏散肝经风热而有明目退翳之功，故可用治风热上攻或肝火上炎之目赤肿痛，翳膜遮睛，常与菊花、白蒺藜、决明子、车前子等同用，如蝉花散（《银海精微》）。

4. 急慢惊风，破伤风证　本品甘寒，既能疏散肝经风热，又可凉肝息风止痉，故可用治小儿急慢惊风，破伤风证。治疗小儿急惊风，可与天竺黄、栀子、僵蚕等药配伍，如天竺黄散（《幼科释迷》）。治疗小儿慢惊风，以本品配伍全蝎、天南星等，如蝉蝎散（《幼科释迷》）。用治破伤风证牙关紧闭，手足抽搐，角弓反张，常与天麻、僵蚕、全蝎、天南星同用，如五虎追风散（广州中医学院主编《方剂学》引山西省史全恩家传方）。

此外，本品还常用以治疗小儿夜啼不安。现代研究证明，该药能镇静安神，故用之有效。

【用法用量】　煎服，3～6g，或单味研末冲服。一般病证用量宜小；止痉则需大量。

【使用注意】　《名医别录》有"主妇人生子不下"的记载，故孕妇当慎用。

【鉴别用药】　薄荷、牛蒡子与蝉蜕三药皆能疏散风热，透疹、利咽，均可用于外感风热或温病初起，发热、微恶风寒、头痛；麻疹初起，透发不畅；风疹瘙痒；风热上攻，咽喉肿痛等证。但薄荷辛凉芳香，轻清凉散，发汗之力较强，故外感风热、发热无汗者薄荷首选。且薄荷又能清利头目、疏肝行气。牛蒡子辛散苦泄，性寒滑利，兼能宣肺祛痰，故外感风热、发热、咳嗽、咯痰不畅者，牛蒡子尤为适宜。同时，牛蒡子外散风热，内解热毒，有清热解毒散肿之功。蝉蜕甘寒质轻，既能疏散肺经风热而利咽、透疹、止痒，又长于疏散肝经风热而明目退翳，凉肝息风止痉。

【古籍摘要】

1. 《药性论》："治小儿浑身壮热惊痫。"

2. 《本草纲目》："治头风眩运，皮肤风热，痘疹作痒，破伤风及疔肿毒疮，大人失音，小儿嗓风天吊，惊哭夜啼，阴肿。"

【现代研究】

1. 化学成分　本品含大量甲壳质，并含异黄质蝶呤、赤蝶呤、蛋白质、氨基酸、有机酸、酚类化合物等成分。

2. 药理作用　蝉蜕具有抗惊厥作用，其酒剂能使实验性破伤风家兔的平均存活期延长，可减轻家兔已形成的破伤风惊厥。蝉蜕能对抗士的宁、可卡因、菸碱等中枢兴奋药引起的小鼠惊厥死亡，抗惊厥作用蝉蜕身较头足强。本品具有镇静作用，能显著减少正常小鼠的自发活动，延长戊巴比妥钠的睡眠时间，对抗咖啡因的兴奋作用。蝉蜕尚有解热作用，其中蝉蜕头足较身部的解热作用强。

桑 叶 Sangye

《神农本草经》

为桑科植物桑 *Morus alba* L. 的干燥叶。我国各地大都有野生或栽培。初霜后采收，除去杂质，晒干。生用或蜜炙用。

【药性】 甘、苦，寒。归肺、肝经。

【功效】 疏散风热，清肺润燥，平抑肝阳，清肝明目。

【应用】

1. 风热感冒，温病初起 本品甘寒质轻，轻清疏散，虽疏散风热作用较为缓和，但又能清肺热、润肺燥，故常用于风热感冒，或温病初起，温热犯肺，发热、咽痒、咳嗽等症，常与菊花相须为用，并配伍连翘、薄荷、桔梗等药，如桑菊饮（《温病条辨》）。

2. 肺热咳嗽、燥热咳嗽 本品苦寒清泄肺热，甘寒凉润肺燥，故可用于肺热或燥热伤肺，咳嗽痰少，色黄而黏稠，或干咳少痰、咽痒等症。轻者可配杏仁、沙参、贝母等同用，如桑杏汤（《温病条辨》）；重者可配生石膏、麦冬、阿胶等同用，如清燥救肺汤（《医门法律》）。

3. 肝阳上亢眩晕 本品苦寒，兼入肝经，有平降肝阳之效，故可用治肝阳上亢，头痛眩晕，头重脚轻，烦躁易怒者，常与菊花、石决明、白芍等平抑肝阳药同用。

4. 目赤昏花 本品既能疏散风热，又苦寒入肝能清泄肝热，且甘润益阴以明目，故常用治风热上攻、肝火上炎所致的目赤、涩痛、多泪，可配伍菊花、蝉蜕、夏枯草、决明子等疏散风热、清肝明目之品。若肝肾精血不足，目失所养，眼目昏花，视物不清，常配伍滋补精血之黑芝麻，如扶桑至宝丹（《寿世保元》）。若肝热引起的头昏、头痛，本品亦可与菊花、石决明、夏枯草等清肝药同用。

此外，本品尚能凉血止血，还可用治血热妄行之咳血、吐血、衄血，宜与其他凉血止血药同用。

【用法用量】 煎服，5~9g；或入丸散。外用煎水洗眼。桑叶蜜制能增强润肺止咳的作用，故肺燥咳嗽多用蜜制桑叶。

【古籍摘要】

1. 《神农本草经》："除寒热，出汗。"

2. 《本草纲目》："治劳热咳嗽，明目，长发。"

【现代研究】

1. 化学成分 本品含脱皮固酮、芸香苷、桑苷、槲皮素、异槲皮素、东莨菪素、东莨菪苷等。

2. 药理作用 鲜桑叶煎剂体外试验对金黄色葡萄球菌、乙型溶血性链球菌等多种致病菌有抑制作用，煎剂有抑制钩端螺旋体的作用。对多种原因引起的动物高血糖症均有降糖作用，所含脱皮固酮能促进葡萄糖转化为糖原，但不影响正常动物的血糖水平。脱皮激素还能降低血脂水平，对人体能促进蛋白质合成，排除体内胆固醇，降低血脂。

菊 花 Juhua

《神农本草经》

为菊科植物菊 *Chrysanthemum morifolium* Ramat. 的干燥头状花序。主产于浙江、安徽、河南等省。四川、河北、山东等省亦产。多栽培。9~11月花盛开时分批花采收，阴干或焙干，或熏、蒸后晒干。生用。药材按产地和加工方法的不同，分为"亳菊"、"滁菊"、"贡菊"、"杭菊"等，以亳菊和滁菊品质最优。由于花的颜色不同，又有黄菊花和白菊花之分。

【药性】　辛、甘、苦，微寒。归肺、肝经。

【功效】　疏散风热，平抑肝阳，清肝明目，清热解毒。

【应用】

1. 风热感冒，温病初起　本品味辛疏散，体轻达表，气清上浮，微寒清热，功能疏散肺经风热，但发散表邪之力不强。常用治风热感冒，或温病初起，温邪犯肺，发热、头痛、咳嗽等症，每与性能功用相似的桑叶相须为用，并常配伍连翘、薄荷、桔梗等，如桑菊饮（《温病条辨》）。

2. 肝阳眩晕，肝风实证　本品性寒，入肝经，能清肝热、平肝阳，常用治肝阳上亢，头痛眩晕，每与石决明、珍珠母、白芍等平肝潜阳药同用。若肝火上攻而眩晕、头痛，以及肝经热盛、热极动风者，可与羚羊角、钩藤、桑叶等清肝热、息肝风药同用，如羚角钩藤汤（《通俗伤寒论》）。

3. 目赤昏花　本品辛散苦泄，微寒清热，入肝经，既能疏散肝经风热，又能清泄肝热以明目，故可用治肝经风热，或肝火上攻所致目赤肿痛，治疗前者常与蝉蜕、木贼、白僵蚕等疏散风热明目药配伍，治疗后者可与石决明、决明子、夏枯草等清肝明目药同用。若肝肾精血不足，目失所养，眼目昏花，视物不清，又常配伍枸杞子、熟地黄、山茱萸等滋补肝肾、益阴明目药，如杞菊地黄丸（《医级》）。

4. 疮痈肿毒　本品味苦性微寒，能清热解毒，可用治疮痈肿毒，常与金银花、生甘草同用，如甘菊汤（《揣摩有得集》）。因其清热解毒、消散痈肿之力不及野菊花，故临床较野菊花少用。

【用法用量】　煎服，5~9g。疏散风热宜用黄菊花，平肝、清肝明目宜用白菊花。

【鉴别用药】　桑叶与菊花皆能疏散风热，平抑肝阳，清肝明目，同可用治风热感冒或温病初起，发热、微恶风寒、头痛，肝阳上亢，头痛眩晕，风热上攻或肝火上炎所致的目赤肿痛，以及肝肾精血不足，目暗昏花等证。但桑叶疏散风热之力较强，又能清肺润燥，凉血止血。菊花平肝、清肝明目之力较强，又能清热解毒。

【古籍摘要】

1.《神农本草经》："主诸风头眩、肿痛，目欲脱，泪出，皮肤死肌，恶风湿痹，利血气。"

2.《用药心法》:"去翳膜,明目。"

【现代研究】

1. 化学成分 本品含挥发油,油中为龙脑、樟脑、菊油环酮等,此外,尚含有菊苷、腺嘌呤、胆碱、黄酮、水苏碱、维生素 A、维生素 B_1、维生素 E、氨基酸及刺槐素等。

2. 药理作用 菊花水浸剂或煎剂,对金黄色葡萄球菌、多种致病性杆菌及皮肤真菌均有一定抗菌作用。本品对流感病毒 PR3 和钩端螺旋体也有抑制作用。菊花制剂有扩张冠状动脉、增加冠脉血流量、提高心肌耗氧量的作用,并具有降压、缩短凝血时间、解热、抗炎、镇静作用。

蔓 荆 子 Manjingzi

《神农本草经》

为马鞭草科植物单叶蔓荆 *Vitex trifolia* L. var. *simplicifolia* Cham. 或蔓荆 *Vitex trifolia* L. 的干燥成熟果实。单叶蔓荆主产于山东、江西、浙江、福建等省;蔓荆主产于广东、广西等省区。秋季果实成熟时采收,除去杂质,晒干。生用或炒用。

【药性】 辛、苦,微寒。归膀胱、肝、胃经。

【功效】 疏散风热,清利头目。

【应用】

1. 风热感冒,头昏头痛 本品辛能散风,微寒清热,轻浮上行,解表之力较弱,偏于清利头目、疏散头面之邪。故风热感冒而头昏头痛者,较为多用,常与薄荷、菊花等疏散风热、清利头目药同用。若风邪上攻之偏头痛,常配伍川芎、白芷、细辛等祛风止痛药。

2. 目赤肿痛,耳鸣耳聋 本品辛散苦泄微寒,功能疏散风热,清利头目,可用治风热上攻,目赤肿痛,目昏多泪,常与菊花、蝉蜕、白蒺藜等祛风明目药同用。本品药性升发,清利头目,与黄芪、人参、升麻、葛根等补气升阳药同用,还治疗中气不足,清阳不升,耳鸣耳聋,如益气聪明汤(《证治准绳》)。

此外,取本品祛风止痛之功,也可用治风湿痹痛,每与羌活、独活、川芎、防风等同用,如羌活胜湿汤(《内外伤辨惑论》)。

【用法用量】 煎服,5~9g。

【古籍摘要】

1.《神农本草经》:"主筋骨间寒热,湿痹拘挛,明目,坚齿,利九窍,去白虫。"

2.《名医别录》:"去长虫,主风头痛,脑鸣,目泪出。益气,令人光泽脂致。"

【现代研究】

1. 化学成分 本品含挥发油,主要成分为茨烯、蒎烯,并含蔓荆子黄素、脂肪油、生物碱和维生素 A 等。

2. 药理作用 蔓荆子有一定的镇静、止痛、退热作用。蔓荆子黄素有抗菌、抗病毒作用。蔓荆叶蒸馏提取物具有增进外周和内脏微循环的作用。

柴 胡 Chaihu

《神农本草经》

为伞形科植物柴胡 *Bupleurum chinensie* DC. 或狭叶柴胡 *Bupleurum scorzonerifolium* Willd. 的干燥根。按性状不同，分别习称"北柴胡"及"南柴胡"。北柴胡主产于河北、河南、辽宁、湖北、陕西等省；南柴胡主产于湖北、四川、安徽、黑龙江、吉林等省。春、秋二季采挖，除去茎叶及泥沙，干燥。切段，生用或醋炙用。

【药性】 苦、辛，微寒。归肝、胆经。

【功效】 解表退热，疏肝解郁，升举阳气。

【应用】

1. 表证发热，少阳证 本品辛散苦泄，微寒退热，善于祛邪解表退热和疏散少阳半表半里之邪。对于外感表证发热，无论风热、风寒表证，皆可使用。治疗风寒感冒，恶寒发热、头身疼痛，常与防风、生姜等药配伍，如正柴胡饮（《景岳全书》）。若外感风寒，寒邪入里化热，恶寒渐轻，身热增盛者，柴胡多与葛根、羌活、黄芩、石膏等同用，以解表清里，如柴葛解肌汤（《伤寒六书》）。治疗风热感冒，发热，头痛等症，可与菊花、薄荷、升麻等辛凉解表药同用。现代用柴胡制成的单味或复方注射液，对于外感发热，有较好的解表退热作用。若伤寒邪在少阳，寒热往来、胸胁苦满、口苦咽干、目眩，本品用之最宜，为治少阳证之要药，常与黄芩同用，以清半表半里之热，共收和解少阳之功，如小柴胡汤（《伤寒论》）。

2. 肝郁气滞 本品辛行苦泄，性善条达肝气，疏肝解郁。治疗肝失疏泄，气机郁阻所致的胸胁或少腹胀痛、情志抑郁、妇女月经失调、痛经等症，常与香附、川芎、白芍同用，如柴胡疏肝散（《景岳全书》）。若肝郁血虚，脾失健运，妇女月经不调，乳房胀痛，胁肋作痛，神疲食少，脉弦而虚者，常配伍当归、白芍、白术、茯苓等，如逍遥散（《和剂局方》）。

3. 气虚下陷，脏器脱垂 本品能升举脾胃清阳之气，可用治中气不足，气虚下陷所致的脘腹重坠作胀，食少倦怠，久泻脱肛，子宫下垂、肾下垂等脏器脱垂，常与人参、黄芪、升麻等同用，以补气升阳，如补中益气汤（《脾胃论》）。

此外，本品还可退热截疟，又为治疗疟疾寒热的常用药，常与黄芩、常山、草果等同用。

【用法用量】 煎服，3~9g。解表退热宜生用，且用量宜稍重，疏肝解郁宜醋炙，升阳可生用或酒炙，其用量均宜稍轻。

【使用注意】 柴胡其性升散，古人有"柴胡劫肝阴"之说，阴虚阳亢，肝风内动，阴虚火旺及气机上逆者忌用或慎用。

【古籍摘要】

1.《神农本草经》："主心腹肠胃结气，饮食积聚，寒热邪气，推陈致新。"

2.《本草纲目》："治阳气下陷，平肝、胆、三焦、包络相火，及头痛、眩晕，目昏、赤痛障翳，耳聋鸣，诸疟，及肥气寒热，妇人热入血室，经水不调，小儿痘疹余热，五疳羸热。"

【现代研究】

1. 化学成分 柴胡根含 α - 菠菜甾醇、春福寿草醇及柴胡皂苷 a、c、d，另含挥发油等。狭叶柴胡根含柴胡皂苷 a、c、d 及挥发油、柴胡醇、春福寿草醇、α - 菠菜甾醇等。

2. 药理作用 柴胡具有镇静、安定、镇痛、解热、镇咳等广泛的中枢抑制作用。柴胡及其有效成分柴胡皂苷有抗炎作用，其抗炎作用与促进肾上腺皮质系统功能等有关。柴胡皂苷又有降低血浆胆固醇作用。柴胡有较好的抗脂肪肝、抗肝损伤、利胆、降低转氨酶、兴奋肠平滑肌、抑制胃酸分泌、抗溃疡、抑制胰蛋白酶等作用。柴胡煎剂对结核杆菌有抑制作用。此外，柴胡还有抗感冒病毒、增加蛋白质生物合成、抗肿瘤、抗辐射及增强免疫功能等作用。

附注：同属植物尚有多种都可入药，如银州柴胡 B. yinchowense Shanet Y. Li；兴安柴胡 B. sibiricum Vest；竹叶柴胡 B. marginatum Wall. ex DC. 等。而大叶柴胡 Bupleurum longiradiatumTurcz. 的干燥根茎，表面密生环节，有毒，不可当柴胡用。

升 麻 Shengma

《神农本草经》

为毛茛科植物大三叶升麻 Cimicifuga heracleifolia Kom.、兴安升麻 Cimicifuga dahurica (Turcz.) Maxim. 或升麻 Cimicifuga foetida L. 的干燥根茎。主产于辽宁、吉林、黑龙江，河北、山西、陕西、四川、青海等省亦产。秋季采挖，除去泥沙，晒至须根干时，燎去或除去须根，晒干。切片，生用或蜜制用。

【药性】 辛、微甘，微寒。归肺、脾、胃、大肠经。

【功效】 解表透疹，清热解毒，升举阳气。

【应用】

1. 外感表证 本品辛甘微寒，性能升散，有发表退热之功。治疗风热感冒，温病初起，发热、头痛等症，可与桑叶、菊花、薄荷、连翘等同用。治疗风寒感冒，恶寒发热，无汗，头痛，咳嗽者，常配伍麻黄、紫苏、白芷、川芎等药，如十神汤（《和剂局方》）。若外感风热夹湿之阳明经头痛，额前作痛，呕逆，心烦痞满者，可与苍术、葛根、鲜荷叶等配伍，如清震汤（《症因脉治》）。

2. 麻疹不透 本品能辛散发表，透发麻疹，用治麻疹初起，透发不畅，常与葛根、白芍、甘草等同用，如升麻葛根汤（《阎氏小儿方论》）。若麻疹欲出不出，身热无汗，咳嗽咽痛，烦渴尿赤者，常配伍葛根、薄荷、牛蒡子、荆芥等药，如宣毒发表汤（《痘疹仁端录》）。

3. 齿痛口疮，咽喉肿痛，温毒发斑 本品甘寒，以清热解毒功效见长，为清热解毒之良药，可用治热毒所致的多种病证。因其尤善清解阳明热毒，故胃火炽盛成毒的牙龈肿痛、口舌生疮、咽肿喉痛以及皮肤疮毒等尤为多用。治疗牙龈肿痛、口舌生疮，多与生石膏、黄连等同用，如清胃散（《兰室秘藏》）。治疗风热疫毒上攻之大头瘟，头面红肿，咽喉肿痛，常与黄芩、黄连、玄参、板蓝根等药配伍，如普济消毒饮（《东垣试效方》）。治疗痄腮肿痛，可与黄连、连翘、牛蒡子等药配伍，如升麻黄连汤（《外科枢要》）。用治温毒发斑，常与生石膏、大青叶、紫草等同用。

4. 气虚下陷，脏器脱垂，崩漏下血　本品入脾胃经，善引脾胃清阳之气上升，其升提之力较柴胡为强。故常用治中气不足，气虚下陷所致的脘腹重坠作胀，食少倦怠，久泻脱肛，子宫下垂，肾下垂等脏器脱垂，多与黄芪、人参、柴胡等同用，以补气升阳，如补中益气汤（《脾胃论》）；若胸中大气下陷，气短不足以息，又常以本品配柴胡、黄芪、桔梗等同用，如升陷汤（《医学衷中参西录》）。治疗气虚下陷，月经量多或崩漏者，则以本品配伍人参、黄芪、白术等补中益气药，如举元煎（《景岳全书》）。

【用法用量】　煎服，3~9g。发表透疹、清热解毒宜生用，升阳举陷宜炙用。

【使用注意】　麻疹已透，阴虚火旺，以及阴虚阳亢者，均当忌用。

【古籍摘要】

1.《神农本草经》：“主解百毒，辟温疾、障邪。”

2.《名医别录》：“主中恶腹痛，时气毒疠，头痛寒热，风肿诸毒，喉痛口疮。”

【现代研究】

1. 化学成分　本品含升麻碱、水杨酸、咖啡酸、阿魏酸、鞣质等；兴安升麻含升麻苦味素、升麻醇、升麻醇木糖苷、北升麻醇、异阿魏酸、齿阿米素、齿阿米醇、升麻素、皂苷等。

2. 药理作用　升麻对结核杆菌、金黄色葡萄球菌和卡他球菌有中度抗菌作用。北升麻提取物具有解热、抗炎、镇痛、抗惊厥、升高白细胞、抑制血小板聚集及释放等作用。升麻对氯乙酰胆碱、组织胺和氯化钡所致的肠管痉挛均有一定的抑制作用，还具有抑制心脏、减慢心率、降低血压、抑制肠管和妊娠子宫痉挛等作用。其生药与炭药均能缩短凝血时间。

葛 根　Gegen

《神农本草经》

为豆科植物野葛 *Pueraria lobata*（Willd.）Ohwi 的干燥根。主产于湖南、河南、广东、浙江、四川等省。秋、冬二季采挖。趁鲜切成厚片或小块；干燥。

【药性】　甘、辛，凉。归脾、胃经。

【功效】　解肌退热，透疹，生津止渴，升阳止泻。

【应用】

1. 表证发热，项背强痛　本品甘辛性凉，轻扬升散，具有发汗解表，解肌退热之功。外感表证发热，无论风寒与风热，均可选用本品。治疗风热感冒，发热、头痛等症，可与薄荷、菊花、蔓荆子等辛凉解表药同用。若风寒感冒，邪郁化热，发热重，恶寒轻，头痛无汗，目疼鼻干，口微渴，苔薄黄等症，常配伍柴胡、黄芩、白芷、羌活等药，如柴葛解肌汤（《伤寒六书》）。本品既能辛散发表以退热，又长于缓解外邪郁阻、经气不利、筋脉失养所致的项背强痛，故风寒感冒，表实无汗，恶寒，项背强痛者，常与麻黄、桂枝等同用，如葛根汤（《伤寒论》）；若表虚汗出，恶风，项背强痛者，常与桂枝、白芍等配伍，如桂枝加葛根汤（《伤寒论》）。

2. 麻疹不透　本品味辛性凉，有发表散邪，解肌退热，透发麻疹之功，故可用治麻疹初起，表邪外束，疹出不畅，常与升麻、芍药、甘草等同用，如升麻葛根汤（《阎氏小儿方论》）。若麻疹初起，已现麻疹，但疹出不畅，见发热咳嗽，或乍冷乍热者，可配伍牛蒡子、荆芥、蝉蜕、前胡等药，如葛根解肌汤（《麻科活人全书》）。

3. 热病口渴，阴虚消渴　本品甘凉，于清热之中，又能鼓舞脾胃清阳之气上升，而有生津止渴之功。用治热病津伤口渴，常与芦根、天花粉、知母等同用。治疗消渴证属阴津不足者，可与天花粉、鲜地黄、麦门冬等清热养阴生津药配伍，如天花散（《仁斋直指方》）；若内热消渴，口渴多饮，体瘦乏力，气阴不足者，又多配伍乌梅、天花粉、麦冬、党参、黄芪等药，如玉泉丸（《沈氏尊生书》）。

4. 热泄热痢，脾虚泄泻　本品味辛升发，能升发清阳，鼓舞脾胃清阳之气上升而奏止泻痢之效，故可用治表证未解，邪热入里，身热，下利臭秽，肛门有灼热感，苔黄脉数，或湿热泻痢，热重于湿者，常与黄芩、黄连、甘草同用，如葛根芩连汤（《伤寒论》）。若脾虚泄泻，常配伍人参、白术、木香等药，如七味白术散（《小儿药证直诀》）。

此外，葛根能直接扩张血管，使外周阻力下降，而有明显降压作用，能较好缓解高血压病人的"项紧"症状，故临床常用治高血压病颈项强痛，如北京同仁堂生产的愈风宁心片即由葛根一味药组成。

【用法用量】　煎服，9～15g。解肌退热、透疹、生津宜生用，升阳止泻宜煨用。

【鉴别用药】　柴胡、升麻、葛根三者皆能发表、升阳，均可用治风热感冒、发热、头痛，以及清阳不升等证。其中：柴胡、升麻两者均能升阳举陷，用治气虚下陷，食少便溏、久泻脱肛、胃下垂、肾下垂、子宫脱垂等脏器脱垂；升麻、葛根两者又能透疹，常用治麻疹初起、透发不畅。但柴胡主升肝胆之气，长于疏散少阳半表半里之邪、退热，疏肝解郁，为治疗少阳证的要药。又常用于伤寒邪在少阳，寒热往来、胸胁苦满、口苦咽干、目眩；感冒发热；肝郁气滞，胸胁胀痛、月经不调、痛经等证。升麻主升脾胃清阳之气，其升提（升阳举陷）之力较柴胡为强，并善于清热解毒，又常用于多种热毒病证。葛根主升脾胃清阳之气而达到生津止渴、止泻之功，常用于热病烦渴，阴虚消渴；热泄热痢，脾虚泄泻。同时，葛根解肌退热，对于外感表证，发热恶寒、头痛无汗、项背强痛，无论风寒表证、风热表证，均可使用。

【古籍摘要】

1. 《神农本草经》："主消渴，身大热，呕吐，诸痹，起阴气，解诸毒。"

2. 《名医别录》："疗伤寒中风头痛，解肌发表，出汗，开腠理，疗金疮，止痛，胁风痛。""生根汁，疗消渴，伤寒壮热。"

【现代研究】

1. 化学成分　本品主要含黄酮类物质如大豆苷、大豆苷元、葛根素等，还有大豆素 –4，7 –二葡萄糖苷、葛根素 –7 –木糖苷，葛根醇、葛根藤素及异黄酮苷和淀粉。

2. 药理作用　葛根煎剂、醇浸剂、总黄酮、大豆苷、葛根素均能对抗垂体后叶素引起的急性心肌缺血。葛根总黄酮能扩张冠脉血管和脑血管，增加冠脉血流量和脑血流量，降低心肌耗氧量，增加氧供应。葛根能直接扩张血管，使外周阻力下降，而有明显降压作用，能较好缓解高血压病人的"项紧"症状。葛根素能改善微循环，提高局部微血流量，抑制血小板凝集。葛根有广泛的 β - 受体阻滞作用。对小鼠离体肠管有明显解痉作用，能对抗乙酰胆碱所致的肠管痉挛。葛根还具有明显解热作用，并有轻微降血糖作用。

附药：葛花 Gehua

为葛的未开放的花蕾。性味甘，平。功能解酒毒，醒脾和胃。主要用于饮酒过度，头痛头昏、烦渴、呕吐、胸膈饱胀等症。常用量 3 ~ 15g。

淡 豆 豉 Dandouchi

《名医别录》

为豆科植物大豆 *Glycine max* （L.） Merr. 的成熟种子的发酵加工品。全国各地均产。晒干，生用。

【药性】 苦、辛，凉。归肺、胃经。

【功效】 解表，除烦，宣发郁热。

1. 外感表证 本品辛散轻浮，能疏散表邪，且发汗解表之力颇为平稳，无论风寒、风热表证，皆可配伍使用。用治风热感冒，或温病初起，发热、微恶风寒，头痛口渴，咽痛等症，常与金银花、连翘、薄荷、牛蒡子等药同用，如银翘散（《温病条辨》）；若风寒感冒初起，恶寒发热、无汗、头痛、鼻塞等症，常配葱白，如葱豉汤（《肘后备急方》，简称《肘后方》）。

2. 热病烦闷 本品辛散苦泄性凉，既能透散外邪，又能宣散邪热、除烦，常与清热泻火除烦的栀子同用，治疗外感热病，邪热内郁胸中，心中懊恼，烦热不眠，如栀子豉汤（《伤寒论》）。

【用法用量】 煎服，6 ~ 12g。

【古籍摘要】

1. 《名医别录》："主伤寒头痛，寒热，瘴气恶毒，烦躁满闷，虚劳喘急，两脚疼冷。"
2. 《本草纲目》："下气，调中。治伤寒温毒发斑，呕逆。"

【现代研究】

1. 化学成分 本品含脂肪、蛋白质和酶类等成分。

2. 药理作用 淡豆豉有微弱的发汗作用，并有健胃、助消化作用。

附药：大豆黄卷 Dadouhuangjuan

本品系采用大豆浸水湿润发芽，晒干而成。性味甘、淡，平；归脾、胃经。功效解表祛暑，清热利湿。适用于暑湿、湿温初起，湿热内蕴所致发热汗少，恶寒身重，胸闷苔腻等症。用量 10 ~ 15g。

浮 萍 Fuping

《神农本草经》

为浮萍科草本植物紫萍 *Spirodela polyrrhiza* （L.） Schleid. 的干燥全草。全国各地池沼均有产，以湖北、江苏、浙江、福建、四川等省产量大。6~9月采收，除去杂质，晒干。生用。

【药性】 辛，寒。归肺、膀胱经。

【功效】 发汗解表，透疹止痒，利尿消肿。

【应用】

1. 风热感冒 本品辛寒，质轻上浮，有宣肺发汗，疏散风热之功，较宜于风热感冒，发热无汗等症，可与薄荷、蝉蜕、连翘等同用。若风寒感冒，恶寒无汗，亦可与麻黄、香薷、羌活等发散风寒药同用。

2. 麻疹不透 本品辛散，能疏散风热，解表透疹。用于麻疹初起，疹出不畅，常与薄荷、蝉蜕、牛蒡子等同用。

3. 风疹瘙痒 本品辛散，具有祛风止痒之功，可用治风邪郁闭肌表，风疹瘙痒。偏于风热者，多与蝉蜕、薄荷、牛蒡子等辛凉类疏风止痒药同用；偏于风寒者，多与麻黄、防风、荆芥等辛温类祛风止痒药同用。

4. 水肿尿少 本品上可开宣肺气而发汗透邪，下可通调水道而利尿消肿，故以治疗水肿尿少兼风热表证者为宜，可单用，或与麻黄、连翘、冬瓜皮等同用。

【用法用量】 煎服，3~9g。外用适量，煎汤浸洗。

【使用注意】 表虚自汗者不宜使用。

【古籍摘要】

1.《神农本草经》："主暴热身痒，下水气，胜酒，长须发，止消渴。"

2.《本草图经》："治时行热病，亦堪发汗。"

【现代研究】

1. 化学成分 本品含红草素、牡荆素等黄酮类化合物。此外，还含有胡萝卜素、叶黄素、醋酸钾、氯化钾、碘、溴、脂肪酸等物质。

2. 药理作用 浮萍有利尿作用，其有效成分主要为醋酸钾及氯化钾。浮萍水浸膏有强心作用，并能收缩血管使血压上升。此外，尚有解热及抑菌作用。

木 贼 Muzei

《嘉祐本草》

为木贼科植物木贼 *Equisetum hiemale* L. 的干燥地上部分。主产于黑龙江、吉林、辽宁、河北、内蒙古、新疆、青海、陕西、甘肃、安徽、湖北、四川、贵州、山西等省区。夏、秋二季采割，除去杂质，晒干或阴干。切段，生用。

【药性】 甘、苦，平。归肺、肝经。

【功效】 疏散风热，明目退翳。

【应用】

1. 风热目赤，迎风流泪，目生翳障 本品功能疏散风热，明目退翳，较少用于一般风热感冒，而主要用于风热上攻于目，目赤肿痛，多泪，目生翳障，常与蝉蜕、谷精草、菊花等疏散风热、明目退翳药同用。若肝热目赤，可与决明子、夏枯草、菊花等清肝明目药配伍。

2. 出血证　本品兼有止血作用，但药力薄弱，较少单独使用，宜与其他止血药配伍治疗出血证。治疗肠风下血，可与槐角、荆芥等配伍，如木贼散（《仁斋直指方》）。内蒙古《中草药新医疗法资料选编》记载，用本品配伍黄柏、益母草、五倍子等，研末，外用或内服，治疗外伤出血、消化道出血、妇科出血等。

【用法用量】　煎服，3~9g。

【古籍摘要】

1.《嘉祐本草》："主目疾，退翳膜。又消积块，益肝胆，明目，疗肠风，止痢及妇人月水不断。"

2.《本草纲目》："解肌，止泪，止血，去风湿，疝痛，大肠肛脱。"

【现代研究】

1. 化学成分　本品含挥发油、黄酮及犬问荆碱、二甲砜、果糖等成分。

2. 药理作用　本品有较明显的扩张血管、降压作用，并能增加冠状动脉血流量，使心率减慢。此外，还有抑制中枢神经、抗炎、收敛及利尿等作用。

第九章
清 热 药

凡以清解里热、治疗里热证为主的药物，称为清热药。

本类药物药性寒凉，沉降入里，通过清热泻火、凉血、解毒及清虚热等不同作用，使里热得以清解。即《内经》所谓"热者寒之"，《神农本草经》所谓"疗热以寒药"的意思。

清热药主要用治温热病高热烦渴、湿热泻痢、温毒发斑、痈肿疮毒及阴虚发热等里热证。

由于发病原因不一，病情变化不同，患者体质有异，故里热证有热在气分、血分之分，有实热、虚热之别。根据清热药的功效及其主治证的差异，可将其分为五类：

清热泻火药：功能清气分热，主治气分实热证。

清热燥湿药：性偏苦燥清泄，功能清热燥湿，主治湿热泻痢、黄疸等证。

清热凉血药：主入血分，功能清血分热，主治血分实热证。

清热解毒药：功能清热解毒，主治热毒炽盛之痈肿疮疡等证。

清虚热药：功能清虚热、退骨蒸，主治热邪伤阴、阴虚发热。

使用清热药时，应辨明热证的虚实。实热证有气分热、营血分热及气血两燔之别，应分别予以清热泻火、清营凉血、气血两清；虚热证又有邪热伤阴、阴虚发热及肝肾阴虚、阴虚内热之异，则须清热养阴透热或滋阴凉血除蒸。若里热兼有表证，治宜先解表后清里，或配解表药用，以达到表里双解；若里热兼积滞，宜配通里泻下药用。

本类药物性多寒凉，易伤脾胃，故脾胃气虚，食少便溏者慎用；苦寒药物易化燥伤阴，热证伤阴或阴虚患者慎用；清热药禁用于阴盛格阳或真寒假热之证。

现代药理研究证明，清热药一般具有抗病原微生物和解热作用，部分药物有增强机体特异性或非特异性功能、抗肿瘤、抗变态反应及镇静、降血压等作用。

第一节 清热泻火药

热为火之渐，火为热之极。本类药物性味多苦寒或甘寒，清热力较强，用以治疗火热较盛的病证，故称为清热泻火药。本类药物以清泄气分邪热为主，适用于热病邪入气分而见高热、口渴、汗出、烦躁，甚或神昏谵语、舌红苔黄、脉洪数实者。此外，因各药归经的差异，还分别适用于肺热、胃热、心火、肝火等引起的脏腑火热证。

使用清热泻火药时，若里热炽盛而正气已虚，则宜选配补虚药，以扶正祛邪。

石 膏 Shigao

《神农本草经》

为硫酸盐类矿物硬石膏族石膏，主含含水硫酸钙（$CaSO_4 \cdot 2H_2O$）。主产于湖北、甘肃、四川、安徽等地，以湖北应城产者最佳。全年可采。采挖后，除去泥沙及杂石，研细生用或煅用。

【药性】　甘、辛，大寒。归肺、胃经。

【功效】　生用：清热泻火，除烦止渴；煅用：敛疮生肌，收湿，止血。

【应用】

1. 温热病气分实热证　本品性味辛甘寒，性寒清热泻火，辛寒解肌透热，甘寒清胃热、除烦渴，为清泻肺胃气分实热之要药。治温热病气分实热，症见壮热、烦渴、汗出、脉洪大者，常与知母相须为用，如白虎汤（《伤寒论》）。本品善清泻气分实热，若配清热凉血之玄参等，可治温病气血两燔，症见壮热、神昏谵语、发斑者，如化斑汤（《温病条辨》）。

本品既能清热泻火、除烦止渴，又能祛暑，配益气养阴之人参、麦冬等，可用治暑热初起，伤气耗阴或热病后期，余热未尽，气津两亏，症见身热、心烦、口渴者，如竹叶石膏汤（《伤寒论》）。

2. 肺热喘咳证　本品辛寒入肺经，善清肺经实热，配止咳平喘之麻黄、杏仁等，可治肺热喘咳、发热口渴者，如麻杏石甘汤（《伤寒论》）。

3. 胃火牙痛、头痛，实热消渴　本品功能清泻胃火，可用治胃火上攻之牙龈肿痛，常配黄连、升麻等药用，如清胃散（《外科正宗》）；若治胃火头痛，可配川芎用，如石膏川芎汤（《云岐子保命集论类要》）。取本品清泻胃热，配知母、生地黄、麦冬等，可用治胃热上蒸、耗伤津液之消渴证，如玉女煎（《景岳全书》）。

4. 溃疡不敛，湿疹瘙痒，水火烫伤，外伤出血　本品火煅外用，有敛疮生肌、收湿、止血等作用。用治溃疡不敛，可配红粉研末置患处，如九一散（《中国药典》2000 年版）；用治湿疹瘙痒，可配枯矾用，如二味隔纸膏（《景岳全书》）；用治湿疮肿痒，可配黄柏研末外掺，如石黄散（《青囊秘传》）；若治水火烫伤，可配青黛用，如牡蛎散（《外台秘要》）；治外伤出血，煅石膏研末外撒。

【用法用量】　生石膏煎服，15~60g，宜先煎。煅石膏适量外用，研末撒敷患处。

【使用注意】　脾胃虚寒及阴虚内热者忌用。

【古籍摘要】

1.《神农本草经》："主中风寒热，心下逆气，惊喘，口干舌焦，不能息，……产乳，金疮。"

2.《名医别录》："除时气头痛身热，三焦大热，皮肤热，肠胃中膈热，解肌发汗；止消渴烦逆，腹胀暴气喘息，咽热。"

【现代研究】

1. 化学成分　本品的主要成分为含水硫酸钙（$CaSO_4 \cdot 2H_2O$），含量不少于 95%。

2. 药理作用　生石膏退热的动物实验，结论不甚一致。白虎汤有明显的解热作用；石膏浸液对离体蟾蜍心及兔心小剂量时兴奋,大剂量时抑制;石膏有提高肌肉和外周神经兴奋性的作用;对家兔离体小肠和子宫,小剂量石膏使之振幅增大,大剂量则紧张度降低,振幅减小;石膏在 Hands 液中能明显增强兔肺泡巨噬细胞对白色葡萄球菌死菌及胶体金的吞噬能力,并能促进吞噬细胞的成熟;石膏液能使烧伤大鼠降低了的 T 细胞数、淋转百分率、淋转 CPM 值显著恢复;石膏有缩短血凝时间、利尿、增加胆汁排泄等作用。

寒 水 石 Hanshuishi

《神农本草经》

为硫酸盐类矿物芒硝的天然晶体。主产于山西、河北等地。全年可采,采挖后,去净泥沙、杂石,研碎生用,或煅用。

【药性】 辛、咸,寒。归心、胃、肾经。

【功效】 清热泻火。

【应用】

1. 热病烦渴,癫狂 本品入心经能清泻心火以除烦,入胃经而清泻胃火以止渴,故可用治温热病邪在气分,壮热烦渴者,常配石膏、滑石用,如三石汤(《温病条辨》)。取本品清泻心胃实火,可用治伤寒阳明热盛之癫狂,多配黄连、甘草用,如鹊石散(《本事方》);若配天竺黄、冰片等药用,可治痰热躁狂,如龙脑甘露丸(《姚僧坦集验方》)。

2. 口疮,热毒疮肿,丹毒烫伤 取本品清热泻火之功,可用治热毒疮疡等证。若治口疮,可配黄柏等分为末,撒敷患处,如蛾黄散(《济生方》);若治热毒疮肿,可用本品火煅,配青黛等分为末,香油调搽(《普济方》);若治水火烫伤,可配赤石脂等分为末,菜油调敷,破烂有水者,取药末撒患处,如水石散(《古方汇精》);若治小儿丹毒,可用本品研末,水调和猪胆汁涂之(《本草汇言》)。

【用法用量】 煎服,10 ~ 15g。外用适量。

【使用注意】 脾胃虚寒者忌服。

【古籍摘要】

1.《神农本草经》:"主身热,腹中积聚邪气,皮中如火烧,烦满,水饮之。"

2.《本经逢原》:"寒水石,治心肾积热之上药,《本经》治腹中积聚,咸能软坚也;身热皮中如火烧,咸能降火也。《金匮》风引汤,《和剂局方》紫雪,皆用以治有余之邪热也。"

【现代研究】

本品《神农本草经》名凝水石,据考证应为芒硝的天然结晶体。但近代所用之寒水石,在北方多为红石膏(主含硫酸钙),在南方多为方解石(主含碳酸钙)。

知 母 Zhimu

《神农本草经》

为百合科植物知母 *Anemarrhena asphodeloides* Bge. 的干燥根茎。主产于河北、山西及山东等地。春、秋二季采挖，除去须根及泥沙，晒干，习称"毛知母"。或除去外皮，晒干。切片入药，生用，或盐水炙用。

【药性】　苦、甘，寒。归肺、胃、肾经。

【功效】　清热泻火，滋阴润燥。

【应用】

1. 热病烦渴　本品味苦甘而性寒质润，苦寒能清热泻火除烦，甘寒质润能生津润燥止渴，善治外感热病，高热烦渴者，常与石膏相须为用，如白虎汤（《伤寒论》）。

2. 肺热燥咳　本品主入肺经而长于泻肺热、润肺燥，用治肺热燥咳，常配贝母用，如二母散（《证治准绳》）；若配杏仁、莱菔子，可治肺燥久嗽气急，如宁嗽煎（《奇方类编》）。

3. 骨蒸潮热　本品兼入肾经而能滋肾阴、泻肾火、退骨蒸，用治阴虚火旺所致骨蒸潮热、盗汗、心烦者，常配黄柏、生地黄等药用，如知柏地黄丸（《医宗金鉴》）。

4. 内热消渴　本品性甘寒质润，能泻肺火、滋肺阴，泻胃火、滋胃阴，泻肾火、滋肾阴，可用治阴虚内热之消渴证，常配天花粉、葛根等药用，如玉液汤（《医学衷中参西录》）。

5. 肠燥便秘　本品功能滋阴润燥，可用治阴虚肠燥便秘证，常配生地黄、玄参、麦冬等药用。

【用法用量】　煎服，6～12g。

【使用注意】　本品性寒质润，有滑肠作用，故脾虚便溏者不宜用。

【鉴别用药】　石膏、知母均能清热泻火，可用治温热病气分热盛及肺热咳嗽等证。但石膏泻火之中长于清解，重在清泻肺胃实火，肺热喘咳、胃火头痛牙痛多用石膏；知母泻火之中长于清润，肺热燥咳、内热骨蒸、消渴多选知母。

【古籍摘要】

1. 《神农本草经》："主消渴热中，除邪气，肢体浮肿，下水，补不足，益气。"

2. 《用药法象》："泻无根之肾火，疗有汗之骨蒸，止虚劳之热，滋化源之阴。"

【现代研究】

1. 化学成分　本品根茎含多种知母皂苷、知母多糖；此外，尚含芒果苷、异芒果苷、胆碱、烟酰胺、鞣酸、烟酸及多种金属元素、黏液质、还原糖等。

2. 药理作用　知母浸膏动物实验有防止和治疗大肠杆菌所致高热的作用；体外实验表明，知母煎剂对痢疾杆菌、伤寒杆菌、副伤寒杆菌、霍乱弧菌、大肠杆菌、变形杆菌、白喉杆菌、葡萄球菌、肺炎双球菌、β-溶血性链球菌、白色念珠菌及某些致病性皮肤癣菌等有不同程度的抑制作用；其所含知母聚糖 A、B、C、D 有降血糖作用，知母聚糖 B 的活性最强；知母皂苷有抗肿瘤作用。

芦　根　Lugen

《神农本草经》

　　为禾本科植物芦苇 *Phragmites communis* Trin. 的新鲜或干燥根茎。全国各地均有分布。全年均可采挖，除去芽、须根及膜状叶。鲜用，或切后晒干用。

【药性】　甘，寒。归肺、胃经。

【功效】　清热泻火，生津止渴，除烦，止呕，利尿。

【应用】

1. 热病烦渴　本品性味甘寒，既能清透肺胃气分实热，又能生津止渴、除烦，故可用治热病伤津，烦热口渴者，常配麦门冬、天花粉等药用；或以其鲜汁配麦冬汁、梨汁、荸荠汁、藕汁服，如五汁饮（《温病条辨》）。

2. 胃热呕哕　本品能清胃热而止呕逆，可用鲜品配青竹茹、生姜等煎服，如芦根饮子（《千金方》）；也可单用煎浓汁频饮（《肘后方》）。

3. 肺热咳嗽，肺痈吐脓　本品入肺经善清透肺热，用治肺热咳嗽，常配黄芩、浙贝母、瓜蒌等药用。若治风热咳嗽，可配桑叶、菊花、苦杏仁等药用，如桑菊饮（《温病条辨》）。若治肺痈吐脓，则多配薏苡仁、冬瓜仁等用，如苇茎汤（《千金方》）。

4. 热淋涩痛　本品功能清热利尿，可用治热淋涩痛，小便短赤，常配白茅根、车前子等用。

【用法用量】　煎服，干品 15～30g；鲜品加倍，或捣汁用。

【使用注意】　脾胃虚寒者忌服。

【鉴别用药】　芦根为芦苇的根茎，苇茎为芦苇的嫩茎。二者出自同一种植物，功效相近。但芦根长于生津止渴，苇茎长于清透肺热，略有侧重。药市中多无苇茎供应，可以芦根代之。

【古籍摘要】

1.《神农本草经》："主消渴客热。"

2.《玉楸药解》："清降肺胃，消荡郁烦，生津止渴，除烦下食，治噎膈懊憹。"

【现代研究】

1. 化学成分　本品所含碳水化合物中有木聚糖等多种具免疫活性的多聚糖类化合物，并含有多聚醇、甜菜碱、薏苡素、游离脯氨基酸、天门冬酰胺及黄酮类化合物苜蓿素等。

2. 药理作用　本品有解热、镇静、镇痛、降血压、降血糖、抗氧化及雌性激素样作用，对β-溶血链球菌有抑制作用，所含薏苡素对骨骼肌有抑制作用，苜蓿素对肠管有松弛作用。

天 花 粉 Tianhuafen

《神农本草经》

为葫芦科植物栝楼 *Trichosanthes kirilowii* Maxim. 或双边栝楼 *Trichosanthes rosthornii* Herms 的干燥根。全国南北各地均产，以河南安阳一带产者质量较好。秋、冬二季采挖，洗净，除去外皮，切厚片。鲜用或干燥用。

【药性】　甘、微苦，微寒。归肺、胃经。

【功效】　清热泻火，生津止渴，消肿排脓。

【应用】

1. 热病烦渴　本品甘寒，既能清肺胃二经实热，又能生津止渴，故常用治热病烦渴，可配芦根、麦门冬等用；或配生地黄、五味子用，如天花散（《仁斋直指方》）；取本品生津止渴之功，配沙参、麦门冬、玉竹等用，可治燥伤肺胃，咽干口渴，如沙参麦冬汤（《温病条辨》）。

2. 肺热燥咳　本品既能泻火以清肺热，又能生津以润肺燥，用治燥热伤肺，干咳少痰、痰中带血等肺热燥咳证，可配天门冬、麦门冬、生地黄等药用，如滋燥饮（《杂病源流犀烛》）；取本品生津润燥之功，配人参用治燥热伤肺，气阴两伤之咳喘咯血，如参花散（《万病回春》）。

3. 内热消渴　本品善清肺胃热、生津止渴，可用治积热内蕴，化燥伤津之消渴证，常配麦门冬、芦根、白茅根等药用（《千金方》）；若配人参，则治内热消渴，气阴两伤者，如玉壶丸（《仁斋直指方》）。

4. 疮疡肿毒　本品既能清热泻火而解毒，又能消肿排脓以疗疮，用治疮疡初起，热毒炽盛，未成脓者可使消散，脓已成者可溃疮排脓，常与金银花、白芷、穿山甲等同用，如仙方活命饮（《妇人良方》）；取本品清热、消肿作用，配薄荷等分为末，西瓜汁送服，可治风热上攻，咽喉肿痛，如银锁匙（《外科百效全书》）。

【用法用量】　煎服，10～15g。

【使用注意】　不宜与乌头类药材同用。

【古籍摘要】

1.《神农本草经》："主消渴，身热，烦满大热，补虚，安中，续绝伤。"

2.《本草汇言》："天花粉，退五脏郁热，如心火盛而舌干口燥，肺火盛而咽肿喉痹，脾火盛而口舌齿肿，痰火盛而咳嗽不宁。若肝火之胁胀走注，肾火之骨蒸烦热，或痈疽已溃未溃，而热毒不散，或五疸身目俱黄，而小水若淋若涩，是皆火热郁结所致。惟此剂能开郁结，降痰火，并能治之。又其性甘寒，善能治渴，从补药而治虚渴，从凉药而治火渴，从气药而治郁渴，从血药而治烦渴，乃治渴之要药也。"

【现代研究】

1. 化学成分　本品主要含淀粉、皂苷、多糖类、氨基酸类、酶类和天花粉蛋白等。

2. 药理作用　皮下或肌肉注射天花粉蛋白，有引产和中止妊娠的作用；天花粉蛋白有免疫刺激和免疫抑制两种作用；体外实验证明，天花粉蛋白可抑制艾滋病病毒（HIV）在感染的免疫细胞内的复制繁衍，减少免疫细胞中受病毒感染的活细胞数，能抑制 HIV 的 DNA 复制和蛋白质合成；天花粉水提物的非渗透部位能降低血糖活性。天花粉煎剂对溶血性链球菌、肺炎双球菌、白喉杆菌有一定的抑制作用。

竹 叶 Zhuye

《名医别录》

为禾本科植物淡竹 *Phyllostachys nigra*（Lodd.）Munro var. *henonis*（Mitf.）Stapf ex Rendle 的叶。其卷而未放的幼叶，称竹叶卷心。产于长江流域各省。随时可采，宜用鲜品。

【药性】　甘、辛、淡，寒。归心、胃、小肠经。

【功效】 清热泻火，除烦，生津，利尿。

【应用】

1. 热病烦渴 本品甘寒入心经，长于清心泻火以除烦，并能清胃生津以止渴，可用治热病伤津，烦热口渴，常配石膏、知母、玄参等药用，如清瘟败毒饮（《疫疹一得》）。若配人参、麦门冬等药用，可治热病后期，余热未清，气津两伤之证，如竹叶石膏汤（《伤寒论》）。本品轻清，兼能凉散上焦风热，配金银花、连翘、薄荷等，可用治外感风热，烦热口渴，如银翘散（《温病条辨》）。

2. 口疮尿赤 本品上能清心火，下能利小便，上可治心火上炎之口舌生疮，下可疗心移热于小肠之小便短赤涩痛，常配木通、生地黄等药用，如导赤散（《小儿药性直诀》）。竹叶卷心清心泻火作用更强，多用于温病热陷心包，神昏谵语之证，常配玄参、莲子心、连翘心等用，如清宫汤（《温病条辨》）。

【用法用量】 煎服，6～15g；鲜品15～30g。

【使用注意】 阴虚火旺，骨蒸潮热者忌用。

【古籍摘要】

1.《名医别录》："主胸中痰热，咳逆上气。"

2.《药品化义》："竹叶，清香透心，微苦凉热，气味俱清。经曰：治温以清，专清心气，味淡利窍，使心经热血分解。主治暑热消渴，胸中热痰，伤寒虚烦，咳逆喘促，皆为良剂也。"

淡 竹 叶 Danzhuye

《神农本草经》

为禾本科植物淡竹叶 *Lophatherum gracile* Brongn. 的干燥茎叶。主产于长江流域至华南各地。夏季末抽花穗前采割，晒干切段，生用。

【药性】 甘、淡，寒。归心、胃、小肠经。

【功效】 清热泻火，除烦，利尿。

【应用】

1. 热病烦渴 本品甘寒，主归心经能清心火以除烦，入胃经而泄胃火以止渴。用治热病伤津，心烦口渴，常配石膏、芦根等药用；或配黄芩、知母、麦门冬等药用，如淡竹叶汤（《医学心悟》）。

2. 口疮尿赤、热淋涩痛 本品性寒能清泻心胃实火，甘淡能渗湿利尿。用治心、胃火盛，口舌生疮及移热小肠热淋涩痛，可配滑石、白茅根、灯心草等药用。

【用法用量】 煎服，6～9g。

【古籍摘要】

1.《本草纲目》："去烦热，利小便，清心。"

2.《生草药性备要》："消痰止渴，除上焦火，明眼目，利小便，治白浊，退热，散痔疮毒。"

【现代研究】

1. 化学成分　本品含三萜类化合物，如芦竹素、白茅素、蒲公英赛醇及甾类物质如β-谷甾醇、豆甾醇、菜油甾醇、蒲公英甾醇等。

2. 药理作用　本品水浸膏有退热作用；本品利尿作用较弱而增加尿中氯化物的排出量则较强；其粗提物有抗肿瘤作用；其水煎剂对金黄色葡萄球菌、溶血性链球菌有抑制作用。此外，还有升高血糖作用。

鸭 跖 草 Yazhicao

《本草拾遗》

为鸭跖草科植物鸭跖草 *Commelina communis* L. 的干燥地上部分。全国各地均产。夏、秋二季采收，晒干切段用，或洗净鲜用。

【药性】　甘、淡，寒。归肺、胃、小肠经。

【功效】　清热泻火，解毒，利水消肿。

【应用】

1. 风热感冒，高热烦渴　本品清热泻火力强，治风热感冒初起，可配银花、连翘、薄荷等药用；治热入气分高热烦渴，可配石膏、知母、芦根等用。

2. 咽喉肿痛，痈疮疔毒　本品有清热泻火解毒之功，用于热毒咽喉肿痛，常配板蓝根、玄参等药用；用于痈疮疔毒，可配紫花地丁、野菊花等药用。

3. 水肿尿少，热淋涩痛　本品甘淡而寒，既能淡渗利水以消肿，又能清泄湿热以通淋。治湿热水肿尿少、热淋涩痛，可配浮萍、白茅根等药用。

【用法用量】　煎服，15～30g。鲜品60～90g。

【使用注意】　脾胃虚弱者，用量宜少。

【古籍摘要】

1.《本草拾遗》："主寒热瘴疟，痰饮，疔肿，肉癥滞涩，小儿丹毒，发热狂痫，大腹痞满，身面气肿，热痢，蛇犬咬，痈疽等毒。"

2.《日华子本草》："鸭跖草和赤小豆煮，下水气湿痹，利小便。"

【现代研究】

1. 化学成分　本品含花色素糖苷类化合物飞燕草素、飞燕草素双葡萄糖苷-飞燕草苷、阿伏巴苷等。此外，还含鸭跖黄酮和多肽苷等。

2. 药理作用　本品煎剂对金黄色葡萄球菌等有抑制作用，有明显的解热作用。

栀 子 Zhizi

《神农本草经》

为茜草科植物栀子 *Gardenia jasminoides* Ellis 的干燥成熟果实。产于长江以南各省。9～11月果实成熟显红黄色时采收。除去果梗及杂质，蒸至上汽或置沸水中略烫，取出，干燥。生用、炒焦或炒炭用。

【药性】 苦，寒。归心、肺、三焦经。

【功效】 泻火除烦，清热利湿，凉血解毒。

【应用】

1. 热病心烦 本品苦寒清降，能清泻三焦火邪、泻心火而除烦，为治热病心烦、躁扰不宁之要药，可与淡豆豉同用，如栀子豉汤（《伤寒论》）；若配黄芩、黄连、黄柏等，可用治热病火毒炽盛，三焦俱热而见高热烦躁、神昏谵语者，如黄连解毒汤（《外台秘要》）。

2. 湿热黄疸 本品有清利下焦肝胆湿热之功效，可用治肝胆湿热郁蒸之黄疸，常配茵陈、大黄等药用，如茵陈蒿汤（《伤寒论》），或配黄柏用，如栀子柏皮汤（《金匮要略》）。

3. 血淋涩痛 本品善清利下焦湿热而通淋，清热凉血以止血，故可治血淋涩痛或热淋证，常配木通、车前子、滑石等药用，如八正散（《和剂局方》）。

4. 血热吐衄 本品功能清热凉血，可用治血热妄行之吐血、衄血等证，常配白茅根、大黄、侧柏叶等药用，如十灰散（《十药神书》）；本品若配黄芩、黄连、黄柏用，可治三焦火盛迫血妄行之吐血、衄血，如黄连解毒汤（《外台秘要》）。

5. 目赤肿痛 本品清泻三焦热邪，可治肝胆火热上攻之目赤肿痛，常配大黄用，如栀子汤（《圣济总录》）。

6. 火毒疮疡 本品功能清热泻火、凉血解毒，可用治火毒疮疡、红肿热痛者，常配金银花、连翘、蒲公英用；或配白芷以助消肿，如缩毒散（《普济方》）。

【用法用量】 煎服，5～10g。外用生品适量，研末调敷。

【使用注意】 本品苦寒伤胃，脾虚便溏者不宜用。

【鉴别用药】 栀子入药，除果实全体入药外，还有果皮、种子分开用者。栀子皮（果皮）偏于达表而去肌肤之热；栀子仁（种子）偏于走里而清内热。生栀子走气分而泻火，焦栀子入血分而凉血止血。

【古籍摘要】

1.《神农本草经》："主五内邪气，胃中热气，面赤酒疱齇鼻，白癞赤癞疮疡。"

2.《本草正》："栀子，若用佐使，治有不同：加茵陈除湿热黄疸，加豆豉除心火烦躁，加厚朴、枳实可除烦满，加生姜、陈皮可除呕秽，同元胡破热滞瘀血腹痛。"

【现代研究】

1. 化学成分 本品含异栀子苷、去羟栀子苷、栀子酮苷、山栀子苷、京尼平苷酸及黄酮类栀子素、三萜类化合物藏红花素和藏红花酸、熊果酸等。

2. 药理作用 栀子提取物对结扎胆总管动物的 GOT 升高有明显的降低作用；栀子及其所含环烯醚萜有利胆作用；其提取物及藏红花苷、藏红花酸、格尼泊素等可使胆汁分泌量增加；栀子及其提取物有利胰及降胰酶作用，京尼平苷降低胰淀粉酶的作用最显著；栀子煎剂及醇提取物有降压作用，其所含成分藏红花酸有减少动脉硬化发生率的作用；栀子的醇提取物有镇静作用；本品对金黄色葡萄球菌、脑膜炎双球菌、卡他球菌等有抑制作用；其水浸液在体外对多种皮肤真菌有抑制作用。

夏 枯 草 Xiakucao

《神农本草经》

为唇形科植物夏枯草 *Prunella vulgaris* L. 的干燥果穗。全国各地均产，主产于江苏、浙江、安徽、河南等地。夏季果穗呈棕红色时采收，除去杂质，晒干。生用。

【药性】 辛、苦，寒。归肝、胆经。

【功效】 清热泻火，明目，散结消肿。

【应用】

1. 目赤肿痛，头痛眩晕，目珠夜痛 本品苦寒主入肝经，善泻肝火以明目。用治肝火上炎，目赤肿痛，可配桑叶、菊花、决明子等药用。本品清肝明目之中，略兼养肝，配当归、枸杞子，可用于肝阴不足，目珠疼痛，至夜尤甚者；亦可配香附、甘草用，如夏枯草散（《张氏医通》）。

2. 瘰疬，瘿瘤 本品味辛能散结，苦寒能泄热，常配贝母、香附等药用以治肝郁化火，痰火凝聚之瘰疬，如夏枯草汤（《外科正宗》）；用治瘿瘤，则常配昆布、玄参等用，如夏枯草膏（《医宗金鉴》）。

3. 乳痈肿痛 本品既能清热泻肝火，又能散结消肿，可治乳痈肿痛，常与蒲公英同用（《本草汇言》）。若配金银花，可治热毒疮疡，如化毒丹（《青囊秘传》）。

【用法用量】 煎服，9~15g。或熬膏服。

【使用注意】 脾胃虚弱者慎用。

【古籍摘要】

1.《神农本草经》："主寒热、瘰疬、鼠瘘、头疮，破癥，散瘿结气，脚肿湿痹。"

2.《本草纲目》："夏枯草治目疼，用砂糖水浸一夜用，取其能解内热，缓肝火也。楼全善云，夏枯草治目珠疼至夜则甚者，神效，或用苦寒药点之反甚者，亦神效。盖目珠连目本，肝系也，属厥阴之经。夜甚及点苦寒药反甚者，夜与寒亦阴故也。夏枯禀纯阳之气，补厥阴血脉，故治此如神，以阳治阴也。"

【现代研究】

1. 化学成分 本品含三萜皂苷、芸香苷、金丝桃苷等苷类物质及熊果酸、咖啡酸、游离齐墩果酸等有机酸；花穗中含飞燕草素、矢车菊素的花色苷、d–樟脑、d–小茴香酮等。

2. 药理作用 本品煎剂、水浸出液、乙醇–水浸出液及乙醇浸出液均可明显降低实验动物血压，茎、叶、穗及全草均有降压作用，但穗的作用较明显；本品水煎醇沉液小鼠腹腔注射，有明显的抗炎作用；本品煎剂在体外对痢疾杆菌、伤寒杆菌、霍乱弧菌、大肠杆菌、变形杆菌、葡萄球菌及人型结核杆菌均有一定的抑制作用。

决 明 子 Juemingzi

《神农本草经》

为豆科植物决明 *Cassia obtusifolia* L. 或小决明 *Cassia tora* L. 的干燥成熟种子。全国南北各地均有栽培，主产于安徽、广西、四川、浙江、广东等地，秋季采收成熟果实，晒干，打下种子，除去杂质。生用，或炒用。

【药性】 甘、苦、咸，微寒。归肝、大肠经。

【功效】 清热明目，润肠通便。

【应用】

1. 目赤肿痛，羞明多泪，目暗不明 本品主入肝经，功善清肝明目而治肝热目赤肿痛、羞明多泪，常配黄芩、赤芍、木贼用，如决明子散（《银海精微》）；若配菊花、青葙子、茺蔚子等，可用治风热上攻头痛目赤，如决明子丸（《证治准绳》）；本品有益肝阴之功，配山茱萸、生地黄等药，可用治肝肾阴亏，视物昏花、目暗不明，如决明散（《银海精微》）。

2. 头痛，眩晕 本品苦寒入肝，既能清泻肝火，又兼能平抑肝阳，故可用治肝阳上亢之头痛、眩晕，常配菊花、钩藤、夏枯草等药用。

3. 肠燥便秘 本品性味甘咸寒，兼入大肠经而能清热润肠通便，用于内热肠燥，大便秘结，可与火麻仁、瓜蒌仁等同用。

【用法用量】 煎服，10~15g；用于润肠通便，不宜久煎。

【使用注意】 气虚便溏者不宜用。

【古籍摘要】

1.《神农本草经》："治青盲，目淫肤赤白膜，眼赤痛，泪出，久服益精光。"

2.《本草求真》："决明子，除风散热。凡人目泪不收，眼痛不止，多属风热内淫，以致血不上行，治当即为驱逐；按此苦能泄热，咸能软坚，甘能补血，力薄气浮，又能升散风邪，故为治目收泪止痛要药。并可作枕以治头风。"

【现代研究】

1. 化学成分 本品主含大黄酸、大黄素、芦荟大黄素、决明子素、橙黄决明素、决明素等蒽醌类物质，以及决明苷、决明酮、决明内酯等萘并吡咯酮类物质；此外，尚含甾醇、脂肪酸、糖类、蛋白质等。

2. 药理作用 本品的水浸出液、醇水浸出液及乙醇浸出液都有降低血压作用；本品有降低血浆总胆固醇和三酰甘油的作用；其注射液可使小鼠胸腺萎缩，对吞噬细胞吞噬功能有增强作用；其所含蒽醌类物质有缓和的泻下作用；其醇浸出液除去醇后，对金黄色葡萄球菌、白色葡萄球菌、橘色葡萄球菌、白喉杆菌、巨大芽孢杆菌、伤寒杆菌、副伤寒杆菌、乙型副伤寒杆菌及大肠杆菌均有抑制作用；其水浸液对皮肤真菌有不同程度的抑制作用。

谷 精 草 Gujingcao

《开宝本草》

为谷精草科植物谷精草 *Eriocaulon buergerianum* Koern. 的干燥带花茎的头状花序。主产于浙江、江苏、安徽、江西、湖南、广东、广西等地。秋季采收，将花序连同花茎拔出，晒干，切段。生用。

【药性】　辛、甘，平。归肝、肺经。

【功效】　疏散风热，明目，退翳。

【应用】

1. 风热目赤，眼生翳膜　本品轻浮升散，善疏散头面风热、明目退翳，用治风热上攻所致目赤肿痛、羞明多泪、眼生翳膜者，可与荆芥、决明子、龙胆草等配伍，如谷精草汤（《审视瑶函》）。

2. 风热头痛、齿痛　取其疏散风热止痛之效而治风热头痛、齿痛，常配薄荷、菊花、牛蒡子等药用。

【用法用量】　煎服，5~10g。

【使用注意】　阴虚血亏之眼疾者不宜用。

【古籍摘要】

1.《开宝本草》："主疗喉痹，齿风痛及诸疮疥。"

2.《本草纲目》："谷精草体轻性浮，能上行阳明分野。凡治目中诸病，加而用之，甚良。明目退翳之功，似在菊花之上也。"

【现代研究】

1. 化学成分　本品含谷精草素。

2. 药理作用　本品水浸剂体外试验对某些皮肤真菌有抑制作用；其煎剂对绿脓杆菌、肺炎双球菌、大肠杆菌有抑制作用。

密 蒙 花 Mimenghua

《开宝本草》

为马钱科植物密蒙花 *Buddleja officinalis* Maxim. 的干燥花蕾及其花序。主产于湖北、四川、陕西、河南、广东、广西、云南等地。春季花未开放时采收，除去杂质，干燥。生用。

【药性】　甘，微寒。归肝、胆经。

【功效】　清热泻火，养肝明目，退翳。

【应用】

1. 目赤肿痛，羞明多泪，眼生翳膜　本品甘寒入肝经而清泻肝火，并能明目退翳。用治肝火上炎之目赤肿痛，常配菊花、甘草用，如密蒙花散（《圣济总录》）；若治风火上攻，羞明多泪，多配木贼、石决明、羌活用，如密蒙花散（《和剂局方》）。取本品明目退翳作用，配蝉蜕、白蒺藜等，可治肝火郁滞，眼生翳膜，如拨云退翳丸（《原机启微》）。

2. 肝虚目暗，视物昏花　本品既能清肝，又能养肝，故可用治肝虚有热所致目暗干涩、视物昏花者，多配菟丝子、山药、肉苁蓉等药用，如绿风还睛丸（《医宗金鉴》）。

【用法用量】　煎服，9~15g。

【古籍摘要】

1.《开宝本草》："主青盲肤翳，赤涩多眵泪，消目中赤脉，小儿麸痘及疳气攻眼。"

2.《本草经疏》："密蒙花为厥阴肝家正药，所主无非肝虚有热所致。盖肝开窍于目，目得血而能视，肝血虚则为青盲肤翳，肝热甚则为赤肿眵泪，赤脉，及小儿痘疮余毒，疳气攻眼。此药甘以补血，寒以除热，肝血足而诸证无不愈矣。"

【现代研究】

1. 化学成分 本品含刺槐苷、密蒙皂苷 A、B，对甲氧基桂皮酰梓醇、梓苷、梓醇，刺槐苷水解后得刺槐素等。

2. 药理作用 本品所含刺槐素有维生素 P 样作用，能减轻甲醛性炎症，能降低皮肤、小肠血管的通透性及脆性，有解痉及轻度利胆、利尿作用。

青 葙 子 Qingxiangzi

《神农本草经》

为苋科植物青葙 *Celosia argentea* L. 的干燥成熟种子。产于我国中部及南部各省。秋季果实成熟时采割植株或摘取果穗，晒干，收集种子，去除杂质。生用。

【药性】 苦，微寒。归肝经。

【功效】 清热泻火，明目退翳。

【应用】

1. 肝热目赤，眼生翳膜，视物昏花 本品苦寒清降，功专清泻肝经实火以明目退翳，用治肝火上炎所致目赤肿痛、眼生翳膜、视物昏花等，可配决明子、茺蔚子、羚羊角等用，如青葙丸（《证治准绳》）；若配生地黄、玄参、车前子，可治肝虚血热之视物昏花，如青葙丸（《医宗金鉴》）；若配菟丝子、肉苁蓉、山药等药用，可治肝肾亏损，目昏干涩，如绿风还睛丸（《医宗金鉴》）。

2. 肝火眩晕 取本品清泻肝火以平抑肝阳，可用治肝阳化火所致头痛、眩晕、烦躁不寐，常配石决明、栀子、夏枯草等药用。

【用法用量】 煎服，10～15g。

【使用注意】 本品有扩散瞳孔作用，青光眼患者禁用。

【古籍摘要】

1.《药性论》："治肝脏热毒冲眼，赤障青盲翳肿。"

2.《本经逢原》："青葙子，治风热目疾，与决明子功同。……其治风瘙身痒，皮肤中热，以能散厥阴经中血脉之风热也。"

【现代研究】

1. 化学成分 本品含对羟基苯甲酸、棕榈酸胆甾烯酯、菸酸、β－谷甾醇、脂肪油及丰富的硝酸钾等。

2. 药理作用 本品有降低血压作用，其所含油脂有扩瞳作用；其水煎液对绿脓杆菌有较强的抑制作用。

第二节　清热燥湿药

本类药物性味苦寒，清热之中，燥湿力强，故称为清热燥湿药，主要用于湿热证。因其苦降泄热力大，故本类药物多能清热泻火，可用治脏腑火热证。因湿热所侵肌体部位的不同，临床症状各有所异。如湿温或暑温夹湿，湿热壅结，气机不畅，则症见身热不扬、胸脘痞闷、小便短赤、舌苔黄腻；若湿热蕴结脾胃，升降失常，则症见脘腹胀满、呕吐、泻痢；若湿热壅滞大肠，传导失职，则症见泄泻、痢疾、痔疮肿痛；若湿热蕴蒸肝胆，则症见黄疸尿赤、胁肋胀痛、耳肿流脓；若湿热下注，则症见带下色黄，或热淋灼痛；若湿热流注关节，则症见关节红肿热痛；若湿热浸淫肌肤，则可见湿疹、湿疮。上述湿热为患诸病证均属本类药物主治范围。

本类药物苦寒性大，燥湿力强，过服易伐胃伤阴，故一般用量不宜过大。凡脾胃虚寒，津伤阴损者应慎用，必要时可与健胃药或养阴药同用。用本类药物治疗脏腑火热证及痈疽肿毒时，均可配清热泻火药、清热解毒药用。

黄　芩　Huangqin

《神农本草经》

为唇形科植物黄芩 *Scutellaria baicalensis* Georgi 的干燥根。主产于河北、山西、内蒙古、河南、陕西等地。春、秋两季采挖，除去须根及泥沙，晒后撞去粗皮，蒸透或开水润透切片，晒干。生用、酒炙或炒炭用。

【药性】　苦，寒。归肺、胆、脾、胃、大肠、小肠经。

【功效】　清热燥湿，泻火解毒，止血，安胎。

【应用】

1. 湿温，暑湿，胸闷呕恶，湿热痞满，黄疸泻痢　本品性味苦寒，功能清热燥湿，善清肺胃胆及大肠之湿热，尤长于清中上焦湿热。治湿温、暑湿证，湿热阻遏气机而致胸闷恶心呕吐、身热不扬、舌苔黄腻者，常配滑石、白豆蔻、通草等药用，如黄芩滑石汤（《温病条辨》）；若配黄连、干姜、半夏等，可治湿热中阻，痞满呕吐，如半夏泻心汤（《伤寒论》）；若配黄连、葛根等药用，可治大肠湿热之泄泻、痢疾，如葛根黄芩黄连汤（《伤寒论》）；若配茵陈、栀子，可治湿热黄疸。

2. 肺热咳嗽，高热烦渴　本品主入肺经，善清泻肺火及上焦实热，用治肺热壅遏所致咳嗽痰稠，可单用，如清金丸（《丹溪心法》）；若配苦杏仁、桑白皮、苏子，可治肺热咳嗽气喘，如清肺汤（《万病回春》）；若配法半夏，可治肺热咳嗽痰多，如黄芩半夏丸（《袖珍方大全》）。

本品苦寒，清热泻火力强，配薄荷、栀子、大黄等，可用治外感热病，中上焦热盛所致之高热烦渴、面赤唇燥、尿赤便秘、苔黄脉数者，如凉膈散（《和剂局方》）。

3. 血热吐衄 本品能清热泻火以凉血止血，可用治火毒炽盛迫血妄行之吐血、衄血等证，常配大黄用，如大黄汤（《圣济总录》）。本品经配伍，也可用治其他出血证，如配地榆、槐花，用治血热便血；配当归，用治崩漏，如子芩丸（《古今医鉴》）。

4. 痈肿疮毒 本品有清热泻火解毒的作用，可用治火毒炽盛之痈肿疮毒，常与黄连、黄柏、栀子配伍，如黄连解毒汤（《外台秘要》）。若治热毒壅滞痔疮热痛，则常配黄连、大黄、槐花等药用。

5. 胎动不安 本品具清热安胎之功，用治血热胎动不安，可配生地黄、黄柏等药用，如保阴煎（《景岳全书》）；若配白术用，可治气虚血热胎动不安，如芩术汤（《医学入门》）；若配熟地黄、续断、人参等药用，可治肾虚有热胎动不安，如泰山磐石散（《景岳全书》）。

【用法用量】 煎服，3~10g。清热多生用，安胎多炒用，清上焦热可酒炙用，止血可炒炭用。

【使用注意】 本品苦寒伤胃，脾胃虚寒者不宜使用。

【鉴别用药】 黄芩分枯芩与子芩。枯芩为生长年久的宿根，中空而枯，体轻主浮，善清上焦肺火，主治肺热咳嗽痰黄；子芩为生长年少的子根，体实而坚，质重主降，善泻大肠湿热，主治湿热泻痢腹痛。

【古籍摘要】

1.《神农本草经》："主诸热黄疸，肠澼泄痢，逐水，下血闭，恶疮疽蚀火疡。"

2.《本草正》："枯者清上焦之火，消痰利气，定喘咳，止失血，退往来寒热，风热湿热，头痛，解瘟疫，清咽，疗肺痿、乳痈发背，尤祛肌表之热，故治斑疹、鼠瘘、疮疡、赤眼；实者凉下焦之热，能除赤痢，热蓄膀胱，五淋涩痛，大肠闭结，便血，漏血。"

【现代研究】

1. 化学成分 本品含黄芩苷元、黄芩苷、汉黄芩素、汉黄芩苷、黄芩新素、苯乙酮、棕榈酸、油酸、脯氨酸、苯甲酸、黄芩酶、β-谷甾醇等。

2. 药理作用 黄芩煎剂在体外对痢疾杆菌、白喉杆菌、绿脓杆菌、伤寒杆菌、副伤寒杆菌、变形杆菌、金黄色葡萄球菌、溶血性链球菌、肺炎双球菌、脑膜炎球菌、霍乱弧菌等有不同程度的抑制作用；黄芩苷、黄芩苷元对豚鼠离体气管过敏性收缩及整体动物过敏性气喘，均有缓解作用，并与麻黄碱有协同作用，能降低小鼠耳毛细血管通透性；本品还有解热、降压、镇静、保肝、利胆、抑制肠管蠕动、降血脂、抗氧化、调节 cAMP 水平、抗肿瘤等作用；黄芩水提物对前列腺素生物合成有抑制作用。

黄 连 Huanglian

《神农本草经》

为毛茛科植物黄连 *Coptis chinensis* Franch.、三角叶黄连 *Coptis deltoidea* C. Y. Cheng et Hsiao 或云连 *Coptis teeta* Wall. 的干燥根茎。以上三种分别习称为"味连"、"雅连"、"云连"。多系栽培，主产于四川、云南、湖北。秋季采挖，除去须根及泥沙，干燥。生用或清炒、姜汁炙、酒炙、吴茱萸水炙用。

【药性】　苦，寒。归心、脾、胃、胆、大肠经。

【功效】　清热燥湿，泻火解毒。

【应用】

1. 湿热痞满，呕吐吞酸　本品大苦大寒，清热燥湿力大于黄芩，尤长于清中焦湿热。治湿热阻滞中焦，气机不畅所致脘腹痞满、恶心呕吐，常配苏叶用，如苏叶黄连汤（方出《温热经纬》，名见《中医妇科学》），或配黄芩、干姜、半夏用，如半夏泻心汤（《伤寒论》）；若配石膏用，可治胃热呕吐，如石连散（《仙拈集》）；若配吴茱萸，可治肝火犯胃所致胁肋胀痛、呕吐吞酸，如左金丸（《丹溪心法》）；若配人参、白术、干姜等药用，可治脾胃虚寒，呕吐酸水，如连理汤（《症因脉治》）。

2. 湿热泻痢　本品善去脾胃大肠湿热，为治泻痢要药，单用有效。若配木香，可治湿热泻痢，腹痛里急后重，如香连丸（《兵部手集方》）；若配葛根、黄芩等药用，可治湿热泻痢兼表证发热，如葛根黄芩黄连汤（《伤寒论》）；若配乌梅，可治湿热下痢脓血日久，如黄连丸（《外台秘要》）。

3. 高热神昏，心烦不寐，血热吐衄　本品泻火解毒之中，尤善清泻心经实火，可用治心火亢盛所致神昏、烦躁之证。若配黄芩、黄柏、栀子，可治三焦热盛，高热烦躁，如黄连解毒汤（《外台秘要》）；若配石膏、知母、玄参、牡丹皮等药用，可治高热神昏，如清瘟败毒饮（《疫疹一得》）；若配黄芩、白芍、阿胶等药用，可治热盛伤阴，心烦不寐，如黄连阿胶汤（《伤寒论》）；若配肉桂，可治心火亢旺，心肾不交之怔忡不寐，如交泰丸（《韩氏医通》）；若配大黄、黄芩，可治邪火内炽，迫血妄行之吐衄，如泻心汤（《金匮要略》）。

4. 痈肿疖疮，目赤牙痛　本品既能清热燥湿，又能泻火解毒，尤善疗疔毒。用治痈肿疔毒，多与黄芩、黄柏、栀子同用，如黄连解毒汤（《外台秘要》）；若配淡竹叶，可治目赤肿痛，赤脉胬肉，如黄连汤（《普济方》）；若配生地黄、升麻、牡丹皮等药用，可治胃火上攻，牙痛难忍，如清胃散（《兰室秘藏》）。

5. 消渴　本品善清胃火而可用治胃火炽盛，消谷善饥之消渴证，常配麦冬用，如消渴丸（《普济方》）；或配黄柏用，以增强泻火之力，如黄柏丸（《圣济总录》）；若配生地黄，可用治肾阴不足，心胃火旺之消渴，如黄连丸（《外台秘要》）。

6. 外治湿疹、湿疮、耳道流脓　本品有清热燥湿、泻火解毒之功，取之制为软膏外敷，可治皮肤湿疹、湿疮。取之浸汁涂患处，可治耳道流脓；煎汁滴眼，可治眼目红肿。

【用法用量】　煎服，2～5g。外用适量。

【使用注意】　本品大苦大寒，过服久服易伤脾胃，脾胃虚寒者忌用；苦燥易伤阴津，阴虚津伤者慎用。

【鉴别用药】　本品入药，除生用外，还有酒炙、姜汁炙、吴茱萸水炙等特殊炮制品，其功用各有区别。酒黄连善清上焦火热，多用于目赤肿痛、口疮；姜黄连善清胃热和胃止呕，多用治寒热互结，湿热中阻，痞满呕吐；萸黄连善舒肝和胃止呕，多用治肝胃不和之呕吐吞酸。

【古籍摘要】

1. 《神农本草经》："主热气目痛，眦伤泣出，明目，肠澼腹痛下痢，妇人阴中肿痛。"

2.《珍珠囊》："其用有六：泻心脏火，一也；去中焦湿热，二也；诸疮必用，三也；去风湿，四也；治赤眼暴发，五也；止中部见血，六也。"

【现代研究】

1. 化学成分 本品主含小檗碱（黄连素），黄连碱，甲基黄连碱，掌叶防己碱，非洲防己碱、依米丁（吐根碱）等多种生物碱；并含黄柏酮，黄柏内酯等。

2. 药理作用 本品对葡萄球菌、链球菌、肺炎球菌、霍乱弧菌、炭疽杆菌及除宋内氏以外的痢疾杆菌均有较强的抗菌作用；对肺炎杆菌、白喉杆菌、枯草杆菌、百日咳杆菌、鼠疫杆菌、布氏杆菌、结核杆菌也有抗菌作用；对大肠杆菌、变形杆菌、伤寒杆菌作用较差；所含小檗碱小剂量时能兴奋心脏，增强其收缩力，增加冠状动脉血流量，大剂量时抑制心脏，减弱其收缩；小檗碱可减少蟾蜍心率，对兔、豚鼠、大鼠离体心房有兴奋作用并有抗心律失常的作用，有利胆、抑制胃液分泌、抗腹泻等作用，小剂量对小鼠大脑皮质的兴奋过程有加强作用，大剂量则对抑制过程有加强作用，有抗急性炎症、抗癌、抑制组织代谢等作用；小檗碱和四氢小檗碱能降低心肌的耗氧量；黄连及其提取成分有抗溃疡作用。

黄 柏 Huangbo

《神农本草经》

为芸香科植物黄皮树 *Phellodendron chinense* Schneid. 的干燥树皮。习称"川黄柏"。主产于四川、贵州、湖北、云南等地。清明之后剥取树皮，除去粗皮、晒干压平；润透切片或切丝。生用或盐水炙、炒炭用。

【药性】 苦，寒。归肾、膀胱、大肠经。

【功效】 清热燥湿，泻火解毒，除骨蒸。

【应用】

1. 湿热带下，热淋涩痛 本品苦寒沉降，长于清泻下焦湿热。用治湿热下注之带下黄浊臭秽，常配山药、芡实、车前子等药用，如易黄汤（《傅青主女科》）；若治湿热下注膀胱，小便短赤热痛，常配萆薢、茯苓、车前子等药用，如萆薢分清饮（《医学心悟》）。

2. 湿热泻痢，黄疸 本品清热燥湿之中，善除大肠湿热以治泻痢，常配白头翁、黄连、秦皮等药用，如白头翁汤（《伤寒论》）；若配栀子用，可治湿热郁蒸之黄疸，如栀子柏皮汤（《伤寒论》）。

3. 湿热脚气，痿证 取本品清泄下焦湿热之功，用治湿热下注所致脚气肿痛、痿证，常配苍术、牛膝用，如三妙丸（《医学心悟》）。若配知母、熟地、龟甲等药用，可治阴虚火旺之痿证，如虎潜丸（《丹溪心法》）。

4. 骨蒸劳热，盗汗，遗精 本品主入肾经而善泻相火、退骨蒸，用治阴虚火旺，潮热盗汗、腰酸遗精，常与知母相须为用，并配生地黄、山药等药用，如知柏地黄丸（《医宗金鉴》）；或配熟地黄、龟甲用，如大补阴丸（《丹溪心法》）。

5. 疮疡肿毒，湿疹瘙痒 取本品既能清热燥湿，又能泻火解毒，用治疮疡肿毒，内服外用均可，如黄连解毒汤（《外台秘要》）以本品配黄芩、黄连、栀子煎服；又如二黄散

（《痈疽神验秘方》）以本品配大黄为末，醋调外搽；治湿疹瘙痒，可配荆芥、苦参、白鲜皮等煎服；亦可配煅石膏等份为末，外撒或油调搽患处，如石黄散（《青囊秘传》）。

【用法用量】　煎服，3~12g。外用适量。

【鉴别用药】　黄芩、黄连、黄柏三药性味皆苦寒，而黄连为苦寒之最。三药均以清热燥湿、泻火解毒为主要功效，用治湿热内盛或热毒炽盛之证，常相须为用。但黄芩偏泻上焦肺火，肺热咳嗽者多用；黄连偏泻中焦胃火，并长于泻心火，中焦湿热、痞满呕逆及心火亢旺、高热心烦者多用；黄柏偏泻下焦相火、除骨蒸，湿热下注诸证及骨蒸劳热者多用。

【古籍摘录】

1. 《神农本草经》："主五脏肠胃中结热，黄疸，肠痔，止泄利，女子漏下赤白，阴伤蚀疮。"

2. 《珍珠囊》："黄柏之用有六：泻膀胱龙火，一也；利小便结，二也；除下焦湿肿，三也；痢疾先见血，四也；脐中痛，五也；补肾不足，壮骨髓，六也。"

【使用注意】本品苦寒伤胃，脾胃虚寒者忌用。

【现代研究】

1. 化学成分　黄柏树皮含有小檗碱、黄柏碱、木兰花碱、药根碱、掌叶防己碱等多种生物碱，并含黄柏内酯、黄柏酮、黄柏酮酸及7-脱氢豆甾醇、β-谷甾醇、菜油甾醇等；黄皮树树皮含小檗碱、木兰花碱、黄柏碱、掌叶防己碱等多种生物碱及内酯、甾醇等。

2. 药理作用　本品具有与黄连相似的抗病原微生物作用，对痢疾杆菌、伤寒杆菌、结核杆菌、金黄色葡萄球菌、溶血性链球菌等多种致病细菌均有抑制作用；对某些皮肤真菌、钩端螺旋体、乙肝表面抗原也有抑制作用；所含药根碱具有与小檗碱相似的正性肌力和抗心律失常作用；黄柏提取物有降压、抗溃疡、镇静、肌松、降血糖及促进小鼠抗体生成等作用。

龙　胆　Longdan

《神农本草经》

为龙胆科植物条叶龙胆 Gentiana manshurica Kitag.、龙胆 G. scabra Bge.、三花龙胆 G. triflora Pall. 或坚龙胆 G. rigescens Franch. 的干燥根及根茎。前三种习称"龙胆"，后一种习称"坚龙胆"。各地均有分布。以东北产量最大，故习称"关龙胆"。春、秋二季采挖，洗净，晒干，切段。生用。

【药性】　苦，寒。归肝、胆经。

【功效】　清热燥湿，泻肝胆火。

【应用】

1. 湿热黄疸，阴肿阴痒，带下，湿疹瘙痒　本品苦寒，清热燥湿之中，尤善清下焦湿热，常用治下焦湿热所致诸证。治湿热黄疸，可配苦参用，如苦参丸（《杂病源流犀烛》），或配栀子、大黄、白茅根等药用，如龙胆散（《圣惠方》）；若治湿热下注，阴肿阴痒、湿疹瘙痒、带下黄臭，常配泽泻、木通、车前子等药用，如龙胆泻肝汤（《兰室秘藏》）。

2. 肝火头痛，目赤耳聋，胁痛口苦 本品苦寒沉降，善泻肝胆实火，治上述诸症，多配柴胡、黄芩、栀子等药用，如龙胆泻肝汤（《兰室秘藏》）。

3. 惊风抽搐 取本品清泻肝胆实火之功，可用治肝经热盛，热极生风所致之高热惊风抽搐，常配牛黄、青黛、黄连等药用，如凉惊丸（《小儿药证直诀》），或配黄柏、大黄、芦荟等药用，如当归芦荟丸（《宣明论方》）。

【用法用量】 煎服，3~6g。

【使用注意】 脾胃虚寒者不宜用，阴虚津伤者慎用。

【古籍摘要】

1.《神农本草经》："主骨间寒热，惊痫邪气，续绝伤，定五脏，杀蛊毒。"

2.《药品化义》："胆草专泻肝胆之火，主治目痛颈痛，两胁疼痛，惊痫邪气，小儿疳积，凡属肝经热邪为患，用之神妙。其气味厚重而沉下，善清下焦湿热，若囊痈、便毒、下疳，及小便涩滞，男子阳挺肿胀，或光亮出脓，或茎中痒痛，女人因癃作痛，或发痒生疮，以此入龙胆泻肝汤治之，皆苦寒胜热之力也。"

【现代研究】

1. 化学成分 本品含龙胆苦苷、獐牙菜苦苷、三叶苷、苦龙苷、苦樟苷、龙胆黄碱、龙胆碱、秦艽乙素、秦艽丙素、龙胆三糖、β-谷甾醇等。

2. 药理作用 龙胆水浸剂对石膏样毛癣菌、星形奴卡氏菌等皮肤真菌有不同程度的抑制作用，对钩端螺旋体、绿脓杆菌、变形杆菌、伤寒杆菌也有抑制作用；所含龙胆苦苷有抗炎、保肝及抗疟原虫作用；龙胆碱有镇静、肌松作用，大剂量龙胆碱有降压作用，并能抑制心脏、减缓心率；龙胆有抑制抗体生成及健胃作用。

秦 皮 Qinpi

《神农本草经》

为木犀科植物苦枥白蜡树 *Fraxinus rhynchophylla* Hance、白蜡树 *F. chinensis* Roxb.、尖叶白蜡树 *F. szaboana* Lingelsh. 或宿柱白蜡树 *F. stylosa* Lingelsh. 的干燥枝皮或干皮。产于吉林、辽宁、河南等地。春、秋二季剥取，晒干。生用。

【药性】 苦、涩，寒。归肝、胆、大肠经。

【功效】 清热燥湿，收涩止痢，止带，明目。

【应用】

1. 湿热泻痢，带下阴痒 本品性苦寒而收涩，功能清热燥湿、收涩止痢、止带，故可用治湿热泻痢，里急后重，常配白头翁、黄连、黄柏等药用，如白头翁汤（《伤寒论》）；若治湿热下注之带下，可配牡丹皮、当归同用（《本草汇言》）。

2. 肝热目赤肿痛，目生翳膜 本品清热之中，能泻肝火，明目退翳，用治肝经郁火所致目赤肿痛、目生翳膜，可单用煎水洗眼；或配栀子、淡竹叶煎服，如秦皮汤（《外台秘要》）。若配秦艽、防风等用，可治肝经风热、目赤生翳，如秦皮汤（《眼科龙木论》）。

【用法用量】 煎服，6~12g。外用适量，煎洗患处。

【使用注意】　脾胃虚寒者忌用。

【古籍摘要】

1.《神农本草经》："除热，目中青翳白膜。"

2.《本草纲目》："梣皮，色清气寒，味苦性涩，乃是厥阴肝、少阳胆经药也。故治目病、惊痫，取其平木也；治下痢、崩带，取其收涩也；又能治男子少精、益精有子，皆取其涩而有补也。"

【现代研究】

1. 化学成分　苦枥白蜡树树皮含七叶素、七叶苷等香豆精类及鞣质。白蜡树树皮含七叶素、秦皮素。尖叶白蜡树树皮含七叶素、七叶苷、秦皮苷等。宿柱白蜡树树皮含七叶素、七叶苷、秦皮苷、丁香苷、宿柱白蜡苷。

2. 药理作用　本品煎剂对金黄色葡萄球菌、大肠杆菌、福氏痢疾杆菌、宋内氏痢疾杆菌均有抑制作用；七叶苷对金黄色葡萄球菌、卡他球菌、链球菌、奈瑟氏双球菌有抑制作用；秦皮乙素对卡他双球菌、金黄色葡萄球菌、大肠杆菌、福氏痢疾杆菌也有抑制作用；所含秦皮乙素、七叶苷及秦皮苷均有抗炎作用；秦皮乙素有镇静、镇咳、祛痰和平喘作用；秦皮苷有利尿、促进尿酸排泄等作用；七叶树苷亦有镇静、祛痰、促进尿酸排泄等作用。

苦　参　Kushen

《神农本草经》

为豆科植物苦参 *Sophora flavescens* Ait. 的干燥根。我国各地均产。春、秋二季采挖，除去根头及小须根，洗净，干燥；或趁鲜切片，干燥。生用。

【药性】　苦，寒。归心、肝、胃、大肠、膀胱经。

【功效】　清热燥湿，杀虫，利尿。

【应用】

1. 湿热泻痢，便血，黄疸　本品苦寒，入胃、大肠经，功能清热燥湿而治胃肠湿热所致泄泻、痢疾，可单用，如《仁存堂经验方》以本品制丸服，治血痢不止；或配木香用，如香参丸（《奇方类编》）；治湿热便血、痔漏出血，可配生地黄用，如苦参地黄丸（《外科大成》）；若治湿热蕴蒸之黄疸，可配龙胆、牛胆汁等用，如《补缺肘后方》治谷疸方。

2. 湿热带下，阴肿阴痒，湿疹湿疮，皮肤瘙痒，疥癣　本品既能清热燥湿，又能杀虫止痒，为治湿热所致带下证及某些皮肤病的常用药。若治湿热带下、阴肿阴痒，可配蛇床子、鹤虱等药用，如樗痒汤（《外科正宗》）；若治湿疹、湿疮，单用煎水外洗有效，或配黄柏、蛇床子煎水外洗；治皮肤瘙痒，可配皂角、荆芥等药用，如参角丸（《鸡峰普济方》）；若配防风、蝉蜕、荆芥等药用，可治风疹瘙痒，如消风散（《外科正宗》）；若治疥癣，可配花椒煎汤外搽，如参椒汤（《外科证治全书》），或配硫黄、枯矾制成软膏外涂。

3. 湿热小便不利　本品既能清热，又能利尿，可用治湿热蕴结之小便不利、灼热涩痛，常配石韦、车前子、栀子等药用。

【用法用量】　煎服，5～10g。外用适量。

【使用注意】 脾胃虚寒者忌用，反藜芦。

【古籍摘要】

1.《神农本草经》："主心腹气结，癥瘕积聚，黄疸，溺有余沥，逐水，除痈肿。"

2.《本草正义》："苦参，大苦大寒，退热泄降，荡涤湿火，其功效与芩、连、龙胆皆相近，而苦参之苦愈甚，其燥尤烈，故能杀湿热所生之虫，较之芩、连力量益烈。近人乃不敢以入煎剂，盖不特畏其苦味难服，亦嫌其峻厉而避之也。然毒风恶癞，非此不除，今人但以为洗疮之用，恐未免因噎而废食耳。"

【现代研究】

1. 化学成分 本品含苦参碱、氧化苦参碱、异苦参碱、槐果碱、异槐果碱、槐胺碱、氧化槐果碱等生物碱，此外还含苦醇 C、苦醇 G、异苦参酮、苦参醇、新苦参醇等黄酮类化合物。

2. 药理作用 本品对心脏有明显的抑制作用，可使心率减慢，心肌收缩力减弱，心输出量减少；苦参、苦参碱、苦参黄酮均有抗心律失常作用；苦参注射液对抗乌头碱所致的心律失常，作用较快而持久，并有降压作用；其煎剂对结核杆菌、痢疾杆菌、金黄色葡萄球菌、大肠杆菌均有抑制作用，对多种皮肤真菌也有抑制作用。还有利尿、抗炎、抗过敏、镇静、平喘、祛痰、升高白细胞、抗肿瘤等作用。

白 鲜 皮 Baixianpi

《神农本草经》

为芸香科植物白鲜 *Dictamnus dasycarpus* Turcz. 的干燥根皮。主产于辽宁、河北、四川、江苏等地。春、秋二季采挖根部，除去泥沙及粗皮，剥取根皮，切片，干燥。生用。

【药性】 苦，寒。归脾、胃、膀胱经。

【功效】 清热燥湿，祛风解毒。

【应用】

1. 湿热疮毒，湿疹，疥癣 本品性味苦寒，有清热燥湿、泻火解毒、祛风止痒之功。常用治湿热疮毒、肌肤溃烂、黄水淋漓者，可配苍术、苦参、连翘等药用；治湿疹、风疹、疥癣，可配苦参、防风、地肤子等药用，煎汤内服、外洗。

2. 湿热黄疸，风湿热痹 本品善清热燥湿，可治湿热蕴蒸之黄疸、尿赤，常配茵陈等药用，如茵陈汤（《圣济总录》）；取其既能清热燥湿，又能祛风通痹，可治风湿热痹，关节红肿热痛者，常配苍术、黄柏、薏苡仁等药用。

【用法用量】 煎服，5~10g。外用适量。

【使用注意】 脾胃虚寒者慎用。

【古籍摘录】

1.《神农本草经》："主头风，黄疸，咳逆，淋沥。女子阴中肿痛，湿痹死肌，不可屈伸起止行步。"

2.《药性论》："治一切热毒风、恶风，风疮疥癣赤烂……主解热黄、酒黄、急黄、谷黄、劳黄等良。”

3.《本草纲目》：“白鲜皮，气寒善行，味苦性燥，足太阴、阳明经去湿热药也。兼入手太阴、阳明，为诸黄风痹要药。世医止施之疮科，浅矣！”

【现代研究】

1. 化学成分　本品含白鲜碱、白鲜内酯、胡芦巴碱、胆碱、谷甾醇、白鲜脑交酯、梣皮酮、黄柏酮、黄柏酮酸等。

2. 药理作用　本品水浸剂对堇色毛癣菌、同心性毛癣菌、许兰氏黄癣菌、奥杜盎氏小芽孢癣菌、铁锈色小芽孢癣菌、羊毛状小芽孢癣菌、腹股沟表皮癣菌、星形奴卡氏菌等多种致病性真菌有不同程度的抑制作用，并有解热作用；白鲜碱对家兔和豚鼠子宫平滑肌有强力的收缩作用，小剂量白鲜碱对离体蛙心有兴奋作用，对离体兔耳血管有明显的收缩作用；本品挥发油在体外有抗癌作用。

苦 豆 子 Kudouzi

《新疆中草药手册》

为豆科植物苦豆子 *Sophora alopecuroides* L. 的干燥全草及种子。产于新疆、西藏、内蒙古等地。全草夏季采收，种子春季采收，干燥。全草生用，种子炒用。

【药性】　苦，寒。有毒。归胃、大肠经。

【功效】　清热燥湿，止痛，杀虫。

【应用】

1. 湿热泻痢　本品性味苦寒，功能清热燥湿以止痢。治湿热泻痢，里急后重，单用有效。

2. 胃脘痛，吞酸　本品入胃经能清胃热，可治胃热胃脘痛、吞酸，单用种子五粒研末冲服，或配蒲公英、生姜等药用（《新疆中草药手册》）

3. 湿疹，顽癣　本品功能清热燥湿、杀虫而可用治湿疹、顽癣，以其干馏油制为软膏外搽。

4. 白带过多　取本品清热燥湿以止带，可以本品吞服有效。

5. 疮疖，溃疡　本品既能清热，又能以毒攻毒，故可用治热毒疮疖、溃疡等证，可用本品适量砸碎，煎汤外洗患处。

【用法用量】　全草煎汤服，1.5～3g。种子炒用，研末服，每次5粒。

【使用注意】　本品有毒，内服用量不宜过大。

【现代研究】

1. 化学成分　本品主含槐果碱、苦参碱、槐胺碱、槐定碱、苦豆碱、氧化槐果碱、氧化苦参碱等15种以上生物碱。

2. 药理作用　从全草中提取的苦豆子总生物碱有抗炎、抗癌、抗变态反应、抗心律失常、抗溃疡、升高白细胞、平喘、解热、杀虫、镇静、镇痛、抗病毒等作用；苦豆子散剂外用对葡萄球菌、大肠杆菌、链球菌、真菌、加德纳氏菌及滴虫有抑制或杀灭作用；所含苦参碱对纤维蛋白、纤维蛋白原降解产物有抑制作用，此作用在动脉粥样硬化防治中有一定的意义；其所含氧化苦参碱能明显增加正常蟾蜍心肌收缩力、心输出量，在强心的同时不增加心率。

3. 不良反应 本品内服可出现头晕、恶心、呕吐、烦躁、心慌、面色苍白等副作用。产生副作用的原因，可能与剂量过大（一次服药种子2g）及药物炒制减毒不合要求有关；原有风湿性心脏病或肾脏病者亦易出现副作用。因此，用其种子入药，必须将其炒至冒烟，呈黑色为度；同时，内服不宜过量。内服出现不良反应，在洗胃后，可进行西医对症处理。

三 棵 针 Sankezhen

《分类草药性》

为小檗科植物九连小檗 *Berberis julianae* Schneid. 和刺黑珠 *B. sargentiana* Schneid. 或川西小檗 *B. wilsonae* Hemsl. 或细叶小檗 *B. poiretii* Schneid. 或拟獴猪刺 *B. soulieana* Schneid. 以及同属多种植物的全株或根皮茎皮。产于西北及西南各省。春、秋二季采收，剥去外层粗皮，晒干。生用。

【药性】 苦，寒。有毒。归肝、胃、大肠经。

【功效】 清热燥湿，泻火解毒。

【应用】

1. 湿热泻痢，黄疸，湿疹 本品苦寒有清热燥湿之功，入胃、大肠经而治湿热泻痢，单用有效，或配马齿苋、秦皮等药用。治湿热黄疸，可配茵陈、金钱草等药用。治湿疹，可取本品研末外撒，或配青黛、滑石等药外用。

2. 痈肿疮毒，咽喉肿痛，目赤肿痛 取本品泻火解毒之功，用治痈肿疮毒、咽喉肿痛，可配金银花、野菊花、连翘等药用；若治目赤肿痛，可配龙胆草、车前子、栀子等药用。

此外，以其根浸酒内服及外搽，可治跌打损伤。

【用法用量】 煎服，10~15g。外用适量。

【古籍摘要】

《分类草药性》："治跌打损伤，劳伤吐血。"

【现代研究】

1. 化学成分 本品主含小檗碱、小檗胺、巴马亭、药根碱、尖刺碱、异汉防己碱、木兰花碱等生物碱。

2. 药理作用 本品有广谱抗菌作用，如对金黄色葡萄球菌、溶血性链球菌、肺炎球菌、痢疾杆菌、大肠杆菌、绿脓杆菌、变形杆菌以及钩端螺旋体等均有抑制作用。其所含巴马亭及药根碱还能强烈抑制白色念珠菌；小檗胺有抗肿瘤、升高白细胞、抑制血小板集聚和抗血栓形成、抗实验性心肌缺血与脑缺血、抗心律失常等作用；所含小檗碱、巴马亭、小檗胺、药根碱、尖刺碱及木兰花碱等均有降压作用；所含异汉防己碱具有明显的抗炎作用；药根碱有镇静作用；巴马亭还能兴奋子宫、肌肉松弛作用。

马尾连 Maweilian

《本草纲目拾遗》

为毛茛科植物多叶唐松草 *Thalictrum foliolosum* DC. 和贝加尔唐松草 *T. baicalense* Turcz. 或偏翅唐松草 *T. delavayi* Franch. 的根茎及根。全草亦可药用。全国各地多有分布，西北、西南及东北较多。秋、冬二季采挖，洗净，切段，干燥。生用，或鲜用。

【药性】　苦，寒。归心、肺、肝、胆、大肠经。

【功效】　清热燥湿，泻火解毒。

【应用】

1. 湿热泻痢，黄疸　本品性味苦寒，善于清热燥湿，功似黄连。治湿热泻痢，可配黄芩、葛根、白头翁等药用。治湿热黄疸，可配茵陈、栀子、黄柏等药同用。

2. 热病烦躁　本品苦寒入心，能泻心火以除烦，治热病心烦不安，可配栀子、竹叶等药同用。

3. 肺热咳嗽　取本品入肺经而泻肺火，可配黄芩、桑白皮、地骨皮等药同用。

4. 痈疮肿毒，目赤肿痛　《内经·素问》谓"诸痛痒疮，皆属于心"，本品入心经而泻心火，故可用治痈疮肿痛，目赤肿痛，可与蒲公英、野菊花等药同用。

【用法用量】　煎服，6～12g；全草15～30g。

【古籍摘要】

《本草纲目拾遗》："去皮里膜外及筋络之邪热，小儿伤风及痘科用。"

【现代研究】

1. 化学成分　本品含唐松草碱、小檗胺、小檗碱、掌叶防己碱、药根碱等。其地上部分含生物碱、黄酮苷、皂苷、强心苷、维生素C等。

2. 药理作用　本品水煎剂对白喉杆菌、金黄色葡萄球菌、变形杆菌、福氏痢疾杆菌均有抑制作用；其所含非替定碱有降压作用；本品有乙酰胆碱样作用，有利胆、抗肿瘤、升高白细胞、解热、利尿、镇静等作用。

第三节　清热解毒药

本类药物性质寒凉，清热之中更长于解毒，具有清解火热毒邪的作用。主要适用于痈肿疮毒、丹毒、瘟毒发斑、痄腮、咽喉肿痛、热毒下痢、虫蛇咬伤、癌肿、水火烫伤以及其他急性热病等。在临床用药时，应根据各种证候的不同表现及兼证，结合具体药物的特点，有针对性地选择应用。并应根据病情的需要给以相应的配伍。如热毒在血分者，可配伍清热凉血药；火热炽盛者，可配伍清热泻火药；夹有湿邪者，可配伍利湿、燥湿、化湿药；疮痈肿毒、咽喉肿痛者，可配伍活血消肿药或软坚散结药；热毒血痢、里急后重者，可配伍活血行气药等。

本类药物易伤脾胃，中病即止，不可过服。

金 银 花 Jinyinhua

《新修本草》

为忍冬科植物忍冬 *Lonicera japonica* Thunb.、红腺忍冬 *L. hypoglauca* Miq.、山银花 *L. confusa* DC. 或毛花柱忍冬 *L. dasystyla* Rehd. 的干燥花蕾或带初开的花。我国南北各地均有分布，主产于河南、山东等省。夏初花开放前采摘，阴干。生用，炒用或制成露剂使用。

【药性】 甘，寒。归肺、心、胃经。

【功效】 清热解毒，疏散风热。

【应用】

1. 痈肿疔疮 本品甘寒，清热解毒，散痈消肿，为治一切内痈外痈之要药。治疗痈疮初起，红肿热痛者，可单用本品煎服，并用药渣外敷患处，亦可与皂角刺、穿山甲、白芷配伍，如仙方活命饮（《妇人良方》）；用治疗疮肿毒，坚硬根深者，常与紫花地丁、蒲公英、野菊花同用，如五味消毒饮（《医宗金鉴》）；用治肠痈腹痛者，常与当归、地榆、黄芩配伍，如清肠饮（《辨证录》）；用治肺痈咳吐脓血者，常与鱼腥草、芦根、桃仁等同用，以清肺排脓。

2. 外感风热，温病初起 本品甘寒，芳香疏散，善散肺经热邪，透热达表，常与连翘、薄荷、牛蒡子等同用，治疗外感风热或温病初起，身热头痛，咽痛口渴，如银翘散（《温病条辨》）；本品善清心、胃热毒，有透营转气之功，配伍水牛角、生地、黄连等药，可治热入营血，舌绛神昏，心烦少寐，如清营汤（《温病条辨》）；若与香薷、厚朴、连翘同用，又可治疗暑温，发热烦渴，头痛无汗，如新加香薷饮（《温病条辨》）。

3. 热毒血痢 本品甘寒，有清热解毒，凉血，止痢之效，故常用治热毒痢疾，下利脓血，单用浓煎口服即可奏效；亦可与黄芩、黄连、白头翁等药同用，以增强止痢效果。

此外，尚可用治咽喉肿痛、小儿热疮及痱子。

【用法用量】 煎服，6～15g。疏散风热、清泄里热以生品为佳；炒炭宜用于热毒血痢；露剂多用于暑热烦渴。

【使用注意】 脾胃虚寒及气虚疮疡脓清者忌用。

【古籍摘要】

1. 《本草纲目》："一切风湿气，及诸肿毒、痈疽疥癣、杨梅诸恶疮。散热解毒。"

2. 《本草拾遗》："主热毒、血痢、水痢，浓煎服之。"

【现代研究】

1. 化学成分 本品含有挥发油、木犀草素、肌醇、黄酮类、肌醇、皂苷、鞣质等。分离出的绿原酸和异绿原酸是本品抗菌的主要成分。

2. 药理作用 本品具有广谱抗菌作用，对金黄色葡萄球菌、痢疾杆菌等致病菌有较强的抑制作用，对钩端螺旋体、流感病毒及致病霉菌等多种病原微生物亦有抑制作用；金银花煎剂能促进白细胞的吞噬作用；有明显的抗炎及解热作用。本品有一定降低胆固醇作用。其水及酒浸液对肉瘤180及艾氏腹水瘤有明显的细胞毒作用。此外大量口服对实验性胃溃疡有预防作用。对中枢神经有一定的兴奋作用。

3. 不良反应 本品所含的绿原酸有致敏原作用，可引起变态反应，但口服一般无此反应。

附药：忍冬藤 Rendongteng

为忍冬科植物忍冬 *Lonicera japonica Thund.* 的干燥茎枝，又名银花藤。秋冬割取带叶的嫩枝，晒干，生用。味甘，性寒，归肺、胃经，其功效与金银花相似。本品解毒作用不及金银花，但有清热疏风，通络止痛的作用，故常用于温病发热，风湿热痹，关节红肿热痛，屈伸不利等症。煎服，9～30g。

连 翘 Lianqiao

《神农本草经》

为木犀科植物连翘 *Forsythia suspensa* （Thunb.）Vahl 的干燥果实。产于我国东北、华北、长江流域至云南。秋季果实初熟尚带绿色时采收，除去杂质，蒸熟，晒干，习称"青翘"；果实熟透时采收，晒干，除去杂质，习称"老翘"或"黄翘"。青翘采得后即蒸熟晒干，筛取籽实作"连翘心"用。生用。

【药性】 苦，微寒。归肺、心、小肠经。

【功效】 清热解毒，消肿散结，疏散风热。

【应用】

1. 痈肿疮毒，瘰疬痰核 本品苦寒，主入心经，既能清心火，解疮毒，又能消散痈肿结聚，故有"疮家圣药"之称。用治痈肿疮毒，常与金银花、蒲公英、野菊花等解毒消肿之品同用；若疮痈红肿未溃，常与穿山甲、皂角刺配伍，如加减消毒饮（《外科真诠》）；若疮疡脓出、红肿溃烂，常与牡丹皮、天花粉同用，如连翘解毒汤（《疡医大全》）；用治痰火郁结，瘰疬痰核，常与夏枯草、浙贝母、玄参、牡蛎等同用，共奏清肝散结、化痰消肿之效。

2. 风热外感，温病初起 本品苦能清泄，寒能清热，入心、肺二经，长于清心火，散上焦风热，常与金银花、薄荷、牛蒡子等同用，治疗风热外感或温病初起，头痛发热、口渴咽痛，如银翘散（《温病条辨》）。若用连翘心与麦冬、莲子心等配伍，尚可用治温热病热入心包，高热神昏，如清宫汤（《温病条辨》）；本品又有透热转气之功，与水牛角、生地、金银花等同用，还可治疗热入营血之舌绛神昏，烦热斑疹，如清营汤（《温病条辨》）。

3. 热淋涩痛 本品苦寒通降，兼有清心利尿之功，多与车前子、白茅根、竹叶、木通等药配伍，治疗湿热壅滞所致之小便不利或淋沥涩痛，如如圣散（《杂病源流犀烛》）。

【用法用量】 煎服，6～15g。

【使用注意】 脾胃虚寒及气虚脓清者不宜用。

【鉴别用药】 连翘临床有青翘、老翘及连翘心之分。青翘，其清热解毒之力较强；老翘，长于透热达表，而疏散风热；连翘心，长于清心泻火，常用治邪入心包的高热烦躁、神昏谵语等症。

连翘与金银花，均有清热解毒作用，既能透热达表，又能清里热而解毒。对外感风热、温病初起、热毒疮疡等证常相须为用。然区别点是：连翘清心解毒之力强，并善于消痈散结，为疮家圣药，亦治瘰疬痰核；而金银花疏散表热之效优，且炒炭后善于凉血止痢，用治热毒血痢。

【古籍摘要】

1.《神农本草经》："主寒热，鼠瘘、瘰疬、痈肿、恶疮、瘿瘤、结热、蛊毒。"

2.《珍珠囊》："连翘之用有三：泻心经客热，一也；去上焦诸热，二也，为疮家圣药，三也。"

【现代研究】

1. 化学成分 本品含三萜皂苷，果皮含甾醇、连翘酚、生物碱、皂苷、齐墩果酸、香豆精类，还有丰富的维生素 P 及少量挥发油。

2. 药理作用 连翘有广谱抗菌作用，抗菌主要成分为连翘酚及挥发油，对金黄色葡萄球菌、痢疾杆菌有很强的抑制作用，对其他致病菌、流感病毒以及钩端螺旋体也均有一定的抑制作用；本品有抗炎、解热作用。所含齐墩果酸有强心、利尿及降血压作用；所含维生素 P 可降低血管通透性及脆性，防止溶血。其煎剂有镇吐和抗肝损伤作用。

穿 心 莲 Chuanxinlian

《岭南采药录》

为爵床科植物穿心莲 *Andrographis paniculata*（Burm. F.）Nees 的干燥地上部分。主产于广东、广西、福建，现云南、四川、江西、江苏、浙江、上海、山东、北京等地均有栽培。秋初茎叶茂盛时采收，除去杂质，洗净，切段，晒干生用，或鲜用。

【药性】 苦，寒。归心、肺、大肠、膀胱经。

【功效】 清热解毒，凉血，消肿，燥湿。

【应用】

1. 外感风热，温病初起 本品苦寒降泄，清热解毒，故凡温热之邪所引起的病证皆可应用。治外感风热或温病初起，发热头痛，可单用，如穿心莲片（《中国药典》）；亦常与金银花、连翘、薄荷等同用。

2. 肺热咳喘，肺痈吐脓，咽喉肿痛 本品善清肺火，凉血消肿，故常与黄芩、桑白皮、地骨皮合用，治疗肺热咳嗽气喘；与鱼腥草、桔梗、冬瓜仁等药同用，则治肺痈咳吐脓痰；若与玄参、牛蒡子、板蓝根等药同用，常用治咽喉肿痛。

3. 湿热泻痢，热淋涩痛，湿疹瘙痒 本品苦燥性寒，有清热解毒，燥湿，止痢功效，故凡湿热诸证均可应用。主治胃肠湿热，腹痛泄泻，下痢脓血者，可单用，或与苦参、木香等同用；用治膀胱湿热，小便淋沥涩痛，多与车前子、白茅根、黄柏等药合用；治湿疹瘙痒，可以本品为末，甘油调涂患处。亦可用于湿热黄疸，湿热带下等证。

4. 痈肿疮毒，蛇虫咬伤 本品既能清热解毒，又能凉血消痈，故可用治火热毒邪诸证。用治热毒壅聚，痈肿疮毒者，可单用或配金银花、野菊花、蚤休等同用，并用鲜品捣烂外敷；若治蛇虫咬伤者，可与墨旱莲同用。

【用法用量】 煎服，6~9g。煎剂易致呕吐，故多作丸、散、片剂。外用适量。

【使用注意】　不宜多服久服；脾胃虚寒者不宜用。

【现代研究】

1. 化学成分　本品叶含穿心莲内酯、去氧穿心莲内酯、新穿心莲内酯、穿心莲烷、穿心莲酮、穿心莲甾醇等，根还含多种黄酮类成分。

2. 药理作用　穿心莲煎剂对金黄色葡萄球菌、绿脓杆菌、变形杆菌、肺炎双球菌、溶血性链球菌、痢疾杆菌、伤寒杆菌均有不同程度的抑制作用；有增强人体白细胞对细菌的吞噬能力；有解热，抗炎，抗肿瘤，利胆保肝，抗蛇毒及毒蕈碱样作用；并有终止妊娠等作用。

3. 不良反应　穿心莲及其多种制剂口服较大剂量可致胃肠不适，食欲减退。有报道，穿心莲片、穿心莲注射液可引起药疹、上腹痛、过敏性休克，严重者可致死亡。临床用药应当注意用量，出现不良反应当及时给予对症治疗。

大 青 叶 Daqingye

《名医别录》

为十字花科植物菘蓝 *Isatis indigotica* Fort. 的干燥叶片。主产于江苏、安徽、河北、浙江等地。冬季栽培，夏、秋二季分 2～3 次采收，略洗，切碎，鲜用或晒干生用。

【药性】　苦、寒。归心、胃经。

【功效】　清热解毒，凉血消斑。

【应用】

1. 热入营血，温毒发斑　本品苦寒，善解心胃二经实火热毒；又入血分而能凉血消斑，气血两清，故可用治温热病心胃毒盛，热入营血，气血两燔，高热神昏，发斑发疹，常与水牛角、玄参、栀子等同用，如犀角大青汤（《医学心悟》）。本品功善清热解毒，若与葛根、连翘等药同用，便能表里同治，故可用于风热表证或温病初起，发热头痛，口渴咽痛等，如清瘟解毒丸（《中国药典》2005 年版）。

2. 喉痹口疮，疖腮丹毒　本品苦寒，既能清心胃实火，又善解瘟疫时毒，有解毒利咽，凉血消肿之效。用治心胃火盛，咽喉肿痛，口舌生疮者，常与生地、大黄、升麻同用，如大青汤（《圣济总录》）；若瘟毒上攻，发热头痛，疖腮，喉痹者，可与金银花、大黄、拳参同用；用治血热毒盛，丹毒红肿者，可用鲜品捣烂外敷，或与蒲公英、紫花地丁、蚤休等药配伍使用。

【用法用量】　煎服，9～15g，鲜品 30～60g。外用适量。

【使用注意】　脾胃虚寒者忌用。

【古籍摘要】

1.《本草纲目》："主热毒痢，黄疸，喉痹，丹毒。"

2.《本草正》："治瘟疫热毒发斑，风热斑疹，痈疡肿痛，除烦渴，止鼻衄，吐血……凡以热兼毒者，皆宜蓝叶捣汁用之。"

【现代研究】

1. 化学成分　菘蓝叶含色氨酸、靛玉红 B、葡萄糖芸苔素、新葡萄糖芸苔素、葡萄糖

芸苔素 - 1 - 磺酸盐及靛蓝。

2. 药理作用 菘蓝叶对金黄色葡萄球菌、溶血性链球菌均有一定抑制作用；大青叶对乙肝表面抗原以及流感病毒亚甲型均有抑制作用。靛玉红有显著的抗白血病作用。

【其他】 《中国药典》2005 年版将菘蓝叶定为大青叶的正品，将蓼科植物蓼蓝 *Polygonum tinctorium* Ait. 的干燥叶定名为蓼大青叶。此外，爵床科多年生灌木状草本马蓝 *Baphicacanthus cusia*（Nees）Bremek.、马鞭草科落叶灌木路边青 *Clerodendron cyrtophyllum* Turcz. 等在不同地区亦做大青叶使用，功用、主治基本相同。

板 蓝 根 Banlangen

《新修本草》

为十字花科植物菘蓝 *Isatis indigotica* Fort. 的干燥根。主产于河北、江苏、浙江、安徽等地。秋季采挖，除去泥沙，晒干。切片，生用。

【药性】 苦，寒。归心、胃经。

【功效】 清热解毒，凉血，利咽。

【应用】

1. 外感发热，温病初起，咽喉肿痛 本品苦寒，入心、胃经，善于清解实热火毒，有类似于大青叶的清热解毒之功，而更以解毒利咽散结见长。用治外感风热或温病初起，发热头痛咽痛，可单味使用，或与金银花、荆芥等疏散风热药同用；若风热上攻，咽喉肿痛，常与玄参、马勃、牛蒡子等同用。

2. 温毒发斑，痄腮，丹毒，痈肿疮毒 本品苦寒，有清热解毒，凉血消肿之功，主治多种瘟疫热毒之证。用治时行温病，发斑发疹，舌绛紫暗者，常与生地、紫草、黄芩同用，如神犀丹（《温热经纬》）；若用治丹毒、痄腮、大头瘟疫，头面红肿，咽喉不利者，常配伍玄参、连翘、牛蒡子等，如普济消毒饮（《东垣试效方》）。

【用法用量】 煎服，9~15g。

【使用注意】 体虚而无实火热毒者忌服，脾胃虚寒者慎用。

【古籍摘要】

1. 《日华子本草》："治天行热毒。"

2. 《分类草药性》："解诸毒恶疮，散毒去火，捣汁或服或涂。"

【现代研究】

1. 化学成分 菘蓝根含靛蓝、靛玉红、β - 谷甾醇、棕榈酸、尿苷、次黄嘌呤、尿嘧啶、青黛酮和胡萝卜苷等。

2. 药理作用 本品对多种革兰阳性菌、革兰阴性菌及流感病毒、虫媒病毒、腮腺病毒均有抑制作用；可增强免疫功能；有明显的解热效果。本品所含靛玉红有显著的抗白血病作用；板蓝根多糖能降低实验动物血清胆固醇和甘油三酯的含量，并降低 MDA 含量，从而证明本品有抗氧化作用。

3. 不良反应 有报道板蓝根口服可引起消化系统症状，或引起溶血反应；其注射液可致过敏反应，如引起荨麻疹、多形性红斑、过敏性皮炎、多发性肉芽肿以及过敏性休克等，应引起注意。

【其他】《中国药典》2005 年版将十字花科植物菘蓝的根定为板蓝根正品，而爵床科植物马蓝 *Baphicacanthus cusia*（Nees）Bremek. 的根茎及根，在南方地区亦作为板蓝根使用，前者习称"北板蓝根"，后者习称"南板蓝根"。二者药性、功效、应用基本相同。

青 黛 Qingdai

《药性论》

为爵床科植物马蓝 *Baphicacanthus cusia*（Nees）Bremek. 、蓼科植物蓼蓝 *Polygonum tinctorium* Ait. 或十字花科植物菘蓝 *Isatis indigotica* Fort. 的叶或茎叶经加工制得的干燥粉末或团块。主产于浙江、江苏、安徽、河北等地。福建所产品质最优，称"建青黛"。秋季采收以上植物的落叶，加水浸泡，至叶腐烂，叶落脱皮时，捞去落叶，加适量石灰乳，充分搅拌至浸液由乌绿色转为深红色时，捞取液面泡沫，晒干而成。研细用。

【药性】　咸，寒。归肝、肺经。

【功效】　清热解毒，凉血消斑，清肝泻火，定惊。

【应用】

1. **温毒发斑，血热吐衄**　本品寒能清热，咸以入血，故有清热解毒，凉血，止血，消斑之效。善治温毒发斑，常与生地、生石膏、栀子等药同用，如青黛石膏汤（《通俗伤寒论》）；若治血热妄行的吐血、衄血，常与生地、牡丹皮、白茅根等药同用。

2. **咽痛口疮，火毒疮疡**　本品有清热解毒，凉血消肿之效。用治热毒炽盛，咽喉肿痛，喉痹者，常与板蓝根、甘草同用；若口舌生疮，多与冰片同用，撒敷患处；用治火毒疮疡，痄腮肿痛，可与寒水石共研为末，外敷患处，如青金散（《普济方》）。

3. **咳嗽胸痛，痰中带血**　本品咸寒，主清肝火，又泻肺热，且能凉血止血。故主治肝火犯肺，咳嗽胸痛，痰中带血，常与海蛤粉同用，如黛蛤散（《卫生鸿宝》）。若肺热咳嗽，痰黄而稠者，可配海浮石、瓜蒌仁、川贝母等同用，如青黛海石丸（《症因脉治》）。

4. **暑热惊痫，惊风抽搐**　本品咸寒，善清肝火，祛暑热，有息风止痉之功。用治暑热惊痫，常与甘草、滑石同用，如碧玉散（《宣明论方》）；用治小儿惊风抽搐，多与钩藤、牛黄等同用，如凉惊丸（《小儿药证直诀》）。

【用法用量】　内服 1.5～3g。本品难溶于水，一般作散剂冲服，或入丸剂服用。外用适量。

【使用注意】　胃寒者慎用。

【鉴别用药】　大青叶为菘蓝叶；板蓝根为菘蓝或马蓝的根；青黛为马蓝、蓼蓝或菘蓝的茎叶经加工制得的粉末。三者大体同出一源，功效亦相近，皆有清热解毒、凉血消斑之作用。相比较而言，大青叶凉血消斑力强，板蓝根解毒利咽效佳，青黛清肝定惊功著。

【古籍摘要】

1. 《开宝本草》："主解诸药毒，小儿诸热，惊痫发热，天行头痛寒热，煎水研服之。亦摩敷热疮恶肿，金疮下血，蛇犬等毒。"

2.《本经逢原》："青黛，泻肝胆，散郁火，治温毒发斑及产后热痢下重"。

【现代研究】

1. 化学成分　本品含靛蓝、靛玉红靛棕、靛黄、鞣酸、β－谷甾醇、蛋白质和大量无机盐。

2. 药理作用　本品具有抗癌作用，其有效成分靛玉红对动物移植性肿瘤有中等强度的抑制作用。对金黄色葡萄球菌、炭疽杆菌、志贺氏痢疾杆菌、霍乱弧菌均有抗菌作用。靛蓝尚有一定的保肝作用。

贯　众　Guanzhong

《神农本草经》

为鳞毛蕨科植物粗茎鳞毛蕨 *Dryopteris crassirhizoma* Nakai 的带叶柄基部的干燥根茎。主产于黑龙江、吉林、辽宁三省山区，习称"东北贯众"或"绵马贯众"。秋季采挖，洗净，除去叶柄及须根，晒干。切片生用或炒炭用。

【药性】　苦，微寒。有小毒。归肝、脾经。

【功效】　清热解毒，凉血止血，杀虫。

【应用】

1. 风热感冒，温毒发斑　本品苦寒，既能清气分之实热，又能解血分之热毒，凡温热毒邪所致之证皆可用之，常与黄连、甘草等同用，如贯众散（《普济方》）。单用本品或配桑叶、金银花等可防治风热感冒；若与板蓝根、大青叶、紫草等药配伍，又可用于痄腮、温毒发斑、发疹等病证。

2. 血热出血　本品味苦微寒，主入肝经，有凉血止血之功，主治血热所致之衄血、吐血、便血、崩漏等证，尤善治崩漏下血。如《本草图经》治衄血，可单味药研末调服；若与黄连为伍，研末糯米饮调服，可治吐血，如贯众散（《圣济总录》）；治便血可配伍侧柏叶；治崩漏下血可与五灵脂同用。

3. 虫疾　本品有杀虫之功。用于驱杀绦虫、钩虫、蛲虫、蛔虫等多种肠道寄生虫。可与驱虫药配伍使用。

此外，本品还可用于治疗烧烫伤及妇人带下等病证。

【用法用量】　煎服，4.5~9g。杀虫及清热解毒宜生用；止血宜炒炭用。外用适量。

【使用注意】　本品有小毒，用量不宜过大。服用本品时忌油腻。脾胃虚寒者及孕妇慎用。

【古籍摘要】

1.《神农本草经》："主腹中邪热气，诸毒，杀三虫。"

2.《本草纲目》："治下血崩中，带下，产后血气胀痛，斑疹毒，漆毒，骨鲠。"

【现代研究】

1. 化学成分　本品主要含绵马素、三叉蕨酚、黄三叉蕨酸、绵马次酸、挥发油、绵马鞣质等。

2. 药理作用　本品所含绵马酸、黄绵马酸有较强的驱虫作用，对绦虫有强烈毒性，可使绦虫麻痹而排出，也有驱除钩虫、蛔虫等寄生虫的作用。实验证明本品可强烈抑制流感病毒，对腺病毒、脊髓灰质炎病毒、乙脑病毒等亦有较强的抗病毒作用。外用有止血、镇痛、消炎作用。其煎剂及提取物对家兔子宫有显著的兴奋作用。绵马素有毒，能麻痹随意肌，对胃肠道有刺激，引起视网膜血管痉挛及伤害视神经，中毒时引起中枢神经系统障碍，见震颤、惊厥乃至延脑麻痹。绵马素一般在肠道不吸收，但肠中有过多脂肪时，可促进吸收而致中毒。

3. 不良反应　粗茎鳞毛蕨根茎所含多种间苯三酚衍生物有一定毒性。绵马酸主要作用于消化系统和中枢神经系统，大剂量时可损害视神经，引起失明，大脑白质也可受损。中毒的主要表现为：轻者头痛，头晕，腹泻，腹痛，呼吸困难，黄视或短暂失明，重者有谵妄，昏迷，黄疸，肾功能损伤；最后四肢强直，阵发性惊厥，终因呼吸衰竭而死亡。中毒后恢复缓慢，可造成永久性失明。本品中毒原因主要是用量过大，其次是临床用药前未经品种鉴定，误用毒性大的贯众，或没有掌握应用宜忌等。本品中毒救治的主要方法是对症治疗，如服用盐类泻药，以促进肠道内的毒物排出；但禁用油类泻剂如蓖麻油等；发生惊厥时，可静脉注射巴比妥盐类控制之；出现呼吸困难时，可给氧，用呼吸兴奋剂，或采用人工呼吸；输液以补偿因呕吐或腹泻而丢失的体液和电解质；服通用解毒剂也有一定效果。预防中毒应注意剂量，尤其小儿用于驱虫时，应按公斤体重计算；孕妇、体质虚弱、肝肾功能不全、消化道溃疡者禁用；因其品种复杂，毒性不一，故应进行品种鉴定以防中毒；另外，脂肪可加速有毒成分的吸收而使毒性增大，服用本品时忌油腻。

【其他】　贯众的品种历代复杂，《中国药典》2005 年版规定以上品种为正品。另外，紫萁科植物紫萁 *Osmunda japonica* Thunb.、球子蕨科植物荚果蕨 *Matteuccia struthiopteris*（L.）Todaro.、乌毛蕨科植物乌毛蕨 *Blechnum orientaie* L、狗脊蕨 *Woodwardia japonica*（L. f.）Sm.、苏铁蕨 *Brainea insignis*（Hook.）J. Sm、蹄盖蕨科植物蛾眉蕨 *Lunathyrium acrostich-oides*（Sw.）Ching 等的带叶柄残基的根茎在不同地区亦作贯众入药。

蒲 公 英 Pugongying

《新修本草》

为菊科植物蒲公英 *Taraxacum mongolicum* Hand. – Mazz.、碱地蒲公英 *T. sinicum* Kitag. 或同属数种植物的干燥全草。全国各地均有分布。夏至秋季花初开时采挖，除去杂质，洗净，切段，晒干。鲜用或生用。

【药性】　苦、甘，寒。归肝、胃经。

【功效】　清热解毒，消肿散结，利湿通淋。

【应用】

1. 痈肿疔毒，乳痈内痈　本品苦寒，既能清解火热毒邪，又能泄降滞气，故为清热解毒，消痈散结之佳品，主治内外热毒疮痈诸证，兼能疏郁通乳，故为治疗乳痈之要药。用治乳痈肿痛，可单用本品浓煎内服，或以鲜品捣汁内服，渣敷患处，也可与全瓜蒌、金银花、牛蒡子等药同用；用治疗毒肿痛，常与野菊花、紫花地丁、金银花等药同用，如五味消毒饮（《医宗金鉴》）；用治肠痈腹痛，常与大黄、牡丹皮、桃仁等同用；用治肺痈吐脓，常与鱼腥草、冬瓜仁、芦根等同用。本品解毒消肿散结，与板蓝根、玄参等配伍，还可用治咽喉肿痛；鲜品外敷还可用治毒蛇咬伤。

2. 热淋涩痛，湿热黄疸　本品苦、甘而寒，能清利湿热，利尿通淋，对湿热引起的淋证、黄疸等有较好的疗效。用治热淋涩痛，常与白茅根、金钱草、车前子等同用，以加强利尿通淋的效果；治疗湿热黄疸，常与茵陈、栀子、大黄等同用。

此外，本品还有清肝明目的作用，以治肝火上炎引起的目赤肿痛。可单用取汁点眼，或浓煎内服；亦可与菊花、夏枯草、黄芩等配伍使用。

【用法用量】　煎服，9~15g。外用鲜品适量，捣敷或煎汤熏洗患处。

【使用注意】　用量过大可致缓泻。

【古籍摘要】

1.《新修本草》："主妇人乳痈肿。"

2.《本草备要》："专治痈肿、疔毒，亦为通淋妙品。"

【现代研究】

1. 化学成分　本品含蒲公英固醇、蒲公英素、蒲公英苦素、肌醇和莴苣醇、蒲公英赛醇、咖啡酸及树脂等。

2. 药理作用　本品煎剂或浸剂，对金黄色葡萄球菌、溶血性链球菌及卡他球菌有较强的抑制作用，对肺炎双球菌、脑膜炎双球菌、白喉杆菌、福氏痢疾杆菌、绿脓杆菌及钩端螺旋体等也有一定的抑制作用，和 TMP（磺胺增效剂）之间有增效作用。尚有利胆、保肝、抗内毒素及利尿作用，其利胆效果较茵陈煎剂更为显著。蒲公英地上部分水提取物能活化巨噬细胞，有抗肿瘤作用。体外实验提示本品能激发机体的免疫功能。

紫花地丁 Zihuadiding

《本草纲目》

为堇菜科植物紫花地丁 *Viola yedoensis* Makino 的干燥全草。产于我国长江下游至南部各省。春秋二季采收，除去杂质，洗净，切碎，鲜用或干燥生用。

【药性】　苦、辛，寒。归心、肝经。

【功效】　清热解毒，凉血消肿。

【应用】

1. 疔疮肿毒，乳痈肠痈　本品苦泄辛散，寒能清热，入心肝血分，故能清热解毒，凉血消肿，消痈散结，为治血热壅滞，痈肿疮毒，红肿热痛的常用药物，尤以治疗疗毒为其特长。用治痈肿、疔疮、丹毒等，可单用鲜品捣汁内服，以渣外敷；也可配金银花、蒲公英、野菊花等清热解毒之品，如五味消毒饮（《医宗金鉴》）；用治乳痈，常与蒲公英同用，煎汤内服，并以渣外敷，或熬膏摊贴患处，均有良效；用治肠痈，常与大黄、红藤、白花蛇舌草等同用。

2. 毒蛇咬伤   本品兼可解蛇毒，治疗毒蛇咬伤，可用鲜品捣汁内服，亦可配雄黄少许，捣烂外敷。

此外，还可用于肝热目赤肿痛以及外感热病。

【用法用量】   煎服，15～30g。外用鲜品适量，捣烂敷患处。

【使用注意】   体质虚寒者忌服。

【古籍摘要】

1.《本草纲目》："治一切痈疽发背，疔疮瘰疬，无名肿毒，恶疮。"

2.《本草正义》："地丁专为痈肿疔毒通用之药"。"然辛凉散肿，长于退热，惟血热壅滞，红肿焮发之外疡宜之，若谓通治阴疽发背寒凝之证，殊是不妥。"

【现代研究】

1. 化学成分   本品含苷类、黄酮类。全草含棕榈酸、反式对羟基桂皮酸、丁二酸、二十四酰对羟基苯乙胺、山奈酚-3-O-鼠李吡喃糖苷和蜡，蜡中含饱和酸、不饱和酸、醇类及烃。

2. 药理作用   本品有明显的抗菌作用。对结核杆菌、痢疾杆菌、金黄色葡萄球菌、肺炎球菌、皮肤真菌及钩端螺旋体有抑制作用。有确切的抗病毒作用。实验证明，其提取液对内毒素有直接摧毁作用。本品尚有解热、消炎、消肿等作用。

【其他】   《中国药典》2005年版将上药定为紫花地丁药材的正品。本品药材商品较为复杂，异物同名品甚多。在不同地区还有将豆科植物米口袋 *Gueldenstaedtia multiflora* Bunge 和小米口袋 *G. verna* (*Georgi*) Boriss. 的全草亦作为紫花地丁使用，又称甜地丁。另有罂粟科植物地丁紫堇 *Corydalis bungeana* Turcz. 作为苦地丁使用，不属此类，应予鉴别。

野 菊 花 Yejuhua

《本草正》

为菊科植物野菊 *Chrysanthemum indicum* L. 的干燥头状花序。全国各地均有分布，主产于江苏、四川、安徽、广东、山东等地。秋、冬二季花初开时采摘，晒干，生用。

【药性】   苦、辛，微寒。归肝、心经。

【功效】   清热解毒。

【应用】

1. 痈疽疔疖，咽喉肿痛   本品辛散苦降，其清热泻火、解毒利咽、消肿止痛力胜，为治外科疔痈之良药。用治热毒蕴结，疔疖丹毒，痈疽疮疡，咽喉肿痛，均可与蒲公英、紫花地丁、金银花等同用，如五味消毒饮（《医宗金鉴》）。

2. 目赤肿痛，头痛眩晕   本品味苦入肝，清泻肝火；味辛性寒，兼散风热，常与金银花、密蒙花、夏枯草等同用，治疗风火上攻之目赤肿痛；若与决明子同用，可用治肝火上炎之头痛眩晕。

此外，本品内服并煎汤外洗也用治湿疹、湿疮、风疹瘙痒等。

【用法用量】　煎服，10 ~ 15g。外用适量。

【鉴别用药】　野菊花与菊花为同科植物，均有清热解毒之功，但野菊花苦寒之性尤胜，长于解毒消痈，疮痈疔毒肿痛多用之；而菊花辛散之力较强，长于清热疏风，上焦头目风热多用之。

【古籍摘要】

1.《本草纲目》："治痈肿疔毒，瘰疬眼瘜。"

2.《本草汇言》："破血疏肝，解疔散毒。主妇人腹内宿血，解天行火毒丹疔。洗疮疥，又能去风杀虫。"

【现代研究】

1. 化学成分　本品含刺槐素 – 7 – 鼠李糖葡萄糖苷、野菊花内脂、苦味素、挥发油、维生素 A 及维生素 B_1 等。

2. 药理作用　有抗病原微生物作用，对金黄色葡萄球菌、白喉杆菌、痢疾杆菌、流感病毒、疱疹病毒以及钩端螺旋体均有抑制作用。研究表明野菊花有显著的抗炎作用，但其所含抗炎成分及机理不同，其挥发油对化学性致炎因子引起的炎症作用强，而其水提取物则对异性蛋白致炎因子引起的炎症作用较好。此外，尚有明显的降血压作用。

重　楼　Chonglou

《神农本草经》

为百合科植物云南重楼 *Paris polyphylla* Smith var. *yunnanensis*（Franch.）Hand. – Mazz. 或七叶一枝花 *P. polyphylla* Simth var. *chinensis*（F.）Hara 的干燥根茎。又名蚤休、七叶一枝花、草河车。主产于长江流域及南方各省。秋季采挖，除去须根，洗净，晒干。切片生用。

【药性】　苦，微寒。有小毒。归肝经。

【功效】　清热解毒，消肿止痛，凉肝定惊。

【应用】

1. 痈肿疔疮，咽喉肿痛，毒蛇咬伤　本品苦以降泄，寒能清热，故有清热解毒，消肿止痛之功，为治痈肿疔毒，毒蛇咬伤的常用药。用治痈肿疔毒，可单用为末，醋调外敷，亦可与黄连、赤芍、金银花等同用，如夺命汤（《外科全生集》）；用治咽喉肿痛，痄腮，喉痹，常与牛蒡子、连翘、板蓝根等同用；若治瘰疬痰核，可与夏枯草、牡蛎、浙贝母等同用；单用本品研末冲服，另用其鲜根捣烂外敷患处，可治疗毒蛇咬伤，红肿疼痛，也常与半边莲配伍使用。

2. 惊风抽搐　本品苦寒入肝，有凉肝泻火，息风定惊之功。如《卫生简易方》单用本品研末冲服，或与钩藤、菊花、蝉蜕等配伍，用于小儿热极生风，手足抽搐有良效。

3. 跌打损伤　本品入肝经血分，能消肿止痛，化瘀止血。可单用研末冲服，治疗外伤出血，跌打损伤，瘀血肿痛，也可配三七、血竭、自然铜等同用。

【用法用量】　煎服，3 ~ 9g。外用适量，捣敷或研末调涂患处。

【使用注意】　体虚、无实火热毒者、孕妇及患阴证疮疡者均忌服。

【古籍摘要】

1.《神农本草经》："主惊痫，摇头弄舌，热气在腹中，癫疾，痈疮，阴蚀，下三虫，去蛇毒。"

2.《本草汇言》："蚤休，凉血去风，解痈毒之药也。但气味苦寒，虽为凉血，不过为痈疽疮疡血热致疾者宜用，中病即止。又不可多服久服。"

【现代研究】

1. 化学成分　本品含蚤休苷、薯蓣皂苷，单宁酸及 18 种氨基酸，肌酸酐，生物碱，黄酮，甾酮，蜕皮激素，胡萝卜苷等。

2. 药理作用　蚤休有广谱抗菌作用，对痢疾杆菌、伤寒杆菌、大肠杆菌、肠炎杆菌、绿脓杆菌、金黄色葡萄球菌、溶血性链球菌、脑膜炎双球菌等均有不同程度的抑制作用，尤其对化脓性球菌的抑制作用优于黄连；对亚洲甲型流感病毒有较强的抑制作用；所含甾体皂苷和氨基酸有抗蛇毒作用。蚤休苷有镇静、镇痛作用。本品的水煎剂或乙醇提取物有明显的镇咳、平喘作用。蚤休粉有明显的止血作用。此外，还有抗肿瘤作用。

3. 不良反应　据报道，本品中毒量为 60～90g，中毒潜伏期约 1～3 小时，中毒症状为恶心，呕吐，腹泻，头痛头晕，严重者可导致痉挛。临床用药当引起注意。

拳　参　Quanshen

《本草图经》

为蓼科植物拳参 *Polygonum bistorta* L. 的干燥根茎。又名紫参。全国大部分地区均有分布，主产于东北、华北、山东、江苏及湖北等地。春季发芽时或秋季茎叶将枯萎时采挖，除去泥沙，晒干，除去须根。切片生用。

【药性】　苦、涩，微寒。归肺、肝、大肠经。

【功效】　清热解毒，凉血止血，镇惊息风。

【应用】

1. 痈肿瘰疬，毒蛇咬伤　本品苦泄寒凉，能清热解毒，凉血消痈，消肿散结，故常用本品捣烂敷于患处，或煎汤外洗，治疗疮痈肿痛、瘰疬、痔疮、水火烫伤、毒蛇咬伤等证，亦可配其他清热解毒药同用。

2. 热病神昏，惊痫抽搐　本品苦寒入肝，镇惊息风，多与钩藤、全蝎、僵蚕、牛黄等配伍，用治热病高热神昏，惊痫抽搐以及破伤风等。

3. 热泻热痢　本品既能清热解毒，又能凉血止痢，且兼涩肠止泻之功，可单独制成片剂使用，治疗赤痢脓血；湿热泄泻可配银花炭、白头翁、秦皮及黄连等同用。

4. 血热出血　本品苦而微寒，入肝经血分而能凉血止血，常与贯众、白茅根、大蓟、生地等同用，治疗血热妄行所致的吐血、衄血、崩漏等出血证。

此外，本品还能利湿，也可用于水肿、小便不利等证。

【用法用量】　煎服，4.5～9g。外用适量。

【使用注意】 无实火热毒者不宜使用。阴证疮疡患者忌服。

【古籍摘要】

《本草图经》："捣末，淋渫肿气。"

【现代研究】

1. 化学成分 拳参根茎含鞣质、淀粉、糖类及果酸、树胶、黏液质、蒽醌衍生物、树脂等。鞣质中有可水解鞣质和缩合鞣质，尚含有没食子酸、鞣花酸。另含 β-谷甾醇的异构体和葡萄糖等。

2. 药理作用 拳参提取物对金黄色葡萄球菌、绿脓杆菌、枯草杆菌、大肠杆菌、痢疾杆菌、脑膜炎双球菌、溶血性链球菌等均有抑制作用。并能抑制动物移植性肿瘤的生长。外用有一定的止血作用。

漏 芦 Loulu

《神农本草经》

为菊科植物祁州漏芦 *Rhaponticum uniflorum*（L.）DC. 的干燥根。在我国北方各省多有分布，主产东北、华北、西北。春、秋二季采挖，除去泥沙、残茎及须根，洗净，晒干。切片生用。

【药性】 苦，寒。归胃经。

【功效】 清热解毒，消痈散结，通经下乳，舒筋通脉。

【应用】

1. 乳痈肿痛，瘰疬疮毒 本品苦寒降泄，故有清热解毒、消痈散结之效，又因其能通经下乳，故尤为治乳痈之良药。常与瓜蒌、蛇蜕同用，主治乳痈肿痛，如漏芦散（《和剂局方》）；若用治热毒壅聚，痈肿疮毒，常与大黄、连翘、紫花地丁等药同用，如漏芦汤（《千金方》）；若用治痰火郁结，瘰疬欲破者，可与海藻、玄参、连翘等药同用，也如漏芦汤（《圣济总录》）；《本草汇言》又以漏芦与荆芥、苦参、白鲜皮、当归等浸酒蒸饮，治疗湿疹湿疮、皮肤瘙痒等。

2. 乳汁不下 本品味苦降泄，有良好的通经下乳之功，为产后乳汁不通的常用药。多用于乳络塞滞，乳汁不下，乳房胀痛，欲作乳痈者，常与穿山甲、王不留行等药同用；若为气血亏虚，乳少清稀者，当与黄芪、鹿角胶等同用。

3. 湿痹拘挛 本品性善通利，有舒筋通脉活络之功，常与地龙配伍，治疗湿痹、筋脉拘挛、骨节疼痛，如古圣散（《圣济总录》）。

【用法用量】 煎服，5~9g。外用，研末调敷或煎水洗。

【使用注意】 气虚、疮疡平塌者及孕妇忌服。

【古籍摘要】

1. 《神农本草经》："主皮肤热，恶疮疽痔，湿痹，下乳汁。"

2. 《本经逢原》："漏芦，《本经》治热毒恶疮，下乳汁，以其能利窍也，为消毒排脓杀虫要药。"

【现代研究】

1. 化学成分 祁州漏芦根中含挥发油，根的脂溶性部分含牛蒡子醛、牛蒡子醇、棕榈酸，β-谷甾醇、硬脂酸乙酯、蜕皮甾酮、土克甾酮、漏芦甾酮。

2. 药理作用 祁州漏芦水煎剂，在体内外实验均能抑制动物血清及肝、脑等脏器过氧化脂质的生成，故有显著的抗氧化作用；并可降低血胆固醇和血浆过氧化脂质（LPO）含量，能恢复前列环素/血栓素 A2 的平衡，减少白细胞在动脉壁的浸润，抑制平滑肌细胞增生，具有抗动脉粥样硬化的作用；其乙醇提取物及水提取物均能显著增强小鼠血浆中超氧化物歧化酶（SOD）的活性；能显著抑制单胺氧化酶（MAO-B）的活性，具有明显的抗衰老作用。漏芦蜕皮甾醇，能显著增强巨噬细胞的吞噬作用，提高细胞的免疫功能。

【其他】 《中国药典》2005 年版将上药定为漏芦正品，将同科植物蓝刺头 *Echinops Iatifolius* Tausch. 的干燥根定名为禹州漏芦，蓝刺头在我国南方各省多有生产，主产于河南、安徽、江苏、湖北等地。味苦性寒，归胃经，其传统功用、主治与漏芦大体相同，一些地区作为漏芦使用。但应注意品种鉴别和使用剂量，以预防不良反应的发生。

土 茯 苓 Tufuling

《本草纲目》

为百合科植物光叶菝葜 *Smilax glabra* Roxb. 的干燥块茎。长江流域及南部各省均有分布。夏、秋二季采收，除去残茎和须根，洗净，晒干；或趁鲜切成薄片，干燥，生用。

【药性】 甘、淡，平。归肝、胃经。

【功效】 解毒，除湿，通利关节。

【应用】

1. 杨梅毒疮，肢体拘挛 本品甘淡，解毒利湿，通利关节，又兼解汞毒，故对梅毒或因梅毒服汞剂中毒而致肢体拘挛、筋骨疼痛者疗效尤佳，为治梅毒的要药。可单用本品水煎服，如土萆薢汤（《景岳全书》），也可与金银花、白鲜皮、威灵仙、甘草同用；若因服汞剂中毒而致肢体拘挛者，常与薏苡仁、防风、木瓜等配伍治之，如搜风解毒汤（《本草纲目》）。

2. 淋浊带下，湿疹瘙痒 本品甘淡渗利，解毒利湿，故可用于湿热引起的热淋、带下、湿疹湿疮等证。常与木通、萹蓄、蒲公英、车前子同用，治疗热淋；《滇南本草》单用本品水煎服，治疗阴痒带下；若与生地、赤芍、地肤子、白鲜皮、茵陈等配伍，又可用于湿热皮肤瘙痒。

3. 痈肿疮毒 本品清热解毒，兼可消肿散结，如《滇南本草》以本品研为细末，好醋调敷，治疗痈疮红肿溃烂；《积德堂经验方》将本品切片或为末，水煎服或入粥内食之，治疗瘰疬溃烂；亦常与苍术、黄柏、苦参等药配伍同用。

【用法用量】 煎服，15～60g。外用适量。

【使用注意】 肝肾阴虚者慎服。服药时忌茶。

【古籍摘要】

1.《本草纲目》："健脾胃，强筋骨，去风湿，利关节，止泄泻，治拘挛骨痛，恶疮痈肿，解汞粉、银朱毒。"

2.《本草正义》："土茯苓，利湿去热，能入络，搜剔湿热之蕴毒。其解水银、轻粉毒者，彼以升提收毒上行，而此以渗利下导为务，故专治杨梅毒疮，深入百络，关节疼痛，甚至腐烂，又毒火上行，咽喉痛溃，一切恶症。"

【现代研究】

1. 化学成分 本品含落新妇苷、异黄杞苷、胡萝卜苷、3，5，4'－三羟基芪、表儿茶精L、琥珀酸、β－谷甾醇等皂苷、鞣质、黄酮、树脂类等，还含有挥发油、多糖、淀粉等。

2. 药理作用 本品所含落新妇苷有明显的利尿、镇痛作用。对金黄色葡萄球菌、溶血性链球菌、大肠杆菌、绿脓杆菌、伤寒杆菌、福氏痢疾杆菌、白喉杆菌和炭疽杆菌均有抑制作用。对大鼠肝癌及移植性肿瘤有一定抑制作用。经动物试验推断：本品可通过影响T淋巴细胞释放淋巴因子的炎症过程而选择性地抑制细胞免疫反应。此外尚能缓解汞中毒；明显拮抗棉酚毒性。

鱼 腥 草 Yuxingcao

《名医别录》

为三白草科植物蕺菜 *Houttuynia cordata* Thunb. 的干燥地上部分。分布于长江流域以南各省。夏季茎叶茂盛花穗多时采割，除去杂质，迅速洗净，切段，晒干。生用。

【药性】 辛，微寒。归肺经。

【功效】 清热解毒，消痈排脓，利尿通淋。

【应用】

1. 肺痈吐脓，肺热咳嗽 本品寒能泄降，辛以散结，主入肺经，以清解肺热见长，又具消痈排脓之效，故为治肺痈之要药。用治痰热壅肺，胸痛，咳吐脓血，常与桔梗、芦根、瓜蒌等药同用；若用治肺热咳嗽，痰黄气急，常与黄芩、贝母、知母等药同用。

2. 热毒疮痈 本品辛寒，既能清热解毒，又能消痈排脓，亦为外痈疮毒常用之品，常与野菊花、蒲公英、金银花等同用；亦可单用鲜品捣烂外敷。

3. 湿热淋证 本品有清热除湿，利水通淋之效，善清膀胱湿热，常与车前草、白茅根、海金沙等药同用，治疗小便淋沥涩痛。

此外，本品又能清热止痢，还可用治湿热泻痢。

【用法用量】 煎服，15~25g。鲜品用量加倍，水煎或捣汁服。外用适量，捣敷或煎汤熏洗患处。

【使用注意】 本品含挥发油，不宜久煎。虚寒证及阴证疮疡忌服。

【古籍摘要】

1.《本草经疏》："治痰热壅肺，发为肺痈吐脓血之要药。"

2.《分类草药性》："治五淋，消水肿，去食积，补虚弱，消膨胀。"

【现代研究】

1. 化学成分 本品含鱼腥草素、挥发油、蕺菜碱、槲皮苷、氯化钾等。

2. 药理作用　鱼腥草素对金黄色葡萄球菌、肺炎双球菌、甲型链球菌、流感杆菌、卡他球菌、伤寒杆菌以及结核杆菌等多种革兰阳性及阴性细菌，均有不同程度的抑制作用；其用乙醚提取的非挥发物，还有抗病毒作用。本品能增强白细胞吞噬能力，提高机体免疫力，并有抗炎作用。所含槲皮素及钾盐能扩张肾动脉，增加肾动脉血流量，因而有较强的利尿作用。此外，还有镇痛、止血、促进组织再生和伤口愈合以及镇咳等作用。

3. 不良反应　鱼腥草素的副作用一般轻微，口服有鱼腥味，肌内注射时少数病人局部疼痛。阴道内给药时，个别病例会出现阴道充血，上述反应停药后均消失。另有报道，少数患者应用鱼腥草注射液有引起大疱性药物性皮炎、末梢神经炎等，甚或导致过敏性休克，乃至死亡。

金荞麦 Jinqiaomai

《新修本草》

为蓼科植物金荞麦 *Fagopyrum dibotrys*（D. Don）Hara 的干燥根茎。产于陕西、江苏、江西、浙江、湖南、河南、湖北、广西、广东、四川、云南等地。冬季采挖，除去茎及须根，洗净、晒干。切成厚片，生用。

【药性】　微辛、涩，凉。归肺经。

【功效】　清热解毒，排脓祛瘀。

【应用】

1. 肺痈，肺热咳嗽　本品辛凉，既可清热解毒，又善排脓祛瘀，并能清肺化痰，故以治疗肺痈咯痰浓稠腥臭或咳吐脓血为其所长，可单用，或与鱼腥草、金银花、芦根等配伍应用。若治肺热咳嗽，可与天花粉、矮地茶、射干等同用。

2. 瘰疬疮疖，咽喉肿痛　本品凉以清热，辛以散结，有解毒，消痈，利咽，消肿之效，若与何首乌等药配伍，可用治瘰疬痰核；若配蒲公英、紫花地丁等药，可用治疮痈疖肿或毒蛇咬伤；若与射干、山豆根同用，可用治咽喉肿痛。

此外，本品尚有健脾消食之功，与茯苓、麦芽等同用，可用治腹胀食少，疳积消瘦等症。

【用法用量】　煎服，15～45g。亦可用水或黄酒隔水密闭炖服。

【古籍摘要】

1.《新修本草》："赤白冷热诸痢，断血破血，带下赤白，生肌肉。"

2.《本草纲目拾遗》："治喉闭，喉风喉毒，用醋磨漱喉。治白浊，捣汁冲酒服。"

【现代研究】

1. 化学成分　根茎含香豆酸、阿魏酸等。

2. 药理作用　有祛痰、解热、抗炎、抗肿瘤等作用。体外实验虽无明显抗菌作用，但对金黄色葡萄球菌的凝固酶、溶血素及绿脓杆菌内毒素有对抗作用。

大 血 藤 Daxueteng

《本草图经》

为木通科植物大血藤 *Sargentodoxa cuneata*（Oliv.）Rehd. et wils. 的干燥藤茎。又称红藤。主产江西、湖北、湖南、江苏、河南、浙江、安徽、广东、福建等地区。秋、冬二季采收，除去侧枝，截段，干燥。切厚片，生用。

【药性】　苦，平。归大肠、肝经。

【功效】　清热解毒，活血，祛风，止痛。

【应用】

1. 肠痈腹痛，热毒疮疡　本品苦降开泄，长于清热解毒，消痈止痛，又入大肠经，善散肠中瘀滞，为治肠痈要药，也可用于其他热毒疮疡。用治肠痈腹痛，常与桃仁、大黄等药同用；用治热毒疮疡，常与连翘、金银花、贝母等药同用，如连翘金贝煎（《景岳全书》）。

2. 跌打损伤，经闭痛经　本品能活血散瘀，消肿，止痛。用治跌打损伤，瘀血肿痛，常与骨碎补、续断、赤芍等药同用；用治经闭痛经，常与当归、香附、益母草等药同用。

3. 风湿痹痛　本品有活血化瘀，祛风活络止痛之作用，广泛用于风湿痹痛，腰腿疼痛，关节不利，常与独活、牛膝、防风等药同用。

【用法用量】　煎服，9～15g。外用适量。

【使用注意】　孕妇慎服。

【古籍摘要】

1.《本草图经》："攻血，治血块。"

2.《简易草药》："治筋骨疼痛，追风，健腰膝，壮阳事。"

【现代研究】

1. 化学成分　本品含大黄素、大黄素甲醚、β－谷甾醇、胡萝卜苷、硬脂酸、毛柳苷、右旋丁香树脂酚二葡萄糖苷、右旋二氢愈创木脂酸、大黄酚、香草酸以及对香豆酸－对羟基苯乙醇酯和红藤多糖、鞣质。

2. 药理作用　本品煎剂对金黄色葡萄球菌及乙型链球菌均有较强的抑制作用，对大肠杆菌、白色葡萄球菌、卡他球菌、甲型链球菌及绿脓杆菌，亦有一定的抑制作用。本品水溶提取物能抑制血小板聚集，增加冠脉流量，抑制血栓形成，提高血浆 cAMP 水平，提高实验动物耐缺氧能力，扩张冠状动脉，缩小心肌梗塞范围。

败 酱 草 Baijiangcao

《神农本草经》

为败酱科植物黄花败酱 *Patrinia scabiosaefolia* Fisch. ex Link.、白花败酱 *P. villose* Juss. 的干燥全草。全国大部分地区均有分布，主产于四川、河北、河南、东北三省等地。夏、秋季采收，全株拔起，除去泥沙，洗净，阴干或晒干。切段，生用。

【药性】　辛、苦，微寒。归胃、大肠、肝经。

【功效】　清热解毒，消痈排脓，祛瘀止痛。

【应用】

1. 肠痈肺痈，痈肿疮毒　本品辛散苦泄寒凉，既可清热解毒，又可消痈排脓，且能活血止痛，故为治疗肠痈腹痛的首选药物。用治肠痈初起，腹痛便秘、未化脓者，常与金银花、蒲公英、牡丹皮、桃仁等同用；若治肠痈脓已成者，常与薏苡仁、附子同用，如薏苡附子败酱散（《金匮要略》）。本品还可用治肺痈咳吐脓血者，常与鱼腥草、芦根、桔梗等同用。若治痈肿疮毒，无论已溃未溃皆可用之，常与金银花、连翘等药配伍，并可以鲜品捣烂外敷，均效。

2. 产后瘀阻腹痛　本品辛散行滞，有破血行瘀，通经止痛之功。如《卫生易简方》单用本品煎服，或与五灵脂、香附、当归等药配伍，用于治疗产后瘀阻，腹中刺痛。

此外，本品亦可用治肝热目赤肿痛及赤白痢疾。

【用法用量】　煎服，6~15g。外用适量。

【使用注意】　脾胃虚弱，食少泄泻者忌服。

【古籍摘要】

1.《名医别录》："除痈肿，浮肿，结热，风痹不足，产后腹痛。"

2.《本草纲目》："败酱，善排脓破血，故仲景治痈及古方妇人科皆用之。"

【现代研究】

1. 化学成分　黄花败酱根和根茎含齐墩果酸，常春藤皂苷元，黄花龙芽苷、胡萝卜苷及多种皂苷；含挥发油，其中以败酱烯和异败酱烯含量最高；亦含生物碱、鞣质等。白花败酱含有挥发油，干燥果枝含黑芥子苷等；根和根茎中含莫罗忍冬苷、番木鳖苷、白花败酱苷等。

2. 药理作用　黄花败酱草对金黄色葡萄球菌、痢疾杆菌、伤寒杆菌、绿脓杆菌、大肠杆菌有抑制作用；并有抗肝炎病毒作用，能促进肝细胞再生，防止肝细胞变性，改善肝功能。尚有抗肿瘤作用。其乙醇浸膏或挥发油均有明显镇静作用。

【其他】　据本草记载，上述败酱科植物应为败酱草正品，但在北方地区习惯将菊科植物苣荬菜（北败酱）*Sonchus brachyotus* DC. 的带根全草作为本品使用；在南方地区习惯将十字花科植物菥蓂（苏败酱）*Thiaspi arvense* L. 的带果全草作为败酱草使用。应注意鉴别。

附药：墓头回　Mutouhui

为败酱科植物异叶败酱 *Patrinia heterophylla* Bunge 及糙叶败酱 *P. scabra* Bunge. 的根。主产山西、河南、河北、广西等地。秋季采挖，去净茎苗，晒干。味辛、苦，性微寒。效用与败酱草相似，兼有止血、止带的功效，多用于治疗崩漏下血、赤白带下等证。用法用量同败酱草。

射　干　Shegan

《神农本草经》

为鸢尾科植物射干 *Belamcanda chinensis*（L.）DC. 的干燥根茎。主产于湖北、河南、江苏、安徽等地。春初刚发芽或秋末茎叶枯萎时采挖，以秋季采收为佳。除去苗茎、须根及泥沙，洗净，晒干。切片，生用。

【药性】 苦，寒。归肺经。

【功效】 清热解毒，消痰，利咽。

【应用】

1. 咽喉肿痛 本品苦寒泄降，清热解毒，主入肺经，有清肺泻火，利咽消肿之功，为治咽喉肿痛常用之品。主治热毒痰火郁结，咽喉肿痛，可单用，如射干汤（《圣济总录》）；或与升麻、甘草等同用。若治外感风热，咽痛音哑，常与荆芥、连翘、牛蒡子同用。

2. 痰盛咳喘 本品善清肺火，降气消痰，以平喘止咳。常与桑白皮、马兜铃、桔梗等药同用，治疗肺热咳喘，痰多而黄；若与麻黄、细辛、生姜、半夏等药配伍，则可治疗寒痰咳喘，痰多清稀，如射干麻黄汤（《金匮要略》）。

【用法用量】 煎服，3~9g。

【使用注意】 本品苦寒，脾虚便溏者不宜使用。孕妇忌用或慎用。

【古籍摘要】

1. 《神农本草经》："治咳逆上气，喉痹咽痛不得消息。散结气，腹中邪逆，食饮大热。"

2. 《本草纲目》："射干能降火，故古方治喉痹咽痛为要药。"

【现代研究】

1. 化学成分 本品含射干定、鸢尾苷、鸢尾黄酮苷、鸢尾黄酮、射干酮、紫檀素、草夹竹桃苷及多种二环三萜及其衍生物和苯酚类化合物等。

2. 药理作用 射干对常见致病性真菌有较强的抑制作用；对外感及咽喉疾患中的某些病毒（腺病毒、ECHO11）也有抑制作用。有抗炎、解热及止痛作用。尚有明显的利尿作用。

山 豆 根 Shandougen

《开宝本草》

为豆科植物越南槐 Sophora tonkinensis Gapnep. 的干燥根及根茎。本品又名广豆根。主产于广西、广东、江西、贵州等地。全年可采，以秋季采挖者为佳。除去杂质，洗净，干燥。切片，生用。

【药性】 苦，寒；有毒。归肺、胃经。

【功效】 清热解毒，利咽消肿。

【应用】

1. 咽喉肿痛 本品大苦大寒，功善清肺火，解热毒，利咽消肿，为治疗咽喉肿痛的要药。凡热毒蕴结之咽喉肿痛者均可用之。轻者可单用，如《永类钤方》单用本品磨醋噙服；重者常与桔梗、栀子、连翘等药同用，如清凉散（《增补万病回春》）；若治乳蛾喉痹，可配伍射干、花粉、麦冬等药，如山豆根汤（《慈幼新书》）。

2. 牙龈肿痛 本品苦寒，入胃经，清胃火，故对胃火上炎引起的牙龈肿痛、口舌生疮均可应用，可单用煎汤漱口，或与石膏、黄连、升麻、牡丹皮等同用。

此外，本品还可用于湿热黄疸，肺热咳嗽，痈肿疮毒等证。

【用法用量】   煎服，3~6g。外用适量。

【使用注意】   本品有毒，过量服用易引起呕吐、腹泻、胸闷、心悸等，故用量不宜过大。脾胃虚寒者慎用。

【古籍摘要】

1.《本草图经》："采根用，今人寸截含之，以解咽喉肿痛极妙。"

2.《本草备要》："泻热解毒，去肺大肠风热，含之咽汁，止喉痛、齿肿、齿痛。"

【现代研究】

1. 化学成分   本品主要含生物碱及黄酮化合物。生物碱有苦参碱、氧化苦参碱、臭豆碱和甲基金雀花碱等；黄酮类化合物包括柔枝槐酮、柔枝槐素、柔枝槐酮色烯、柔枝槐素色烯。其他尚含紫檀素、山槐素、红车轴草根苷等。

2. 药理作用   本品有抗癌作用，所含苦参碱、氧化苦参碱对实验性肿瘤均呈抑制作用。有抗溃疡作用，能抑制胃酸分泌，对实验性溃疡有明显的修复作用。对金黄色葡萄球菌、痢疾杆菌、大肠杆菌、结核杆菌、霍乱弧菌、麻风杆菌、絮状表皮癣菌、白色念珠菌以及钩端螺旋体均有抑制作用。本品所含臭豆碱、金雀花碱能反射性地兴奋呼吸，氧化苦参碱和槐果碱有较强的平喘作用。此外，本品还有升高白细胞、抗心律失常、抗炎及保肝作用。

3. 不良反应   大剂量广豆根总碱对心脏呈负性频率、负性传导作用和心肌复极化障碍，对呼吸中枢先兴奋后抑制。中毒成分可能是苦参碱和氧化苦参碱以及槐果碱。中毒时主要症状为：不同程度的头痛，头晕，恶心，呕吐，腹痛（或腹泻），四肢无力，心悸，胸闷；重者表现为面色苍白，四肢颤抖、麻木，大汗淋漓，心跳加快，血压升高，步态不稳等；继则呼吸急促、浅表，四肢抽搐，面唇青紫，瞳孔散大，最终因呼吸衰竭而死亡。山豆根中毒的主要原因是超剂量用药（大于10g）。因此，应用时应严格掌握剂量，一般以3~6g为宜。中毒救治的一般疗法为：早期催吐、洗胃；服药超过4小时，可导泻，并服药用炭。重度中毒者须用维生素C和654-2静脉滴注，或用维生素B_6静脉注射。若抽搐痉挛者用氯丙嗪；腹痛剧烈者注射阿托品；昏迷者给甲氯芬酯，吸氧；合并血压下降、肺水肿、呼吸衰竭者则用升压、利尿和呼吸兴奋药，同时加用抗生素预防感染。

附药：北豆根   Beidougen

为防己科多年生藤本植物蝙蝠葛 *Menispermum dauricum* DC. 的干燥根茎。切片生用，为北方地区所习用。本品性味苦寒，有小毒。功能清热解毒，祛风止痛。用于热毒壅盛，咽喉肿痛，泄泻痢疾及风湿痹痛。煎服，3~10g。脾胃虚寒者不宜使用。

马 勃   Mabo

《名医别录》

为灰包科真菌脱皮马勃 *Lasiosphaera fenzlii* Reich.、大马勃 *Calvatia gigantea*（Batsch ex Pers.）Lloyd. 或紫色马勃 *Calvatia lilacina*（Mont. et Berk.）Lloyd 的干燥子实体。脱皮马勃主产于辽宁、甘肃、湖北、江苏、湖南、广西、安徽；大马勃主产于内蒙古、河北、青海、

吉林、湖北；紫色马勃主产于广东、广西、湖北、江苏、安徽。夏、秋二季子实体成熟时及时采收，除去泥沙，干燥。除去外层硬皮，切成方块，或研成粉，生用。

【药性】 辛，平。归肺经。

【功效】 清热解毒，利咽，止血。

【应用】

1. 咽喉肿痛，咳嗽失音 本品味辛质轻，入肺经。既能宣散肺经风热，又能清泻肺经实火，长于解毒利咽，为治咽喉肿痛的常用药。本品又能止血敛疮，故对喉证有出血和溃烂者尤为适宜。用治风热及肺火所致咽喉肿痛、咳嗽、失音，常与牛蒡子、玄参、板蓝根等同用，如普济消毒饮（《东垣试效方》）。

2. 吐血衄血，外伤出血 本品有清热凉血，收敛止血之功，用治火邪迫肺，血热妄行引起的吐血、衄血等证，可单用，如《袖珍方》中以本品与砂糖为丸，治血热吐血，或与其他凉血止血药配伍使用；用治外伤出血，可用马勃粉撒敷伤口。

【用法用量】 煎服，1.5～6g，布包煎；或入丸、散。外用适量，研末撒，或调敷患处，或作吹药。

【使用注意】 风寒伏肺咳嗽失音者禁服。

【古籍摘要】

1.《名医别录》："主恶疮，马疥。"

2.《本草纲目》："清肺，散血热，解毒。""马勃轻虚，上焦肺经药也。故能清肺热咳嗽，喉痹，衄血，失音诸病。"

【现代研究】

1. 化学成分 本品含紫颓马勃酸、马勃素、马勃素葡萄糖苷、尿素、麦角甾醇、亮氨酸、酪氨酸、磷酸钠、砷及 α–直链淀粉酶。

2. 药理作用 脱皮马勃有止血作用，对口腔及鼻出血有明显的止血效果。其煎剂对金黄色葡萄球菌、绿脓杆菌、变形杆菌及肺炎双球菌均有抑制作用，对少数致病真菌也有抑制作用。

青 果 Qingguo

《日华子本草》

为橄榄科植物橄榄 *Canarium album* Raeusch. 的成熟果实。又名橄榄。我国南方及西南各地多有生产，主产广东、广西、福建、云南、四川等地。秋季果实成熟时采收，洗净，鲜用或晒干。打碎，生用。

【药性】 甘、酸，平。归肺、胃经。

【功效】 清热解毒，利咽，生津。

【应用】

1. 咽喉肿痛，咳嗽烦渴 本品性平偏寒，功能清热解毒，生津利咽，化痰止咳。用治风热上袭或热毒蕴结而致咽喉肿痛，常与硼砂、冰片、青黛等同用；若用治咽干口燥，烦渴音哑，咳嗽痰粘，可单用鲜品熬膏服用，亦可与金银花、桔梗、芦根等同用。

2. 鱼蟹中毒　本品甘平解毒，《随息居饮食谱》单用鲜品榨汁或煎浓汤饮用，可解河豚之毒；本品又有解毒醒酒之效，《本草汇言》单用青果十枚，煎汤饮服，用于饮酒过度。

【用法用量】　煎服，4.5～9g；鲜品尤佳，可用至30～50g。

【古籍摘要】

1.《本草纲目》："生津液，止烦渴，治咽喉痛。咀嚼咽汁，能解一切鱼、鳖毒。"

2.《滇南本草》："治一切喉火上炎，大头瘟症。能解湿热、春温，生津止渴，利痰，解鱼毒、酒、积滞。"

【现代研究】

1. 化学成分　本品果实含蛋白质、脂肪、碳水化合物、钙、磷、铁、抗坏血酸等；种子含挥发油以及香树脂醇等。

2. 药理作用　青果提取物对半乳糖胺引起的肝细胞中毒有保护作用；亦能缓解四氯化碳对肝脏的损害。本品又能兴奋唾液腺，使唾液分泌增加，故有助消化作用。

【其他】　本品与藏青果非同科属植物，后者又称西青果，为使君子科植物诃子 *Terminalia chebula* Retz. 的幼果。藏青果的效用与本品基本相同。

锦 灯 笼　Jindenglong

《神农本草经》

为茄科植物酸浆 *Physalis alkekengi* L. var. *franchetii*（Mast.）Makino 的干燥宿萼或带果实的宿萼。全国大部地区均有生产，以东北、华北产量大、质量好。秋季果实成熟、宿萼呈红色或橙红色时采收，干燥。

【药性】　苦，寒。归肺经。

【功效】　清热解毒，利咽化痰，利尿通淋。

【应用】

1. 咽痛音哑，痰热咳嗽　本品味苦性寒，主入肺经，能清热解毒，并长于利咽化痰。善治咽喉肿痛，声音嘶哑，常与山豆根、桔梗、牛蒡子等同用；也可将本品与冰片共研末，吹喉，以治喉痛音哑；若与前胡、瓜蒌等清热化痰止咳药同用，可治疗痰热咳嗽。

2. 小便不利，热淋涩痛　本品苦寒降泄，又具利尿通淋之功。常与车前子、木通、萹蓄、金钱草等配伍，用于小便短赤，或淋沥涩痛；《贵阳民间药草》以本品与龙胆草、赤茯苓、车前草等配用，治疗砂淋、石淋。

【用法用量】　煎服，5～9g。外用适量，捣敷患处。

【使用注意】　脾虚泄泻者及孕妇忌用。

【鉴别用药】　锦灯笼与青果，皆能清热解毒利咽，而治咽喉肿痛。但前者偏于化痰利咽，宜治痰热咳嗽，咽痛音哑；而后者偏于生津利咽，宜治咽干口燥，烦渴音哑。

【古籍摘要】

1.《名医别录》："治烦热，定志益气，利水道。"

2.《滇南本草》："利小便，治五淋、玉茎痛。攻疮毒，治腹痛，破血，破气。"

【现代研究】

1. 化学成分 本品含生物碱、柠檬酸、枸橼酸、草酸、维生素 C 及酸浆红素等，另含有甾醇类及多种氨基酸。

2. 药理作用 本品果实水提物有抗癌作用，对小鼠 Ehrlich 腹水癌的生长有抑制作用。其果实鲜汁对金黄色葡萄球菌、绿脓杆菌等有抑制作用；对乙型肝炎病毒表面抗原也有抑制作用。此外，本品醚溶性、水溶性成分对蛙心均有加强其收缩的作用，并能引起微弱的血管收缩及血压升高。

金 果 榄 Jinguolan

《本草纲目拾遗》

为防己科植物青牛胆 Tinospora sagittata Gagn. 或金果榄 T. capillipes Gagn. 的干燥块根。主产于广西、湖南、贵州、广东、湖北、四川等地。秋、冬二季采挖，除去须根，洗净，晒干。切片，生用。

【药性】 苦，寒。归肺、大肠经。

【功效】 清热解毒，利咽，止痛。

【应用】

1. 咽喉肿痛 本品苦寒，具有清热解毒，利咽消肿之功效，《百草镜》单用本品煎服，或与冰片共研粉吹喉，用治肺胃蕴热，咽喉肿痛；也可与栀子、青果、甘草等同用。

2. 痈肿疔毒 本品苦寒，能清热解毒，消肿止痛，《四川中药志》将本品与鲜苍耳草，捣汁服用，治疗热毒蕴结，疔毒疮痈，红肿疼痛；《百草镜》则将本品醋磨后，外敷患处。

本品尚有清热止痛作用，还可用于胃脘热痛及泻痢腹痛。

【用法用量】 煎服，3～9g。外用适量。

【使用注意】 脾胃虚弱者慎用。

【古籍摘要】

1.《本草纲目拾遗》引《药性考》："解毒。咽喉痹急，口烂宜服。痈疽发背，焮赤疔瘰，蛇蝎虫伤，磨涂。治目痛，耳胀，热嗽，岚瘴，吐衄，一切外症。"

2.《本草再新》："滋阴降火，止渴生津。"

【现代研究】

1. 化学成分 本品主要含生物碱类，有防己碱、药根碱、非洲防己碱等。另含有萜类及甾醇类。

2. 药理作用 本品煎剂对金黄色葡萄球菌、抗酸性分枝杆菌、结核杆菌等均有较强的抑制作用；对钩端螺旋体也有抑制作用。所含掌叶防己碱能使幼年小鼠胸腺萎缩；有抗肾上腺素作用；并有相当强的抗胆碱酯酶的作用。水或醇的提取物中的苦味成分能降低空腹血糖，并增加葡萄糖耐量，其作用原理可能是促进胰岛素分泌及增加糖摄取，同时抑制外周糖的释放。此外还有解毒、止痛及兴奋子宫的作用。

木 蝴 蝶 Muhudie

《本草纲目拾遗》

为紫葳科植物木蝴蝶 *Oroxylum indicum*（L.）Vent. 的干燥成熟种子。又名千张纸，玉蝴蝶，云故纸。主产于云南、广西、贵州等省，福建、广东、四川也有分布。秋、冬二季采收成熟果实，曝晒至果实开裂，取出种子，晒干。生用。

【药性】　苦、甘，凉。归肺、肝、胃经。

【功效】　清肺利咽，疏肝和胃。

【应用】

1. 喉痹音哑，肺热咳嗽　本品苦甘寒凉，具有清肺热，利咽喉之功效，为治咽喉肿痛之常用药。多与玄参、麦冬、冰片等配伍，治疗邪热伤阴，咽喉肿痛，声音嘶哑；本品又具清肺化痰止咳之功，常与桔梗、桑白皮、款冬花等配伍，用治肺热咳嗽，或小儿百日咳，如止咳糖浆（《现代实用中药》）。

2. 肝胃气痛　本品甘缓苦泄，入肝、胃二经，能疏肝和胃止痛，《本草纲目拾遗》单用本品研末，酒调送服，治疗肝气郁滞，肝胃气痛，脘腹、胁肋胀痛等。

【用法用量】　煎服，1.5~3g。

【古籍摘要】

《本草纲目拾遗》："治心气痛，肝气痛，下部湿热。又项秋子云，凡痈毒不收口，以此贴之。"

【现代研究】

1. 化学成分　木蝴蝶的种子含木蝴蝶甲素、乙素，脂肪油，黄芩苷元，特土苷，木蝴蝶苷 A、B，白杨素及苯甲酸等。

2. 药理作用　本品对大鼠半乳糖性白内障有预防和治疗作用，对其白内障形成过程中的代谢紊乱有阻止和纠正作用。木蝴蝶对离体胃壁黏膜有基因毒性和细胞增殖活性作用。

白 头 翁 Baitouweng

《神农本草经》

为毛茛科植物白头翁 *Pulsatilla chinensis*（Bge.）Regel 的干燥根。主产于吉林、黑龙江、辽宁、河北、山东、陕西、山西、江西、河南、安徽、江苏等地。春、秋二季采挖，除去叶及残留的花茎和须根，保留根头白绒毛，晒干。切薄片，生用。

【药性】　苦，寒。归胃、大肠经。

【功效】　清热解毒，凉血止痢。

【应用】

1. 热毒血痢　本品苦寒降泄，清热解毒，凉血止痢，尤善于清胃肠湿热及血分热毒，故为治热毒血痢之良药。用治热痢腹痛，里急后重，下痢脓血，可单用，或配伍黄连、黄柏、秦皮同用，如白头翁汤（《伤寒论》）；若为赤痢下血，日久不愈，腹内冷痛，则以本品与阿胶、干姜、赤石脂等药同用，亦如白头翁汤（《千金方》）。

2. 疮痈肿毒 本品苦寒，主入阳明，有解毒凉血消肿之功，可与蒲公英、连翘等清热解毒，消痈散结药同用，以治疗痄腮、瘰疬、疮痈肿痛等证。

本品若与秦皮等配伍，煎汤外洗，又可治疗阴痒带下。此外尚可用于血热出血以及温疟发热烦躁。

【用法用量】 煎服，9～15g，鲜品15～30g。外用适量。

【使用注意】 虚寒泻痢忌服。

【古籍摘要】

1. 《神农本草经》："主温疟狂易寒热，癥瘕积聚，瘿气，逐血止痛，疗金疮。"

2. 《药性论》："止腹痛及赤毒痢，治齿痛，主项下瘤疬。"

【现代研究】

1. 化学成分 本品主要含皂苷，水解产生三萜皂苷、葡萄糖、鼠李糖等，并含白头翁素、2，3－羟基白桦酸、胡萝卜素等。

2. 药理作用 白头翁鲜汁、煎剂、乙醇提取物在体外对金黄色葡萄球菌、绿脓杆菌、痢疾杆菌、枯草杆菌、伤寒杆菌、沙门氏杆菌以及一些皮肤真菌等，均具有明显的抑制作用。本品煎剂及所含皂苷有明显的抗阿米巴原虫作用。本品对阴道滴虫有明显的杀灭作用；对流感病毒也有轻度抑制作用。另外，尚具有一定的镇静、镇痛及抗惊厥作用，其地上部分具有强心作用。

3. 不良反应 鲜白头翁全草捣烂后因原白头翁素逸出而有强烈的刺激性气味，对皮肤黏膜具有强烈的刺激作用，接触眼部可引起流泪；吸入可引起喷嚏、咳嗽；内服可引起流涎、胃肠炎症、呕吐、腹痛、肾炎、血尿及心衰，并可导致呼吸衰竭而死亡。干燥久贮者局部刺激作用大为降低，故一般宜用干品或入煎剂使用。

马 齿 苋 Machixian

《本草经集注》

为马齿苋科一年生肉质草本植物马齿苋 *Portolaca oleracea* L. 的干燥地上部分。全国大部地区均产。夏、秋二季采收，除去残根和杂质，洗净，鲜用；或略蒸或烫后晒干后，切段入药。

【药性】 酸，寒。归肝、大肠经。

【功效】 清热解毒，凉血止血，止痢。

【应用】

1. 热毒血痢 本品性寒质滑，酸能收敛，入大肠经，具有清热解毒，凉血止痢之功，为治痢疾的常用药物，单用水煎服即效。亦常与粳米煮粥，空腹服食，治疗热毒血痢，如马齿苋粥（《圣惠方》）；《经效产宝》单用鲜品捣汁入蜜调服，治疗产后血痢；若与黄芩、黄连等药配伍可治疗大肠湿热，腹痛泄泻，或下利脓血，里急后重者。

2. 热毒疮疡 本品具有清热解毒，凉血消肿之功。用治血热毒盛，痈肿疮疡，丹毒肿痛，可单用本品煎汤内服并外洗，再以鲜品捣烂外敷，如马齿苋膏（《医宗金鉴》）；也可与其他清热解毒药配伍使用。

3. 崩漏，便血　本品味酸而寒，入肝经血分，有清热凉血，收敛止血之效。故用治血热妄行，崩漏下血，可单味药捣汁服；若用治大肠湿热，便血痔血，可与地榆、槐角、凤尾草等同用。

此外，本品还可用于湿热淋证、带下等。

【用法用量】　煎服，9～15g，鲜品30～60g。外用适量，捣敷患处。

【使用注意】　脾胃虚寒，肠滑作泄者忌服。

【古籍摘要】

1.《新修本草》："主诸肿瘘疣目，捣揩之；饮汁主反胃，诸淋，金疮血流，破血癥瘕痃，小儿尤良。"

2.《本草纲目》："散血消肿，利肠滑胎，解毒通淋，治产后虚汗。"

【现代研究】

1. 化学成分　本品含三萜醇类、黄酮类、氨基酸、有机酸及其盐，还有钙、磷、铁、硒、硝酸钾、硫酸钾等微量元素及其无机盐，以及硫胺素、核黄素，维生素 B_1、A，β－胡萝卜素、蔗糖、葡萄糖、果糖等。本品尚含有大量的 L－去甲基肾上腺素和多巴胺及少量的多巴。

2. 药理作用　本品乙醇提取物及水煎液对痢疾杆菌有显著的抑制作用，对大肠杆菌、伤寒杆菌、金黄色葡萄球菌、杜盎氏小芽孢癣菌也均有一定抑制作用。本品鲜汁和沸水提取物可增加动物离体回肠的紧张度，增强肠蠕动，又可剂量依赖性地松弛结肠、十二指肠；口服或腹腔注射其水提物，可使骨骼肌松弛。本品提取液具有较明显的抗氧化、延缓衰老和润肤美容的功效。其注射液对子宫平滑肌有明显的兴奋作用。本品能升高血钾浓度；尚对心肌收缩力呈剂量依赖性的双向调节。此外，还有利尿和降低胆固醇等作用。

鸦　胆　子　Yadanzi

《本草纲目拾遗》

为苦木科植物鸦胆子 *Brucea javanica* （L.） Merr. 的干燥成熟果实。主产于广西、广东等省。秋季果实成熟时采收，除去杂质，晒干。去壳取仁，生用。

【药性】　苦，寒。有小毒。归大肠、肝经。

【功效】　清热解毒，止痢，截疟，腐蚀赘疣。

【应用】

1. 热毒血痢，冷积久痢　本品苦寒，能清热解毒，尤善清大肠蕴热，凉血止痢，故可用治热毒血痢，便下脓血，里急后重等症。如《医学衷中参西录》单用本品去皮25～50粒，白糖水送服。本品又有燥湿杀虫止痢之功，可用治冷积久痢，采取口服与灌肠并用的方法，疗效较佳；若用治久痢久泻，迁延不愈者，可与诃子肉、乌梅肉、木香等同用。

2. 各型疟疾　本品苦寒，入肝经，能清肝胆湿热，有杀虫截疟之功，对各种类型的疟疾均可应用，尤以间日疟及三日疟效果较好，对恶性疟疾也有效。

3. 鸡眼赘疣 本品外用有腐蚀作用。用治鸡眼、寻常疣等，可取鸦胆子仁捣烂涂敷患处，或用鸦胆子油局部涂敷。如《经验方》至圣丹，即以鸦胆子仁 20 个，同烧酒捣烂敷患处，外用胶布固定，治疗鸡眼；《医学衷中参西录》亦用上法，治疣。

【用法用量】 内服，0.5～2g，以干龙眼肉包裹或装入胶囊包裹吞服，亦可压去油制成丸剂、片剂服，不宜入煎剂。外用适量。

【使用注意】 本品有毒，对胃肠道及肝肾均有损害，内服需严格控制剂量，不宜多用、久服。外用注意用胶布保护好周围正常皮肤，以防止对正常皮肤的刺激。孕妇及小儿慎用。胃肠出血及肝肾病患者，应忌用或慎用。

【古籍摘要】

1. 《本草纲目拾遗》："治冷痢久泻……外无烦热燥扰，内无肚腹急痛，有赤白相兼，无里急后重，大便流利，小便清长。"

2. 《医学衷中参西录》："味极苦，性凉，为凉血解毒之要药。善治热痢赤痢，二便因热下血，最能清血中之热及肠中之热，防腐生肌，诚有奇效。""捣烂醋调敷疔毒。善治疣。"

【现代研究】

1. 化学成分 本品主要含苦木苦味素类、生物碱（鸦胆子碱、鸦胆宁等）、苷类（鸦胆灵、鸦胆子苷等）、酚性成分、黄酮类、香草酸、鸦胆子甲素以及鸦胆子油等。

2. 药理作用 鸦胆子仁及其有效成分对阿米巴原虫有杀灭作用；对其他寄生虫如鞭虫、蛔虫、绦虫及阴道滴虫等也有驱杀作用。所含苦木苦味素有显著的抗疟作用。并具有抗肿瘤作用。本品对流感病毒有抑制作用。对赘疣细胞可使细胞核固缩，细胞坏死、脱落。

3. 不良反应 鸦胆子壳及种子均有毒，临床的毒性反应发生率较高。其毒性成分主要存在于水溶性的苦味成分中，为剧烈的细胞原浆毒，对中枢神经有抑制作用，对肝肾实质有损害作用，并能使内脏动脉显著扩张，引起出血。其挥发油对皮肤和黏膜有强烈的刺激性。据临床报道，成人服 12 粒即有中毒危险。中毒时主要表现为恶心、呕吐，食欲不振、头昏、乏力、腹痛、便血、胃肠道充血、尿量减少、体温增高、眼结膜充血、四肢麻木或瘫痪、昏迷、抽搐等。局部应用对皮肤和黏膜有强烈的刺激性，个别人发生过敏反应。鸦胆子中毒的主要原因：一是用量过大；二是口服时直接吞服或嚼服。因此，应用鸦胆子必须严格掌握好用量，且按正确方法服用，以保证用药安全。中毒救治的一般疗法为：早期催吐、洗胃、口服牛奶或蛋清，酌用泻药；静脉点滴葡萄糖、盐水及注射维生素；在昏睡、呼吸困难时，酌情给予中枢兴奋剂，必要时可行人工呼吸。

地 锦 草 Dijincao

《嘉祐本草》

为大戟科植物地锦 *Euphorbia humifusa* Willd. 或斑地锦 *E. maculata* L. 的干燥全草。全国各地均有分布，尤以长江流域及南方各省为多。夏、秋二季采收，除去杂质，洗净、晒干。切段，生用。

【药性】　辛，平。归肝、大肠经。

【功效】　清热解毒，凉血止血。

【应用】

1. 热毒泻痢　本品有清热解毒止痢，凉血止血之功效，故常用于湿热、热毒所致的泻痢不止、血痢、便血。如《经验方》以本品研末，米饮服之，用治湿热泻痢；若用治血痢、便下脓血者，可与马齿苋、地榆等配伍以增强疗效。

2. 血热出血　本品既能凉血止血，又能活血散瘀，具有止血而不留瘀的特点，故用于多种内外出血证。如用治妇女崩漏，可单用为末，姜、酒调服（《世医得效方》）；若治外伤肿痛出血，可取鲜品捣烂，外敷患处。本品既能止血，又能利尿通淋，故常与白茅根、小蓟等药同用，治疗尿血、血淋。

3. 湿热黄疸　本品能清热解毒，又能利湿退黄。可单用本品煎服，治疗湿热黄疸，小便不利，或与茵陈、栀子、黄柏等同用。

4. 热毒疮肿，毒蛇咬伤　本品既能清热解毒，又具凉血消肿之功，故可用于热毒所致之疮疡痈肿、毒蛇咬伤等证，常取鲜品捣烂外敷患处。

【用法用量】　煎服，9~20g，鲜品30~60g。外用适量。

【古籍摘要】

1.《嘉祐本草》："主通流血脉，亦可用治气。"

2.《本草纲目》："主痈肿恶疮，金刃外损出血，血痢，下血，崩中，能散血止血，利小便。"

【现代研究】

1. 化学成分　本品主要含黄酮类，如槲皮素及其单糖苷、异槲皮苷、黄芪苷等；香豆素类，有东莨菪素、伞形花内酯、泽兰内酯；有机酸类，有没食子酸及棕榈酸等。尚含有肌醇及鞣质等。

2. 药理作用　地锦草鲜汁、水煎剂以及水煎浓缩乙醇提取物等体外实验均有抗病原微生物作用，对金黄色葡萄球菌、溶血性链球菌、白喉杆菌、大肠杆菌、伤寒杆菌、痢疾杆菌、绿脓杆菌、肠炎杆菌等多种致病性球菌及杆菌有明显抑菌作用；同时具有中和毒素作用。本品尚有止血作用及抗炎、止泻作用；其制剂若与镇静剂、止痛剂或抗组胺剂合用时，可产生解痉、镇静或催眠作用。最新研究表明，斑地锦水提液对急性炎症有较强的抑制作用；能显著缩短小鼠眼血液凝血时间，止血作用明显。

委 陵 菜 Weilingcai

《救荒本草》

为蔷薇科植物委陵菜 *Potentilla chinensis* Ser. 的干燥全草。全国大部地区均有分布，以山东、河南为最多。春季未抽茎时采挖，除去泥沙，晒干。切段，生用。

【药性】　苦，寒。归肝、大肠经。

【功效】　清热解毒，凉血，止痢。

【应用】

1. 热毒泻痢 本品苦寒，清热解毒，长于清泻大肠热毒，可单用本品研末冲服，治疗热毒泻痢或湿热泻痢，下痢脓血、发热腹痛、里急后重、久痢不止等症；亦与黄柏、白头翁、马齿苋同用。

2. 血热出血 本品寒凉，入肝经血分，能清血分热邪而凉血止血。单用本品研末，或用鲜品捣烂外敷患处，均可用治痔疮出血、刀伤出血；亦常与贯众、白茅根、茜草、大蓟、小蓟等同用，治疗血热妄行所致的崩漏、月经过多、尿血、便血等证。

此外，本品还可用于痈肿疮毒，风湿痹证等。

【用法用量】 煎服，9～15g。外用鲜品适量，煎水洗或捣烂敷患处。

【现代研究】

1. 化学成分 本品含有山奈素、槲皮素、α－儿茶酚等黄酮类；熊果酸等三萜类；还有有机酸类、维生素C、蛋白质、脂肪、纤维等。

2. 药理作用 本品所含没食子酸、槲皮素是抗菌的主要活性成分，对痢疾杆菌、金黄色葡萄球菌、绿脓杆菌、枯草杆菌均有一定的抑制作用；对阿米巴滋养体以及阴道滴虫也有一定的杀灭作用。本品对实验动物的离体心脏、离体及在体肠管均呈抑制作用，而对离体支气管则是扩张作用，对其离体子宫起兴奋作用。

【其他】 委陵菜有翻白草之别名，有些地区作翻白草入药，然正品翻白草为同科植物翻白草的干燥全草或根。二者功效大体相同，唯品种不同，以委陵菜效佳。

翻 白 草 Fanbaicao

《救荒本草》

为蔷薇科植物翻白草 *Potentilla discolor* Bge. 的带根全草。全国各地均有分布，主产于河北、安徽等地。夏、秋二季采收，未开花前连根挖取，除净泥土，晒干。生用。

【药性】 苦，寒。归胃、大肠经。

【功效】 清热解毒，止血，止痢。

【应用】

1. 湿热泻痢 本品苦寒，能清热解毒，凉血止痢，故常用于热痢、血痢，单用翻白草鲜品30～60g浓煎，日分3次内服治疗赤白痢疾。

2. 痈肿疮毒 本品苦以降泄，寒能清热，解毒消肿，常用治热毒壅盛所致之痈肿疮毒。如《本草纲目》单用翻白草酒煎服，治疗疔毒初起；《保寿堂经验方》以翻白草煎汤熏洗，治疗臁疮溃烂；也可将翻白草干根用烧酒磨汁外涂患处，治疗痄腮等，也可以鲜品捣敷患处，或配伍金银花等清热解毒消痈药同用。

3. 血热出血 本品苦寒清热，又有凉血止血之功，故常用治血热所致的吐血、便血、崩漏下血以及外伤出血，可单用翻白草水煎内服，或将鲜品捣烂外敷出血处，或与其他凉血止血药配伍使用。

4. 肺热咳喘 本品苦寒，有清泻肺热之功，常单用或配伍鱼腥草、桔梗、芦根等药，治疗肺热咳嗽痰喘及肺痈等证。

【用法用量】 煎服，9～15g，鲜品30～60g。外用适量，捣敷患处。

【古籍摘要】

1.《本草纲目》："治吐血，下血，崩中，疟疾，痔疮。"

2.《本草便读》："清利肠胃，除风湿。治赤白久痢成疳，涂恶犬咬伤。"

【现代研究】

1. 化学成分 本品含有鞣质及黄酮类。

2. 药理作用 本品全草煎剂对志贺氏痢疾杆菌、福氏痢疾杆菌、金黄色葡萄球菌和伤寒杆菌均有抑制作用。近来实验研究表明，用大剂量翻白草灌胃给药7天，对正常家兔有明显降血糖作用。其机制是翻白草所含的黄酮类化合物中的主要成分槲皮素有抑制非酶糖化作用，并通过抑制蛋白糖化来抑制醛糖还原酶活性。

半 边 莲 Banbianlian

《本草纲目》

为桔梗科植物半边莲 *Lobelia chinensis* Lour. 的干燥全草。各地均有分布，主产于湖北、湖南、江苏、江西、广东、浙江、四川、安徽、广西、福建、台湾等地。夏季采收，拔起全草，除去杂质，切段，晒干。鲜用或生用。

【药性】 辛，平。归心、小肠、肺经。

【功效】 清热解毒，利水消肿。

【应用】

1. 疮痈肿毒，蛇虫咬伤 本品有较好的清热解毒作用，是治疗毒热所致的疮痈肿毒诸证之常用药。内服外用均可，尤以鲜品捣烂外敷疗效更佳。如单用鲜品捣烂，加酒外敷患处，治疗疔疮肿毒；亦用鲜品捣烂外敷，治疗乳痈肿痛；若用于毒蛇咬伤、蜂蝎螫伤，常与白花蛇舌草、虎杖、茜草等同用。

2. 腹胀水肿 本品有利水消肿之功，故可用治水肿、小便不利。如常以本品与金钱草、大黄、枳实相配，治疗水湿停蓄，大腹水肿；或以本品与白茅根配伍，用于湿热黄疸，小便不利。

3. 湿疮湿疹 本品既有清热解毒作用，又兼有利水祛湿之功，对皮肤湿疮、湿疹及疥癣均有较好疗效。可单味水煎，局部湿敷或外搽患处。

【用法用量】 煎服，干品10～15g，鲜品30～60g。外用适量。

【使用注意】 虚证水肿忌用。

【古籍摘要】

1.《本草纲目》："蛇虺伤，捣汁饮，以渣围涂之。"

2.《陆川本草》："解毒消炎，利尿，止血生肌。治腹水，小儿惊风，双单乳蛾，漆疮，外伤出血，皮肤疥癣，蛇蜂蝎伤。"

【现代研究】

1. 化学成分 本品全草含生物碱、黄酮苷、皂苷、氨基酸、延胡索酸、琥珀酸、对羟基苯甲酸、葡萄糖和果糖等成分。生物碱中主要有山梗菜碱或半边莲碱、山梗菜酮碱或去氢半边莲碱、山梗菜醇碱或氧化半边莲碱和异山梗菜酮碱、去甲山梗菜酮碱等。还含有治疗毒蛇咬伤的有效成分，如延胡索酸钠、琥珀酸钠、对羟基苯甲酸钠等。根茎含半边莲果聚糖。

2. 药理作用 半边莲总生物碱及粉剂和浸剂，口服均有显著而持久的利尿作用，其尿量、氯化物和钠排出量均显著增加。其浸剂静脉注射，对麻醉犬有显著而持久的降血压作用。其煎剂及其生物碱制剂，对麻醉犬有显著的呼吸兴奋作用，同时伴有心率减慢，血压升高，大剂量时则心率加快，血压明显下降。半边莲碱吸入有扩张支气管作用，肌注有催吐作用，对神经系统有先兴奋后抑制的作用。本品煎剂有抗蛇毒作用，口服有轻泻作用，体外实验对金黄色葡萄球菌、大肠杆菌、痢疾杆菌及常见致病真菌均有抑制作用，腹腔注射对小鼠剪尾之出血有止血作用。其水煮醇沉制剂有利胆作用。

3. 不良反应 本品煎剂口服，正常应用未见明显毒性反应。其针剂肌内注射时，少数病人有头晕汗出等反应。注射给药过量时可出现中毒症状，主要表现为初起流涎，恶心呕吐，头痛，腹泻，血压增高，脉搏先缓后快，心动过速，传导阻滞；继而肌肉颤搐，呼吸困难；重者昏迷、瞳孔散大，血压下降，终则呼吸中枢麻痹而死亡。中毒主要原因是由于半边莲有小毒，过量使用可致中毒，尤其是半边莲碱注射给药过量时，极易导致中毒，因而应用本品要注意用量，确保安全。中毒救治的一般疗法为：先催吐，洗胃，后肌内注射苯巴比妥或静注戊巴比妥钠，有心力衰竭时，应用毛花苷C或毒毛旋花子苷K。呼吸衰竭时，给予中枢兴奋药，必要时给氧或行人工呼吸。

白花蛇舌草 Baihuasheshecao

《广西中药志》

为茜草科植物白花蛇舌草 *Oldenlandia diffusa*（Willd.）Roxb. 的全草。产于福建、广西、广东、云南、浙江、江苏、安徽等省。夏、秋二季采收，洗净。或晒干，切段，生用。

【药性】 微苦、甘，寒。归胃、大肠、小肠经。

【功效】 清热解毒，利湿通淋。

【应用】

1. 痈肿疮毒，咽喉肿痛，毒蛇咬伤 本品苦寒，有较强的清热解毒作用，用治热毒所致诸证，内服外用均可。如单用鲜品捣烂外敷，治疗痈肿疮毒，也可与金银花、连翘、野菊花等药同用；用治肠痈腹痛，常与红藤、败酱草、牡丹皮等药同用；若治咽喉肿痛，多与黄芩、玄参、板蓝根等药同用；若用治毒蛇咬伤，可单用鲜品捣烂绞汁内服或水煎服，渣敷伤口，疗效较好，亦可与半枝莲、紫花地丁、蚤休等药配伍应用。近年利用本品清热解毒消肿之功，已广泛用于各种癌症的治疗。

2. 热淋涩痛 本品甘寒，有清热利湿通淋之效，单用本品治疗膀胱湿热，小便淋沥涩痛，亦常与白茅根、车前草、石韦等同用。

此外，本品既能清热又兼利湿，尚可用于湿热黄疸。

【用法用量】　煎服，15～60g。外用适量。

【使用注意】　阴疽及脾胃虚寒者忌用。

【现代研究】

1. 化学成分　本品全草含三十一烷、豆甾醇、熊果酸、齐墩果酸、β－谷甾醇、β－谷甾醇－D－葡萄糖苷、对香豆酸等。

2. 药理作用　本品在体外对金黄色葡萄球菌和痢疾杆菌有微弱抑制作用；在体内能刺激网状内皮系统增生，促进抗体形成，使网状细胞、白细胞的吞噬能力增强，从而达到抗菌、抗炎的目的。本品对兔实验性阑尾炎的治疗效果显著，可使体温及白细胞下降，炎症吸收。其粗制剂体外实验，在高浓度下对艾氏腹水癌、吉田肉瘤和多种白血病癌细胞均有抑制作用，但实验性治疗无明显抗癌作用。给小鼠腹腔注射白花蛇舌草液可以出现镇痛、镇静及催眠作用。尚有抑制生精能力和保肝利胆的作用。

3. 不良反应　本品用量在30～60g时，未见明显毒性和副作用，个别病例连续服药后有口干现象；其注射液大剂量静注，可使白细胞数轻度下降，停药后可恢复正常。偶见红色丘疹和呼吸困难等过敏反应，停药后缓解。

山　慈　菇 Shancigu

《本草拾遗》

为兰科植物杜鹃兰 *Cremastra appendiculata*（D. Don）Makino、独蒜兰 *Pleione bulbocodioides*（Franch.）Rolfe 或云南独蒜兰 *P. yunnanensis* Rolfe 的干燥假鳞茎。前者习称"毛慈菇"，后二者习称"冰球子"。主产于四川、贵州等地。夏、秋二季采挖，除去地上部分及泥沙，分开大小，置沸水锅中蒸煮至透心，干燥。切片或捣碎用。

【药性】　甘、微辛，凉。归肝、脾经。

【功效】　清热解毒，消痈散结。

【应用】

1. 痈疽疔毒，瘰疬痰核　本品味辛能散，寒能清热，故有清热解毒，消痈散结之效。常与雄黄、朱砂、麝香等解毒疗疮药合用，治疗痈疽发背，疔疮肿毒，瘰疬痰核，蛇虫咬伤，如紫金锭（《百一选方》），内服外用均可。

2. 癥瘕痞块　本品有解毒散结消肿之功，近年来本品广泛地用于癥瘕痞块和多种肿瘤。如以本品配伍土鳖虫、穿山甲、蝼蛄等同用，治疗肝硬化，对软化肝脾，恢复肝功，有明显效果；若与蚤休、丹参、栀子、浙贝母、柴胡、夏枯草等制成复方，对瘰疬瘿瘤有较好疗效。

此外，本品尚有很好的化痰作用，如《奇效良方》中以山慈菇与茶同研调服，治疗由风痰所致的癫痫等证。

【用法用量】　煎服，3～9g。外用适量。

【使用注意】　正虚体弱者慎用。

【古籍摘要】

1. 《本草拾遗》："疗痈肿疮瘘，瘰疬结核等，醋磨敷之。"
2. 《本草纲目》："主疔肿，攻毒破皮，解诸毒……蛇虫狂犬伤。"

【现代研究】

化学成分 山慈菇杜鹃兰根茎含黏液质、葡配甘露聚糖及甘露糖等。

【其他】 《中国药典》2005年版将兰科植物杜鹃兰、独蒜兰或云南独蒜兰的干燥假鳞茎定为山慈菇的正品。有的地区将百合科植物老鸦瓣 *Tulipa edulis*（Mig）Bak. 和丽江山慈菇 *Iphigenia indica* Kunth et Benth 的鳞茎亦作山慈菇用，此两种药材商品通称"光慈菇"。光慈菇甘、寒，有毒，功能散结化瘀消肿，临床应用当予鉴别。光慈菇含有秋水仙碱等多种生物碱，是抗癌有效物质，近年研究表明，秋水仙碱的衍生物秋水仙酰胺，其抗癌活性更强，故广泛用治乳腺癌、宫颈癌、食道癌、肺癌、胃癌、皮肤癌等多种癌症。秋水仙碱有镇静、催眠的协同作用，尚有止咳、平喘及止痛作用。光慈菇还可用于治疗痛风证、白塞氏症及肝硬化等。光慈菇毒性较强，治疗量与中毒量比较接近，过量可引起中毒（丽江山慈菇每次0.6~0.9g），久服可引起胃肠道不适、多发性神经炎、白细胞减少以及中枢神经系统的抑制等，大剂量可引起死亡。

熊 胆 Xiongdan

《新修本草》

为脊椎动物熊科棕熊 *Ursus arctos* Linnaeus、黑熊 *Selenarctos thibetanus* Cuvier 的干燥胆汁。棕熊胆主产于东北、华北地区，陕西、四川、云南、青海、新疆、甘肃等省亦有分布；产于云南者称"云胆"，品质最优；产于黑龙江、吉林者称"东胆"，产量最大。黑熊胆主产于东北及华北地区。夏秋季猎取为宜，迅速取出胆囊，干燥。去净胆囊皮膜，研细用。现多以活熊导管引流的熊胆汁干燥后入药，称为"熊胆粉"，用法相同。

【药性】 苦，寒。归肝、胆、心经。

【功效】 清热解毒，息风止痉，清肝明目。

【应用】

1. 热极生风，惊痫抽搐 本品苦寒清热，能凉心清肝，息风止痉。主治肝火炽盛，热极生风所致的高热惊风、癫痫、子痫、手足抽搐。如《食疗本草》单用本品和乳汁及竹沥化服，治疗小儿痰热惊痫；若用治子痫，可单用本品温开水化服。

2. 热毒疮痈 本品苦寒，清热解毒之效颇佳，又能消散痈肿。故常用于热毒蕴结所致之疮疡痈疽、痔疮肿痛、咽喉肿痛等。可单用，如《千金方》外涂熊胆，治疗久痔不瘥；也可用水调化或加入少许冰片，涂于患部，治疗热毒疮痈等。

3. 目赤翳障 本品主入肝经，有清肝明目退翳之功，故可用治肝热目赤肿痛、羞明流泪及目生障翳等症，如《全幼心鉴》以本品少许，蒸水外洗，用治新生儿胎热目闭多眵；或常以本品与冰片化水，外用点眼，如熊胆丸（《本草纲目》）。

此外，还可用于黄疸，小儿疳积，风虫牙痛等。

【用法用量】　内服，0.25～0.5g，入丸、散。由于本品有腥苦味，口服易引起呕吐，故宜用胶囊剂。外用适量，调涂患处。

【使用注意】　脾胃虚寒者忌服。虚寒证当禁用。

【古籍摘要】

1.《本草纲目》："退热，清心，平肝，明目去翳，杀蛔、蛲虫。"

2.《本草从新》："凉心，平肝，明目，杀虫，治惊痫五痔。实热则宜，虚家当戒。"

【现代研究】

1. 化学成分　本品主含熊去氧胆酸，次为鹅去氧胆酸、去氧胆酸、牛黄熊去氧胆酸、牛黄鹅去氧胆酸、牛黄胆酸、胆固醇、胆红素、无机盐、脂肪、磷质及4～12种氨基酸等。引流熊胆化学成分与天然熊胆基本一致。

2. 药理作用　本品所含胆汁酸盐有利胆作用，可显著增加胆汁分泌量，对胆总管括约肌有松弛作用；鹅去氧胆酸有溶解胆结石作用。其所含熊去氧胆酸能降低血中胆固醇和甘油三酯；并有很强的解痉作用；还可明显地降低糖尿病患者的血糖和尿糖，无论单独使用或与胰岛素合用均有效。本品所含的鹅去氧胆酸、胆酸及去氧胆酸有解毒、抑菌、抗炎的作用，尤其对金黄色葡萄球菌、链球菌、肺炎双球菌、流感嗜血杆菌等均有明显的抑制作用；同时还具有抗过敏、镇咳、祛痰、平喘、降血压等作用。所含的胆汁酸盐能促进脂肪、类脂质及脂溶性维生素的消化吸收，故有助消化作用。此外，本品尚能降低心肌耗氧量并具有一定的抗心律失常作用；其复方制剂又有促进角膜翳处的角膜上皮细胞的新陈代谢，加快其更新的作用。

千 里 光 Qianliguang

《本草图经》

为菊科植物千里光 *Senecio scandens* Buch. – Ham. 的全草。主产于江苏、浙江、四川、广西等地。夏、秋二季采收，扎成小把或切段，晒干。生用。

【药性】　苦，寒。归肺、肝、大肠经。

【功效】　清热解毒，清肝明目。

【应用】

1. 痈肿疮毒　本品苦寒，具有较强清热解毒作用。用于热毒壅聚之痈肿疮毒，可单用鲜品，水煎内服并外洗，再将其捣烂外敷患处，或与金银花、野菊花、蒲公英等同用；若与白及配伍，水煎浓汁外搽，又常用治水火烫伤，此法也可用于褥疮及下肢溃疡。

2. 目赤肿痛　本品苦寒入肝，清肝明目之力甚佳，《江西民间草药》单用本品煎汤熏洗眼部，治疗风热或肝火上炎所致的目赤肿痛，或与夏枯草、决明子、谷精草等配伍使用。

3. 湿热泻痢　本品味苦性寒，又入大肠经，具有清利大肠湿热之功。用于大肠湿热，腹痛泄泻，或下痢脓血，里急后重，可单用本品制成片剂服用。

此外，本品尚能清热利湿，杀虫止痒，用治湿热虫毒所致之头癣湿疮、阴囊湿痒、鹅掌风等，可煎汁浓缩成膏，涂搽患处。

【用法用量】　煎服，9~15g，鲜品30g。外用适量。

【使用注意】　脾胃虚寒者慎服。

【古籍摘要】

1. 《本草拾遗》："主疫气，结黄，疟瘴，蛊毒，煮服之吐下，亦捣敷疮、虫蛇犬等咬伤处。"

2. 《本草图经》："与甘草煮作饮服，退热明目。"

【现代研究】

1. 化学成分　千里光全草含毛茛黄素、菊黄质、β-胡萝卜素。亦含生物碱、挥发油、黄酮苷、对羟基苯乙酸、水杨酸、香荚兰酸、焦粘酸、氢醌以及鞣质等。

2. 药理作用　本品具有较强的广谱抗菌活性，对革兰阳性及阴性细菌有明显抑制作用，其中对福氏痢疾杆菌、志贺痢疾杆菌及卡他奈球菌尤为敏感；其各种提取物都有不同程度的体外抗钩端螺旋体作用；其煎剂对阴道滴虫有一定的抑制作用。此外还有一定镇咳作用。动物实验表明，大剂量灌服千里光水煎剂，可致食欲减退，体重减轻，并可引起部分动物死亡，小剂量实验者，在病检时可见肝脏有轻度脂肪性变。据国外报道，千里光植物含有多种肝毒性生物碱，对肝脏有明显毒性，可致动物和人肝损害，甚至死亡。

白　蔹　Bailian

《神农本草经》

为葡萄科植物白蔹 *Ampelopsis japonica* (Thunb.) Makino 的干燥块根。产于华北、华东及中南各省区，广西、广东也有生产。春、秋二季采挖，除去泥沙及细根，洗净，切成纵瓣或斜片，晒干。

【药性】　苦、辛，微寒。归心、胃经。

【功效】　清热解毒，消痈散结，敛疮生肌。

【应用】

1. 疮痈肿毒，瘰疬痰核　本品苦寒清泄，辛散消肿，故有清热解毒，消痈散结，敛疮生肌，消肿止痛之效。内服、外用皆可。用治热毒壅聚，痈疮初起，红肿硬痛者，可单用为末水调涂敷患处，或与金银花、连翘、蒲公英等同煎内服，以消肿散结；若疮痈脓成不溃者，亦可与苦参、天南星、皂角等制作膏药外贴，可促使其溃破排脓；若疮疡溃后不敛，可与白及、络石藤共研细末，干撒疮口，以生肌敛疮，如白蔹散（《鸡峰普济方》）。若用治痰火郁结，痰核瘰疬，常与玄参、赤芍、大黄等研末醋调，外敷患处，如白蔹散（《圣惠方》）；或与黄连、胡粉研末，油脂调敷患处，如白蔹膏（《刘涓子鬼遗方》）。

2. 水火烫伤，手足皲裂　本品苦寒，既能清解火热毒邪，又具敛疮生肌止痛之功，故常用治水火烫伤，可单用本品研末外敷（《备急方》）；亦可与地榆等份为末外用。若与白及、大黄、冰片配伍，还可用于手足皲裂。

此外，本品尚具清热凉血，收敛止血作用，常与生地黄或阿胶同用，治疗血热之咯血、吐血；单用捣烂外敷还可用于扭挫伤痛等。

【用法用量】　煎服，4.5~9g。外用适量，煎汤外洗或研成极细粉末敷于患处。

【使用注意】　脾胃虚寒者不宜服。反乌头。

【古籍摘要】

1.《神农本草经》："主痈肿疽疮，散结气，止痛，除热，目中赤，小儿惊痫，温疟，女子阴中肿痛。"

2.《本草经疏》："白蔹，苦则泄，辛则散，甘则缓，寒则除热，故主痈肿疽疮，散结止痛。……总之为疗肿痈疽家要药，乃确论也。"

【现代研究】

1. 化学成分　本品含有黏液质和淀粉、酒石酸、龙脑酸、24－乙基甾醇及其糖苷、脂肪酸和酚性化合物。

2. 药理作用　白蔹有很强的抑菌作用，并有很强的抗真菌效果。所含多种多酚化合物具有较强的抗肝毒素作用及很强的抗脂质过氧化活性。

四　季　青　Sijiqing

《本草拾遗》

为冬青科植物冬青 *Ilex chinensis* Sims 的叶。主产于江苏、浙江、广西、广东和西南各省。秋、冬季采收，除去杂质，晒干。生用。

【药性】　苦、涩，寒。归肺、心经。

【功效】　清热解毒，凉血止血，敛疮。

【应用】

1. 水火烫伤，湿疹，疮疡　本品苦涩性寒，有清热解毒，凉血，敛疮之功。尤长于治疗水火烫伤。主治水火烫伤，下肢溃疡，皮肤湿疹，热毒疮疖初起等，可单用制成搽剂外涂患处；亦可用本品干叶研粉，麻油调敷，或用鲜叶捣烂，外敷患处。

2. 肺热咳嗽，咽喉肿痛，热淋，泻痢　本品苦寒，善于清泻肺火而解热毒。用于肺火上壅，咳嗽、咽痛以及风热感冒；或热毒下侵，小便淋沥涩痛，泄泻痢疾者，单用本品即效。

3. 外伤出血　本品有收敛止血之效。用于外伤出血，可单用鲜叶捣敷伤口；也可用干叶研细，撒敷在伤口，外加包扎。

【用法用量】　煎服，15～30g。外用适量。

【使用注意】　脾胃虚寒，肠滑泄泻者慎用。

【古籍摘要】

《本草图经》："烧灰，面膏涂之，治皴瘃殊效，兼灭瘢疵。"

【现代研究】

1. 化学成分　四季青主要含原儿茶酸、原儿茶醛、马索酸、缩合型鞣质、黄酮类化合物及挥发油等。

2. 药理作用　四季青煎剂、注射液、四季青钠及分离出的原儿茶酸、原儿茶醛等均具有广谱抗菌作用，尤其对金黄色葡萄球菌的抑菌作用最强；对控制烧伤创面感染有一定作用，对实验性烫伤用四季青涂布后形成的痂膜较为牢固，有一定抗感染能力和吸附能力，且有一定的通透性和不会增加创面深度等优点，明显减少创面渗出及水肿，并促进肿胀的消退。本品还能降低冠状血管阻力，增加冠脉流量；所含原儿茶酸能在轻度改善心脏功能的情况下增强心肌的耐缺氧能力。本品尚具有显著的抗炎及抗肿瘤作用。

3. 不良反应 四季青煎剂内服可引起轻度恶心和食欲减退，注射液肌注局部可致疼痛，静滴可致疼痛乃至发生静脉炎，四季青涂布于早期烧伤创面也可有持续 5～10 分钟的一过性疼痛，上述不良反应都可能系四季青含的多量鞣质所致。据报道，其注射液静滴能引起黄疸，也系鞣质损伤肝脏所致。此外，内服或静滴四季青还可致过敏、皮疹等，临床用药应引起注意。

绿 豆 Lüdou

《日华子本草》

为豆科植物绿豆 *Phaseolus radiatus* L. 的干燥种子。全国大部分地区均有生产。秋后种子成熟时采收，簸净杂质，洗净，晒干。打碎入药或研粉用。

【药性】 甘，寒。归心、胃经。

【功效】 清热解毒，消暑，利水。

【应用】

1. 痈肿疮毒 本品甘寒，清热解毒，以消痈肿。可广泛用于热毒疮痈肿痛，单用煎服有效，或生研加冷开水浸泡滤汁服；《普济方》以本品与大黄为末加薄荷汁、蜂蜜调敷患处以解毒消肿。若与赤小豆、黑豆、甘草同用，又可预防痘疮及麻疹，如三豆饮（《世医得效方》）。

2. 暑热烦渴 本品甘寒，能清热消暑，除烦止渴，通利小便，故夏季常用本品煮汤冷饮，以治暑热烦渴尿赤等症，如绿豆饮（《景岳全书》）；亦可与西瓜翠衣、荷叶、青蒿等同用，以增强疗效。

3. 药食中毒 本品甘寒，善解热毒，为附子、巴豆、砒霜等辛热毒烈之剂中毒及食物中毒等的解毒良药。可用生品研末加冷开水滤汁顿服，或浓煎频服，或配伍黄连、葛根、甘草同用，如绿豆饮（《证治准绳》）。

4. 水肿，小便不利 本品有利水消肿之功，《圣惠方》以本品与陈皮、冬麻子同用煮食，用于治疗小便不通，淋沥不畅，水肿等。

【用法用量】 煎服，15～30g。外用适量。

【使用注意】 脾胃虚寒，肠滑泄泻者忌用。

【古籍摘要】

1. 《开宝本草》："主丹毒烦热，风疹，热气奔豚，生研绞汁服。亦煮食，消肿下气，压热解毒。"

2. 《随息居饮食谱》："绿豆甘凉，煮食清胆养胃，解暑止渴，利小便，已泻痢。"

【现代研究】

1. 化学成分 本品含蛋白质、脂肪、糖类、胡萝卜素、维生素 A、B、烟酸和磷脂以及钙、磷、铁等。

2. 药理作用　本品提取液能降低正常及实验性高胆固醇血症家兔的血清胆固醇含量，可防治实验性动脉粥样硬化。

附药：绿豆衣　Lüdouyi

为绿豆的种皮。将绿豆用清水浸泡后取皮晒干即成。性味甘，寒。归心、胃经。功同绿豆，但解暑之力不及绿豆，其清热解毒之功胜于绿豆；并能退目翳，治疗斑痘目翳。煎服，6~12g。

第四节　清热凉血药

凡能清热凉血，以治疗营血分热为主的药物，称为清热凉血药。

本类药物性味多为苦寒或咸寒，偏入血分以清热，多归心、肝经。因心主血，营气通于心，肝藏血，故本类药物有清解营分、血分热邪的作用。主要用于营分、血分等实热证，如温热病热入营分，热灼营阴，心神被扰，症见舌绛、身热夜甚、心烦不寐、脉细数、甚则神昏谵语、斑疹隐隐；若热陷心包，则神昏谵语、舌蹇肢厥、舌质红绛；若热盛迫血，心神被扰，症见舌色深绛、吐血衄血、尿血便血、斑疹紫暗、躁扰不安、甚或昏狂等。亦可用于其他疾病引起的血热出血证。若气血两燔，可配清热泻火药同用，使气血两清。

生 地 黄 Shengdihuang

《神农本草经》

为玄参科植物地黄 *Rehmannia glutinosa* Libosch. 的新鲜或干燥块根。主产于河南、河北、内蒙古及东北。全国大部分地区有栽培。秋季采挖，去除芦头、须根及泥沙。鲜用，或将地黄缓缓烘焙到约八成干。前者习称"鲜地黄"后者习称"生地黄"。

【药性】　甘、苦，寒。归心、肝、肾经。

【功效】　清热凉血，养阴生津。

【应用】

1. 热入营血，舌绛烦渴，斑疹吐衄　本品苦寒入营血分，为清热，凉血，止血之要药。又其性甘寒质润，能清热生津止渴，故常用治温热病热入营血，壮热烦渴、神昏舌绛者，多配玄参、连翘、丹参等药用，如清营汤（《温病条辨》）；若治血热吐衄，常与大黄同用，如大黄散（《伤寒总病论》）；若治血热便血、尿血，常与地榆同用，如两地丹（《石室秘录》）；若治血热崩漏或产后下血不止、心神烦乱，可配益母草用，如地黄酒（《圣惠方》）。

2. 阴虚内热，骨蒸劳热　本品甘寒养阴，苦寒泄热，入肾经而滋阴降火，养阴津而泄伏热。治阴虚内热，潮热骨蒸，可配知母、地骨皮用，如地黄膏（《古今医统》）；若配青蒿、鳖甲、知母等用，可治温病后期，余热未尽，阴津已伤，邪伏阴分，症见夜热早凉、舌红脉数者，如青蒿鳖甲汤（《温病条辨》）。

3. 津伤口渴，内热消渴，肠燥便秘　本品甘寒质润，既能清热养阴，又能生津止渴。

用治热病伤阴，烦渴多饮，常配麦冬、沙参、玉竹等药用，如益胃汤（《温病条辨》）；治阴虚内热之消渴证，可配山药、黄芪、山茱萸用，如滋膵饮（《医学衷中参西录》）；若治温病津伤，肠燥便秘，可配玄参、麦冬用，如增液汤（《温病条辨》）。

【用法用量】 煎服，10 ~ 15g。鲜品用量加倍，或以鲜品捣汁入药。

【使用注意】 脾虚湿滞，腹满便溏者不宜使用。

【古籍摘要】

1.《神农本草经》："主折跌绝筋，伤中，逐血痹，填骨髓，长肌肉，作汤除寒热积聚，除痹。生者尤良。"

2.《本经逢原》："干地黄，内专凉血滋阴，外润皮肤荣泽，病人虚而有热者宜加用之。戴元礼曰，阴微阳盛，相火炽强，来乘阴位，日渐煎熬，阴虚火旺之症，宜生地黄以滋阴退阳。浙产者，专于凉血润燥，病人元气本亏，因热邪闭结，而舌干焦黑，大小便秘，不胜攻下者，用此于清热药中，通其秘结最佳，以其有润燥之功，而无滋腻之患也。"

【现代研究】

1. 化学成分 本品含梓醇、二氢梓醇、单密力特苷、乙酰梓醇、桃叶珊瑚苷、密力特苷、地黄苷、去羟栀子苷、筋骨草苷、辛酸、苯甲酸、苯乙酸、葡萄糖、蔗糖、果糖及铁、锌、锰、铬等20多种微量元素、β-谷甾醇等。鲜地黄含20多种氨基酸，其中精氨酸含量最高。干地黄中含有15种氨基酸，其中丙氨酸含量最高。

2. 药理作用 本品水提液有降压、镇静、抗炎、抗过敏作用；其流浸膏有强心、利尿作用。其乙醇提取物有缩短凝血时间的作用。地黄有对抗连续服用地塞米松后血浆皮质酮浓度的下降，并能防止肾上腺皮质萎缩的作用，具有促进机体淋巴母细胞的转化、增加T淋巴细胞数量的作用，并能增强网状内皮细胞的吞噬功能，特别对免疫功能低下者作用更明显。

玄 参 Xuanshen

《神农本草经》

为玄参科植物玄参 *Scrophularia ningpoensis* Hemsl. 的干燥根。产于我国长江流域及陕西、福建等地，野生、家种均有。冬季茎叶枯萎时采挖。除去根茎、幼芽、须根及泥沙，晒或烘至半干，堆放3~6天，反复数次至干燥。生用。

【药性】 甘、苦、咸，微寒。归肺、胃、肾经。

【功效】 清热凉血，泻火解毒，滋阴。

【应用】

1. 温邪入营，内陷心包，温毒发斑 本品咸寒入血分而能清热凉血。治温病热入营分，身热夜甚、心烦口渴、舌绛脉数者，常配生地黄、丹参、连翘等药用，如清营汤（《温病条辨》）；若治温病邪陷心包，神昏谵语，可配麦冬、竹叶卷心、连翘心等药用，如清宫汤（《温病条辨》）；若治温热病，气血两燔，发斑发疹，可配石膏、知母等药用，如化斑汤（《温病条辨》）

2. 热病伤阴，津伤便秘，骨蒸劳嗽 本品甘寒质润，功能清热生津，滋阴润燥。可治热病伤阴，津伤便秘，常配生地黄、麦冬用，如增液汤（《温病条辨》）；治肺肾阴虚，骨蒸劳嗽，可配百合、生地黄、贝母等药用，如百合固金汤（《慎斋遗书》）

3. 目赤咽痛，瘰疬，白喉，痈肿疮毒　本品性味苦咸寒，既能清热凉血，又能泻火解毒。用治肝经热盛，目赤肿痛，可配栀子、大黄、羚羊角等药用，如玄参饮（《审视瑶函》）；若治瘟毒热盛，咽喉肿痛、白喉，可配黄芩、连翘、板蓝根等药用，如普济消毒饮（《东垣试效方》）；取本品咸寒，有泻火解毒、软坚散结之功，配浙贝母、牡蛎，可治痰火郁结之瘰疬，如消瘰丸（《医学心悟》）；若治痈肿疮毒，可以本品配银花、连翘、蒲公英等药用；若治脱疽，可配银花、当归、甘草用，如四妙勇安汤（《验方新编》）。

【用法用量】　煎服，10 ~ 15g。

【使用注意】　脾胃虚寒，食少便溏者不宜服用。反藜芦。

【鉴别用药】　玄参与生地黄，均能清热凉血，养阴生津，用治热入营血、热病伤阴、阴虚内热等证，常相须为用。但玄参泻火解毒力较强，故咽喉肿痛、痰火瘰疬多用；生地黄清热凉血力较大，故血热出血、内热消渴多用。

【古籍摘要】

1.《神农本草经》："主腹中寒热积聚，女人产乳余疾，补肾气，令人目明。"

2.《本草纲目》："滋阴降火，解斑毒，利咽喉，通小便血滞。"

【现代研究】

1. 化学成分　本品含哈巴苷、哈巴苷元、桃叶珊瑚苷、6 – 对甲基梓醇、浙玄参苷甲、乙等环烯醚萜类化合物及生物碱、植物甾醇、油酸、硬脂酸、葡萄糖、天冬酰胺、微量挥发油等。

2. 药理作用　本品水浸剂、醇浸剂和煎剂均有降血压作用。其醇浸膏水溶液能增加小鼠心肌营养血流量，并可对抗垂体后叶素所致的冠脉收缩。本品对金黄色葡萄球菌、白喉杆菌、伤寒杆菌、乙型溶血性链球菌、绿脓杆菌、福氏痢疾杆菌、大肠杆菌、须发癣菌、絮状表皮癣菌、羊毛状小芽孢菌和星形奴卡氏菌均有抑制作用。此外，本品还有抗炎、镇静、抗惊厥作用。

牡 丹 皮 Mudanpi

《神农本草经》

为毛茛科植物牡丹 *Paeonia suffruticosa* Andr. 的干燥根皮。产于安徽、山东等地。秋季采挖根部，除去细根和泥沙，剥取根皮，晒干。生用或酒炙用。

【药性】　苦、辛，微寒。归心、肝、肾经。

【功效】　清热凉血，活血祛瘀。

【应用】

1. 温毒发斑，血热吐衄　本品苦寒，入心肝血分。善能清营分、血分实热，功能清热凉血止血。治温病热入营血，迫血妄行所致发斑、吐血、衄血，可配水牛角、生地黄、赤芍等药用；治温毒发斑，可配栀子、大黄、黄芩等药用，如牡丹汤（《圣济总录》）；若治血热吐衄，可配大黄、大蓟、茜草根等药用，如十灰散（《十药神书》）；若治阴虚血热吐衄，可配生地黄、栀子等药用，如滋水清肝饮（《医宗己任编》）。

2. 温病伤阴，阴虚发热，夜热早凉，无汗骨蒸　本品性味苦辛寒，入血分而善于清透阴分伏热，为治无汗骨蒸之要药，常配鳖甲、知母、生地黄等药用，如青蒿鳖甲汤（《温病条辨》）。

3. 血滞经闭、痛经，跌打伤痛　本品辛行苦泄，有活血祛瘀之功。治血滞经闭、痛经，可配桃仁、川芎、桂枝等药用，如桂枝茯苓丸（《金匮要略》）；治跌打伤痛，可与红花、乳香、没药等配伍，如牡丹皮散（《证治准绳》）。

4. 痈肿疮毒　本品苦寒，清热凉血之中，善于散瘀消痈。治火毒炽盛，痈肿疮毒，可配大黄、白芷、甘草等药用，如将军散（《本草汇言》）；若配大黄、桃仁、芒硝等药用，可治瘀热互结之肠痈初起，如大黄牡丹皮汤（《金匮要略》）。

【用法用量】　煎服，6～12g。清热凉血宜生用，活血祛瘀宜酒炙用。

【使用注意】　血虚有寒、月经过多及孕妇不宜用。

【古籍摘要】

1.《神农本草经》："主寒热，中风瘈疭、痉、惊痫邪气，除坚癥瘀血留舍肠胃，安五脏，疗痈疮。"

2.《珍珠囊》："治肠胃积血、衄血、吐血、无汗骨蒸。"

【现代研究】

1. 化学成分　本品含牡丹酚、牡丹酚苷、牡丹酚原苷、牡丹酚新苷，并含芍药苷、氧化芍药苷、苯甲酰芍药苷、没食子酸、挥发油、植物甾醇、苯甲酸、蔗糖、葡萄糖等。

2. 药理作用　所含牡丹酚及其以外的糖苷类成分均有抗炎作用。牡丹皮的甲醇提取物有抑制血小板作用。牡丹酚有镇静、降温、解热、镇痛、解痉等中枢抑制作用及抗动脉粥样硬化、利尿、抗溃疡、促使动物子宫内膜充血等作用。牡丹皮能显著降低心输出量；其乙醇提取物、水煎液能增加冠脉血流量。牡丹皮水煎剂及牡丹酚和除去牡丹酚的水煎液均有降低血压的作用。所含牡丹酚及芍药苷、苯甲酰芍药苷、苯甲酰氧化芍药苷等，均有抗血小板凝聚作用。牡丹皮水煎剂对痢疾杆菌、伤寒杆菌等多种致病菌及致病性皮肤真菌均有抑制作用。

赤 芍　Chishao

《开宝本草》

为毛茛科植物赤芍 *Paeonia lactiflora* Pall. 或川赤芍 *P. veitchii* Lynch 的干燥根。全国大部分地区均产。春、秋二季采挖，除去根茎、须根及泥沙，晒干，切片。生用，或炒用。

【药性】　苦，微寒。归肝经。

【功效】　清热凉血，散瘀止痛。

【应用】

1. 温毒发斑，血热吐衄　本品苦寒入肝经血分，善清泻肝火，泄血分郁热而奏凉血、止血之功。治温毒发斑，可配水牛角、牡丹皮、生地黄等药用；治血热吐衄，可配生地黄、大黄、白茅根等药用。

2. 目赤肿痛，痈肿疮疡 本品苦寒入肝经而清肝火，若配荆芥、薄荷、黄芩等药用，可用治肝经风热目赤肿痛、羞明多眵，如芍药清肝散（《原机启微》）；取本品清热凉血，散瘀消肿之功，治热毒壅盛，痈肿疮疡，可配银花、天花粉、乳香等药用，如仙方活命饮（《校注妇人良方》），或配连翘、栀子、玄参等药用，如连翘败毒散（《伤寒全生集》）。

3. 肝郁胁痛，经闭痛经，癥瘕腹痛，跌打损伤 本品苦寒入肝经血分，有活血散瘀止痛之功，治肝郁血滞之胁痛，可配柴胡、牡丹皮等药用，如赤芍药散（《博济方》）；治血滞经闭、痛经、癥瘕腹痛，可配当归、川芎、延胡索等药用，如少腹逐瘀汤（《医林改错》）；治跌打损伤，瘀肿疼痛，可配虎杖用，如虎杖散（《圣济总录》），或配桃仁、红花、当归等药用。

【用法用量】 煎服，6~12g。

【使用注意】 血寒经闭不宜用。反藜芦。

【古籍摘录】

1.《神农本草经》："主邪气腹痛，除血痹，破坚积，寒热疝瘕，止痛，利小便。"

2.《本草求真》："赤芍与白芍主治略同，但白则有敛阴益营之力，赤则止有散邪行血之意；白则能于土中泻木，赤则能于血中活滞。故凡腹痛坚积，血瘕疝痹，经闭目赤，因于积热而成者，用此则能凉血逐瘀，与白芍主补无泻，大相远耳。"

【现代研究】

1. 化学成分 本品含芍药苷、芍药内酯苷、氧化芍药苷、苯甲酰芍药苷、芍药吉酮、芍药新苷、没食子鞣质、苯甲酸、挥发油、脂肪油、树脂等。

2. 药理作用 本品能扩张冠状动脉、增加冠脉血流量；赤芍水提液、赤芍苷、赤芍成分及其衍生物有抑制血小板聚集作用；其水煎剂能延长体外血栓形成时间，减轻血栓干重。所含芍药苷有镇静、抗炎止痛作用。芍药流浸膏、芍药苷有抗惊厥作用。赤芍、芍药苷有解痉作用；赤芍对肝细胞 DNA 的合成有明显的增强作用，对多种病原微生物有较强的抑制作用。

紫 草 Zicao

《神农本草经》

为紫草科植物新疆紫草 *Arnebia euchroma*（Royle）Johnst. 、或内蒙紫草 *A. guttata* Bunge 的干燥根，主产于辽宁、湖南、河北、新疆等地。春、秋二季采挖，除去泥沙，干燥。生用。

【药性】 甘、咸，寒。归心，肝经。

【功效】 清热凉血，活血，解毒透疹。

【应用】

1. 温病血热毒盛，斑疹紫黑，麻疹不透 本品咸寒，入肝经血分，有凉血活血，解毒透疹之功。治温毒发斑，血热毒盛，斑疹紫黑者，常配赤芍、蝉蜕、甘草等药用，如紫草快斑汤（《张氏医通》）；若配牛蒡子、山豆根、连翘等药用，可治麻疹不透，疹色紫暗，兼咽喉肿痛者，如紫草消毒饮（《张氏医通》）；若配黄芪、升麻、荆芥等，可治麻疹气虚，疹出不畅，如紫草解肌汤（《证治准绳》）。

2. 疮疡，湿疹，水火烫伤 本品甘寒能清热解毒，咸寒能清热凉血，并能活血消肿。治痈肿疮疡，可配银花、连翘、蒲公英等药用；若配当归、白芷、血竭等药，可治疮疡久溃不敛，如生肌玉红膏（《外科正宗》）。治湿疹，可配黄连、黄柏、漏芦等药用，如紫草膏（《仁斋直指方》）。若治水火烫伤，可用本品以植物油浸泡，滤取油液，外涂患处，或配黄柏、丹皮、大黄等药，麻油熬膏外搽。

【用法用量】 煎服，5～10g。外用适量，熬膏或用植物油浸泡涂搽。

【使用注意】 本品性寒而滑利，脾虚便溏者忌服。

【古籍摘要】

1.《神农本草经》："主心腹邪气，五疸，补中益气，利九窍，通水道。"

2.《本草纲目》："紫草，其功长于凉血活血，利大小肠。故痘疹欲出未出，血热毒盛，大便闭涩者用之，已出而紫黑便闭者亦可用。若已出而红活，及白陷大便利者，切宜忌之。"

【现代研究】

1. 化学成分 本品含紫草素（紫草醌）、紫草烷、乙酰紫草素、去氧紫草素、异丁酰紫草素、二甲基戊烯酰紫草素、β-二甲基丙烯酰紫草素等。

2. 药理作用 本品煎剂、紫草素、二甲基戊烯酰紫草素、二甲基丙烯酰紫草素对金黄色葡萄球菌、大肠杆菌、枯草杆菌等具有抑制作用；紫草素对大肠杆菌、伤寒杆菌、痢疾杆菌、绿脓杆菌及金黄色葡萄球菌均有明显抑制作用。其乙醚、水、乙醇提取物均有一定的抗炎作用。新疆产紫草根煎剂对心脏有明显的兴奋作用。新疆紫草中提取的紫草素及石油醚部分有抗肿瘤作用。本品有抗生育、解热等作用。

附药：**紫草茸** **Zicaorong**

为紫胶虫科昆虫紫胶虫 *Laccifer Lacca* kerr. 在树枝上所分泌的胶质物。主产于云南、四川、台湾等地，西藏及广东也产。7～8月间采收，置干燥、阴凉通风处直至干燥。性味苦寒，功能清热，凉血，解毒，治麻疹、斑疹透发不畅、疮疡肿毒、湿疹，作用与紫草相似，但无滑肠通便之弊。用量1.5～6g，或研末服。外用适量，研末撒。

水 牛 角 Shuiniujiao

《名医别录》

为牛科动物水牛 *Bubalus bubalis* Linnaeus 的角。主产于华南、华东地区。取角后，水煮，除去角塞，干燥，镑片或锉成粗粉。生用，或制为浓缩粉用。

【药性】 苦，寒。归心、肝经。

【功效】 清热凉血，解毒，定惊。

【应用】

1. 温病高热，神昏谵语，惊风，癫狂 本品苦寒入心肝血分能清热凉血、泻火解毒定惊，治温热病热入血分，高热神昏谵语，惊风抽搐，可以水牛角浓缩粉配石膏、玄参、羚羊角等药用，如紫雪（《中国药典》2000年版）。若配牛黄、珍珠母、黄芩等药用，可治热病神昏，或中风偏瘫，神志不清，如清开灵注射液（口服液）（《卫生部药品标准·中药成方制剂》）；若治血热癫狂，可配石菖蒲、玄参、连翘等药用，如抗热解痉丸（《卫生部药品标准·中药成方制剂》）。

2. 血热妄行斑疹、吐衄　取本品清热凉血之功，可配生地黄、牡丹皮、赤芍等药用，如清热地黄丸（《现代中成药手册》）。

3. 痈肿疮疡，咽喉肿痛　取本品清热解毒之功，可配黄连、黄芩、连翘等药用，如水牛角解毒丸（《卫生部药品标准·中药成方制剂》）。

【用法用量】　镑片或粗粉煎服，15～30g，宜先煎3小时以上。水牛角浓缩粉冲服，每次1.5～3g，每日2次。

【使用注意】　脾胃虚寒者忌用。

【古籍摘要】

1.《名医别录》："疗时气寒热头痛。"

2.《陆川本草》："凉血，解毒，止衄。治热病昏迷，麻痘斑疹，吐血衄血，血热溺赤。"

【现代研究】

1. 化学成分　本品含胆甾醇、肽类及多种氨基酸、多种微量元素。

2. 药理作用　本品提取物及水煎剂有强心作用；其注射液有降血压作用，本品有增加血小板计数、缩短凝血时间、降低毛细血管通透性、抗炎等作用，其煎剂有镇惊、解热作用，本品对被大肠杆菌、乙型溶血性链球菌攻击的小鼠有明显的保护作用，对垂体－肾上腺皮质系统有兴奋作用。

第五节　清虚热药

本类药物药性寒凉，主入阴分，以清虚热，退骨蒸为主要作用。主要用于肝肾阴虚，虚火内扰所致的骨蒸潮热、午后发热、手足心热、虚烦不寐、盗汗遗精、舌红少苔、脉细而数以及温热病后期，邪热未尽，伤阴劫液，而致夜热早凉、热退无汗、舌质红绛、脉象细数等虚热证。本类药物亦可用于实热证。使用本类药常配伍清热凉血及清热养阴之品，以标本兼顾。

青蒿 Qinghao

《神农本草经》

为菊科植物黄花蒿 *Artemisia annua* L. 的干燥地上部分。全国大部地区均有分布。夏秋季花将开时采割，除去老茎。鲜用或阴干，切段生用。

【药性】　苦、辛，寒。归肝、胆经。

【功效】　清透虚热，凉血除蒸，解暑，截疟。

【应用】

1. 温邪伤阴，夜热早凉　本品苦寒清热，辛香透散，长于清透阴分伏热，故可用治温病后期，余热未清，邪伏阴分，伤阴劫液，夜热早凉，热退无汗，或热病后低热不退等，常与鳖甲、知母、丹皮、生地等同用，如青蒿鳖甲汤（《温病条辨》）。

2. 阴虚发热，劳热骨蒸 本品苦寒，入肝走血，具有清退虚热，凉血除蒸的作用。用治阴虚发热，骨蒸劳热，潮热盗汗，五心烦热，舌红少苔者，常与银柴胡、胡黄连、知母、鳖甲等同用，如清骨散（《证治准绳》）。

3. 暑热外感，发热口渴 本品苦寒清热，芳香而散，善解暑热，故可用治外感暑热，头昏头痛，发热口渴等症，常与连翘、滑石、西瓜翠衣等同用，如清凉涤暑汤（《时病论》）。

4. 疟疾寒热 本品辛寒芳香，主入肝胆，截疟之功甚强，尤善除疟疾寒热，为治疗疟疾之良药。如《肘后备急方》单用较大剂量鲜品捣汁服，或随证配伍黄芩、滑石、青黛、通草等药。本品芳香透散，又长于清解肝胆之热邪，可与黄芩、滑石、半夏等药同用，治疗湿热郁遏少阳三焦，气机不利，寒热如疟，胸痞作呕之证，如蒿芩清胆汤（《通俗伤寒论》）。

【用法用量】 煎服，6~12g，不宜久煎；或鲜用绞汁服。

【使用注意】 脾胃虚弱，肠滑泄泻者忌服。

【古籍摘要】

1.《本草纲目》："治疟疾寒热。"

2.《本草新编》："退暑热。"

【现代研究】

1. 化学成分 本品主要含有倍半萜类、黄酮类、香豆素类、挥发性成分及其他β-半乳糖苷酶、β-葡萄糖苷酶、β-谷甾醇等。倍半萜类有青蒿素、青蒿酸、青蒿醇、青蒿酸甲酯等。黄酮类有3，4-二羟基-6，7，3'，4'-四甲氧基黄酮醇、猫眼草黄素、猫眼草酚等。香豆素类有香豆素、6-甲氧基-7-羟基香豆素、东茛菪内酯等。挥发性成分中以茨烯、β-茨烯、异蒿酮、左旋樟脑、β-丁香烯、β-菠烯为主，另含α菠烯、蒿酮、樟脑等。

2. 药理作用 本品乙醚提取中性部分和其稀醇浸膏有显著抗疟作用，青蒿素及衍生物具有抗动物血吸虫的作用。青蒿素、青蒿醚、青蒿琥酯均能促进机体细胞的免疫作用。青蒿素可减慢心率、抑制心肌收缩力、降低冠脉流量以及降低血压。青蒿对多种细菌、病毒具有杀伤作用。有较好的解热、镇痛作用，与金银花有协同作用，退热迅速而持久。蒿甲醚有辐射防护作用。青蒿素对实验性矽肺有明显疗效。研究表明青蒿琥酯在体外对人肝癌细胞有明显的细胞毒作用，口服体内实验对小鼠肝癌有抗肝肿瘤作用，并与5-氟尿嘧啶有协同抗癌作用。此外，青蒿的特殊毒性实验结果提示，青蒿素可能有遗传毒性，青蒿琥酯钠有明显的胚胎毒作用，妊娠早期给药，可致胚胎骨髓发育迟缓。

3. 不良反应 低毒性是青蒿的重要特点之一。青蒿浸膏片治疗疟疾，仅少数病例（3.4%）出现恶心、呕吐、腹痛和腹泻；青蒿素水混悬液肌注有轻度疼痛；青蒿素注射液偶可引起过敏反应，应予注意。

【其他】 同属植物牡蒿 *A. japonica* Thunb. 在我国部分地区也作青蒿用，与黄花蒿某些功效相似，但无截疟作用，应予鉴别。

白　薇　Baiwei

《神农本草经》

为萝藦科植物白薇 *Cynanchum atratum* Bge. 或蔓生白薇 *C. versicolor* Bge. 的干燥根及根茎。我国南北各省均有分布。春、秋二季采挖，洗净，干燥。切段，生用。

【药性】　苦、咸，寒。归胃、肝、肾经。

【功效】　清热凉血，利尿通淋，解毒疗疮。

【应用】

1. 阴虚发热，产后虚热　本品苦寒，善入血分，有清热凉血，益阴除热之功。若治热病后期，余邪未尽，夜热早凉，或阴虚发热，骨蒸潮热，常与地骨皮、知母、青蒿等同用；若治产后血虚发热，低热不退及昏厥等症，可与当归、人参、甘草同用，共收养血益阴，清热除蒸之效，如白薇汤（《全生指迷方》）。本品既能退虚热，又能清实热，与生地黄、玄参等清热凉血药同用，还可用治温邪入营，高热烦渴，神昏舌绛等。

2. 热淋，血淋　本品既能清热凉血，又能利尿通淋，故可用于膀胱湿热，血淋涩痛，常与木通、滑石及石韦等清热利尿通淋药同用。

3. 疮痈肿毒，毒蛇咬伤，咽喉肿痛　本品苦咸而寒，有清热凉血，解毒疗疮，消肿散结之效，内服、外敷均可。常与天花粉、赤芍、甘草等同用，治疗血热毒盛的疮痈肿毒、毒蛇咬伤，如白薇散（《证治准绳》），也可配其他清热解毒药同用；若治咽喉红肿疼痛，常与金银花、桔梗、山豆根同用。

4. 阴虚外感　本品还可清泄肺热而透邪，清退虚热而益阴，故常与玉竹、淡豆豉、薄荷同用，治疗阴虚外感，发热咽干、口渴心烦等症，如加减葳蕤汤（《通俗伤寒论》）。

【用法用量】　煎服，4.5~9g。

【使用注意】　脾胃虚寒、食少便溏者不宜服用。

【古籍摘要】

1.《本草纲目》：“风温灼热多眠，及热淋、遗尿、金疮出血。”

2.《本草正义》：“凡苦寒之药多偏于燥，惟白薇则虽亦属寒而不伤阴液精血，故其主治各病，多属血分之热邪，而不及湿热诸证。……凡阴虚有热者，自汗盗汗者，久疟伤津者，病后阴液未复而余热未清者，皆为必不可少之药，而妇女血热，又为恒用之品矣。”

【现代研究】

1. 化学成分　本品含挥发油、强心苷等。其中强心苷中主要为甾体多糖苷，挥发油的主要成分为白薇素。

2. 药理作用　本品所含白薇苷有加强心肌收缩的作用，可使心率减慢。对肺炎球菌有抑制作用，并有解热、利尿等作用。

3. 不良反应　现代研究证明白薇有较强的强心作用，内服过量，易引起强心苷样中毒反应，中毒量为30~45g，可出现心悸、恶心、呕吐、头晕、头痛、腹泻、流涎等中毒症状，临床用药应予注意。

地 骨 皮 Digupi

《神农本草经》

为茄科植物枸杞 *Lycium chinensis* Mill. 或宁夏枸杞 *L. barbarum* L. 的干燥根皮。分布于我国南北各地。初春或秋后采挖根部，洗净，剥取根皮，晒干，切段入药。

【药性】 甘，寒。归肺、肝、肾经。

【功效】 凉血除蒸，清肺降火。

【应用】

1. 阴虚发热，盗汗骨蒸 本品甘寒清润，能清肝肾之虚热，除有汗之骨蒸，为退虚热，疗骨蒸之佳品。常与知母、鳖甲、银柴胡等配伍，治疗阴虚发热，如地骨皮汤（《圣济总录》）；若用治盗汗骨蒸、肌瘦潮热，常与秦艽、鳖甲配伍，如秦艽鳖甲散（《卫生宝鉴》）。

2. 肺热咳嗽 本品甘寒，善清泄肺热，除肺中伏火，则清肃之令自行，故多用治肺火郁结，气逆不降，咳嗽气喘，皮肤蒸热等症，常与桑白皮、甘草等同用，如泻白散（《小儿药证直诀》）。

3. 血热出血证 本品甘寒入血分，能清热，凉血，止血，常用治血热妄行的吐血、衄血、尿血等。《经验广集》单用本品加酒煎服，亦可配白茅根、侧柏叶等凉血止血药治之。

此外，本品于清热除蒸泄火之中，尚能生津止渴，故与生地黄、天花粉、五味子等同用，可治内热消渴。

【用法用量】 煎服，9~15g。

【使用注意】 外感风寒发热及脾虚便溏者不宜用。

【古籍摘要】

1.《珍珠囊》："解骨蒸肌热，消渴，风湿痹，坚筋骨，凉血。"

2.《汤液本草》："泻肾火，降肺中伏火，去胞中火，退热，补正气。"

【现代研究】

1. 化学成分 本品含桂皮酸和多量酚类物质，甜菜碱，尚分离到 β-谷甾醇、亚油酸、亚麻酸和卅一酸等。此外，又从地骨皮中分得降压生物碱苦柯碱 A（又名地骨皮甲素）以及枸杞素 A 和 B。

2. 药理作用 地骨皮的乙醇提取物、水提取物及乙醚残渣水提取物、甜菜碱等均有较强的解热作用。地骨皮煎剂及浸膏具有降血糖和降血脂作用。地骨皮浸剂、煎剂、酊剂及注射剂均有明显降压作用且能伴有心率减慢。地骨皮水煎剂有免疫调节作用，又有抗微生物作用，其对伤寒杆菌、甲型副伤寒杆菌及福氏痢疾杆菌有较强的抑制作用，对流感亚洲甲型京科 68-1 病毒株有抑制其致细胞病变作用。此外，100% 地骨皮注射液对离体子宫有显著兴奋作用。地骨皮的 70% 乙醇渗漉法提取物，可明显提高痛阈，对物理性、化学性疼痛有明显的抑制作用。

银 柴 胡 Yinchaihu

《本草纲目拾遗》

为石竹科植物银柴胡 *Stellaria dichotoma* L. var. *lanceolata* Bge. 的干燥根。产于我国西北部及内蒙古等地。春、夏间植株萌发或秋后茎叶枯萎时采挖，除去残茎、须根及泥沙，晒干。切片，生用。

【药性】　甘，微寒。归肝、胃经。

【功效】　清虚热，除疳热。

【应用】

1. 阴虚发热　本品甘寒益阴，清热凉血，退热而不苦泄，理阴而不升腾，为退虚热除骨蒸之常用药。用于阴虚发热，骨蒸劳热，潮热盗汗，多与地骨皮、青蒿、鳖甲同用，如清骨散（《证治准绳》）。

2. 疳积发热　本品能清虚热，消疳热，故用治小儿食滞或虫积所致的疳积发热，腹部膨大，口渴消瘦，毛发焦枯等症，常与胡黄连、鸡内金、使君子等药同用，共奏消积杀虫，健脾疗疳之效；亦可与栀子、人参、薄荷等同用，如柴胡清肝汤（《证治准绳》）。

【用法用量】　煎服，3~9g。

【使用注意】　外感风寒，血虚无热者忌用。

【鉴别用药】　银柴胡与柴胡，名称相似且均有退热之功。然银柴胡能清虚热，除疳热，尤善治疗阴虚发热、小儿疳热；而柴胡能发表退热，善治外感发热、邪在少阳之往来寒热。

【古籍摘要】

1. 《本草从新》："治虚劳肌热，骨蒸劳热，热从髓出，小儿五疳羸热。"

2. 《本草正义》："退热而不苦泄，理阴而不升腾，固虚热之良药。"

【现代研究】

1. 化学成分　本品含甾体类、黄酮类、挥发性成分及其他物质。

2. 药理作用　本品有解热作用；还能降低主动脉类脂质的含量，有抗动脉粥样硬化作用。此外，本品还有杀精子作用。

胡 黄 连 Huhuanglian

《新修本草》

为玄参科植物胡黄连 *Picrorhiza scrophulariiflora* Pennell 的干燥根茎。主产云南、西藏。秋季采挖，除去须根及泥沙，晒干。切薄片或用时捣碎。

【药性】　苦，寒。归肝、胃、大肠经。

【功效】　退虚热，除疳热，清湿热。

【应用】

1. 骨蒸潮热　本品性寒，有退虚热，除骨蒸，凉血清热之功。治阴虚劳热骨蒸，常与银柴胡、地骨皮等同用，如清骨散（《证治准绳》）。

2. 小儿疳热 本品既退虚热，又善除疳热，尤宜于小儿疳积发热，消化不良，腹胀体瘦，低热不退等症，常与党参、白术、山楂等同用，如肥儿丸（《万病回春》）。

3. 湿热泻痢 本品苦寒沉降，能清热燥湿，尤善除胃肠湿热，为治湿热泻痢之良药，常与黄芩、黄柏、白头翁等同用。

此外，本品能清大肠湿火蕴结，还可用治痔疮肿痛、痔漏成管，常配刺猬皮、麝香为丸，如胡连追毒丸（《外科正宗》）。

【用法用量】 煎服，1.5~9g。

【使用注意】 脾胃虚寒者慎用。

【鉴别用药】 胡黄连与黄连，名称相似且均为苦寒清热燥湿之品，善除胃肠湿热，同为治湿热泻痢之良药。然胡黄连善退虚热，除疳热；而黄连则善清心火，泻胃火，为解毒要药。

【古籍摘要】

1.《本草正义》："凡热痢脱肛，痔漏疮疡，血痢血淋，溲血泻血及梅毒疳疮等证，湿火结聚，非此不能直达病所，而小儿疳积腹膨之实证，亦可用之。"

2.《本经逢原》："胡黄连，苦寒而降，大伐脏腑骨髓邪热，除妇人胎蒸、小儿疳热积气之峻药。"

【现代研究】

1. 化学成分 本品主要含有环烯醚萜苷及少量生物碱，酚酸及其糖苷，少量甾醇等。

2. 药理作用 本品的根提取物有明显的利胆作用，能明显增加胆汁盐、胆酸和脱氧胆酸的排泌，具有抗肝损伤的作用。胡黄连中所含有的香荚兰乙酮对平滑肌有收缩作用，对各种痉挛剂引起的平滑肌痉挛又具有拮抗作用。胡黄连水浸剂在试管内对多种皮肤真菌有不同程度抑制作用。此外，胡黄连苷Ⅰ、Ⅱ，香草酸，香荚兰乙酮对酵母多糖引起的 PMN 白细胞的化学反应发生和自由基的产生有抑制作用。

第十章

泻 下 药

凡能引起腹泻，或润滑大肠，促进排便的药物，称为泻下药。

本类药为沉降之品，主归大肠经。主要具有泻下通便作用，以排除胃肠积滞和燥屎等，正如《素问·灵兰秘典论》所云："大肠者，传导之官，变化出焉。"或有清热泻火，使实热壅滞之邪通过泻下而清解，起到"上病治下"、"釜底抽薪"的作用；或有逐水退肿，使水湿停饮随大小便排除，达到祛除停饮，消退水肿的目的。部分药还兼有解毒，活血祛瘀等作用。

泻下药主要适用于大便秘结，胃肠积滞，实热内结及水肿停饮等里实证。部分药还可用于疮痈肿毒及瘀血证。

使用泻下药应根据里实证的兼证及病人的体质，进行适当配伍。里实兼表邪者，当先解表后攻里，必要时可与解表药同用，表里双解，以免表邪内陷；里实而正虚者，应与补益药同用，攻补兼施，使攻邪而不伤正。本类药亦常配伍行气药，以加强泻下导滞作用。若属热积者还应配伍清热药；属寒积者应与温里药同用。

使用泻下药中的攻下药、峻下逐水药时，因其作用峻猛，或具有毒性，易伤正气及脾胃，故年老体虚、脾胃虚弱者当慎用；妇女胎前产后及月经期应当忌用。应用作用较强的泻下药时，当奏效即止，切勿过剂，以免损伤胃气。应用作用峻猛而有毒性的泻下药时，一定要严格炮制法度，控制用量，避免中毒现象发生，确保用药安全。

根据泻下药作用强弱的不同，可分为攻下药、润下药及峻下逐水药。

现代药理研究证明，泻下药主要通过不同的作用机理刺激肠道黏膜使蠕动增加而致泻。另外，大多数药物具有利胆、抗菌、抗炎、抗肿瘤作用及增强机体免疫功能。

第一节　攻　下　药

本类药大多苦寒沉降，主入胃、大肠经。既有较强的攻下通便作用，又有清热泻火之效。主要适用于大便秘结，燥屎坚结及实热积滞之证。应用时常辅以行气药，以加强泻下及消除胀满作用。若治冷积便秘者，须配用温里药。

具有较强清热泻火作用的攻下药，又可用于热病高热神昏，谵语发狂；火热上炎所致的头痛、目赤、咽喉肿痛、牙龈肿痛以及火热炽盛所致的吐血、衄血、咯血等上部出血证。上述病证，无论有无便秘，应用本类药物，以清除实热，或导热下行，起到"釜底抽薪"的作用。此外，对痢疾初起，下痢后重，或饮食积滞，泻而不畅之证，可适当配用本类药物，以攻逐积滞，消除病因。对肠道寄生虫病，本类药与驱虫药同用，可促进虫体的排出。

根据"六腑以通为用"、"不通则痛"、"通则不痛"的理论，以攻下药为主，配伍清热解毒药、活血化瘀药等，用于治疗胆石症、胆道蛔虫症、胆囊炎、急性胰腺炎、肠梗阻等急腹症，取得了较好的效果。

大 黄 Dahuang

《神农本草经》

为蓼科植物掌叶大黄 *Rheum palmatum* L.、唐古特大黄 *R. tanguticum* Maxim. ex Balf. 或药用大黄 *R. officinale* Baill. 的干燥根及根茎。掌叶大黄和唐古特大黄药材称北大黄，主产于青海、甘肃等地。药用大黄药材称南大黄，主产于四川。于秋末茎叶枯萎或次春发芽前采挖。除去须根，刮去外皮切块干燥，生用，或酒炒、酒蒸、炒炭用。

【药性】 苦，寒。归脾、胃、大肠、肝、心包经。

【功效】 泻下攻积，清热泻火，凉血解毒，逐瘀通经。

【应用】

1. 积滞便秘 本品有较强的泻下作用，能荡涤肠胃，推陈致新，为治疗积滞便秘之要药。又因其苦寒沉降，善能泄热，故实热便秘尤为适宜。常与芒硝、厚朴、枳实配伍，以增强泻下攻积之力，为急下之剂，用治阳明腑实证，如大承气汤（《伤寒论》）；若大黄用量较轻，与麻仁、杏仁、蜂蜜等润肠药同用，则泻下力缓和，方如麻子仁丸（《伤寒论》）。若里实热结而正气虚者，当与补虚药配伍，以攻补兼施，标本并顾。如热结而气血不足者，配人参、当归等药，方如黄龙汤（《伤寒六书》）；如热结津伤者，配麦冬、生地、玄参等，方如增液承气汤（《温病条辨》）；若脾阳不足，冷积便秘，须与附子、干姜等配伍，如温脾汤（《备急千金要方》）。

2. 血热吐衄，目赤咽肿 本品苦降，能使上炎之火下泄，又具清热泻火，凉血止血之功。常与黄连、黄芩同用，治血热妄行之吐血、衄血、咯血，如泻心汤（《金匮要略》）。现代临床单用大黄粉治疗上消化道出血，有较好疗效。若与黄芩、栀子等药同用，还可治火邪上炎所致的目赤、咽喉肿痛、牙龈肿痛等症，如凉膈散（《和剂局方》）。

3. 热毒疮疡，烧烫伤 本品内服外用均可。内服能清热解毒，并借其泻下通便作用，使热毒下泄。治热毒痈肿疔疮，常与金银花、蒲公英、连翘等同用；治疗肠痈腹痛，可与牡丹皮、桃仁、芒硝等同用，如大黄牡丹汤（《金匮要略》）。本品外用能泻火解毒，凉血消肿，治热毒痈肿疔疖，如用治乳痈，可与粉草共研末，酒熬成膏的金黄散（《妇人良方》）；用治口疮糜烂，多与枯矾等份为末擦患处（《太平圣惠方》）。治烧烫伤，可单用粉，或配地榆粉，用麻油调敷患处。

4. 瘀血诸证 本品有较好的活血逐瘀通经作用，其既可下瘀血，又清瘀热，为治疗瘀血证的常用药物。治妇女产后瘀阻腹痛、恶露不尽者，常与桃仁、土鳖虫等同用，如下瘀血汤（《金匮要略》）；治妇女瘀血经闭，可与桃核、桂枝等配伍，如桃核承气汤（《伤寒论》）；治跌打损伤，瘀血肿痛，常与当归、红花、穿山甲等同用，如复元活血汤（《医学发明》）。

5. 湿热痢疾、黄疸、淋证 本品具有泻下通便，导湿热外出之功，故可用治湿热蕴结之证。如治肠道湿热积滞的痢疾，单用一味大黄即可见效（《素问病机气宜保命集》），或与黄连、黄芩、白芍等同用；治湿热黄疸，常配茵陈、栀子，如茵陈蒿汤（《伤寒论》）；治湿热淋证者，常配木通、车前子、栀子等，如八正散（《和剂局方》）。

此外，大黄可"破痰实"，通脏腑，降湿浊，用于老痰壅塞，喘逆不得平卧，癫狂惊痫，大便秘结者，如礞石滚痰丸（《养生主论》）。

【用法用量】　煎服，5～15g。外用适量。

【使用注意】　本品为峻烈攻下之品，易伤正气，如非实证，不宜妄用；本品苦寒，易伤胃气，脾胃虚弱者慎用；其性沉降，且善活血祛瘀，故妇女怀孕、月经期、哺乳期应忌用。

【用药鉴别】　生大黄泻下力强，故欲攻下者宜生用，入汤剂应后下，或用开水泡服；久煎则泻下力减弱。酒制大黄泻下力较弱，活血作用较好，宜用于瘀血证。大黄炭则多用于出血证。

【古籍摘要】

1.《神农本草经》："下瘀血，血闭寒热，破癥瘕积聚，留饮宿食，荡涤肠胃，推陈致新，通利水谷，调中化食，安和五脏。"

2.《本草纲目》："下痢赤白，里急腹痛，小便淋沥，实热燥结，潮热谵语，黄疸，诸火疮。"

【现代研究】

1. 化学成分　主要为蒽醌衍生物，主要包括蒽醌苷和双蒽醌苷。双蒽醌苷中有番泻苷A、B、C、D、E、F；游离型的苷元有大黄酸、大黄酚、大黄素、芦荟大黄素、大黄素甲醚等。另含鞣质类物质、有机酸和雌激素样物质等。

2. 药理作用　大黄能增加肠蠕动，抑制肠内水分吸收，促进排便。大黄有抗感染作用，对多种革兰阳性和阴性细菌均有抑制作用，其中最敏感的为葡萄球菌和链球菌，其次为白喉杆菌、伤寒和副伤寒杆菌、肺炎双球菌、痢疾杆菌等；对流感病毒也有抑制作用。由于鞣质所致，故泻后又有便秘现象。有利胆和健胃作用。此外，还有止血、保肝、降压、降低血清胆固醇等作用。

芒 硝　Mangxiao

《名医别录》

为含硫酸钠的天然矿物经精制而成的结晶体。主含含水硫酸钠（$Na_2SO_4 \cdot 10H_2O$）。主产于河北、河南、山东、江苏、安徽等地。将天然产品用热水溶解，滤过，放冷析出结晶，通称"皮硝"。再取萝卜洗净切片，置锅内加水与皮硝共煮，取上层液，放冷析出结晶，即芒硝。以青白色、透明块状结晶、清洁无杂质者为佳。芒硝经风化失去结晶水而成白色粉末称玄明粉（元明粉）。

【药性】　咸、苦，寒。归胃、大肠经。

【功效】　泻下攻积，润燥软坚，清热消肿。

【应用】

1. 积滞便秘 本品能泻下攻积,且性寒能清热,味咸润燥软坚,对实热积滞,大便燥结者尤为适宜。常与大黄相须为用,以增强泻下通便作用,如大承气汤、调胃承气汤(《伤寒论》)。近来临床亦常用于胆石症腹痛便秘者。

2. 咽痛,口疮,目赤,痈疮肿痛 本品外用有清热消肿作用。治咽喉肿痛、口舌生疮,可与硼砂、冰片、朱砂同用,如冰硼散(《外科正宗》),或以芒硝置西瓜中制成的西瓜霜外用;治目赤肿痛,可用芒硝置豆腐上化水或用玄明粉配制眼药水,外用滴眼;治乳痈初起,可用本品化水或用纱布包裹外敷;治肠痈初起,可与大黄、大蒜同用,捣烂外敷;治痔疮肿痛,可单用本品煎汤外洗。

【用法用量】 10～15g,冲入药汁内或开水溶化后服。外用适量。

【使用注意】 孕妇及哺乳期妇女忌用或慎用。

【鉴别用药】 芒硝、大黄均为泻下药,常相须用治肠燥便秘。然大黄味苦泻下力强,有荡涤肠胃之功,为治热结便秘之主药;芒硝味咸,可软坚泻下,善除燥屎坚结。

【古籍摘要】

1.《神农本草经》:"除寒热邪气,逐六腑积聚、结固、留癖,能化七十二种石。"

2.《珍珠囊》:"其用有三:去实热,一也;涤肠中宿垢,二也;破坚积热块,三也。"

【现代研究】

1. 化学成分 主要含硫酸钠,尚含少量氯化钠、硫酸镁、硫酸钙等无机盐。

2. 药理作用 芒硝所含的主要成分硫酸钠,其硫酸根离子不易被肠壁吸收,存留肠内形成高渗溶液,阻止肠内水分的吸收,使肠内容积增大,引起机械刺激,促进肠蠕动而致泻。

番 泻 叶 Fanxieye

《饮片新参》

为豆科植物狭叶番泻 *Cassia angustifolia* Vahl、或尖叶番泻 *C. acutifolia* Delile 的干燥小叶。前者主产于印度、埃及和苏丹,后者主产于埃及,我国广东、广西及云南亦有栽培。通常于9月采收。晒干。生用。

【药性】 甘、苦,寒。归大肠经。

【功效】 泻下通便。

【应用】

1. 热结便秘 本品苦寒降泄,既能泻下导滞,又能清导实热,适用于热结便秘,亦可用于习惯性便秘及老年便秘。大多单味泡服,小剂量可起缓泻作用,大剂量则可攻下;若热结便秘,腹满胀痛者,可与枳实、厚朴配伍,以增强泻下导滞作用。

2. 腹水肿胀 本品能泻下行水消胀,用于腹水肿胀,单味泡服,或与牵牛子、大腹皮同用。

【用法用量】 温开水泡服,1.5～3g;煎服,2～6g,宜后下。

【使用注意】　妇女哺乳期、月经期及孕妇忌用。

【古籍摘要】

《饮片新参》："泄热，利肠腑，通大便。"

【现代研究】

1. 化学成分　狭叶番泻叶和尖叶番泻叶均含番泻苷、芦荟大黄素葡萄糖苷、大黄酸葡萄糖苷以及芦荟大黄素、大黄酸、山柰酚、植物甾醇及其苷等。

2. 药理作用　番泻叶中含蒽醌衍生物，其泻下作用及刺激性比含蒽醌类之其他泻药更强，因而泻下时可伴有腹痛。其有效成分主要为番泻苷 A、B，经胃、小肠吸收后，在肝中分解，分解产物经血行而兴奋骨盆神经节以收缩大肠，引起腹泻。蒽醌类对多种细菌（葡萄球菌、大肠杆菌等）及皮肤真菌有抑制作用。

3. 不良反应　大剂量服用，有恶心、呕吐、腹痛等副作用。

芦　荟　Luhui

《药性论》

为百合科植物库拉索芦荟 *Aloe barbadensis* Miller 及好望角芦荟 *A. ferox* Miller 的汁液经浓缩的干燥物。前者主产于非洲北部及南美洲的西印度群岛，我国云南、广东、广西等地有栽培，药材称老芦荟，质量较好。后者主产于非洲南部地区，药材称新芦荟。全年可采，割取植物的叶片，收集流出的汁液，置锅内熬成稠膏，倾入容器，冷却凝固，即得。

【药性】　苦，寒。归肝、胃、大肠经。

【功效】　泻下通便，清肝，杀虫。

【应用】

1. 热结便秘　本品苦寒降泄，既能泻下通便，又能清肝火，除烦热。治热结便秘，兼见心、肝火旺，烦躁失眠之证，常与朱砂同用，如更衣丸（《本草经疏》）。

2. 烦躁惊痫　本品有较好的清肝火作用。用治肝经火盛的便秘溲赤、头晕头痛、烦躁易怒、惊痫抽搐等证，常与龙胆、栀子、青黛等同用，如当归芦荟丸（《医学六书》）。

3. 小儿疳积　本品能杀虫疗疳。用治虫积腹痛、面色萎黄、形瘦体弱的小儿疳积证，以芦荟与使君子等份为末，米饮调服；或配人参、白术等益气健脾之品，如肥儿丸（《医宗金鉴》）。

此外，取其杀虫之效，可外用治疗癣疮。

【用法用量】　入丸散服，每次 1~2g。外用适量。

【使用注意】　脾胃虚弱，食少便溏及孕妇忌用。

【古籍摘要】

1.《药性论》："杀小儿疳蛔。主吹鼻杀脑疳，除鼻痒。"

2.《本草汇言》："芦荟，凉肝杀虫之药也。凡属肝脏为病，有热者，用之必无疑也。但味极苦，气极寒，诸苦寒药无出其右者。其功力主消不主补，因内热气强者可用，如内虚泄泻食少者禁之。"

【现代研究】

1. 化学成分 含芦荟大黄素苷、对香豆酸、少量 α–葡萄糖、多种氨基酸等。并含微量挥发油。

2. 药理作用 芦荟蒽醌衍生物具有刺激性泻下作用，伴有显著腹痛和盆腔充血，严重时可引起肾炎。其提取物有抑制 S_{180} 肉瘤和艾氏腹水癌的生长，并对离体蟾蜍心脏有抑制作用。水浸剂对多种皮肤真菌和人型结核杆菌有抑制作用。

第二节　润　下　药

本类药物多为植物种子和种仁，富含油脂，味甘质润，多入脾、大肠经，能润滑大肠，促使排便而不致峻泻。适用于年老津枯、产后血虚、热病伤津及失血等所致的肠燥津枯便秘。使用时还应根据不同病情，配伍其他药物，若热盛津伤而便秘者，配清热养阴药；兼气滞者，配伍行气药；因血虚引起便秘者，可配伍补血药。

火 麻 仁 Huomaren

《神农本草经》

为桑科植物大麻 *Cannabis sativa* L. 的干燥成熟果实。全国各地均有栽培。主产于山东、河北、黑龙江、吉林、辽宁、江苏等地。秋季果实成熟时采收，除去杂质，晒干。生用，用时打碎。

【药性】 甘，平。归脾、胃、大肠经。

【功效】 润肠通便。

【应用】

肠燥便秘 本品甘平，质润多脂，能润肠通便，且又兼有滋养补虚作用。适用于老人、产妇及体弱津血不足的肠燥便秘证。单用有效，如《肘后方》用本品研碎，以米杂之煮粥服。临床亦常与郁李仁、瓜蒌仁、苏子、杏仁等润肠通便药同用，或与大黄、厚朴等配伍，以加强通便作用，如麻子仁丸（《伤寒论》）。

【用法用量】 煎服，10～15g，打碎入煎。

【古籍摘要】

1.《神农本草经》："补中益气，久服肥健。"

2.《药品化义》："麻仁，能润肠，体润能去燥，专利大肠气结便秘。凡年老血液枯燥，产后气血不顺，病后元气未复，或禀弱不能运行者皆治。"

【现代研究】

1. 化学成分 主要含脂肪油约30%，油中含有大麻酚、植酸。

2. 药理作用 有润滑肠道的作用，同时在肠中遇碱性肠液后产生脂肪酸，刺激肠壁，使蠕动增强，从而达到通便作用。本品还能降低血压以及阻止血脂上升。

3. 不良反应 火麻仁食入量大，可引起中毒。症状为恶心，呕吐，腹泻，四肢麻木，烦躁不安，精神错乱，昏迷，瞳孔散大等。

郁 李 仁 Yuliren

《神农本草经》

为蔷薇科植物欧李 *Prunus humilis* Bge.、郁李 *P. japonica* Thunb. 或长柄扁桃 *P. pedunculata* Maxim. 的干燥成熟种子。前二种习称"小李仁"，后一种习称"大李仁"。主产于内蒙古、河北、辽宁等地。夏、秋二季采收成熟果实，除去果肉及核壳，取出种子，干燥。生用，去皮捣碎用。

【药性】 辛、苦、甘，平。归脾、大肠、小肠经。

【功效】 润肠通便，利水消肿。

【应用】

1. 肠燥便秘 本品质润多脂，润肠通便作用类似火麻仁而较强，且润中兼可行大肠之气滞。常与火麻仁、柏子仁、杏仁等润肠药同用，用于大肠气滞，肠燥便秘之证，如五仁丸（《世医得效方》）。若治产后肠胃燥热，大便秘滞，可与朴硝、当归、生地配伍，如郁李仁饮（《圣济总录》）。

2. 水肿胀满，脚气浮肿 本品能利水消肿，可与桑白皮、赤小豆等利水消肿药同用，如郁李仁汤（《圣济总录》）。

【用法用量】 煎服，6～12g，打碎入煎。

【使用注意】 孕妇慎用。

【古籍摘要】

1.《神农本草经》："主大腹水肿，面目四肢浮肿，利小便水道。"

2.《本草纲目》："郁李甘苦而润，其性降，故能下气利水。"

【现代研究】

1. 化学成分 含苦杏仁苷、脂肪油、挥发性有机酸、皂苷、植物甾醇等。

2. 药理作用 具润滑性缓泻作用，并对实验动物有显著降压作用。

松 子 仁 Songziren

《开宝本草》

为松科植物红松 *Pinus koraiensis* Sieb. et Zucc 等的种仁。主产于东北。于果实成熟后采收，晒干，去硬壳取出种子。

【药性】 甘，温。归肺、肝、大肠经。

【功效】 润肠通便，润肺止咳。

【应用】

1. 肠燥便秘 本品质润气香，甘润入肠而有润肠通便作用，宜用于津枯肠燥便秘之证。

如老人虚秘，可以本品配火麻仁、柏子仁等份同研，溶白醋为丸，黄芪汤送服（《本草衍义》）。

2. 肺燥干咳　本品质润，入肺而有润肺止咳之功。用治肺燥咳嗽，可与胡桃仁共捣成膏状，加熟蜜，饭后米汤送服（《玄感传尸方》）。

【用法用量】　煎服，5～10g。或入膏、丸。

【使用注意】　脾虚便溏，湿痰者禁用。

【古籍摘要】

1.《开宝本草》："主骨节风，头眩，去死肌……润五脏，不饥。"

2.《本草纲目》："润肺，治燥结咳嗽。"

【现代研究】

化学成分　含脂肪油74%，主要为油酸酯、亚油酸酯。另尚含掌叶防己碱、蛋白质、挥发油等。

第三节　峻下逐水药

本类药物大多苦寒有毒，药力峻猛，服药后能引起剧烈腹泻，有的兼能利尿，使体内潴留的水饮通过二便排出体外，消除肿胀。适用于全身水肿，大腹胀满，以及停饮等正气未衰之证。

本类药攻伐力强，副作用大，易伤正气，临床应用当"中病即止"，不可久服，使用时常配伍补益药以保护正气。体虚者慎用，孕妇忌用。还要注意本类药物的炮制、剂量、用法及禁忌等，以确保用药安全、有效。

甘 遂 Gansui

《神农本草经》

为大戟科植物甘遂 Euphorbia kansui T. N. Liou ex T. P. Wang 的干燥块根。春季开花前或秋末茎叶枯萎后采挖，除去外皮，晒干。生用或醋制用。

【药性】　苦，寒；有毒。归肺、肾、大肠经。

【功效】　泻水逐饮，消肿散结。

【应用】

1. 水肿，臌胀，胸胁停饮　本品苦寒性降，善行经隧之水湿，泻下逐饮力峻，药后可连续泻下，使潴留水饮排泄体外。凡水肿、大腹臌胀、胸胁停饮，正气未衰者，均可用之。可单用研末服，或与牵牛子同用，如二气汤（《圣济总录》）；或与大戟、芫花为末，枣汤送服，如十枣汤（《伤寒论》）。另可与大黄、阿胶配伍治疗妇人少腹满如敦状，小便微难而不渴，如大黄甘遂汤（《金匮要略》）。

2. 风痰癫痫　本品尚有逐痰涎作用。临床上以甘遂为末，入猪心煨后，与朱砂末为丸服，可用于风痰癫痫之证，如遂心丹（《济生方》）。

3. 疮痈肿毒　本品外用能消肿散结，治疮痈肿毒，可用甘遂末水调外敷。现代临床用化瘀膏（青核桃枝、参三七、甘遂、生甘草）外贴，治疗乳腺肿瘤。

【用法用量】　入丸、散服，每次 0.5～1g。外用适量，生用。内服醋制用，以减低毒性。

【使用注意】　虚弱者及孕妇忌用。不宜与甘草同用。

【古籍摘要】

1.《神农本草经》："主大腹疝瘕，腹满，面目浮肿，留饮宿食，破癥坚积聚，利水谷道。"

2.《珍珠囊》："味苦气寒，苦性泄，寒胜热，直达水热所结之处，乃泄水之圣药。水结胸中，非此不能除，故仲景大陷胸汤用之，但有毒，不可轻用。"

【现代研究】

1. 化学成分　含四环三萜类化合物 α－和 γ－大戟醇、甘遂醇、大戟二烯醇；此外，尚含棕榈酸、柠檬酸、鞣质、树脂等。

2. 药理作用　甘遂能刺激肠管，增加肠蠕动，造成峻泻。生甘遂作用较强，毒性亦较大，醋制后其泻下作用和毒性均有减轻。甘遂萜酯 A、B 有镇痛作用。甘遂的乙醇提取物给妊娠豚鼠腹腔或肌内注射，均有引产作用。甘遂的粗制剂对小鼠免疫系统的功能表现为明显的抑制作用。所含甘遂素 A、B 有抗白血病的作用。

3. 不良反应　甘遂的毒性作用较强，连续静脉给药 7 天，可见心、肝、肾的中毒性组织学改变。甘遂注射液有很强的溶血作用。本品内服过量，其中毒反应为腹痛，剧烈腹泻水样便，呈里急后重感；如服量较多，可出现霍乱样米汤状大便，并有恶心，呕吐，头晕，头痛，心悸，血压下降，脱水，呼吸困难，脉搏细弱，体温下降，谵语，发绀等症状；可因呼吸循环衰竭致死。

京 大 戟 Jingdaji

《神农本草经》

为大戟科植物大戟 *Euphorbia pekinensis* Rupr. 的干燥根。主产于江苏、四川、江西、广西等地。秋、冬二季采挖，洗净，晒干。生用或醋制用。

【药性】　苦，寒；有毒。归肺、脾、肾经。

【功效】　泻水逐饮，消肿散结。

【应用】

1. 水肿，臌胀，胸胁停饮　本品泻水逐饮作用类似甘遂而稍逊，偏行脏腑之水湿，多治水肿，臌胀，正气未衰者。《活法机要》治水肿腹水，用大戟与大枣同煮，去大戟不用，食枣。又如十枣汤（《伤寒论》）、舟车丸（《景岳全书》）等方，均与甘遂、芫花等逐水药同用，以治上述病证。

2. 痈肿疮毒，瘰疬痰核　本品能消肿散结，内服外用均可。治热毒痈肿疮毒，可鲜用捣烂外敷；治颈项间痈疽，配当归、白术、生半夏为丸服（《本草汇言》）；治痰火凝聚的瘰瘰痰核，可用大戟与鸡蛋同煮，食鸡蛋（中草药新医疗法资料. 内蒙古）。

【用法用量】　煎服，1.5～3g；入丸散服，每次 1g。外用适量，生用。内服醋制用，以减低毒性。

【使用注意】　虚弱者及孕妇忌用。不宜与甘草同用。

【古籍摘要】

1.《神农本草经》："主十二水，腹满急痛，积聚，中风皮肤疼痛，吐逆。"

2.《本草正》："性峻烈，善逐水邪痰涎，泻湿热胀满。"

【现代研究】

1. 化学成分　含大戟苷、生物碱、树胶、树脂等。

2. 药理作用　本品乙醚和热水提取物有刺激肠管而导泻的作用。对妊娠离体子宫有兴奋作用。能扩张毛细血管，对抗肾上腺素的升压作用。

附药：红芽大戟　**Hongyadaji**

为茜草科植物红大戟 *knoxia vaierianoides* Thotel et Pitard 的根。又名红大戟、广大戟。性味苦寒。功用与京大戟略同。但京大戟泻下逐水力强，红芽大戟消肿散结力胜。煎汤服，1.5～5g；研末服 1g。外用适量。醋制用或生用。虚弱者及孕妇忌用。反甘草。红芽大戟根含游离蒽醌类 0.56%，及结合性蒽醌类 0.25%。

芫　花 Yuanhua

《神农本草经》

为瑞香科植物芫花 *Daphne genkwa* Sieb. et Zucc. 的干燥花蕾。主产于安徽、江苏、浙江、四川、山东等地。春季花未开放前采摘，晒干。生用或醋制用。

【药性】　苦、辛，温；有毒。归肺、脾、肾经。

【功效】　泻水逐饮，祛痰止咳，杀虫疗疮。

【应用】

1. 胸胁停饮，水肿，臌胀　本品泻水逐饮作用与甘遂、京大戟相似而力稍逊，且以泻胸胁水饮，并能祛痰止咳见长。故适用于胸胁停饮所致的喘咳、胸胁引痛、心下痞鞕及水肿、臌胀等证。常与甘遂、京大戟等同用，如十枣汤（《伤寒论》）、舟车丸（《景岳全书》）等。

2. 咳嗽痰喘　本品能祛痰止咳，用于咳嗽痰喘证。可单用或与大枣煎服。近代有用醋制芫花的粉剂及苯制芫花制成的胶囊或水泛丸，以防治慢性支气管炎，有良效。

3. 头疮，白秃，顽癣，痈肿　本品外用能杀虫疗疮，用治头疮、白秃、顽癣等皮肤病及痈肿。治皮肤病可单用研末，或配雄黄用猪脂调敷。治痈肿，用本品研末，胶和如粥敷之（《千金方》）。

【用法用量】　煎服，1.5～3g；入丸散服，每次 0.6g。外用适量。内服醋制用，以降低毒性。

【使用注意】　虚弱者及孕妇忌用。不宜与甘草同用。

【鉴别用药】　甘遂、京大戟、芫花均为峻下逐水药，具有泻水逐饮之效，作用峻猛，常同用治疗水肿、臌胀、胸胁停饮之证。但甘遂作用最强，其次为京大戟，最弱者为芫花。其中甘遂善行经隧之水湿，大戟能泻脏腑之水湿，芫花以泻胸胁水饮，并以祛痰止咳见长。另外，三者均有毒，且不宜与甘草同用；内服时，多醋制，可降低其毒性。

【古籍摘要】

1.《神农本草经》："主咳逆上气，喉鸣喘，咽肿短气，……疝瘕，痈肿，杀虫鱼。"

2.《名医别录》："消胸中痰水，喜唾，水肿，五水在五藏皮肤及腰痛，下寒毒、肉毒。"

【现代研究】

1. 化学成分　本品含芫花酯甲、乙、丙、丁、戊，芫花素，羟基芫花素，芹菜素及谷甾醇；另含苯甲酸及刺激性油状物。

2. 药理作用　芫花素能刺激肠黏膜引起剧烈的水泻和腹痛。口服芫花煎剂可引起尿量增加，排钠量亦有增加。醋制芫花的醇水提取物，对肺炎杆菌、溶血性链球菌、流行性感冒杆菌有抑制作用，水浸液对黄癣菌、大芽孢菌、铁锈色小芽孢菌、星状皮癣菌等皮肤真菌有抑制作用，芫花素能引起狗的子宫收缩；芫花还有镇静、镇咳、祛痰作用。

商　陆　Shanglu

《神农本草经》

为商陆科植物商陆 *Phytolacca acinosa* Roxb. 或垂序商陆 *P. americana* L. 的干燥根。我国大部分地区均产，主产于河南、安徽、湖北等地。秋季至次春采挖。切片，晒干或阴干。生用或醋制用。

【药性】　苦，寒；有毒。归肺、脾、肾、大肠经。

【功效】　泻下逐水，消肿散结。

【应用】

1. 水肿，臌胀　本品苦寒性降，能通利二便而排水湿，泻下作用较弱。适宜用治水肿臌胀，大便秘结，小便不利的水湿肿满实证。单用有效，或与鲤鱼、赤小豆煮食，或与泽泻、茯苓皮等利水药同用，如疏凿饮子（《济生方》）；亦可将本品捣烂，入麝香少许，贴于脐上，以利水消肿。

2. 疮痈肿毒　本品外用有消肿散结和解毒的作用。治疮疡肿毒，痈肿初起者，可用鲜商陆根，酌加食盐，捣烂外敷。

【用法用量】　煎服，5～10g。醋制以降低毒性。外用适量。

【使用注意】　孕妇忌用。

【古籍摘要】

1.《神农本草经》："主水胀，疝瘕，痹。熨除痈肿。"

2.《日华子本草》："通大小肠，泻蛊毒，坠胎，熁肿毒，敷恶疮。"

【现代研究】

1. 化学成分　含商陆碱、三萜皂苷、加利果酸、甾族化合物、生物碱和大量硝酸钾。

2. 药理作用 本品有明显的祛痰作用；生物碱部分有镇咳作用；其根提取物有利尿作用。有研究表明，本品的利尿作用与其剂量有关，小剂量利尿，而大剂量反使尿量减少；对痢疾杆菌、流感杆菌、肺炎双球菌及部分皮肤真菌有不同程度的抑制作用。

3. 不良反应 本品有毒，过量可引起中毒，出现恶心，呕吐，腹泻，头痛，语言不清，躁动，肌肉抽搐等症状；严重者血压下降，昏迷，瞳孔散大，心脏和呼吸中枢麻痹而死亡。

牵 牛 子 Qianniuzi

《名医别录》

为旋花科植物裂叶牵牛 *Pharbitis nil*（L.）Choisy 或圆叶牵牛 *Pharbitis purpurea*（L.）Voigt 的干燥成熟种子。全国大部分地区均产。秋末果实成熟、果壳未开裂时采收，晒干。生用或炒用，用时捣碎。

【药性】 苦，寒；有毒。归肺、肾、大肠经。

【功效】 泻下逐水，去积杀虫。

【应用】

1. 水肿，臌胀 本品苦寒，其性降泄，能通利二便以排泄水湿，其逐水作用虽较甘遂、京大戟稍缓，但仍属峻下逐水之品，以水湿停滞，正气未衰者为宜。治水肿臌胀，二便不利者，可单用研末服（《千金方》）；或与茴香为末，姜汁调服（《儒门事亲》）；病情较重者，可与甘遂、京大戟等同用，以增强泻水逐饮之力，如舟车丸（《景岳全书》）。

2. 痰饮喘咳 本品能泻肺气，逐痰饮，用治肺气壅滞，痰饮咳喘，面目浮肿者，可与大黄、槟榔为末服，如牛黄夺命散（《保婴集》）。

3. 虫积腹痛 本品能去积杀虫，并可借其泻下通便作用以排除虫体。治蛔虫、绦虫及虫积腹痛者，可与槟榔、使君子同用，研末送服，以增强去积杀虫之功。

【用法用量】 煎服，3~9g。入丸散服，每次1.5~3g。本品炒用药性减缓。

【使用注意】 孕妇忌用。不宜与巴豆、巴豆霜同用。

【古籍摘要】

1.《名医别录》："主下气，疗脚满水肿，除风毒，利小便。"

2.《本草纲目》："逐痰消饮，通大肠气秘风秘，杀虫。"

【现代研究】

1. 化学成分 含牵牛子苷、牵牛子酸甲、没食子酸及生物碱麦角醇、裸麦角碱、喷尼棒麦角碱、异喷尼棒麦角碱、野麦碱。

2. 药理作用 牵牛子苷在肠内遇胆汁及肠液分解出牵牛子素，刺激肠道，增进蠕动，导致强烈的泻下；其黑丑、白丑泻下作用无区别。在体外实验，黑丑、白丑对猪蛔虫尚有一定驱虫效果。

3. 不良反应 本品对人体有毒性，大量使用除直接引起呕吐、腹痛、腹泻及黏液血便外，还可刺激肾脏，引起血尿，严重者可损及神经系统，发生语言障碍、昏迷等。

巴豆　Badou

《神农本草经》

为大戟科植物巴豆 *Croton tiglium* L. 的干燥成熟果实。主产于四川、广西、云南、贵州等省。秋季果实成熟时采收。用仁或制霜。

【药性】　辛，热；有大毒。归胃、大肠经。

【功效】　峻下冷积，逐水退肿，祛痰利咽，外用蚀疮。

【应用】

1. 寒积便秘　本品辛热，能峻下冷积，开通肠道闭塞。可单用巴豆霜装入胶囊服，或配大黄、干姜制丸服，适用于寒邪食积，阻结肠道，大便不通，腹满胀痛，病起急骤，气血未衰者，如三物备急丸（《金匮要略》）。

2. 腹水臌胀　本品峻泻，有较强的逐水退肿作用。用治腹水臌胀，可用巴豆配杏仁为丸服（《肘后备急方》）。近代用本品配绛矾、神曲为丸，即含巴绛矾丸，用治晚期血吸虫病肝硬化腹水。

3. 喉痹痰阻　本品能祛痰利咽以利呼吸。治喉痹痰涎壅塞气道，呼吸困难，甚则窒息欲死者，可单用巴豆，去皮，线穿纳入喉中，牵出即苏；近代用于白喉及喉炎引起喉梗阻，用巴豆霜吹入喉部，引起呕吐，排出痰涎，使梗阻症状得以缓解。治痰涎壅塞、胸膈窒闷、肢冷汗出之寒实结胸者，常与贝母、桔梗同用，如三物小白散（《伤寒论》）。此外，小儿痰壅、乳食停积甚则惊悸者，可用本品峻药轻投，可祛痰、消积，常与胆南星、朱砂、六神曲等同用，如万应保赤散（《全国中药成药处方集》）。

4. 痈肿脓成未溃、疥癣恶疮　本品外用有蚀腐肉、疗疮毒作用。治痈肿成脓未溃者，常与乳香、没药、木鳖子等熬膏外敷，以蚀腐皮肤，促进破溃排脓；治恶疮，单用本品作油，以油调雄黄、轻粉末，外涂疮面即可。

【用法用量】　入丸散服，每次 0.1～0.3g。大多数制成巴豆霜用，以减低毒性。外用适量。

【使用注意】　孕妇及体弱者忌用。不宜与牵牛子同用。

【鉴别用药】　巴豆、大黄均具有较强的攻下祛积作用，用于积滞便秘。但巴豆辛热，性猛力强，主要用于寒积便秘急症。大黄苦寒，主要用于热结便秘，若用其治寒积便秘，须与附子、干姜等温里药配伍。

【古籍摘要】

1. 《神农本草经》：“破癥瘕结聚、坚积、留饮痰癖、大腹水胀，荡涤五脏六腑，开通闭塞，利水谷道，去恶肉。”

2. 《本草通玄》：“巴豆禀阳刚雄猛之性，有斩关夺门之功，气血未衰，积邪坚固者，诚有神功，老羸衰弱之人，轻妄投之，祸不旋踵。巴豆、大黄，同为攻下之剂，但大黄性冷，腑病多热者宜之；巴豆性热，脏病多寒者宜之。故仲景治伤寒传里恶热者，多用大黄。东垣治五积属脏者，多用巴豆。”

【现代研究】

1. 化学成分　含巴豆油 34%～57%，其中含巴豆油酸和甘油酯。油中尚含巴豆醇二脂和多种巴豆醇三脂。此外，还含巴豆毒素、巴豆苷、生物碱、β－谷甾醇等。

2. 药理作用　巴豆油外用，对皮肤有强烈刺激作用。口服半滴至 1 滴，即能产生口腔、咽及胃黏膜的烧灼感及呕吐，短时期内可有多次大量水泻，伴有剧烈腹痛和里急后重；巴豆煎剂对金黄色葡萄球菌、白喉杆菌、流感杆菌、绿脓杆菌均有不同程度的抑制作用；巴豆油有镇痛及促血小板凝集作用。巴豆提取物对小鼠腹水型与艾氏腹水癌有明显抑制作用；巴豆油、巴豆树脂和巴豆醇脂类有弱性致癌活性。

3. 不良反应　本品具有强烈的毒性，其含巴豆毒蛋白及巴豆油。巴豆毒蛋白是一种细胞原浆毒，能溶解红细胞，并使局部细胞坏死；巴豆油系一种峻泻剂，对胃肠道黏膜具有强烈的刺激和腐蚀作用，可引起恶心、呕吐与腹痛，重则发生出血性胃肠炎，大便内可带血和黏膜。对肾亦有刺激作用。皮肤接触巴豆油后，能引起急性皮炎。中毒表现：症状为咽喉肿痛、呕吐、肠绞痛、腹泻，甚则腐蚀肠壁，出现霍乱样米汤样大便，头痛，眩晕，皮肤冷湿，脱水，呼吸或循环衰竭而死亡。外用巴豆霜可产生接触性皮炎，局部烧灼成脓疱状红疹，水疱等症状。

千 金 子 Qianjinzi

《蜀本草》

为大戟科植物续随子 *Euphorbia lathyris* L. 的干燥成熟种子。主产于河北、浙江、四川等地。夏、秋二季果实成熟时采收。晒干。

【药性】　辛，温；有毒。归肝、肾、大肠经。

【功效】　逐水消肿，破血消癥。

【应用】

1. 水肿，臌胀　本品能泻下逐水消肿，功似甘遂，其性峻猛。宜用于二便不利之水肿实证。单用有效，或配大黄，酒水为丸服，或与防己、槟榔、葶苈子、桑白皮等行气利水药同用，以增强逐水消肿之功，如续随子丸（《证治准绳》）。

2. 癥瘕，经闭　本品有破瘀血、消癥瘕、通经脉的作用。治癥瘕痞块者，可配轻粉、青黛为末，糯米饭黏合为丸服，如续随子丸（《圣济总录》）；治瘀滞经闭者，可与当归、川芎、红花同用。

此外，本品还有攻毒杀虫作用，可用治顽癣、恶疮肿毒及毒蛇咬伤等，可内服、外用。

【用法用量】　1~2g；去壳，去油用，多入丸散服。外用适量，捣烂敷患处。

【使用注意】　孕妇及体弱便溏者忌服。

【古籍摘要】

1.《蜀本草》："治积聚痰饮，不下食，呕逆及腹内诸疾。"

2.《开宝本草》："主妇人血结月闭，癥瘕痃癖瘀血，蛊毒……心腹痛，冷气胀满，利大小肠。"

【现代研究】

1. 化学成分　含脂肪油 40%~50%，油中含毒性成分，油中分离出千金子甾醇、巨大戟萜醇－20－棕榈酸酯等，含萜的酯类化合物。又含白瑞香素、续随子素、马栗树皮苷等。

2. 药理作用 种子中的脂肪油，新鲜时无味，无色，但很快变恶臭而有强辛辣味，对胃肠有刺激，可产生峻泻，作用强度为蓖麻油的 3 倍，致泻成分为千金子甾醇。

第十一章

祛风湿药

凡以祛除风寒湿邪，治疗风湿痹证为主的药物，称为祛风湿药。

本类药物味多辛苦，性或温或凉，能祛除留着于肌肉、经络、筋骨的风湿之邪，有的还兼有散寒、舒筋、通络、止痛、活血或补肝肾、强筋骨等作用。主要用于风湿痹证之肢体疼痛，关节不利、肿大，筋脉拘挛等症。部分药物还适用于腰膝酸软、下肢痿弱等。

使用祛风湿药时，应根据痹证的类型、邪犯的部位、病程的新久等，选择药物并作适当的配伍。如风邪偏盛的行痹，应选择善能祛风的祛风湿药，配以活血养营之品；湿邪偏盛的着痹，应选用温燥的祛风湿药，配以健脾渗湿之品；寒邪偏盛的痛痹，当选用温性较强的祛风湿药，配以通阳温经之品；外邪入里而从热化或郁久化热的热痹，当选用寒凉的祛风湿药，酌情配伍凉血清热解毒药；感邪初期，病邪在表，当配伍散风胜湿的解表药；病邪入里，须与活血通络药同用；若挟有痰浊、瘀血者，须与祛痰、散瘀药同用；久病体虚，肝肾不足，抗病能力减弱，应选用强筋骨的祛风湿药，配伍补肝肾、益气血的药物，扶正以祛邪。

痹证多属慢性疾病，为服用方便，可制成酒或丸散剂。酒还能增强祛风湿药的功效。也可制成外敷剂型，直接用于患处。

辛温性燥的祛风湿药，易伤阴耗血，阴血亏虚者应慎用。

祛风湿药根据其药性和功效的不同，分为祛风寒湿药、祛风湿热药、祛风湿强筋骨药三类。

现代研究证明，祛风湿药一般具有不同程度的抗炎、镇痛及镇静等作用。常用于风湿性关节炎、类风湿性关节炎、强直性脊柱炎、坐骨神经痛、纤维组织炎、肩周炎、腰肌劳损、骨质增生、跌打损伤、神经痛、半身不遂及某些皮肤病等。

第一节　祛风寒湿药

本节药物性味多为辛苦温，入肝脾肾经。辛行散祛风，苦燥湿，温通祛寒。有较好的祛风、除湿、散寒、止痛、通经络等作用，尤以止痛为其特点，主要适用于风寒湿痹，肢体关节疼痛，筋脉拘挛，痛有定处，遇寒加重等。经配伍亦可用于风湿热痹。

独　活　Duhuo

《神农本草经》

为伞形科植物重齿毛当归 *Angelica pubescens* Maxim. f. *biserrata* Shan et Yuan 的干燥根。

主产于四川、湖北、安徽等地。春初或秋末采挖，除去须根及泥沙，炕至半干，堆置 2 ~3 天，发软后再炕至全干。切片，生用。

【药性】　辛、苦，微温。归肾、膀胱经。

【功效】　祛风湿，止痛，解表。

【应用】

1. 风寒湿痹　本品辛散苦燥，气香温通，功善祛风湿，止痹痛，为治风湿痹痛主药，凡风寒湿邪所致之痹证，无论新久，均可应用；因其主入肾经，性善下行，尤以腰膝、腿足关节疼痛属下部寒湿者为宜。治感受风寒湿邪的风寒湿痹，肌肉、腰背、手足疼痛，常与当归、白术、牛膝等同用，如独活汤（《活幼新书》）；若与桑寄生、杜仲、人参等配伍，可治痹证日久正虚，腰膝酸软，关节屈伸不利者，如独活寄生汤（《千金方》）。

2. 风寒挟湿表证　本品辛散温通苦燥，能散风寒湿而解表，治外感风寒挟湿所致的头痛头重，一身尽痛，多配羌活、藁本、防风等，如羌活胜湿汤（《内外伤辨惑论》）。

3. 少阴头痛　本品善入肾经而搜伏风，与细辛、川芎等相配，可治风扰肾经，伏而不出之少阴头痛，如独活细辛汤（《症因脉治》）。

此外，其祛风湿之功，亦治皮肤瘙痒，内服或外洗皆可。

【用法用量】　煎服，3 ~9g。外用，适量。

【鉴别用药】　羌活与独活，均能祛风湿，止痛，解表，以治风寒湿痹，风寒挟湿表证，头痛。但羌活性较燥烈，发散力强，常用于风寒湿痹，痛在上半身者，治头痛因于风寒者；独活性较缓和，发散力较羌活为弱，多用于风寒湿痹在下半身者，治头痛属少阴者。若风寒湿痹，一身尽痛，两者常相须为用。

【古籍摘要】

1. 《名医别录》：“疗诸贼风，百节痛风无久新者。”

2. 《本草正》：“专理下焦风湿，两足痛痹，湿痒拘挛。”

【现代研究】

1. 化学成分　本品含二氢山芹醇及其乙酸酯，欧芹酚甲醚，异欧前胡内酯，香柑内酯，花椒毒素，二氢山芹醇当归酸酯，二氢山芹醇葡萄糖苷，毛当归醇，当归醇 D、G、B，γ - 氨基丁酸及挥发油等。

2. 药理作用　独活有抗炎、镇痛及镇静作用；对血小板聚集有抑制作用；并有降压作用，但不持久；所含香柑内酯、花椒毒素等有光敏及抗肿瘤作用。

3. 不良反应　有报道用独活治疗气管炎时，曾发现服用煎剂有头昏、头痛、舌发麻、恶心呕吐、胃部不适等副作用，一般不必停药。

威灵仙 Weilingxian

《新修本草》

为毛茛科植物威灵仙 *Clematis chinensis* Osbeck、棉团铁线莲 *C. hexapetala* Pall. 或东北铁

线莲 *C. manshurica* Rupr. 的干燥根及根茎。前一种主产于江苏、安徽、浙江等地，应用较广。后两种部分地区应用。秋季采挖，除去泥沙，晒干。切段，生用。

【药性】 辛、咸，温。归膀胱经。

【功效】 祛风湿，通络止痛，消骨鲠。

【应用】

1. 风湿痹证 本品辛散温通，性猛善走，通行十二经，既能祛风湿，又能通经络而止痛，为治风湿痹痛要药。凡风湿痹痛，肢体麻木，筋脉拘挛，屈伸不利，无论上下皆可应用，尤宜于风邪偏盛，拘挛掣痛者。可单用为末服，如威灵仙散（《圣惠方》）；与当归、肉桂同用，可治风寒腰背疼痛，如神应丸（《证治准绳》）。

2. 骨鲠咽喉 本品味咸，能软坚而消骨鲠，可单用或与砂糖、醋煎后慢慢咽下。《本草纲目》则与砂仁、砂糖煎服。

此外，本品宣通经络止痛之功，可治跌打伤痛、头痛、牙痛、胃脘痛等；并能消痰逐饮，用于痰饮、噎膈、痞积。

【用法用量】 煎服，6~9g。外用，适量。

【使用注意】 本品辛散走窜，气血虚弱者慎服。

【古籍摘要】

1. 《开宝本草》："主诸风，宣通五脏，去腹内冷气，心膈痰水久积，癥瘕痃癖气块，膀胱蓄脓恶水，腰膝冷痛及疗折伤。久服之，无温疫疟。"

2. 《本草汇言》："大抵此剂宣行五脏，通利经络，其性好走，亦可横行直往。追逐风湿邪气，荡除痰涎冷积，神功特奏。"

【现代研究】

1. 化学成分 本品含原白头翁素，白头翁内酯，甾醇，糖类，皂苷等。

2. 药理作用 威灵仙有镇痛、抗利尿、抗疟、降血糖、降血压、利胆等作用；原白头翁素对革兰阳性及阴性菌和真菌都有较强的抑制作用；煎剂可使食管蠕动节律增强，频率加快，幅度增大，能松弛肠平滑肌；醋浸液对鱼骨刺有一定软化作用，并使咽及食道平滑肌松弛，增强蠕动，促使骨刺松脱；其醇提取物有引产作用。

3. 不良反应 威灵仙偶有过敏反应。原白头翁素易聚合成白头翁素，为威灵仙的有毒成分，服用过量可引起中毒。

川 乌 Chuanwu

《神农本草经》

为毛茛科植物乌头 *Aconitum carmichaeli* Debx. 的干燥母根。主产于四川、云南、陕西、湖南等地。6月下旬至8月上旬采挖，除去子根、须根及泥沙，晒干。生用或水浸、煮透、切片，制后用。

【药性】 辛、苦，热。有大毒。归心、肝、肾、脾经。

【功效】 祛风湿，温经止痛。

【应用】

1. 风寒湿痹　本品辛热升散苦燥，"疏利迅速，开通关腠，驱逐寒湿"，善于祛风除湿、温经散寒，有明显的止痛作用，为治风寒湿痹证之佳品，尤宜于寒邪偏盛之风湿痹痛。治寒湿侵袭，历节疼痛，不可屈伸者，常与麻黄、芍药、甘草等配伍，如乌头汤（《金匮要略》）；若与草乌、地龙、乳香等同用，可治寒湿瘀血留滞经络，肢体筋脉挛痛、关节屈伸不利、日久不愈者，如活络丹（《和剂局方》）。

2. 心腹冷痛，寒疝疼痛　本品辛散温通，散寒止痛之功显著，故又常用于阴寒内盛之心腹冷痛。治心痛彻背，背痛彻心者，常配赤石脂、干姜、蜀椒等，如乌头赤石脂丸（《金匮要略》）；治寒疝，绕脐腹痛，手足厥冷者，多与蜂蜜同煎，如大乌头煎（《金匮要略》）。

3. 跌打损伤，麻醉止痛　本品止痛作用可治跌打损伤，骨折瘀肿疼痛，多与自然铜、地龙、乌药等同用，如回生续命丹（《跌损妙方》）。古方又常以本品作为麻醉止痛药，多以生品与生草乌并用，配伍羊踯躅、姜黄等内服，如整骨麻药方（《医宗金鉴》）；配生南星、蟾酥等外用，如外敷麻药方（《医宗金鉴》）。

【用法用量】　煎服，1.5~3g；宜先煎、久煎。外用，适量。

【使用注意】　孕妇忌用；不宜与贝母类、半夏、白及、白蔹、天花粉、瓜蒌类同用；内服一般应炮制用，生品内服宜慎；酒浸、酒煎服易致中毒，应慎用。

【古籍摘要】

1.《神农本草经》："主中风恶风，洗洗出汗，除寒湿痹，咳逆上气，破积聚寒热。"

2.《长沙药解》："乌头，温燥下行，其性疏利迅速，开通关腠，驱逐寒湿之力甚捷，凡历节、脚气、寒疝、冷积、心腹疼痛之类并有良功。"

【现代研究】

1. 化学成分　本品含多种生物碱：如乌头碱，次乌头碱，中乌头碱，消旋去甲乌药碱，酯乌头碱，酯次乌头碱，酯中乌头碱，3-去氧乌头碱，多根乌头碱，新乌宁碱，川附宁，附子宁碱，森布宁A、B，北草乌碱，惰碱，塔拉胺，异塔拉定，以及乌头多糖A、B、C、D等。

2. 药理作用　川乌有明显的抗炎、镇痛作用，有强心作用，但剂量加大则引起心律失常，终致心脏抑制；乌头碱可引起心律不齐和血压升高，还可增强毒毛旋花子苷G对心肌的毒性作用，有明显的局部麻醉作用；乌头多糖有显著降低正常血糖作用；注射液对胃癌细胞有抑制作用。

3. 不良反应　乌头服用不当可引起中毒，其症状为口舌、四肢及全身麻木，流涎，恶心，呕吐，腹泻，头昏，眼花，口干，脉搏减缓，呼吸困难，手足搐搦，神志不清，大小便失禁，血压及体温下降，心律失常，室性期前收缩和窦房停搏等。中毒严重者，可死于循环、呼吸衰竭及严重心律失常。中毒原因多因误服、过量，或用生品不经久煮、服生品药酒、配伍不当等。一般中毒救治为：早期应催吐、导泻，或高位灌肠，并补液和注射阿托品。重症者，加大剂量和缩短间隔时间，或同时服用金银花、甘草、绿豆、生姜、黑豆等。如出现频发期前收缩或阵发性室性心动过速，可用利多卡因、普鲁卡因等。轻度中毒者，可用绿豆60g，黄连6g，甘草15g，生姜15g，红糖适量水煎后鼻饲或口服；还可用蜂蜜50~120g，用凉开水冲服；心律失常，可用苦参30g，煎服。

附药：草乌 Caowu

为毛茛科植物北乌头 *Aconitum kusnezoffii* Reichb. 的干燥根。主产于东北、华北。秋季茎叶枯萎时采挖，除去须根及泥沙，干燥。药性、功效、应用、用法用量、使用注意与川乌同，而毒性更强。一般宜炮制后用，炮制方法同川乌。

蕲 蛇 Qishe

《雷公炮炙论》

为蝰科动物五步蛇 *Agkistrodon acutus*（Güenther）的干燥体。又称白花蛇。主产于湖北、江西、浙江等地。多于夏、秋二季捕捉，剖开蛇腹，除去内脏，洗净，干燥。去头、鳞，切段生用、酒炙，或黄酒润透，去鳞、骨用。

【性能】 甘、咸，温。有毒。归肝经。

【功效】 祛风，通络，止痉。

【应用】

1. 风湿顽痹，中风半身不遂 本品具走窜之性，性温通络，能内走脏腑，外达肌表而透骨搜风，以祛内外之风邪，为截风要药；又能通经络，凡风湿痹证无不宜之，尤善治病深日久之风湿顽痹，经络不通，麻木拘挛，以及中风口眼㖞斜，半身不遂者，常与防风、羌活、当归等配伍，如白花蛇酒（《濒湖集简方》）。

2. 小儿惊风，破伤风 本品入肝，既能祛外风，又能息内风，风去则惊搐自定，为治抽搐痉挛常用药。治小儿急慢惊风、破伤风之抽搐痉挛，多与乌梢蛇、蜈蚣同用，如定命散（《圣济总录》）。

3. 麻风，疥癣 本品能外走肌表而祛风止痒，兼以毒攻毒，故风毒之邪壅于肌肤亦为常用之品。治麻风，每与大黄、蝉蜕、皂角刺等相配，如追风散（《秘传大麻风方》）；治疥癣，可与荆芥、薄荷、天麻同用，如驱风膏（《医垒元戎》）。

此外，用本品以毒攻毒，可治瘰疬、梅毒、恶疮。

【用法用量】 煎汤，3~9g；研末吞服，1次1~1.5g，1日2~3次。或酒浸、熬膏、入丸散服。

【使用注意】 阴虚内热者忌服。

【古籍摘要】

1.《开宝本草》："主中风湿痹不仁，筋脉拘急，口眼㖞斜，半身不遂，骨节疼痛，大风疥癣及暴风瘙痒，脚弱不能久立。"

2.《本草纲目》："能透骨搜风，截惊定搐，为风痹、惊搐、癫癣、恶疮要药，取其内走脏腑，外彻皮肤，无处不到也。"

【现代研究】

1. 化学成分 本品含3种毒蛋白：AaT-Ⅰ、AaT-Ⅱ、AaT-Ⅲ，由18种氨基酸组成。并含透明质酸酶，出血毒素等。

2. 药理作用 蕲蛇有镇静、催眠及镇痛作用；注射液有显著降压作用；水提物能激活纤溶系统；醇提物可增强巨噬细胞吞噬能力，显著增加炭粒廓清率。

附药：金钱白花蛇 Jinqianbaihuashe

为眼镜蛇科动物银环蛇 *Bungarus multicinctus multicinctus* Blyth 的幼蛇干燥体。分布于长江以南各地。夏、秋二季捕捉，剖开蛇腹，除去内脏，干燥。切段用。药性、功效、应用与蕲蛇相似而力较强。煎服，3 ~ 4.5g；研粉吞服 1 ~ 1.5g。

乌 梢 蛇 Wushaoshe

《药性论》

为游蛇科动物乌梢蛇 *Zaocys dhumnades*（Cantor）的干燥体。全国大部分地区有分布。多于夏、秋二季捕捉，剖开蛇腹或先剥去蛇皮留头尾，除去内脏，干燥。去头及鳞片，切段生用、酒炙，或黄酒闷透，去皮骨用。

【药性】 甘，平。归肝经。

【功效】 祛风，通络，止痉。

【应用】

1. 风湿顽痹，中风半身不遂 本品性走窜，能搜风邪，透关节，通经络，常用于风湿痹证及中风半身不遂，尤宜于风湿顽痹，日久不愈者。常配全蝎、天南星、防风等，治风痹，手足缓弱，麻木拘挛，不能伸举，如乌蛇丸（《圣惠方》）；或制酒饮，以治顽痹瘫痪，挛急疼痛，如乌蛇酒（《本草纲目》）。治中风，口眼㖞斜，半身不遂，宜配通络、活血之品。

2. 小儿惊风，破伤风 本品能入肝祛风以定惊搐，治小儿急慢惊风，可与麝香、皂荚等同用，如乌蛇散（《卫生家宝》）；治破伤风之抽搐痉挛，多与蕲蛇、蜈蚣配伍，如定命散（《圣济总录》）。

3. 麻风，疥癣 本品善祛风而能止痒，配白附子、大风子、白芷等，以治麻风，如乌蛇丸（《秘传大麻风方》）；配枳壳、荷叶，可治干湿癣证，如三味乌蛇散（《圣济总录》）。

此外，本品又可治瘰疬、恶疮。

【用法用量】 煎服，9 ~ 12g；研末，每次 2 ~ 3g；或入丸剂、酒浸服。外用，适量。

【使用注意】 血虚生风者慎服。

【鉴别用药】 蕲蛇、金钱白花蛇、乌梢蛇性皆走窜，均能祛风，通络，止痉，凡内外风毒壅滞之证皆宜，尤以善治病久邪深者为其特点。其作用以金钱白花蛇最强，蕲蛇次之，乌梢蛇最弱；且金钱白花蛇与蕲蛇均有毒，性偏温燥，而乌梢蛇性平无毒力较缓。

【古籍摘要】

1.《开宝本草》："主诸风瘙瘾疹，疥癣，皮肤不仁，顽痹诸风。"

2.《本草纲目》："功与白花蛇（即蕲蛇）同而性善无毒。"

【现代研究】

1. 化学成分 本品含赖氨酸、亮氨酸、谷氨酸、丙氨酸、胱氨酸等 17 种氨基酸，并含果糖 – 1，6 – 二磷酸酶，原肌球蛋白等。

2. 药理作用 乌梢蛇水煎液和醇提取液有抗炎、镇静、镇痛作用。其血清有对抗五步蛇毒作用。

附药：蛇蜕 Shetui

为游蛇科动物黑眉锦蛇 *Elaphe taeniura* Cope、锦蛇 *E. carinata*（Güenther）或乌梢蛇 *Zaocys dhumnades*（Cantor）等多种蛇蜕下的表皮膜。全国各地均产。全年均可收集，去净泥沙，晾干。性味甘、咸，平。归肝经。功效祛风，定惊，退翳，解毒止痒。用于惊风癫痫，翳障，喉痹，口疮，痈疽疔毒，瘰疬，皮肤瘙痒，白癜风等。煎汤，1.5～3g；研末，每次0.3～0.6g。外用适量。孕妇忌服。

木 瓜 Mugua

《名医别录》

为蔷薇科植物贴梗海棠 *Chaenomeles speciosa*（Sweet）Nakai 的干燥近成熟果实。习称"皱皮木瓜"。主产于安徽、四川、湖北、浙江等地。安徽宣城产者称"宣木瓜"，质量较好。夏、秋二季果实绿黄时采收，置沸水中烫至外皮灰白色，对半纵剖，晒干。切片，生用。

【药性】 酸，温。归肝、脾经。

【功效】 舒筋活络，和胃化湿。

【应用】

1. 风湿痹证 本品味酸入肝，益筋和血，善舒筋活络，且能去湿除痹，尤为湿痹，筋脉拘挛要药，亦常用于腰膝关节酸重疼痛。常与乳香、没药、生地同用，治筋急项强，不可转侧，如木瓜煎（《普济本事方》）。与羌活、独活、附子配伍，治脚膝疼重，不能远行久立者，如木瓜丹（《传信适用方》）

2. 脚气水肿 本品温通，去湿舒筋，为脚气水肿常用药，多配吴茱萸、槟榔、苏叶等，治感受风湿，脚气肿痛不可忍者，如鸡鸣散（《朱氏集验方》）。

3. 吐泻转筋 本品温香入脾，能化湿和胃，湿去则中焦得运，泄泻可止；味酸入肝，舒筋活络而缓挛急。治湿阻中焦之腹痛吐泻转筋，偏寒者，常配吴茱萸、茴香、紫苏等，如木瓜汤（《三因方》）；偏热者，多配蚕沙、薏苡仁、黄连等，如蚕矢汤（《霍乱论》）。

此外，本品尚有消食作用，用于消化不良；并能生津止渴，可治津伤口渴。

【用法用量】 煎服，6～9g。

【使用注意】 内有郁热，小便短赤者忌服。

【古籍摘要】

1.《名医别录》："主湿痹邪气，霍乱大吐下，转筋不止。"

2.《本草衍义》："益筋与血病，病腰膝脚膝无力，此物不可阙也。"

【现代研究】

1. 化学成分 本品含齐墩果酸、苹果酸、枸橼酸、酒石酸以及皂苷等。

2. 药理作用 木瓜混悬液有保肝作用；新鲜木瓜汁和木瓜煎剂对肠道菌和葡萄球菌有明显的抑菌作用；其提取物对小鼠艾氏腹水癌及腹腔巨噬细胞吞噬功能有抑制作用。

【其他】 除上述品种外，同属植物榠楂 *C. sinensis*（Thouin）koehne 的果实作木瓜用，称光皮木瓜。此外，毛叶木瓜 *C. cathayensis*（Hemsl.）Schneid.、西藏木瓜 *C. thibetica* Yü
在某些地区也作木瓜使用。

蚕 沙　Cansha

《名医别录》

　　为蚕蛾科昆虫家蚕 *Bombyx mori* Linnaeus 幼虫的粪便。育蚕地区皆产。以江苏、浙江、
四川等地产量最多。6～8月收集，以二眠到三眠时的粪便为主，收集后晒干，簸净泥土及
桑叶碎屑。生用。

　　【药性】　甘、辛，温。归肝、脾、胃经。

　　【功效】　祛风湿，和胃化湿。

　　【应用】

　　1. 风湿痹证　本品辛甘发散，可以祛风，温燥而通，又善除湿舒筋，作用缓和，可用
于各种痹证。《千金方》单用蒸热，更熨患处，以治风湿痹痛，肢体不遂者；若与羌活、独
活、威灵仙等同用，可治风湿寒痹；与防己、薏苡仁、栀子等配伍，可治风湿热痹，肢节烦
疼，如宣痹汤（《温病条辨》）。

　　2. 吐泻转筋　本品入脾胃，能和胃化湿，湿去则泄泻可止、筋脉可舒。治湿浊中阻而
致的腹痛吐泻转筋，常配木瓜、吴茱萸、薏苡仁等，如蚕矢汤（《霍乱论》）。

　　3. 风疹，湿疹　本品善祛风湿，止痒，可单用煎汤外洗，或与白鲜皮、地肤子、蝉蜕
等同用。

　　【用法用量】　煎服，5～15g；宜布包入煎。外用，适量。

　　【鉴别用药】　蚕沙与木瓜均能祛风湿、和胃化湿，以治湿痹拘挛及湿阻中焦之吐泻转筋。
但蚕沙作用较缓，又善祛风，故凡风湿痹痛，不论风重、湿重均可应用；木瓜善舒筋活络，长于
治筋脉拘挛，除常用于湿阻中焦吐泻转筋外，也可用于血虚肝旺，筋脉失养，挛急疼痛等。

　　【古籍摘要】

　　1.《名医别录》："主肠鸣，热中，消渴，风痹，瘾疹。"

　　2.《本草求原》："原蚕沙，为风湿之专药，凡风湿瘫缓固宜，即血虚不能养经络者，
亦宜加入滋补药中。"

　　【现代研究】

　　1. 化学成分　本品含叶绿素，植物醇，β－谷甾醇，胆甾醇，麦角甾醇，蛇麻脂醇，
氨基酸，胡萝卜素，维生素 B、C 等。

　　2. 药理作用　蚕沙煎剂有抗炎、促生长作用，叶绿素衍生物对体外肝癌细胞有抑制作用。

伸 筋 草　Shenjincao

《本草拾遗》

　　为石松科植物石松 *Lycopodium japonicum* Thunb. 的干燥全草。主产于东北、华北、华中、

西南各省。夏、秋二季茎叶茂盛时采收，除去杂质，晒干。切段，生用。

【药性】 微苦、辛，温。归肝经。

【功效】 祛风湿，舒筋活络。

【应用】

1. 风寒湿痹，肢软麻木 本品辛散、苦燥、温通，能祛风湿，入肝尤善通经络。治风寒湿痹，关节酸痛，屈伸不利，多与羌活、独活、桂枝、白芍等配伍；若肢体软弱，肌肤麻木，宜与松节、威灵仙等同用。

2. 跌打损伤 本品辛能行散以舒筋活络，消肿止痛，治跌打损伤，瘀肿疼痛，多配苏木、土鳖虫、红花、桃仁等活血通络药，内服外洗均可。

【用法用量】 煎服，3~12g。外用，适量。

【使用注意】 孕妇慎服。

【古籍摘要】

1.《本草拾遗》："主人久患风痹，脚膝疼冷，皮肤不仁，气力衰弱。"

2.《滇南本草》："石松，其性走而不守，其用沉而不浮，得槟榔良。"

【现代研究】

1. 化学成分 本品含石松碱，棒石松宁碱等生物碱，石松三醇，石松四醇酮等萜类化合物，β–谷甾醇等甾醇，及香草酸、阿魏酸等。

2. 药理作用 伸筋草醇提取物有明显镇痛作用；水浸液有解热作用；其混悬液能显著延长戊巴比妥钠睡眠时间和增强可卡因的毒性反应；其透析液对实验性矽肺有良好的疗效；所含石松碱对小肠及子宫有兴奋作用。

【其他】 华中石松 *L. centro–chinense* Ching、灯笼草 *L. cernuum* L. 亦作伸筋草使用。

寻 骨 风 Xungufeng

《植物名实图考》

为马兜铃科植物绵毛马兜铃 *Aristolochia mollissima* Hance 的根茎或全草。主产于河南、江苏、江西等地。夏、秋二季采收。晒干，切段，生用。

【药性】 辛，苦，平。归肝经。

【功效】 祛风湿，通络止痛。

【应用】

1. 风湿痹证 本品辛散苦燥，能祛风湿，通络止痛，治风湿痹痛，肢体麻木，筋脉拘挛，关节屈伸不利，可单用水煎、酒浸、制成浸膏服；亦可与威灵仙、羌活、防风、当归等祛风湿、活血药同用。

2. 跌打损伤 本品辛以行散，能通经络、消肿止痛，治跌打损伤，瘀滞肿痛，可单用煎服或捣敷。

此外，本品又可用于胃痛、牙痛、痈肿。

【用法用量】 煎服，10~15g。外用，适量。

【古籍摘要】

《饮片新参》："散风痹，通络。治骨节痛。"

【现代研究】

1. 化学成分　本品含生物碱，挥发油及内酯等。

2. 药理作用　寻骨风所含生物碱对大鼠关节炎有明显消肿作用；注射液有镇痛、抗炎、解热作用；有抑制艾氏腹水癌及抗早孕作用；煎剂对风湿性、类风湿性关节炎有较好的止痛、消肿、改善关节功能的作用。

松 节　Songjie

《名医别录》

为松科植物油松 *Pinus tabulaeformis* Carr.、马尾松 *P. massoniana* Lamb. 赤松 *P. densiflora* Sieb. et Zucc. 等枝干的结节。全国大部分地区有产。全年可采，晒干。切片，生用。

【药性】　苦、辛，温。归肝、肾经。

【功效】　祛风湿，通络止痛。

【应用】

1. 风寒湿痹　本品辛散苦燥温通，能祛风湿，通经络而止痛，入肝肾而善祛筋骨间风湿，性偏温燥，尤宜于寒湿偏盛之风湿痹证。治风湿痹痛，历节风痛，可单用酿酒服，如松节酒（《圣惠方》），或与羌活、独活、川芎等活血通络药同用。

2. 跌打损伤　本品能通经络止痛，治跌打损伤，瘀肿疼痛，可与童便、醋同炒为末服，如松节散（《圣惠方》）；亦常配伍乳香、没药、桃仁、红花等活血止痛药；若皮肤未破者，可酒浸擦患处。

【用法用量】　煎服，10～15g。外用，适量。

【使用注意】　阴虚血燥者慎服。

【古籍摘要】

1.《名医别录》："主百节久风，风虚，脚痹疼痛。"

2.《本草汇言》："松节，气温性燥，如足膝筋骨有风有湿，作痛作酸，痿弱无力者，用之立痊。倘阴虚髓乏，血燥有火者，宜斟酌用之。"

【现代研究】

1. 化学成分　本品含木质素，少量挥发油（松节油）和树脂，尚含熊果酸，异海松酸等。

2. 药理作用　松节有一定的镇痛、抗炎作用；提取的酸性多糖显示抗肿瘤作用；提取的多糖类物质、热水提取物、酸性提取物都具有免疫活性。

海 风 藤　Haifengteng

《本草再新》

为胡椒科植物风藤 *Piper kadsura*（Choisy）Ohwi 的干燥藤茎。主产于广东、福建、台湾等地。夏、秋二季采割，除去根、叶，晒干。切厚片，生用。

【药性】 辛、苦，微温。归肝经。

【功效】 祛风湿，通络止痛。

【应用】

1. 风寒湿痹 本品辛散、苦燥、温通，为治风寒湿痹，肢节疼痛，筋脉拘挛，屈伸不利的常用药，每与羌活、独活、桂心、当归等配伍，如蠲痹汤（《医学心悟》）。亦可入膏药方中外用。

2. 跌打损伤 本品能通络止痛，治跌打损伤，瘀肿疼痛，可与三七、地鳖虫、红花等配伍。

【用法用量】 煎服，6～12g。外用，适量。

【古籍摘要】

《本草再新》："行经络，和血脉，宽中理气，下湿除风，理腰脚气，治疝，安胎。"

【现代研究】

1. 化学成分 本品含细叶青蒌藤素，细叶青蒌藤烯酮，细叶青蒌藤醌醇，细叶青蒌藤酰胺，β-谷甾醇，豆甾醇及挥发油等。

2. 药理作用 海风藤能对抗内毒素性休克；能增加心肌营养血流量，降低心肌缺血区的侧枝血管阻力；可降低脑干缺血区兴奋性氨基酸含量，对脑干缺血损伤具有保护作用；能明显降低小鼠胚卵的着床率。酮类化合物有抗氧化作用，并拮抗血栓形成，延长凝血时间；酚类化合物、醇类化合物有抗血小板聚集作用。

青 风 藤 Qingfengteng

《本草纲目》

为防己科植物青藤 *Sinomenium acutum*（Thunb.）Rehd. et Wils. 及毛青藤 *S. acutum*（Thunb.）Rehd. et Wils. var. *cinereum* Rehd. et Wils. 的干燥根茎。主产于长江流域及其以南各地。秋末冬初采割，晒干。切片，生用。

【药性】 苦、辛，平。归肝、脾经。

【功效】 祛风湿，通经络，利小便。

【应用】

1. 风湿痹证 本品辛散苦燥，有较强的祛风湿，通经络作用。治风湿痹痛，关节肿胀，或风湿麻木，单用即效；亦常与防己配伍，加酒煮饮（《普济方》）；或与红藤、防风、桂枝等同用；肩臂痛可配姜黄、羌活等；腰膝痛可伍独活、牛膝等。

2. 水肿，脚气 本品通经络又能利小便，治上证均可单用。用于水肿，亦可与白术等同用；治脚气湿肿，宜随证配伍吴茱萸、木瓜等。

此外，本品尚可用于胃痛、皮肤瘙痒。

【用法用量】 煎服，6～12g。外用，适量。

【古籍摘要】

1.《本草纲目》："治风湿流注，历节鹤膝，麻痹瘙痒，损伤疮肿。入药酒中用。"

2.《本草汇言》："清风藤，散风寒湿痹之药也，能舒筋活血，正骨利髓，故风病软弱无力，并劲强偏废之证，久服常服，大建奇功。"

【现代研究】

1. 化学成分 本品藤茎及根含青风藤碱，青藤碱，尖防己碱，N－去甲尖防己碱，白兰花碱，光千金藤碱，木兰花碱，四氢表小檗碱，异青藤碱，土藤碱，豆甾醇，β－谷甾醇，消旋丁香树脂酚及棕榈酸甲酯等。

2. 药理作用 青藤碱有抗炎、镇痛、镇静、镇咳作用，对非特异性免疫、细胞免疫和体液免疫均有抑制作用，可使心肌收缩力、心率、舒张压、左心室收缩压、心脏指数、外周血管阻力及心输出量显著下降，有抗心肌缺血、保护再灌注损伤的作用，对心律失常有明显拮抗作用。青风藤总碱的降压作用迅速、强大，多次给药不易产生快速耐受性，但青藤碱反复应用易出现快速耐受性。青风藤能抑制肠平滑肌的收缩，甲醇提取液能使子宫平滑肌收缩力增强、肌张力增高；尚有一定的降温和弱的催吐作用。注射青藤碱，能使血浆中组织胺含量上升。

3. 不良反应 据报道，应用煎剂、片剂、注射剂时，部分病例出现皮肤瘙痒、皮疹、头昏、头痛、腹痛、畏寒发热、食欲减退、白细胞减少、血小板减少等，其中以皮肤瘙痒、皮疹发生率最高，极少数出现恶心、口干、心悸、休克。每次服药前 30 分钟服扑尔敏（氯苯那敏）4mg 或非那根（异丙嗪）25mg，可降低副反应或不出现副反应。

丁 公 藤 Dinggongteng

《中国药典》

为旋花科植物丁公藤 *Erycibe obtusfolia* Benth. 或光叶丁公藤 *E. schmidtii* Craib 的干燥藤茎。主产于广东等地。全年均可采收，切段或片，晒干。生用。

【药性】 辛，温。有小毒。归肝、脾、胃经。

【功效】 祛风湿，消肿止痛。

【应用】

1. 风湿痹痛，半身不遂 本品辛散温通，尤长于发散，善祛风湿，消肿止痛。治风寒湿痹，半身不遂，可单用酒水各半煎服；或与桂枝、麻黄、当归等制成酒剂，以治风寒湿痹，手足麻木，腰腿酸痛，如冯了性风湿跌打药酒（《中国药典》）；或配桂枝、羌活、乳香等，如丁公藤风湿药酒（《中国药物大全》）。

2. 跌打损伤 本品有良好的消肿止痛之功，冯了性风湿跌打药酒、丁公藤风湿药酒除治风寒湿痹外，亦常用于跌打损伤，瘀肿疼痛。

【用法用量】 煎服，3~6g；或配制酒剂，内服或外搽。

【使用注意】 本品有强烈的发汗作用，虚弱者慎用，孕妇忌服。

【现代研究】

1. 化学成分 本品主要含包公藤甲、乙、丙素，东莨菪苷，微量的咖啡酸及绿原酸等。

2. 药理作用 丁公藤所含包公藤乙素有明显的抗炎及镇痛作用；包公藤甲素、丙素有显著的缩瞳作用；包公藤甲素具有强烈拟副交感神经作用及强心作用；丁公藤对细胞免疫和体液免疫均有促进作用，有强烈的发汗作用。

3. 不良反应 本品用量过大可引起中毒反应，其症状为大汗不止、四肢麻痹、流泪、心跳减慢，甚则呼吸急促、血压下降等。一般救治方法为：及时洗胃，导泻，服用甘草蜜糖水，用温水擦身，及时给予阿托品类特效解毒剂，静脉输液及对症治疗等。另有用丁公藤注射液引起剥脱性皮炎的报道，治疗可用青霉素、氢化可的松、苯海拉明、维生素 C，并静滴葡萄糖生理盐水。

【其他】 《本草拾遗》将"南藤"称为"丁公藤"，但南藤为胡椒科植物湖北胡椒 *Piper wallichii*（Miq.）Hand. – Mazz. var. *hupehense*（DC.）Hand. – Mazz. 及绒毛胡椒 *P. puberulum*（Benth.）的带叶茎枝。虽功用相似，实乃二物，不可混淆。

昆明山海棠 Kunmingshanhaitang

《滇南本草》

为卫矛科植物昆明山海棠 *Tripterygium hypoglaucum*（Levl.）Hutch. 的根或全株。产于云南、四川、贵州、广西、湖南、浙江、江西等地。全株全年可采，根秋季采挖，洗净，切片，晒干。生用。

【药性】 苦、辛，温。有大毒。归肝、脾、肾经。

【功效】 祛风湿，祛瘀通络，续筋接骨。

【应用】

1. 风湿痹证 本品辛散苦燥温通，能"行十二经络"，善祛风湿，通经络而止痛，为治风寒湿痹日久关节肿痛麻痹良药。单用酒浸、煎服或与鸡血藤等配伍。《滇南本草》与当归、川牛膝、羌活、木瓜配伍酒浸，治筋骨疼痛，瘫痪痿软。

2. 跌打损伤，骨折 本品辛能行散，善祛瘀通络，消肿止痛，续筋接骨，治跌打损伤，骨折肿痛，可单用外敷，亦可与天南星、半夏、川芎等配伍，如紫金皮散（《证治准绳》）；或与芙蓉叶、生地黄同用，如紫金膏（《证治准绳》）。

此外，本品尚有止血、解毒杀虫作用，用于产后出血过多、癌肿、顽癣等。

【用法用量】 煎服，根 6~15g，茎枝 20~30g；宜先煎。或酒浸服。外用，适量。

【使用注意】 孕妇及体弱者忌服。

【古籍摘要】

《滇南本草》："治筋骨疼痛，风湿寒痹，麻木不仁，瘫痪痿软，湿气流痰。"

【现代研究】

1. 化学成分 本品含雷公藤碱、次碱、晋碱、春碱，卫矛碱，雷公藤甲素、丙素，山海棠素，山海棠内酯，黑蔓酮酯甲，雷公藤三萜酸 C、A，山海棠萜酸，齐墩果酸，3β-羟基-12-齐墩果烯-29-羧酸，齐墩果酸乙酸酯，雷公藤内酯 A、B，雷酚萜醇，雷酚萜甲醚，山海棠酸，山海棠二萜内酯，3-氧代-无羁萜烷-29-羧酸，3β，22α-二羟基-12-

齐墩果烯 – 29 – 羧酸，3β，22α – 二羟基 – 12 – 熊果烯 – 30 – 羧酸，β – 谷甾醇，以及棕榈酸，8，9 – 亚油酸，9 – 十八碳烯酸，9，12，15 – 十八碳三烯酸，L – 表儿茶精等。

2. 药理作用　昆明山海棠有免疫调节作用；有明显的抗炎效果；乙醇提取物有非常显著的抗生育作用，停药后可恢复其生育能力；有抗癌作用。

3. 不良反应　服用昆明山海棠部分病人可出现胃部不适或胃痛、闭经，精子计数、活动度与活动率明显下降，有的可出现药疹。出现胃部症状时可加用胃舒平（复方氢氧化铝）、胃仙 – U、香砂养胃丸等对症治疗或减量用药。若误服或过量可致急性中毒，主要症状有口唇、食道和肠胃等黏膜广泛散在性出血糜烂和坏死、恶心、呕吐、胃部有烧灼感、强烈腹痛、腹泻、大便中有血和黏膜的坏死组织；后期还可有肝脏肿大、头痛、头晕、四肢发麻、乏力，进而烦躁不安、精神亢进、幻觉，重者可有阵发性强直性惊厥、脉弱而慢、心律不齐、期前收缩；中毒初期血压下降，后期有暂时性升高；呼吸急促，紫绀，肺下部有湿啰音，急性期可见肺水肿；严重者往往因混合型循环衰竭、呼吸突然停止而死亡。还可有尿闭、血红蛋白尿、体温升高、毛发脱落等。中毒的一般治疗为：早期催吐洗胃；输液排毒；使用氟美松等肾上腺皮质激素，同时肌注 654 – 2；用低分子右旋糖酐、甘露醇、速尿（呋塞米）扩容利尿；纠正酸中毒；以毒毛旋花苷纠正心衰；有出血倾向则用抗血纤溶芳酸、VitK$_3$、胃肠道出血，服云南白药或静滴甲氰咪胍（西米替丁）等。并可用甘草绿豆汤（甘草 15g、绿豆 30g、茶叶 30g、红糖 15g）、清凉解毒饮（冰片 3g、硼砂 6g、甘草 15g、绿豆 30g）、疏风解毒饮（荆芥 6g、防风 9g、桔梗 6g、连翘 6g、羌活 6g、棠木 6g、甘草 3g、薄荷 6g）、杞木解毒饮（杞木树皮 9g、红糖 9g、茶叶 6g），煎服以解毒。

雪上一枝蒿 Xueshangyizhihao

《科学的民间药草》

为毛茛科植物短柄乌头 *Aconitum brachypodum* Diels、展毛短柄乌头 *A. brachypodum* Diels var. *laxiflorum* Fletcher et Lauener、曲毛短柄乌头 *A. brachypodum* Diels var. *crispulum* W. T. Wang、宣威乌头 *A. nagarum* Stapf var. 1asiandrum W. T. Wang.、小白撑 *A. nagarum* Stapf var. *heterotrichum* Fletcher et Lauener、铁棒槌 *A. pendulum* Busch.、伏毛铁棒槌 *A. flavum* Hand. – Mazz. 等的干燥块根。主产于云南、四川等地。夏末秋初采挖，晒干。经水泡或童尿制后，漂净，切片用。

【药性】　苦、辛，温。有大毒。归肝经。

【功效】　祛风湿，活血止痛。

【应用】

1. 诸痛证　本品辛散温通，性猛善走，能祛风湿，活血脉，尤擅止痛，为治疗多种疼痛的良药。常用于风湿痹痛、神经痛、牙痛、跌打伤痛、术后疼痛及癌肿疼痛等。可单用研末服，或泡酒外擦，或制成注射剂用。

2. 疮疡肿毒，虫蛇咬伤　本品能以毒攻毒，活血止痛，可单用泡酒外擦，治疮疡肿毒，毒虫及毒蛇咬伤、蜂叮等。

【用法用量】 研末服，0.02～0.04g。外用，适量。

【使用注意】 内服须经炮制并严格控制剂量，孕妇、老弱、小儿及心脏病、溃疡病患者忌服。

【现代研究】

1. 化学成分 本品含雪上一枝蒿甲、乙、丙、丁、戊、己、庚素，乌头碱，次乌头碱，3-去氧乌头碱，3-乙酰乌头碱，雪乌碱，丽鲁碱，准噶尔乌头碱，欧乌头碱等。

2. 药理作用 雪上一枝蒿甲、乙、丙、丁素均有镇痛作用，伏毛铁棒槌总生物碱的镇痛作用较强；3-乙酰乌头碱是一种不成瘾镇痛剂，对炎性肿胀、渗出及棉球肉芽增生等均有明显的抑制作用；伏毛铁棒槌总碱具有较强的局部麻醉作用；雪上一枝蒿对蛙心有近似洋地黄样作用，其所致心功能障碍，可被阿托品拮抗；一枝蒿甲、乙对心呈乌头碱样作用；宣威乌头有抗肿瘤作用；准噶尔乌头碱和欧乌头碱具有抗生育活性；铁棒槌可引起心律失常和血压下降。

3. 不良反应 本品用量过大、生品内服或与酒同服、注射等均可致中毒。可见腹痛，吐泻，流涎；口舌发麻，肢端瘙痒、灼痛，继而肢体或全身麻木，感觉消失；心悸，血压下降，头昏。重者可见肢体僵硬、强直，牙关紧闭，谵妄狂躁，呼吸抑制以至昏迷。严重的心律失常是死亡的最主要原因。一般救治方法为：早期洗胃，并输液，足量使用阿托品等莨菪类药物，可使用奎尼丁、普鲁卡因胺等。给予肌苷、ATP、细胞色素C、维生素C等。亦可任选竹笋、竹根、竹子、芫荽、防风、茶叶、甘草等2～3种，各15g，水煎服。

路 路 通 Lulutong

《本草纲目拾遗》

为金缕梅科植物枫香树 *Liquidambar formosana* Hance 的干燥成熟果序。全国大部分地区有产。冬季果实成熟后采收，除去杂质，干燥。生用。

【药性】 苦，平。归肝、肾经。

【功效】 祛风活络，利水，通经。

【应用】

1. 风湿痹痛，中风半身不遂 本品"大能通十二经穴"，既能祛风湿，又能舒筋络，通经脉。善治风湿痹痛，麻木拘挛者，常与伸筋草、络石藤、秦艽等配伍；若气血瘀滞，脉络痹阻，中风后半身不遂，可与黄芪、川芎、红花等同用。

2. 跌打损伤 本品能通行经脉而散瘀止痛，治跌打损伤，瘀肿疼痛，常配桃仁、红花、苏木等。

3. 水肿 本品味苦降泄，能通经利水消肿，治水肿胀满，多与茯苓、猪苓、泽泻等同用。

4. 经行不畅，经闭 本品能疏理肝气而通经，治气滞血瘀之经少不畅或经闭，小腹胀痛，常与当归、川芎、茺蔚子等配伍。

5. 乳少，乳汁不通 本品能通经脉，下乳汁，常配穿山甲、王不留行、青皮等，治乳汁不通，乳房胀痛，或乳少之证。

此外，本品能祛风止痒，用于风疹瘙痒，可与地肤子、刺蒺藜、苦参等配伍，内服或外洗。

【用法用量】　煎服，5～9g。外用，适量。

【使用注意】　月经过多及孕妇忌服。

【古籍摘要】

1.《本草纲目拾遗》："辟瘴却瘟，明目除湿，舒筋络拘挛，周身痹痛，手脚及腰痛，焚之嗅其烟气皆愈。""其性大能通十二经穴，故《救生苦海》治水肿胀满用之，以其能搜逐伏水也。"

2.《岭南采药录》："治风湿流注疼痛，及痈疽肿毒。"

【现代研究】

1. 化学成分　本品含28－去甲齐墩果酮酸，苏合香素，环氧苏合香素，异环氧苏合香素，氧化丁香烯，白桦脂酮酸，24－乙基胆甾－5－烯醇等。

2. 药理作用　路路通对蛋清性关节炎肿胀有抑制作用；其甲醇提取物白桦脂酮酸有明显的抗肝细胞毒活性。

第二节　祛风湿热药

本节药物性味多为辛苦寒，入肝脾肾经。辛行散，苦降泄，寒清热。具有良好的祛风除湿，通络止痛，清热消肿之功，主要用于风湿热痹，关节红肿热痛等症。经配伍亦可用于风寒湿痹。

秦 艽　Qinjiao

《神农本草经》

为龙胆科植物秦艽 *Gentiana macrophylla* Pall.、麻花秦艽 *G. straminea* Maxim.、粗茎秦艽 *G. crassicaulis* Duthie ex Burk. 或小秦艽 *G. dahurica* Fisch. 的干燥根。前三种按性状不同分别习称"秦艽"和"麻花艽"，后一种习称"小秦艽"。主产于陕西、甘肃、内蒙古、四川等地。春、秋二季采挖，除去泥沙；秦艽及麻花艽晒软，堆置"发汗"至表面呈红黄色或灰黄色时，摊开晒干，或不经"发汗"直接晒干；小秦艽趁鲜时搓去黑皮，晒干。切片，生用。

【药性】　辛、苦，平。归胃、肝、胆经。

【功效】　祛风湿，通络止痛，退虚热，清湿热。

【应用】

1. 风湿痹证　本品辛散苦泄，质偏润而不燥，为风药中之润剂。风湿痹痛，筋脉拘挛骨节酸痛，无问寒热新久均可配伍应用。其性偏寒，兼有清热作用，故对热痹尤为适宜，多配防己、牡丹皮、络石藤、忍冬藤等；若配天麻、羌活、当归、川芎等，可治风寒湿痹，如秦艽天麻汤（《医学心悟》）。

2. 中风不遂 本品既能祛风邪，舒筋络，又善"活血荣筋"，可用于中风半身不遂，口眼㖞斜，四肢拘急，舌强不语等，单用大量水煎服即能奏效。若与升麻、葛根、防风、芍药等配伍，可治中风口眼㖞斜，言语不利，恶风恶寒者，如秦艽升麻汤（《卫生宝鉴》）；与当归、熟地、白芍、川芎等同用，可治血虚中风者，如秦艽汤（《不知医必要》）。

3. 骨蒸潮热，疳积发热 本品能退虚热，除骨蒸，亦为治虚热要药。治骨蒸日晡潮热，常与青蒿、地骨皮、知母等同用，如秦艽鳖甲散（《卫生宝鉴》）；若与人参、鳖甲、柴胡等配伍，可治肺痿骨蒸劳嗽，如秦艽扶羸汤（《杨氏家藏方》）；治小儿疳积发热，多与薄荷、炙甘草相伍，如秦艽散（《小儿药证直诀》）。

4. 湿热黄疸 本品苦以降泄，能清肝胆湿热而退黄。《海上集验方》即单用为末服；亦可与茵陈蒿、栀子、大黄等配伍，如山茵陈丸（《圣济总录》）。

此外，本品尚能治痔疮、肿毒等。

【用法用量】 煎服，3~9g。

【古籍摘要】

1.《神农本草经》："主寒热邪气，寒湿风痹，肢节痛，下水，利小便。"

2.《名医别录》："疗风无问久新，通身挛急。"

【现代研究】

1. 化学成分 本品含秦艽碱甲、乙、丙，龙胆苦苷，当药苦苷，褐煤酸，褐煤酸甲酯，栎瘿酸，α-香树脂醇，β-谷甾醇等。

2. 药理作用 秦艽具有镇静、镇痛、解热、抗炎作用；能抑制反射性肠液的分泌；能明显降低胸腺指数，有抗组胺作用；对病毒、细菌、真菌皆有一定的抑制作用。秦艽碱甲能降低血压、升高血糖；龙胆苦苷能抑制 CCl_4 所致转氨酶升高，具有抗肝炎作用。

3. 不良反应 曾有报道4例风湿性关节炎患者，口服秦艽碱甲100mg，1日3次，共4~13天，先后均出现恶心、呕吐等反应。1例患者服100mg后感心悸及心率减缓，但很快恢复。

防 己 Fangji

《神农本草经》

为防己科植物粉防己 *Stephania tetrandra* S. Moore 的干燥根。习称"汉防己"，主产于安徽、浙江、江西、福建等地。秋季采挖，洗净，除去粗皮，切段，粗根纵切两半，晒干。切厚片，生用。

【药性】 苦、辛，寒。归膀胱、肺经。

【功效】 祛风湿，止痛，利水消肿。

【应用】

1. 风湿痹证 本品辛能行散，苦寒降泄，既能祛风除湿止痛，又能清热。对风湿痹证湿热偏盛，肢体酸重，关节红肿疼痛，及湿热身痛者，尤为要药，常与滑石、薏苡仁、蚕沙、栀子等配伍，如宣痹汤（《温病条辨》）；若与麻黄、肉桂、茯苓等同用，亦可用于风寒湿痹，四肢挛急者，如防己饮（《圣济总录》）

2. 水肿，小便不利，脚气　本品苦寒降利，能清热利水，善走下行而泄下焦膀胱湿热，尤宜于下肢水肿，小便不利者。常与黄芪、白术、甘草等配伍，用于风水脉浮，身重汗出恶风者，如防己黄芪汤（《金匮要略》）；若与茯苓、黄芪、桂枝等同用，可治一身悉肿，小便短少者，如防己茯苓汤（《金匮要略》）；与椒目、葶苈子、大黄合用，又治湿热腹胀水肿，即己椒苈黄丸（《金匮要略》）。治脚气足胫肿痛、重着、麻木，可与吴茱萸、槟榔、木瓜等同用；《本草切要》治脚气肿痛，则配木瓜、牛膝、桂枝、枳壳煎服。

3. 湿疹疮毒　本品苦以燥湿，寒以清热，治湿疹疮毒，可与苦参、金银花等配伍。
此外，本品有降血压作用，可用于高血压病。

【用法用量】　煎服，4.5~9g。

【使用注意】　本品大苦大寒易伤胃气，胃纳不佳及阴虚体弱者慎服。

【古籍摘要】

1.《名医别录》："疗水肿，风肿，去膀胱热，伤寒，寒热邪气，中风手足挛急……通腠理，利九窍。"

2.《本草求真》："防己，辛苦大寒，性险而健，善走下行，长于除湿、通窍、利道，能泻下焦血分湿热，及疗风水要药。"

【现代研究】

1. 化学成分　汉防己（粉防己）含粉防己碱（即汉防己甲素），防己诺灵碱，轮环藤酚碱，氧防己碱，防己斯任碱，小檗胺，2，2'-N，N-二氯甲基粉防己碱，粉防己碱A、B、C、D。

2. 药理作用　粉防己能明显增加排尿量。总碱及流浸膏或煎剂有镇痛作用。粉防己碱有抗炎作用；对心肌有保护作用，能扩张冠状血管，增加冠脉流量，有显著降压作用，能对抗心律失常；能明显抑制血小板聚集，还能促进纤维蛋白溶解，抑制凝血酶引起的血液凝固过程；对实验性矽肺有预防治疗作用；对子宫收缩有明显的松弛作用；低浓度的粉防己碱可使肠张力增加，节律性收缩加强，高浓度则降低张力、减弱节律性收缩；有抗菌和抗阿米巴原虫的作用；可使正常大鼠血糖明显降低，血清胰岛素明显升高；有一定抗肿瘤作用；对免疫有抑制作用；有广泛的抗过敏作用。

【其他】　本品又称"汉防己"。另外，马兜铃科植物广防己 *Aristolochia fangchi* Y. C. Wu ex L. D Chow et S. M. Hwang 的根称为"广防己"或"木防己"。过去通称为"防己"。但由于"广防己"含有马兜铃酸，具有肾毒性，为保证用药安全，国家已于2004年下文停用"广防己"药用标准，以"粉防己"代之。

桑　枝　Sangzhi

《本草图经》

为桑科植物桑 *Morus alba* L. 的干燥嫩枝。全国各地均产。春末夏初采收，去叶，晒干，或趁鲜切片，晒干。生用或炒用。

【药性】　微苦，平。归肝经。

【功效】　祛风湿，利关节。

【应用】　**风湿痹证**　本品性平，祛风湿而善达四肢经络，通利关节，痹证新久、寒热均可应用，尤宜于风湿热痹，肩臂、关节酸痛麻木者。《普济本事方》单用煎服治风热痹痛，《景岳全书》一味熬膏治筋骨酸痛，四肢麻木。但因单用力弱，多随寒热新久之不同，配伍其他药物。偏寒者，配桂枝、威灵仙等；偏热者，配络石藤、忍冬藤等；偏气血虚者，配黄芪、鸡血藤、当归等。若与柳枝、杉枝、槐枝等配伍外洗，可治风毒攻手足疼痛，皮肤不仁，如桑枝汤（《圣惠方》）。

此外，本品尚能利水，治水肿；祛风止痒，治白癜风、皮疹瘙痒；生津液，治消渴。

【用法用量】　煎服，9～15g。外用，适量。

【古籍摘要】

1. 《本草图经》："《近效方》云：疗遍体风痒干燥，脚气风气，四肢拘挛，上气，眼晕，肺气嗽，消食，利小便，久服轻身，聪明耳目，令人光泽，兼疗口干。"

2. 《本草备要》："利关节，养津液，行水祛风。"

【现代研究】

1. 化学成分　桑枝含鞣质，蔗糖，果糖，水苏糖，葡萄糖，麦芽糖，棉子糖，阿拉伯糖，木糖等。近来从桑枝水提物中分得 4 个多羟基生物碱及 2 个氨基酸（γ－氨基丁酸和 L－天门冬氨酸）。

2. 药理作用　桑枝有较强的抗炎活性，可提高人体淋巴细胞转化率，具有增强免疫的作用。

豨 莶 草 Xixiancao

《新修本草》

为菊科植物豨莶 *Siegesbeckia orientalis* L. 、腺梗豨莶 *S. pubescens* Makino 或毛梗豨莶 *S. glabrescens* Makino 的干燥地上部分。我国大部分地区有产，以湖南、湖北、江苏等地产量较大。夏、秋二季花开前及花期均可采割，除去杂质，晒干。切段，生用或黄酒蒸制用。

【药性】　辛、苦，寒。归肝、肾经。

【功效】　祛风湿，利关节，解毒。

【应用】

1. 风湿痹痛，中风半身不遂　本品辛散苦燥，能祛筋骨间风湿，通经络，利关节。生用性寒，宜于风湿热痹；酒制后寓补肝肾之功，常用于风湿痹痛，筋骨无力，腰膝酸软，四肢麻痹，或中风半身不遂。可单用为丸服，如豨莶散（《活人方汇编》）、豨莶丸（《万氏家抄方》）；或与臭梧桐合用，如豨桐丸（《济世养生经验集》）。《方脉正宗》配蕲蛇、黄芪、当归、威灵仙等，治中风口眼㖞斜，半身不遂者。

2. 风疹，湿疮，疮痈　本品辛能散风，生用苦寒能清热解毒，化湿热。治风疹湿疮，可单用内服或外洗，亦可配白蒺藜、地肤子、白鲜皮等祛风利湿止痒之品。治疮痈肿毒红肿热痛者，可配蒲公英、野菊花等清热解毒药；《乾坤秘韫》治发背、疔疮，与五爪龙、小蓟、大蒜同用饮汁取汗。

此外，本品能降血压，可治高血压病。

【用法用量】 煎服，9~12g。外用，适量。治风湿痹痛、半身不遂宜制用，治风疹湿疮、疮痈宜生用。

【鉴别用药】 豨莶草能祛风湿，通经络，利关节。生用性寒，善清热解毒，化湿热，除风痒，故宜于风湿热痹，关节红肿热痛以及湿热疮疡、风疹、湿毒瘙痒等证；酒蒸制后转为甘温，祛风除湿之中寓有补益肝肾之功，故可用于风湿四肢麻痹，筋骨疼痛，腰膝酸软及中风半身不遂等证，但单用作用缓慢，久服方效。

【古籍摘要】

1.《本草图经》："治肝肾风气，四肢麻痹，骨间疼，腰膝无力者，亦能行大肠气……兼主风湿疮，肌肉顽痹。"

2.《本草蒙筌》："疗暴中风邪，口眼㖞斜者立效；治久渗湿痹，腰脚酸痛者殊功。"

【现代研究】

1. 化学成分 本品含生物碱，酚性成分，豨莶苷，豨莶苷元，氨基酸，有机酸，糖类，苦味质等。还含有微量元素 Zn、Cu、Fe、Mn 等。

2. 药理作用 豨莶草有抗炎和较好的镇痛作用；有降压作用；对细胞免疫、体液免变及非特异性免疫均有抑制作用；可增强 T 细胞的增殖功能，促进 IL－2 的活性，抑制 IL－1 的活性，可通过调整机体免疫功能，改善局部病理反应而达到抗风湿作用；有扩张血管作用；对血栓形成有明显抑制作用；对金黄色葡萄球菌有较强的抑制作用，对大肠杆菌、绿脓杆菌、宋内痢疾杆菌、伤寒杆菌、白色葡萄球菌、卡他球菌、肠炎杆菌、鼠疟原虫等也有一定抑制作用，对单纯疱疹病毒有中等强度的抑制作用。豨莶苷有兴奋子宫和明显的抗早孕作用。

臭 梧 桐 Chouwutong

《本草图经》

为马鞭草科植物海州常山 *Clerodendron trichotomum* Thunb. 的干燥嫩枝和叶。主产于江苏、安徽、浙江等地。夏季尚未开花时采收，晒干。切段，生用。

【药性】 辛、苦、甘，凉。归肝经。

【功效】 祛风湿，通经络，平肝。

【应用】

1. 风湿痹证 本品辛散苦燥，能祛风湿，通经络。治风湿痹痛，四肢麻木，半身不遂，可单用，常与豨莶草配伍，如豨桐丸（《济世养生经验集》）。本品甘凉泄热，还可用治风湿热痹，酌配忍冬藤、秦艽、络石藤等。

2. 风疹，湿疮 本品辛能散风，燥可除湿，治风疹等皮肤瘙痒、湿疮，可单用煎洗或外敷。

3. 头痛眩晕 本品性凉入肝，能凉肝平肝，治肝阳偏亢，头痛眩晕者，可单用，或与豨莶草同用，或与钩藤、菊花、夏枯草等配伍。现常用于高血压病。

【用法用量】 煎服，5～15g；研末服，每次3g。外用，适量。用于高血压病不宜久煎。

【古籍摘要】

1.《本草图经》："治疟。"

2.《本草纲目拾遗》："洗鹅掌风、一切疮疥；煎汤洗汗斑；湿火腿肿久不愈者，同菴䕡子浸酒服。并能治一切风湿，止痔肿，煎酒服；治臁疮，捣烂作饼，加桐油贴。"

【现代研究】

1. 化学成分 本品含海州常山黄酮苷，臭梧桐素 A、B，海州常山苦素 A、B，内消旋肌醇，刺槐素 – 7 – 双葡萄糖醛酸苷，洋丁香酚苷，植物血凝素及生物碱等。

2. 药理作用 臭梧桐煎剂及臭梧桐素 B 有镇痛作用，开花前较开花后的镇痛作用为强；煎剂及臭梧桐素 A 有镇静作用；其降血压作用以水浸剂与煎剂最强。

海 桐 皮 Haitongpi

《海药本草》

为豆科植物刺桐 *Erythrina variegata* L. 或乔木刺桐 *E. arborescens* Roxb. 的干燥干皮或根皮。主产于浙江、福建、台湾、四川、贵州、云南等地。夏、秋剥取树皮，晒干。切丝，生用。

【药性】 苦、辛，平。归肝经。

【功效】 祛风湿，通络止痛，杀虫止痒。

【应用】

1. 风湿痹证 本品辛能散风，苦能燥湿，主入肝经，能祛风湿，行经络，止疼痛，达病所，尤善治下肢关节痹痛。治风湿痹痛，四肢拘挛，腰膝酸痛，或麻痹不仁，常与薏苡仁、牛膝、五加皮、生地黄等同用，如海桐皮酒（《杂病源流犀烛》）；或与丹参、肉桂、附子、防己等配伍，如海桐皮汤（《圣济总录》）。

2. 疥癣，湿疹 本品辛散苦燥，入血分能祛风燥湿，又能杀虫，故可治疥癣、湿疹瘙痒，可单用或配蛇床子、苦参、土茯苓、黄柏等煎汤外洗或内服。

【用法用量】 煎服，5～15g；或酒浸服。外用，适量。

【古籍摘要】

1.《海药本草》："主腰脚不遂，顽痹，腿膝疼痛，霍乱，赤白泻痢，血痢，疥癣。"

2.《本草纲目》："能行经络，达病所，又入血分及去风杀虫。"

【现代研究】

1. 化学成分 本品含刺桐文碱、水苏碱等多种生物碱，还含黄酮，氨基酸和有机酸等。

2. 药理作用 海桐皮有抗炎、镇痛、镇静作用；并能增强心肌收缩力；且有降压作用；对金黄色葡萄球菌有抑制作用，对堇色毛癣菌等皮肤真菌亦有不同程度的抑制作用。

络 石 藤 Luoshiteng

《神农本草经》

为夹竹桃科植物络石 *Trachelospermum jasminoides*（Lindl.）Lem. 的干燥带叶藤茎。主产于江苏、湖北、山东等地。冬季至次春采割，除去杂质，晒干。切段，生用。

【药性】 苦，微寒。归心、肝、肾经。

【功效】 祛风通络，凉血消肿。

【应用】

1. 风湿热痹 本品善祛风通络，苦燥湿，微寒清热，尤宜于风湿热痹，筋脉拘挛，腰膝酸痛者，每与忍冬藤、秦艽、地龙等配伍；亦可单用酒浸服。

2. 喉痹，痈肿 本品入心肝血分，味苦性微寒，能清热凉血，利咽消肿，故可用于热毒壅盛之喉痹、痈肿。《近效方》以之单用水煎，慢慢含咽，治热毒之咽喉肿痛、痹塞。与皂角刺、瓜蒌、乳香、没药等配伍，可治痈肿疮毒，如止痛灵宝散（《外科精要》）。

3. 跌扑损伤 本品能通经络，凉血而消肿止痛。治跌扑损伤，瘀滞肿痛，可与伸筋直、透骨草、红花、桃仁等同用。

【用法用量】 煎服，6～12g。外用，适量，鲜品捣敷。

【鉴别用药】 络石藤与海风藤均能祛风通络，常用于风湿所致的关节屈伸不利，筋脉拘挛及跌打损伤。但海风藤性微温，适用于风寒湿痹，肢节疼痛，筋脉拘挛，屈伸不利者；络石藤性微寒，尤宜于风湿热痹，筋脉拘挛，腰膝酸痛者。

【古籍摘要】

1.《本草纲目》："络石，气味平和，其功主筋骨关节风热痈肿。"

2.《要药分剂》："络石之功，专于舒筋活络，凡病人筋脉拘挛不易伸屈者，服之无不获效。"

【现代研究】

1. 化学成分 本品藤茎含络石苷，去甲络石苷，牛蒡苷，穗罗汉松树脂酚苷，橡胶肌醇等，叶含生物碱、黄酮类化合物。

2. 药理作用 络石藤甲醇提取物对动物双足浮肿、扭体反应有抑制作用；所含黄酮苷对尿酸合成酶黄嘌呤氧化酶有显著抑制作用而能抗痛风；煎剂对金黄色葡萄球菌、福氏痢疾杆菌及伤寒杆菌有抑制作用；牛蒡苷可引起血管扩张、血压下降，对肠及子宫有抑制作用。

雷 公 藤 Leigongteng

《本草纲目拾遗》

为卫矛科植物雷公藤 *Tripterygium wilfordii* Hook. f. 的干燥根或根的木质部。主产于浙江、江苏、安徽、福建等地。秋季挖取根部，去净泥土，晒干，或去皮晒干。切厚片，生用。

【药性】 苦、辛，寒。有大毒。归肝、肾经。

【功效】 祛风湿，活血通络，消肿止痛，杀虫解毒。

【应用】

1. 风湿顽痹 本品有较强的祛风湿，活血通络之功，为治风湿顽痹要药，苦寒清热力强，消肿止痛功效显著，尤宜于关节红肿热痛、肿胀难消、晨僵、功能受限，甚至关节变形者。可单用内服或外敷，能改善功能活动，减轻疼痛。亦常与威灵仙、独活、防风等同用，并宜配伍黄芪、党参、当归、鸡血藤等补气养血药，以防久服而克伐正气。

2. 麻风，顽癣，湿疹，疥疮 本品苦燥除湿止痒，杀虫攻毒，对多种皮肤病皆有良效。治麻风病，可单用煎服，或配金银花、黄柏、当归等；治顽癣等可单用，或随证配伍防风、荆芥、刺蒺藜等祛风止痒药内服或外用。

3. 疔疮肿毒 本品苦寒清热解毒，并能以毒攻毒，消肿止痛，治热毒痈肿疔疮，常与蟾酥配伍应用。

【用法用量】 煎汤，10～25g（带根皮者减量），文火煎1～2小时；研粉，每日1.5～4.5g。外用，适量。

【使用注意】 内脏有器质性病变及白细胞减少者慎服；孕妇忌用。

【现代研究】

1. 化学成分 本品的化学成分有70余种，主要成分有雷公藤碱，雷公藤宁碱，雷公藤春碱，雷公藤甲素，雷公藤乙素，雷公藤酮，雷公藤红素，雷公藤三萜酸A，雷公藤三萜酸C，黑蔓酮酯甲，黑蔓酮酯乙，雷公藤内脂和雷公藤内酯二醇等。还有卫矛醇，卫矛碱，β－谷甾醇，L－表儿茶酸和苷等。

2. 药理作用 雷公藤有抗炎、镇痛、抗肿瘤、抗生育作用；有降低血液黏滞性、抗凝、纠正纤溶障碍、改善微循环及降低外周血阻力的作用；对多种肾炎模型有预防和保护作用，有促进肾上腺合成皮质激素样作用；对免疫系统主要表现为抑制作用，可减少器官移植后的急性排异反应；雷公藤红素可有效地诱导肥大细胞白血病细胞的凋亡，雷公藤甲素能抑制白介素、粒细胞/巨噬细胞集落刺激因子表达，诱导嗜酸性细胞凋亡；对金黄色葡萄球菌、革兰阴性细菌、真菌、枯草杆菌及607分枝杆菌等48种细菌均有抑制作用，对真菌特别是皮肤白色念珠菌抑菌效果最好；提取物对子宫、肠均有兴奋作用；雷公藤可引起视丘、中脑、延脑、小脑及脊髓严重营养不良性改变。

3. 不良反应 使用雷公藤，轻者可出现恶心，呕吐，食少，食管下部烧灼感，口干，肠鸣，腹痛，腹泻，便秘，便血；白细胞、血小板减少；头晕，乏力，嗜睡；月经紊乱，闭经；影响睾丸生殖上皮，抑制精原细胞减数分裂；心悸、胸闷，心律不齐，心电图异常；湿疹样皮炎，皮疹，色素沉着，干燥，瘙痒，口周疱疹，口角炎，黏膜溃疡，少数见脱发及指（趾）甲变薄及软化。以上副反应一般停药后不再出现，自行恢复正常，轻者可不必停药，采用对症治疗。长期服用雷公藤，对系统性红斑狼疮患者骨骼系统有显著影响，使之以后发生骨质疏松和骨折的危险度增加。若服用过量，重者可致中毒，主要表现为剧烈呕吐，腹中绞痛，腹泻，脉搏细弱，心电图改变，血压下降，体温降低，休克，尿少，浮肿，尿液异常；后期发生骨髓抑制，黏膜糜烂，脱发等，个别可有抽搐。主要死因为循环及肾功能衰竭。中毒的一般疗法为：及时洗胃，催吐，输液，纠正酸中毒，对症支持疗法。如中毒在

12 小时以内，亦可用新鲜羊血或白鹅血 200～300ml，口服 1～2 次；或用鲜萝卜 125g，或莱菔子 250g 炖服；或用绿豆 125g、甘草 50g 煎水分服。

【其他】　同属植物东北雷公藤 *Tripterygium regelii* Spragus et Takeda 根的木质部在东北地区亦作雷公藤入药。

老 鹳 草 Laoguancao

《救荒本草》

为牻牛儿苗科植物牻牛儿苗 *Erodium stephanianum* Willd.、老鹳草 *Geranium wilfordii* Maxim. 或野老鹳草 *G. carolinianum* L. 的干燥地上部分，前者习称"长嘴老鹳草"，后两者习称"短嘴老鹳草"。全国大部分地区有产。夏、秋二季果实近成熟时采割，晒干。切段，生用。

【药性】　辛、苦，平。归肝、肾、脾经。

【功效】　祛风湿，通经络，清热毒，止泻痢。

【应用】

1. 风湿痹证　本品辛能行散，苦而能燥，性善疏通，有较好的祛风湿，通经络作用。治风湿痹痛，麻木拘挛，筋骨酸痛，可单用煎服或熬膏；或配威灵仙、独活、红花等祛风通络活血之品。

2. 泄泻，痢疾　本品能清热解毒而止泻痢，治湿热、热毒所致泄泻、痢疾，可单用或与黄连、马齿苋等配伍。

3. 疮疡　本品有清热解毒之功，治疮疡内服外用皆可。内服可与蒲公英、金银花、紫花地丁等同用；外敷可制成软膏，以治湿毒蕴结之痈疔疮疖、湿疹、水火烫伤等，如老鹳草软膏（《中国药典》）。

【用法用量】　煎服，9～15g；或熬膏、酒浸服。外用，适量。

【古籍摘要】

1.《滇南本草》："祛诸风皮肤发痒，通行十二经络。治筋骨疼痛，风痰痿软，手足筋挛麻木，利小便，泻膀胱积热，攻散诸疮肿毒，退痨热发烧，治风火牙疼，疥癞痘疹等症。兼解诸痨热，其应如响。敷跌打损伤，能定痛治瘀。"

2.《药性考》："去风，疏经活血，筋健络通。损伤、痹症、麻木皮疯，浸酒常饮。"

【现代研究】

1. 化学成分　牻牛儿苗全草含挥发油，油中主要成分为牻牛儿醇；又含槲皮素。老鹳草全草含鞣质及金丝桃苷。

2. 药理作用　老鹳草总鞣质（HGT）有明显的抗炎、抑制免疫和镇痛作用，有抗癌、抑制诱变作用和抗氧化作用；牻牛儿苗煎剂有明显的抗流感病毒作用，对金黄色葡萄球菌等球菌及痢疾杆菌有较明显的抑制作用；醇提物有明显的镇咳作用；西伯利亚老鹳草对蛋清性关节炎有明显抑制作用；日本产尼泊尔老鹳草的煎剂或干燥提取物，均能抑制十二指肠和小肠的活动，并促进盲肠的逆蠕动，但剂量过大，则能促进大肠的蠕动而出现泻下作用；老鹳草可能具有黄体酮样作用或有升高体内黄体酮水平的作用。

【其他】 作老鹳草使用的还有：西伯利亚老鹳草 *Geranium sibiricum* L.，尼泊尔老鹳草 *G. nepalense* Sweet.，块根老鹳草 *G. dahuricum* DC.，毛蕊老鹳草 *G. eriostemon* Fisch.，草原老鹳草 *G. pratense* L.。

穿 山 龙 Chuanshanlong

《东北药用植物志》

为薯蓣科植物穿龙薯蓣 *Dioscorea nipponica* Makino 和柴黄姜 *D. nipponica* Makino *subsp. rosthornii*（Prain et Burkill）C. T. Ting. 的干燥根茎。全国大部分地区有产。春、秋采挖，除去外皮及须根，切段或切片，晒干或烘干。生用。

【药性】 苦，微寒。归肝、肺经。

【功效】 祛风湿，活血通络，清肺化痰。

【应用】

1. 风湿痹证 本品能祛风湿，入肝经活血通络，常用于风湿痹痛，腰腿疼痛，肢体麻木。因其微寒清热，以治热痹为多，可水煎或酒浸服，或与桑枝、络石藤、忍冬藤等配伍。

2. 痰热咳喘 本品苦降泄，微寒清热，入肺能清肺化痰，止咳平喘，治咳喘痰多，可与瓜蒌、杏仁、黄芩等同用。

此外，本品还可治胸痹、跌打损伤、痈肿疮毒等。

【用法用量】 煎服，10～15g；或酒浸服。外用，适量。

【现代研究】

1. 化学成分 本品含薯蓣皂苷、纤细薯蓣皂苷、25-D-螺甾-3，5-二烯及对羟基苄基酒石酸、氨基酸等。

2. 药理作用 穿山龙有显著的平喘作用，总皂苷、水溶性或水不溶性皂苷有明显的镇咳、祛痰作用；水煎剂对细胞免疫和体液免疫功能均有抑制作用，而对巨噬细胞吞噬功能有增强作用；对金黄色葡萄球菌等多种球菌及流感病毒等有抑制作用；总皂苷能增强兔心肌收缩力，减慢心率，降低动脉压，改善冠脉血液循环，增加尿量，并能显著降低血清总胆固醇及 β/α 脂蛋白比例。

3. 不良反应 据报道，口服穿山龙片剂治疗冠心病心绞痛时，少数病例有轻度腹泻、便秘、胃部不适、恶心呕吐和口腔炎、头晕、视物模糊、丙氨酸转氨酶一时性升高；服穿山龙酒剂治疗骨质增生、老年性腰腿痛、风湿性关节炎，部分患者有不同程度的牙齿酸麻、感觉迟钝，个别人牙龈苍白。停药后症状均能自行消失。

丝 瓜 络 Sigualuo

《本草纲目》

为葫芦科植物丝瓜 *Luffa cylindrica*（L.）Roem. 的干燥成熟果实的维管束。我国各地均有栽培。夏、秋二季果实成熟、果皮变黄、内部干枯时采摘，除去外皮及果肉，洗净，晒干，除去种子。切段，生用。

【药性】　甘，平。归肺、胃、肝经。

【功效】　祛风，通络，活血。

【应用】

1. 风湿痹证　本品善祛风通络，唯药力平和，多入复方中应用。治风湿痹痛，筋脉拘挛，肢体麻痹，常与秦艽、防风、当归、鸡血藤等配伍。

2. 胸胁胀痛　本品能入肝活血通络，常用于气血瘀滞之胸胁胀痛，多配柴胡、香附、瓜蒌皮、郁金等。

3. 乳汁不通，乳痈　本品体轻通利，善通乳络，治产后乳少或乳汁不通者，常与王不留行、路路通、穿山甲、猪蹄等同用；治乳痈肿痛，每与蒲公英、浙贝母、瓜蒌、青皮等配伍。

此外，本品又能治跌打损伤、胸痹等。

【用法用量】　煎服，4.5~9g。外用，适量。

【古籍摘要】

1.《本草纲目》："能通人脉络脏腑，而去风解毒，消肿化痰，祛痛杀虫，治诸血病。"

2.《本草再新》："通经络，和血脉，化痰顺气。"

【现代研究】

1. 化学成分　本品含木聚糖，甘露聚糖，半乳聚糖等。

2. 药理作用　丝瓜络水煎剂有明显的镇痛、镇静和抗炎作用。

【其他】　粤丝瓜 *L. acutangula*（L.）Roxb. 的成熟果实亦作丝瓜络使用。

第三节　祛风湿强筋骨药

本节药物主入肝肾经，除祛风湿外，兼有一定的补肝肾、强筋骨的作用，主要用于风湿日久，肝肾虚损，腰膝酸软，脚弱无力等。风湿日久，易损肝肾；肝肾虚损，风寒湿邪又易犯腰膝部位；故选用本节药物有扶正祛邪、标本兼顾的意义。亦可用于肾虚腰痛，骨痿，软弱无力者。

五 加 皮 Wujiapi

《神农本草经》

为五加科植物细柱五加 *Acanthopanax gracilistylus* W. W. Smith 的干燥根皮。习称"南五加皮"。主产于湖北、河南、安徽等地。夏、秋采挖，剥取根皮，晒干。切厚片，生用。

【药性】　辛、苦，温。归肝、肾经。

【功效】　祛风湿，补肝肾，强筋骨，利水。

【应用】

1. 风湿痹证　本品辛能散风，苦能燥湿，温能祛寒，且兼补益之功，为强壮性祛风湿药，尤宜于老人及久病体虚者。治风湿痹证，腰膝疼痛，筋脉拘挛，可单用或配当归、牛膝等，如五加皮酒（《本草纲目》）；亦可与木瓜、松节同用，如五加皮散（《沈氏尊生书》）。

2. 筋骨痿软，小儿行迟，体虚乏力 本品有温补之效，能补肝肾，强筋骨。又常用于肝肾不足，筋骨痿软者，常与杜仲、牛膝等配伍，如五加皮散（《卫生家宝》）；治小儿行迟，则与龟甲、牛膝、木瓜等同用，如五加皮散（《保婴撮要》）。

3. 水肿，脚气 本品能温肾而除湿利水。治水肿，小便不利，每与茯苓皮、大腹皮、生姜皮、地骨皮配伍，如五皮散（《和剂局方》）；若风寒湿壅滞之脚气肿痛，可与远志同用，如五加皮丸（《瑞竹堂经验方》）。

【用法用量】 煎服，4.5～9g；或酒浸、入丸散服。

【古籍摘要】

1. 《神农本草经》："主心腹疝气腹痛，益气，疗躄，小儿不能行，疽疮阴蚀。"

2. 《名医别录》："主男子阴痿，囊下湿，小便余沥，女人阴痒及腰脊痛，两脚疼痹风弱，五缓，虚羸，补中益精，坚筋骨，强志意，久服轻身耐老。"

【现代研究】

1. 化学成分 本品含丁香苷，刺五加苷 B_1，右旋芝麻素，16α－羟基－（一）－贝壳松－19－酸，左旋对映贝壳松烯酸，β－谷甾醇，β－谷甾醇葡萄糖苷，硬脂酸，棕榈酸，亚麻酸，维生素 A、B_1，挥发油等。

2. 药理作用 五加皮有抗炎、镇痛、镇静作用，能提高血清抗体的浓度、促进单核巨噬细胞的吞噬功能，有抗应激作用，能促进核酸的合成、降低血糖，有性激素样作用，并能抗肿瘤、抗诱变、抗溃疡，且有一定的抗排异作用。

【其他】 同属植物作五加皮入药的尚有：无梗五加 *Acanthopanax sessiliflorus*（Rupr. et Maxim.）Seem.、红毛五加 *A. giraldii* Harms、糙叶五加 *A. henryi*（Oliv.）Harms、藤五加 *A. leucorrhizus*（Oliv.）Harms、乌蔹莓五加 *A. cissifolius*（Griff.）Harms 等。

古代所用的五加皮包括五加科五加属的多种植物，除上述品种外，似亦应包括刺五加 *Acanthopanax senticosus*（Rupr. et Maxim.）Harms 在内，而《中国药典》现已将其作为独立的药物收载。现在使用的五加皮药材，有南五加皮和北五加皮之分。北五加皮为萝藦科植物杠柳 *Periploca sepium* Bge 的根皮（见利水渗湿药），《中国药典》以"香加皮"之名收入。南五加皮与北五加皮科属不同，功效有异，且北五加皮有毒，不应混用。

桑 寄 生 Sangjisheng

《神农本草经》

为桑寄生科植物桑寄生 *Taxillus chinensis*（DC.）Danser 的干燥带叶茎枝。主产于广东、广西、云南等地。冬季至次春采割，除去粗茎，切段，干燥，或蒸后干燥。切厚片，生用。

【药性】 苦、甘，平。归肝、肾经。

【功效】 祛风湿，补肝肾，强筋骨，安胎。

【应用】

1. 风湿痹证 本品苦能燥，甘能补，祛风湿又长于补肝肾、强筋骨，对痹证日久，伤及肝肾，腰膝酸软，筋骨无力者尤宜，常与独活、杜仲、牛膝、桂心等同用，如独活寄生汤（《千金方》）。

2. 崩漏经多，妊娠漏血，胎动不安 本品能补肝肾，养血而固冲任，安胎。治肝肾亏虚，月经过多，崩漏，妊娠下血，胎动不安者，每与阿胶、续断、当归、香附等配伍，如桑寄生散（《证治准绳》）；或配阿胶、续断、菟丝子，如寿胎丸（《医学衷中参西录》）。

此外，本品尚能降血压，可用于高血压病。

【用法用量】 煎服，9～15g。

【古籍摘要】

1.《神农本草经》："主腰痛，小儿背强，痈肿，安胎，充肌肤，坚发齿，长须眉。"

2.《名医别录》："主金疮，去痹，女子崩中，内伤不足，产后余疾，下乳汁。"

【现代研究】

1. 化学成分 四川寄生叶中含黄酮类化合物：槲皮素、槲皮苷、萹蓄苷及少量的右旋儿茶酚。

2. 药理作用 桑寄生有降压作用；注射液对冠状血管有扩张作用，并能减慢心率；萹蓄苷有利尿作用；煎剂或浸剂在体外对脊髓灰质炎病毒和多种肠道病毒均有明显抑制作用，能抑制伤寒杆菌及葡萄球菌的生长；提取物对乙型肝炎病毒表面抗原有抑制活性。

【其他】 古代所用的桑寄生，来源于桑寄生科不同属的数种植物，除钝果寄生属、梨果寄生属以外，尚包括槲寄生属植物。桑寄生科植物槲寄生 *Viscum coloratum*（Komar.）Nakai 的干燥带叶茎枝，其性能、功效与应用均与桑寄生相似，过去作桑寄生应用，《中国药典》已将其单独收载。另外，四川寄生 *Taxillus sutchuenensis*、红花寄生 *Scurrula parasitica* L.、毛叶钝果寄生 *Taxillus nigrans*（Hance）Danser 等多种植物亦作桑寄生入药。

狗 脊 Gouji

《神农本草经》

为蚌壳蕨科植物金毛狗脊 *Cibotium barometz*（L.）J. Sm. 的干燥根茎。产于云南、广西、浙江、福建等地。秋、冬二季采挖，除去泥沙，干燥；或去硬根、叶柄及金黄色绒毛，切厚片，干燥，为"生狗脊片"；蒸后，晒至六七成干，切厚片，干燥，为"熟狗脊片"。原药或生狗脊片砂烫用。

【药性】 苦、甘，温。归肝、肾经。

【功效】 祛风湿，补肝肾，强腰膝。

【应用】

1. 风湿痹证 本品苦温能温散风寒湿邪，甘温以补肝肾、强腰膝、坚筋骨，能行能补，对肝肾不足，兼有风寒湿邪之腰痛脊强，不能俯仰者最为适宜。常与杜仲、续断、海风藤等配伍，如狗脊饮（《中国医学大辞典》）；与萆薢、菟丝子同用，以治腰痛，如狗脊丸（《圣惠方》）。

2. 腰膝酸软，下肢无力　本品补肝肾，强腰膝之功，又能治肝肾虚损，腰膝酸软，下肢无力者，可配杜仲、牛膝、熟地、鹿角胶等。

3. 遗尿，白带过多　本品又有温补固摄作用。治肾虚不固之尿频、遗尿，可与益智仁、茯苓、杜仲等配伍；若冲任虚寒，带下过多清稀，宜与鹿茸、白蔹、艾叶同用，如白蔹丸（《普济方》）。

此外，狗脊的绒毛有止血作用，外敷可用于金疮出血。

【用法用量】　煎服，6～12g。

【使用注意】　肾虚有热，小便不利，或短涩黄赤者慎服。

【古籍摘要】

1.《神农本草经》："主腰背强，关机缓急，周痹，寒湿膝痛。颇利老人。"

2.《本草正义》："能温养肝肾，通调百脉，强腰膝，坚脊骨，利关节，而驱痹着，起痿废；又能固摄冲带，坚强督任，疗治女子经带淋露，功效甚宏，诚虚弱衰老恒用之品；且温中而不燥，走而不泄，尤为有利无弊，颇有温和中正气象。"

【现代研究】

1. 化学成分　本品含蕨素，金粉蕨素，金粉蕨素 –2'– O – 葡萄糖苷，金粉蕨素 –2'– O – 阿洛糖苷，欧蕨伊鲁苷，原儿茶酸，5 – 甲糠醛，β – 谷甾醇，胡萝卜素等。

2. 药理作用　100% 狗脊注射液 20g/kg，可使心肌对 86Rb 的摄取率增加 54%；其绒毛有较好的止血作用。

千 年 健 Qiannianjian

《本草纲目拾遗》

为天南星科植物千年健 *Homalomena occulta*（Lour.）Schott 的干燥根茎。主产于云南、广西等地。春、秋二季采挖，洗净，除去外皮，晒干。切片，生用。

【药性】　苦、辛，温。归肝、肾经。

【功效】　祛风湿，强筋骨。

【应用】　**风寒湿痹**　本品辛散苦燥温通，既能祛风湿，又能入肝肾强筋骨，颇宜于老人。治风寒湿痹，腰膝冷痛，下肢拘挛麻木，常与钻地风相须为用，并配牛膝、枸杞子、萆薢、蚕沙等酒浸服（《本草纲目拾遗》）。

【用法用量】　煎服，4.5～9g；或酒浸服。

【使用注意】　阴虚内热者慎服。

【古籍摘要】

1.《本草纲目拾遗》："壮筋骨，浸酒；止胃痛，酒磨服。"

2.《本草正义》："千年健，今恒用之于宣通经络，祛风逐痹，颇有应验。盖气味皆厚，亦辛温走窜之作用也。"

【现代研究】

1. 化学成分　本品含挥发油，主要为 α – 蒎烯、β – 蒎烯、柠檬烯、芳樟醇、α – 松油醇、β-松油醇、橙花醇、香叶醇、香叶醛、丁香油酚、异龙脑、广藿香醇等。

2. 药理作用 千年健甲醇提取物有明显的抗炎、镇痛作用,醇提液有抗组胺作用,其水提液具有较强的抗凝血作用,所含挥发油对布氏杆菌、Ⅰ型单纯疱疹病毒有抑制作用。

雪 莲 花 Xuelianhua

《本草纲目拾遗》

为菊科植物绵头雪莲花 *Saussurea laniceps* Hand. – Mazz.、鼠曲雪莲花 *S. gnaphaloides* (Royle) Sch. – Bip.、水母雪莲花 *S. medusa* Maxim. 等的带花全株。主产于四川、云南、西藏、新疆、甘肃、青海等地。6~7月间,待花开时拔取全株,除去泥土,晾干。切段,生用。

【药性】 甘、微苦,温。归肝、肾经。

【功效】 祛风湿,强筋骨,补肾阳,调经止血。

【应用】

1. 风湿痹证 本品苦燥温通,甘而能补,既能祛风湿,又能补肝肾、强筋骨,尤宜于风湿痹证而寒湿偏胜及风湿日久,肝肾亏损,腰膝软弱者。可单用泡酒服,或与五加皮、桑寄生、狗脊等同用。

2. 阳痿 本品能补肾壮阳,治肾虚阳痿,腰膝酸软,筋骨无力,可单用或与冬虫夏草酒浸饮。

3. 月经不调,经闭痛经,崩漏带下 本品能补肾阳,调冲任,止血。治下元虚冷,寒凝血脉之月经不调、经闭痛经、崩漏带下,可单用蒸服,或与党参等炖鸡食。

【用法用量】 煎服,6~12g。外用,适量。

【使用注意】 孕妇忌服。

【古籍摘要】

1.《本草纲目拾遗》:"《柑园小识》:除冷疾,助阳道。""能补阳益阴,治一切寒证。"

2.《修订增补天宝本草》:"治虚劳吐血,腰膝软,红崩白带,能调经种子。"

【现代研究】

1. 化学成分 本品含东莨菪素,伞形花内酯,伞形花内酯–7–O–β–D–葡萄糖苷,牛蒡苷,大黄素甲醚,芸香苷,金圣草素–7–O–β–D–葡萄糖苷,芹菜素,芹菜素–7–O–β–D–葡萄糖苷,芹菜素–7–O–α–L–吡喃鼠李糖基(1→2)–β–D–吡喃葡萄糖苷,木犀草素,木犀草素–7–O–β–D–葡萄糖苷,木犀草素–7–O–α–L–吡喃鼠李糖基(1→2)–β–D–吡喃葡萄糖苷,槲皮素–3–O–β–D–吡喃葡萄糖苷,3–吲哚乙酸、秋水仙碱,雪莲多糖,β–谷甾醇,对–羟基苯乙酮,对–羟基苯甲酸甲酯,正三十一烷,二十三烷等。

2. 药理作用 雪莲煎剂、乙醇提取物、总黄酮、总生物碱有显著的抗炎作用,有降压作用;注射液、总黄酮有较强的镇痛作用;煎剂有免疫与抗氧化作用,对小鼠中枢神经系统有明显的抑制作用,对子宫有兴奋作用,且可终止妊娠;煎剂可增强心脏收缩力,增加心输出量，但对心率无明显影响，而总生物碱则对心脏有抑制作用，使心肌收缩力减弱，心率减慢；煎剂、总生物碱对肠有抑制作用，并能明显对抗肠肌强直性痉挛。

【其他】 同属植物三指雪莲花 *S. tridactyla* Sch. – Bip. ex Hook. f.、槲叶雪莲花 *S. quercifolia* W. W. Smith.、毛头雪莲花 *S. eriocephala* Franch.、苞叶雪莲花 *S. obvallata* (DC.) Edgew.、东方雪莲花 *S. obvallata* (DC.) Edgew. var. *orientalis* Diels、雪兔子 *S. gossypiphora* D. Don.、白毛雪莲花 *S. leucoma* Diels. 等亦作雪莲花入药。

附药：天山雪莲花 **Tianshanxuelianhua**

为菊科植物大苞雪莲花 *Saussurea involucrata* Kar. et Kir. 的带花全株。又称"新疆雪莲花"。主产于新疆、甘肃、青海等地。6～7月开花时采收，除去泥沙，晾干。味苦、辛，热。有毒。效用与雪莲花相似，并治寒饮咳嗽。煎服，0.6～1.5g；或酒浸服。孕妇忌服，过量服用可致中毒。

鹿 衔 草 Luxiancao

《滇南本草》

为鹿蹄草科植物鹿蹄草 *Pyrola calliantha* H. Andres 或普通鹿蹄草 *P. decorata* H. Andres 的干燥全草。全国大部分地区有产。全年均可采收，除去杂质，晒至叶片较软时，堆置至叶片变紫褐色，晒干。切段，生用。

【药性】 甘、苦，温。归肝、肾经。

【功效】 祛风湿，强筋骨，止血，止咳。

【应用】

1. 风湿痹证 本品味苦能燥，味甘能补，既能祛风湿，又能入肝肾而强筋骨，常用于风湿日久，痹痛而腰膝无力者，每与白术、羌活、防风、泽泻等同用，或与桑寄生、独活、牛膝、杜仲等配伍。

2. 月经过多，崩漏，咯血，外伤出血 本品有收敛止血作用，可单用或随证配伍。治月经过多、崩漏下血，可配棕榈炭、地榆炭等；治肺痨咯血，可伍白及、阿胶等；治外伤出血，可与三七等研末调敷。

3. 久咳劳嗽 本品能补益肺肾而定喘嗽，治肺虚久咳或肾不纳气之虚喘，常与五味子、百合、百部等配伍。

此外，本品尚可用于泻痢日久。

【用法用量】 煎服，9～15g。外用，适量。

【古籍摘要】

1.《滇南本草》："添精补髓，延年益寿。治筋骨疼痛、痰火之症。"

2.《植物名实图考》："治吐血，通经有效。《安徽志》：性益阳，强筋，健骨，补腰肾，生津液。"

【现代研究】

1. 化学成分 鹿蹄草含鹿蹄草素，N – 苯基 – 2 – 萘胺，高熊果酚苷，伞形梅笠草素，没食子酸，原儿茶酸，没食子鞣质，肾叶鹿蹄草苷，6－O－没食子酰高熊果酚苷，槲皮素，金丝桃苷，没食子酰金丝桃苷等。普通鹿蹄草含鹿蹄草素，山奈酚－3－O－葡萄糖苷，槲皮素－3－O－葡萄糖苷等。

2. 药理作用　鹿蹄草有抗炎、降压作用；能扩张心、脑、脾、肾、四肢、耳血管，增加血流量；能明显升高血浆 cAMP 含量；增强免疫功能；对多种细菌有抑制作用。所含 N－苯基－2－萘胺、伞形梅笠草素、鹿蹄草素、没食子酸等对 P388 淋巴细胞白血病有抑制作用。熊果酚苷在体外能抑制胰岛素降解，口服可致糖尿。

【其他】　在不同地区作鹿衔草药用的还有：日本鹿蹄草 *Pyrola japonica* Klenze ex Alef.、红花鹿蹄草 *P. incarnata* Fisch. ex DC.、圆叶鹿蹄草 *P. rotundifolia* L.、紫背鹿蹄草 *P. atropupurea* Franch.、长叶鹿蹄草 *P. elegantula* H. Andr.、短柱鹿蹄草 *P. minor* L.、肾叶鹿蹄草 *P. renifolia* Maxim.。

石 楠 叶 Shinanye

《神农本草经》

为蔷薇科植物石楠 *Photinia serrulata* Lindl. 的干燥叶。主产于江苏、浙江等地。全年可采，晒干。切丝，生用。

【药性】　辛、苦，平。有小毒。归肝、肾经。

【功效】　祛风湿，通经络，益肾气。

【应用】

1. 风湿痹证　本品祛风湿、通经络兼有补肾之功，对于风湿日久而兼有肾虚腰酸脚弱者尤宜，可与黄芪、鹿茸、肉桂、枸杞子等同用，如石楠丸（《圣济总录》）；或配海桐皮、五加皮、骨碎补、续断等。

2. 头风头痛　本品辛散，能祛风止痛。可治头风头痛，单用泡服或酒浸饮；或配白芷、川芎、天麻、藁本等。

3. 风疹瘙痒　本品能祛风湿之邪而止痒，治风疹瘙痒，可单用水煎服；或为末煮酒饮，如石南酒（《圣济总录》）。

【用法用量】　煎服，10～15g。外用，适量。

【古籍摘要】

1.《神农本草经》："养肾气，内伤阴衰，利筋骨皮毛。"

2.《名医别录》："疗脚弱，五脏邪气，除热。"

【现代研究】

1. 化学成分　本品含类胡萝卜素，樱花苷，山梨醇，鞣质，正烷烃，苯甲醛，氢氰酸，熊果酸，皂苷，挥发油等。

2. 药理作用　石楠所含的熊果酸有明显的安定和降温作用，并有镇痛、抗炎及抗癌作用，对革兰阳性菌、阴性菌和酵母菌有抑制作用；煎剂对蛙心有兴奋作用；乙醇浸出液能抑制蛙心，收缩兔耳血管，降低犬血压。

第十二章
化 湿 药

凡气味芳香，性偏温燥，以化湿运脾为主要作用的药物，称为化湿药。

脾喜燥而恶湿，"土爱暖而喜芳香"。本类药物辛香温燥，主入脾、胃经，能促进脾胃运化，消除湿浊，前人谓之"醒脾"，"醒脾化湿"等。同时，其辛能行气，香能通气，能行中焦之气机，以解除因湿浊引起的脾胃气滞之症状。此外，部分药还兼有解暑、辟秽、开窍、截疟等作用。

化湿药主要适用于湿浊内阻，脾为湿困，运化失常所致的脘腹痞满、呕吐泛酸、大便溏薄、食少体倦、口甘多涎、舌苔白腻等证。此外，有芳香解暑之功，湿温、暑湿等证，亦可选用。

使用化湿药，应根据湿困的不同情况及兼证而进行适当的配伍应用。如湿阻气滞，脘腹胀满痞闷者，常与行气药物配伍；如湿阻而偏于寒湿，脘腹冷痛者，可配伍温中祛寒药；如脾虚湿阻，脘痞纳呆，神疲乏力者，常配伍补气健脾药同用；如用于湿温、湿热、暑湿者，常与清热燥湿、解暑、利湿之品同用。

化湿药物气味芳香，多含挥发油，一般以作为散剂服用疗效较好，如入汤剂宜后下，且不应久煎，以免其挥发性有效成分逸失而降低疗效；本类药物多属辛温香燥之品，易于耗气伤阴，故阴虚血燥及气虚者宜慎用。

现代药理研究表明，本类药大多能刺激嗅觉、味觉及胃黏膜，从而促进胃液分泌，兴奋肠管蠕动，使胃肠推进运动加快，以增强食欲，促进消化，排除肠道积气的作用。

藿 香 Huoxiang

《名医别录》

为唇形科植物广藿香 *Pogostemon cablin* (Blanco) Benth. 的地上部分。主产于广东、海南等地。夏秋季枝叶茂盛时采割。切段生用。

【药性】 辛，微温。归脾、胃、肺经。

【功效】 化湿，止呕，解暑。

【应用】

1. 湿阻中焦 本品气味芳香，为芳香化湿浊要药。又因其性微温，故多用于寒湿困脾所致的脘腹痞闷，少食作呕，神疲体倦等症，常与苍术、厚朴等同用，如不换金正气散（《和剂局方》）。

2. 呕吐 本品既能化湿，又能和中止呕。治湿浊中阻所致之呕吐，本品最为捷要。常与半夏、丁香等同用，如藿香半夏汤（《和剂局方》）。若偏于湿热者，配黄连、竹茹等；妊娠呕吐，配砂仁、苏梗等；脾胃虚弱者，配党参、白术等。

3. 暑湿或湿温初起　本品既能化湿，又可解暑。治暑月外感风寒，内伤生冷而致恶寒发热，头痛脘闷，呕恶吐泻暑湿证者，配紫苏、厚朴、半夏等，如藿香正气散（《和剂局方》）；若湿温病初起，湿热并重者，多与黄芩、滑石、茵陈等同用，如甘露消毒丹（《温热经纬》）。

【用法用量】　煎服，5~10g。鲜品加倍。

【使用注意】　阴虚血燥者不宜用。

【古籍摘要】

1.《名医别录》："疗风水毒肿，去恶气，疗霍乱，心痛。"

2.《本草图经》："治脾胃吐逆，为最要之药。"

【现代研究】

1. 化学成分　含挥发油约1.5%，油中主要成分为广藿香醇，其他成分有苯甲醛、丁香油酚、桂皮醛等。另有多种其他倍半萜如竹烯等。尚含生物碱类。

2. 药理作用　挥发油能促进胃液分泌，增强消化力，对胃肠有解痉作用。有防腐和抗菌作用，此外，尚有收敛止泻、扩张微血管而略有发汗等作用。

佩 兰　Peilan

《神农本草经》

为菊科植物佩兰 *Eupatorium fortunei* Turcz. 的干燥地上部分。主产于江苏、浙江、河北等地。夏、秋二季分两次采割。切段生用，或鲜用。

【药性】　辛，平。归脾、胃、肺经。

【功效】　化湿，解暑。

【应用】

1. 湿阻中焦　本品气味芳香，其化湿和中之功与藿香相似，治湿阻中焦之证，每相须为用，并配苍术、厚朴、蔻仁等，以增强芳香化湿之功。又因其性平，芳香化湿浊，去陈腐，用治脾经湿热，口中甜腻、多涎、口臭等的脾瘅症，可单用煎汤服，如兰草汤（《素问》），或配伍黄芩、白芍、甘草等药。

2. 暑湿，湿温初起　本品化湿又能解暑，治暑湿证常与藿香、荷叶、青蒿等同用。湿温初起，可与滑石、薏苡仁、藿香等同用。

【用法用量】　煎服，5~10g。鲜品加倍。

【古籍摘要】

1.《神农本草经》："主利水道，杀蛊毒，辟不祥。久服益气，轻身不老，通神明。"

2.《本草经疏》："开胃除恶，清肺消痰，散郁结。"

【现代研究】

1. 化学成分　全草含挥发油0.5%~2%。油中含聚伞花素（对异丙基甲苯）、乙酸橙花醇酯，叶含香豆精、邻香豆酸、麝香草氢醌。其他尚含有三萜类化合物。

2. 药理作用 佩兰水煎剂，对白喉杆菌、金黄色葡萄球菌、八叠球菌、变形杆菌、伤寒杆菌有抑制作用。其挥发油及油中所含的伞花烃、乙酸橙花酯对流感病毒有直接抑制作用。佩兰挥发油及其有效单体对伞花烃灌胃具有明显祛痰作用。

苍 术 Cangzhu

《神农本草经》

为菊科多年生草本植物茅苍术 *Atractylodes lancea*（Thunb.）DC. 或北苍术 *Atractylodes chinensis*（DC.）Koidz. 的干燥根茎。前者主产于江苏、湖北、河南等地，以产于江苏茅山一带者质量最好，故名茅苍术。后者主产于内蒙古、山西、辽宁等地。春、秋二季采挖，晒干。切片，生用、麸炒或米泔水炒用。

【药性】 辛，苦，温。归脾、胃、肝经。

【功效】 燥湿健脾，祛风散寒。

【应用】

1. 湿阻中焦证 本品苦温燥湿以祛湿浊，辛香健脾以和脾胃。对湿阻中焦，脾失健运而致脘腹胀闷，呕恶食少，吐泻乏力，舌苔白腻等症，最为适宜。常与厚朴、陈皮等配伍，如平胃散（《和剂局方》）。若脾虚湿聚，水湿内停的痰饮或外溢的水肿，则同利水渗湿之茯苓、泽泻、猪苓等同用，如胃苓汤（《证治准绳》）。若湿热或暑湿证，则可与清热燥湿药同用。

2. 风湿痹证 本品辛散苦燥，长于祛湿，故痹证湿胜者尤宜，可与薏苡仁、独活等祛风湿药同用，如薏苡仁汤（《类证治裁》）。若湿热痹痛，可配石膏、知母等清热泻火药，如白虎加苍术汤（《普济本事方》），或与黄柏、薏苡仁、牛膝配伍合用，用于湿热痿证，即四妙散（《成方便读》）。若与龙胆、黄芩、栀子清热燥湿药同用，可治下部湿浊带下、湿疮、湿疹等。

3. 风寒挟湿表证 本品辛香燥烈，能开肌腠而发汗，祛肌表之风寒表邪，又因其长于胜湿，故以风寒表证挟湿者最为适宜。常与羌活、白芷、防风等同用，如神术散（《太平惠民和剂局方》）。

此外，本品尚能明目，用于夜盲症及眼目昏涩。可单用，或与羊肝、猪肝蒸煮同食。

【用法用量】 煎服，5~10g。

【使用注意】 阴虚内热，气虚多汗者忌用。

【鉴别用药】 苍术、藿香、佩兰均为芳香化湿药，具有化湿之力，用于湿阻中焦证。但苍术苦温燥烈，可燥湿健脾，不仅适用于湿阻中焦，亦可用于其他湿邪泛滥之症；而藿香、佩兰性微温或平，以化湿醒脾为主，多用于湿邪困脾之症。

【古籍摘要】

1.《神农本草经》："主风寒湿痹，死肌痉疸。作煎饵久服，轻身延年不饥。"

2.《名医别录》："主头痛，消痰水，逐皮间风水结肿，除心下急满及霍乱吐下不止，暖胃消谷嗜食。"

【现代研究】

1. 化学成分 主要含挥发油，油中主含苍术醇（系 β – 桉油醇和茅术醇的混合结晶物）。其他尚含少量苍术酮、维生素 A 样物质、维生素 B 及菊糖。

2. 药理作用 其挥发油有明显的抗副交感神经介质乙酰胆碱引起的肠痉挛；对交感神经介质肾上腺素引起的肠肌松弛，苍术制剂能促进肾上腺抑制作用的振幅恢复，苍术醇有促进胃肠运动作用，对胃平滑肌也有微弱收缩作用。苍术挥发油对中枢神经系统，小剂量是镇静作用，同时使脊髓反射亢进；大剂量则呈抑制作用。苍术煎剂有降血糖作用，同时具排钠、排钾作用；其维生素 A 样物质可治疗夜盲及角膜软化症。

厚 朴 Houpo

《神农本草经》

为木兰科植物厚朴 *Magnolia officinalis* Rehd. et Wils. 或凹叶厚朴 *Magnolia officinalis* Rehd. et Wils. var. *biloba* Rehd. et Wils. 的干燥干皮、根皮及枝皮。主产于四川、湖北等地。4～6 月剥取，根皮及枝皮直接阴干，干皮置沸水中微煮后堆置阴湿处，"发汗" 至内表面变紫褐色或棕褐色时，蒸软取出，卷成筒状，干燥。切丝，姜制用。

【药性】 苦、辛，温。归脾、胃、肺、大肠经。

【功效】 燥湿消痰，下气除满。

【应用】

1. 湿阻中焦，脘腹胀满 本品苦燥辛散，能燥湿，又下气除胀满，为消除胀满的要药。常与苍术、陈皮等同用，如平胃散（《和剂局方》）。

2. 食积气滞，腹胀便秘 本品可下气宽中，消积导滞。常与大黄、枳实同用，如厚朴三物汤（《金匮要略》）。若热结便秘者，配大黄、芒硝、枳实，以达峻下热结，消积导滞之效，即大承气汤（《伤寒论》）。

3. 痰饮喘咳 本品能燥湿消痰，下气平喘。若痰饮阻肺，肺气不降，咳喘胸闷者，可与苏子、陈皮、半夏等同用，如苏子降气汤（《和剂局方》）。若寒饮化热，胸闷气喘，喉间痰声漉漉，烦躁不安者，与麻黄、石膏、杏仁等同用，如厚朴麻黄汤（《金匮要略》）。若宿有喘病，因外感风寒而发者，可与桂枝、杏仁等同用，如桂枝和厚朴杏子汤（《伤寒论》）。

此外，七情郁结，痰气互阻，咽中如有物阻，咽之不下，吐之不出的梅核气证，亦可取本品燥湿消痰，下气宽中之效，配伍半夏、茯苓、苏叶、生姜等药，如半夏厚朴汤（《金匮要略》）。

【用法用量】 煎服，3～10g。或入丸散。

【使用注意】 本品辛苦温燥湿，易耗气伤津，故气虚津亏者及孕妇当慎用。

【鉴别用药】 厚朴、苍术均为化湿药，性能辛苦温，具有燥湿之功，常相须为用，治疗湿阻中焦之证。但厚朴以苦味为重，苦降下气消积除胀满，又下气消痰平喘，既可除无形之湿满，又可消有形之实满，为消除胀满的要药；而苍术辛散温燥为主，为治湿阻中焦之要药，又可祛风湿。

【古籍摘要】

1.《神农本草经》："主中风伤寒，头痛，寒热，惊悸，气血痹，死肌，去三虫。"

2.《名医别录》："主温中，益气，消痰下气，治霍乱及腹痛，胀满，胃中冷逆，胸中呕逆不止，泄痢，淋露，除惊，去留热，止烦满，厚肠胃。"

【现代研究】

1. 化学成分　含挥发油约1%，油中主要含β-桉油醇和厚朴酚。此外，还含有少量的木兰箭毒碱、厚朴碱及鞣质等。

2. 药理作用　厚朴煎剂对肺炎球菌、白喉杆菌、溶血性链球菌、枯草杆菌、志贺氏及施氏痢疾杆菌、金黄色葡萄球菌、炭疽杆菌及若干皮肤真菌均有抑制作用。厚朴碱、异厚朴酚有明显的中枢性肌肉松弛作用。厚朴碱、木兰箭毒碱能松弛横纹肌。对肠管，小剂量出现兴奋，大剂量则为抑制。厚朴酚对实验性胃溃疡有防治作用。厚朴有降压作用，降压时反射性地引起呼吸兴奋，心率增加。

附药：厚朴花　Houpohua

为本植物的干燥花蕾。于春季花未开放时采摘，稍蒸后，晒干或低温干燥。性味苦微温，善于理气宽中，芳香化湿，其功似厚朴而力缓，主治脾胃湿阻气滞之胸腹胀满疼痛，纳少苔腻等证，常与藿香、佩兰等配伍同用。用量3~9g。

砂　仁　Sharen

《药性论》

为姜科植物阳春砂 *Amomum villosum* Lour.、绿壳砂 *A. villosum* Lour. var. *xanthioides* T. L. Wu et Senjen 或海南砂 *A. longiligulare* T. L. Wu. 的干燥成熟果实。阳春砂主产于广东、广西、云南、福建等地；绿壳砂主产于广东、云南等地；海南砂主产于海南及雷州半岛等地。于夏、秋间果实成熟时采收，晒干或低温干燥。用时打碎生用。

【药性】　辛，温。归脾、胃、肾经。

【功效】　化湿行气，温中止泻，安胎。

【应用】

1. 湿阻中焦及脾胃气滞证　本品辛散温通，气味芬芳，其化湿醒脾，行气温中之效均佳，古人曰其："为醒脾调胃要药。"故凡湿阻或气滞所致之脘腹胀痛等脾胃不和诸证常用，尤其是寒湿气滞者最为适宜。若湿阻中焦者，常与厚朴、陈皮、枳实等同用。若脾胃气滞，可与木香、枳实同用，如香砂枳术丸（《景岳全书》）；若脾胃虚弱之证，可配健脾益气之党参、白术、茯苓等，如香砂六君子汤（《和剂局方》）。

2. 脾胃虚寒吐泻　本品善能温中暖胃以达止呕止泻之功，但其重在温脾。可单用研末吞服，或与干姜、附子等药同用。

3. 气滞妊娠恶阻及胎动不安　本品能行气和中而止呕安胎。若妊娠呕逆不能食，可单用，如缩砂散（《济生方》），或与苏梗、白术等配伍同用；若气血不足，胎动不安者，可与人参、白术、熟地等配伍，以益气养血安胎，如泰山磐石散（《古今医统》）。

【用法用量】　煎服，3~6g，入汤剂宜后下。

【使用注意】　阴虚血燥者慎用。

【古籍摘要】

1.《药性论》："主冷气腹痛，止休息气痢，劳损，消化水谷，温暖脾胃。"

2.《开宝本草》："治虚劳冷痢，宿食不消，赤白泻痢，腹中虚痛，下气。"

【现代研究】

1. 化学成分　阳春砂含挥发油，油中主要成分为右旋樟脑、龙脑、乙酸龙脑酯、柠檬烯、橙花叔醇等，并含皂苷。缩砂含挥发油，油中主要成分为樟脑、一种萜烯等。

2. 药理作用　本品煎剂可增强胃的功能，促进消化液的分泌，可增进肠道运动，排出消化管内的积气。可起到帮助消化，消除肠胀气症状。砂仁能明显抑制因ADP所致家兔血小板聚集，对花生四烯酸诱发的小鼠急性死亡有明显保护作用，同时有明显的对抗由胶原和肾上腺素所诱发的小鼠急性死亡作用。

附药：砂仁壳　Sharenqiao

为砂仁之果壳。性味功效与砂仁相似，而温性略减，药力薄弱，适用于脾胃气滞，脘腹胀痛，呕恶食少等症。用量同砂仁。

豆　蔻　Doukou

《名医别录》

为姜科植物白豆蔻 *Amomun kravanh* Pierre ex Gagnep. 或瓜哇白豆蔻 *A. compactum* Soland ex Maton 的干燥成熟果实。又名白豆蔻。主产于泰国、柬埔寨、越南，我国云南、广东、广西等地亦有栽培；按产地不同分为"原豆蔻"和"印尼白蔻"。于秋季果实由绿色转成黄绿色时采收，晒干生用，用时捣碎。

【药性】　辛，温。归肺、脾、胃经。

【功效】　化湿行气，温中止呕。

【应用】

1. 湿阻中焦及脾胃气滞证　本品可化湿行气，常与藿香、陈皮等同用；若脾虚湿阻气滞之胸腹虚胀，食少无力者，常与黄芪、白术、人参等同用，如白豆蔻丸（《太平圣惠方》）。另外，本品辛散入肺而宣化湿邪，故还常用于湿温初起，胸闷不饥证。若湿邪偏重者，每与薏苡仁、杏仁等同用，如三仁汤（《温病条辨》）；若热重于湿者，又常与黄芩、滑石等同用，如黄芩滑石汤（《温病条辨》）。

2. 呕吐　本品能行气宽中，温胃止呕。尤以胃寒湿阻气滞呕吐最为适宜。可单用为末服，或配藿香、半夏等药，如白豆蔻汤（《沈氏尊生书》）。若小儿胃寒，吐乳不食者，可与砂仁、甘草等药研细末服之。

【用法用量】　煎服，3~6g，入汤剂宜后下。

【使用注意】　阴虚血燥者慎用。

【鉴别用药】　豆蔻、砂仁同为化湿药，具有化湿行气，温中止呕、止泻之功，常相须为用，用治湿阻中焦及脾胃气滞证。但豆蔻化湿行气之力偏中上焦，而砂仁偏中下焦。故豆蔻临床上可用于湿温痞闷，温中偏在胃而善止呕；砂仁化湿行气力略胜，温中重在脾而善止泻。

【古籍摘要】

1.《开宝本草》："主积冷气，止吐逆反胃，消谷下气。"

2.《本草通玄》："白豆蔻，其功全在芳香之气，一经火炒，便减功力；即入汤液，但当研细，乘沸点服尤妙。"

【现代研究】

1. 化学成分 含挥发油，主要成分为 1，4 桉叶素，α - 樟脑、葎草烯及其环氧化物。

2. 药理作用 能促进胃液分泌，增进胃肠蠕动，制止肠内异常发酵，祛除胃肠积气，故有良好的芳香健胃作用，并能止呕。挥发油对豚鼠实验性结核，能增强小剂量链霉素作用。

附药：豆蔻壳 Doukouqiao

为豆蔻的果壳。性味功效与豆蔻相似，但温性不强，力亦较弱。适用于湿阻气滞所致的脘腹痞闷，食欲不振，呕吐等。煎服，3～5g。

草 豆 蔻 Caodoukou

《雷公炮炙论》

为姜科草本植物草豆蔻 *Alpinia katsumadai* Hayata 的干燥近成熟种子。主产于广西、广东等地。夏、秋二季采收，晒至九成干，或用水略烫，晒至半干，除去果皮，取出种子团，晒干。

【药性】 辛，温。归脾、胃经。

【功效】 燥湿行气，温中止呕。

【应用】

1. 寒湿中阻证 本品芳香温燥，长于燥湿化浊，温中散寒，行气消胀。故脾胃寒湿偏重，气机不畅者宜之。常与干姜、厚朴、陈皮等温中行气之品同用，如厚朴温中汤（《内外伤辨惑论》）。

2. 寒湿呕吐证 本品可温中散寒，降逆止呕。多与肉桂、高良姜、陈皮等温中止呕之品同用，如草豆蔻散（《博济方》）。

另外，亦取本品温燥之性，温脾燥湿，以除中焦之寒湿而止泻痢。用于寒湿内盛，清浊不分而腹痛泻痢者，可与苍术、厚朴、木香等同用。

【用法用量】 煎服，3～6g。入散剂较佳。入汤剂宜后下。

【使用注意】 阴虚血燥者慎用。

【古籍摘要】

1.《名医别录》："主温中，心腹痛，呕吐，去口臭气。"

2.《珍珠囊》："益脾胃，去寒，又治客寒心胃痛。"

【现代研究】

1. 化学成分 含挥发油和黄酮类物质。

2. 药理作用 草豆蔻煎剂在试管内对金黄色葡萄球菌、痢疾杆菌及大肠杆菌有抑制作用，对豚鼠离体肠管低浓度呈兴奋，高浓度则为抑制作用。挥发油对离体肠管为抑制作用。

草 果 Caoguo

《饮膳正要》

为姜科植物草果 *Amomum tsao – ko* Crevost et Lemaire 的干燥成熟果实。主产于云南、广西、贵州等地。于秋季果实成熟时采收，除去杂质，晒干或低温干燥。

【药性】 辛，温。归脾、胃经。

【功效】 燥湿温中，除痰截疟。

【应用】

1. 寒湿中阻证 本品辛温燥烈，气浓味厚，其燥湿、温中之力皆强于草豆蔻，故多用于寒湿偏盛之脘腹冷痛，呕吐泄泻，舌苔浊腻。常与吴茱萸、干姜、砂仁、半夏等药同用。

2. 疟疾 本品芳香辟浊，温脾燥湿，除痰截疟。多配常山、知母、槟榔等同用，如草果饮（《慈幼新书》）。

【用法用量】 煎服，3~6g。

【使用用量】 阴虚血燥者慎用。

【古籍摘要】

1.《饮膳正要》："治心腹痛，止呕，补胃，下气。"

2.《本草纲目》引李杲云："温脾胃，止呕吐，治脾寒湿、寒痰；益真气，消一切冷气臌胀，化疟母，消宿食，解酒毒、果积。兼辟瘴解瘟。"

【现代研究】

1. 化学成分 含挥发油，油中含 α – 和 β – 蒎烯、1，8 – 桉油素、对 – 聚伞花素等。此外含淀粉、油脂及多种微量元素。

2. 药理作用 本品所含的 α – 和 β – 蒎烯有镇咳祛痰作用。1，8 – 桉油素有镇痛、解热、平喘等作用。β – 蒎烯有较强的抗炎作用，并有抗真菌作用。大鼠口服香叶醇能抑制胃肠运动，小量口服有轻度利尿作用。

第十三章
利水渗湿药

凡能通利水道，渗泄水湿，治疗水湿内停病证为主的药物，称利水渗湿药。

本类药物味多甘淡，主归膀胱、小肠经，作用趋向偏于下行，具有利水消肿、利尿通淋、利湿退黄等功效。

利水渗湿药主要用于小便不利、水肿、泄泻、痰饮、淋证、黄疸、湿疮、带下、湿温等水湿所致的各种病证。

应用利水渗湿药，须视不同病证，选用有关药物，作适当配伍。如水肿骤起有表证者，配宣肺解表药；水肿日久，脾肾阳虚者，配温补脾肾药；湿热合邪者，配清热药；寒湿相并者，配温里祛寒药；热伤血络而尿血者，配凉血止血药；至于泄泻、痰饮、湿温、黄疸等，则常与健脾、芳香化湿、或清热燥湿等药物配伍。

此外，气行则水行，气滞则水停，故利水渗湿药还常与行气药配伍使用，以提高疗效。

利水渗湿药，易耗伤津液，对阴亏津少、肾虚遗精遗尿者，宜慎用或忌用。有些药物有较强的通利作用，孕妇应慎用。

根据药物作用特点及临床应用不同，利水渗湿药分为利水消肿药、利尿通淋药和利湿退黄药三类。

现代药理研究证明，利水渗湿药大多具有不同程度的利尿、抗病原体、利胆、保肝、降压、抗肿瘤等作用。部分药物还有降血糖、降血脂及调节免疫功能的作用。

第一节 利水消肿药

本类药物性味甘淡平或微寒，淡能渗泄水湿，服药后能使小便畅利，水肿消退，故具有利水消肿作用。用于水湿内停之水肿、小便不利，以及泄泻、痰饮等证。临证时则宜根据不同病证之病因病机，选择适当配伍。

茯 苓 Fuling
《神农本草经》

为多孔菌科真菌茯苓 *Poria cocos* (Schw.) Wolf 的干燥菌核。寄生于松科植物赤松或马尾松等树根上。野生或栽培，主产于云南、安徽、湖北、河南、四川等地。产云南者称"云苓"，质较优。多于7~9月采挖。挖出后除去泥沙，堆置"发汗"后，摊开晾至表面干燥，再"发汗"，反复数次至现皱纹、内部水分大部散失后，阴干，称为"茯苓个"。取之浸润后稍蒸，及时切片，晒干；或将鲜茯苓按不同部位切制，阴干，生用。

【药性】　甘、淡，平。归心、脾、肾经。

【功效】　利水渗湿，健脾，宁心。

【应用】

1. **水肿**　本品味甘而淡，甘则能补，淡则能渗，药性平和，既可祛邪，又可扶正，利水而不伤正气，实为利水消肿之要药。可用治寒热虚实各种水肿。治疗水湿内停所致之水肿、小便不利，常与泽泻、猪苓、白术、桂枝等同用，如五苓散（《伤寒论》）；治脾肾阳虚水肿，可与附子、生姜同用，如真武汤（《伤寒论》）；用于水热互结，阴虚小便不利水肿，与滑石、阿胶、泽泻合用，如猪苓汤（《伤寒论》）。

2. **痰饮**　本品善渗泄水湿，使湿无所聚，痰无由生，可治痰饮之目眩心悸，配以桂枝、白术、甘草同用，如苓桂术甘汤（《金匮要略》）；若饮停于胃而呕吐者，多和半夏、生姜合用，如小半夏加茯苓汤（《金匮要略》）。

3. **脾虚泄泻**　本品能健脾渗湿而止泻，尤宜于脾虚湿盛泄泻，可与山药、白术、薏苡仁同用，如参苓白术散（《和剂局方》）；茯苓味甘，善入脾经，能健脾补中，常配以人参、白术、甘草，治疗脾胃虚弱，倦怠乏力，食少便溏，如四君子汤（《和剂局方》）。

4. **心悸，失眠**　本品益心脾而宁心安神。常用治心脾两虚，气血不足之心悸，失眠，健忘，多与黄芪、当归、远志同用，如归脾汤（《济生方》）；若心气虚，不能藏神，惊恐而不安卧者，常与人参、龙齿、远志同用，如安神定志丸（《医学心悟》）。

【用法用量】　煎服，9～15g。

【使用注意】　虚寒精滑者忌服。

【古籍摘要】

1.《神农本草经》："主胸胁逆气，忧恚惊邪恐悸，心下结痛，寒热，烦满，咳逆，口焦舌干，利小便。久服安魂、养神、不饥、延年。"

2.《世补斋医书》："茯苓一味，为治痰主药，痰之本，水也，茯苓可以行水。痰之动，湿也，茯苓又可行湿。"

【现代研究】

1. **化学成分**　本品含 β - 茯苓聚糖，占干重约93％，另含茯苓酸、蛋白质、脂肪、卵磷脂、胆碱、组氨酸、麦角甾醇等。

2. **药理作用**　茯苓煎剂、糖浆剂、醇提取物、乙醚提取物，分别具有利尿、镇静、抗肿瘤、降血糖、增加心肌收缩力的作用。茯苓多糖有增强免疫功能的作用。茯苓有护肝作用，能降低胃液分泌，对胃溃疡有抑制作用。

附药：茯苓皮、茯神

1. **茯苓皮 Fulingpi**　为茯苓菌核的黑色外皮。性能同茯苓。功效利水消肿。应用长于行皮肤水湿，多治皮肤水肿。用量 15～30g。

2. **茯神 Fushen**　为茯苓菌核中间带有松根的部分。性能同茯苓。功效宁心安神，应用专治心神不安、惊悸、健忘等。用量同茯苓。

薏 苡 仁 Yiyiren

《神农本草经》

为禾本科植物薏苡 *Coix lacryma - jobi* L. var. *ma - yuen*（Roman.）Stapf 的干燥成熟种仁。我国大部分地区均产，主产于福建、河北、辽宁等地。秋季果实成熟时采割植株，晒干，打下果实，再晒干，除去外壳、黄褐色种皮及杂质，收集种仁。生用或炒用。

【药性】　甘、淡，凉。归脾、胃、肺经。

【功效】　利水渗湿，健脾，除痹，清热排脓。

【应用】

1. 水肿，小便不利，脚气　本品淡渗甘补，既利水消肿，又健脾补中。常用于脾虚湿盛之水肿腹胀，小便不利，多与茯苓、白术、黄芪等药同用；治水肿喘急，如《独行方》与郁李仁汁煮饭服食；治脚气浮肿可与防己、木瓜、苍术同用。

2. 脾虚泄泻　本品能渗除脾湿，健脾止泻，尤宜治脾虚湿盛之泄泻，常与人参、茯苓、白术等合用，如参苓白术散（《和剂局方》）。

3. 湿痹拘挛　薏苡仁渗湿除痹，能舒筋脉，缓和拘挛。常用治湿痹而筋脉挛急疼痛者，以之与独活、防风、苍术同用，如薏苡仁汤（《类证治裁》）；若治风湿久痹，筋脉挛急，用薏苡仁煮粥服，如薏苡仁粥（《食医心镜》）；本品药性偏凉，能清热而利湿，配杏仁、白豆蔻、滑石，可治湿温初起或暑湿邪在气分，头痛恶寒，胸闷身重者，如三仁汤（《温病条辨》）。

4. 肺痈，肠痈　本品清肺肠之热，排脓消痈。治疗肺痈胸痛，咳吐脓痰，常与苇茎、冬瓜仁、桃仁等同用，如苇茎汤（《千金方》）；治肠痈，可与附子、败酱草、丹皮合用，如薏苡附子败酱散（《金匮要略》）。

【用法用量】　煎服，9～30g。清利湿热宜生用，健脾止泻宜炒用。

【使用注意】　津液不足者慎用。

【鉴别用药】　薏苡仁与茯苓：功能相近，均利水消肿，渗湿，健脾。然薏苡仁性凉而清热，排脓消痈，又擅除痹。而茯苓性平，且补益心脾，宁心安神。

【古籍摘要】

1.《神农本草经》："主筋急拘挛，不可屈伸，风湿痹，下气。"

2.《本草纲目》："薏苡仁，阳明药也，能健脾益胃。虚则补其母，故肺痿、肺痈用之。筋骨之病，以治阳明为本，故拘挛筋急、风痹者用之。土能胜水除湿，故泄泻、水肿用之。"

【现代研究】

1. 化学成分　本品含脂肪油、薏苡仁酯、薏苡仁内酯，薏苡多糖 A、B、C 和氨基酸、维生素 B_1 等。

2. 药理作用　薏苡仁煎剂、醇及丙酮提取物对癌细胞有明显抑制作用。薏苡仁内酯对小肠有抑制作用。其脂肪油能使血清钙、血糖量下降，并有解热、镇静、镇痛作用。

猪 苓 Zhuling

《神农本草经》

为多孔菌科真菌猪苓 *Polyporus umbellatus*（Pers.）Fries 的干燥菌核。寄生于桦树、枫树、柞树的根上。主产于陕西、山西、河北、河南、云南等地。春秋二季采挖，去泥沙，晒干。切片入药，生用。

【药性】 甘、淡，平。归肾、膀胱经。

【功效】 利水渗湿。

【应用】 **水肿，小便不利，泄泻** 本品甘淡渗泄，利水作用较强，用于水湿停滞的各种水肿，单味应用即可取效。如（《子母秘录》）治妊娠从脚至腹肿，小便不利，及（《杨氏产乳方》）治通身肿满，小便不利，皆单用一味猪苓为末，热水调服以治；治疗水湿内停所致之水肿、小便不利，常与泽泻、茯苓、白术等同用，如四苓散（《明医指掌》）；治肠胃寒湿，濡泻无度，常与肉豆蔻、黄柏同用，如猪苓丸（《圣济总录》）。猪苓药性沉降，入肾、膀胱经，善通利水道，配生地、滑石、木通等，治热淋，小便不通，淋沥涩痛，如十味导赤汤（《医宗金鉴》）。

【用法用量】 煎服，6～12g。

【鉴别用药】 猪苓与茯苓：均利水消肿，渗湿，用治水肿，小便不利等证。然猪苓利水作用较强，无补益之功。而茯苓性平和，能补能利，既善渗泄水湿，又能健脾宁心。

【古籍摘要】

1.《神农本草经》："主痎疟、解毒……利水道。"

2.《本草纲目》："开腠理，治淋肿脚气，白浊，带下，妊娠子淋，胎肿，小便不利。"并谓"开腠理，利小便，与茯苓同功。但入补药不如茯苓也。"

【现代研究】

1. 化学成分 本品含猪苓葡聚糖Ⅰ、甾类化合物、游离及结合型生物素、粗蛋白等。

2. 药理作用 其利尿机制是抑制肾小管对水及电解质的重吸收所致。猪苓多糖有抗肿瘤、防治肝炎的作用。猪苓水及醇提取物分别有促进免疫及抗菌作用。

泽 泻 Zexie

《神农本草经》

为泽泻科植物泽泻 *Alisma orientalis*（Sam.）Juzep. 的干燥块茎。主产福建、四川、江西等地。冬季茎叶开始枯萎时采挖，洗净，干燥，除去须根及粗皮，以水润透切片，晒干。麸炒或盐水炒用。

【药性】 甘，寒。归肾、膀胱经。

【功效】 利水渗湿，泄热。

【应用】

1. 水肿，小便不利，泄泻 本品淡渗，其利水作用较强，治疗水湿停蓄之水肿，小便不利，常和茯苓、猪苓、桂枝配用，如五苓散（《伤寒论》）；泽泻能利小便而实大便，治脾胃伤冷，水谷不分，泄泻不止，与厚朴、苍术、陈皮配用，如胃苓汤（《丹溪心法》）；本品泻水湿，行痰饮，常治痰饮停聚，清阳不升之头目昏眩，配白术同用，如泽泻汤（《金匮要略》）。

2. 淋证，遗精　本品性寒，既能清膀胱之热，又能泄肾经之虚火，下焦湿热者尤为适宜。故用治湿热淋证，常与木通、车前子等药同用；对肾阴不足，相火偏亢之遗精、潮热，则与熟地黄、山茱萸、牡丹皮同用，如六味地黄丸（《小儿药证直诀》）。

【用法用量】　煎服，5～10g。

【古籍摘要】

1. 《药性论》："主肾虚精自出，治五淋，利膀胱热，宣通水。"

2. 《本草要略》："除湿通淋，止渴，治水肿，止泻痢，以猪苓佐之。"

【现代研究】

1. 化学成分　本品主要含泽泻萜醇 A、B、C，挥发油、生物碱、天门冬素、树脂等。

2. 药理作用　有利尿作用，能增加尿量，增加尿素与氯化物的排泄，对肾炎患者利尿作用更为明显。有降压、降血糖作用，还有抗脂肪肝作用。对金黄色葡萄球菌、肺炎双球菌、结核杆菌有抑制作用。

冬　瓜　皮　Dongguapi

《开宝本草》

为葫芦科植物冬瓜 *Benincasa hispida*（Thunb.）Cogn. 的干燥外层果皮。全国大部分地区有产。均为栽培。夏末初秋果实成熟时采收。食用冬瓜时，洗净，削取外层的果皮，切块或宽丝，晒干，生用。

【药性】　甘，凉。归脾、小肠经。

【功效】　利水消肿，清热解暑。

【应用】

1. 水肿　本品味甘，药性平和，善于利水消肿。用于治水肿，如《湖南药物志》以本品配五加皮、姜皮，煎服；若治体虚浮肿，如（《浙江药用植物志》）用冬瓜皮、赤小豆、红糖适量，煮烂，食豆服汤。

2. 暑热证　本品性凉，有清热解暑的作用。用于治夏日暑热口渴，小便短赤，如（《四川中药志》）冬瓜皮、西瓜皮等量，煎水代茶饮；若治暑湿证，可与生薏苡仁、滑石、扁豆花等同用。

【用法用量】　煎服，15～30g。

【古籍摘要】

1. 《滇南本草》："止渴，消痰，利小便。"

2. 《药性切用》："行皮间水湿，善消肤肿。"

【现代研究】

1. 化学成分　含蜡类及树脂类物质、烟酸、胡萝卜素、葡萄糖、果糖、蔗糖、有机酸，另含维生素 B_1、B_2、C。

附药：冬瓜子　**Dongguazi**

为冬瓜的种子。性能同冬瓜皮。功效清肺化痰，利湿排脓。应用于肺热咳嗽，肺痈，肠痈，带下，白浊等证。用量 10～15g。

玉 米 须 Yumixu

《滇南本草》

为禾本科植物玉蜀黍 *Zea mays* L. 的花柱及柱头。全国各地均有栽培。玉米上浆时即可采收，但常在秋后剥取玉米时收集。除去杂质，鲜用或晒干生用。

【药性】　甘，平。归膀胱、肝、胆经。

【功效】　利水消肿，利湿退黄。

【应用】

1. 水肿　本品甘淡渗泄，功专利水渗湿消肿。治疗水肿，小便不利，可单用玉米须大剂量煎服，或与泽泻、冬瓜皮、赤小豆等利水药同用；亦可治脾虚水肿，与白术、茯苓等相伍；本品归膀胱经，利水而通淋，尤宜于膀胱湿热之小便短赤涩痛，可单味大量煎服，亦可与车前草、珍珠草等同用；用于石淋，如《贵阳市秘方验方》以本品单味煎浓汤顿服，也可与海金沙、金钱草等同用。

2. 黄疸　本品能利湿而退黄，药性平和，故阳黄或阴黄均可用。可单味大剂量煎汤服，亦可与金钱草、郁金、茵陈等配用。

【用法用量】　煎服，30～60g。鲜者加倍。

【古籍摘要】

1.《岭南采药录》："又治小便淋沥砂石，苦痛不可忍，煎汤频服。"

2.《滇南本草》："宽肠下气。治妇人乳结红肿，乳汁不通，红肿疼痛，怕冷发热，头痛体困。"

【现代研究】

1. 化学成分　本品含有脂肪油、挥发油、树胶样物质、树脂、苦味糖苷、皂苷、生物碱及谷甾醇、苹果酸、柠檬酸等。

2. 药理作用　玉米须有较强的利尿作用，还能抑制蛋白质的排泄。玉米须制剂有促进胆汁分泌，降低其黏稠度及胆红素含量。有增加血中凝血酶原含量及血小板数，加速血液凝固的作用。另还有降压作用。

葫 芦 Hulu

《日华子本草》

为葫芦科植物瓢瓜 *Lagenaria siceraria* (Molina) Standl. var. *depressa* (Ser.) Hara 的干燥果皮。全国大部分地区均有栽培。秋季采收，打碎，除去果瓤及种子，晒干，生用。

【药性】　甘，平。归肺、肾经。

【功效】 利水消肿。

【应用】

1. 水肿 本品味淡气薄，功专利水道而消肿，用于面目浮肿，大腹水肿，小便不利证，如（《简便方》）用本品烧灰存性，用酒或开水送服，亦可与猪苓、茯苓、泽泻等同用。

2. 淋证 本品利水而通淋，配伍滑石、木通、车前子等，用于热淋；配萹蓄、白茅根、小蓟等，可用于血淋。

此外，葫芦还可利湿而退黄，用治黄疸，可与茵陈蒿、栀子、金钱草等同用。

【用法用量】 煎服，15～30g。鲜者加倍。

【古籍摘要】

1.《滇南本草》："通淋，除心肺烦热。"

2.《本草再新》："利水，治腹胀，黄疸。"

【现代研究】

1. 化学成分 葫芦含葡萄糖、戊聚糖、木质素等。

2. 药理作用 葫芦煎剂内服，有显著利尿作用。

香 加 皮 Xiangjiapi

《中药志》

为萝藦科植物杠柳 *Periploca sepium* Bge. 的干燥根皮。主产于山西、河南、河北、山东等省。春、秋二季采挖根部，剥取根皮，晒干。除去杂质洗净，润透，切片晒干，生用。

【药性】 辛、苦，温。有毒。归肝、肾、心经。

【功效】 利水消肿，祛风湿，强筋骨。

【应用】

1. 水肿，小便不利 本品有利水消肿作用，治疗水肿，小便不利，与陈皮、大腹皮、茯苓皮等配用，如五皮饮（《陕甘宁青中草药选》）。

2. 风湿痹证 本品辛散苦燥，祛风湿、强筋骨，为治风湿痹证常用之药。用于风湿闭阻，关节拘挛疼痛，常与穿山龙、白鲜皮等同用；若筋骨痿软行迟，则与怀牛膝、木瓜、巴戟天等配用治疗。

【用法用量】 煎服，3～6g。浸酒或入丸散，酌量。

【使用注意】 本品有毒，服用不宜过量。

【鉴别用药】 五加科植物细柱五加的根皮，为五加皮，习称"南五加皮"。萝藦科植物杠柳的根皮，为香加皮，习称"北五加皮"。两者均能祛风湿，强筋骨，利水。但南、北五加皮，科属不同，功效也有不同。南五加皮无毒，祛风湿、补肝肾，强筋骨作用较好；北五加皮有强心利尿作用，有毒，故两药临床不可混用。

【现代研究】

1. 化学成分 本品含十余种苷类化合物，其中最主要的是强心苷，有杠柳毒苷和香加皮苷 A、B、C、D、E、F、G、K 等。此外还有 4－甲氧基水杨醛。

2. 药理作用 香加皮具有强心、升压、抗癌作用，所含的杠柳苷有增强呼吸系统功能作用。此外，香加皮尚有抗炎及杀虫作用。

4. 不良反应 香加皮有较强毒性，较小剂量注射即可引起蟾蜍、小鼠死亡；兔、犬静注可使血压先升后降，呼吸麻痹而于数分钟内死亡。北五加皮粗苷家鸽最小致死量为2.62±0.11mg/kg。据临床报道，服用北五加皮后致中毒者并不少见，主要表现为严重心律失常，说明北五加皮其毒性反应与洋地黄类药物相似。胃肠道反应，如恶心呕吐，是过量的旦期表现。中毒防治，主要是严格区分五加皮与香加皮，不能混淆，应用香加皮时要严格控制剂量，不可过量服用。

枳 椇 子 Zhijuzi

《新修本草》

为鼠李科植物枳椇 *Hovenia dulcis* Thunb. 的带有肉质果柄的果实或种子。主产于陕西、广东、湖北、浙江、江苏、安徽、福建等地。野生或栽培。10～11月果实成熟时采收。将果实连果柄摘下，晒干，或碾碎果壳，筛出种子，除去杂质，晒干，生用。

【药性】 甘、酸，平。归脾经。

【功效】 利水消肿，解酒毒。

【应用】

1. 水肿证 本品通利二便而消肿。用于水湿停蓄所致的水肿，小便不利证，可与猪苓、泽泻、椿皮等同用。

2. 酒醉 本品善解酒毒，清胸膈之热。治酒醉后诸症，将本品与麝香为末，面糊为丸，盐汤送服，如枳椇子丸（《世医得效方》）；用于饮酒过度，成痨吐血，如《重庆草药》以之与红甘蔗，炖猪心肺服。

【用法用量】 煎服，10～15g。

【古籍摘要】

1.《本草拾遗》："止渴除烦，去膈上热，润五脏，利大小便，功用如蜜。"

2.《滇南本草》："治一切左瘫右痪，风湿麻木，能解酒毒；或泡酒服之，亦能舒筋络，久服轻身延年。化小儿疳虫，健胃养脾。"

【现代研究】

1. 化学成分 枳椇子含黑麦草碱、枳椇苷、葡萄糖及苹果酸钾等。

2. 药理作用 枳椇子有显著的利尿作用，枳椇子皂苷有降压作用，枳椇子匀浆液有抗脂质过氧化作用和增强耐寒和耐热功能。

泽 漆 Zeqi

《神农本草经》

为大戟科植物泽漆 *Euphorbia helioscopia* L. 的干燥全草。我国大部分地区均有分布。多为野生。4~5月开花时采收。除去根及泥沙，晒干，生用。

【药性】 辛、苦，微寒。有毒。归大肠、小肠、肺经。

【功效】 利水消肿，化痰止咳，解毒散结。

【应用】

1. 水肿证 本品苦寒降泄，有较强的利水消肿作用。治通身浮肿，腹水胀满，可与赤小豆、茯苓、鲤鱼等同用。

2. 咳喘证 本品辛宣苦降，有宣肺降气，化痰止咳之功。常用于痰饮喘咳，与半夏、生姜、桂枝等同用，如泽漆汤（《金匮要略》）；用于肺热咳喘，可与桑白皮、地骨皮等同用。

3. 瘰疬，癣疮 泽漆有化痰散结，解毒消肿的作用。用于瘰疬，如《便民图纂方》，单味熬成膏，以椒、葱、槐枝煎汤洗净患处，再搽此膏，亦可配伍浙贝母、夏枯草、牡蛎等同用；用于癣疮，如《卫生易简方》单味为末，油调搽之。

【用法用量】 煎服，5~10g。外用适量。

【使用注意】 本品苦寒降泄，易伤脾胃，脾胃虚寒者及孕妇慎用。本品有毒，不宜过量或长期使用。

【古籍摘要】

1.《神农本草经》："主皮肤热，大腹水气，四肢面目浮肿。"

2.《医林纂要》："泻肺降气，行水去热。"

【现代研究】

1. 化学成分 泽漆含槲皮素-5，3-二-D-半乳糖苷、泽漆皂苷、丁酸、泽漆醇、β-二氢岩藻甾醇、葡萄糖、果糖。

2. 药理作用 泽漆对结核杆菌、金黄色葡萄球菌、绿脓杆菌、伤寒杆菌有抑制作用。能抑制支气管腺体中酸性黏多糖合成和使痰量减少。

3. 不良反应 泽漆的乳状汁液对皮肤、黏膜有很强的刺激性。接触皮肤可致发红，甚至发炎溃烂。如误服鲜草或乳白汁液后，口腔、食管、胃粘膜均可发炎、糜烂，有灼痛、恶心、呕吐、腹痛、腹泻水样便，严重者可致脱水，甚至出现酸中毒。但泽漆小鼠灌胃125g/kg亦未致死。据报道，临床用其煎液内服，即使剂量大至150g/天，也未见明显毒性反应，可能因有毒成分不溶于水。个别报道仅有口干、胃部不适、上腹疼痛等轻度反应，但仅占服药者的6.89%。临床使用，宜从小量开始，逐步加量，达到安全有效的用药目的。

蝼 蛄 Lougu

《神农本草经》

为蝼蛄科昆虫华北蝼蛄（北方蝼蛄）*Gryllotalpa unispina* Saussure 和非洲蝼蛄（南方蝼蛄）*G. africana* palisot et Besurois. 的虫体。前者主产于华北；后者主产于江苏、浙江、广东、福建。夏、秋间捕捉。用沸水烫死，除去翅足，晒干，生用；或烘至黄褐色用。

【药性】 咸，寒。归膀胱、大肠、小肠经。

【功效】 利水消肿，通淋。

【应用】

1. 水肿证 本品性善下行，具有较强的利水消肿作用，并有通利大便之功。多用于头面浮肿，大腹水肿，小便不利之实证，单用有效，也可配其他药用。如《普济方》半边散，以本品烘干，与大戟、芫花、甘遂、大黄为末，用淡竹叶、天门冬煎汤送服。

2. 淋证 本品利尿以通淋，可治淋证。尤宜于石淋作痛，如《本草图经》以之配盐，烘干为末，酒送服。

【用法用量】 煎服，6~9g。研末服，每次3~5g。外用适量。

【使用注意】 本品下行，通利之功较强，气虚体弱者及孕妇忌用。

【古籍摘要】

1.《日华子本草》："治恶疮，水肿，头面肿。"

2.《本草纲目》："利大小便，通石淋，治瘰疬，鲠骨。"

【现代研究】

1. 化学成分 非洲蝼蛄含有17种氨基酸，其中含谷氨酸最多，其次是丙氨酸、亮氨酸、天冬氨酸。

2. 药理作用 蝼蛄粉混悬液灌胃，对家兔不能证实其利尿作用。用蝼蛄粉末长期喂兔和小鼠，未见中毒现象。

荠 菜 Jicai

《千金方》

为十字花科植物荠菜 *Capsella bursa - pastoris*（L.）Medle. 的带根干燥全草。我国各地均有分布。3~5月采集，洗净切段，晒干，生用。

【药性】 甘，凉。归肝、胃经。

【功效】 利水消肿，明目，止血。

【应用】

1. 水肿 本品能利水消肿，治疗水湿内停之水肿，如《广西中草药》以之与车前子一起，水煎服用；荠菜性凉清热，利水湿，止泻痢，常配以马齿苋、铁苋菜、地锦草等，治疗湿热泄泻，痢疾。

2. 肝热目赤，目生翳膜 本品性凉，入肝经，清肝明目，治目赤涩痛，如《圣惠方》将本品用根，捣绞取汁，以点目中；若目生翳障，则如《圣济总录》取本品洗净焙干，研为细末，点眼。

3. 血热出血证 本品能凉血止血，治血热妄行之吐血，便血，崩漏，月经过多，若与仙鹤草、地榆、茜草等止血药同用，其止血效果更佳。

【用法用量】 煎服，15~30g。鲜品加倍。外用适量。

【古籍摘要】

1.《本草纲目》："明目，益胃。"

2.《药性论》："烧灰，能治赤白痢。"

【现代研究】

1. 化学成分 荠菜含胆碱、乙酰胆碱、马钱子碱、山梨醇、甘露醇、侧金盏花醇等。

2. 药理作用 荠菜煎剂与流浸膏对子宫有显著兴奋作用，并能缩短出血时间。荠菜全草提取物有抗肿瘤作用。荠菜有解热作用。

第二节 利尿通淋药

本类药物性味多苦寒，或甘淡而寒。苦能降泄，寒能清热，走下焦，尤能清利下焦湿热，以利尿通淋为主要作用，主要用于小便短赤，热淋，血淋，石淋及膏淋等证。临床应酌情选用适当配伍，以提高药效。

车 前 子 Cheqianzi

《神农本草经》

为车前科植物车前 *Plantago asiatica* L. 或平车前 *P. depressa* Willd. 的干燥成熟种子。前者分布全国各地，后者分布北方各省。夏、秋二季种子成熟时采收果穗。晒干，搓出种子，除去杂质。生用或盐水炙用。

【药性】 甘，微寒。归肝、肾、肺、小肠经。

【功效】 利尿通淋，渗湿止泻，明目，祛痰。

【应用】

1. 淋证，水肿 本品甘寒而利，善通利水道，清膀胱热结。治疗湿热下注于膀胱而致小便淋沥涩痛者，常与木通、滑石、瞿麦等清热利湿药同用，如八正散（《和剂局方》）；对水湿停滞水肿，小便不利，可与猪苓、茯苓、泽泻同用；若病久肾虚，腰重脚肿，可与牛膝、熟地黄、山茱萸、肉桂等同用，如济生肾气丸（《济生方》）。

2. 泄泻 本品能利水湿，分清浊而止泻，即利小便以实大便。尤宜于小便不利之水泻，可单用本品研末，米饮送服；若脾虚湿盛泄泻，可配白术同用；若暑湿泄泻，可与香薷、茯苓、猪苓等同用，如车前子散（《杨氏家藏方》）。

3. 目赤肿痛，目暗昏花，翳障 车前子善清肝热而明目，故治目赤涩痛，多与菊花、决明子等同用；若肝肾阴亏，两目昏花，则配熟地黄、菟丝子等养肝明目药，如驻景丸（《圣惠方》）。

4. 痰热咳嗽 本品入肺经，能清肺化痰止咳。治肺热咳嗽痰多，多与瓜蒌、浙贝母、枇杷叶等清肺化痰药同用。

【用法用量】 煎服，9～15g。宜包煎。

【使用注意】 肾虚精滑者慎用。

【古籍摘要】

1.《神农本草经》："主气癃，止痛，利水道小便，除湿痹。"

2.《本草纲目》："导小肠热，止暑湿泻痢。"

【现代研究】

1. 化学成分 本品含黏液质、琥珀酸、二氢黄酮苷、车前烯醇、腺嘌呤、胆碱、车前子碱、脂肪油、维生素 A、B 等。

2. 药理作用 本品有显著利尿作用，还能促进呼吸道黏液分泌，稀释痰液，故有祛痰作用。对各种杆菌和葡萄球菌均有抑制作用。车前子提取液有预防肾结石形成的作用。

附药：车前草 Cheqiancao

为车前的全草。性能功用与车前子相似，兼有清热解毒功效。多应用于热毒痈肿，内服或用鲜草捣烂外敷。用量 10～20g。鲜品加倍。外用适量。

滑 石 Huashi

《神农本草经》

为硅酸盐类矿物滑石族滑石，主含含水硅酸镁 [$Mg_3 \cdot (Si_4O_{10}) \cdot (OH)_2$]，主产于山东、江西、山西、辽宁等地。全年可采。采挖后，除去泥沙及杂石，洗净，砸成碎块，研粉用，或水飞晾干用。

【药性】 甘、淡，寒。归膀胱、肺、胃经。

【功效】 利尿通淋，清热解暑，收湿敛疮。

【应用】

1. 热淋，石淋，尿热涩痛 滑石性滑利窍，寒则清热，故能清膀胱湿热而通利水道，是治淋证常用药，若湿热下注之小便不利、热淋及尿闭等，常与木通、车前子、瞿麦等同用，如八正散（《和剂局方》）；若用于石淋，可与海金沙、金钱草、木通等配用。

2. 暑湿，湿温 本品甘淡而寒，既能利水湿，又能解暑热，是治暑湿之常用药。若暑热烦渴，小便短赤，可与甘草同用，即六一散（《伤寒标本》）；若湿温初起及暑温夹湿，头痛恶寒，身重胸闷，脉弦细而濡，则与薏苡仁、白蔻仁、杏仁等配用，如三仁汤（《温病条辨》）。

3. 湿疮，湿疹，痱子 本品外用有清热收湿敛疮作用。治疗湿疮，湿疹，可单用或与枯矾、黄柏等为末，撒布患处；治痱子，则可与薄荷、甘草等配合制成痱子粉外用。

【用法用量】 煎服，10～20g。宜包煎。外用适量。

【使用注意】 脾虚、热病伤津及孕妇忌用。

【古籍摘要】

1.《神农本草经》："主身热泄澼，女子乳难，癃闭，利小便，荡胃中积聚寒热。"

2.《本草纲目》："滑石利窍，不独小便也。上能利毛腠之窍，下能利精溺之窍。盖甘淡之味，先入于胃，渗走经络，游溢精气，上输于肺，下通膀胱。肺主皮毛，为水之上源。膀胱司津液，气化则能出。故滑石上能发表，下利水道，为荡热燥湿之剂。"

【现代研究】

1. 化学成分 本品含硅酸镁、氧化铝、氧化镍等。

2. 药理作用 本品有吸附和收敛作用，内服能保护肠壁。滑石粉撒布创面形成被膜，有保护创面，吸收分泌物，促进结痂的作用。在体外，10%滑石粉对伤寒杆菌、甲型副伤寒杆菌有抑制作用。

4. 不良反应 滑石在直肠、阴道或创面等处可引起肉芽肿，滑石粉又常用作避孕器具及会阴的撒布剂，常如此应用，其卵巢癌发生率比不用者高约3倍。故滑石不宜久服与久用。

木　通　Mutong

《神农本草经》

为木通科植物木通 *Akebia quinata*（Thunb.）Decne.、三叶木通 *Akebia trifoliate*（Thunb.）Koidz. 或白木通 *Akebia trifoliate*（Thunb.）Koidz. var. *australis*（Diels）Rehd. 的干燥藤茎。木通主产于陕西、山东、江苏、安徽等地；三叶木通主产于河北、山西、山东、河南等地；白木通主产于西南地区。秋季采收，截取茎部，除去细枝，阴干即得，洗净润透，切片，晒干，生用。

【药性】　苦，寒。有毒。归心、小肠、膀胱经。

【功效】　利尿通淋，清心火，通经下乳。

【应用】

1. 热淋涩痛，水肿 本品能利水消肿，下利湿热，使湿热之邪下行从小便排出。治疗膀胱湿热，小便短赤，淋沥涩痛，常与车前子、滑石等配用；用于水肿，则配以猪苓、桑白皮等同用。

2. 口舌生疮，心烦尿赤 本品能上清心经之火，下泄小肠之热。常治心火上炎，口舌生疮，或心火下移小肠而致的心烦尿赤等症，多与生地黄、甘草、竹叶等配用。

3. 经闭乳少 本品通经下乳。用治血瘀经闭，配红花、桃仁、丹参等同用；若用治乳汁短少或不通，可与王不留行、穿山甲等同用；本品还能利血脉，通关节，配桑枝、薏苡仁等同用，治疗湿热痹痛。

【用法用量】　煎服，3~6g。

【使用注意】　本品不宜过量服或久服，孕妇忌服，内无湿热者、儿童与年老体弱者慎用。

【现代研究】

1. 化学成分 木通藤茎含白桦脂醇，齐墩果酸、常春藤皂苷元、木通皂苷 St_a、St_b、St_c、St_d、St_e、St_f、St_{g1}、St_{g2}、St_h、St_j、St_k。此外，尚含豆甾醇、β-谷甾醇、胡萝卜苷、肌醇、蔗糖及钾盐。花中含有矢车菊素-3-木糖基-葡萄糖苷（cyanidin-3-xylglucoside）、矢车菊素-3-对香豆酰基-葡萄糖苷、矢车菊素-3-对香豆酰基-木糖基-葡萄糖苷等。

2. 药理作用 本品有利尿、抗菌作用。兔慢性利尿试验，每日腹腔给木通醇浸剂 0.5g/kg，连续给药5日，证实有利尿作用，且较肌注 0.1mg/kg 的汞撒利为强。若给兔灌胃，未见利尿作用，而腹腔注射的利尿作用尿量可增加 10.5%，健康人试服则无明显利尿作用；

木通醇浸剂（1∶20）在体外对革兰阳性菌及革兰阴性杆菌如痢疾杆菌、伤寒杆菌均有抑制作用。木通水浸剂（1∶5）对堇色毛癣菌也有不同程度的抑菌作用。

附药：川木通　Chuanmutong

为毛茛科植物小木通 *Clematis armandii* Franch.、或绣球藤 *Clematis montana* Buch. - Ham. 的干燥藤茎。春、秋二季采收。除去粗皮，晒干，或趁鲜切薄片，晒干。性能淡、苦，寒。归心、肺、小肠、膀胱经。效用与木通相似，亦用治水肿，淋证，口疮，经闭，乳少，关节痹痛。用量，煎服 3～6g。

【其他】　关木通（Guanmutong）为马兜铃科植物东北马兜铃 *Aristolochia manshuriensis* Kom. 的藤茎。主产于吉林、辽宁、黑龙江等省。性能苦，寒。有毒。归心、小肠、膀胱经。功能清心火，利小便，通经下乳。用于口舌生疮，心烦尿赤，水肿，热淋涩痛，白带，经闭乳少，湿热痹痛。用量，煎服 3～6g。

关木通所含的马兜铃酸为有毒成分，关木通用量过大，可引起急性肾功能衰竭，甚至死亡。中毒症状表现为上腹不适，继而呕吐、头痛、胸闷、腹胀隐痛、腹泻，或面部浮肿、尿频、尿急，渐起周身浮肿，神志不清等。中毒主要原因为过量服用和久服。

据考证，我国历代本草所记载使用的木通为木通科木通，而非关木通。关木通为我国东北地区所习用，有 100 多年的历史，首载于《中华人民共和国药典》1963 年版一部。考虑到近年来国内外有大量的有关关木通引起肾脏损害等不良反应的报道，故有关部门决定用木通或川木通代替关木通，以确保用药安全。

通 草　Tongcao

《本草拾遗》

为五加科植物通脱木 *Tetrapanax papyriferus* （Hook.）K. Koch 的干燥茎髓。主产于贵州、云南、四川、台湾、广西等地。多为栽培。秋季割取茎，裁成段，趁鲜时取出茎髓，理直，晒干，切片，生用。

【药性】　甘、淡，微寒。归肺、胃经。

【功效】　利尿通淋，通气下乳。

【应用】

1. 淋证，水肿　本品气寒味淡而体轻，入太阴肺经，引热下降而利小便，既通淋，又消肿。尤宜于热淋之小便不利，淋沥涩痛，与冬葵子、滑石、石韦同用，如通草饮子（《普济方》）；用于石淋，可与金钱草、海金沙等同用；用于血淋，可与石韦、白茅根、蒲黄等同用；用于水湿停蓄之水肿证，可配猪苓、地龙、麝香，共研为末，米汤送服，如通草散（《小儿卫生总微论方》）。

2. 产后乳汁不下　本品入胃经，使胃气上达而下乳汁。且味甘淡，多用于产后乳汁不畅或不下，与穿山甲、甘草、猪蹄同用，如通乳汤（《杂病源流犀烛》）。

【用法用量】　煎服，3～5g。

【使用注意】　孕妇慎用。

【古籍摘要】

1. 《日华子本草》谓其"明目，退热，催生，下胞，下乳。"

2. 《医学启源》："通阴窍涩不利，利小便，除水肿，癃闭，五淋。"

【现代研究】

1. 化学成分 本品含肌醇、多聚戊糖、葡萄糖、半乳糖醛酸及谷氨酸等15种氨基酸，尚含钙、镁、铁等21种微量元素。

2. 药理作用 通草有利尿作用，并能明显增加尿钾排出量，有促进乳汁分泌等作用。通草多糖具有一定调节免疫和抗氧化的作用。

【其他】 通草、木通名称不同，气味有别。但今之木通，古书称为"通草"。今之通草，古书称为"通脱木"，当知区别，不可混淆。

瞿 麦 Qumai

《神农本草经》

为石竹科植物瞿麦 Dianthus superbus L. 和石竹 D. chinensis L. 的干燥地上部分。全国大部分地区有分布，主产于河北、河南、辽宁、江苏等地。夏、秋二季花果期采割，除去杂质，晒干，切段生用。

【药性】 苦，寒。归心、小肠经。

【功效】 利尿通淋，破血通经。

【应用】

1. 淋证 本品苦寒泄降，能清心与小肠火，导热下行，有利尿通淋之功，为治淋证常用药。尤以热淋最为适宜。常与萹蓄、木通、车前子同用，如八正散（《和剂局方》）；治小便淋沥有血，则与栀子、甘草等同用，如立效散（《和剂局方》）；治石淋，与石韦、滑石、冬葵子配伍，如石韦散（《症治汇补》）；

2. 闭经，月经不调 本品能破血通经。对于血热瘀阻之经闭或月经不调尤宜，常与桃仁、红花、丹参、赤芍等同用。

【用法用量】 煎服，9~15g。

【使用注意】 孕妇忌服。

【古籍摘要】

1. 《日华子本草》："催生，治月经不通，破血块，排脓。"

2. 《本草备要》："降心火，利小肠，逐膀胱邪热，为治淋要药。"

【现代研究】

1. 化学成分 瞿麦含花色苷、水杨酸甲酯、丁香油酚、维生素A样物质、皂苷、糖类。

2. 药理作用 瞿麦煎剂有利尿作用，其穗作用较茎强。还有兴奋肠管，抑制心脏，降低血压，影响肾血容积作用。对杆菌和葡萄球菌均有抑制作用。

萹蓄 Bianxu

《神农本草经》

为蓼科植物萹蓄 *Polygonum aviculare* L. 的干燥地上部分。全国大部分地区均产，主产于河南、四川、浙江、山东、吉林、河北等地。野生或栽培。夏季叶茂盛时采收。割取地上部分，除去杂质，切断，晒干，生用。

【药性】　苦，微寒。归膀胱经。

【功效】　利尿通淋，杀虫止痒。

【应用】

1. 淋证　本品性微寒，入膀胱经，清利下焦湿热。多用于热淋、石淋，常与木通、瞿麦、车前子同用，如八正散（《和剂局方》）；用于血淋，与大蓟、小蓟、白茅根等同用。

2. 虫证，湿疹，阴痒　本品苦能燥湿，微寒清热，又善"杀三虫"。用治蛔虫病，蛲虫病，钩虫病。用时宜煎汤空腹服，以提高疗效。治蛔虫腹痛，面青，如《药性论》以单味浓煎服用；治小儿蛲虫，下部痒，如《食医心镜》单味水煎，空腹饮之，还可用本品煎汤，熏洗肛门；用于湿疹、湿疮、阴痒等证，可单味煎水外洗，亦可配伍地肤子、蛇床子、荆芥等煎水外洗。

【用法用量】　煎服，9～15g。鲜者加倍。外用适量。

【使用注意】　脾虚者慎用。

【古籍摘要】

1.《神农本草经》："主浸淫疥瘙，疽痔，杀三虫。"

2.《本草汇言》："利湿热，通小便之药也。"

【现代研究】

1. 化学成分　本品含槲皮素、萹蓄苷、槲皮苷、咖啡酸、绿原酸、钾盐、硅酸等。

2. 药理作用　萹蓄有显著的利尿作用。有驱蛔虫、蛲虫及缓下作用。对葡萄球菌、福氏痢疾杆菌、绿脓杆菌及多种皮肤真菌均有抑制作用。其水及乙醇提取物能促进血液凝固，增强子宫张力。静脉注射有降压作用。

地肤子 Difuzi

《神农本草经》

为蓼科植物地肤 *Kochia scoparia* (L.) Schrad 的成熟果实。全国大部分地区有产。秋季果实成熟时采收植株，晒干，打下果实，除去杂质，生用。

【药性】　辛、苦，寒。归肾、膀胱经。

【功效】　利尿通淋，清热利湿，止痒。

【应用】

1. 淋证　本品苦寒降泄，能清利湿热而通淋，故用于膀胱湿热，小便不利，淋沥涩痛之证，常与木通、瞿麦、冬葵子等同用，如地肤子汤（《济生方》）。

2. 阴痒带下，风疹，湿疹 本品能清除皮肤中之湿热与风邪而止痒。治疗风疹，湿疹，常与白鲜皮、蝉蜕、黄柏等同用；若下焦湿热，外阴湿痒者，可与苦参、龙胆草、白矾等煎汤外洗患处；治湿热带下，可配黄柏、苍术等煎服。

【用法用量】 煎服，9～15g。外用适量。

【古籍摘要】

1.《神农本草经》："主膀胱热，利小便。"

2.《滇南本草》："利膀胱小便积热，洗皮肤之风，疗妇人诸经客热，清利胎热，妇人湿热带下用之良。"

【现代研究】

1. 化学成分 本品含三萜皂苷、脂肪油、维生素 A 类物质。

2. 药理作用 本品水浸剂对许兰氏黄癣菌、奥杜盎氏小芽孢癣菌、铁锈色小芽孢癣菌等多种皮肤真菌，均有不同程度的抑制作用。地肤子水提物有抑制单核巨噬系统的吞噬功能及迟发型超敏反应（DTH）。

海 金 沙 Haijinsha

《嘉祐本草》

为海金沙科植物海金沙 *Lygodium japonicum*（Thunb.）Sw. 的干燥成熟孢子。主产于广东、浙江等地。秋季孢子未脱落时采割藤叶，晒干，搓揉或打下孢子，除去藤叶，生用。

【药性】 甘、咸，寒。归膀胱、小肠经。

【功效】 利尿通淋，止痛。

【应用】

淋证。本品其性下降，善清小肠、膀胱湿热，尤善止尿道疼痛，为治诸淋涩痛之要药。治热淋急病，如《泉州本草》以本品为末，甘草汤送服；治血淋，如《普济方》以本品为末，新汲水或砂糖水送服；治石淋，同鸡内金、金钱草等配伍；治膏淋，与滑石、麦冬、甘草同用，如海金沙散（《世医得效方》）；本品又能利水消肿，治疗水肿，多与泽泻、猪苓、防己、木通等配伍，以加强利尿的作用。

【用法用量】 煎服，6～15g。宜包煎。

【使用注意】 肾阴亏虚者慎服

【古籍摘要】

1.《本草品汇精要》："主通关窍，利水道。"

2.《本草纲目》："治湿热肿满，小便热淋、膏淋、血淋、石淋、茎痛，解热毒气。"

【现代研究】

1. 化学成分 海金沙含高丝氨酸，咖啡酸，香豆酸，脂肪油。

2. 药理作用 本品煎剂对金黄色葡萄球菌、绿脓杆菌、福氏痢疾杆菌、伤寒杆菌等均有抑制作用。海金沙还有利胆作用。

附药：海金沙藤　Haijinshateng

为海金沙的全草。性能功效与海金沙相似，兼能清热解毒。除治淋证外。亦用于痈肿疮毒、痄腮和黄疸。用量，煎服，15～30g。外用适量，煎汤外洗或捣敷。

石　韦　Shiwei

《神农本草经》

为水龙骨科植物庐山石韦 *Pyrrosia sheareri*（Bak.）Ching 和石韦 *P. lingua*（Thunb.）Farwell 或有柄石韦 *P. petiolosa*（Christ）Ching 的干燥叶。各地普遍野生。主产于浙江、湖北、河北等地。全年均可采收。除去根茎及根，拣去杂质，洗去泥沙，晒干或阴干，切段，生用。

【药性】　甘、苦，微寒。归肺、膀胱经。

【功效】　利尿通淋，清肺止咳，凉血止血。

【应用】

1. 淋证　本品药性寒凉，清利膀胱而通淋，兼可止血，尤宜于血淋。对膀胱湿热见小便淋沥涩痛诸淋者，也常应用。用于血淋，与当归、蒲黄、芍药同用，如石韦散（《千金方》）；用于热淋，如《圣惠方》以本品与滑石为末服；用于石淋，如《古今录验》石韦散，与滑石为末，用米饮或蜜冲服。

2. 肺热咳喘　石韦入肺经，清肺热，止咳喘。用于肺热咳喘气急，可与鱼腥草、黄芩、芦根等同用。

3. 血热出血　石韦既止血又凉血，故对血热妄行之吐血、衄血、尿血、崩漏尤为适合。可单用或随证配伍侧柏叶、栀子、丹参等同用。

【用法用量】　煎服，6～12g。

【古籍摘要】

1.《神农本草经》："主劳热邪气，五癃闭不通，利小便水道。"

2.《本草纲目》："主崩漏金疮，清肺气。"

【现代研究】

1. 化学成分　石韦含 β-谷甾醇、芒果苷、异芒果苷、延胡索酸等。

2. 药理作用　石韦煎剂对金黄色葡萄球菌、变形杆菌、大肠杆菌等有不同程度的抑制作用。有抗病毒，镇咳，祛痰作用。

冬 葵 子　Dongkuizi

《神农本草经》

为锦葵科植物冬葵 *Malva verticillata* L. 的干燥成熟种子。多为栽培。全国各地均有产。夏、秋二季种子成熟时采收。除去杂质，阴干，生用或捣碎用。

【药性】　甘、涩，凉。归大肠、小肠、膀胱经。

【功效】　利尿通淋，下乳，润肠。

【应用】

1. 淋证　本品甘寒滑利，有利尿通淋之功。用于热淋，与石韦、瞿麦、滑石等同用，如石韦散《证治汇补》；用于血淋及妊娠子淋，如《千金方》本品单味用；用于石淋，与海金沙、金钱草、鸡内金等同用。本品质滑，通关格，利小便消水肿。用于水肿胀满，小便不利，配猪苓、泽泻、茯苓等同用；若治关格胀满，大小便不通，如《肘后方》以本品单味为末服。

2. 乳汁不通、乳房胀痛　本品滑润利窍，有通乳汁之功。用于产后乳汁不通，乳房胀痛可与穿山甲、王不留行等同用。

3. 便秘　冬葵子质润滑利，润肠而通便。用于肠燥便秘证，可与郁李仁、杏仁、桃仁等同用。

【用法用量】　煎服，3~9g。

【使用注意】　本品寒润滑利，脾虚便溏者与孕妇慎用。

【古籍摘要】

1.《名医别录》："疗妇人乳难内闭。"

2.《得配本草》："滑肠达窍，下乳滑胎，消肿，通关格，利二便。"

【现代研究】

化学成分　本品含脂肪油、蛋白质及锌、铁、锰、磷等10种微量元素。

【其他】　冬葵子为锦葵科植物冬葵的成熟种子。在历代本草记载中，其药名称为"冬葵子"。目前药材所用的冬葵子，大多为锦葵科植物苘麻 *Abutitlon theophrastii* Medic. 的干燥成熟种子。经考证，来源于锦葵科冬葵和来源于锦葵科苘麻的两药在诸家本草中均不相混，各列专条，效用亦不相同，而今以苘麻子作冬葵子入药，是否妥当，应进一步研究。

灯 心 草 Dengxincao

《开宝本草》

为灯心草科植物灯心草 *Juncus effusus* L. 的干燥茎髓。主产于江苏、四川、云南、贵州等地。野生或栽培。夏末至秋季割取茎。取出茎髓，剪段，晒干，生用或制用。

【药性】　甘、淡，微寒。归心、肺、小肠经。

【功效】　利尿通淋，清心降火。

【应用】

1. 淋证　本品甘淡能渗湿，性寒能清热。故可清热利尿，适用于小便不利，淋沥涩痛之证。因其质轻力薄，临证多与木通、瞿麦、车前子等同用，如八正散（《和剂局方》）。

2. 心烦失眠，口舌生疮　本品性寒，既能入心清心火，又可利尿泄热以引导心火下降。用于心火扰神所致的心烦失眠，如《集验方》单味煎服，也可与木通、竹叶、栀子等同用；用于小儿心热夜啼，可与淡竹叶配伍，开水泡服，也可配车前草，煎汤服；治口舌生疮，咽喉肿痛，将灯心炭研为末，涂抹患处或拈盐吹喉。

【用法用量】　煎服，1~3g。外用适量。

【古籍摘要】

1.《开宝本草》：“主五淋。”

2.《本草衍义补遗》：“治急喉痹，小儿夜啼。”

【现代研究】

1. 化学成分　灯心草含纤维、脂肪油、蛋白质。此外，含有多聚糖。

2. 药理作用　本品有利尿、止血作用。

萆　薢　Bixie

《神农本草经》

为薯蓣科植物绵萆薢 Dioscorea septemloba Thunb.、福州薯蓣 D. futschauensis Uline ex R. Kunth 或粉背薯蓣 D. hypoglauca Palibin 的干燥根茎。前两种称“绵萆薢”，主产于浙江、福建；后一种称“粉萆薢”，主产浙江、安徽、江西、湖南。秋、冬二季采挖。除去须根，洗净，切片，晒干。生用。

【药性】　苦，平。归肾、胃经。

【功效】　利湿去浊，祛风除痹。

【应用】

1. 膏淋，白浊　本品善利湿而分清去浊，为治膏淋要药。用于膏淋，小便混浊，白如米泔。常与乌药、益智仁、石菖蒲同用，如萆薢分清饮（《杨氏家藏方》）；亦可用治妇女白带属湿盛者，与猪苓、白术、泽泻同用。

2. 风湿痹痛　本品能祛风除湿，通络止痛。善治腰膝痹痛，筋脉屈伸不利。若偏于寒湿者，可与附子、牛膝同用，如萆薢丸（《圣济总录》）；属湿热者，则与黄柏、忍冬藤、防己等配伍用。

【用法用量】　煎服，9g～15g。

【使用注意】　肾阴亏虚遗精滑泄者慎用。

【古籍摘要】

1.《神农本草经》：“主腰背痛，强骨节，风寒湿周痹，恶疮不瘳，热气。”

2.《本草纲目》：“治白浊，茎中痛，痔瘘坏疮。”

【现代研究】

1. 化学成分　萆薢含薯蓣皂苷等多种甾体皂苷，总皂苷水解后生成薯蓣皂苷元等。此外，还含鞣质、淀粉、蛋白质等。

2. 药理作用　萆薢含的薯蓣皂苷、克拉塞林苷均有抗真菌作用。

【其他】　据考历代本草所记载的萆薢，主要来源于薯蓣科植物和百合科菝葜属植物。现时商品萆薢有粉萆薢、绵萆薢、红萆薢、白萆薢、土萆薢之分，品种极为复杂，前二种主要来源于薯蓣科植物，后三种主要来源百合科菝葜属或肖菝葜属植物。萆薢应以薯蓣科粉萆薢和绵萆薢为正品。

第三节 利湿退黄药

本类药物性味多苦寒，主入脾、胃、肝、胆经。苦寒则能清泄湿热，故以利湿退黄为主要作用，主要用于湿热黄疸，症见目黄、身黄、小便黄等。部分药物还可用于湿疮痈肿等证。临证可根据阳黄、阴黄之湿热寒湿偏重不同，选择适当配伍治疗。

茵 陈 Yinchen

《神农本草经》

为菊科植物滨蒿 *Artemisia scoparia* Waldst. et Kit. 或茵陈蒿 *A. capillaris* Thunb. 的干燥地上部分。我国大部分地区有分布，主产于陕西、山西、安徽等地。春季幼苗高 6 ~ 10cm 时采收或秋季花蕾长成时采割。春季采收的习称"绵茵陈"，秋季采割的习称"茵陈蒿"。除去杂质及老茎，晒干。生用。

【药性】 苦、辛，微寒。归脾、胃、肝、胆经。

【功效】 清利湿热，利胆退黄。

【应用】

1. 黄疸 本品苦泄下降，性寒清热，善清利脾胃肝胆湿热，使之从小便而出，为治黄疸之要药。若身目发黄，小便短赤之阳黄证，常与栀子、黄柏、大黄同用，如茵陈蒿汤（《伤寒论》）；若黄疸湿重于热者，可与茯苓、猪苓同用，如茵陈五苓散（《金匮要略》）；若脾胃寒湿郁滞，阳气不得宣运之阴黄，多与附子、干姜等配用，如茵陈四逆汤（《卫生宝鉴·补遗》）。

2. 湿疮瘙痒 本品苦微寒，取其清利湿热之功，故可用于湿热内蕴之风瘙隐疹，湿疮瘙痒，可单味煎汤外洗，也可与黄柏、苦参、地肤子等同用。

【用法用量】 煎服，6 ~ 15g。外用适量。煎汤熏洗

【使用注意】 蓄血发黄者及血虚萎黄者慎用。

【古籍摘要】

1. 《神农本草经》："主风湿寒热邪气，热结黄疸。"

2. 《名医别录》："通身发黄，小便不利，除头痛，去伏瘕。"

【现代研究】

1. 化学成分 茵陈含挥发油，油中有 β – 蒎烯、茵陈二炔烃，茵陈炔酮等多种成分。全草还含香豆素、黄酮、有机酸、呋喃类等成分。

2. 药理作用 茵陈有显著利胆作用，并有解热、保肝、抗肿瘤和降压作用。其煎剂对人型结核菌有抑制作用。乙醇提取物对流感病毒有抑制作用。水煎剂对 ECHD11 病毒有抑制作用。

金 钱 草 Jinqiancao

《本草纲目拾遗》

为报春花科植物过路黄 *Lysimachia christinae* Hance 的干燥全草。江南各省均有分布。夏、秋二季采收。除去杂质，晒干，切段生用。

【药性】 甘、咸，微寒。归肝、胆、肾、膀胱经。

【功效】 利湿退黄，利尿通淋，解毒消肿。

【应用】

1. 湿热黄疸 本品清肝胆之火，又能除下焦湿热；有清热利湿退黄之效。治湿热黄疸，常与茵陈蒿，栀子、虎杖等同用。

2. 石淋，热淋 金钱草利尿通淋，善消结石，尤宜于治疗石淋，可单用大剂量金钱草煎汤代茶饮，或与海金沙、鸡内金、滑石等同用；治热淋，常与车前子、萹蓄等同用；本品还能清肝胆湿热，消胆石，配伍茵陈、大黄、郁金等同用，治疗肝胆结石，如利胆排石片（《中华人民共和国药典》1995 年版，一部）。

3. 痈肿疔疮、毒蛇咬伤 本品有解毒消肿之效，可用治恶疮肿毒，毒蛇咬伤等证。可用鲜品捣汁内服或捣烂外敷，或配蒲公英、野菊花等同用。

【用法用量】 煎服，15～60g。鲜品加倍。外用适量。

【古籍摘要】

1.《采药志》："反胃噎膈，水肿臌胀，黄白火丹。"

2.《草木便方》："除风毒。"

【现代研究】

1. 化学成分 本品主要含酚性成分和甾醇、黄酮类、氨基酸、鞣质、挥发油、胆碱、钾盐等。

2. 药理作用 金钱草水煎液能明显促进胆汁分泌，使胆管泥沙状结石易于排出，胆管阻塞和疼痛减轻，黄疸消退。本品有抑菌作用，还有抗炎作用。对体液免疫、细胞免疫均有抑制作用。其程度与环磷酰胺相似。金钱草与环磷酰胺合用抑制作用更明显。延长皮肤移植排斥反应出现的时间。

【其他】 金钱草的品种甚多，全国各地作金钱草用的植物还有以下几种：

①唇形科植物活血丹 *Glechoma longituba*（Nakai）Kupr.，药材称连钱草，为江苏、浙江等地区所习用。

②豆科植物广金钱草 *Desmodium styracifolium*（Osb.）Merr.，药材称广金钱草，为广东、广西等地区所习用。

③伞形科植物白毛天胡荽 *Hydrocotyle sibthorpiodes* Lam. var. batrachium（Hance）Hand. Mazz.，药材称江西金钱草，为江西等地区所习用。

④旋花科植物马蹄金 *Dichondra repens* Forst.，药材称小金钱草，为四川等地区所习用。以上诸药功效不完全一样，但各地均用于结石症与肝胆疾病。

虎 杖 Huzhang

《名医别录》

为蓼科植物虎杖 *Polygonum cuspidatum* Sieb. et Zucc. 的干燥根茎和根。我国大部分地区均产，主产于江苏、江西、山东、四川等地。春、秋二季采挖，除去须根，洗净，趁新鲜切短段或厚片，晒干。生用或鲜用。

【药性】 微苦，微寒。归肝、胆、肺经。

【功效】 利湿退黄，清热解毒，散瘀止痛，化痰止咳。

【应用】

1. 湿热黄疸，淋浊，带下 本品苦寒，有清热利湿之功，治湿热黄疸，可单用本品煎服即效，亦可与茵陈、黄柏、栀子配伍，效力更佳；治湿热蕴结膀胱之小便涩痛，淋浊带下等，单用即效，如《姚僧垣集验方》以此为末，米饮送下；治五淋，亦可配利尿通淋药同用。

2. 水火烫伤，痈肿疮毒，毒蛇咬伤 本品入血分，有凉血清热解毒作用。若水火烫伤而致肤腠灼痛或溃后流黄水者，单用研末，香油调敷，亦可与地榆、冰片共研末，调油敷患处；若湿毒蕴结肌肤所致痈肿疮毒，以虎杖根烧灰贴，或煎汤洗患处；若治毒蛇咬伤，可取鲜品捣烂敷患处，亦可煎浓汤内服。

3. 经闭，癥瘕，跌打损伤 虎杖有活血散瘀止痛之功。治经闭、痛经，常与桃仁、延胡索、红花等配用；治癥瘕，如《千金方》以本品配土瓜根、牛膝合用；治跌打损伤疼痛，可与当归、乳香、没药、三七等配用。

4. 肺热咳嗽 本品既能苦降泄热，又能化痰止咳，治肺热咳嗽，可单味煎服也可与贝母、枇杷叶、杏仁等配伍使用。

本品还有泻热通便作用，可用于热结便秘。

【用法用量】 煎服，9~15g。外用适量。

【使用注意】 孕妇忌服。

【古籍摘要】

1. 《名医别录》："主通利月水，破流血癥结。"

2. 《日华子本草》："治产后恶血不下，心腹胀满，排脓，主疮疖痈者，妇人血晕，扑伤瘀血，破风毒结气。"

【现代研究】

1. 化学成分 含虎杖苷、黄酮类、大黄素、大黄素甲醚、白藜芦醇、多糖。

2. 药理作用 本品有泻下、祛痰止咳、降压、止血、镇痛作用。煎液对金黄色葡萄球菌、绿脓杆菌等多种细菌均有抑制作用。对某些病毒亦有抑制作用。

3. 不良反应 内服本品每日 30g，个别患者有食欲下降，呕吐，腹泻，头晕，偶见心脏期前收缩。因此本品不宜大剂量及长期服用。

地 耳 草 Diercao

《生草药性备要》

为藤黄科植物地耳草 *Hypericum japonicum* Thunb. ex Murray 的干燥全草。主产于江西、福建、广东、广西、四川、湖南等地。夏、秋二季采收。晒干。生或鲜用。

【药性】　苦、甘，凉。归肝、胆经。

【功效】　利湿退黄，清热解毒，活血消肿。

【应用】

1. 黄疸　本品苦凉。入肝胆经。清热解毒利湿而退黄疸，用治湿热黄疸。可单用大剂量煎汤服，或与金钱草、茵陈蒿、郁金、虎杖等同用。

2. 痈肿　地耳草能清热解毒而消痈肿。治肺痈，可配鱼腥草、薏苡仁、芦根等同用；治乳痈，可与蒲公英、穿山甲等合用；治肠痈，与败酱草、冬瓜仁、红藤等药同用；若湿热毒气所致痈肿疮毒，可单用地耳草捣烂外敷，或煎水内服。

3. 跌打损伤　地耳草能活血消肿，用治跌打损伤瘀肿疼痛，单用或配骨碎补、乳香、没药等煎服，可同时用鲜品捣烂外敷。

【用法用量】　煎服，15～30g。外用适量。

【古籍摘要】

1.《生草药性备要》："治酒病，消肿胀，解蛊毒，敷大恶疮，理疳疮肿。"

2.《岭南采药录》："去硝、黄火毒，敷虾箝疮，理跌打、蛇伤。"

【现代研究】

1. 化学成分　本品含槲皮苷、田基黄甲素、地耳草素等。

2. 药理作用　地耳草低浓度流浸膏对肠管有兴奋作用，高浓度呈痉挛收缩。本品有保肝，抗癌，抗疟，抗菌作用。

垂 盆 草 Chuipencao

《本草纲目拾遗》

为景天科植物垂盆草 *Sedum sarmentosum* Bunge 的新鲜或干燥全草。我国大部分地区均产。均为野生。夏、秋二季采收。切段，晒干。生用或用鲜品。

【药性】　甘、淡、微酸，微寒。归心、肝、胆经。

【功效】　利湿退黄，清热解毒。

【应用】

1. 黄疸　本品甘淡渗泄，微寒清热，能利湿退黄。用于湿热黄疸，常与虎杖、茵陈等同用。

2. 痈肿疮疡，喉痛，蛇伤，烫伤　本品有清热解毒及消痈散肿之功效。用于痈肿疮疡，可单用内服或外敷，或配野菊花、紫花地丁、半边莲等药同用；用于咽喉肿痛，则与山豆根同用；治疗毒蛇咬伤，可与白花蛇舌草、鱼腥草合用。治疗烫伤，烧伤，可鲜品捣汁外涂。

【用法用量】 煎服，15～30g。鲜品250g。

【古籍摘要】

1. 《本草纲目拾遗》："性寒，消痈肿，治湿郁水肿。"又"治诸毒及汤烙伤，疗痈，虫蛇螫咬。"

2. 《天宝本草》："利小便，敷火疮肿痛；汤火症，退湿热，兼治淋症。"

【现代研究】

1. 化学成分 垂盆草含甲基异石榴皮碱等生物碱，景天庚糖、果糖、蔗糖等。

2. 药理作用 垂盆草有保肝作用，对葡萄球菌、链球菌、伤寒杆菌、白色念珠菌等均有抑制作用。

鸡 骨 草 Jigucao

《岭南采药录》

为豆科植物广州相思子 *Abrus cantoniensis* Hance 的干燥全株。全年均可采挖，除去泥沙，干燥。除去杂质及夹果（种子有毒），切段，生用。

【药性】 甘、微苦，凉。归肝、胃经。

【功效】 利湿退黄，清热解毒，疏肝止痛。

【应用】

1. 黄疸 本品甘苦而凉，具有清热利湿而退黄之功，治疗肝胆湿热郁蒸引起的黄疸，可单味使用，或与茵陈、地耳草等药配伍，以加强清热解毒，利湿退黄作用。

2. 乳痈 本品有清热解毒之功，治疗乳痈，可用本品鲜叶捣烂外敷。

3. 胁肋不舒，胃脘胀痛 本品入肝胃二经，具疏肝止痛功效，治肝气郁结之胁肋不舒，胃脘疼痛、常与两面针同用。

【用法用量】 煎服，15～30g。

【现代研究】

1. 化学成分 本品含相思子碱、相思子皂苷、黄酮类、氨基酸、糖类、相思子皂醇、甘草次酸。

2. 药理作用 鸡骨草粗皂苷有保肝作用，本品煎剂可增强肠蠕动。

珍 珠 草 Zhenzhucao

《生草药性备要》

为大戟科植物叶下珠 *Phyllanthus urinaria* L. 的干燥全草或带根全草。主产广东、广西、四川等地，安徽、江苏、浙江、江西、福建、贵州、云南等地亦有分布。夏、秋二季采集地上部分或带根全草，洗净泥土，除去杂质，鲜用捣汁或捣敷。或晒干，切段，生用。

【药性】 甘、苦，凉。归肝、肺经，

【功效】 利湿退黄，清热解毒，明目，消积。

【应用】

1. 湿热黄疸，泄痢，淋证　本品苦甘性凉，苦以泄降，凉可清热，其入肝经，通利肝胆，去湿退黄，对于湿热蕴结肝胆，面目皮肤色黄如橘者，与茵陈同用；本品还可清热利湿通淋，可与金钱草等药相伍，用于膀胱湿热之热淋涩痛与砂淋、石淋；本品既利湿热，又解热毒，配黄连、木香等，还常用治湿热毒邪下注大肠所致的泄泻或便下脓血，里急后重。

2. 疮疡肿毒，蛇犬咬伤　珍珠草性凉，清热解毒。可治疗热毒蕴结之疮毒痈肿、毒蛇咬伤或狂犬咬伤。可内服外敷并用，或与白花蛇舌草、蚤休等伍用。

3. 目赤肿痛　本品入肝经，苦凉泄火，清热明目。单用或配菊花内服外洗，可治肝热上攻，风热注目之赤眼火肿，涩痛难忍。

4. 小儿疳积　本品甘可健脾，凉以清热，治小儿禀赋素弱，过食肥甘，脾胃失运，食积化热所致的疳积，可单用水炖服。

【用法用量】　煎服，15～30g。鲜品 30～60g。外用适量。

【使用注意】　苦凉之品，阳虚体弱者慎用。

【古籍摘要】

1.《生草药性备要》："治小儿疳眼，疳积，煲肉食或煎水洗。又治亡乳汁，治主米疳者最效。"

2.《临证指南》："治小儿诸疳瘦弱，眼欲盲。"

【现代研究】

1. 化学成分　全草含酚性成分，三萜成分及没食子鞣质。

2. 药理作用　珍珠草对金黄色葡萄球菌，福氏痢疾杆菌抑制作用较强，对溶血性链球菌、伤寒杆菌、绿脓杆菌均有抑制作用。本品对乙型病毒性肝炎有突出治疗作用。另有研究认为珍珠草对鸭乙肝病毒反转录酶及人肝癌细胞具有明显抑制作用。

第十四章

温 里 药

凡以温里祛寒，治疗里寒证为主的药物，称温里药，又名祛寒药。

本类药物均味辛而性温热，辛能散、行，温能通，善走脏腑而能温里祛寒，温经止痛，故可用治里寒证，尤以里寒实证为主。即《内经》所谓"寒者热之"、《神农本草经》"疗寒以热药"之意。个别药物尚能助阳、回阳，用以治疗虚寒证，亡阳证。

本类药物因其主要归经的不同而有多种效用。主入脾胃经者，能温中散寒止痛，可用治外寒入侵，直中脾胃或脾胃虚寒证，症见脘腹冷痛、呕吐泄泻、舌淡苔白等；主入肺经者，能温肺化饮，用治肺寒痰饮证，症见痰鸣咳喘、痰白清稀、舌淡苔白滑等；主入肝经者，能暖肝散寒止痛，用治寒侵肝经的少腹痛、寒疝腹痛或厥阴头痛等；主入肾经者，能温肾助阳，用治肾阳不足证，症见阳痿宫冷、腰膝冷痛、夜尿频多、滑精遗尿等；主入心肾两经者，能温阳通脉，用治心肾阳虚证，症见心悸怔忡、畏寒肢冷、小便不利、肢体浮肿等；或回阳救逆，用治亡阳厥逆证，症见畏寒蜷卧、汗出神疲、四肢厥逆、脉微欲绝等。

使用温里药应根据不同证候作适当配伍。若外寒已入里，表寒仍未解者，当与辛温解表药同用；寒凝经脉、气滞血瘀者，配以行气活血药；寒湿内阻，宜配芳香化湿或温燥祛湿药；脾肾阳虚者，宜配温补脾肾药；亡阳气脱者，宜与大补元气药同用。

本类药物多辛热燥烈，易耗阴动火，故天气炎热时或素体火旺者当减少用量；热伏于里，热深厥深，真热假寒证禁用；凡实热证、阴虚火旺、津血亏虚者忌用；孕妇慎用。

现代药理研究证明，温里药一般具有不同程度的镇静、镇痛、健胃、驱风、抗血栓形成、抗溃疡、抗腹泻、抗凝、抗血小板聚集、抗缺氧、扩张血管等作用，部分药物还有强心、抗休克、抗惊厥、调节胃肠运动、促进胆汁分泌等作用。本类药物主要用治慢性胃炎、慢性肠炎、慢性支气管炎、疝气、休克等。

附 子 Fuzi

《神农本草经》

为毛茛科植物乌头 *Aconitum carmichaeli* Debx. 的子根的加工品。主产于四川、湖北、湖南等地。6月下旬至8月上旬采挖，除去母根、须根及泥沙，习称"泥附子"。加工炮制为盐附子、黑附片（黑顺片）、白附片、淡附片、炮附片。

【药性】 辛、甘，大热。有毒。归心、肾、脾经。

【功效】 回阳救逆，补火助阳，散寒止痛。

【应用】

1. 亡阳证 本品能上助心阳、中温脾阳、下补肾阳，为"回阳救逆第一品药"。常与干姜、甘草同用，治吐利汗出，发热恶寒，四肢拘急，手足厥冷，或大汗、大吐、大泻所致亡阳证，如四逆汤（《伤寒论》）；本品能回阳救逆，人参能大补元气，二者同用，可治亡阳兼气脱者，如参附汤（《正体类要》）；若寒邪入里，直中三阴而见四肢厥冷，恶寒蜷卧，吐泻腹痛，脉沉迟无力或无脉者，可与干姜、肉桂、人参同用，如回阳急救汤（《伤寒六书》）。

2. 阳虚证　本品辛甘温煦，有峻补元阳、益火消阴之效，凡肾、脾、心诸脏阳气衰弱者均可应用。配肉桂、山茱萸、熟地等，可治肾阳不足，命门火衰所致阳痿滑精、宫寒不孕、腰膝冷痛、夜尿频多者，如右归丸（《景岳全书》）；配党参、白术、干姜等，可治脾肾阳虚、寒湿内盛所致脘腹冷痛、大便溏泻等，如附子理中汤（《和剂局方》）；与茯苓、白术等同用，可治脾肾阳虚，水气内停所致小便不利、肢体浮肿者，如真武汤（《伤寒论》）；若治心阳衰弱，心悸气短、胸痹心痛者，可与人参、桂枝等同用；治阳虚兼外感风寒者，常与麻黄、细辛同用，如麻黄附子细辛汤（《伤寒论》）。

3. 寒痹证　本品气雄性悍，走而不守，能温经通络，逐经络中风寒湿邪，故有较强的散寒止痛作用。凡风寒湿痹周身骨节疼痛者均可用之，尤善治寒痹痛剧者，常与桂枝、白术、甘草同用，如甘草附子汤（《伤寒论》）。

【用法用量】　煎服，3～15g；本品有毒，宜先煎 0.5～1 小时，至口尝无麻辣感为度。

【使用注意】　孕妇及阴虚阳亢者忌用。反半夏、瓜蒌、贝母、白蔹、白及。生品外用，内服须炮制。若内服过量，或炮制、煎煮方法不当，可引起中毒。

【古籍摘要】

1. 《本草汇言》："附子，回阳气，散阴寒，逐冷痰，通关节之猛药也。诸病真阳不足，虚火上升，咽喉不利，饮食不入，服寒药愈甚者，附子乃命门主药，能入其窟穴而招之，引火归原，则浮游之火自熄矣。凡属阳虚阴极之候，肺肾无热证者，服之有起死之殊功。"

2. 《本草正义》："附子，本是辛温大热，其性善走，故为通十二经纯阳之要药，外则达皮毛而除表寒，里则达下元而温痼冷，彻内彻外，凡三焦经络，诸脏诸腑，果有真寒，无不可治。"

【现代研究】

1. 化学成分　本品含乌头碱，中乌头碱，次乌头碱，异飞燕草碱，新乌宁碱，乌胺及尿嘧啶等。

2. 药理作用　附子煎剂、水溶性部分等，对蛙、蟾蜍及温血动物心脏，不论是正常状态或处于衰竭状态均有明显的强心作用；其正丁醇提取物，乙醇提取物及水提物对氯仿所致小鼠室颤有预防作用；附子有显著的抗炎作用，能抑制蛋清、角叉菜胶、甲醛等所致大鼠足跖肿胀，抑制醋酸所致毛细血管通透性亢进，抑制肉芽肿形成及佐剂性关节炎；中乌头碱、乌头碱及次乌头碱均有镇痛作用。最近研究表明，附子能增强机体抗氧化能力，具有抗衰老作用。

3. 不良反应　附子中含多种乌头碱类化合物，具有较强的毒性，尤其表现为心脏的毒性。但经水解后形成的乌头碱，毒性则大大降低。乌头碱类结构属二萜类生物碱，具有箭毒样作用，即阻断神经肌肉接头传导，还具有乌头碱样作用，表现为心律失常、血压下降、体温降低、呼吸抑制，肌肉麻痹和中枢神经功能紊乱等。附子大剂量粗制生物碱可导致多种动物全身性及呼吸麻痹症状，症状表现为呼吸停止先于循环紊乱。附子中毒原因主要是误食或用药不慎（如剂量过大，煎煮不当，配伍失宜等）或个体差异等，严重者可致死亡。因此必须严格炮制，按照规定的用法用量使用，才能保证用药安全。附子中毒救治的一般疗法为：早期催吐，洗胃；有呼吸麻痹症状时，及时使用呼吸兴奋剂，给氧；心跳缓慢而弱时可皮下注射阿托品；出现室性心律失常可用利多卡因。

干 姜 Ganjiang

《神农本草经》

为姜科植物姜 *Zingiber officinale* Rosc. 的干燥根茎。主产于四川、广东、广西、湖南、湖北等地。均系栽培。冬季采收。纯净后切片晒干或低温烘干。生用。

【药性】　辛，热。归脾、胃、肾、心、肺经。

【功效】　温中散寒，回阳通脉，温肺化饮。

【应用】

1. 腹痛，呕吐，泄泻　本品辛热燥烈，主入脾胃而长于温中散寒、健运脾阳，为温暖中焦之主药。多与党参、白术等同用，治脾胃虚寒，脘腹冷痛等，如理中丸（《伤寒论》）；《外台秘要》单用本品研末服，治寒邪直中脏腑所致腹痛；常配高良姜，治胃寒呕吐，如二姜丸（《和剂局方》）；可与黄芩、黄连、人参等同用，治上热下寒，寒热格拒，食入即吐者，如干姜黄芩黄连人参汤（《伤寒论》）；治中寒水泻，可单用为末服，亦可与党参、白术、甘草等同用。

2. 亡阳证　本品辛热，入心、脾、肾经，有温阳守中，回阳通脉的功效。用治心肾阳虚，阴寒内盛所致亡阳厥逆，脉微欲绝者，每与附子相须为用，如四逆汤（《伤寒论》）。

3. 寒饮喘咳　本品辛热，入肺经，善能温肺散寒化饮。常与细辛、五味子、麻黄等同用，治寒饮喘咳，形寒背冷，痰多清稀之证，如小青龙汤（《伤寒论》）。

【用法用量】　煎服，3~10g。

【使用注意】　本品辛热燥烈，阴虚内热、血热妄行者忌用。

【古籍摘要】

1.《珍珠囊》："干姜其用有四：通心阳，一也；去脏腑沉寒痼冷，二也；发诸经之寒气，三也；治感寒腹痛，四也。"

2.《本草求真》："干姜，大热无毒，守而不走，凡胃中虚冷，元阳欲绝，合以附子同投，则能回阳立效，故书有附子无姜不热之句。"

【现代研究】

1. 化学成分　干姜含挥发油约2%，主要成分是姜烯、水芹烯、莰烯、姜烯酮、姜辣素、姜酮、龙脑、姜醇、柠檬醛等。尚含树脂、淀粉，以及多种氨基酸。

2. 药理作用　干姜甲醇或醚提取物有镇静、镇痛、抗炎、止呕及短暂升高血压的作用；水提取物或挥发油能明显延长大鼠实验性血栓形成时间；干姜醇提取物及其所含姜辣素和姜辣烯酮有显著灭螺和抗血吸虫作用。干姜醇提取物能明显增加大鼠肝脏胆汁分泌量，维持长达 3~4 小时。

肉 桂 Rougui

《神农本草经》

为樟科植物肉桂 *Cinnamomum cassia* Presl 的干燥树皮。主产于广东、广西、海南、云南等地。多于秋季剥取，刮去栓皮，阴干。因剥取部位及品质的不同而加工成多种规格，常见的有企边桂、板桂、油板桂等。生用。

【药性】　辛、甘，大热。归肾、脾、心、肝经。

【功效】　补火助阳，散寒止痛，温经通脉，引火归原。

【应用】

1. 阳痿，宫冷　本品辛甘大热，能补火助阳，益阳消阴，作用温和持久，为治命门火衰之要药。常配附子、熟地、山茱萸等，用治肾阳不足，命门火衰的阳痿宫冷，腰膝冷痛，夜尿频多，滑精遗尿等，如肾气丸（《金匮要略》）、右归饮（《景岳全书》）。

2. 腹痛，寒疝　本品甘热助阳以补虚，辛热散寒以止痛，善去痼冷沉寒。治寒邪内侵或脾胃虚寒的脘腹冷痛，可单用研末，酒煎服；或与干姜、高良姜、荜茇等同用，如大已寒丸（《和剂局方》）；治寒疝腹痛，多与吴茱萸、小茴香等同用。

3. 腰痛，胸痹，阴疽，闭经，痛经　本品辛散温通，能行气血、运经脉、散寒止痛。常与独活、桑寄生、杜仲等同用，治风寒湿痹，尤以治寒痹腰痛为主，如独活寄生汤（《千金方》）；与附子、干姜、川椒等同用，可治胸阳不振，寒邪内侵的胸痹心痛，如桂附丸（《寿世保元》）；与鹿角胶、炮姜、麻黄等同用，可治阳虚寒凝，血滞痰阻的阴疽、流注等，如阳和汤（《外科证治全生集》）；若与当归、川芎、小茴香等同用，可治冲任虚寒，寒凝血滞的闭经、痛经等证，如少腹逐瘀汤（《医林改错》）。

4. 虚阳上浮　本品大热入肝肾，能使因下元虚衰所致上浮之虚阳回归故里，名曰引火归原。用治元阳亏虚，虚阳上浮的面赤、虚喘、汗出、心悸、失眠、脉微弱者，常与山茱萸、五味子、人参、牡蛎等同用。

此外，久病体虚气血不足者，在补气益血方中少量加入肉桂，有鼓舞气血生长之效。

【用法用量】　煎服，1~4.5g，宜后下或焗服；研末冲服，每次 1~2g。

【使用注意】　阴虚火旺，里有实热，血热妄行出血及孕妇忌用。畏赤石脂。

【鉴别用药】　肉桂、附子、干姜性味均辛热，能温中散寒止痛，用治脾胃虚寒之脘腹冷痛、大便溏泄等。然干姜主入脾胃，长于温中散寒、健运脾阳而止呕；肉桂、附子味甘而大热，散寒止痛力强，善治脘腹冷痛甚者及寒湿痹痛证，二者又能补火助阳，用治肾阳虚证及脾肾阳虚证。肉桂还能引火归原、温经通脉，用治虚阳上浮及胸痹、阴疽、闭经、痛经等。附子、干姜能回阳救逆，用治亡阳证。此功附子力强，干姜力弱，常相须为用。干姜尚能温肺化饮，用治肺寒痰饮咳喘。

肉桂、桂枝性味均辛甘温，能散寒止痛、温经通脉，用治寒凝血滞之胸痹、闭经、痛经、风寒湿痹证。肉桂长于温里寒，用治里寒证；又能补火助阳，引火归原，用治肾阳不足、命门火衰之阳痿宫冷，下元虚衰、虚阳上浮之虚喘、心悸等。桂枝长于散表寒，用治风寒表证；又能助阳化气，用治痰饮、蓄水证。

【古籍摘要】

1.《汤液本草》："补命门不足，益火消阴。"

2.《本草求真》："大补命门相火，益阳治阴。凡沉寒痼冷、营卫风寒、阳虚自汗、腹中冷痛、咳逆结气、脾虚恶食、湿盛泄泻、血脉不通、胎衣不下、目赤肿痛，因寒因滞而得者，用此治无不效。"

【现代研究】

1. 化学成分 肉桂中含挥发油（桂皮油）1.98%～2.06%，主要成分为桂皮醛，占52.92%～61.20%，其他尚含有肉桂醇，肉桂醇醋酸酯，肉桂酸，醋酸苯丙脂，香豆素，黏液，鞣质等。

2. 药理作用 肉桂有扩张血管、促进血液循环、增强冠脉及脑血流量、使血管阻力下降等作用；在体外，其甲醇提取物及桂皮醛有抗血小板凝集、抗凝血酶作用；桂皮油、桂皮醛、肉桂酸钠具有镇静、镇痛、解热、抗惊厥等作用；桂皮油能促进肠运动，使消化道分泌增加，增强消化机能，排除消化道积气、缓解胃肠痉挛性疼痛，并可引起子宫充血；肉桂水提物、醚提物对动物实验性胃溃疡的形成有抑制作用。肉桂酸具有使人肺腺癌细胞逆转的作用。肇庆产肉桂降糖作用明显。桂皮油对革兰阴性菌及阳性菌有抑制作用。桂皮的乙醚、醇及水浸液对多种致病性真菌有一定的抑制作用。

吴 茱 萸 Wuzhuyu

《神农本草经》

为芸香科植物吴茱萸 *Evodia rutaecarpa*（Juss.）Benth.、石虎 *E. rutaecarpa*（Juss.）Benth. var. *officinalis*（Dode）Huang 或疏毛吴茱萸 *E. rutaecarpa*（Juss.）Benth. var. *bodinieri*（Dode）Huang 的干燥近成熟果实。主产于贵州、广西、湖南、云南、陕西、浙江、四川等地。8～11月果实尚未开裂时，剪下果枝，晒干或低温干燥，除去枝、叶、果梗等杂质。用甘草汤制过应用。

【药性】 辛、苦，热。有小毒。归肝、脾、胃、肾经。

【功效】 散寒止痛，降逆止呕，助阳止泻。

【应用】

1. 寒凝疼痛 本品辛散苦泄，性热祛寒，主入肝经，既散肝经之寒邪，又疏肝气之郁滞，为治肝寒气滞诸痛之主药。每与生姜、人参等同用，治厥阴头痛，干呕吐涎沫，苔白脉迟等，如吴茱萸汤（《伤寒论》）；常与小茴香、川楝子、木香等配伍，治寒疝腹痛，如导气汤（《医方简义》）；与桂枝、当归、川芎等同用，可治冲任虚寒，瘀血阻滞之痛经，如温经汤（《金匮要略》）；与木瓜、苏叶、槟榔等配伍，治寒湿脚气肿痛，或上冲入腹，如鸡鸣散（《类编朱氏集验医方》）。

2. 胃寒呕吐 本品辛散苦泄，性热祛寒，善能散寒止痛，还能疏肝解郁，降逆止呕，兼能制酸止痛。常与干姜、甘草同用，治霍乱心腹痛，呕吐不止，如吴茱萸汤（《圣济总录》）；与半夏、生姜等同用，可治外寒内侵、胃失和降之呕吐；配伍黄连，可治肝郁化火，肝胃不和的胁痛口苦，呕吐吞酸，如左金丸（《丹溪心法》）。

3. 虚寒泄泻 本品性味辛热，能温脾益肾，助阳止泻，为治脾肾阳虚，五更泄泻之常用药，多与补骨脂、肉豆蔻、五味子等同用，如四神丸（《校注妇人良方》）。

【用法用量】 煎服，1.5～4.5g。外用适量。

【使用注意】 本品辛热燥烈，易耗气动火，故不宜多用、久服。阴虚有热者忌用。

【古籍摘要】

1.《本草纲目》："开郁化滞，治吞酸，厥阴痰涎头痛，阴毒腹痛，疝气血痢，喉舌口疮。"

2.《本草经疏》："吴茱萸，辛温暖脾胃而散寒邪，则中自温、气自下，而诸证悉除。"

【现代研究】

1. 化学成分 含挥发油，油中主要为吴茱萸烯、罗勒烯、月桂烯、吴茱萸内酯、吴茱萸内酯醇等。还含吴茱萸酸，吴茱萸碱，吴茱萸啶酮，吴茱萸精，吴茱萸苦素等。

2. 药理作用 本品甲醇提取物，水煎剂有抗动物实验性胃溃疡的作用；水煎剂对药物性导致动物胃肠痉挛有对抗作用，有明显的镇痛作用；本品注射液静注对麻醉大鼠和狗有明显升高血压的作用；其煎剂、蒸馏液和冲剂过滤后，分别给正常兔、犬和实验性肾型高血压犬进行静注，均有明显的降压作用；煎剂给犬灌胃，也呈明显降压作用，甘草煎剂可使吴茱萸的降压作用消失；能抑制血小板聚集，抑制血小板血栓及纤维蛋白血栓形成；其煎剂，吴茱萸次碱和脱氢吴茱萸碱对家兔离体及在体子宫有兴奋作用；在猫心肌缺血后，吴茱萸及吴茱萸汤能改善部分心电图，部分减少血中磷酸肌酸酶及乳酸脱氢酶的释放，明显增加血中一氧化氮的浓度，缩小心肌梗死面积，具有一定的保护心肌缺血的作用。

小 茴 香 Xiaohuixiang

《新修本草》

为伞形科植物茴香 *Foeniculum vulgare* Mill. 的干燥成熟果实。全国各地均有栽培。秋季果实初熟时采割植株，晒干，打下果实，除去杂质。生用或盐水炙用。

【药性】 辛，温。归肝、肾、脾、胃经。

【功效】 散寒止痛，理气和胃。

【应用】

1. 寒疝腹痛，睾丸偏坠胀痛，少腹冷痛，痛经 本品辛温，能温肾暖肝，散寒止痛。常与乌药、青皮、高良姜等配伍，用治寒疝腹痛，如天台乌药散（《医学发明》）；亦可用本品炒热，布裹温熨腹部。与橘核、山楂等同用，可治肝气郁滞，睾丸偏坠胀痛，如香橘散（《张氏医通》）；治肝经受寒之少腹冷痛，或冲任虚寒之痛经，可与当归、川芎、肉桂等同用。

2. 中焦虚寒气滞证 本品辛温能温中散寒止痛，并善理脾胃之气而开胃、止呕。治胃寒气滞之脘腹胀痛，可与高良姜、香附、乌药等同用；治脾胃虚寒的脘腹胀痛、呕吐食少，可与白术、陈皮、生姜等同用。

【用法用量】 煎服，3~6g。外用适量。

【使用注意】 阴虚火旺者慎用。

【古籍摘要】

1.《新修本草》："主诸瘘，霍乱及蛇伤。"

2.《本草汇言》："茴香，温中快气之药也。方龙潭曰，此药辛香发散，甘平和胃，故《唐本草》善主一切诸气，如心腹冷气、暴疼心气、呕逆胃气、腰肾虚气、寒湿脚气、小腹弦气、膀胱水气、阴癞疝气、阴汗湿气、阴子冷气、阴肿水气、阴胀滞气。其温中散寒，立行诸气，及小腹少腹至阴之分之要品也。"

【现代研究】

1. 化学成分 本品含挥发油约3%~6%，主要成分为反式茴香脑、柠檬烯、葑酮、爱草脑、γ–松油烯、α–蒎烯、月桂烯等，少量的香桧烯、茴香脑、茴香醛等。另含脂肪油约18%，其脂肪酸中主要为岩芹酸，还有油酸、亚油酸、棕榈酸、花生酸、山萮酸等。

2. 药理作用 本品对家兔在体肠蠕动有促进作用；十二指肠或口服给药对大鼠胃液分泌及胃溃疡和应激性溃疡胃液分泌均有抑制作用；能促进胆汁分泌，并使胆汁固体成分增加；其挥发油对豚鼠气管平滑肌有松弛作用，并能促进肝组织再生；另有镇痛及己烯雌酚样作用等。

附药：八角茴香 **Bajiaohuixiang**

为木兰科植物八角茴香 *Illicium verum* Hook. F. 的成熟果实。又名大茴香、八角。主产于亚热带地区。生用或盐水炒用。性味、功效与小茴香相似，但功力较弱，主要用作食物调味品。用法用量与小茴香同。

丁 香 Dingxiang

《雷公炮炙论》

为桃金娘科植物丁香 *Eugenia caryophyllata* Thunb. 的干燥花蕾。习称公丁香。主产于坦桑尼亚、马来西亚、印度尼西亚，我国主产于广东、海南等地。通常于9月至次年3月，花蕾由绿转红时采收，晒干。生用。

【药性】 辛，温。归脾、胃、肺、肾经。

【功效】 温中降逆，散寒止痛，温肾助阳。

【应用】

1. 胃寒呕吐、呃逆 本品辛温芳香，暖脾胃而行气滞，尤善降逆，故有温中散寒、降逆止呕、止呃之功，为治胃寒呕逆之要药。常与柿蒂、党参、生姜等同用，治虚寒呕逆，如丁香柿蒂汤（《症因脉治》）；与白术、砂仁等同有，治脾胃虚寒之吐泻、食少，如丁香散（《沈氏尊生书》）；治妊娠恶阻，可与人参、藿香同用（《证治准绳》）。

2. 脘腹冷痛 本品温中散寒止痛，可用治胃寒脘腹冷痛，常与延胡索、五灵脂、橘红等同用。

3. 阳痿，宫冷　本品性味辛温，入肾经，有温肾助阳起痿之功，可与附子、肉桂、淫羊藿等同用。

【用法用量】　煎服，1~3g。外用适量。

【使用注意】　热证及阴虚内热者忌用。畏郁金。

【古籍摘要】

1.《日华子本草》："治口气，反胃，疗肾气，奔豚气，阴痛，壮阳，暖腰膝。"

2.《本草正》："温中快气。治上焦呃逆，除胃寒泻痢、七情五郁。"

【现代研究】

1. 化学成分　含挥发油16%~19%，油中主要成分是丁香油酚、乙酰丁香油酚，微量成分有丁香烯醇、庚酮、水杨酸甲脂、α-丁香烯、胡椒酚、苯甲醇、苯甲醛等。

2. 药理作用　本品内服能促进胃液分泌，增强消化力，减轻恶心呕吐，缓解腹部气胀，为芳香健胃剂；其水提物、醚提物均有镇痛抗炎作用；丁香酚有抗惊厥作用；其煎剂对葡萄球菌、链球菌及白喉、变形、绿脓、大肠、痢疾、伤寒等杆菌均有抑制作用，并有较好的杀螨作用；另有抗血小板聚集、抗凝、抗血栓形成、抗腹泻、利胆和抗缺氧等作用。

附药：**母丁香**　**Mudingxiang**

为丁香的成熟果实，又名鸡舌香。性味功效与公丁香相似，但气味较淡，功力较逊。用法用量与公丁香同。

高 良 姜 Gaoliangjiang

《名医别录》

为姜科植物高良姜 *Alpinia officinarum* Hance 的干燥根茎。主产于广东、广西、海南等地。夏末秋初采挖生长4~6年的根茎，除去地上茎、须根及残留鳞片，洗净，切段，晒干。生用。

【药性】　辛，热。归脾、胃经。

【功效】　散寒止痛，温中止呕。

【应用】

1. 胃寒冷痛　本品辛散温通，能散寒止痛，为治胃寒脘腹冷痛之常用药，每与炮姜相须为用，如二姜丸（《和剂局方》）；治胃寒肝郁，脘腹胀痛，多与香附合用，以疏肝解郁，散寒止痛，如良附丸（《良方集腋》）；治卒心腹绞痛如剧，两胁支满，烦闷不可忍者，可与厚朴、当归、桂心等同用，如高良姜汤（《千金方》）。

2. 胃寒呕吐　本品性热，能温散寒邪，和胃止呕。治胃寒呕吐，多与半夏、生姜等同用；治虚寒呕吐，常与党参、茯苓、白术等同用。

【用法用量】　煎服，3~6g。研末服，每次3g。

【古籍摘要】

1.《名医别录》："主暴冷，胃中冷逆，霍乱腹痛。"

2.《本草汇言》："高良姜，祛寒湿、温脾胃之药也。若老人脾肾虚寒，泄泻自利，妇人心胃暴痛，因气怒、因寒痰者，此药辛热纯阳，除一切沉寒痼冷，功与桂、附同等。苟非客寒犯胃，胃冷呕逆，及伤生冷饮食，致成霍乱吐泻者，不可轻用。"

【现代研究】

1. 化学成分 含挥发油0.5%～1.5%，油中主要成分为1，8-桉叶素、桂皮酸甲酯、丁香油酚、蒎烯、荜澄茄烯及辛辣成分高良姜酚等。尚含黄酮类高良姜素、山奈素、山奈酚、槲皮素、异鼠李素等。

2. 药理作用 本品水提取物具有镇痛抗炎作用，醚提物只有镇痛作用，二者均能抗动物实验性胃溃疡的形成及蓖麻油引起的腹泻，还能延长断头小鼠张口动作持续时间和氰化钾中毒小鼠的存活时间；煎剂灌胃能升高犬胃液总酸排出量，兴奋兔离体肠管运动，对抗因阿托品所致小鼠胃肠抑制后的墨汁推进率；采用体内血栓形成法，给大鼠灌胃高良姜水提物或挥发油均有抗血栓形成的作用；100%煎液对炭疽杆菌、α-或β-溶血性链球菌、白喉及类白喉杆菌、肺炎球菌、金黄色葡萄球菌、白色葡萄球菌等革兰阳性嗜气菌皆有抗菌作用。

附药：红豆蔻 Hongdoukou

为姜科植物大高良姜 *Alpinia galanga* (L.) willd. 的果实。性味辛温，归脾、胃经，功能温中散寒，行气止痛，解酒毒。用于寒湿所致的脘腹冷痛，或饮酒过度所致的呕吐、泄泻，不欲饮食；亦可研末掺牙，治疗风寒牙痛。用量3～6g，入汤剂，生用。阴虚有热者忌用。

胡 椒 Hujiao

《新修本草》

为胡椒科植物胡椒 *Piper nigrum* L. 的干燥近成熟或成熟果实。主产于海南、广东、广西、云南等地。秋末至次春果实呈暗绿色时采收，晒干，为黑胡椒；果实变红时采收，水浸，擦去果肉，晒干，为白胡椒。生用，用时打碎。

【药性】 辛，热。归胃、大肠经。

【功效】 温中散寒，下气消痰。

【应用】

1. 胃寒腹痛，呕吐泄泻 本品味辛性热，能温中散寒止痛，用治胃寒脘腹冷痛、呕吐，可单用研末入猪肚中炖服，或与高良姜、荜茇等同用；治反胃及不欲饮食，可与半夏、姜汁为丸服；治脾胃虚寒之泄泻，可与吴茱萸、白术等同用。

2. 癫痫证 本品辛散温通，能下气行滞，消痰宽胸，治痰气郁滞，蒙蔽清窍的癫痫痰多证，常与荜茇等分为末服。

此外，作调味品，有开胃进食的作用。

【用法用量】 煎服，2～4g；研末服，每次0.6～1.5g。外用适量。

【古籍摘要】

1.《新修本草》："主下气，温中，去痰，除脏腑中风冷。"

2.《本草经疏》:"胡椒,其味辛,气大温,性虽无毒,然辛温太甚,过服未免有害,气味俱厚,阳中之阳也。其主下气、温中、去痰,除脏腑中风冷者,总因肠胃为寒冷所乘,以致脏腑不调,痰气逆上,辛温暖肠胃而散风冷,则痰气降,脏腑和,诸证瘳矣。"

【现代研究】

1. 化学成分 含挥发油,黑胡椒含 1.2% ~ 2.6%,白胡椒约含 0.8%。油中主要成分为胡椒醛、二氢香芹醇、氧化石竹烯、隐品酮、顺对盖烯醇、顺对一盖二烯醇及反 - 松香芹醇。尚含胡椒碱、胡椒林碱、胡椒油 A、B、C、胡椒新碱等。

2. 药理作用 胡椒碱能延长给戊巴比妥的大鼠睡眠时间,抗电或戊四氮致动物惊厥的作用;口服本品能促进大鼠胆汁的分泌;并有抗炎作用。

花 椒 Huajiao

《神农本草经》

为芸香科植物青椒 *Zanthoxylum schinifolium* Sieb. et Zucc. 或花椒 *Z. bungeanum* Maxim. 的干燥成熟果皮。我国大部分地区有分布,但以四川产者为佳,故又名川椒、蜀椒。秋季采收成熟果实,晒干,除去种子及杂质。生用或炒用。

【药性】 辛、温。归脾、胃、肾经。

【功效】 温中止痛,杀虫止痒。

【应用】

1. 中寒腹痛,寒湿吐泻 本品辛散温燥,入脾胃经,长于温中燥湿、散寒止痛、止呕止泻。常与生姜、白豆蔻等同用,治疗外寒内侵,胃寒腹痛、呕吐等症;与干姜、人参等配伍,治疗脾胃虚寒,脘腹冷痛、呕吐、不思饮食等,如大建中汤(《金匮要略》);与肉豆蔻同用,可治夏伤湿冷,泄泻不止,如川椒丸(《小儿卫生总微论方》)。

2. 虫积腹痛,湿疹,阴痒 本品有驱蛔杀虫之功。常与乌梅、干姜、黄柏等同用,治疗虫积腹痛,手足厥逆,烦闷吐蛔等,如乌梅丸(《伤寒论》);单用煎液作保留灌肠,用治小儿蛲虫病,肛周瘙痒;若与吴茱萸、蛇床子、藜芦、陈茶、烧盐同用,水煎熏洗,治妇人阴痒不可忍,非以热汤泡洗不能已者,如椒茱汤(《医级》);单用或与苦参、蛇床子、地肤子、黄柏等,煎汤外洗,治湿疹瘙痒。

【用法用量】 煎服,3 ~ 6g。外用适量,煎汤熏洗。

【古籍摘要】

1.《神农本草经》:"主邪气咳逆,温中,逐骨节皮肤死肌,寒湿痹痛,下气。"

2.《本草纲目》:"椒,纯阳之物,其味辛而麻,其气温以热。入肺散寒,治咳嗽;入脾除湿,治风寒湿痹,水肿泻痢;入右肾补火,治阳衰溲数,足弱,久痢诸证。"

【现代研究】

1. 化学成分 果皮中挥发油的主要成分为柠檬烯,占总油量的 25.10%,1,8 - 桉叶素占 21.98%,月桂烯占 11.99%,还含 α - 蒎烯、β - 蒎烯、香桧烯、紫苏烯、芳樟醇、爱草脑等。果皮还含香草木宁碱,单叶芸香品碱,脱肠草素等。

2. 药理作用 本品具有抗动物实验性胃溃疡形成的作用；对动物离体小肠有双向调节作用，小剂量时兴奋，大剂量时抑制；并有镇痛抗炎作用；其挥发油对 11 种皮肤癣菌和 4 种深部真菌有一定的抑制和杀死作用，其中羊毛小孢子菌和红色毛癣菌最敏感，并能杀疥螨等。

附药：椒目　Jiaomu

为花椒的种子。性味苦寒。归肺、肾、膀胱经。功能利水消肿，降气平喘。适用于水肿胀满、痰饮咳喘等。煎服，3～10g。

荜 茇　Bibo

《新修本草》

为胡椒科植物荜茇 *Piper longum* L. 的干燥近成熟或成熟果穗。产于广东、云南等地。9～10月间果穗由绿变黑时采收，除去杂质，晒干。生用。

【药性】　辛，热。归胃、大肠经。

【功效】　温中散寒，下气止痛。

【应用】　**胃寒腹痛，呕吐，呃逆，泄泻**　本品辛散温通，能温中散寒止痛，降胃气，止呕呃。常与干姜、厚朴、附子等配伍，用治胃寒脘腹冷痛、呕吐、呃逆、泄泻等，如荜茇丸（《圣济总录》）；与白术、干姜、肉豆蔻等同用，可治脾胃虚寒之腹痛冷泻，如荜茇散（《圣济总录》）。

此外，以本品配胡椒研末，填塞龋齿孔中，可治龋齿疼痛。

【用法用量】　煎服，1.5～3g。外用适量。

【古籍摘要】

1.《本草纲目》："荜茇，为头痛、鼻渊、牙痛要药，取其辛热能入阳明经散浮热也。"

2.《本草便读》："荜茇，大辛大热，味类胡椒，入胃与大肠，阳明药也。温中散寒，破滞气，开郁结，下气除痰，又能散上焦之浮热，凡一切牙痛、头风、吞酸等症，属于阳明湿火者，皆可用此以治之。"

【现代研究】

1. 化学成分　果实含胡椒碱，棕榈酸，四氢胡椒酸，挥发油等。

2. 药理作用　本品挥发油非皂化物能降低动物外源性及内源性总胆固醇；挥发油能对抗多种条件所致的缺氧及心肌缺血；纠正动物实验性心律失常；并有镇静、镇痛、解热等作用。

荜 澄 茄　Bichengqie

《雷公炮炙论》

为樟科植物山鸡椒 *Litsea cubeba* (Lour.) Pers. 的干燥成熟果实。主产于广西、广东、湖南、湖北、四川等地。秋季果实成熟时采收，晒干。生用。

【药性】　辛，温。归脾、胃、肾、膀胱经。

【功效】　温中散寒，行气止痛。

【应用】

1. 胃寒腹痛，呕吐，呃逆　本品辛散温通，能温中散寒止痛。治胃寒脘腹冷痛、呕吐、呃逆，功似荜茇，可单用或与高良姜、丁香、厚朴等同用。

2. 寒疝腹痛　本品味辛性温，能散寒行气止痛。常与吴茱萸、香附、木香等同用，治疗寒疝腹痛。

此外，治下焦虚寒之小便不利或寒湿郁滞之小便浑浊，可与萆薢、茯苓、乌药等同用。

【用法用量】　煎服，1.5~3g。

【古籍摘要】

1.《海药本草》："主心腹卒痛、霍乱吐泻、痰癖冷气。"

2.《本草纲目》："暖脾胃，止呕吐哕逆。"

【现代研究】

1. 化学成分　果实含挥发油2%~6%，油中主要成分为柠檬醛、柠檬烯、香茅醛、莰烯、甲基庚烯酮、香叶醇、α-蒎烯、苧烯、对伞花烃、乙酸乙酯、β-蒎烯及甲基庚烯酮等。

2. 药理作用　大鼠灌服荜澄茄醚提物、水提物有抗动物实验性胃溃疡及小鼠实验性腹泻的作用；挥发油有抗心律失常，改善兔心肌缺血的作用；并能松弛豚鼠气管平滑肌而有平喘作用等。

第十五章

理 气 药

凡以疏理气机为主要作用、治疗气滞或气逆证的药物，称为理气药，又名行气药。

理气药性味多辛苦温而芳香。其味辛能行，味苦能泄，芳香能走窜，性温能通行，故有疏理气机即行气、降气、解郁、散结的作用。并可通过畅达气机、消除气滞而达到止痛之效，即《素问》"逸者行之"、"结者散之"、"木郁达之"之意。因本类药物主归脾、胃、肝、肺经，以其性能不同，而分别具有理气健脾、疏肝解郁、理气宽胸、行气止痛、破气散结等功效。

理气药主要用治脾胃气滞所致脘腹胀痛、嗳气吞酸、恶心呕吐、腹泻或便秘等；肝气郁滞所致胁肋胀痛、抑郁不乐、疝气疼痛、乳房胀痛、月经不调等；肺气壅滞所致胸闷胸痛、咳嗽气喘等。

使用本类药物，须针对病证选择相应功效的药物，并进行必要的配伍。如脾胃气滞，要选用调理脾胃气机的药物，因于饮食积滞者，配伍消导药；因于脾胃气虚者，配伍补中益气药；因于湿热阻滞者，配伍清热除湿药；因于寒湿困脾者，配伍苦温燥湿药。肝气郁滞，应选用疏肝理气的药物，因于肝血不足者，配伍养血柔肝药；由于肝经受寒者，配伍暖肝散寒药；用于瘀血阻滞者，配伍活血祛瘀药。肺气壅滞，应选用理气宽胸的药物，因于外邪客肺者，配伍宣肺解表药；因于痰饮阻肺者，配伍祛痰化饮药。

本类药物性多辛温香燥，易耗气伤阴，故气阴不足者慎用。

现代药理研究证明，大部分理气药具有抑制或兴奋胃肠平滑肌作用，或促进消化液的分泌，或利胆等作用；部分理气药具有舒张支气管平滑肌、中枢抑制、调节子宫平滑肌、兴奋心肌、增加冠状动脉血流量、升压或降压、抗菌等作用。本类药物现代多用于治疗胃炎、肠炎、消化道溃疡、多种肝病、胆结石、胆囊炎以及慢性支气管炎等。

陈 皮 Chenpi

《神农本草经》

为芸香科植物橘 *Citrus reticulata* Blanco 及其栽培变种的干燥成熟果皮。主产于广东、福建、四川、浙江、江西等地。秋末冬初果实成熟时采收果皮，晒干或低温干燥。以陈久者为佳，故称陈皮。产广东新会者称新会皮、广陈皮。切丝，生用。

【药性】 辛、苦，温。归脾、肺经。

【功效】 理气健脾，燥湿化痰。

【应用】

1. 脾胃气滞证 本品辛行温通，有行气止痛、健脾和中之功，因其苦温而燥，故寒湿阻中之气滞最宜。治疗中焦寒湿脾胃气滞，脘腹胀痛、恶心呕吐、泄泻等，常与苍术、厚朴等同用，如平胃散（《和剂局方》）；若食积气滞，脘腹胀痛，可配山楂、神曲等同用，如保和丸（《丹溪心法》）；若外感风寒，内伤湿滞之腹痛、呕吐、泄泻，可配藿香、苏叶等同用，如藿香正气散（《和剂局方》）；若脾虚气滞，腹痛喜按、不思饮食、食后腹胀、便溏舌淡者，可与党参、白术、茯苓等同用，如异功散（《小儿药证直诀》）。若脾胃气滞较甚，脘腹胀痛较剧者，每与木香、枳实等同用，以增强行气止痛之功。

2. 呕吐、呃逆　陈皮辛香而行，善疏理气机、调畅中焦而使之升降有序。治疗呕吐、呃逆，常配伍生姜、竹茹、大枣，如橘皮竹茹汤（《金匮要略》）；若脾胃寒冷，呕吐不止，可配生姜、甘草同用，如姜橘汤（《活幼心书》）。

3. 湿痰、寒痰咳嗽　本品既能燥湿化痰，又能温化寒痰，且辛行苦泄而能宣肺止咳，为治痰之要药。治湿痰咳嗽，多与半夏、茯苓等同用，如二陈汤（《和剂局方》）；若治寒痰咳嗽，多与干姜、细辛、五味子等同用，如苓甘五味姜辛汤（《伤寒论》）；若脾虚失运而致痰湿犯肺者，可配党参、白术同用，如六君子汤（《医学正传》）。

4. 胸痹　本品辛行温通、入肺走胸，而能行气通痹止痛。治疗胸痹胸中气塞短气，可配伍枳实、生姜，如橘皮枳实生姜汤（《金匮要略》）。

【用法用量】　煎服，3～9g。

【古籍摘要】

1. 《神农本草经》："主胸中瘕热，逆气，利水谷，久服去臭，下气。"

2. 《本草纲目》："疗呕哕反胃嘈杂，时吐清水，痰痞咳疟，大便闭塞，妇人乳痈。入食料，解鱼腥毒。""其治百病，总取其理气燥湿之功。同补药则补，同泻药则泻，同升药则升，同降药则降。"

【现代研究】

1. 化学成分　陈皮中含有川陈皮素、橙皮苷、新橙皮苷、橙皮素、对羟福林、黄酮化合物等。陈皮挥发油含量为1.5%～2.0%，广陈皮挥发油含量为1.2%～3.2%，其成分有α-侧柏烯、柠檬烯等。

2. 药理作用　本品煎剂对家兔及小白鼠离体肠管，麻醉兔、犬胃及肠运动均有直接抑制作用；小量煎剂可增强心脏收缩力，使心输出量增加，冠脉扩张，使冠脉流量增加，大剂量时可抑制心脏；陈皮水溶性总生物碱具有升高血压作用；陈皮提取物有清除氧自由基和抗脂质过氧化作用；鲜橘皮煎剂有扩张气管的作用；挥发油有刺激性祛痰作用，主要有效成分为柠檬烯；陈皮煎剂对小鼠离体子宫有抑制作用，高浓度则使之呈完全松弛状态，用煎剂静脉注射，能使麻醉兔在位子宫呈强直性收缩；有利胆、降低血清胆固醇作用。

附药：橘核、橘络、橘叶、化橘红

1. 橘核　Juhe　为橘的种子。性味苦，平，归肝经。功能理气散结，止痛。适用于疝气疼痛、睾丸肿痛及乳房结块等。煎服，3～10g。

2. 橘络　Juluo　为橘的中果皮及内果皮之间的纤维束群。性味甘、苦，平，归肝、肺经。功能行气通络，化痰止咳。适用于痰滞经络之胸痛、咳嗽、痰多。煎服，3～5g。

3. 橘叶　Juye　为橘树的叶。性味辛、苦，平，归肝经。功能疏肝行气，散结消肿。适用于胁肋作痛、乳痈、乳房结块等。煎服，6～10g。

4. 化橘红 Huajuhong 为芸香科植物化州柚 *Citrus grandis*（L.）Osbeck var. tomento-sa Hort.（*C. grandis* Tomentosa）或柚 *C. grandis*（L.）Osbeck 的未成熟或接近成熟外层果皮。性味辛、苦，温，归肺、脾经。功能理气宽中，燥湿化痰。适用于湿痰或寒痰咳嗽，食积呕恶，胸闷等。煎服，3～10g。

青 皮 Qingpi

《本草图经》

为芸香科植物橘 *Citrus reticulata* Blanco 及其栽培变种的干燥幼果或未成熟果实的干燥果皮。产地同陈皮。5～6月间收集自落的幼果，晒干，称为"个青皮"，7～8月间采收未成熟的果实，在果皮上纵剖成四瓣至基部，除尽瓤瓣，晒干，习称"四花青皮"。生用或醋炙用。

【药性】 苦、辛，温。归肝、胆、胃经。

【功效】 疏肝破气，消积化滞。

【应用】

1. 肝郁气滞证 本品辛散温通，苦泄下行而奏疏肝理气、散结止痛之功。尤宜于治肝郁气滞之胸胁胀痛、疝气疼痛、乳房肿痛。治肝郁胸胁胀痛，常配柴胡、郁金、香附等；治乳房胀痛或结块，常配柴胡、浙贝母、橘叶等；治乳痈肿痛，常配瓜蒌皮、金银花、蒲公英等；若治寒疝疼痛，多与乌药、小茴香、木香等同用，如天台乌药散（《医学发明》）。

2. 气滞脘腹疼痛 本品辛行温通，入胃而行气止痛。治疗脘腹胀痛，可配大腹皮同用，如青皮散（《症因脉治》）；若脘腹冷痛，可配桂枝、陈皮同用，如三皮汤（《医方类聚》）。

3. 食积腹痛 本品辛行苦降温通，有消积化滞、和降胃气、行气止痛之功。治食积气滞，脘腹胀痛，常与山楂、神曲、麦芽等同用，如青皮丸（《沈氏尊生书》）；若气滞甚者，可配木香、槟榔或枳实、大黄等同用。

4. 癥瘕积聚，久疟痞块 本品气味峻烈，苦泄力大，辛散温通力强，能破气散结。用治气滞血瘀之癥瘕积聚，久疟痞块等，多与三棱、莪术、丹参等同用。

【用法用量】 煎服，3～9g。醋炙疏肝止痛力强。

【鉴别用药】 陈皮、青皮二者皆可理中焦之气而健胃，用于脾胃气滞之脘腹胀痛，食积不化等症。但陈皮性温而不峻，行气力缓，偏入脾肺，长于燥湿化痰，用于痰饮停滞肺胃之咳嗽气喘、呕哕、腹痛、泄泻，偏行脾肺气滞；青皮性较峻烈，行气力猛，苦泄下行，偏入肝胆，能疏肝破气，散结止痛，消积化滞，主治肝郁乳房胀痛或结块，胁肋胀痛，疝气疼痛，食积腹痛，癥瘕积聚等症，偏行肝胃气滞。

【古籍摘要】

1. 《本草图经》："主气滞，下食，破积结及膈气。"

2. 《本草汇言》："青橘皮，破滞气，削坚积之药也。……此剂苦能泄，辛能散，芳香能辟邪消瘴，运行水谷，诚专功也。"

【现代研究】

1. 化学成分 本品所含主要成分与陈皮相似，但所含成分的量不同，如所含对羟福林比陈皮为高。另外含多种氨基酸，如天冬氨酸、谷氨酸、脯氨酸等。

2. 药理作用　本品所含挥发油对胃肠道有温和的刺激作用，能促进消化液的分泌和排除肠内积气；其煎剂能抑制肠管平滑肌，呈解痉作用。此作用强于陈皮。本品对胆囊平滑肌有舒张作用，有利胆作用。其注射液静注有显著的升压作用，对心肌的兴奋性、收缩性、传导性和自律性均有明显的正性作用。其挥发油中的柠檬烯有祛痰、扩张支气管、平喘作用。

枳　实　Zhishi

《神农本草经》

为芸香科植物酸橙 *Citrus aurantium* L. 及其栽培变种或甜橙 *C. sinensis Osbeck* 的干燥幼果，主产于四川、江西、福建、江苏等地。5~6月间采集自落的果实，自中部横切为两半，晒干或低温干燥，较小者直接晒干或低温干燥。用时洗净、闷透，切薄片，干燥。生用或麸炒用。

【药性】　苦、辛、酸，温。归脾、胃、大肠经。

【功效】　破气消积，化痰除痞。

【应用】

1. 胃肠积滞，湿热泻痢　本品辛行苦降，善破气除痞、消积导滞。治饮食积滞，脘腹痞满胀痛，常与山楂、麦芽、神曲等同用，如曲麦枳术丸（《医学正传》）；若胃肠积滞，热结便秘，腹满胀痛，则与大黄、芒硝、厚朴等同用，如大承气汤（《伤寒论》）；治湿热泻痢、里急后重，多与黄芩、黄连同用，如枳实导滞丸（《内外伤辨惑论》）。

2. 胸痹，结胸　本品能行气化痰以消痞，破气除满而止痛。治胸阳不振、痰阻胸痹之胸中满闷、疼痛，多与薤白、桂枝、瓜蒌等同用，如枳实薤白桂枝汤（《金匮要略》）；治痰热结胸，可与黄连、瓜蒌、半夏同用，如小陷胸加枳实汤（《温病条辨》）；治心下痞满，食欲不振，可与半夏曲、厚朴等同用，如枳实消痞丸（《兰室秘藏》）。

3. 气滞胸胁疼痛　本品善破气行滞而止痛，治疗气血阻滞之胸胁疼痛，可与川芎配伍，如枳芎散（《济生方》）；若属寒凝气滞，可配桂枝，如桂枳散（《本事方》）。

4. 产后腹痛　本品行气以助活血而止痛，可与芍药等分为末服用，用治产后瘀滞腹痛、烦躁，如枳实芍药散（《金匮要略》），或与当归、益母草同用。

此外，本品尚可用治胃扩张、胃下垂、子宫脱垂、脱肛等脏器下垂病症，可单用本品，或配伍补中益气之品黄芪、白术等以增强疗效。

【用法用量】　煎服，3~9g，大量可用至30g。炒后性较平和。

【使用注意】　孕妇慎用。

【古籍摘要】

1.《神农本草经》："主大风在皮肤中如麻豆苦痒，除寒热结，止痢，长肌肉，利五脏，益气轻身。"

2.《本草纲目》："枳实、枳壳大抵其功皆能利气，气下则痰喘止，气行则痰满消，气通则痛刺止，气利则后重除。"

【现代研究】

1. 化学成分　酸橙果皮含挥发油、黄酮苷（主要为橙皮苷、新橙皮苷、柚皮苷、野漆树苷及忍冬苷等）、N－甲基酪胺、对羟福林、去甲肾上腺素、色胺诺林等。另外，尚含脂肪、蛋白质、碳水化合物、胡萝卜素、核黄素、钙、磷、铁等。

2. 药理作用　枳实能缓解乙酰胆碱或氯化钡所致的小肠痉挛，可使胃肠收缩节律增加；枳实能使胆囊收缩、奥狄括约肌张力增加；枳实与枳壳具有抗溃疡作用；枳实或枳壳煎剂对已孕、未孕小白鼠离体子宫有抑制作用，对已孕、未孕家兔离体、在位子宫均呈兴奋作用；枳实、枳壳煎剂或酊剂静脉注射对动物离体心脏有强心作用，枳实注射液静脉注射能增加冠脉、脑、肾血流量，降低脑、肾血管阻力，枳实煎剂及枳壳的乙醇提取液给麻醉犬、兔静脉注射有明显的升高血压作用。

附药：枳壳　Zhiqiao

为芸香科植物酸橙及其栽培变种的接近成熟的果实（去瓤），生用或麸炒用。性味、归经、功用与枳实同，但作用较缓和，长于行气开胸，宽中除胀。用法用量同枳实，孕妇慎用。

木　香　Muxiang

《神农本草经》

为菊科植物木香 *Aucklandia lappa* Decne.、川木香 *Vladimiria souliei*（Franch.）Ling 的干燥根。木香产于印度、巴基斯坦、缅甸者，称为广木香，现我国已栽培成功。主产于云南、广西者，称为云木香；主产于四川、西藏等地者称川木香。秋、冬二季采挖，除去泥沙及须根，切段，大的再纵剖成瓣，干燥后撞去粗皮。生用或煨用。

【药性】　辛、苦，温。归脾、胃、大肠、胆、三焦经。

【功效】　行气止痛，健脾消食。

【应用】

1. 脾胃气滞证　本品辛行苦泄温通，芳香气烈而味厚，善通行脾胃之滞气，既为行气止痛之要药，又为健脾消食之佳品。治脾胃气滞，脘腹胀痛，可单用本品或配砂仁、藿香等同用，如木香调气散（《张氏医通》）；若脾虚气滞，脘腹胀满、食少便溏，可与党参、白术、陈皮等同用，如香砂六君子汤（《时方歌括》）、健脾丸（《证治准绳》）；若脾虚食少，兼食积气滞，可配砂仁、枳实、白术等同用，如香砂枳术丸（《摄生秘剖》）。

2. 泻痢里急后重　本品辛行苦降，善行大肠之滞气，为治湿热泻痢里急后重之要药。常与黄连配伍，如香连丸（《和剂局方》）；若治饮食积滞之脘腹胀满、大便秘结或泻而不爽，可与槟榔、青皮、大黄等同用，如木香槟榔丸（《儒门事亲》）。

3. 腹痛胁痛，黄疸，疝气疼痛　本品气香醒脾，味辛能行，味苦主泄，走三焦和胆经，故既能行气健脾又能疏肝利胆。用治脾失运化、肝失疏泄而致湿热郁蒸、气机阻滞之脘腹胀痛、胁痛、黄疸，可与郁金、大黄、茵陈等配伍；若治寒疝腹痛及睾丸偏坠疼痛，可与川楝子、小茴香等同用，如导气汤（《医方简义》）。

4. 胸痹　本品辛行苦泄，性温通行，能通畅气机，气行则血行，故可止痛。用治寒凝气滞心痛，可与赤芍、姜黄、丁香等同用，如二香散（《经验良方》）；若治气滞血瘀之胸痹，可配郁金、甘草等同用，如颠倒木金散（《医宗金鉴》）。

此外，本品气芳香能醒脾开胃，故在补益方剂中用之，能减轻补益药的腻胃和滞气之弊，有助于消化吸收，如归脾汤（《济生方》）。

【用法用量】　煎服，1.5～6g。生用行气力强，煨用行气力缓而实肠止泻，用于泄泻腹痛。

【古籍摘要】

1.《日华子本草》："治心腹一切气，膀胱冷痛，呕逆反胃，霍乱泄泻痢疾，健脾消食，安胎。"

2.《本草求真》："木香，下气宽中，为三焦气分要药。然三焦则又以中为要……中宽则上下皆通，是以号为三焦宣滞要剂。"

【现代研究】

1. 化学成分　云木香含挥发油。油中成分为紫杉烯、α-紫罗兰酮、木香烯内酯、α及β木香烃、木香内酯、二氢脱氢木香内酯、木香醇、水芹烯等。有机酸成分有棕榈酸、天台乌药酸，其他还有甘氨酸、瓜氨酸等20种氨基酸及胆胺、木香碱等成分。

2. 药理作用　木香对胃肠道有兴奋或抑制的双向作用，能促进消化液分泌，木香单味药能通过胃肠蠕动加快、促进胃排空，明显拮抗大鼠急性胃黏膜损伤，溃疡抑制率达100%；有明显的利胆作用；有松弛气管平滑肌作用；并能抑制链球菌、金黄色与白色葡萄球菌的生长；有利尿及促进纤维蛋白溶解等作用。

沉　香　Chenxiang

《名医别录》

为瑞香科植物沉香 *Aquilaria agallocha* Roxb. 及白木香 *Aquilaria sinensis*（Lour.）Gilg 含有树脂的木材。沉香主产于东南亚、印度等地，白木香主产于海南、广东、云南、台湾等地。全年均可采收，割取含树脂的木材，除去不含树脂的部分，阴干，打碎或锉末。生用。

【药性】　辛、苦，微温。归脾、胃、肾经。

【功效】　行气止痛，温中止呕，纳气平喘。

【应用】

1. 胸腹胀痛　本品气芳香走窜，味辛行散，性温祛寒，善散胸腹阴寒，行气散寒以止痛。常与乌药、木香、槟榔等同用，治寒凝气滞之胸腹胀痛，如沉香四磨汤（《卫生家宝》）；若脾胃虚寒之脘腹冷痛，常配肉桂、干姜、附子等同用，如沉香桂附丸（《卫生宝鉴》）。

2. 胃寒呕吐　本品辛温散寒，味苦质重性降，善温胃降气而止呕。可与陈皮、荜澄茄、胡椒等同用，治寒邪犯胃，呕吐清水，如沉香丸（《圣济总录》）；若脾胃虚寒，呕吐呃逆，经久不愈者，可与丁香、白豆蔻、柿蒂等同用。

3. 虚喘证　本品既能温肾纳气，又能降逆平喘。常与肉桂、附子、补骨脂等同用，用治下元虚冷、肾不纳气之虚喘证，如黑锡丹（《和剂局方》）；若治上盛下虚之痰饮喘嗽，常与苏子、半夏、厚朴等配伍。

【用法用量】 煎服，1.5～4.5g，宜后下；或磨汁冲服，或入丸散剂，每次 0.5～1g。

【古籍摘要】

1.《本草通玄》："沉香温而不燥，行而不泄，扶脾而运行不倦，达肾而导火归元，有降气之功，无破气之害，洵为良品。"

2.《本草经疏》："沉香治冷气，逆气，气结，殊为要药。"

【现代研究】

1. 化学成分 本品含挥发油和树脂等，成分有白木香酸、白木香醛、沉香螺旋醇、白木香醇、苄基丙酮、呋喃白木香醛，呋喃白木香醇等，还有酚性成分等。

2. 药理作用 本品对家兔离体小肠运动有抑制作用，使麻醉猫注射乙酰胆碱后肠管收缩幅度减少，蠕动减慢；所含挥发油有促进消化液分泌及胆汁分泌作用，以及麻醉、止痛、肌松等作用；沉香煎剂对结核杆菌、伤寒杆菌、福氏痢疾杆菌均有较强的抗菌作用。

3. 不良反应 曾有多例沉香过敏的报道，如炮制沉香过程中出现过敏性皮疹 1 例（中国中药杂志，1996，4：251）。

檀 香 Tanxiang

《名医别录》

为檀香科植物檀香 *Santalum album* L. 树干的心材。主产于印度、澳大利亚、印度尼西亚，我国海南、广东、云南、台湾等地亦产。以夏季采收为佳。除去边材，镑片或劈碎后入药。生用。

【药性】 辛，温。归脾、胃、心、肺经。

【功效】 行气止痛，散寒调中。

【应用】 **胸腹寒凝气滞** 本品芳香辛行、温散寒邪，善理脾胃，调肺气，利膈宽胸，有行气止痛、散寒调中之功。常配白豆蔻、砂仁、丁香等同用，治疗寒凝气滞，胸腹冷痛，如沉香磨脾散（《仁斋直指方》）；若治疗寒凝气滞之胸痹绞痛，可配荜茇、延胡索、高良姜等同用；若治胃脘寒痛，呕吐食少，可以本品研末，干姜汤泡服，或配沉香、白豆蔻、砂仁等同用。

【用法用量】煎服，2～5g，宜后下；入丸散，1～3g。

【使用注意】阴虚火旺，实热吐衄者慎用。

【古籍摘要】

1.《日华子本草》："止心腹痛。"

2.《本草备要》："调脾肺，利胸膈，为理气要药。"

【现代研究】

1. 化学成分 本品含挥发油。油中主要成分为 α-檀香萜醇、β-檀香萜醇，并含檀萜烯，檀萜烯酮等。

2. 药理作用 檀香液给离体蛙心灌流，呈负性肌力作用，对四逆汤、五加皮中毒所致心律不齐有拮抗作用；檀香油有利尿作用；对痢疾杆菌、结核杆菌有抑制作用。

川楝子 Chuanlianzi

《神农本草经》

为楝科植物川楝 *Melia toosendan* Sieb. et Zucc. 的干燥成熟果实。我国南方各地均产，以四川产者为佳。冬季果实成熟时采收，除去杂质，干燥。用时打碎。生用或炒用。

【药性】 苦，寒。有小毒。归肝、胃、小肠、膀胱经。

【功效】 行气止痛，杀虫。

【应用】

1. 肝郁化火诸痛证 本品苦寒降泄，能清肝火、泄郁热、行气止痛。每与延胡索配伍，用于肝郁气滞或肝郁化火胸腹诸痛，如金铃子散（《素问病机气宜保命集》）；治肝胃气痛，与延胡索同用，或以金铃子散与四逆散合用。用治疝气痛，以治疗热疝为宜，可配延胡索、香附、橘核等同用；寒疝腹痛则宜配暖肝散寒之品小茴香、木香、吴茱萸等，如导气汤（《医方简义》）。

2. 虫积腹痛 本品苦寒有毒，能驱杀肠道寄生虫，味苦又能降泄气机而行气止痛。可用治蛔虫等引起的虫积腹痛，每与槟榔、使君子等同用。

此外，本品苦寒有毒，能清热燥湿，杀虫疗癣。可用本品焙黄研末，以油调膏，外涂治头癣、秃疮。

【用法用量】 煎服，4.5~9g。外用适量。炒用寒性减低。

【使用注意】 本品有毒，不宜过量或持续服用，以免中毒。又因性寒，脾胃虚寒者慎用。

【古籍摘要】

1.《本草纲目》："楝实，导小肠膀胱之热，因引心包相火下行，故心腹痛及疝气为要药。"

2.《本经逢原》："川楝，苦寒性降，能导湿热下走渗道，人但知其治疝之功，而不知其荡热止痛之用。《本经》主温病烦狂，取以引火毒下泄，而烦乱自除。其杀虫利水道，总取以苦化热之义。古方金铃子散，治心包火郁作痛，即妇人产后血结心痛，亦宜用之。以金铃子能降火逆，延胡索能散结血，功胜失笑散而无腥秽伤中之患。"

【现代研究】

1. 化学成分 本品含川楝素、楝树碱、山柰醇及脂肪油等。

2. 药理作用 本品所含川楝素为驱虫有效成分，与山道年相比，作用缓慢而持久，对猪蛔虫、蚯蚓、水蛭等有明显的杀灭作用；川楝子有松弛奥狄括约肌，收缩胆囊，促进胆汁排泄的作用；能兴奋肠管平滑肌，使其张力和收缩力增加；川楝子对金黄色葡萄球菌、多种致病性真菌有抑制作用；尚有抗炎、抗癌作用。

3. 不良反应 川楝子中毒较轻时，可见头晕、头痛、思睡、恶心呕吐、腹痛等，严重时会出现呼吸中枢麻痹、中毒性肝炎、内脏出血、精神失常等症状。川楝子临床应用一般无严重反应，但不少地方以苦楝子代用或用量过大引起中毒则较多见。本品主要毒性成分是川楝素、苦楝萜酮内酯等。川楝子对胃肠道有刺激作用，对肝脏有损害，会阻断神经肌肉接头的正常传递功能，还会造成急性循环衰竭和中枢性呼吸衰竭而死亡。预防中毒措施：控制用量，一般内服用量 3～10g，不可过量或持续使用（因为川楝素为强积累物质）；注意品种，苦楝子毒性比川楝子大，不可以前者替代川楝子使用。中毒救治的方法为：催吐或洗胃，服用泻药如番泻叶或硫酸镁等；服蛋清或药用炭吸附毒素，以保护胃黏膜；中药解毒可用白糖、甘草煎服及对症治疗。

【其他】　同科属不同种植物苦楝树 *Melia azedarach* L. 的果实苦楝子，性状、成分及药效与本品略有不同，苦楝子毒性较川楝子为大，应区别用药，不能混淆。

乌 药　Wuyao

《本草拾遗》

为樟科植物乌药 *Lindera aggregata*（Sims）Kosterm. 的块根。主产于浙江、安徽、江苏、陕西等地。全年均可采挖，除去细根，洗净，趁鲜切片，晒干。生用或麸炒用。

【药性】　辛，温。归肺、脾、肾、膀胱经。

【功效】　行气止痛，温肾散寒。

【应用】

1. 寒凝气滞胸腹诸痛证　本品味辛行散，性温祛寒，入肺而宣通，入脾而宽中，故能行气散寒止痛。治胸腹胁肋闷痛，常配香附、甘草等同用，如小乌沉汤（《和剂局方》），也可与薤白、瓜蒌皮、延胡索等同用；若治脘腹胀痛，可配伍木香、青皮、莪术等，如乌药散（《圣惠方》），也可与香附、木香、陈皮等同用；治寒疝腹痛，多与小茴香、青皮、高良姜等同用，如天台乌药散（《医学发明》）；若寒凝气滞痛经，可与当归、香附、木香等同用，如乌药汤（《济阴纲目》）。

2. 尿频，遗尿　本品辛散温通，入肾与膀胱而温肾散寒，缩尿止遗。常与益智仁、山药等同用，治肾阳不足、膀胱虚冷之小便频数、小儿遗尿，如缩泉丸（《校注妇人良方》）。

【用法用量】　煎服，3～9g。

【古籍摘要】

1.《药品化义》："乌药，气雄性温，故快气宣通，疏散凝滞，甚于香附。外解表而理肌，内宽中而顺气。以之散寒气，则客寒冷气自除；驱邪气则天行疫瘴即却；开郁气，中恶腹痛，胸膈胀痛，顿然可减；疏经气，中风四肢不遂，初产血气凝滞，渐次能通，皆藉其气雄之功也。"

2.《本草求真》："凡一切病之属于气逆，而见胸腹不快者，皆宜用此。功与木香、香附同为一类。但木香苦温，入脾爽滞，每于食积则宜；香附辛苦入肝胆二经，开郁散结，每于忧郁则妙。此则逆邪横胸，无处不达，故用以为胸腹逆邪要药耳。"

【现代研究】

1. 化学成分　本品含生物碱及挥发油。油中的主要成分为乌药烷、乌药烃，乌药醇、乌药酸、乌药醇酯等。

2. 药理作用 乌药对胃肠道平滑肌有兴奋和抑制的双向调节作用，能促进消化液的分泌；其挥发油内服能兴奋大脑皮质，促进呼吸，兴奋心肌，加速血液循环，升高血压及发汗；外涂能使局部血管扩张，血液循环加速，缓和肌肉痉挛疼痛；本品对小鼠肉瘤 S_{180} 有抑制作用。

青 木 香 Qingmuxiang

《新修本草》

为马兜铃科植物马兜铃 *Aristolochia debilis* Sieb. et Zucc. 的干燥根。主产于江苏、浙江、安徽等地。春、秋二季采挖，除去须根及泥沙，晒干，切片。生用。

【药性】 辛、苦，寒。归肝、胃经。

【功效】 行气止痛，解毒消肿。

【应用】

1. 胸胁、脘腹疼痛 本品辛行苦泄，主入肝胃经，能行气疏肝，和中止痛。治疗肝胃气滞的胸胁胀痛，脘腹疼痛，单味服用即有效，或与香附、川楝子、佛手等同用。

2. 泻痢腹痛 本品苦寒，清热解毒辟秽，味辛行气止痛。可取鲜品捣汁服或干品研末服，或与葛根、黄连、木香等配伍，用治夏令饮食不洁，暑湿内阻所致泻痢腹痛。

3. 疔疮肿毒，皮肤湿疮，毒蛇咬伤 本品苦寒，有清热燥湿，解毒消肿之功。治疗疮肿毒，可单味研末，水蜜调敷，或以鲜品捣敷；若治皮肤湿疮，可取本品煎水外洗，并研末外撒，或配伍明矾、五倍子、炉甘石等；治毒蛇咬伤，则每与白芷配伍，内服并外用，或与穿心莲、蚤休等同用。

【用法用量】 煎服，3~9g。散剂每次1.5~2g，温开水送服。外用适量，研末敷患处。

【使用注意】 本品不宜多服，过量可引起恶心、呕吐等胃肠道反应。

【鉴别用药】 木香与青木香均有行气止痛之功，均可用治脘腹胁肋胀痛，泄泻或呕吐，以及泻痢、里急后重等症。但二者行气的特点不同：木香辛散苦降，芳香温通，主入脾胃，通理三焦，而尤擅调中宣滞，脾胃气滞而有寒者用之最宜，并可用治黄疸，疝气疼痛等症；青木香辛散苦泄，性寒清热，主入肝胃，兼能解毒消肿祛湿，肝胃气滞而兼热者用之最宜，尤善治夏季饮食不洁所致的泻痢腹痛。

【古籍摘要】

1. 《新修本草》："主积聚，诸毒热肿，蛇毒。"

2. 《本草求真》："青木香，诸书皆言可升可降，可吐可利。凡人感受恶毒，而致胸脯不快，则可用此上吐，以其气辛而上达也。感受风湿而见阴气上逆，则可用此下降，以其苦能泄热也。"

【现代研究】

1. 化学成分 本品含挥发油，油中主要成分为马兜铃酮，并含马兜铃酸、青木香酸、木兰花碱、尿囊素、土青木香甲素及丙素等。

2. 药理作用   青木香煎剂对多种原因引起的高血压有明显的降低血压作用，其所含木兰花碱对肾性高血压的降压作用明显；青木香总碱对金黄色葡萄球菌及绿脓、大肠、变形等杆菌有不同程度的抑制作用；马兜铃酸有提高机体免疫功能的作用，并能增强腹腔巨噬细胞的吞噬活性；研究证实，马兜铃酸有一定的致突变和致癌作用。

3. 不良反应   有报道嚼服鲜青木香约150g引起中毒，开始恶心呕吐，食入即吐，继则尿少，腹胀肢肿，导致急性肾功能衰竭、尿毒症（江西中医药，1995，2：25）。口服大量青木香流浸膏可见恶心呕吐，胃纳减退，口干，便秘等；静脉注射可出现全身痉挛，瞳孔先大后小，肌肉松弛，呼吸抑制，最后心跳停止。中毒原因主要为治疗用量过大。中毒预防首先不宜用注射剂，其次是口服剂量也不可过大。中毒救治：中毒较轻者，停止用药，多可缓解；中毒较重，视情况随症处理，如出现呼吸麻痹，可进行人工呼吸、气管插管等。

荔 枝 核 Lizhihe

《本草衍义》

为无患子科植物荔枝 *Litchi chinensis* Sonn. 的干燥成熟种子。主产于福建、广东、广西等地。夏季采摘成熟果实，除去果皮及肉质假种皮，洗净，晒干。生用或盐水炙用。用时打碎。

【药性】   辛、微苦，温。归肝、胃经。

【功效】   行气散结，散寒止痛。

【应用】

1. 疝气痛，睾丸肿痛   本品主入肝经，味辛能行，味苦能泄，性温祛寒，有疏肝理气、行气散结、散寒止痛之功。治寒凝气滞之疝气痛、睾丸肿痛，可与小茴香、青皮等同用，如荔核散（《世医得效方》）；或与小茴香、吴茱萸、橘核等同用，如疝气内消丸（《北京市中药成方选集》）；若睾丸肿痛属湿热者，可配龙胆草、川楝子、大黄等同用。

2. 胃脘久痛，痛经，产后腹痛   本品辛行苦泄温通，入肝胃经，有疏肝和胃、理气止痛作用。治肝气郁结、肝胃不和之胃脘久痛，可与木香研末服，如荔香散（《景岳全书》）；若肝郁气滞血瘀之痛经及产后腹痛，可与香附研末服，如蠲痛散（《妇人良方》），或酌加川芎、当归、益母草等同用，疗效更好。

【用法用量】   煎服，4.5～9g。或入丸散剂。

【古籍摘要】

1. 《本草衍义》："治心痛及小肠气。"

2. 《本草纲目》："行散滞气，治颓疝气痛，妇人血气痛。"

【现代研究】

1. 化学成分   本品含挥发油，油中成分有 3 - 羟基丁酮等，还有 α - 亚甲环丙基甘氨酸。

2. 药理作用   本品所含 α - 亚甲环丙基甘氨酸给小鼠皮下注射，有降血糖作用；荔枝核水或醇提取物、荔枝核油具有调血脂和抗氧化作用，能降低动物血清总胆固醇（TC）、及甘油三酯（TG）；能对抗 ALX 所致的自由基损伤，提高抗氧化酶 SOD 活性；有对抗鼠伤寒沙门氏菌的诱变作用；荔枝核水提取物对乙型肝炎病毒表面抗原有抑制作用。

香 附 Xiangfu

《名医别录》

为莎草科植物莎草 Cyperus rotundus L. 的干燥根茎。全国大部分地区均产，主产于广东、河南、四川、浙江、山东等地。秋季采挖，燎去毛须，置沸水中略煮或蒸透后晒干，或燎后直接晒干。生用，或醋炙用。用时碾碎。

【药性】 辛、微苦、微甘，平。归肝、脾、三焦经。

【功效】 疏肝解郁，调经止痛，理气调中。

【应用】

1. 肝郁气滞胁痛、腹痛 本品主入肝经气分，芳香辛行，善散肝气之郁结，味苦疏泄以平肝气之横逆，故为疏肝解郁，行气止痛之要药。治肝气郁结之胁肋胀痛，多与柴胡、川芎、枳壳等同用，如柴胡疏肝散（《景岳全书》）；用治寒凝气滞、肝气犯胃之胃脘疼痛，可配高良姜用，如良附丸（《良方集腋》）；若治寒疝腹痛，多与小茴香、乌药、吴茱萸等同用；治气、血、痰、火、湿、食六郁所致胸膈痞满、脘腹胀痛、呕吐吞酸、饮食不化等，可配川芎、苍术、栀子等同用，如越鞠丸（《丹溪心法》）。

2. 月经不调，痛经，乳房胀痛 本品辛行苦泄，善于疏理肝气，调经止痛，为妇科调经之要药。治月经不调、痛经，可单用，或与柴胡、川芎、当归等同用，如香附归芎汤（《沈氏尊生书》）；若治乳房胀痛，多与柴胡、青皮、瓜蒌皮等同用。

3. 气滞腹痛 本品味辛能行而长于止痛，除善疏肝解郁之外，还能入脾经，而有宽中、消食下气等作用，故临床也常用于脾胃气滞证。治疗脘腹胀痛、胸膈噎塞、嗳气吞酸、纳呆，可配砂仁、甘草同用，如快气汤（《和剂局方》），或上方再加乌药、苏叶同用，如缩砂香附汤（《世医得效方》）。

【用法用量】 煎服，6~9g。醋炙止痛力增强。

【鉴别用药】 木香与香附均有理气止痛之功，并能宽中消食，均用于治疗脾胃气滞、脘腹胀痛、食少诸症，二者可配伍应用。但木香药性偏燥，主入脾胃，善治脾胃气滞之食积不化，脘腹胀痛，泄痢里急后重，兼可用于治疗胁痛、黄疸、疝气疼痛以及胸痹心痛，为理气止痛之要药；香附性质平和，主入肝经，以疏肝解郁、调经止痛见长，主治肝气郁结之胁肋胀痛、乳房胀痛、月经不调、癥瘕疼痛等症，为妇科调经之要药。

【古籍摘要】

1.《本草纲目》："利三焦，解六郁，消饮食积聚、痰饮痞满，䐃肿腹胀，脚气，止心腹、肢体、头目、齿耳诸痛，……妇人崩漏带下，月候不调，胎前产后百病。""乃气病之总司，女科之主帅也。"

2.《本草求真》："香附，专属开郁散气，与木香行气，貌同实异，木香气味苦劣，故通气甚捷，此则苦而不甚，故解郁居多，且性和于木香，故可加减出入，以为行气通剂，否则宜此而不宜彼耳。"

【现代研究】

1. 化学成分 本品含挥发油。油中主要成分为 β - 蒎烯、香附子烯、α - 香附酮、β - 香附酮、广藿香酮、α - 莎香醇、β - 莎草醇、柠檬烯等。此外尚含生物碱、黄酮类及三萜类等。

2. 药理作用 5% 香附浸膏对实验动物离体子宫均有抑制作用，能降低其收缩力和张力；其挥发油有轻度雌激素样作用；香附水煎剂可明显增加胆汁流量，并对肝细胞功能有保护作用；其水煎剂有降低肠管紧张性和拮抗乙酰胆碱的作用；其总生物碱、苷类、黄酮类及酚类化合物的水溶液有强心、减慢心率及降低血压的作用；香附油对金黄色葡萄球菌有抑制作用，其提取物对某些真菌有抑制作用。

佛 手 Foshou

《滇南本草》

为芸香科植物佛手 *Citrus medica* L. var. sarcodactylis Swingle 的干燥果实。主产于广东、福建、云南、四川等地。秋季果实尚未变黄或刚变黄时采收，纵切成薄片，晒干或低温干燥。生用。

【药性】 辛、苦，温，归肝、脾、胃、肺经。

【功效】 疏肝解郁，理气和中，燥湿化痰。

【应用】

1. 肝郁胸胁胀痛 本品辛行苦泄，善疏肝解郁、行气止痛。治肝郁气滞及肝胃不和之胸胁胀痛，脘腹痞满等，可与柴胡、香附、郁金等同用。

2. 气滞脘腹疼痛 本品辛行苦泄，气味芳香，能醒脾理气，和中导滞。治脾胃气滞之脘腹胀痛、呕恶食少等，多与木香、香附、砂仁等同用。

3. 久咳痰多，胸闷作痛 本品芳香醒脾，苦温燥湿而善健脾化痰，辛行苦泄又能疏肝理气。治咳嗽日久痰多，胸膺作痛者，可与丝瓜络、瓜蒌皮、陈皮等配伍。

【用法用量】 煎服，3~9g。

【古籍摘要】

1.《本草便读》："佛手，理气快膈，惟肝脾气滞者宜之，阴血不足者，亦嫌其燥耳。"

2.《本草再新》："治气舒肝，和胃化痰，破积，治噎膈反胃，消癥瘕瘰疬。"

【现代研究】

1. 化学成分 佛手含挥发油、香豆精类化合物。主要成分有佛手内酯、柠檬内酯、橙皮苷、布枯叶苷（地奥明）等。

2. 药理作用 佛手醇提取物对肠道平滑肌有明显的抑制作用；有扩张冠状血管，增加冠脉血流量的作用，高浓度时抑制心肌收缩力、减缓心率、降低血压、保护实验性心肌缺血；佛手有一定的平喘、祛痰作用；佛手多糖对多环节免疫功能有明显促进作用，可促进腹腔巨噬细胞的吞噬功能，明显对抗环磷酰胺所致的免疫功能低下。

香　橼　Xiangyuan

《本草拾遗》

为芸香科植物枸橼 *Citrus medica* L. 或香圆 *Citrus. wilsonii* Tanaka 的成熟果实。主产于浙江、江苏、广东、广西等地。秋季果实成熟时采收。趁鲜切片，晒干或低温干燥。香圆亦可整个或对剖两半后，晒干或低温干燥。生用。

【药性】　辛、微苦、酸，温。归肝、脾、胃、肺经。

【功效】　疏肝解郁，理气和中，燥湿化痰。

【应用】

1. 肝郁胸胁胀痛　本品辛能行散，苦能疏泄，入肝经而能疏理肝气而止痛。治肝郁胸胁胀痛，常配柴胡、郁金、佛手等同用。本品功同佛手，但效力较逊。

2. 气滞脘腹胀痛　本品气香醒脾，辛行苦泄，入脾胃以行气宽中。用治脾胃气滞之脘腹胀痛，嗳气吞酸，呕恶食少，可与木香、砂仁、藿香等同用。

3. 痰饮咳嗽，胸膈不利　本品苦燥降泄以化痰止咳，辛行入肺而理气宽胸。用治痰多、咳嗽、胸闷等，常配伍生姜、半夏、茯苓等。

【用法用量】　煎服，3~9g。

【古籍摘要】

1.《本草从新》："平肝舒郁，理肺气，通经利水。"

2.《本草便读》："下气消痰，宽中快膈"。

【现代研究】

1. 化学成分　本品枸橼及香橼均含橙皮苷、柠檬酸、苹果酸、维生素 C 及挥发油等。

2. 药理作用　香橼具有抗炎作用；能降低马血细胞之凝集；有抗病毒作用；有促进胃肠蠕动，健胃及祛痰作用。

玫　瑰　花　Meiguihua

《食物本草》

为蔷薇科植物玫瑰 *Rosa rugosa* Thunb. 的干燥花蕾。主产于江苏、浙江、福建、山东、四川等地。春末夏初花将开放时分批采收，除去花柄及蒂，及时低温干燥。生用。

【药性】　甘、微苦，温。归肝、脾经。

【功效】　疏肝解郁，活血止痛。

【应用】

1. 肝胃气痛　本品芳香行气，味苦疏泄，有疏肝解郁、醒脾和胃、行气止痛之功。用治肝郁犯胃之胸胁脘腹胀痛，呕恶食少，可与香附、佛手、砂仁等配伍。

2. 月经不调，经前乳房胀痛　本品善疏解肝郁，调经解郁胀，治肝气郁滞之月经不调，经前乳房胀痛，可与当归、川芎、白芍等配伍。

3. 跌打伤痛　本品味苦疏泄，性温通行，故能活血散瘀以止痛。治疗跌打损伤，瘀肿疼痛，可与当归、川芎、赤芍等配伍。

【用法用量】 煎服，1.5~6g。

【古籍摘要】

1.《本草正义》："玫瑰花，香气最浓，清而不浊，和而不猛，柔肝醒胃，流气活血，宣通窒滞而绝无辛温刚燥之弊，断推气分药之中，最有捷效而最为驯良者，芳香诸品，殆无其匹。"

2.《本草纲目拾遗》："和血行血，理气，治风痹、噤口痢、乳痈、肿毒初起、肝胃气痛。"

【现代研究】

1. 化学成分 本品含挥发油。油中主要成分为香茅醇、牻牛儿醇，橙花醇、丁香油酚，苯乙醇。此外，尚含槲皮苷、鞣质、脂肪油、有机酸等。

2. 药理作用 玫瑰油对大鼠有促进胆汁分泌作用；玫瑰花对实验性动物心肌缺血有一定的保护作用。

绿 萼 梅 Lüemei

《本草纲目》

为蔷薇科植物梅 *Prunus mume*（Sieb.）Sieb. et Zucc. 的干燥花蕾。入药分白梅花、红梅花两种。白梅花主产于江苏、浙江等地，红梅花主产于四川、湖北等地。初春花未开放时采摘花蕾，及时低温干燥。生用。

【药性】 微酸、涩，平。归肝、胃、肺经。

【功效】 疏肝解郁，和中，化痰。

【应用】

1. 肝胃气痛 本品芳香行气入肝胃，能疏肝解郁，醒脾，理气和中。治疗肝胃气滞之胁肋胀痛，脘腹痞满，嗳气纳呆等，可与柴胡、佛手、香附等配伍。

2. 梅核气 本品芳香行气，化痰散结。治疗痰气郁结之梅核气，可与半夏、厚朴、茯苓等同用。

【用法用量】 煎服，3~5g。

【古籍摘要】

1.《本草纲目拾遗》："《百花镜》：开胃散邪，煮粥食，助清阳之气上升，蒸露点茶，生津止渴，解暑涤烦。"

2.《饮片新参》："绿萼梅平肝和胃，止脘痛、头晕，进饮食。"

【现代研究】

化学成分 本品含挥发油，油中主要成分为苯甲醛、异丁香油酚，苯甲酸等。

娑 罗 子 Suoluozi

《本草纲目》

为七叶树科植物七叶树 *Aesculus chinensis* Bge.、浙江七叶树 *A. chinensis* Bge. var.

chekiangensis（Hu et. Fang）Fang 或天师栗 *Aesculus. wilsonii* Rehd. 的干燥成熟种子。主产于陕西、河南、浙江、江苏、四川等地。霜降后果实成熟时采收，剥去果皮，晒干或低温干燥。生用。

【药性】　甘，温。归肝、胃经。

【功效】　疏肝解郁，和胃止痛。

【应用】　**胸闷胁痛，脘腹胀痛，妇女经前乳房胀痛**　本品既能疏肝解郁以行滞，又能理气宽中以和胃。治疗肝胃气滞之胸闷胁痛、脘腹胀痛等证，常与八月札、佛手等配伍；若治经前乳房胀痛，可与路路通、香附、郁金等同用。

【用法用量】　煎服，3～9g。

【古籍摘要】

《本草纲目拾遗》："宽中下气，治胃脘肝膈臌胀，疳积疟痢，吐血劳伤，平胃通络。"

【现代研究】

1. 化学成分　娑罗子含三萜皂苷和黄酮类化合物，从三萜皂苷中已分离出七叶皂苷。七叶树种子含脂肪油、淀粉、纤维素、粗蛋白，脂肪油主要为油酸和硬脂酸的甘油酯。

2. 药理作用　娑罗子所含七叶皂苷有抗炎作用；七叶皂苷对大鼠脑水肿有保护作用；娑罗子水煎剂可明显抑制胃酸分泌，对胃酸相关性胃黏膜损伤有明显保护作用；娑罗子总皂苷对人和动物（大鼠、羊）的精子均有明显的体外杀精作用，对阴道和阴茎黏膜无刺激性，无全身毒性，是一种很有希望的杀精子剂。

3. 不良反应　儿童对 β－七叶皂苷钠比较敏感，在国外曾有 5 例儿童因用药过量（常用量的 10～20 倍）而导致肾功能衰竭。国内有 2 例服用娑罗子出现咽喉部不适、恶心呕吐不良反应的报道（江苏中医，1997，4：37）。

薤　白　Xiebai

《神农本草经》

为百合科植物小根蒜 *Allium macrostemon* Bge. 或薤 *Allium chinensis* G. Don 的干燥鳞茎。全国各地均有分布，主产于江苏、浙江等地。夏、秋二季采挖。洗净，除去须根，蒸透或置沸水中烫透，晒干。生用。

【药性】　辛、苦，温。归肺、胃、大肠经。

【功效】　通阳散结，行气导滞。

【应用】

1. 胸痹心痛　本品辛散苦降、温通滑利，善散阴寒之凝滞，通胸阳之闭结，为治胸痹之要药。治寒痰阻滞、胸阳不振所致胸痹证，常与瓜蒌、半夏、枳实等配伍，如瓜蒌薤白白酒汤、瓜蒌薤白半夏汤、枳实薤白桂枝汤等（《金匮要略》）；若治痰瘀胸痹，则可与丹参、川芎、瓜蒌皮等同用。

2. 脘腹痞满胀痛，泻痢里急后重　本品辛行苦降，有行气导滞、消胀止痛之功。治胃寒气滞之脘腹痞满胀痛，可与高良姜、砂仁、木香等同用；若治胃肠气滞，泻痢里急后重，可单用本品或与木香、枳实配伍。

【用法用量】 煎服，5~9g。

【古籍摘要】

1.《本草纲目》："治少阴病厥逆泄痢及胸痹刺痛，下气散血。"

2.《本草求真》："薤，味辛则散，散则能使在上寒滞立消；味苦则降，降则能使在下寒滞立下；气温则散，散则能使在中寒滞立除；体滑则通，通则能使久痼寒滞立解。是以下痢可除，瘀血可散，喘急可止，水肿可敷，胸痹刺痛可愈，胎产可治，汤火及中恶卒死可救，实通气、滑窍、助阳佳品也。"

【现代研究】

1. 化学成分 本品含大蒜氨酸、甲基大蒜氨酸、大蒜糖等，醇提取物含有前列腺素 A_1 和 B_1 等。

2. 药理作用 薤白提取物能明显降低血清过氧化脂质，抗血小板凝集，降低动脉脂质斑块，具有预防实验性动脉粥样硬化作用；薤白提取物对动物（大鼠、小鼠）心肌缺氧、缺血及缺血再灌注心肌损伤有保护作用；薤白煎剂对痢疾杆菌、金黄色葡萄球菌、肺炎球菌有抑制作用。

天 仙 藤 Tianxianteng

《本草图经》

为马兜铃科植物马兜铃 *Aristolochia debilis* Sieb. et Zucc. 或北马兜铃 *Aristolochia. contorta* Bge. 的干燥地上部分。主产于浙江、湖北、江苏、河北、陕西等地。秋季采割，除去杂质，晒干，或闷润、切段晒干。生用。

【药性】 苦，温。归肝、脾经。

【功效】 理气，祛湿，活血止痛。

【应用】

1. 胃脘痛，疝气痛，产后腹痛 本品苦泄温通，能理气活血而止痛。治疗肝胃不和之胃脘痛，可配伍理气止痛药木香、香附、川楝子；若治疝气痛，可与酒共煮服用，如《孙天仁集效方》方，或配伍疏肝理气药物青皮、乌药、小茴香；治疗产后腹痛，可炒焦为末服用；若为血气腹痛，可与生姜、酒同用，如天仙藤散（《普济方》），或配伍活血行气之品。

2. 妊娠水肿 本品苦温燥湿，善治妊娠水肿。可配香附、陈皮、乌药等同用，如天仙藤散（《妇人良方》）。

3. 风湿痹痛 本品苦燥温通，活血止痛。治风湿痹痛，常与独活、威灵仙、五加皮等同用；若痰注臂痛，可配羌活、白芷、半夏等，如天仙散（《仁斋直指方》）。

4. 癥瘕积聚 本品既能理气，又能活血止痛。用治气滞血瘀之癥瘕积聚疼痛，可配乳香、没药、延胡索等同用，如《本草汇言》方。

【用法用量】 煎服，4.5~9g。

【古籍摘要】

1.《本草纲目》:"流气活血,治心腹痛。"

2.《本草求真》:"天仙藤,观书所论主治,止属妊娠子肿、腹痛、风痨等症,而于他症则未及焉。即其所治之理,亦不过因味苦主于疏泄,性温得以通活,故能活血通道,而使水无不利,风无不除,血无不活,痛与肿均无不治故也。"

【现代研究】

1. 化学成分 本品含木兰碱,马兜铃酸 D,β - 谷甾醇,以及硝基苯类有机酸衍生物或内酰胺成分等。

2. 药理作用 鲜北马兜铃叶在试管内对金黄色葡萄球菌有一定的抑制作用;有一定的抗癌作用,马兜铃酸 I 为抗癌活性成分。

3. 不良反应 本药含马兜铃酸,其毒性、不良反应见"关木通"。

大 腹 皮 Dafupi

《开宝本草》

为棕榈科植物槟榔 *Areca catechu* L. 的干燥果皮。又名槟榔衣。主产于海南、广西、云南等地。冬季至次春采收未成熟的果实,煮后干燥,纵剖两瓣,剥取果皮,习称"大腹皮";春末至秋初采收成熟果实,煮后干燥,剥取果皮,打松,晒干,习称"大腹毛"。生用。

【药性】 辛,微温。归脾、胃、大肠、小肠经。

【功效】 行气宽中,利水消肿。

【应用】

1. 胃肠气滞,脘腹胀闷,大便不爽 本品辛能行散,主入脾胃经,能行气导滞,为宽中利气之捷药。治食积气滞之脘腹痞胀,嗳气吞酸、大便秘结或泻而不爽,可与山楂、麦芽、枳实等同用;若治湿阻气滞之脘腹胀满,可与藿香、陈皮、厚朴等同用。

2. 水肿胀满,脚气浮肿,小便不利 本品味辛,能开宣肺气而行水消肿。治疗水湿外溢,皮肤水肿,小便不利,可与茯苓皮、五加皮等同用,如五皮饮(《麻科活人全书》);若治脚气肿痛,二便不通,可与桑白皮、木通、牵牛子等同用。

【用法用量】 煎服,4.5 ~ 9g。

【古籍摘要】

1.《本草纲目》,"降逆气,消肌肤中水气浮肿,脚气壅逆,瘴疟痞满,胎气恶阻胀闷。"

2.《本经逢原》:"槟榔性沉重,泄有形之积滞,腹皮性轻浮,散无形之滞气。故痞满胀,水气浮肿,脚气壅逆者宜之。惟虚胀禁用,以其能泄真气也。"

【现代研究】

1. 化学成分 本品含槟榔碱、槟榔次碱、α - 儿茶素等。

2. 药理作用 本品有兴奋胃肠道平滑肌、促胃肠动力作用,并有促进纤维蛋白溶解等作用。

3. 不良反应 大腹皮一般情况下使用无明显毒副作用,但曾有大腹皮复方汤剂引起过敏性休克及严重荨麻疹各一例的报道（福建中医药，1989，5：11）。

甘 松 Gansong

《本草拾遗》

为败酱科植物甘松 *Nardostachys chinensis* Batal. 、或匙叶甘松 *Nardostachys. jatamansi* DC. 的根及根茎。主产于四川、甘肃、青海等地。春、秋二季采挖，除去泥沙及杂质，晒干或阴干，切段。生用。

【药性】 辛、甘，温。归脾、胃经。

【功效】 行气止痛，开郁醒脾。

【应用】

1. 脘腹闷胀，疼痛 本品味辛行气，芳香醒脾，性温散寒，故能行气消胀，醒脾开胃，散寒止痛。治寒凝气滞之脘腹胀痛，不思饮食等，可与木香、砂仁、陈皮、厚朴等同用。

2. 思虑伤脾，不思饮食 本品有开郁醒脾、行气消胀之功。治疗气机阻滞之胸闷腹胀，纳呆，可与柴胡、郁金、白豆蔻等同用。

3. 湿脚气 本品有收湿拔毒之功，可配荷叶、藁本煎汤外洗，治湿脚气，如甘松汤（《普济方》）。

此外，单用泡汤漱口，可治牙痛。

【用法用量】 煎服，3~6g。外用适量，泡汤漱口、煎汤洗脚或研末敷患处。

【古籍摘要】

1. 《本草纲目》："甘松芳香，甚开脾郁，少加入脾胃药中，甚醒脾气。"

2. 《本草汇言》："甘松醒脾畅胃之药也。《开宝方》主心腹卒痛，散满下气，皆取香温行散之意。其气芳香，入脾胃药中，大有扶脾顺气，开胃消食之功。"

【现代研究】

1. 化学成分 甘松的根及根茎含马兜铃烯、甘松酮、德比酮、缬草酮、广藿香醇；匙叶甘松的根含呋喃香豆精类化合物甘松素、甘松醇、白芷素、榄香醇、β-桉叶醇、甘松酮、缬草酮等。

2. 药理作用 甘松有镇静、安定作用；所含缬草酮有抗心律不齐作用；匙叶甘松能使支气管扩张，甘松提取物对离体平滑肌（大肠、小肠、子宫，支气管）有拮抗组胺、5-羟色胺、乙酰胆碱的作用；有降血压、抗心肌缺血、抗溃疡以及抑菌作用。

九 香 虫 Jiuxiangchong

《本草纲目》

为蝽科昆虫九香虫 *Aspongopus chinensis* Dallas 的干燥体。主产于云南、四川、贵州、广西等地。11月至次年3月前捕捉，置适宜容器内，加酒少许将其闷死，取出阴干；或置沸水中烫死，取出，干燥。生用，或用文火微炒用。

【药性】　咸，温。归肝、脾，肾经。

【功效】　理气止痛，温肾助阳。

【应用】

1. 胸胁，脘腹胀痛　本品气香走窜、温通利膈而有行气止痛之功。治疗肝气郁滞之胸胁胀痛，或肝胃不和之胃脘疼痛，可与香附、延胡索，郁金等同用；若中焦寒凝气滞之胃寒疼痛，可与木香、延胡索、厚朴等同用。

2. 阳痿，腰膝冷痛，尿频　本品有温肾壮阳，助阳起痿之功。治肾阳不足、命门火衰之阳痿、腰膝冷痛，可单用炙热嚼服、研末服，或配伍淫羊藿、杜仲、巴戟天等同用。

【用法用量】　煎服，3~9g。入丸、散剂服，1.5~3g。

【古籍摘要】

1.《本草纲目》："主治膈脘滞气，脾肾亏损，壮元阳。"

2.《本草新编》："九香虫，虫中之至佳者。入丸散中以扶衰弱最宜。但不宜入于汤剂。以其性滑，恐动大便耳。九香虫亦兴阳之物，然非人参、白术，巴戟天、肉苁蓉、破故纸之类，亦未见其大效也。"

【现代研究】

1. 化学成分　本品含九香虫油，油中含硬脂酸、棕榈酸、油酸，其臭味来源于醛或酮，还含蛋白质、甲壳质等。

2. 药理作用　九香虫对金黄色葡萄球菌、伤寒杆菌、副伤寒杆菌、福氏痢疾杆菌有较强的抗菌作用；并有促进机体新陈代谢作用。

刀　豆　Daodou

《救荒本草》

为豆科植物刀豆 *Canavalia gladiata*（Jacq.）DC. 的干燥成熟种子。主产于江苏、安徽、湖北、四川等地。秋季种子成熟时采收荚果，剥取种子，晒干。生用。

【药性】　甘，温。归胃、肾经。

【功效】　降气止呃，温肾助阳。

【应用】

1. 呃逆，呕吐　本品甘温暖胃，性主沉降，能温中和胃、降气止呃。可与丁香、柿蒂等同用，治中焦虚寒之呕吐、呃逆。

2. 肾虚腰痛　本品甘温，入肾经而能温肾助阳。可单用治肾阳虚腰痛，如《重庆草药》所载单方，以刀豆2粒，包于猪腰内烧熟食，或配杜仲、桑寄生、牛膝等同用。

【用法用量】　煎服，6~9g。

【古籍摘要】

《本草纲目》："温中下气，利肠胃，止呃逆，益肾补元。""主治胸脘滞气，脾肾亏损，壮元阳。"

【现代研究】

1. 化学成分 本品含尿素酶、血球凝集素、刀豆氨酸以及淀粉、蛋白质、脂肪等。

2. 药理作用 刀豆中所含伴刀豆球蛋白 A 与核糖、腺嘌呤协同有促进缺血后心功能不全恢复的作用；伴刀豆球蛋白有抗肿瘤作用；左旋刀豆氨酸可抑制 Lee 流感病毒的繁殖，在组织培养中抑制作用更强。

3. 不良反应 曾有报道，食用刀豆引起 36 人发生中毒，临床症状主要为急性胃肠炎（恶心、腹胀、腹痛、呕吐），病程 2~3 天，无死亡。刀豆所含皂素、植物细胞凝集素、胰蛋白酶抑制物等为有毒成分，100℃即能破坏，本次中毒时因烹饪温度不够、时间过短所致。一旦发生中毒可采用及早主动呕吐、洗胃等，据病情可服用复方樟脑酊、阿托品、颠茄、维生素 B 或中成药等，重者静滴 10% 葡萄糖及维生素 C 以促进排泄毒物，纠正水和电解质紊乱。

柿 蒂 Shidi

《本草拾遗》

为柿树科植物柿 *Diospyros kaki* Thunb. 的干燥宿萼。主产于四川、广东、广西、福建等地。冬季果实成熟时采摘或食用时收集，洗净、晒干。生用。

【药性】 苦、涩，平。归胃经。

【功效】 降气止呃。

【应用】 呃逆 本品味苦降泄，专入胃经，善降胃气而止呃逆，为止呃要药。因其性平和，故凡胃气上逆所致各种呃逆均可以应用。治胃寒呃逆，常配丁香、生姜等同用，如柿蒂汤（《济生方》）；若治虚寒呃逆，常与人参、丁香同用，如丁香柿蒂汤（《症因脉治》）；胃热呃逆，可配伍黄连、竹茹等同用；痰浊内阻之呃逆，配伍半夏、陈皮、厚朴等同用；若命门火衰，元气暴脱，上逆作呃，则须配伍附子、人参、丁香等。

【用法用量】 煎服，4.5~9g。

【古籍摘要】

1. 《本草纲目》："古方单用柿蒂煮汁饮之，取其苦温能降逆气也。《济生》柿蒂散加以丁香、生姜之辛热，以开痰散郁，盖从治之法，而昔人常用之收效矣。"

2. 《本草求真》："柿蒂味苦性平，虽与丁香同为止呃之味，然一辛热一苦平，合用兼得寒热兼济之妙。"

【现代研究】

1. 化学成分 本品含鞣质、羟基三萜酸、葡萄糖、果糖及中性脂肪油等。

2. 药理作用 本品有抗心律失常作用，其提取物能对抗氯仿诱发的小鼠室颤、乌头碱和氯化钡所致大鼠心律失常、毒毛旋花子苷引起豚鼠室性心律失常；本品有镇静作用；尚有一定抗生育作用。

第十六章

消　食　药

凡以消化食积为主要作用，主治饮食积滞的药物，称为消食药。

消食药多味甘性平，主归脾胃二经。具消食化积，以及健脾开胃，和中之功。主治宿食停留，饮食不消所致之脘腹胀满，嗳气吞酸，恶心呕吐，不思饮食，大便失常；以及脾胃虚弱，消化不良等证。

本类药物多属渐消缓散之品，适用于病情较缓，积滞不甚者。然而，食积者多有兼证，故应根据不同病情予以适当配伍。若宿食内停，气机阻滞，需配理气药，使气行而积消；若积滞化热，当配苦寒清热或轻下之品；若寒湿困脾或胃有湿浊，当配芳香化湿药；若中焦虚寒者，宜配温中健脾之品；而脾胃素虚，运化无力，食积内停者，则当配伍健脾益气之品，以标本兼顾，使消积而不伤正，不可单用消食药取效。

本类药物虽多数效缓，但仍不乏耗气之弊，故气虚而无积滞者慎用。

现代药理研究证明，消食药一般具有不同程度的助消化作用，个别药还具有降血脂、强心、增加冠脉流量及抗心肌缺血、降压、抗菌等作用。

山　楂　Shanzha

《神农本草经集注》

为蔷薇科植物山里红 Crataegus pinnatifida Bge. var. major N. E. Br. 或山楂 C. pinnatifida Bge. 的成熟果实。主产于河南、山东、河北等地，以山东产量大质佳。多为栽培品。秋季果实成熟时采收。切片，干燥。生用或炒用。

【药性】　酸、甘，微温。归脾、胃、肝经。

【功效】　消食化积，行气散瘀。

【应用】

1. 饮食积滞　本品酸甘，微温不热，功善消食化积，能治各种饮食积滞，尤为消化油腻肉食积滞之要药。凡肉食积滞之脘腹胀满、嗳气吞酸、腹痛便溏者，均可应用。如《简便方》即以单味煎服，治肉不消。若配莱菔子、神曲等，可加强消食化积之功。若配木香，青皮以行气消滞，治积滞脘腹胀痛，如匀气散（《证治准绳》）。

2. 泻痢腹痛，疝气痛　山楂入肝经，能行气散结止痛，炒用兼能止泻止痢。治泻痢腹痛，可单用焦山楂水煎服，或用山楂炭研末服，如（《医钞类编》）方；亦可配木香、槟榔等；治疝气痛，常与橘核、荔枝核等同用。

3. 瘀阻胸腹痛，痛经　本品性温兼入肝经血分，能通行气血，有活血祛瘀止痛之功。治瘀滞胸胁痛，常与川芎、桃仁、红花等同用；若治疗产后瘀阻腹痛、恶露不尽或痛经、经闭，朱丹溪即单用本品加糖水煎服；亦可与当归、香附、红花同用，如通瘀煎（《景岳全书》）。

现代单用本品制剂治疗冠心病，高血压病，高脂血症，细菌性痢疾等，均有较好疗效。

【用法用量】 煎服，10~15g，大剂量30g。生山楂、炒山楂多用于消食散瘀，焦山楂、山楂炭多用于止泻痢。

【使用注意】 脾胃虚弱而无积滞者或胃酸分泌过多者均慎用。

【古籍摘要】

1. 《日用本草》："化食积，行结气，健胃宽膈，消血痞气块。"

2. 《本草纲目》："化饮食，消肉积，癥瘕，痰饮痞满吞酸，滞血胀痛。"

【现代研究】

1. 化学成分 山楂含黄酮类、三萜皂苷类（熊果酸、齐墩果酸、山楂酸等），皂苷鞣质、游离酸、脂肪酸、维生素C、无机盐、红色素等。

2. 药理作用 所含脂肪酸能促进脂肪消化，并增加胃消化酶的分泌而促进消化，且对胃肠功能有一定调整作用。其提取物能扩张冠状动脉，增加冠脉流量，保护心肌缺血缺氧；并可强心、降血压及抗心律失常；又降血脂，抗动脉粥样硬化，其降低血清胆固醇及甘油三酯，可能是通过提高血清中高密度胆固醇及其亚组分浓度，增加胆固醇的排泄而实现的。另外，山楂还能抗血小板聚集、抗氧化、增强免疫、利尿、镇静、收缩子宫、抑菌等。

3. 不良反应 多食山楂可引起胃酸过多，还有因吃山楂过量而造成胃石症和小肠梗阻的报道。市售山楂片对小儿虽有促进食欲助消化作用，但因含糖较多，如食用量大，使血糖维持较高水平，则会影响食欲，久之可造成营养不良，贫血等。故中医认为山楂只消不补，无积滞或脾胃虚弱者应慎用或不用（中国食品报，2001，02. 01）。

【其他】 研究不同炮制温度，对山楂有机酸和胃肠推进功能的影响，提示用于消食时炮制温度最好控制在160℃~200℃之间为宜（湖北中医学院学报，2001，1：46）。

神 曲 Shenqu

《药性论》

为面粉和其他药物混合后经发酵而成的加工品。全国各地均有生产。其制法是：取较大量面粉或麸皮，与杏仁泥、赤小豆粉，以及鲜青蒿、鲜苍耳、鲜辣蓼自然汁，混合拌匀，使干湿适宜，放入筐内，复以麻叶或楮叶，保温发酵一周，长出黄菌丝时取出，切成小块，晒干即成。生用或炒用。

【药性】 甘、辛，温。归脾、胃经。

【功效】 消食和胃。

【应用】

饮食积滞 本品辛以行散消食，甘温健脾开胃，和中止泻。常配山楂、麦芽、木香等，治疗食滞脘腹胀满，食少纳呆，肠鸣腹泻者。又因本品略能解表退热，故尤宜外感表证兼食滞者。

此外，凡丸剂中有金石、贝壳类药物者，前人用本品糊丸以助消化，如磁朱丸（《备急千金要方》）。

【用法用量】 煎服，6～15g。消食宜炒焦用。

【古籍摘要】

1. 《药性论》："化水谷宿食，癥结积滞，健脾暖胃。"

2. 《本草纲目》："消食下气，除痰逆霍乱泄痢胀满诸气。"

【现代研究】

1. 化学成分 神曲为酵母制剂，含酵母菌、淀粉酶、维生素 B 复合体、麦角甾醇、蛋白质及脂肪、挥发油等。

2. 药理作用 神曲因含有多量酵母菌和复合维生素 B，故有增进食欲，维持正常消化机能等作用。

【其他】 测定 7 种中药及其复方的黄曲霉毒素，证明神曲及其制剂越鞠丸、保和丸、肥儿片中均有不同程度的黄曲霉毒素存在（中医药学刊，2001，5：527）。神曲水煎时易于粘锅，难以过滤，且影响复方中其他药物有效成分的煎出，因而认为神曲不宜入煎剂用（中药材，1995，12：617）。

附药：建神曲 Jianshenqu

神曲另有一个品种称建神曲，该品始载于《药性考》，又名泉州神曲、范志曲，简称建曲。为面粉、麸皮和紫苏、荆芥、防风、厚朴、白术、木香、枳实、青皮等 40 多种药品，经混合发酵而成。主产于福建泉州。性味苦温，功能消食化滞，理气化湿，发散风寒，兼能健脾。常用于食滞不化或兼感风寒者。用量 6～15g。

麦 芽 Maiya

《药性论》

为禾本科植物大麦 Hordeum vulgare L. 的成熟果实经发芽干燥而成。全国各地均可生产。将大麦洗净，浸泡 4～6 小时后，捞出，保持适宜温、湿度，待幼芽长至约 0.5cm 时，晒干或低温干燥。生用、炒黄或炒焦用。

【药性】 甘，平。归脾、胃、肝经。

【功效】 消食健胃，回乳消胀。

【应用】

1. 米面薯芋食滞 本品甘平，健胃消食，尤能促进淀粉性食物的消化。主治米面薯芋类积滞不化，常与山楂、神曲、鸡内金同用；治小儿乳食停滞，单用本品煎服或研末服有效；若配白术、陈皮，可治脾虚食少，食后饱胀，如健脾丸（《证治准绳》）。

2. 断乳、乳房胀痛 本品有回乳之功。可单用生麦芽或炒麦芽 120g（或生、炒麦芽各 60g），煎服，用于妇女断乳或乳汁郁积之乳房胀痛等。

此外，本品又兼能疏肝解郁，常配川楝子、柴胡等，用治肝气郁滞或肝胃不和之胁痛、脘腹痛等。

【用法用量】　煎服，10～15g，大剂量30～120g。生麦芽功偏消食健胃；炒麦芽多用于回乳消胀。

【使用注意】　哺乳期妇女不宜使用。

【古籍摘要】

1.《药性论》："消化宿食，破冷气，去心腹胀满。"

3.《本草纲目》："消化一切米面诸果食积。"

【现代研究】

1. 化学成分　麦芽主要含 α - 及 β - 淀粉酶、催化酶、麦芽糖及大麦芽碱、腺嘌呤、胆碱、蛋白质、氨基酸、维生素 B、D、E、细胞色素 C 等。

2. 药理作用　麦芽所含淀粉酶能将淀粉分解成麦芽糖和糊精，其煎剂对胃酸及胃蛋白酶的分泌有轻度促进作用；水煎剂中提出一种胰淀粉酶激活剂，亦可助消化；因淀粉酶不耐高温，麦芽炒焦及入煎剂将会降低其活力。麦芽浸剂口服可使家兔与正常人血糖降低；其注射液，可使血糖降低40%或更多。生麦芽可扩张母鼠乳腺泡及增加乳汁充盈度，炮制后则作用减弱；麦芽回乳和催乳的双向作用关键不在于生用或炒用，而在于剂量大小的差异，即小剂量催乳，大剂量回乳，如用于抑制乳汁分泌（回乳）用量应在30g以上；麦芽有类似溴隐亭类物质，能抑制泌乳素分泌。大麦碱的药理作用类似麻黄碱，其中 A 和 B 还有抗真菌作用。

3. 不良反应　麦芽毒性小。但用作动物饲料大量摄入时，因含有微量麦芽毒素（N - 甲基大麦芽碱），属快速去极化型肌松剂，可引起中毒。再者，麦芽变质时可有剧毒真菌寄生而致中毒，在收藏过程中应加注意［中华本草（精选本），1998：2144］。

稻　芽　Daoya

《名医别录》

为禾本科植物稻 *Oryza sativa* L. 的成熟果实经发芽干燥而成。全国多数地方均可生产，主产南方各省区。将稻谷用水浸泡后，保持适宜的温、湿度，待须根长至约1cm时，干燥。生用或炒用。

【药性】　甘，温。归脾、胃经。

【功效】　消食和中，健脾开胃。

【应用】

米面薯芋食滞及脾虚食少消化不良　本品消食和中，作用和缓，助消化而不伤胃气。常与麦芽相须为用，以提高疗效。若治脾虚食少，亦常与砂仁、白术、炙甘草等同用，如谷神丸（《澹寮方》）。

【用法用量】　煎服，9～15g。生用长于和中；炒用偏于消食。

【鉴别用药】　稻芽、麦芽均具消食和中，健胃之功，主治米面薯芋类食滞证及脾虚食少等。但麦芽消食健胃力较强；而稻芽力较弱，故稻芽更宜于轻证，或病后脾虚者。但二药临床常相须为用。

【古籍摘要】

1.《名医别录》:"主寒中。下气,除热。"

2.《本草纲目》:"消导米面诸果食积。"

【现代研究】

1. 化学成分 主要有效成分为淀粉酶,含量较麦芽低。尚含蛋白质、脂肪油、淀粉、麦芽糖、腺嘌呤、胆碱及18种氨基酸等。

2. 药理作用 所含淀粉酶能帮助消化。实验表明,谷芽可通过抑制肥大细胞组织胺释放而具有抗过敏活性。

附药:谷芽 Guya

为禾本科植物粟 Setaria italica(L.)Beauv. 的成熟果实经发芽干燥而成。主产华北地区。将粟谷用水浸泡后,保持适宜的温、湿度,待须根长至约6mm时,晒干或低温干燥。生用或炒用。谷芽的性能、功效、应用、用法用量均与稻芽相似,但我国北方地区多习用。

【其他】 过去曾以稻、粟、黍等植物的果实发芽作谷芽入药,认为药效亦相近。《中国药典》(1985年版)始将粟芽以谷芽为正名收载,并同时收载且单列稻芽。

莱 菔 子 Laifuzi

《日华子本草》

为十字花科植物萝卜 Raphanus sativus L. 的成熟种子。全国各地均有栽培。夏季果实成熟时采割植株,晒干,搓出种子,再晒干。生用或炒用,用时捣碎。

【药性】 辛、甘,平。归肺、脾、胃经。

【功效】 消食除胀,降气化痰。

【应用】

1. 食积气滞 本品味辛行散,消食化积之中,尤善行气消胀。常与山楂、神曲、陈皮同用,治食积气滞所致的脘腹胀满或疼痛,嗳气吞酸,如保和丸(《丹溪心法》);若再配白术,可攻补兼施,治疗食积气滞兼脾虚者,如大安丸(《丹溪心法》)。

2. 咳喘痰多,胸闷食少 本品既能消食化积,又能降气化痰,止咳平喘。尤宜治咳喘痰壅,胸闷兼食积者,如《食医心镜》单用本品为末服;或与白芥子、苏子同用,如三子养亲汤(《韩氏医通》)。

此外,古方中有单用生品研服以涌吐风痰者,但现代临床很少用。

【用法用量】 煎服,6~10g。炒用消食下气化痰,生用吐风痰。

【使用注意】 本品辛散耗气,故气虚及无食积、痰滞者慎用。不宜与人参同用。

【鉴别用药】 莱菔子、山楂均有良好的消食化积之功,主治食积证。但山楂长于消积化滞,主治肉食积滞;而莱菔子尤善消食行气消胀,主治食积气滞证。

【古籍摘要】

1.《本草纲目》:"下气定喘,治痰,消食,除胀,利大小便,止气痛,下痢后重,发疮疹。"

2.《医林纂要》："生用，吐风痰，宽胸膈，托疮疹；熟用，下气消痰，攻坚积，疗后重。"

【现代研究】

1. 化学成分 莱菔子含莱菔素、芥子碱、脂肪油（油中含大量芥酸、亚油酸、亚麻酸）、β-谷甾醇、糖类及多种氨机酸、维生素等。

2. 药理作用 莱菔子提取液，有缓和而持续的降压作用，且效果稳定，重复性强，亦无明显毒副作用；其注射液的降压作用，与药物浓度有关。莱菔子能增强离体兔回肠节律性收缩和抑制小鼠胃排空。在体外对多种革兰氏阳性菌和阴性菌均有较强的抗菌活性；莱菔素1mg/ml 浓度能显著抑制葡萄球菌和大肠杆菌；其水浸剂（1∶3）在试管内对同心性毛癣菌等 6 种皮肤真菌有不同程度的抑制作用。莱菔子还有抗菌、祛痰、镇咳、平喘、改善排尿功能及降低胆固醇，防止动脉硬化等作用。莱菔子于体外能中和破伤风毒素与白喉毒素。

3. 不良反应 莱菔子毒性较小。但莱菔素静注 100mg，可引起小鼠死亡。前人认为人参不宜与莱菔子同用，恐其消减人参补虚之功，但服人参而引起脘腹胀满时，服莱菔子则能使之缓解。实验研究表明，人参与莱菔子同服，对人参提高小鼠抗疲劳、耐缺氧及抗应激等功效亦未见影响（中医杂志，1996，5：300）。

鸡 内 金 Jineijin

《神农本草经》

为雉科动物家鸡 *Gallus gallus domesticus* Brisson 的沙囊内壁。全国各地均产。杀鸡后，取出鸡肫，趁热剥取内壁，洗净，干燥。生用、炒用或醋制入药。

【药性】 甘，平。归脾、胃、小肠、膀胱经。

【功效】 消食健胃，涩精止遗。

【应用】

1. 饮食积滞，小儿疳积 本品消食化积作用较强，并可健运脾胃，故广泛用于米面薯芋乳肉等各种食积证。病情较轻者，单味研末服即有效，如《千金方》独用本品治消化不良引起的反胃吐食；若配山楂、麦芽等，可增强消食导滞作用，治疗食积较重者。若与白术、山药、使君子等同用，可治小儿脾虚疳积。

2. 肾虚遗精、遗尿 本品可固精缩尿止遗。如《吉林中草药》即以鸡内金单味炒焦研末，温酒送服治遗精；若以本品配菟丝子、桑螵蛸等，可治遗尿，如鸡肫胚散（《圣惠方》）。

3. 砂石淋证，胆结石 本品入膀胱经，有化坚消石之功。《医林集要》以本品"烧存性"，治小便淋沥，痛不可忍。现常与金钱草等药同用，治砂石淋证或胆结石。

【用法用量】 煎服，3～10g；研末服，每次 1.5～3g。研末服效果比煎剂好。

【使用注意】 脾虚无积滞者慎用。

【古籍摘要】

1.《神农本草经》："主泄利。"

2.《滇南本草》："宽中健脾，消食磨胃。治小儿乳食结滞，肚大筋青，痞积疳积。"

【现代研究】

1. 化学成分　鸡内金含胃激素、角蛋白、微量胃蛋白酶、淀粉酶、多种维生素与微量元素，以及 18 种氨基酸等。

2. 药理作用　口服粉剂后，胃液分泌量、酸度和消化力均见提高，胃运动机能明显增强；体外实验能增强胃蛋白酶、胰脂肪酶活性。动物实验可加强膀胱括约肌收缩，减少尿量，提高醒觉。鸡内金的酸提取物可加速放射性锶的排泄。

【其他】　鸡内金炮制后淀粉酶活性下降，而蛋白酶活性增强；醋鸡内金的氨基酸总量亦有所提高（中国中药杂志，1994，4：222）。

鸡 矢 藤　Jishiteng

《生草药性备要》

为茜草科植物鸡矢藤 *Paederia scandens* (Lour.) Merr. 或毛鸡矢藤 *P. scandens* (Lour.) Merr. var. *tomentosa* (Bl.) H. – M. 的地上部分及根。主产于我国南方各省。多为野生，也有栽培品。夏季采收地上部分，秋冬挖掘根部。洗净，地上部分切段，根部切片，鲜用或晒干。生用。

【药性】　甘、苦，微寒。归脾、胃、肝、肺经。

【功效】　消食健胃，化痰止咳，清热解毒，止痛。

【应用】

1. 饮食积滞，小儿疳积　本品既消食化积，又健运脾胃。治食积腹痛、腹泻，可单味煎服或配山楂、神曲等同用；若配党参、白术、麦芽同用，治脾虚食少，消化不良。若用鸡矢藤根与猪小肚炖服，治小儿疳积，如《福建中草药》方。

2. 热痰咳嗽　本品味苦性寒凉，入肺经，故能清热化痰止咳。治热痰咳嗽，单味煎服有效，或配瓜蒌皮、胆南星、枇杷叶等同用。

3. 热毒泻痢，咽喉肿痛，痈疮疖肿，烫火伤　本品甘寒苦泄，清热解毒，消肿止痛。可单味煎服治红痢（《重庆草药》）；亦治咽喉肿痛；或配合黄芩、金银花，以增强解毒之功；治痈疮疖肿、烫火伤，可内服，或鲜嫩叶捣烂外敷。

4. 多种痛证　本品有良好的止痛效果，可治多种痛证，如胃肠疼痛，胆绞痛，肾绞痛，痛经，分娩疼痛，神经痛以及各种外伤、骨折、手术后疼痛等。但以注射剂止痛最佳（《全国中草药汇编》）。

此外，煎汤外洗或鲜品捣敷，可治湿疹，神经性皮炎，皮肤瘙痒等。

【用法用量】　煎服，15～60g。外用适量，捣敷或煎水洗。

【古籍摘要】

1.《生草药性备要》："其头治新内伤，煲肉食，补虚益肾，除火补血；洗疮止痛，消热散毒。其叶擂米加糖食，止痢。"

2.《本草纲目拾遗》："治瘰疬用根煎酒，未破者消，已溃者敛。"

【现代研究】

1. 化学成分　全草含鸡屎藤苷、鸡屎藤次苷及生物碱、齐墩果酸等。叶含熊果酚苷。

2. 药理作用 本品腹腔注射对小鼠有明显镇痛作用，与吗啡相比，镇痛作用出现较慢，但较持久。可抗惊厥，镇静及局部麻醉。鸡矢藤总生物碱能抑制离体肠肌收缩，而增强离体子宫收缩力。醇浸剂有降压作用。另外可解动物有机磷中毒，并有一定抗菌、抗病毒活性。

隔 山 消 Geshanxiao

《本草纲目》

为萝藦科植物耳叶牛皮消 *Cynanchum auriculatum* Rayle ex Wight 的块根。主产于四川、云南、贵州及东北各地。多为野生，亦有栽培品。冬季采挖，洗净晒干，切片。生用。

【性质】 甘、苦，平。归脾、胃、肝经。

【功效】 消食健胃，理气止痛，催乳。

【应用】

1. 饮食积滞 本品消食健脾作用较强。单味使用即有效，如单用粉剂，治食积饱胀（《贵州常用民间草药手册》）；单味水煎剂治小儿痞块（《陕西中草药》）；若与鸡矢藤、鸡内金同用，可治小儿疳积，宿食不消（《四川中药志》）。

2. 脘腹胀痛 本品能理气止痛。常配青木香、砂仁治脾胃气滞之脘腹胀痛；若与柴胡、香附、白芍等同用，可治肝郁气滞之胁痛、食少。

3. 乳汁不下或不畅 本品能通气下乳，可单用炖肉食以催乳（《陕西中草药》）。

【用法用量】 煎服，6～15g；研末服，1～3g。研末吞服比煎服效果好。

【使用注意】 过量服用易引起中毒。

【古籍摘要】

1.《本草纲目》："主腹胀积滞。"

2.《分类草药性》："消食积，下乳，补虚弱。"

【现代研究】

1. 化学成分 隔山消含多种混合苷，以及磷脂成分、游离糖、维生素、氨基酸等。

2. 药理作用 白首乌苷有双向免疫调节作用，白首乌提取的粗 C_{21} 甾体脂苷能明显增强体液免疫及细胞免疫功能；白首乌甾体总苷有较强的体外细胞毒作用，其抗肿瘤作用可能与诱导肿瘤细胞凋亡有关；白首乌通过消除自由基、抑制脂质过氧化提高机体免疫功能，改善细胞的生物氧化而有一定抗衰老作用。另外，耳叶牛皮消（白首乌）还有促进毛发生长、降血脂、抑制心肌收缩、调节氧代谢等作用。

3. 不良反应 本品过量服用会产生中毒反应。临床表现为流涎，呕吐，癫痫性痉挛，强烈抽搐，心跳缓慢等症状。中毒轻者，可催吐，洗胃及导泻；内服蛋清、牛奶或药用炭，并服镇静剂预防痉挛。本品毒性成分不明，可能是萝藦毒素，或者是强心苷。

【其他】 隔山消在江苏作白首乌应用。

阿 魏 Awei

《新修本草》

本品为伞形科植物新疆阿魏 *Ferula sinkiangensis* K. M. Shen 或阜康阿魏 *F. fukanensis* K. M. Shen 的树脂。主产新疆。春末夏初，盛花期至初果期，分次由茎上部往下斜割，收集渗出的乳状树脂，阴干。本品为不规则的块状和脂膏状。颜色深浅不一，表面蜡黄色至棕黄色，脂膏状者黏稠，灰白色。具有强烈而持久的蒜样臭气。多以生品入丸剂用。

【药性】　苦、辛，温。归肝、脾、胃经。

【功效】　化癥散痞，消积，杀虫。

【应用】

1. 癥瘕，痞块　本品苦泄辛温行散，有化癥散痞之功。常与白芥子、三棱等同用，治腹中痞块，瘀血癥瘕等证，亦可配伍雄黄、肉桂、乳香等，制成硬膏外敷，如阿魏化痞膏（《何日中手集》）。

2. 肉食积滞　本品有消食化滞之功。可治各种食积，尤善治肉食积滞，常配伍山楂、黄连、连翘同用，如阿魏丸（《证治准绳》）。

此外，本品还可用治疟疾、痢疾。

【用法用量】　内服，1～1.5g，多入丸、散，不宜入煎剂；外用适量，多入膏药。

【使用注意】　脾胃虚弱及孕妇忌用。

【古籍摘要】

1.《新修本草》："主杀诸小虫，去臭气，破癥积，下恶气。"

2.《本草衍义补遗》："消肉积。"

【现代研究】

1. 化学成分　阿魏含挥发油 20.74%，其中部分硫醚化合物是其特殊臭味的来源。另含香豆精类化合物，树脂中含阿魏酸、阿魏酸酯等。

2. 药理作用　阿魏能明显抑制未孕动物子宫的自发性收缩，但对孕兔离体子宫呈兴奋作用，二者作用相反，可能与动物体内黄体酮水平有关；阿魏的脂溶性成分可抗生育。其挥发油有较强的抗炎活性，并可抗过敏和免疫；本品对动物肠管等多种器官平滑肌均有舒张作用，有可能成为解痉止痛药。

第十七章

驱 虫 药

凡以驱除或杀灭人体内寄生虫，治疗虫证为主的药物，称为驱虫药。

本类药物入脾、胃、大肠经，部分药物具有一定的毒性，对人体内的寄生虫，特别是肠道寄生虫虫体有杀灭或麻痹作用，促使其排出体外。故可用治蛔虫病、蛲虫病、绦虫病、钩虫病、姜片虫病等多种肠道寄生虫病。此类寄生虫病多由湿热内蕴或饮食不洁，食入或感染寄生虫卵所致。症见不思饮食或多食善饥，嗜食异物，绕脐腹痛、时发时止，胃中嘈杂，呕吐清水，肛门瘙痒等；迁延日久，则见面色萎黄，肌肉消瘦，腹部膨大，青筋浮露，周身浮肿等症。部分病人症状较轻，无明显证候，只在检查大便时才被发现。凡此，均当服用驱虫药物，以求根治。对机体其他部位的寄生虫，如血吸虫、阴道滴虫等，部分驱虫药物亦有驱杀作用。某些驱虫药物兼有行气、消积、润肠、止痒等作用，对食积气滞、小儿疳积、便秘、疥癣瘙痒等病证，亦有疗效。

应用驱虫药时，应根据寄生虫的种类及病人体质强弱、证情缓急，选用适宜的驱虫药物，并视病人的不同兼证进行相须用药及恰当配伍。如大便秘结者，当配伍泻下药物；兼有积滞者，可与消积导滞药物同用；脾胃虚弱者，配伍健脾和胃之品；体质虚弱者，须先补后攻或攻补兼施。使用肠道驱虫药时，多与泻下药同用，以利虫体排出。

驱虫药物对人体正气多有损伤，故要控制剂量，防止用量过大中毒或损伤正气；对素体虚弱、年老体衰及孕妇，更当慎用。驱虫药一般应在空腹时服用，使药物充分作用于虫体而保证疗效。对发热或腹痛剧烈者，不宜急于驱虫，待症状缓解后，再行施用驱虫药物。

现代药理研究证明：驱虫药对寄生虫体有麻痹作用，使其瘫痪以致死亡。部分驱虫药有抗真菌、抗病毒及抗肿瘤等作用。某些驱虫药物还有促进胃肠蠕动、兴奋子宫、减慢心率、扩张血管、降低血压等作用。

使 君 子 Shijunzi

《开宝本草》

为使君子科植物使君子 *Quisqualis indica* L. 的干燥成熟果实。主产于广东、广西、云南、四川等地。9~10月果皮变紫黑时采收，晒干。去壳，取种仁生用或炒香用。

【药性】 甘，温。归脾、胃经。

【功效】 杀虫消积。

【应用】

1. 蛔虫病，蛲虫病 本品味甘气香而不苦，性温又入脾胃经，既有良好的驱杀蛔虫作用，又具缓慢的滑利通肠之性，故为驱蛔要药，尤宜于小儿。轻证单用本品炒香嚼服；重证可与苦楝皮、槟榔等同用，如使君子散（《证治准绳》）；用治蛲虫，可与百部、槟榔、大黄等同用。

2. 小儿疳积 本品甘温，既能驱虫，又能健脾消疳。常与槟榔、神曲、麦芽等配伍，用治小儿疳积面色萎黄、形瘦腹大、腹痛有虫者，如肥儿丸（《医宗金鉴》）；与厚朴、陈皮、川芎等同用，治疗小儿五疳，心腹膨胀，不进饮食，如使君子丸（《和剂局方》）。

【用法用量】 煎服，9～12g，捣碎；取仁炒香嚼服，6～9g。小儿每岁1～1.5粒，1日总量不超过20粒。空腹服用，每日1次，连用3天。

【使用注意】 大量服用可致呃逆、眩晕、呕吐、腹泻等反应。若与热茶同服，亦能引起呃逆、腹泻，故服用时当忌饮茶。

【古籍摘要】

《本草正》："使君子，凡小儿食此，亦不宜频而多，大约性滑，多则能伤脾也。但使君子专杀蛔虫，榧子专杀寸白虫耳。"

【现代研究】

1. 化学成分 种仁含使君子氨酸，约0.5%，以钾盐形式存在，即使君子酸钾；脂肪油23.9%，油中含油酸48.2%，棕榈酸29.2%，硬脂酸9.1%，肉豆蔻酸4.5%及花生酸、甾醇等。

2. 药理作用 10%使君子水浸膏可使蚯蚓麻痹或死亡；使君子仁提取物有较强的麻痹猪蛔虫头部的作用，麻痹前可见刺激现象，其有效成分为使君子氨酸钾；其所含吡啶类及油对人、动物均有明显的驱蛔效果；其粉有驱蛲虫作用。

3. 不良反应 使君子有毒成分为使君子酸钾。使君子氨酸的神经毒作用研究表明，可造成实验动物癫痫大发作，其引起的脑损伤与动物年龄、给药剂量有关。本品内服可致胃肠刺激及膈肌痉挛，毒副作用表现为呃逆、头痛、眩晕、恶心、呕吐、出冷汗、四肢发冷，重者可出现抽搐、惊厥、呼吸困难、血压下降等。中毒原因主要是内服生品、误食过量新鲜果实，或用量过大。解救办法可洗胃、催吐，对症治疗；轻者可用绿豆、甘草煎水服。

苦 楝 皮 Kulianpi

《名医别录》

为楝科植物楝 *Melia azedarach* L. 或川楝 *M. toosendan* Sieb. et Zucc. 的干燥树皮及根皮。前者全国大部分地区均产，后者主产于四川、湖北、贵州、河南等地。四时可采，但以春、秋两季为宜。剥取根皮或干皮，刮去栓皮，洗净。鲜用或切片生用。

【药性】 苦，寒。有毒。归肝、脾、胃经。

【功效】 杀虫，疗癣。

【应用】

1. 蛔虫病，蛲虫病，钩虫病 本品苦寒有毒，有较强的杀虫作用，可治多种肠道寄生虫，为广谱驱虫中药。治蛔虫病，可单用水煎、煎膏或制成片剂、糖浆服用；亦可与使君子、槟榔、大黄等同用，如化虫丸（《全国中药成药处方集》）。与百部、乌梅同煎，取浓液于晚间作保留灌肠，连用 2~4 天，可治蛲虫病。与石榴皮同煎服之，可治钩虫病，如楝榴二皮饮（《湖北药物志》）。

2. 疥癣，湿疮 本品能清热燥湿，杀虫止痒。单用本品研末，用醋或猪脂调涂患处，可治疥疮、头癣、湿疮、湿疹瘙痒等证。

【用法用量】 煎服，4.5~9g。鲜品 15~30g。外用适量。

【使用注意】 本品有毒，不宜过量或持续久服。有效成分难溶于水，需文火久煎。

【古籍摘要】

1.《名医别录》："疗蛔虫，利大肠。"

【现代研究】

1. 化学成分 本品含川楝素、苦楝酮、苦楝萜酮内酯、苦楝萜醇内酯、苦楝萜酸甲酯、苦楝子三醇等。

2. 药理作用 本品煎剂或醇提取物均对猪蛔虫有抑制以至麻痹作用。主要成分为川楝素，能透过虫体表皮，直接作用于蛔虫肌肉，扰乱其能量代谢，导致收缩性疲劳而痉挛。本品对小鼠蛲虫有麻痹作用，并能抗血吸虫。川楝素对肉毒中毒动物有治疗作用，使兔肠肌肌张力及收缩力增加，抑制大鼠呼吸等。

3. 不良反应 有毒成分为川楝素和异川楝素。中毒表现：恶心呕吐、剧烈腹痛、腹泻、头晕头痛、视力模糊、全身麻木、心律不齐、血压下降、呼吸困难、神志恍惚、狂躁或痿靡、震颤或惊厥，最后因呼吸和循环衰竭而死亡。中毒原因主要是用量过大，或用法不当，或患者体质原因。解救办法可洗胃、催吐、导泻、补液及对症治疗；轻者可用绿豆 120g，龙眼肉 60g，甘草 15g，煎水频服。

槟 榔 Binglang

《名医别录》

为棕榈科植物槟榔 *Areca catechu* L. 的干燥成熟种子。主产于海南、福建、云南、广西、台湾等地。春末至秋初采收成熟果实，用水煮后，干燥，除去果皮，取出种子，晒干。浸透切片或捣碎用。

【药性】 苦、辛，温。归胃、大肠经。

【功效】 杀虫消积，行气，利水，截疟。

【应用】

1. 肠道寄生虫病 本品驱虫谱广，对绦虫、蛔虫、蛲虫、钩虫、姜片虫等肠道寄生虫都有驱杀作用，并以泻下作用驱除虫体为其优点。用治绦虫证疗效最佳，可单用（《千金方》），亦可与木香同用，如圣功散（《证治准绳》），现代多与南瓜子同用，其杀绦虫疗效更佳；与使君子、苦楝皮同用，可治蛔虫病、蛲虫病；与乌梅、甘草配伍，可治姜片虫病。

2. 食积气滞，泻痢后重 本品辛散苦泄，入胃肠经，善行胃肠之气，消积导滞，兼能缓泻通便。常与木香、青皮、大黄等同用，治疗食积气滞、腹胀便秘等证，如木香槟榔丸（《儒门事亲》）；与木香、黄连、芍药等同用，可治湿热泻痢，如芍药汤（《素问病机气宜保命集》)。

3. 水肿，脚气肿痛 本品既能利水，又能行气，气行则助水运。常与商陆、泽泻、木通等同用，治疗水肿实证，二便不利，如疏凿饮子（《重订严氏济生方》）；与木瓜、吴茱萸、陈皮等配伍，用治寒湿脚气肿痛，如鸡鸣散（《证治准绳》）。

4. 疟疾 本品截疟，常与常山、草果等同用，如截疟七宝饮（《伤寒保命集》）。

【用法用量】 煎服，3～10g。驱绦虫、姜片虫30～60g。生用力佳，炒用力缓；鲜者优于陈久者。

【使用注意】 脾虚便溏或气虚下陷者忌用；孕妇慎用。

【古籍摘要】 《名医别录》："主消谷，逐水，除痰癖，杀三虫伏尸，疗寸白。"

【现代研究】

1. 化学成分 含生物碱0.3%～0.6%，主要为槟榔碱，其余有槟榔次碱，去甲基槟榔碱，去甲基槟榔次碱，槟榔副碱，高槟榔碱，异去甲基槟榔次碱等，均与鞣酸结合而存在。又含脂肪油14%，其中脂肪酸有月桂酸、肉豆蔻酸、棕榈酸、十四碳烯酸、油酸、亚油酸、硬脂酸等。尚含鞣质及槟榔红色素。

2. 药理作用 槟榔能使绦虫虫体引起弛缓性麻痹，触之则虫体伸长而不易断，故能把全虫驱出；槟榔碱对猪肉绦虫有较强的麻痹作用，能使全虫各部都麻痹，对牛肉绦虫仅能使头节和未成熟节片麻痹；槟榔对蛲虫、蛔虫、钩虫、肝吸虫、血吸虫均有麻痹或驱杀作用；对皮肤真菌、流感病毒、幽门螺旋杆菌均有抑制作用；槟榔碱有拟胆碱作用，兴奋胆碱受体，促进唾液、汗腺分泌，增加肠蠕动，减慢心率，降低血压，滴眼可使瞳孔缩小。

南 瓜 子 Nanguazi

《现代实用中药学》

为葫芦科植物南瓜 *Cucurbita moschata* （Duch.）Poiret 的种子。主产于浙江、江西、湖南、湖北、四川等地。夏、秋果实成熟时采收，取子，晒干。研粉生用，以新鲜者良。

【药性】 甘，平。归胃、大肠经。

【功效】 杀虫。

【应用】 **绦虫病** 本品甘平，杀虫而不伤正气，用治绦虫病，可单用新鲜南瓜子30～60g，研烂，加水、冰糖或蜂蜜调匀，空腹顿服（《中药的药理与应用》）；亦可与槟榔同用，则疗效更佳，先用本品研粉，冷开水调服60～120g，两小时后服槟榔60～120g的水煎剂，再过半小时，服玄明粉15g，促使泻下，以利虫体排出。

此外，南瓜子亦可用治血吸虫病，但须较大剂量（120～200g），长期服用。

【用法用量】 研粉，60～120g。冷开水调服。

【现代研究】

1. 化学成分 含有南瓜子氨酸，为驱虫的有效成分。另含脂肪油、蛋白质及维生素A、B_1、B_2、C，又含胡萝卜素。脂肪油中主要成分为亚麻仁油酸、油酸、硬脂酸等。

2. 药理作用 本品对牛肉绦虫或猪肉绦虫的中段和后段节片均有麻痹作用，并与槟榔有协同作用；对血吸虫幼虫有抑制和杀灭作用，使成虫虫体萎缩、生殖器退化、子宫内虫卵减少，但不能杀灭。

鹤 草 芽 Hecaoya

《中华医学杂志》

为蔷薇科植物龙芽草（即仙鹤草）*Agrimonia pilosa* Ledeb. 的冬芽。全国各地均有分布。冬、春季新株萌发前挖取根茎，去老根及棕褐色绒毛，留取幼芽，晒干。研粉用。

【药性】 苦、涩，凉。归肝、小肠、大肠经。

【功效】 杀虫。

【应用】 **绦虫病** 本品善驱绦虫，对多种绦虫都有作用，并有泻下作用，有利于虫体排出，为治绦虫病的新药。单用本品研粉，晨起空腹顿服即效，一般在服药后 5～6 小时可排出虫体。临床上有仙鹤草芽浸膏，鹤草酚胶囊及鹤草酚的衍生物等多种制剂，治疗绦虫病效果显著。

此外，本品制成栓剂，治疗滴虫性阴道炎，有一定疗效。本品亦可用治小儿头部疖肿。

【用法用量】 研粉吞服，每日 30～45g，小儿 0.7～0.8g/kg，每日 1 次，早起空腹服。

【使用注意】 不宜入煎剂，因有效成分几乎不溶于水，遇热易被破坏。服药后偶见恶心、呕吐、腹泻、头晕、出汗等反应。

【现代研究】

1. 化学成分 含鹤草酚，仙鹤草内酯，仙鹤草醇，芹黄素，儿茶酚，鞣质等。鹤草酚为间苯三酚类衍生物，现已能人工合成，是灭绦虫的有效成分。

2. 药理作用 鹤草酚主要作用于绦虫头节，对颈节、体节亦有作用，能抑制虫体的糖原分解，对虫体细胞的无氧和有氧代谢及虫体细胞代谢产物琥珀酸的生成均有显著的抑制作用；鹤草酚有促进动物体内血吸虫转移，虫体萎缩，退化，甚至杀死成虫的作用；对蛔虫有持久的兴奋作用，对阴道滴虫、血吸虫、疟原虫、囊虫等，亦有抑杀作用。

雷 丸 Leiwan

《神农本草经》

为白蘑科真菌雷丸 *Omphalia lapidescens* Schroet. 的干燥菌核。主产于四川、贵州、云南、湖北、广西等地。秋季采挖，洗净，晒干。生用。

【药性】 微苦，寒。有小毒。归胃、大肠经。

【功效】 杀虫消积。

【应用】

1. 绦虫病，钩虫病，蛔虫病 本品驱虫面广，对多种肠道寄生虫均有驱杀作用，尤以驱杀绦虫为佳。治疗绦虫病，可单用研末吞服，每次20g，日服 3 次，多数病例虫体在第 2～3 日全部或分段排出；与槟榔、牵牛子、木香、苦楝皮等同用，可治疗钩虫病，蛔虫病，如追虫丸（《证治准绳》）；与大黄、牵牛子共用，可用治蛲虫病；与半夏、茯苓等同用，可用治脑囊虫病。

2. 小儿疳积　本品具杀虫消积之功，主入阳明经以开滞消疳。常配伍使君子、鹤虱、榧子肉、槟榔各等分，为末，乳食前温米饮调下，如雷丸散（《杨氏家藏方》）；亦可以雷丸配伍使君子、苍术，另以鸡蛋入药蒸食。

【用法用量】　入丸、散，15 ~ 21g。1 次 5 ~ 7g，饭后用温开水调服，1 日 3 次，连服 3 天。

【使用注意】　不宜入煎剂。因本品含蛋白酶，加热 60℃ 左右即易于破坏而失效。有虫积而脾胃虚寒者慎服。

【古籍摘要】

《本草求真》："雷丸味苦而咸，性寒小毒，本竹余气所结，得霹雳而生，故有雷丸之号。功专入胃除热，消积化虫，故凡湿热内郁，癫痫狂走，汗出恶风，虫积殆甚，腹大气胀，虫作人声音，服之即能有效。"

【现代研究】

1. 化学成分　主要成分为一种蛋白水解酶，称雷丸素，含量约 3%。此酶为一条多肽链的糖蛋白，含较多的酸性氨基酸，碱性氨基酸含量较低，其中蛋氨酸含量高达 31.5%。此酶在 pH8 溶液中作用最强，酸性溶液中无效。其对酪蛋白、酯有水解作用，尚有凝乳、溶菌作用。此外，尚含雷丸多糖 S - 4002、钙、铝、镁等。

2. 药理作用　本品驱除绦虫是通过该蛋白酶的作用，使虫体蛋白质分解破坏、虫头不再附于肠壁而排出；50% 雷丸乙醇提取物对猪蛔、蚯蚓及水蛭有杀灭作用；在 5% 雷丸煎剂培养液中，经 5 分钟可使大部分阴道毛滴虫虫体颗粒变形；雷丸多糖 S - 4002 有抗炎及提高动物免疫功能的作用；雷丸素对小鼠肉瘤 S_{180} 有一定的抑制作用。

鹤　虱　Heshi

《新修本草》

为菊科植物天名精 *Carpesium abrotanoides* L. 或伞形科植物野胡萝卜 *Daucus carota* L. 的干燥成熟果实。前者主产于华北各地，称北鹤虱，为本草书籍所记载的正品；后者主产于江苏、浙江、安徽、湖北、四川等地，称南鹤虱。秋季果实成熟时采收，晒干。生用或炒用。

【药性】　苦、辛，平。有小毒。归脾、胃经。

【功效】　杀虫消积。

【应用】

1. 虫积腹痛　本品苦辛，苦降辛行，能除逆气。虫得辛则伏，得苦则下，故有杀虫消积之功，可用于多种肠道寄生虫，对蛔虫、蛲虫、钩虫及绦虫等引发的虫积腹痛均有效。《新修本草》单用本品作散剂服，杀蛔虫、蛲虫；《千金方》单用本品十两，捣筛为蜜丸，梧桐子大，以蜜汤空腹吞四十丸，日增至五十丸，治蛔咬痛；亦可与楝实、胡粉、白矾、槟榔等同用，治疗虫痛发作有时，口吐清水等证，如安虫散（《小儿药证直诀》）；或与苦楝根皮、槟榔、使君子、芜荑、胡粉、枯矾为末，酒煮面糊为丸，治肠胃诸虫，如化虫丸（《医方集解》）；用治蛲虫病，可用鹤虱、百部各 6g，苦楝皮 12g，研末装胶囊，每晚塞入肛门 1 粒。

2. 小儿疳积 本品驱虫面广，并能消疳。可与使君子、槟榔、木香同用，治湿热蕴结之蛔疳，如下虫丸（《医宗金鉴》）；或与胡粉、槟榔、苦楝皮、白矾同用，治虫积所致四肢羸困、面色青黄、饮食虽进、不生肌肤等，如化虫丸（《和剂局方》）。

【用法用量】 煎服，3~10g，或入丸、散。外用适量。

【使用注意】 本品有小毒，服后可有头晕、恶心、耳鸣、腹痛等反应，故孕妇、腹泻者忌用；又南鹤虱有抗生育作用，孕妇忌用。

【鉴别用药】 据考证，唐代以山道年头状花序作鹤虱用，驱虫功效确实，但毒性大；宋代改用天名精子作驱虫之剂，属小毒之品；清代民间则以野胡萝卜子作为鹤虱药用。另外，近代华南鹤虱在昆明、广东、新疆等地区使用；东北鹤虱仅东北三省习用。四种鹤虱均有驱蛔作用，但以南鹤虱驱蛔力较强，毒性小，应用范围广，已成为鹤虱主流商品；北鹤虱驱蛔作用次之，毒副作用较大；华南鹤虱与东北鹤虱驱蛔作用则较弱。此外，鹤虱风乃野胡萝卜的全草，亦属杀虫之品，并兼解毒消肿，消气祛痰之效。

【古籍摘要】

《新修本草》：“主蛔、蛲虫，用之为散，以肥肉臛汁，服方寸匕；亦丸、散中用。”

【现代研究】

1. 化学成分 天名精果实中含缬草酸、正己酸、油酸、右旋亚麻酸、三十一烷、豆甾醇及天名精倍半萜内酯化合物等；挥发油中含天名精内酯、天名精酮、天名精素、格瑞尼林、埃瓦林、埃瓦内酯等。野胡萝卜果实挥发油中含细辛醚、β-没药烯、巴豆酸、细辛醛；牻牛儿醇及胡萝卜醇、胡萝卜烯醇等。

2. 药理作用 4 种鹤虱均有驱蛔作用，南鹤虱强于北鹤虱；1% 天名精子酊 5 滴加入生理盐水 25ml 中，保温 37℃，放入犬绦虫，结果 1~2 分钟即死亡。天名精内酯能使小鼠在短暂兴奋后即转入抑制，四肢肌肉松弛，并呈麻醉状态；野胡萝卜种子的乙醇和水提取物对雌性大鼠有抗生育作用；种子的挥发油对小鼠有抗着床、抗早孕、中期引产和晚期引产等多种作用。

3. 不良反应 北鹤虱中毒症状：恶心呕吐，食欲不振，头晕，头痛，四肢软弱无力，不能行走，说话困难，严重时能引起阵发性痉挛、抽搐。南鹤虱的毒性小，服药后数小时或第 2 天有轻微头晕，恶心，耳鸣，腹痛等，但症状可自行消失。中毒原因主要是用药过量，或配伍不当。中毒后可采用对症治疗，或用甘草、绿豆各 30g，煎汤当茶饮。

榧 子 Feizi

《名医别录》

为红豆杉科植物榧 *Torreya grandis* Fort. 的干燥成熟种子。主产于安徽、福建、江苏、浙江、湖南、湖北等地。秋季种子成熟时采收，除去肉质假种皮，洗净，晒干。生用或炒用。

【药性】 甘，平。归肺、胃、大肠经。

【功效】　杀虫消积，润肠通便，润肺止咳。

【应用】

1. 虫积腹痛　本品杀虫消积，润肠通便，故可不与泻下药同用，又因其甘平而不伤胃。对蛔虫、钩虫、绦虫、姜片虫等多种肠道寄生虫引起的虫积腹痛有效。常与使君子、苦楝皮同用，治蛔虫病；单用或与槟榔、贯众同用，治钩虫病；与槟榔、南瓜子同用，治绦虫病；《实用现代中药》治蛔、蛲、钩、绦等肠道寄生虫病，以本品一两（30g），使君子一两（30g），大蒜一两（30g），水煎去渣，1日3次，食前空腹时服。

2. 肠燥便秘　本品甘润平和，入大肠经，有润肠通便之效。《本草衍义》单用炒熟嚼服，治痔疮便秘；亦可与大麻仁、郁李仁、瓜蒌仁等同用，治肠燥便秘。

3. 肺燥咳嗽　本品甘润入肺，能润肺燥止咳嗽。但力弱，以轻症为宜，可与川贝母、瓜蒌仁、炙桑叶、沙参等养阴润肺止咳药同用。

此外，可治丝虫病，以榧子肉与血余炭调蜜为丸服，4天为1疗程，经1~2个疗程，常使微丝蚴转阴。

【用法用量】　煎服，10~15g。炒熟嚼服，一次用15g。

【使用注意】　入煎服宜生用。大便溏薄，肺热咳嗽者不宜用。服榧子时，不宜食绿豆，以免影响疗效。

【古籍摘要】

《本草备要》："润肺，杀虫。"

【现代研究】

1. 化学成分　种子含54.3%的脂肪油，其不饱和脂肪酸含量高达74.88%；油中主要成分为亚油酸、硬脂酸、油酸，并含麦朊、甾醇、草酸、葡萄糖、多糖、挥发油、鞣质等。

2. 药理作用　榧子有驱除猫绦虫的有效成分；浸膏体外对猪蛔、蚯蚓、蚂蟥有毒性作用；5%煎剂2小时可杀死血吸虫尾蚴；榧实油有驱钩虫作用；日本产榧子所含生物碱可使子宫收缩，民间用于堕胎。

芜　荑　Wuyi

《神农本草经》

为榆科植物大果榆 *Ulmus macrocarpa* Hance 果实的加工品。主产于黑龙江、吉林、辽宁、河北、山西等地。夏季果实成熟时采集，晒干，搓去膜翅，取出种子浸于水中，待发酵后，加入榆树皮面、红土、菊花末，用温开水调成糊状，摊于平板上，切成小方块，晒干入药。

【药性】　辛、苦，温。归脾、胃经。

【功效】　杀虫消积。

【应用】

1. 虫积腹痛　虫得辛则伏，得苦则下。本品辛行苦下，具杀虫消积之功。用治蛔虫、蛲虫、绦虫之面黄、腹痛，可单用本品和面粉炒成黄色，为末，米饮送服（《千金方》）；亦可与槟榔、木香研末，石榴根煎汤送服，如芜荑散（《仁斋直指方》）。

2. 小儿疳积 本品既能杀虫止痛，又能消积疗疳，可与使君子、芦荟、夜明砂、白术、人参、茯苓、甘草同用，治疗小儿疳积腹痛有虫、消瘦泄泻者，如布袋丸（《补要袖珍小儿方论》）。

此外，本品研末，用醋或蜜调涂患处，用治疥癣瘙痒、皮肤恶疮。

【用法用量】 煎服，3~10g。入丸、散，每次2~3g。外用适量，研末调敷。

【使用注意】 脾胃虚弱者、肺及脾燥热者忌服。

【古籍摘要】

《海药本草》："治冷痢心气，杀虫止痛，又治妇人子宫风虚，孩子疳泻。"

【现代研究】

1. 化学成分 含鞣质、糖类等。

2. 药理作用 芜荑醇提取物在体外对猪蛔虫、蚯蚓、蚂蟥皆有显著杀灭效力；芜荑浸液对堇色毛癣菌、奥杜盎氏小芽孢癣菌等12种皮肤真菌有不同程度的抑制作用；本品具有抗疟作用。

第十八章

止 血 药

凡以制止体内外出血，治疗各种出血病证为主的药物，称止血药。

止血药均入血分，因心主血、肝藏血、脾统血，故本类药物以归心、肝、脾经为主，尤以归心、肝二经者为多。均具有止血作用。因其药性有寒、温、散、敛之异，故本章药物的功效分别有凉血止血、温经止血、化瘀止血、收敛止血之别。根据止血药的药性和功效不同，本章药物也相应地分为凉血止血药、温经止血药、化瘀止血药和收敛止血药四节。

止血药主要用治咯血、咳血、衄血、吐血、便血、尿血、崩漏、紫癜以及外伤出血等体内外各种出血病证。

出血之证，病因不同，病情有异，部位有别，因此，止血药物的应用，必须根据出血的不同原因和病情，进行相应的选择和必要的配伍，以期标本兼顾。如血热妄行而出血者，宜选用凉血止血药，并配伍清热泻火、清热凉血药；阴虚火旺、阴虚阳亢而出血者，宜配伍滋阴降火、滋阴潜阳的药物；若瘀血内阻，血不循经而出血者，宜选用化瘀止血药，并配伍行气活血药；虚寒性出血，宜选用温经止血药或收敛止血药，并配伍益气健脾、温阳药。根据前贤"下血必升举，吐衄必降气"的用药经验，故对于便血、崩漏等下部出血病证，应适当配伍升举之品；而对于衄血、吐血等上部出血病证，可适当配伍降气之品。

"止血不留瘀"，这是运用止血药必须始终注意的问题。而凉血止血药和收敛止血药，易凉遏恋邪，有止血留瘀之弊，故出血兼有瘀滞者不宜单独使用。若出血过多，气随血脱者，当急投大补元气之药，以挽救气脱危候。

根据前人的用药经验，止血药多炒炭用。一般而言，炒炭后其性变苦、涩，可增强止血之效，但并非所有的止血药均宜炒炭用，有些止血药炒炭后，止血作用并不增强，反而降低，故仍以生品或鲜用为佳。因此，止血药是否炒炭用，应视具体药物而定，不可一概而论，总以提高疗效为原则。

现代药理研究表明，止血药的止血作用机制广泛，能促进凝血因子生成，增加凝血因子浓度和活力，抑制抗凝血酶活性；增加血小板数目，增强血小板的功能；收缩局部血管或改善血管功能，增强毛细血管抵抗力，降低血管通透性；促进纤维蛋白原或纤维蛋白的生成，抑制纤溶；有的可通过广泛的物理化学因素促进止血。其中，促进血液凝固和抑制纤溶是其主要的机制。部分药物尚有抗炎、抗病原微生物、镇痛、调节心血管功能等作用。

第一节　凉血止血药

本类药物性属寒凉，味多甘苦，入血分，能清泄血分之热而止血，适用于血热妄行所致的各种出血病证。

本类药物虽有凉血之功，但清热作用不强，在治疗血热出血病证时，常需配清热凉血药物同用。若治血热夹瘀之出血，宜配化瘀止血药，或配伍少量的化瘀行气之品。急性出血较甚者，可配伍收敛止血药以加强止血之效。

本类药物均为寒凉之品，原则上不宜用于虚寒性出血。又因其寒凉易于凉遏留瘀，故不宜过量久服。

小　蓟　Xiaoji

《名医别录》

为菊科植物刺儿菜 *Cirsium setosum* （Willd.） MB. 的地上部分。全国大部分地区均产。夏、秋季花期采集。除去杂质，晒干。生用或炒炭用。

【药性】　甘、苦，凉。归心、肝经。

【功效】　凉血止血，散瘀解毒消痈。

【应用】

1. 血热出血证　本品性属寒凉，善清血分之热而凉血止血，无论吐咯衄血，便血崩漏等出血由于血热妄行所致者皆可选用。如《卫生易简方》单用本品捣汁服，治九窍出血；《食疗本草》以本品捣烂外涂，治金疮出血；临证治疗多种出血证，常与大蓟、侧柏叶、茅根、茜草等同用，如十灰散（《十药神书》）。因本品兼能利尿通淋，故尤善治尿血、血淋，可单味应用，也可配伍生地、滑石、山栀、淡竹叶等，如小蓟饮子（《济生方》）。

2. 热毒痈肿　本品能清热解毒，散瘀消肿，用治热毒疮疡初起肿痛之证。可单用鲜品捣烂敷患处，也可与乳香、没药同用，如神效方（《普济方》）。

【用法用量】　煎服，10～15g，鲜品加倍。外用适量，捣敷患处。

【古籍摘要】

1.《日华子本草》："小蓟根凉，无毒，治热毒风并胸膈烦闷，开胃下食，退热，补虚损。苗，去烦热，生研汁服。小蓟力微只可退热，不似大蓟能补养下气。"

2.《医学衷中参西录》："鲜小蓟根，味微辛，气微腥，性凉而润。为其气腥与血同臭，且又性凉濡润，故善入血分，最清血分之热，凡咳血、吐血、衄血、二便下血之因热者，服者莫不立愈。又善治肺病结核，无论何期，用之皆宜，即单用亦可奏效。并治一切疮疡肿疼、花柳毒淋、下血涩疼，盖其性不但能凉血止血，兼能活血解毒，是以有以上种种诸效也。其凉润之性，又善滋阴养血，治血虚发热；至女子血崩赤带，其因热者用之亦效。"

【现代研究】

1. 化学成分　主要含生物碱、黄酮、三萜以及简单酚酸。其中止血活性成分有刺槐素-7-鼠李糖苷、芸香苷、咖啡酸、绿原酸、原儿茶醛以及蒲公英甾醇等。

2. 药理作用　本品能收缩血管，升高血小板数目，促进血小板聚集及增高凝血酶活性，抑制纤溶，从而加速止血。体外实验表明，小蓟煎剂对白喉杆菌、肺炎球菌、溶血性链球菌、金黄色葡萄球菌、绿脓杆菌、变形杆菌、大肠杆菌、伤寒杆菌等有一定的抑制作用。此外，本品尚能降脂、利胆、利尿、强心、升压等。

大 蓟 Daji

《名医别录》

为菊科植物蓟 *Cirsium japonicum* DC. 的地上部分。全国大部分地区均产。夏、秋季花开时割取地上部分，除去杂质，晒干，生用或炒炭用。

【药性】 甘、苦，凉。归心、肝经。

【功效】 凉血止血，散瘀解毒消痈。

【应用】

1. 血热出血证 本品寒凉而入血分，功能凉血止血，主治血热妄行之诸出血证，尤多用于吐血、咯血及崩漏下血。如《不居集》治九窍出血，常与小蓟相须为用；《本草汇言》治吐血、衄血、崩中下血，皆用鲜大蓟根或叶捣汁服；若治外伤出血，可用本品研末外敷。

2. 热毒痈肿 本品既能凉血解毒，又能散瘀消肿，无论内外痈肿都可运用，单味内服或外敷均可，以鲜品为佳。如《日华子本草》以大蓟叶生研调服治肠痈；《闽东本草》以鲜大蓟煎汤内服治肺痈；若外用治疮痈肿毒，多与盐共研，或鲜品捣烂外敷。

【用法用量】 煎服，10～15g，鲜品可用30～60g。外用适量，捣敷患处。

【鉴别用药】 大、小二蓟，首载于《名医别录》。均能凉血止血，散瘀解毒消痈，广泛用治血热出血诸证及热毒疮疡。然大蓟散瘀消痈力强，止血作用广泛，故对吐血、咯血及崩漏下血尤为适宜；小蓟兼能利尿通淋，故以治血尿、血淋为佳。

【古籍摘要】

1.《本草经疏》："大蓟根，陶云有毒，误也。女子赤白沃，血热所致也，胎因热则不安，血热妄行，溢出上窍则吐衄。大蓟根最能凉血，血热解，则诸证自愈矣。"

2.《本草新编》："大蓟，破血止血甚奇，消肿安崩亦效，去毒亦神。但用于初起之血症大获奇功，而不能治久伤之血症也。盖性过于凉，非胃所善，可以降火，而不可以培土故耳。"

【现代研究】

1. 化学成分 本品主要含三萜和甾体类、挥发油类，长链炔醇类和黄酮苷类化合物。

2. 药理作用 大蓟水煎剂能显著缩短凝血时间，其水浸剂、乙醇－水浸出液和乙醇浸出液均有降低血压作用，酒精浸剂对人型结核杆菌有抑制作用，水提物对单纯疱疹病毒有明显的抑制作用。

地 榆 Diyu

《神农本草经》

为蔷薇科植物地榆 *Sanguisorba officinalis* L. 或长叶地榆 *S. officinalis* L. var. *longifolia* (Bert.) Yü et Li. 的根。前者产于我国南北各地，后者习称"绵地榆"，主要产于安徽、浙

江、江苏、江西等地。春季将发芽时或秋季植株枯萎后采挖。除去须根，洗净，晒干生用，或炒炭用。

【药性】 苦、酸、涩，微寒。归肝、大肠经。

【功效】 凉血止血，解毒敛疮。

【应用】

1. 血热出血证 本品味苦性寒入血分，长于泄热而凉血止血；味兼酸涩，又能收敛止血，可用治多种血热出血之证。又因其性下降，故尤宜于下焦之便血、痔血、崩漏下血。用治便血因于热甚者，常配伍生地黄、白芍、黄芩、槐花等，如约营煎（《景岳全书》）；用治痔疮出血，血色鲜红者，常与槐角、防风、黄芩、枳壳等配伍，如槐角丸（《和剂局方》）；用治血热甚，崩漏量多色红，兼见口燥唇焦者，可与生地黄、黄芩、牡丹皮等同用，如治崩极验方（《女科要旨》）。本品苦寒兼酸涩，功能清热解毒，凉血涩肠而止痢，对于血痢不止者亦有良效，常与甘草同用，如地榆汤（《圣济总录》）。

2. 烫伤，湿疹，疮疡痈肿 本品苦寒能泻火解毒，味酸涩能敛疮，为治水火烫伤之要药，可单味研末麻油调敷，或配大黄粉，或配黄连、冰片研末调敷；用治湿疹及皮肤溃烂，可以本品浓煎外洗，或用纱布浸药外敷，亦可配煅石膏、枯矾研末外掺患处；本品清热凉血，又能解毒消肿，用治疮疡痈肿，无论成脓与否均可运用。若初起未成脓者，可单用地榆煎汁浸洗，或湿敷患处；若已成脓者，可用单味鲜地榆叶，或配伍其他清热解毒药，捣烂外敷局部。

【用法用量】 煎服，10～15g，大剂量可用至30g；或入丸、散。外用适量。止血多炒炭用，解毒敛疮多生用。

【使用注意】 本品性寒酸涩，凡虚寒性便血、下痢、崩漏及出血有瘀者慎用。对于大面积烧伤病人，不宜使用地榆制剂外涂，以防其所含鞣质被大量吸收而引起中毒性肝炎。

【古籍摘要】

1.《本草纲目》："地榆，除下焦热，治大小便血证。

2.《本草正》："味苦微涩，性寒而降，既消且涩，故能止吐血、衄血，清火明目，治肠风血痢及女人崩漏下血，月经不止，带浊痔漏，产后阴气散失，亦敛盗汗，疗热痞，除恶肉，止疮毒疼痛。凡血热者当用，虚寒者不相宜也。作膏可贴金疮，捣汁可涂虎、犬、蛇、虫伤毒，饮之亦可。"

【现代研究】

1. 化学成分 地榆根部含有地榆苷Ⅰ、Ⅱ、A、B、E等及酚酸类化合物，尚含少量维生素A。止血主要成分为鞣质。

2. 药理作用 地榆煎剂可明显缩短出血和凝血时间，生地榆止血作用明显优于地榆炭；实验表明，地榆制剂对烧伤、烫伤及伤口的愈合有明显的作用，能降低毛细血管的通透性，减少渗出，减轻组织水肿，且药物在创面形成一层保护膜，有收敛作用，可减少皮肤擦伤，防止感染，有利于防止烧、烫伤早期休克和减少死亡发生率。体外实验表明，地榆水煎剂对伤寒杆菌、脑膜炎双球菌及钩端螺旋体等均有抑制作用，尤其对痢疾杆菌作用较强。

槐 花 Huaihua

《日华子本草》

为豆科植物槐 *Sophora japonica* L. 的干燥花蕾及花。全国各地区产，以黄土高原和华北平原为多。夏季花未开放时采收其花蕾，称为"槐米"；花开放时采收，称为"槐花"。采收后除去花序的枝、梗及杂质，及时干燥，生用、炒用或炒炭用。

【药性】　苦，微寒。归肝、大肠经。

【功效】　凉血止血，清肝泻火。

【应用】

1. 血热出血证　本品性属寒凉，功能凉血止血，可用治血热妄行所致的各种出血之证。因其苦降下行，善清泄大肠之火热而止血，故对下部血热所致的痔血、便血等最为适宜。用治新久痔血，常配伍黄连、地榆等，如榆槐脏连丸（《成方便读》）；用治便血属血热甚者，常与山栀配伍，如槐花散（《经验良方》）。

2. 目赤，头痛　本品味苦性寒，长于清泻肝火，凡肝火上炎所导致的目赤、头胀头痛及眩晕等证，可用单味煎汤代茶饮，或配伍夏枯草、菊花等同用。

【用法用量】　煎服，10～15g。外用适量。止血多炒炭用，清热泻火宜生用。

【使用注意】　脾胃虚寒及阴虚发热而无实火者慎用。

【鉴别用药】　地榆、槐花均能凉血止血，用治血热妄行之出血诸证，因其性下行，故以治下部出血证为宜。然地榆凉血之中兼能收涩，凡下部之血热出血，诸如便血、痔血、崩漏、血痢等皆宜；槐花无收涩之性，其止血功在大肠，故以治便血、痔血为佳。

【古籍摘要】

1. 《日华子本草》："治五痔，心痛，眼赤，杀腹脏虫及热，治皮肤风，及肠风泻血，赤白痢。"

2. 《药品化义》："槐花味苦，苦能直下，且味厚而沉，主清肠红下血，痔疮肿痛，脏毒淋沥，此凉血之功能独在大肠也，大肠与肺为表里，能疏皮肤风热，是泄肺金之气也。"

【现代研究】

1. 化学成分　本品富含芸香苷、槲皮素、鞣质等。

2. 药理作用　槐花水浸剂能够明显缩短出血和凝血时间，制炭后促进凝血作用更强；其煎液有减少心肌耗氧量，保护心功能的作用。另对堇色毛癣菌、许兰黄癣菌、奥杜盎小芽孢癣菌、羊毛状小芽孢癣菌、星状奴卡菌等皮肤真菌有不同程度的抑制作用。

附药：槐角 Huaijiao

为槐的成熟果实，原名槐实。性味、功效、主治与槐花相似，但止血作用较槐花为弱，而清降泄热之力较强，兼能润肠，主要用于痔血、便血，尤多用于痔疮肿痛出血之证，常与地榆、黄芩、当归等同用，如槐角丸（《和剂局方》）。煎服，6～12g，或入丸、散。孕妇慎用。

侧 柏 叶　Cebaiye

《名医别录》

为柏科植物侧柏 *Platycladus orientalis*（L.）Franco 的嫩枝叶。全国各地均有产。多在夏、秋季节采收，除去粗梗及杂质，阴干，生用或炒炭用。

【药性】　苦、涩，寒。归肺、肝、脾经。

【功效】　凉血止血，化痰止咳。

【应用】

1. 血热出血证　本品苦涩性寒，善清血热，兼能收敛止血，为治各种出血病证之要药，尤以血热者为宜。若治血热妄行之吐血、衄血，常与荷叶、地黄、艾叶同用，均取鲜品捣汁服之，如四生丸（《校注妇人良方》）；治尿血、血淋，配蒲黄、小蓟、白茅根；治肠风、痔血或血痢，配槐花、地榆；治崩漏下血，多与芍药同用。本品亦可用于虚寒性出血，常配伍温里祛寒之药。若配伍干姜、艾叶等，可用治中气虚寒，吐血不止，如柏叶汤（《金匮要略》）；若配伍川断、鹿茸、阿胶等，可用治下焦虚寒，便血不止，如断红汤（《张氏医通》）。

2. 肺热咳嗽　本品苦能泄降，寒能清热，长于清肺热，化痰止咳。适用于肺热咳喘，痰稠难咯者，可单味运用，或配伍贝母、制半夏等同用。

此外，本品尚有生发乌发之效，适用于血热脱发、须发早白。以本品为末，和麻油涂之。

【用法用量】　煎服，10～15g。外用适量。止血多炒炭用，化痰止咳宜生用。

【古籍摘要】

1.《名医别录》："主吐血、衄血、血痢、崩中赤白。轻身益气，令人耐寒暑，去湿痹，生肌。"

2.《本草汇言》："侧柏叶，止流血，去风湿之药也。凡吐血、衄血、崩血、便血，血热流溢于经络者，捣汁服之立止。凡历节风痹周身走注，痛极不能转动者，煮汁饮之即定。惟热伤血分与风湿伤筋者，两病专司其用。但性味苦寒多燥，如血病系热极妄行者可用，如阴虚肺燥，因咳动血者勿用也。如痹病系风湿闭滞者可用，如肝肾两亏，血枯髓败者勿用也。"

【现代研究】

1. 化学成分　侧柏叶中含挥发油0.26%，油中主要成分为α-侧柏酮、侧柏烯、小茴香酮等；其他尚含黄酮类成分，如香橙素、槲皮素、杨梅树皮素、扁柏双黄酮等；叶中还含钾、钠、氮、磷、钙、镁、锰和锌等微量元素。

2. 药理作用　侧柏叶煎剂能明显缩短出血时间及凝血时间，其止血有效成分为槲皮素和鞣质。此外，尚有镇咳、祛痰、平喘、镇静等作用。体外实验表明，本品对金黄色葡萄球菌、卡他球菌、痢疾杆菌、伤寒杆菌、白喉杆菌等均有抑制作用。

白 茅 根　Baimaogen

《神农本草经》

为禾本科植物白茅 *Imperata cylindrica* Beauv. var. *major*（Nees）C. E. Hubb. 的根茎。

全国各地均有产，但以华北地区较多。春、秋二季采挖，除去须根及膜质叶鞘，洗净，晒干，切段生用。

【药性】 甘，寒。归肺、胃、膀胱经。

【功效】 凉血止血，清热利尿，清肺胃热。

【应用】

1. 血热出血证 本品味甘性寒入血分，能清血分之热而凉血止血，可用治多种血热出血之证，且单用有效，或配伍其他凉血止血药同用。如《妇人良方》治鼻衄出血，《千金翼方》治吐血不止，皆以茅根煎汁或鲜品捣汁服用；若治咯血，与藕同用，均取鲜品煮汁服，如二鲜饮（《医学衷中参西录》）。本品不仅善治上部火热之出血，又因其性寒降，入膀胱经，能清热利尿，导热下行，故对膀胱湿热蕴结而致尿血、血淋之证，尤为适宜。如《圣惠方》治小便出血，单用本品煎服；若血尿时发，属虚而有热者，常配人参、地黄、茯苓同用，如茅根饮子（《外台秘要》）。

2. 水肿，热淋，黄疸 本品能清热利尿，而达利水消肿、利尿通淋、利湿退黄之效。如《肘后方》治热淋，《医学衷中参西录》治水肿、小便不利，均单用本品煎服，也可与其他清热利尿药同用；治湿热黄疸，常配茵陈、山栀等同用。

3. 胃热呕吐，肺热咳喘 本品既能清胃热而止呕，又能清肺热而止咳。用治胃热呕吐，常与葛根同用，如茅根汤（《小品方》）；用治肺热咳喘，常配桑白皮同用，如如神汤（《圣惠方》）。

【用法用量】 煎服，15～30g，鲜品加倍，以鲜品为佳，可捣汁服。多生用，止血亦可炒炭用。

【鉴别用药】 白茅根、芦根均能清肺胃热而利尿，治疗肺热咳嗽、胃热呕吐和小便淋痛，且常相须为用。然白茅根偏入血分，以凉血止血见长；而芦根偏入气分，以清热生津为优。

【古籍摘要】

1. 《本草正义》："白茅根，寒凉而味甚甘，能清血分之热而不伤于燥，又不粘腻，故凉血而不虑其积瘀，以主吐衄呕血。泄降火逆，其效甚捷。"

2. 《医学衷中参西录》："中空有节，最善透发脏腑郁热，托痘疹之毒外出；又善利小便淋涩作疼，因热小便短少，腹胀身肿；又能入肺清热以宁嗽定喘；为其味甘，且鲜者嚼之多液，故能入胃滋阴以生津止渴，并治肺胃有热，咳血、吐血、衄血、小便下血，然必用鲜者其效方著。春前秋后剖用之味甘，至生苗盛茂时，味即不甘，用之亦有效验，远胜干者。"

【现代研究】

1. 化学成分 含糖类化合物：葡萄糖、蔗糖、果糖、木糖等以及淀粉；简单酸类及钾盐：柠檬酸、苹果酸、草酸等；三萜烯：白茅素、芦竹素、羊齿醇等；5－羟色胺等；其他尚含类胡萝卜素类及叶绿素、维生素、白头翁等。

2. 药理作用 本品能显著缩短出血和凝血时间，其水煎剂和水浸剂有利尿作用，以给药5～10天时作用明显；对肺炎球菌、卡他球菌、流感杆菌、金黄色葡萄球菌及福氏、宋氏痢疾杆菌等有抑制作用，有一定抗 HBV 病毒能力。

苎 麻 根 Zhumagen

《名医别录》

为荨麻科植物苎麻 *Boehmeria nivea*（L.）Gaud. 的根和根茎。我国中部、南部、西南均有产，主产于江苏、浙江、安徽、山东、陕西等地。冬、春季采挖，洗净，晒干，切段生用。

【药性】　甘，寒。归心、肝经。

【功效】　凉血止血，安胎，清热解毒。

【应用】

1. 血热出血证　本品性寒而入血分，功能凉血止血，凡血分有热，络损血溢之诸出血证，皆可应用。若出血量少，证情较轻者，可单用本品煎服；证情较重，出血不止，有气随血脱之象者，应配伍人参、蛤粉等同用，如苎根散（《圣济总录》）。

2. 胎动不安，胎漏下血　本品既能止血，又能清热安胎，历来视为安胎之要药。凡胎热不安、胎漏下血之证，可单用取效，如《梅师方》治妊娠胎动下血腹痛，以单味苎麻根煎汤服用。若治劳损所致的胎动腹痛下血，常配地黄、阿胶、当归、白芍等同用，如苎根汤（《小品方》）。

3. 热毒痈肿　本品性寒能清热解毒，故可用治热毒痈肿，多以外用为主，常以鲜品捣敷患处。如《本草图经》治痈疽发背初起，未成脓者，《梅师方》治乳痈初起微赤，均以本品捣敷；《外台秘要》、《肘后方》治丹毒，单用本品煮浓汁外洗。

【用法用量】　煎服，10~30g；鲜品 30~60g，捣汁服。外用适量，煎汤外洗，或鲜品捣敷。

【古籍摘要】

1.《名医别录》："主小儿赤丹，其渍苎汁治渴。安胎，贴热丹毒肿有效。沤苎汁，主消渴也。"

2.《医林纂要》："孕妇两三月后，相火日盛，血益热，胎多不安。苎根甘咸入心，能布散其光明，而不为郁热，此安胎良药也。"

【现代研究】

1. 化学成分　根含酚类、三萜甾醇、绿原酸、咖啡酸等。

2. 药理作用　由苎麻根所含成分绿原酸生成的咖啡酸有明显止血作用。另对金黄色葡萄球菌有抑制作用。

羊 蹄 Yangti

《神农本草经》

为蓼科植物羊蹄 *Rumex japonicus* Houtt. 或尼泊尔羊蹄 *R. nepalensis* Spreng 的根。全国大部分地区均有，主产于江苏、浙江、安徽、湖北、江西、湖南、广东、广西、四川等地。秋季 8 ~ 9 月采挖，洗净，晒干，切片生用。

【药性】 苦、涩，寒。归心、肝、大肠经。

【功效】 凉血止血，解毒杀虫，泻下。

【应用】

1. 血热出血证 本品味苦涩而性寒，既能凉血止血，又能收敛止血，对于血热所致的咯血、吐血、衄血及紫癜等出血之证，可用单味内服，也可配伍其他止血药物同用。如《本草汇言》治热郁吐血，以本品与麦门冬煎汤饮；《永类钤方》治大便下血，常配连皮老姜同用；《江西民间草药》治内痔出血，以本品与猪肉同煮，去药饮汤。

2. 疥癣，疮疡，烫伤 本品苦寒清泄，能清热解毒疗疮，又能杀虫止痒，为治癣、疥之良药。用治疥疮，多以鲜品捣敷患处；用治癣，常与枯矾同用，共研末，醋调敷，如羊蹄根散（《医宗金鉴》）；治烫伤，可用鲜品捣敷，或研末油调外涂。

3. 大便秘结 本品苦寒，能泻热通便，功类大黄，作用缓和，素有"土大黄"之称。用治大便秘结，可单味煎服，也可配芒硝同用。

【用法用量】 煎服，10 ~ 15g；鲜品 30 ~ 50g，也可绞汁去渣服用；外用适量。

【古籍摘要】

1.《神农本草经》："主头秃疥瘙，除热，女子阴蚀。"

2.《滇南本草》："治诸热毒，泻六腑实火，泻六经客热，退虚劳发热，利小便，治热淋。杀虫，搽癣疮、癫疮。"

【现代研究】

1. 化学成分 羊蹄根含大黄酸、大黄酚、大黄素及酸模素等，叶含槲皮苷、维生素 C 等。

2. 药理作用 大黄酚能明显缩短血凝时间，酊剂对多种革兰阳性和阴性菌及致病真菌有一定抑制作用。所含酸模素对红色毛发癣菌及趾间发癣菌有抑制作用。此外，尚能降压、利胆。

第二节 化瘀止血药

本类药物既能止血，又能化瘀，具有止血而不留瘀的特点，适用于瘀血内阻，血不循经之出血病证。部分药物尚能消肿、止痛，还可用治跌打损伤、经闭、瘀滞心腹疼痛等病证。本类药物虽适用于出血兼有瘀滞之证，然随证配伍也可用于其他各种出血之证。

本类药物具行散之性，对于出血而无瘀者及孕妇宜慎用。

三 七 Sanqi

《本草纲目》

为五加科植物三七 Panax notoginseng（Burk.）F. H. Chen 的干燥根。主产于云南、广

西等地。夏末秋初开花前或冬季种子成熟后采挖，去尽泥土，洗净，晒干。生用或研细粉用。

【药性】 甘、微苦，温。归肝、胃经。

【功效】 化瘀止血，活血定痛。

【应用】

1. 出血证 本品味甘微苦性温，入肝经血分，功善止血，又能化瘀生新，有止血不留瘀，化瘀不伤正的特点，对人体内外各种出血，无论有无瘀滞，均可应用，尤以有瘀滞者为宜。单味内服外用均有良效。如《濒湖集简方》治吐血、衄血、崩漏，单用本品，米汤调服；若治咳血、吐血、衄血及二便下血，可与花蕊石、血余炭合用，如化血丹（《医学衷中参西录》）；治各种外伤出血，可单用本品研末外掺，或配龙骨、血竭、象皮等同用，如七宝散（《本草纲目拾遗》）。

2. 跌打损伤，瘀血肿痛 本品活血化瘀而消肿定痛，为治瘀血诸证之佳品，为伤科之要药。凡跌打损伤，或筋骨折伤，瘀血肿痛等，本品皆为首选药物。可单味应用，以三七为末，黄酒或白开水送服；若皮破者，亦可用三七粉外敷。若配伍活血行气药同用，则活血定痛之功更著。本品散瘀止痛，活血消肿之功，对痈疽肿痛也有良效。如《本草纲目》治无名痈肿，疼痛不已，以本品研末，米醋调涂；治痈疽破烂，常与乳香、没药、儿茶等同用，如腐尽生肌散（《医宗金鉴》）。

此外，本品具有补虚强壮的作用，民间用治虚损劳伤，常与猪肉炖服。

【用法用量】 多研末吞服，1～1.5g；煎服，3～10g，亦入丸、散。外用适量，研末外掺或调敷。

【使用注意】 孕妇慎用。

【古籍摘要】

1.《本草求真》："三七，世人仅知功能止血住痛，殊不知痛因血瘀则痛作，血因敷散则血止。三七气味苦温，能于血分化其血瘀。故凡金刃刀剪所伤，及跌扑杖疮血出不止，嚼烂涂之，或为末掺，其血即止。且以吐血、衄血、下血、血痢、崩漏、经水不止、产后恶露不下，俱宜自嚼，或为末，米饮送下即愈。"

2.《本草新编》："三七根，止血之神药也，无论上中下之血，凡有外越者，一味独用亦效，加入补血补气药之中则更神。盖止药得补而无沸腾之患，补药得止而有安静之休也。"

【现代研究】

1. 化学成分 本品主要含皂苷、黄酮苷、氨基酸等。止血活性成分为三七氨酸。

2. 药理作用 本品能够缩短出血和凝血时间，具有抗血小板聚集及溶栓作用；能够促进多功能造血干细胞的增殖，具有造血作用；能够降低血压，减慢心率，对各种药物诱发的心律失常均有保护作用；能够降低心肌耗氧量和氧利用率，扩张脑血管，增强脑血管流量；能够提高体液免疫功能，具有镇痛、抗炎、抗衰老等作用；能够明显治疗大鼠胃黏膜的萎缩性病变，并能逆转腺上皮的不典型增生和肠上皮化生，具有预防肿瘤的作用。

茜 草 Qiancao

《神农本草经》

为茜草科植物茜草 *Rubia cordifolia* L. 的干燥根及根茎。主产于安徽、江苏、山东、河南、陕西等地。春、秋二季采挖，除去茎苗、泥土及细须根，洗净，晒干，生用或炒用。

【药性】 苦，寒。归肝经。

【功效】 凉血化瘀止血，通经。

【应用】

1. 出血证 本品味苦性寒，善走血分，既能凉血止血，又能活血行血，故可用于血热妄行或血瘀脉络之出血证，对于血热夹瘀的各种出血证，尤为适宜，如《简要济众方》治吐血不止，单用本品为末煎服；若治衄血，可与艾叶、乌梅同用，如茜梅丸（《本事方》）；治血热崩漏，常配生地、生蒲黄、侧柏叶等；若与黄芪、白术、山茱萸等同用，也可用于气虚不摄的崩漏下血，如固冲汤（《医学衷中参西录》）；治尿血，常与小蓟、白茅根等同用。

2. 血瘀经闭，跌打损伤，风湿痹痛 本品能通经络，行瘀滞，故可用治经闭、跌打损伤、风湿痹痛等血瘀经络闭阻之证，尤为妇科调经要药，如《经验广集》治血滞经闭，单用本品酒煎服，或配桃仁、红花、当归等同用；治跌打损伤，可单味泡酒服，或配三七、乳香、没药等同用；治痹证，也可单用浸酒服，或配伍鸡血藤、海风藤、延胡等同用。

【用法用量】 煎服，10~15g，大剂量可用30g。亦入丸、散。止血炒炭用，活血通经生用或酒炒用。

【古籍摘要】

1.《神农本草经》："主寒湿风痹，黄疸，补中。"

2.《本草纲目》："茜根，气温行滞，味酸入肝而咸走血，手足厥阴血分之药也，专于行血活血。俗方用治女子经水不通，以一两煎酒服之，一日即通，甚效。"

【现代研究】

1. 化学成分 主要含水溶性成分环六肽系列物，脂溶性成分蒽醌、还原萘醌及其糖苷等，尚富含钙离子等。

2. 药理作用 有明显的促进血液凝固作用，表现为复钙时间、凝血酶原时间及白陶土部分凝血活酶时间缩短；茜草的粗提取物具有升高白细胞作用，其煎剂有明显的镇咳和祛痰作用，水提取液对金黄色葡萄球菌、肺炎双球菌、流感杆菌和部分皮肤真菌有一定抑制作用。另对碳酸钙结石的形成也有抑制作用。

蒲 黄 Puhuang

《神农本草经》

为香蒲科植物水烛香蒲 *Typha angustifolia* L.、东方香蒲 *T. orientalis* Presl 或同属植物的干燥花粉。主产于浙江、江苏、安徽、湖北、山东等地。夏季采收蒲棒上部的黄色雄性花序，晒干后碾轧，筛取细粉，生用或炒用。

【药性】　甘，平。归肝、心包经。

【功效】　止血，化瘀，利尿。

【应用】

1. 出血证　本品甘平，长于收敛止血，兼有活血行瘀之功，为止血行瘀之良药，有止血不留瘀的特点，对出血证无论属寒属热，有无瘀滞，均可应用，但以属实夹瘀者尤宜。用治吐血、衄血、咯血、尿血、崩漏等，可单用冲服，亦可配伍其他止血药同用。如《圣惠方》治鼻衄经久不止，与石榴花同用，和研为散服；若治月经过多，漏下不止，可配合龙骨、艾叶同用，如蒲黄丸（《圣济总录》）；治尿血不已，可与郁金同用；治外伤出血，可单用外掺伤口。

2. 瘀血痛证　本品能行血通经，消瘀止痛，凡跌打损伤、痛经、产后疼痛、心腹疼痛等瘀血作痛者均可运用，尤为妇科所常用。如《塞上方》治跌打损伤，单用蒲黄末，温酒服；若治心腹疼痛、产后瘀痛、痛经等，常与五灵脂同用，如失笑散（《和剂局方》）。

3. 血淋尿血　本品既能止血，又能利尿通淋，故可用治血淋尿血，常配生地、冬葵子同用，如蒲黄散（《证治准绳》）。

【用法用量】　煎服，3～10g，包煎。外用适量，研末外掺或调敷。止血多炒用，化瘀、利尿多生用。

【古籍摘要】

1. 《神农本草经》："主心腹膀胱寒热，利小便，止血，消瘀血。久服轻身益气力。"

2. 《本草汇言》："蒲黄，血分行止之药也，主诸家失血。至于治血之方，血之上者可清，血之下者可利，血之滞者可行，血之行者可止。凡生用则性凉，行血而兼消；炒用则味涩，调血而兼止也。""蒲黄，性凉而利，能洁膀胱之原，清小肠之气，故小便不通，前人所必用也。"

【现代研究】

1. 化学成分　本品主要成分为黄酮类如异鼠李素、槲皮素等，甾类如香蒲甾醇、β-谷甾醇等，此外尚含有脂肪油、生物碱及氨基酸等。

2. 药理作用　本品水浸液、煎剂或50%乙醇浸液均有促进凝血作用，且作用显著而持久；蒲黄多种制剂都能够降低血压，减轻心脏负荷，增加冠脉血流量，改善微循环，提高机体耐缺氧能力，减轻心肌缺血性病变；对离体子宫有兴奋性作用，可使离体肠蠕动增强；能够降低血液胆固醇和甘油三酯等酯质含量，改变血脂成分；此外，蒲黄还具有抗炎、利胆、利尿、镇痛、平喘及抗缺血再灌注损伤等作用。

花　蕊　石　Huaruishi

《嘉祐本草》

为变质岩类岩石蛇纹大理岩 Ophicalcite. 的石块。主产于陕西、河南、河北、浙江、江苏、湖南、山西、山东、四川等地。全年可采，除去杂石及泥沙，洗净，干燥，砸成碎块用；或经火煅，研细后用。

【药性】　酸、涩，平。归肝经。

【功效】　化瘀止血。

【应用】

出血证　本品味酸涩，性平，既能收敛止血，又能化瘀行血，适用于吐血、咯血、外伤出血等兼有瘀滞的各种出血之证。若治瘀滞吐血，可单用本品煅为细末，用酒或醋，与童便和服，如花蕊石散（《十药神书》）；治咯血，可与白及、血余炭等合用，如花蕊石白及散（《经验方》）；治外伤出血，既可单味研末外敷，也可配硫黄，共研末外掺伤口，如花蕊石散（《和剂局方》）。

【用法用量】　煎服，10～15g；研末吞服，每次1～1.5g，包煎。外用适量，研末外掺或调敷。

【使用注意】　孕妇忌用。

【古籍摘要】

1. 《本草纲目》："花蕊石，其功专于止血，能使血化为水，酸以收之也。而又能下死胎，落胞衣，去恶血。恶血化则胎与胞无阻滞之患矣。东垣谓胞衣不出，涩剂可以下之，故赤石脂亦能下胞胎，与此同义。葛可久治吐血出升斗，有花蕊石散；《和剂局方》治诸血及损伤、金疮、胎产，有花蕊石散，皆云能化血为水，则此石之功，盖非寻常草木之比也。"

2. 《本草求真》："花蕊石原属劫药，下血止后，须以独参汤救补，则得之矣。若使过服，则于肌血有损，不可不谨。"

【现代研究】

1. 化学成分　花蕊石主含钙、镁的碳酸盐，并混有少量铁盐、铅盐及锌、铜、钴等元素以及少量的酸不溶物。

2. 药理作用　本品能增强血中钙离子浓度，使血管致密，有防止血浆渗出和促进血液凝血的作用，并能抗惊厥。

降 香 Jiangxiang

《证类本草》

为豆科植物降香檀 *Dalbergia odorifera* T. Chen 树干和根的干燥心材。主产于海南、广东、广西、云南等地。全年均可采集。除去边材，劈成小块，阴干，生用。

【药性】　辛，温。归肝、脾经。

【功效】　化瘀止血，理气止痛。

【应用】

1. 出血证　本品辛散温通，能化瘀行血止血，适用于瘀滞性出血证，尤其适用于跌打损伤所致的内外出血之证，为外科常用之品。如《名医别录》治刀伤出血，单用本品研末外敷；《百一选方》治金刃或跌扑伤损，血流不止，以本品与五倍子共研末，捣敷患处。若治内伤吐血、衄血，属血瘀或气火上逆所致者，本品能降气化瘀止血，常与丹皮、郁金等同用。

2. 胸胁疼痛、跌损瘀痛 本品味辛，能散能行，能化瘀理气止痛，可用治血瘀气滞之胸胁心腹疼痛及跌损瘀肿疼痛。如《本草经疏》治上部瘀血停滞胸膈者，以本品为末煎服；临床亦常与五灵脂、川芎、郁金等同用。治跌打损伤，瘀肿疼痛，常配乳香、没药等同用。

3. 呕吐腹痛 本品辛温芳香，其性主降，故能降气辟秽，和中止呕，可用于秽浊内阻脾胃之呕吐腹痛，常与藿香、木香等同用。

【用法用量】 煎服，3~6g，宜后下；研末吞服，每次1~2g。外用适量，研末外敷。

【古籍摘要】

1.《本草纲目》："疗折伤金疮，止血定痛，消肿生肌。"

2.《本草经疏》："降真香，香中之清烈者也，故能辟一切恶气……上部伤，瘀血停积胸膈骨，按之痛或并胁肋痛，此吐血候也，急以此药刮末，入煎药服之良。治内伤或怒气伤肝吐血，用此以代郁金神效。"

【现代研究】

1. 化学成分 主要成分为异黄酮衍生物的单聚体、双聚体、肉桂烯类衍生物等。

2. 药理作用 降香挥发油及其芳香水有抗血栓作用，黄檀素有微弱的抗凝作用，能显著增加冠脉流量，减慢心率，轻度增加心跳振幅，不引起心律不齐。降香乙醇提取物有抗惊厥、镇痛作用。

第三节 收敛止血药

本类药物大多味涩，或为炭类、或质粘，故能收敛止血。广泛用于各种出血病证。

然其收涩，有留瘀恋邪之弊，临证每多配化瘀止血药或活血祛瘀药同用。对于出血有瘀或出血初期邪实者，当慎用之。

白 及 Baiji

《神农本草经》

为兰科植物白及 *Bletilla striata* (Thunb.) Reichb. f. 的块茎。主产于贵州、四川、湖南、湖北、安徽、河南、浙江、陕西等地。夏、秋二季采挖，除去须根，洗净，晒干，生用。

【药性】 苦、甘、涩，寒。归肺、胃、肝经。

【功效】 收敛止血，消肿生肌。

【应用】

1. 出血证 本品质粘味涩，为收敛止血之要药，可用治体内外诸出血证。因其主入肺、胃经，故临床尤多用于肺胃出血之证。如验方独圣散，治诸内出血证，用单味研末，糯米汤调服；若治咯血，可配伍枇杷叶、阿胶等，如白及枇杷丸（《证治准绳》）；用治吐血，可与茜草、生地、丹皮、牛膝等煎服，如白及汤（《古今医彻》）；用治衄血，可以本品为末，童便调服，如白及散（《素问病机气宜保命集》）；也可以白及末冷水调，用纸花贴鼻窍中，如白及膏（《朱氏集验方》）。用治外伤或金创出血，可单味研末外掺或水调外敷，如《本草汇言》治刀斧损伤，出血不止，以之研末，外掺；《普济方》治金疮血不止，以之与白蔹、黄芩、龙骨等研细末，掺疮口上。

2. 痈肿疮疡，手足皲裂，水火烫伤　本品寒凉苦泄，能消散血热之痈肿；味涩质粘，能敛疮生肌，为外疡消肿生肌的常用药。对于疮疡，无论未溃或已溃均可应用。若疮疡初起，可单用本品研末外敷，或与银花、皂刺、乳香等同用，如内消散（《外科正宗》）；若疮痈已溃，久不收口者，以之与黄连、贝母、轻粉、五倍子等为末外敷，如生肌干脓散（《证治准绳》）。治手足皲裂，可以之研末，麻油调涂，能促进裂口愈合；治水火烫伤，可以本品研末，用油调敷，或以白及粉、煅石膏粉、凡士林调膏外用，能促进生肌结痂。

【用法用量】　煎服，3～10g；大剂量可用至30g；亦可入丸、散，入散剂，每次用2～5g；研末吞服，每次1.5～3g。外用适量。

【使用注意】　不宜与乌头类药材同用。

【古籍摘要】

1. 《本草汇言》："白及，敛气、渗痰、止血、消痈之药也。此药质极粘腻，性极收涩，味苦气寒，善入肺经。凡肺叶破损，因热壅血瘀而成疾者，以此研末日服，能坚敛肺藏，封填破损，痈肿可消，溃破可托，死肌可去，脓血可洁，有托旧生新之妙用也。"

2. 《本草求真》："白及，方书既载功能入肺止血，又载能治跌扑折骨，汤火灼伤，恶疮痈肿，败疽死肌，得非似收不收，似涩不涩，似止不止乎？不知方言功能止血者，是因性涩之谓也；书言能治痈疽损伤者，是因味辛能散之谓也。此药涩中有散，补中有破，故书又载去腐，逐瘀，生新。"

【现代研究】

1. 化学成分　本品主要含有菲类衍生物、胶质和淀粉等。

2. 药理作用　白及煎剂可明显缩短出血和凝血时间，其止血的作用与所含胶质有关。对胃黏膜损伤有明显保护作用，溃疡抑制率可达94.8%；白及粉对实验性犬胃及十二指肠穿孔有明显治疗作用，可迅速堵塞穿孔，阻止胃及十二指肠内容物外漏并加大网膜的遮盖；对实验性烫伤、烧伤动物模型能促进肉芽生长，促进疮面愈合；对人型结核杆菌有显著抑制作用，对白色念珠[14231]菌 $ATTC_{248}$ 和顺发癣菌 QM_{240} 均有抑制作用。

仙 鹤 草　Xianhecao

《神农本草经》

为蔷薇科植物龙牙草 *Agrimonia pilosa* Ledeb. 的全草。主产于浙江、江苏、湖南、湖北等地。夏、秋二季茎叶茂盛时采割，除去杂质，晒干，生用或炒炭用。

【药性】　苦、涩，平。归心、肝经。

【功效】　收敛止血，止痢，截疟，补虚。

【应用】

1. 出血证　本品味涩收敛，功能收敛止血，广泛用于全身各部的出血之证。因其药性平和，大凡出血病证，无论寒热虚实，皆可应用。如治血热妄行之出血证，可配生地、侧柏叶、牡丹皮等凉血止血药同用；若用于虚寒性出血证，可与党参、熟地、炮姜、艾叶等益气补血、温经止血药同用。

2. 腹泻、痢疾 本品涩敛之性，能涩肠止泻止痢，因本品药性平和，兼能补虚，又能止血，故对于血痢及久病泻痢尤为适宜，如《岭南采药录》单用本品水煎服，治疗赤白痢，也可配伍其他药物同用。

3. 疟疾寒热 本品有解毒截疟之功，治疗疟疾寒热，可单以本品研末，于疟发前2小时吞服，或水煎服。

4. 脱力劳伤 本品有补虚、强壮的作用，可用治劳力过度所致的脱力劳伤，症见神疲乏力、面色萎黄而纳食正常者，常与大枣同煮，食枣饮汁；若气血亏虚，神疲乏力、头晕目眩者，可与党参、熟地、龙眼肉等同用。

此外，本品尚能解毒杀虫，可用治疮疖痈肿、阴痒带下。

【用法用量】 煎服，3～10g；大剂量可用至30～60g。外用适量。

【古籍摘要】

1.《滇南本草》："调治妇人月经或前或后，红崩白带，面寒背寒，腰痛，发热气胀，赤白痢疾。"

2.《本草纲目拾遗》："葛祖方：消宿食，散中满，下气，疗吐血各病，翻胃噎膈，疟疾，喉痹，闪挫，肠风下血，崩痢，食积，黄白疸，疔肿痈疽，肺痈，乳痈，痔肿。"

【现代研究】

1. 化学成分 本品主要含间苯三酚缩合体、黄酮、有机酸类化合物。止血的成分有仙鹤草素、鞣质、没食子酸及维生素K等。

2. 药理作用 仙鹤草醇浸膏能收缩周围血管，有明显的促凝血作用；仙鹤草素能加强心肌收缩，使心率减慢；仙鹤草中的主要成分鹤草酚（Agrimophot）对猪肉绦虫、囊尾蚴、幼虫、莫氏绦虫和短壳绦虫均有确切的抑杀作用，对疟原虫和阴道滴虫有抑制和杀灭作用；尚有抗菌消炎、抗肿瘤、镇痛等作用。

紫 珠 Zizhu

《本草拾遗》

为马鞭草科植物杜虹花 *Callicarpa formosana* Rolfe 或紫珠 *C. bodinieri* Levl. 的叶。前者分布于陕西及河南南部至长江以南各省，后者分布于东南沿海各地。夏、秋季采收，除去杂质，晒干。生用。

【药性】 苦、涩，凉。归肝、肺、胃经。

【功效】 凉血收敛止血，清热解毒。

【应用】

1. 出血证 本品味苦涩而性凉，既能收敛止血，又能凉血止血，适用于各种内外伤出血，尤多用于肺胃出血之证。可单独应用，也可配其他止血药物同用。如治咯血、衄血、呕血，可与大蓟、白及等同用；治尿血、血淋，可与小蓟、白茅根等同用；治便血、痔血，可与地榆、槐花等同用；治外伤出血，可单用捣敷或研末敷掺，或以纱布浸紫珠液覆盖压迫局部。

2. 烧烫伤，热毒疮疡 本品苦涩寒凉，有清热解毒敛疮之功。治烧烫伤，用本品研末撒布患处，或用本品煎煮滤取药液，浸湿纱布外敷；治热毒疮疡，可单用鲜品捣敷，并煮汁内服，也可配其他清热解毒药物同用。

【用法用量】 煎服，10~15g；研末 1.5~3g。外用适量。

【古籍摘要】

1.《本草拾遗》："解诸毒物，痈疽，喉痹，飞尸蛊毒，毒肿，下瘘，蛇虺、虫螫、狂犬毒，并煮汁服；亦煮汁洗疮肿，除血长肤。"

2.《植物名实图考》："洗疮毒。治陡发头肿、头风，温酒服，煎水洗之。又治跌打损伤，去风湿。"

【现代研究】

1. 化学成分 含氨基酸、酚类、鞣质、还原性物质、苷类、黄酮和内酯等。

2. 药理作用 本品可使局部血管收缩，缩短凝血时间及凝血酶元时间，对纤溶系统有显著的抑制作用；煎液对金黄色葡萄球菌、白色葡萄球菌、链球菌、大肠杆菌、福氏痢疾杆菌、伤寒杆菌、绿脓杆菌等均有抑制作用。

棕 榈 炭 Zonglütan

《本草拾遗》

为棕榈科植物棕榈 *Trachycarpus fortunei*（HooK. f.）H. Wendl. 的叶鞘纤维（即叶柄基底部之棕毛）。主产于广东、福建、云南、甘肃、贵州、浙江、台湾等地。全年可采，一般多在 9~10 月间采收，以陈久者为佳。采集时，割取叶柄下延部分及鞘片，除去纤维状棕毛，晒干，切成小片，煅炭用。

【药性】 苦、涩，平。归肝、肺、大肠经。

【功效】 收敛止血。

【应用】

出血证 本品药性平和，味苦而涩，为收敛止血之要药，广泛用于各种出血之证，尤多用于崩漏。因其收敛性强，故以治出血而无瘀滞者为宜。可单味应用，如《妇人良方》治崩漏不止，即用本品为末，空心淡酒送服；也常配血余炭、侧柏叶等同用。若属血热妄行之吐血、咯血，可与小蓟、山栀等同用，如十灰散（《十药神书》）；属虚寒性出血，冲任不固之崩漏下血，常配炮姜、乌梅同用，如如圣散（《证治准绳》）；治便血，可与艾叶、熟鸡子、附子同用，如棕艾散（《圣济总录》）。

此外，本品苦涩收敛，且能止泻止带，尚可用于久泻久痢，妇人带下。如《近效方》治泻痢，单用本品，烧研，以水调服；治赤白带下，以本品与蒲黄各等分，用酒调服，如棕毛散（《普济方》）。

【用法用量】 煎服，3～10g；研末服 1～1.5g。

【使用注意】 出血兼有瘀滞，湿热下痢初起者慎用。

【古籍摘要】

1．《本草拾遗》："烧作灰，主破血止血。"

2．《本草纲目》："棕皮性涩，若失血去多，瘀滞已尽者，用之切当，所谓涩可去脱也。与乱发同用更良，年久败棕入药尤妙。"

【现代研究】

1. 化学成分 本品含有大量纤维及鞣质，并含有较丰富的金属元素锌、铁、铜、锰。

2. 药理作用 棕榈子粉的醇提取物能收缩子宫，并有一定的凝血作用。

血 余 炭 Xueyutan

《神农本草经》

为人发制成的炭化物。各地均有。收集头发，除去杂质，用碱水洗去油垢，清水漂净，晒干，焖煅成炭用。

【药性】 苦，平。归肝、胃经。

【功效】 收敛止血，化瘀利尿。

【应用】

1. 出血证 发乃血之余，故可入血，并以炭入药，故有收涩止血之功，且能消瘀，有止血而不留瘀的特点，可用于各种出血之证，尤多用于咳血、衄血、吐血、血淋、尿血等出血病证。既可内服，也可外用。如《梅师集验方》治鼻衄，《中藏经》治齿衄，《证治要诀》治肌衄等，皆以本品外用。若治咳血、吐血，常与花蕊石、三七同用，如化血丹（《医学衷中参西录》）；治血淋，《赤水玄珠》以之配蒲黄、生地、赤茯苓、甘草，水煎服；若治便血，可与地榆、槐花等同用，如三灰散（《类证治裁》）；用治崩漏，可单用本品，与酒和服。

2. 小便不利 本品苦降下行，能化瘀通窍，通利水道，故可用治小便不利，常与滑石、白鱼同用，如滑石白鱼散（《金匮要略》）。

【用法用量】 煎服，6～10g；研末服，1.5～3g。外用适量。

【古籍摘要】

1．《神农本草经》："主五癃，关格不通，利小便水道，疗小儿痫，大人痓。"

2．《医学衷中参西录》："血余者，发也，不煅则其质不化，故必煅为炭然后入药。其性能化瘀血、生新血有似三七，故善治吐血、衄血。而常服之又可治劳瘵，因劳瘵之人，其血必虚而且瘀，故《金匮》谓之血痹虚劳。""其化瘀之力，又善治血痹，是以久久服之，自能奏效。血余能化瘀血、生新血，使血管流通最有斯效。其化瘀生新之力，又善治大便下血腥臭，肠中腐烂及女子月信闭塞，不以时至。"

【现代研究】

1. 化学成分 血余炭的主要成分是一种优质蛋白，含水分12%～15%，脂肪3.5%～5.8%，氮17.4%，硫5.0%，灰分0.3%；灰分中含钙、钾、锌、铜、铁、锰、砷；有机质中主要含胱氨酸，以及硫氨基酸与不含硫氨基酸组成的头发黑色素。

2. 药理作用 本品能明显缩短出、凝血时间及血浆复钙时间，血余炭煎剂对金黄色葡萄球菌、伤寒杆菌、甲型副伤寒杆菌及福氏痢疾杆菌有较强的抑制作用。

藕 节 Oujie

《药性论》

为睡莲科植物莲 *Nelumbo nucifera* Gaertn. 的根茎节部。主产于湖南、湖北、浙江、江苏、安徽等地。秋、冬二季采挖根茎（藕），切取其节部，洗净，晒干，生用或炒炭用。

【药性】 甘、涩，平。归肝、肺、胃经。

【功效】 收敛止血。

【应用】

出血证 本品味涩收敛，既能收敛止血，又兼能化瘀，有止血而不留瘀的特点，可用于各种出血之证，对吐血、咳血、咯血等上部出血病证尤为多用。可单用，如《药性论》治吐血不止，《本草纲目》治衄血不止，均以鲜藕捣汁饮。本品药性平和，单用力薄，常入复方中使用。若治咳血、咯血，可与阿胶、白及、枇杷叶等同用，如白及枇杷丸（《证治准绳》）；治血淋、尿血，常配小蓟、通草、滑石等同用，如小蓟饮子（《重订严氏济生方》）。

【用法用量】 煎服，10~15g，大剂量可用至30g；鲜品30~60g，捣汁饮用。亦可入丸、散。

【古籍摘要】

1.《本草纲目》："能止咳血、唾血、血淋、溺血、下血、血痢、血崩。"

2.《本草纲目拾遗》："藕节粉，开膈，补腰肾，和血脉，散一切瘀血，生一切新血，产后及吐血者食之尤佳。"

【现代研究】

1. 化学成分 含天冬酰胺及鞣质。

2. 药理作用 本品能缩短凝血时间。

檵 木 Jimu

《植物名实图考》

为金缕梅科植物檵木（檵花）*Loropetalum chinense* (R. Br.) Oliv. 的根、茎、叶或花。主产于山东、河南、浙江、江苏、安徽等地。檵木的花在夏季采收，叶在生长季节均可采收，根、茎四季可采。洗净，晒干，生用。

【药性】 苦、涩，平。归肝、胃、大肠经。

【功效】 收敛止血，清热解毒，止泻。

【应用】

1. 出血证 本品涩可收敛，具有较好的收敛止血作用，可用于多种出血病证。如治鼻衄，可用其花煎服；治咯血，可用其根煎服；治外伤出血，可用其花、叶鲜品捣烂外敷。

2. 水火烫伤 本品既能止血生肌，又能清热解毒，可用治水火烫伤。以榈木叶烧灰存性，麻油调涂，或以鲜榈木叶捣烂，滤过加茶油，清疮后，将药液涂于疮面上，治疗烧伤有效。

3. 泄泻、痢疾 本品苦涩，功能收敛止泻，主治泄泻、痢疾。可单用本品水煎服，或加糖水煎服，或配伍骨碎补、荆芥、青木香同用。

【用法用量】 煎服，花 6 ~ 10g，茎叶 15 ~ 30g，根 30 ~ 60g，鲜品加倍。外用适量。

【古籍摘要】

《植物名实图考》："其叶捣烂敷刀刺伤，能止血。"

【现代研究】

1. 化学成分 花含槲皮素和异槲皮苷，叶含没食子酸、鞣质、黄酮类（主要是槲皮素）。

2. 药理作用 叶的合剂和干叶粉末均有止血作用；所含黄酮能增强冠脉流量，并有强心、扩张外周血管作用；体外实验表明，本品对链球菌、葡萄球菌、伤寒及大肠杆菌均有抑制作用。

第四节 温经止血药

本类药物性属温热，能温内脏，益脾阳，固冲脉而统摄血液，具有温经止血之效。适用于脾不统血，冲脉失固之虚寒性出血病证。

应用时，若属脾不统血者，应配益气健脾药；属肾虚冲脉失固者，宜配益肾暖宫补摄之品。

然其性温热，热盛火旺之出血证忌用。

艾 叶 Aiye

《名医别录》

为菊科植物艾 *Artemisia argyi* Levl. et Vant. 的叶。全国大部分地区均产。以湖北蕲州产者为佳，称"蕲艾"。夏季花未开时采摘，除去杂质，晒干或阴干，生用、捣绒或制炭用。

【药性】 辛、苦，温。有小毒。归肝、脾、肾经。

【功效】 温经止血，散寒调经，安胎。

【应用】

1. 出血证 本品气香味辛，温可散寒，能暖气血而温经脉，为温经止血之要药，适用于虚寒性出血病证，尤宜于崩漏。主治下元虚冷，冲任不固所致的崩漏下血，可单用本品，水煎服，或配阿胶、芍药、干地黄等同用，如胶艾汤（《金匮要略》）。本品温经止血，配伍生地、生荷叶、生柏叶等清热凉血药，可治疗血热妄行所致的吐血、衄血、咯血等多种出血证，如四生丸（《妇人良方》）。艾叶之用，既可加强止血，又可防大队寒凉药物而致凉遏留瘀之弊。

2. 月经不调，痛经　本品能温经脉，逐寒湿，止冷痛，尤善调经，为治妇科下焦虚寒或寒客胞宫之要药。常用于下焦虚寒，月经不调，经行腹痛、宫寒不孕及带下清稀等证，每与香附、川芎、白芍、当归等同用；若虚冷较甚者，再配伍吴茱萸、肉桂等，如艾附暖宫丸（《仁斋直指方》）。用治脾胃虚寒所致的脘腹冷痛，可以单味艾叶煎服，或以之炒热熨敷脐腹，或配伍温中理气之品。

3. 胎动不安　本品为妇科安胎之要药。如《肘后方》以艾叶酒煎服，治疗妊娠胎动不安；临床每多与阿胶、桑寄生等同用。

此外，将本品捣绒，制成艾条、艾炷等，用以熏灸体表穴位，能温煦气血，透达经络，为温灸的主要原料。

【用法用量】　煎服，3～10g。外用适量。温经止血宜炒炭用，余生用。

【古籍摘要】

1. 《名医别录》：“主灸百病，可作煎，止下痢，吐血，下部疮，妇人漏血，利阴气，生肌肉，辟风寒，使人有子。”“生寒熟热。主下血，衄血，脓血痢，水煮及丸散任用。”

2. 《本草纲目》：“艾叶服之则走三阴而逐一切寒湿，转肃杀之气为融和；灸之则透诸经而治百种病邪，起沉疴之人为康泰，其功亦大矣。”

【现代研究】

1. 化学成分　本品主要为挥发油、倍半萜类、环木菠烷型三萜及黄酮类化合物等。

2. 药理作用　本品能明显缩短出血和凝血时间，艾叶油对多种过敏性哮喘有对抗作用，具有明显的平喘、镇咳、祛痰作用，其平喘作用与异丙肾上腺素相近。体外实验证明，艾叶油对肺炎球菌，甲、乙溶血型链球菌、奈瑟氏球菌有抑制作用，艾叶水浸剂或煎剂对炭疽杆菌、α-溶血性链球菌、β-溶血性链球菌、白喉杆菌、肺炎双球菌、金黄色葡萄球菌及多种致病真菌均有不同程度的抑制作用；另外，对腺病毒、鼻病毒、疱疹病毒、流感病毒、腮腺炎病毒等亦有抑制作用。对子宫平滑肌有兴奋作用。

炮　姜　Paojiang

《珍珠囊》

为姜科植物姜 *Zingiber officinale* Rosc. 干燥根茎的炮制品，又名黑姜。主产于四川、贵州等地。以干姜砂烫至鼓起，表面呈棕褐色，或炒炭至外表色黑，内至棕褐色入药。

【药性】　苦、涩，温。归脾、肝经。

【功效】　温经止血，温中止痛。

【应用】

1. 出血证　本品性温，主入脾经，能温经止血，主治脾胃虚寒，脾不统血之出血病证。可单味应用，如《姚氏集验方》以本品为末，米饮下，治血痢不止；临床用以治疗虚寒性吐血、便血，常配人参、黄芪、附子等同用。若治冲任虚寒，崩漏下血，可与乌梅、棕榈同用，如如圣散（《证治准绳》）。

2. 腹痛，腹泻 本品性温，善暖脾胃，能温中止痛止泻，适用于虚寒性腹痛、腹泻。如《千金方》以本品研末饮服，治中寒水泻；《世医得效方》以之与厚朴、附子同用，治脾虚冷泻不止。若治寒凝脘腹痛，常配高良姜，如二姜丸（《和剂局方》）；治产后血虚寒凝，小腹疼痛者，可与当归、川芎、桃仁等同用，如生化汤（《景岳全书》）。

【用法用量】 煎服，3~6g。

【鉴别用药】 生姜、干姜和炮姜本为一物，均能温中散寒，适用于脾胃寒证。由于鲜干质量不同与炮制不同，其性能亦异。生姜长于散表寒，又为呕家之圣药；干姜偏于祛里寒，为温中散寒之至药；炮姜善走血分，长于温经而止血。

【古籍摘要】

1.《本草正》："阴盛格阳，火不归原，及阳虚不能摄血而为吐血、下血者，但宜炒熟留性用之，最为止血要药。"

2.《得配本草》："炮姜守而不走，燥脾胃之寒湿，除脐腹之寒痞，暖心气，温肝经，能去恶生新，使阳生阴长，故吐衄下血有阴无阳者宜之。"

【现代研究】

1. 化学成分 含挥发油、树脂、淀粉等。

2. 药理作用 能显著地缩短出血和凝血时间，对应激性及幽门结扎型胃溃疡、醋酸诱发的胃溃疡均有抑制作用。

灶 心 土 Zaoxintu

《名医别录》

为烧木柴或杂草的土灶内底部中心的焦黄土块。全国农村均有。在拆修柴火灶或烧柴火的窑时，将烧结的土块取下，用刀削去焦黑部分及杂质即可。又名伏龙肝。

【药性】 辛，温。归脾、胃经。

【功效】 温中止血，止呕，止泻。

【应用】

1. 出血证 本品性温，能温暖中焦，收摄脾气而止血，为温经止血之要药。对脾气虚寒，不能统血之出血病证，皆可应用，尤其对吐血、便血的疗效更佳。如《广利方》治吐血、衄血，单以本品用水淘汁，和蜜服；若便血属下焦寒损者，可与干姜、阿胶、黄芩等同用，如伏龙肝汤（《外台秘要》）；凡脾气虚寒之大便下血、吐血、衄血、崩漏等，以之与附子、白术、地黄等同用，如黄土汤（《金匮要略》）。

2. 胃寒呕吐 本品性温质重，长于温中和胃而降逆止呕。主治脾胃虚寒，胃气不降所致的呕吐，与干姜、半夏、白术等同用，也可用治反胃、妊娠呕吐。如《百一选方》治反胃呕吐，用本品研细，米饮送服；《本草蒙筌》治妊娠呕吐，以本品捣细，调水服。

3. 脾虚久泻 本品既能温脾暖胃，又能涩肠止泻，主治脾虚久泻，常配伍附子、干姜、白术等。若治胎前下痢，产后不止者，可以山楂、黑糖为丸，用本品煎汤代水送服，如伏龙肝汤（《张氏医通》）。

【用法用量】　煎服，15～30g，布包，先煎；或 60～120g，煎汤代水。亦可入丸、散，外用适量。

【古籍摘要】

1.《名医别录》："主妇人漏中，吐下血，止咳逆，止血，消痈肿毒气。"

2.《本草便读》："伏龙肝即灶心土，须对釜脐下经火久炼而成形者，具土之质，得火之性，化柔为刚，味兼辛苦。其功专入脾胃，有扶阳退阴散结除邪之意。凡诸血病，由脾胃阳虚而不能统摄者，皆可用之，《金匮》黄土汤即此意。"

【现代研究】

1. **化学成分**　主要含硅酸、氧化铅、氧化铁，此外，尚含氧化钠、氧化钾、氧化镁等。

2. **药理作用**　本品有缩短凝血时间，抑制纤溶酶及增加血小板第三因子活性等作用，能减轻洋地黄酊引起的呕吐，有止呕作用。

第十九章
活血化瘀药

　　凡以通利血脉，促进血行，消散瘀血为主要功效，用于治疗瘀血病证的药物，称活血化瘀药，或活血祛瘀药，简称活血药，或化瘀药。其中活血作用较强者，又称破血药，或逐瘀药。

　　活血化瘀药，性味多为辛、苦、温，部分动物类药味咸，主入心、肝二经。味辛则能散、能行，味苦则通泄，且均入血分，故能行血活血，使血脉通畅，瘀滞消散。即《素问·阴阳应象大论》所谓"血实者宜决之"之法。活血化瘀药通过活血化瘀作用而产生多种不同的功效，包括活血止痛、活血调经、活血消肿、活血疗伤、活血消痈、破血消癥等。

　　活血化瘀药适用于一切瘀血阻滞之证。瘀血既是病理产物，又是多种病证的致病因素，且所致病种广泛。故活血化瘀药的主治范围很广，遍及内、外、妇、儿、伤等各科。如内科的胸、腹、头痛，痛如针刺，痛有定处，体内的癥瘕积聚，中风不遂，肢体麻木以及关节痹痛日久；伤科的跌仆损伤，瘀肿疼痛；外科的疮疡肿痛；妇科的月经不调、经闭、痛经、产后腹痛等。

　　活血化瘀药，依据其作用强弱的不同，有和血行血、活血散瘀、破血逐瘀之分。因本章药物数量较多，按其作用特点和临床应用的不同，分为活血止痛药、活血调经药、活血疗伤药、破血消癥药四类。

　　临床上在应用活血化瘀药时，除根据各类药物的不同效用特点而随证选用外，尚需针对引起瘀血的原因进行配伍，以标本兼治。如寒凝血脉者，当配温里散寒、温通经脉药；热灼营血，瘀热互结者，宜配清热凉血、泻火解毒药；痰湿阻滞，血行不畅者，当配化痰除湿药；风湿痹阻，经脉不通者，应伍祛风除湿通络药；久瘀体虚或因虚致瘀者，则配补益药；癥瘕积聚，配伍软坚散结药。由于气血之间的密切关系，在使用活血祛瘀药时，常配伍行气药，以增强活血散瘀之力。

　　本类药物行散力强，易耗血动血，不宜用于妇女月经过多以及其他出血证而无瘀血现象者；对于孕妇尤当慎用或忌用。

　　现代药理研究表明，活血化瘀药具有改善血液循环，特别是微循环，以促进病理变化恢复的作用；具有抗凝血的功能，以防止血栓及动脉硬化斑块的形成；能改善机体的代谢功能，促使组织的修复，创伤、骨折的愈合；能改善毛细血管的通透性，减轻炎症反应，促进炎症病灶的消退和吸收；能改善结缔组织的代谢，促进增生病变的转化吸收，使萎缩的结缔组织康复；能调整机体免疫，有抗菌消炎作用。

第一节　活血止痛药

　　本类药物多具辛味，辛散善行，既入血分，又入气分，活血每兼行气，有良好的止痛效果，主治气血瘀滞所致的各种痛证，如头痛、胸胁痛、心腹痛、痛经、产后腹痛、肢体痹痛、跌打损伤之瘀痛等。也可用于其他瘀血病证。

活血止痛药各有不同的特点，临床应用时，应根据疼痛的不同部位、病因和病情，选择相应的药物，并作适当的配伍。如肝郁血瘀者，选兼理气疏肝之品，并配疏肝理气药；跌打损伤，瘀肿疼痛者，则选兼消肿生肌药，并配活血疗伤之品；妇女经产诸痛者，选兼活血调经药，并配养血活血调经之品；外科疮疡痈肿，选兼活血消肿之品，并配清热消痈解毒药。

川 芎 Chuanxiong

《神农本草经》

为伞形科植物川芎 *Ligusticum chuanxiong* Hort. 的干燥根茎。主产于四川、贵州、云南，以四川产者质优。系人工栽培。5月采挖，除去泥沙，晒后烘干，再去须根。用时切片生用或酒炙。

【药性】 辛，温。归肝、胆、心包经。

【功效】 活血行气，祛风止痛。

【应用】

1. 血瘀气滞痛证 本品辛散温通，既能活血化瘀，又能行气止痛，为"血中之气药"，具通达气血功效，故治气滞血瘀之胸胁、腹部诸痛。若治心脉瘀阻之胸痹心痛，常与丹参、桂枝、檀香等同用；若治肝郁气滞之胁痛，常配柴胡、白芍、香附，如柴胡疏肝散（《景岳全书》）；如肝血瘀阻，积聚痞块、胸胁刺痛，多与桃仁、红花等同用，如血府逐瘀汤（《医林改错》）。若治跌仆损伤，瘀肿疼痛，可配乳香、没药、三七等药用。

川芎善"下调经水，中开郁结"，为妇科要药，能活血调经，可用治多种妇产科的疾病。如治血瘀经闭、痛经，常与赤芍、桃仁等同用，如血府逐瘀汤（《医林改错》）；若属寒凝血瘀者，可配桂心、当归等，如温经汤（《妇人良方》）；若治产后恶露不下，瘀阻腹痛，可配当归、桃仁、炮姜等，如生化汤（《傅青主女科》）；治月经不调，月经先期或错后，可配益母草、当归等，如益母胜金丹（《医学心悟》）。

2. 头痛，风湿痹痛 本品辛温升散，能"上行头目"，祛风止痛，为治头痛要药，无论风寒、风热、风湿、血虚、血瘀头痛均可随证配伍用之，故李东垣言"头痛须用川芎"。治风寒头痛，配羌活、细辛、白芷，如川芎茶调散（《和剂局方》）；若配菊花、石膏、僵蚕，可治风热头痛，如川芎散（《卫生保健》）；若治风湿头痛，可配羌活、独活、防风，如羌活胜湿汤（《内外伤辨惑论》）；配当归、白芍，取本品祛风止痛之功，可治血虚头痛，如加味四物汤（《金匮翼》）；若治血瘀头痛，可配赤芍、麝香，如通窍活血汤（《医林改错》）。

本品辛散温通，能祛风通络止痛，又可治风湿痹痛，常配独活、秦艽、防风、桂枝等药同用，如独活寄生汤（《千金方》）。

【用法用量】 煎服，3~9g。

【使用注意】 阴虚火旺，多汗，热盛及无瘀之出血证和孕妇均当慎用。

【古籍摘要】

1. 《神农本草经》："主中风入脑头痛、寒痹，筋脉缓急，金疮，妇人血闭无子。"

2. 《本草汇言》："芎䓖，上行头目，下调经水，中开郁结，血中气药……尝为当归所使，非第治血有功，而治气亦神验也……味辛性阳，气善走窜而无阴凝黏滞之态，虽入血分，又能去一切风，调一切气。"

【现代研究】

1. 化学成分 本品含生物碱（如川芎嗪），挥发油（主要为藁本内脂、香烩烯等），酚类物质（如阿魏酸），内脂素以及维生素 A、叶酸、蔗糖、甾醇、脂肪油等。

2. 药理作用 川芎嗪能扩张冠状动脉，增加冠状动脉血流量，改善心肌的血氧供应，并降低心肌的耗氧量；川芎嗪可扩张脑血管，降低血管阻力，显著增加脑及肢体血流量，改善微循环；能降低血小板表面活性，抑制血小板凝集，预防血栓的形成；所含阿魏酸的中性成分小剂量促进、大剂量抑制子宫平滑肌；水煎剂对动物中枢神经系统有镇静作用，并有明显而持久的降压作用；可加速骨折局部血肿的吸收，促进骨痂形成；有抗维生素 E 缺乏作用；能抑制多种杆菌；有抗组织胺和利胆作用。

延 胡 索 Yanhusuo

《雷公炮炙论》

为罂粟科植物延胡索 *Corydalis yanhusuo* W. T. Wang 的干燥块茎。主产于浙江、江苏、湖北、湖南等地。野生或栽培，夏初茎叶枯萎时采挖，除去须根，置沸水中煮至恰无白心时取出，晒干。切厚片或捣碎，生用；或醋炙用。

【药性】 辛、苦，温。归心、肝、脾经。

【功效】 活血，行气，止痛。

【应用】

气血瘀滞痛证 本品辛散温通，为活血行气止痛之良药，前人谓其能"行血中之气滞，气中血滞，故能专治一身上下诸痛"，为常用的止痛药，无论何种痛证，均可配伍应用。若治心血瘀阻之胸痹心痛，常与丹参、桂枝、薤白、瓜蒌等药同用；若配川楝子，可治热证胃痛，如金铃子散（《素问病机气宜保命集》）；治寒证胃痛，可配桂枝（或肉桂）、高良姜，如安中散（《和剂局方》）；治气滞胃痛，可配香附、木香、砂仁；若治瘀血胃痛，可配丹参、五灵脂等药用；若配党参、白术、白芍等，可治中虚胃痛；若治肝郁气滞之胸胁痛，可伍柴胡、郁金；治肝郁化火之胸胁痛，配伍川楝子、山栀；治寒疝腹痛，可配小茴香、吴茱萸等药用；治气滞血瘀之痛经、月经不调、产后瘀滞腹痛，常配当归、红花、香附等药用；治跌打损伤、瘀肿疼痛，常与乳香、没药同用；治风湿痹痛，可配秦艽、桂枝等药用。

【用法用量】 煎服，3~10g。研粉吞服，每次 1~3g。

【古籍摘要】

1. 《雷公炮炙论》："心痛欲死，速觅延胡。"

2. 《本草纲目》："延胡索，能行血中气滞，气中血滞，故专治一身上下诸痛，用之中的，妙不可言。盖延胡索活血化气，第一品药也。"

【现代研究】

1. 化学成分　主要含有生物碱 20 余种，主要有延胡索甲素、乙素、丙素、丁素、庚素、辛素、壬素、寅素、丑素、子素等。

2. 药理作用　延胡索乙素有显著的镇痛、催眠、镇静与安定作用，甲素和丑素的镇痛作用也较为明显，并有一定的催眠、镇静与安定作用；醇提物能扩张冠脉、降低冠脉阻力、增加冠脉血流量，提高耐缺氧能力；总碱能对抗心律失常，抗心肌缺血，扩张外周血管，降低血压、减慢心率；全碱有抗溃疡、抑制胃分泌的作用；乙素和丑素有松弛肌肉的作用。

郁　金　Yujin

《药性论》

为姜科植物温郁金 *Curcuma wenyujin* Y. H. Chen et C. Ling、姜黄 *Curcuma. longa* L.、广西莪术 *Curcuma. kwangsiensis* S. G. Lee et C. F. Liang 或蓬莪术 *Curcuma. phaeocaulis* Val. 的块根。温郁金主产于浙江，以温州地区最有名，为道地药材；黄郁金（植物郁金）及绿丝郁金（蓬莪术）主产于四川；广西莪术主产于广西。野生或栽培。冬季茎叶枯萎后采挖，摘取块根，除去细根，蒸或煮至透心，干燥。切片或打碎，生用，或明矾水炙用。

【药性】　辛、苦，寒。归肝、胆、心经。

【功效】　活血止痛，行气解郁，清心凉血，利胆退黄。

【应用】

1. 气滞血瘀痛证　本品味辛能行能散，既能活血，又能行气，故治气血瘀滞之痛证。常与木香配伍，气郁倍木香，血瘀倍郁金，如颠倒木金散（《医宗金鉴》）；若治肝郁气滞之胸胁刺痛，可配柴胡、白芍、香附等药用。若治心血瘀阻之胸痹心痛，可配瓜蒌、薤白、丹参等药用；若治肝郁有热、气滞血瘀之痛经、乳房作胀，常配柴胡、栀子、当归、川芎等药，如宣郁通经汤（《傅青主女科》）；若治癥瘕痞块，可配鳖甲、莪术、丹参、青皮等。

2. 热病神昏，癫痫痰闭　郁金辛散苦泄，能解郁开窍，且性寒入心经，又能清心热，故可用于痰浊蒙蔽心窍、热陷心包之神昏，可配伍石菖蒲、栀子，如菖蒲郁金汤（《温病全书》）；治癫痫痰闭之证，可配伍白矾以化痰开窍，如白金丸（《摄生众妙方》）。

3. 吐血，衄血，倒经，尿血，血淋　郁金性寒清热，味苦能降泄，入肝经血分而能凉血降气止血，用于气火上逆之吐血、衄血、倒经，可配生地、丹皮、栀子等以清热凉血，解郁降火，如生地黄汤（《医学心悟》）；用于热结下焦，伤及血络之尿血、血淋，可与生地、小蓟等药同用，如郁金散（《普济方》）。

4. 肝胆湿热黄疸、胆石症　郁金性寒入肝胆经，能清利肝胆湿热，可治湿热黄疸，宜配茵陈蒿、栀子；配伍金钱草可治胆石症。

【用法用量】　煎服，5～12g；研末服，2～5g。

【使用注意】　畏丁香。

【鉴别用药】 香附与郁金均能疏肝解郁，可用于肝气郁结之证。然香附药性偏温，专入气分，善疏肝行气，调经止痛，长于治疗肝郁气滞之月经不调；而郁金药性偏寒，既入血分，又入气分，善活血止痛，行气解郁，长于治疗肝郁气滞血瘀之痛证。

【古籍摘要】

1.《本草纲目》："治血气心腹痛，产后败血冲心欲死，失心癫狂。"

2.《本草备要》："行气，解郁，泄血，破瘀。凉心热，散肝郁，治妇人经脉逆行。"

【现代研究】

1. 化学成分 含有挥发油（莰烯、樟脑、倍半萜烯等）、姜黄素、姜黄酮等。另含淀粉、多糖、脂肪油、橡胶、水芹烯等。

2. 药理作用 郁金有保护肝细胞、促进肝细胞再生、去脂和抑制肝细胞纤维化的作用，能对抗肝脏毒性病变。姜黄素和挥发油能促进胆汁分泌和排泄，减少尿内乌胆元；煎剂能刺激胃酸及十二指肠液分泌。水煎剂能降低全血粘度，抑制血小板聚集，醇提物能降低血浆纤维蛋白含量。水煎剂、挥发油对多种皮肤真菌有抑制作用，郁金对多种细菌有抑制作用，尤其对革兰阴性菌的作用强于对革兰阳性菌。郁金也有一定的抗炎止痛作用。此外郁金还有抗早孕的作用。

姜 黄 Jianghuang

《新修本草》

为姜科植物姜黄 *Curcuma longa* L. 的干燥根茎。主产于四川、福建等地。野生或栽培。冬季茎叶枯萎时采挖，除去须根。煮或蒸至透心，晒干，切厚片，生用。

【药性】 辛、苦，温。归肝、脾经。

【功效】 活血行气，通经止痛。

【应用】

1. 气滞血瘀痛证 姜黄辛散温通，苦泄，既入血分又入气分，能活血行气而止痛。治胸阳不振，心脉闭阻之心胸痛，可配当归、木香、乌药等药用，如姜黄散（《圣济总录》）；治肝胃气滞寒凝之胸胁痛，可配枳壳、桂心、炙甘草，如推气散（《丹溪心法》）；治气滞血瘀之痛经、经闭、产后腹痛，常与当归、川芎、红花同用，如姜黄散（《圣济总录》）；治跌打损伤，瘀肿疼痛，可配苏木、乳香、没药，如姜黄汤（《伤科方书》）。

2. 风湿痹痛 本品辛散苦燥温通，外散风寒湿邪，内行气血，通经止痛，尤长于行肢臂而除痹痛，常配羌活、防风、当归等药用，如五痹汤（《妇人良方》）。

此外，以本品配白芷、细辛为末外用可治牙痛，牙龈肿胀疼痛，如姜黄散（《百一选方》）；配大黄、白芷、天花粉等外敷，可用于疮疡痈肿，如如意金黄散（《外科正宗》）；单用本品外敷可用于皮癣痛痒。

【用法用量】 煎服，3~10g。外用适量。

【使用注意】 血虚无气滞血瘀者慎用，孕妇忌用。

【鉴别用药】 郁金、姜黄为同一植物的不同药用部位，均能活血散瘀、行气止痛，用于气滞血瘀之证。但姜黄药用其根茎，辛温行散，祛瘀力强，以治寒凝气滞血瘀之证为佳，且可祛风通痹而用于风湿痹痛；郁金药用块根，苦寒降泄，行气力强，且凉血，以治血热瘀滞之证为宜，又能利胆退黄，清心解郁而用于湿热黄疸、热病神昏等证。

【古籍摘要】

1.《新修本草》："主心腹结积，疰忤，下气，破血，除风热，消痈肿，功力烈于郁金。"

2.《本草纲目》："治风痹臂痛。""姜黄、郁金、莪药（莪术）三物，形状功用皆相近。但郁金入心治血，而姜黄兼入脾，兼治气；莪药则入肝，兼治气中之血，为不同耳。"

【现代研究】

1. 化学成分 含有挥发油，主要成分为姜黄酮、芳姜黄酮、姜烯、水芹烯、香桧烯、桉油素、莪术酮、莪术醇、丁香烯龙脑、樟脑等；色素物，主要为姜黄素、去甲氧基姜黄素；以及胭脂树橙和降胭脂树素和微量元素等。

2. 药理作用 姜黄素能抑制血小板聚集，降低血浆黏度和全血黏度；水煎剂、姜黄粉石油醚、乙醇和水提物有抗早孕作用；姜黄素、水提物及有效成分有抗肿瘤作用；姜黄素、醇或醚提取物和挥发油能降血脂；姜黄素又有抗炎作用；姜黄素对细菌有抑制作用，而挥发油则对真菌有强力的抑制作用；姜黄提取物、姜黄素、挥发油、姜黄酮以及姜烯、龙脑和倍半萜烯等都能利胆；姜黄素有短而强烈的降压作用，对离体豚鼠心脏有抑制作用；姜黄素能保护胃黏膜，保护肝细胞。

乳 香 Ruxiang

《名医别录》

为橄榄科植物乳香树 *Boswellia carterii* Birdw 及其同属植物皮部渗出的树脂。主产于非洲索马里、埃塞俄比亚等地。野生或栽培。春夏季采收。将树干的皮部由下向上顺序切伤，使树脂渗出，数天后凝成固体，即可采收。可打碎生用，内服多炒用。

【药性】 辛、苦，温。归心、肝、脾经。

【功效】 活血行气止痛，消肿生肌。

【应用】

1. 跌打损伤，疮疡痈肿 本品辛香走窜，入心、肝经。味苦通泄入血，既能散瘀止痛，又能活血消痈，祛腐生肌，为外伤科要药。治跌打损伤，常配没药、血竭、红花等药同用，如七厘散（《良方集腋》）；配没药、金银花、白芷、穿山甲等，可治疮疡肿毒初起，红肿热痛，如仙方活命饮（《校注妇人良方》）；治瘰疬、瘿瘤、痰核，肿块坚硬不消，可配没药、麝香、雄黄以解毒消痈散结，如醒消丸（《外科全生集》）；治疮疡溃破，久不收口，常配没药研末外用以生肌敛疮，如海浮散（《疮疡经验全书》）。

2. 气滞血瘀痛证 本品辛散走窜，味苦通泄，既入血分，又入气分，能行血中气滞，化瘀止痛；内能宣通脏腑气血，外能透达经络，可用于一切气滞血瘀之痛证。《珍珠囊》谓其能"定诸经之痛。"治胃脘疼痛，可与没药、延胡索、香附等同用，如手拈散（《医学心悟》）；若治胸痹心痛，可配伍丹参、川芎等药用；治痛经、经闭、产后瘀阻腹痛，常配伍当归、丹参、没药等药同用，如活络效灵丹（《医学衷中参西录》）；治风寒湿痹，肢体麻木疼痛，常与羌活、防风、秦艽、当归等同用，如蠲痹汤（《医学心悟》）。

【用法用量】 煎服，3~10g，宜炒去油用。外用适量，生用或炒用，研末外敷。

【使用注意】 胃弱者慎用，孕妇及无瘀滞者忌用。

【古籍摘要】

1. 《本草纲目》："消痈疽诸毒，托里护心，活血定痛，治妇人难产，折伤。""乳香香窜，能入心经，活血定痛，故为痈疽疮疡、心腹痛要药。……产科诸方多用之，亦取其活血之功耳。"

2. 《本草汇言》："乳香，活血祛风，舒筋止痛之药也。……又跌仆斗打，折伤筋骨，又产后气血攻刺，心腹疼痛，恒用此，咸取其香辛走散，散血排脓，通气化滞为专功也。"

【现代研究】

1. 化学成分 主要含有树脂、树胶和挥发油。树脂的主要成分为游离 α、β-乳香酸，结合乳香酸，乳香树脂烃；树胶主要成分为阿糖酸的钙盐和镁盐，西黄芪胶黏素；挥发油含蒎烯，α、β-水芹烯等。

2. 药理作用 乳香有镇痛、消炎、升高白细胞的作用，并能加速炎症渗出排泄，促进伤口愈合；所含蒎烯有祛痰作用；乳香能明显减轻阿司匹林、保泰松、利血平所致胃黏膜损伤及应激性黏膜损伤，减低幽门结扎性溃疡指数及胃液游离酸度。

3. 不良反应 对胃肠道有较强的刺激性，可引起呕吐、腹痛、腹泻等。此外，还可引起过敏反应，表现为胃脘不适、乏力、发热、卧寐不安、皮肤潮红、红疹瘙痒、烦躁不安、耳部红肿等。因此，孕妇、胃弱及痈疽已溃者忌用。可用阿托品、维生素C、诺氟沙星等治疗胃肠刺激症状，必要时可用抗过敏药和激素类药。

没 药 Moyao

《开宝本草》

为橄榄科植物没药树 *Commiphora myrrha* Engl. 或其他同属植物皮部渗出的油胶树脂。主产于索马里、埃塞俄比亚及印度等地。野生或栽培。11月至次年2月，采集由树皮裂缝处渗出于空气中变成红棕色坚块的油胶树脂。拣去杂质，打成碎块生用，内服多制用，清炒或醋炙。

【药性】 辛、苦，平。归心、肝、脾经。

【功效】 活血止痛，消肿生肌。

【应用】

没药的功效主治与乳香相似。常与乳香相须为用，治疗跌打损伤、瘀滞肿痛，痈疽肿痛，疮疡溃后久不收口以及一切瘀滞痛证。区别在于乳香偏于行气、伸筋，治疗痹证多用。没药偏于散血化瘀，治疗血瘀气滞较重之胃痛多用；

【用法用量】 煎服，3~10g。外用适量。

【使用注意】 同乳香。

【古籍摘要】

1. 《本草纲目》："散血消肿，定痛生肌。""乳香活血，没药散血，皆能止痛消肿生肌，故二药每每相兼而用。"

2. 《医学衷中参西录》："乳香、没药，二药并用，为宣通脏腑，流通经络之要药，故凡心胃胁腹肢体关节诸疼痛皆能治之。又善治女子行经腹疼，产后瘀血作痛，月事不能时下。其通气活血之力，又善治风寒湿痹，周身麻木，四肢不遂及一切疮疡肿疼，或其疮硬不疼。外用为粉以敷疮疡，能解毒消肿，生肌止痛。虽为开通之药，不至耗伤气血，诚良药也。"

【现代研究】

1. 化学成分 没药含没药树脂、挥发油、树胶，少量苦味质，并含没药酸、甲酸、乙酸及氧化酶。挥发油含丁香酚、间甲基酚、蒎烯、柠檬烯、桂皮醛等。树胶水解则生成阿拉伯糖、半乳糖、木糖。

2. 药理作用 没药对离体子宫先呈短暂的兴奋，后呈抑制现象；含油脂部分具有降脂、防止动脉内膜粥样斑块形成的作用；水浸剂对多种真菌有抑制作用，挥发油能轻度抑制霉菌；有局部刺激作用，能兴奋肠蠕动。

3. 不良反应 没药对局部有较强的刺激性，未经炮制或炮制不当，可引起胸中烦闷、卧寐不安、呕吐、腹痛腹泻等。制没药的主要不良反应为过敏，表现为周身不适、面部潮红、全身皮疹、瘙痒等。因此，孕妇忌用，胃弱者慎用。如出现不良反应，应立即停药，并予抗过敏等对症处理。

五 灵 脂 Wulingzhi

《开宝本草》

为鼯鼠科动物复齿鼯鼠 *Trogopterus xanthipes* Milne – Edwards 的干燥粪便。主产于河北、山西、甘肃。全年均可采收，除去杂质，晒干。许多粪粒凝结成块状者，称"灵脂块"，又称"糖灵脂"，质佳；粪粒松散呈米粒状者，称"灵脂米"，质量较次。生用或醋炙、酒炙用。

【药性】 苦、咸、甘，温。归肝经。

【功效】 活血止痛，化瘀止血。

【应用】

1. 瘀血阻滞痛证 本品苦泄温通，专入肝经血分，善于活血化瘀止痛，为治疗瘀滞疼痛之要药，常与蒲黄相须为用，即失笑散（《太平惠民和剂局方》）。如治胸痹心痛，常与川芎、丹参、乳香、没药同用；若治脘腹胁痛，配伍延胡索、香附、没药等；若治痛经、经闭，产后瘀滞腹痛，则与当归、益母草等同用；治骨折肿痛，可配白及、乳香、没药，研末外敷。

2. 瘀血阻滞出血证 本品炒用，既能活血散瘀，又能止血。故可用于瘀血内阻、血不归经之出血，如妇女崩漏经多，色紫多块，少腹刺痛，既可单味炒研末，温酒送服，五灵脂散（《永类钤方》）；又可配伍其他药同用，如五灵脂丸（《玉机微义》），以本品与神曲同用；临床常配伍三七、蒲黄、生地等药用。

【用法用量】 煎服，3～10g，宜包煎。

【使用注意】 血虚无瘀及孕妇慎用。"十九畏"认为人参畏五灵脂，一般不宜同用。

【古籍摘要】

1.《本草经疏》："五灵脂，其功长于破血行血，故凡瘀血停滞作痛，产后血晕，恶血冲心，少腹儿枕痛，留血经闭，瘀血心胃间作痛，血滞经脉，气不得行，攻刺疼痛等证，在所必用。"

2.《本草纲目》："止妇人经水过多，赤带不绝，胎前产后血气诸痛，男女一切心腹、胁肋、少腹诸痛，疝痛，血痢，肠风腹痛，身体血痹刺痛。"

【现代研究】

1. 化学成分 主要含有尿素、尿酸、维生素A类物质及多量树脂。

2. 药理作用 可抑制血小板聚集，降低全血黏度、血浆黏度；降低心肌细胞耗氧量；提高耐缺氧、耐寒和耐高温能力；能缓解平滑肌痉挛；增强正常机体免疫功能，改善实验性微循环；对多种皮肤真菌有不同程度的抑制作用，并能抑制结核杆菌。

【其他】 五灵脂与人参的配伍关系研究。对毒性的影响：以人参与五灵脂合煎后给小鼠灌胃或腹腔注射，均未见小鼠死亡。以人参五灵脂煎液在相当于成人剂量300倍的情况下灌胃不具毒性，但腹腔注射则有毒性增加趋势。对药效的影响：人参五灵脂煎液以80g/kg灌胃对小鼠的游泳时间、耐缺氧能力分别小于红参和五灵脂单用的作用。两者合用既不增加CCl_4造成的急性肝损伤小鼠肝脏毒性，也不降低人参的护肝作用。两者配伍能显著增强正常小鼠免疫器官发育、单核细胞的吞噬功能，溶血素抗体形成等。对环磷酰胺造成的免疫功能低下，小鼠胸腺、脾脏重量以及溶血素抗体形成也有明显促进作用。同时又可提高腹腔巨噬细胞吞噬率和吞噬指数。能显著改善血瘀模型动物的全血黏度、血细胞比容及红细胞电泳时间。临床应用：人参五灵脂配伍治疗胃溃疡、慢性胃炎、十二指肠球部糜烂性炎症、慢性结肠炎均获较好疗效，且无1例出现任何毒副反应。两者配伍治疗冠心病也取得满意效果。此外，临床上两者相配用于治疗肿瘤，五灵脂与党参配伍治疗慢性支气管炎、妇科出血、月经不调、跌损骨折等。

夏 天 无 Xiatianwu

《浙江民间常用草药》

为罂粟科植物伏生紫堇 *Corydalis decumbens* (Thunb.) Pres. 的干燥块茎。主产于河南、江苏、安徽、浙江、江西、福建、台湾、湖南、湖北等地。每年4月上旬至5月初待茎叶变黄时，在晴天挖掘块根茎，除去须根，洗净泥土，鲜用或晒干。

【药性】 苦、微辛，温。归肝经。

【功效】 活血通络，行气止痛，祛风除湿。

【应用】

1. 中风半身不遂，跌仆损伤，肝阳头痛 本品既能活血通络，又能行气止痛，且有一定的平抑肝阳的作用，用于治疗中风偏瘫、手足不遂及肝阳上亢引起的头痛、头晕，常与夏枯草、钩藤、桑寄生、地龙等药同用。用于跌仆损伤，瘀肿疼痛，既可单用，也可配伍鸡血藤、乳香、没药等药同用。

2. 风湿痹痛，关节拘挛　本品既能舒筋通络，又能祛风除湿，用于风湿痹痛，关节拘挛不利，可与当归、羌活、独活、威灵仙等药同用。

【用法用量】　煎服，5～15g。或研末服，1～3g。亦可制成丸剂使用。

【文献摘要】

1.《浙江民间常用草药》："行血，活血，止血，止痛，镇痉。"

2.《全国中草药汇编》："祛风湿，降血压。主治风湿性关节炎、腰肌劳损，高血压病，脑血管意外引起偏瘫。"

【现代研究】

1. 化学成分　含延胡索乙素、原阿片碱、空褐鳞碱、藤荷包牡丹定碱等多种生物碱。

2. 药理作用　具有镇痛和镇静作用；能增加冠脉流量，扩张外周血管，降低血压；能抑制血小板聚集，对抗血栓形成；对子宫平滑肌和肠平滑肌具有松弛和解痉作用。

枫 香 脂　Fengxiangzhi

《新修本草》

为金缕梅科植物枫香树 *Liquidambar formosana* Hance 的干燥树脂。主产于浙江、江西、福建、云南等地。7～8月间割裂树干，使树脂流出，10月至次年4月采收，阴干。

【药性】　辛、微苦，平。归肺、脾经。

【功效】　活血止痛，止血，解毒，生肌。

【应用】

1. 风湿痹痛，跌打损伤　本品辛行苦泄，能活血通络止痛，用治风湿痹痛，可配伍草乌、地龙、当归、乳香等为丸，如一粒金丹（《宣明论方》）；治跌打损伤，瘀滞疼痛，可与乳香等制成膏药外贴局部，如白胶香膏（《鸡峰普济方》）。

2. 血热吐衄　本品有散瘀止血之功，用治吐血、咯血、衄血，单用为散调服有效；若治血热出血证，常配生地黄、玄参、赤芍等药用。

3. 瘰疬，痈疽肿痛　本品能解毒、散瘀以消肿，既可用于痈疽肿痛初起，又可用于痈疽肿毒已溃之证。如治痈疮溃烂，痛不可忍者，可以本品配乳香、没药等为丸内服，如乳香丸（《证治准绳》）；治瘰疬、痰核等证，可以本品与草乌、地龙、木鳖子等配伍，如小金丹（《外科全生集》）。

4. 臁疮不愈　本品既能解毒，又能生肌，用治臁疮日久不愈，可研末外敷，方见《袖珍方》。

【用法用量】　1.5～3g，宜入丸、散剂。外用适量。

【使用注意】　孕妇忌服。

【古籍摘要】

1.《本草纲目》："治一切痈疽疮疹，金疮，吐衄咯血，生肌止痛，解毒，烧过揩牙，牙无疾。"

2.《本草汇言》:"枫香脂,究其味苦,能凉血热,辛平,能完毒疮,黏腻,能去风燥,为散、为膏、为丸,外敷内服,随证制宜也。"

【现代研究】

1. 化学成分　主要含有挥发油,其中桂皮酸类约占6.4%,萜类约占84.4%,其他成分为9.2%。

2. 药理研究　本品及挥发油有抗血栓作用。

第二节　活血调经药

凡以调畅血脉,通经止痛为主要功效的药物,称活血调经药。本类药物性能大多辛散苦泄,主归肝经血分,具有活血散瘀之功,尤善通畅血脉而调经水,主治血行不畅所致的月经不调,痛经,经闭及产后瘀滞腹痛;亦常用于瘀血痛证,癥瘕,跌打损伤,疮痈肿毒。

妇女瘀滞经产之证,多与肝之疏泄失常有关,故在使用活血调经药时,常配伍疏肝理气之品。同时须根据引起瘀滞的原因而选用不同的活血调经药,并进行适当的配伍。

丹　参　Danshen

《神农本草经》

为唇形科植物丹参 *Salvia miltiorrhiza* Bge. 的干燥根及根茎。多为栽培,全国大部分地区均有。主产于四川、安徽、江苏、河南、山西等地。春、秋两季采挖,除去茎叶,洗净,润透,切成厚片,晒干。生用或酒炙用。

【药性】　苦,微寒。归心、心包、肝经。

【功效】　活血调经,祛瘀止痛,凉血消痈,除烦安神。

【应用】

1. 月经不调,闭经痛经,产后瘀滞腹痛　丹参功善活血祛瘀,性微寒而缓,能祛瘀生新而不伤正,善调经水,为妇科调经常用药。《本草纲目》谓其"能破宿血,补新血。"《妇科明理论》有"一味丹参散,功同四物汤"之说。临床常用于月经不调、经闭、痛经及产后瘀滞腹痛。因其性偏寒凉,对血热瘀滞之证尤为相宜。可单用研末酒调服,如《妇人良方》丹参散;亦常配川芎、当归、益母草等药用,如宁坤至宝丹(《卫生鸿宝》)。若配吴茱萸、肉桂等用,可治寒凝血滞者。

2. 血瘀心痛,脘腹疼痛,癥瘕积聚,跌打损伤,风湿痹证　本品善能通行血脉,祛瘀止痛,广泛应用于各种瘀血病证。如治血脉瘀阻之胸痹心痛,脘腹疼痛,可配伍砂仁、檀香用,如丹参饮(《医学金针》);治癥瘕积聚,可配伍三棱、莪术、鳖甲等药用;治跌打损伤,肢体瘀血作痛,常与当归、乳香、没药等同用,如活络效灵丹(《医学衷中参西录》);治风湿痹证,可配伍防风、秦艽等祛风除湿药用。

3. 疮痈肿毒　本品性寒，既能凉血活血，又能清热消痈，可用于热毒瘀阻引起的疮痈肿毒，常配伍清热解毒药用。如治乳痈初起，可与金银花、连翘等同用，如消乳汤（《医学衷中参西录》）。

4. 热病烦躁神昏，心悸失眠　本品入心经，既可清热凉血，又可除烦安神，既能活血又能养血以安神定志。用于热病邪入心营之烦躁不寐，甚或神昏，可配伍生地、玄参、黄连、竹叶等；用于血不养心之失眠、心悸，常与生地、酸枣仁、柏子仁等同用，如天王补心丹（《摄生秘剖》）。

【用法用量】　煎服，5～15g。活血化瘀宜酒炙用。

【使用注意】　反藜芦。孕妇慎用。

【古籍摘要】

1.《日华子本草》："养血定志，通理关节，治冷热劳，骨节烦痛，四肢不遂；排脓止痛，生肌长肉；破宿血，补新生血；安生胎，落死胎；止血崩带下，调妇人经脉不匀，血郁心烦；恶疮疥癣，瘿赘肿毒，丹毒；头痛、赤眼；热病烦闷。"

2.《本草便读》："丹参，功同四物，能祛瘀以生新，善疗风而散结，性平和而走血，……味甘苦以调经，不过专通营分。丹参虽有参名，但补血之力不足，活血之力有余，为调理血分之首药。其所以疗风痹去结积者，亦血行风自灭，血行则积自行耳。"

【现代研究】

1. 化学成分　主含脂溶性成分和水溶性成分。脂溶性成分包括丹参酮Ⅰ、丹参酮ⅡA、丹参酮ⅡB、丹参酮Ⅲ，隐丹参酮、羟基丹参酮、丹参酸甲酯、紫丹参甲素、紫丹参乙素、丹参新酮、丹参醇Ⅰ、丹参醇Ⅱ、丹参醇Ⅲ、丹参酚、丹参醛等。水溶性成分主要含有丹参素，丹参酸甲、乙、丙，原儿茶酸、原儿茶醛等。

2. 药理作用　能扩张冠脉，增加冠脉血流量，改善心肌缺血，促进心肌缺血或损伤的恢复，缩小心肌梗死范围；能提高耐缺氧能力，对缺氧心肌有保护作用；能改善微循环，促进血液流速；能扩张血管，降低血压。能改善血液流变性，降低血液黏度，抑制血小板聚集和凝血功能，激活纤溶，对抗血栓形成；能保护红细胞膜。能调节血脂，抑制动脉粥样硬化斑块的形成。能保护肝细胞损伤，促进肝细胞再生，有抗肝纤维化作用。能促进骨折和皮肤切口的愈合。能保护胃黏膜、抗胃溃疡。对中枢神经有镇静和镇痛作用。具有改善肾功能、保护缺血性肾损伤的作用。具有抗炎、抗过敏的作用。对金黄色葡萄球菌、多种杆菌、某些癣菌以及钩端螺旋体等有不同程度的抑制作用。

3. 不良反应　个别患者会出现胃痛、食欲减少，口咽干燥，恶心呕吐，与丹参能抑制消化液的分泌有关，宜停药，并可口服胃舒平（复方氢氧化铝）、普鲁本辛（溴丙胺太林）等药，重者可皮下注射阿托品。个别晚期血吸虫肝脾肿大患者在服用大剂量丹参后会发生上消化道出血，应停用丹参，并给予止血剂、维生素等。丹参可引起过敏反应，表现为全身皮肤瘙痒、皮疹、荨麻疹，有的还伴见胸闷憋气，呼吸困难，甚则恶寒、头晕，恶心呕吐，烦躁不安，随即面色苍白、肢冷汗出，血压下降，乃至昏厥休克等。应立即肌注肾上腺素或地塞米松以及非那根（异丙嗪）等抗过敏药，同时用中药生脉散加减调理。

红 花 Honghua

《新修本草》

为菊科植物红花 *Carthamus tinctorius* L. 的干燥花。全国各地多有栽培，主产于河南、湖北、四川、云南、浙江等地。夏收开花，花色由黄转为鲜红时采摘。阴干或微火烘干。

【药性】 辛，温。归心、肝经。

【功效】 活血通经，祛瘀止痛。

【应用】

1. 血滞经闭、痛经，产后瘀滞腹痛 红花辛散温通，为活血祛瘀、通经止痛之要药，是妇产科血瘀病证的常用药，常与当归、川芎、桃仁等相须为用。治痛经，单用奏效，如《金匮要略》红蓝花酒，以本品一味与酒煎服；亦可配伍赤芍、延胡索、香附等以理气活血止痛；治经闭，可配伍当归、赤芍、桃仁等，如桃红四物汤（《医宗金鉴》）；治产后瘀滞腹痛，可与荷叶、蒲黄、牡丹皮等配伍，如红花散（《活法机要》）。

2. 癥瘕积聚 本品能活血通经，祛瘀消癥，可治疗癥瘕积聚，常配伍三棱、莪术、香附等药。

3. 胸痹心痛，血瘀腹痛，胁痛 本品能活血通经，祛瘀止痛，善治瘀阻心腹胁痛。若治胸痹心痛，常配桂枝、瓜蒌、丹参等药；治瘀滞腹痛，常与桃仁、川芎、牛膝等同用，如血府逐瘀汤（《医林改错》）；治胁肋刺痛，可与桃仁、柴胡、大黄等同用，如复元活血汤（《医学发明》）。

4. 跌打损伤，瘀滞肿痛 本品善能通利血脉，消肿止痛，为治跌打损伤，瘀滞肿痛之要药，常配木香、苏木、乳香、没药等药用；或制为红花油、红花酊涂擦。

5. 瘀滞斑疹色暗 本品能活血通脉以化滞消斑，可用于瘀热郁滞之斑疹色暗，常配伍清热凉血透疹的紫草、大青叶等用，如当归红花饮（《麻科活人书》）。

此外，红花还可用于回乳、瘀阻头痛、眩晕、中风偏瘫、喉痹、目赤肿痛等证。

【用法用量】 煎服，3~10g。外用适量。

【使用注意】 孕妇忌用。有出血倾向者慎用。

【古籍摘要】

1. 《新修本草》："治口噤不语，血结，产后诸疾。"

2. 《本草汇言》："红花，破血、行血、和血、调血之药也。"

【现代研究】

1. 化学成分 含有红花醌苷、新红花苷、红花苷、红花黄色素和黄色素。另含红花油，油中包括棕榈酸、肉豆蔻酸、月桂酸、硬脂酸、花生酸、油酸等。

2. 药理作用 有轻度兴奋心脏，降低冠脉阻力，增加冠脉流量和心肌营养性血流量的作用；保护和改善心肌缺血，缩小心肌梗死范围；红黄色素分离物能对抗心律失常；煎剂、水提液、红花黄色素等能扩张周围血管、降低血压。能抑制血小板聚集，增强纤维蛋白溶解，降低全血黏度；注射液、醇提物、红花苷能显著提高耐缺氧能力，对缺血乏氧性脑病有保护作用；煎剂对子宫和肠道平滑肌有兴奋作用；红花黄色素对中枢神经系统有镇痛、镇静和抗惊厥作用。此外，红花醇提物和水提物有抗炎作用；红花黄色素有免疫抑制作用。

3. 不良反应 临床红花应用不当会有中毒反应。主要表现为腹部不适、腹痛、腹泻，甚或胃肠出血，腹部绞痛，妇女月经过多。主要与红花对肠管及子宫的兴奋作用有关。中毒发生时，有的可出现神志萎靡不清、震颤，严重者可致惊厥，呼吸先兴奋后抑制，以致循环、呼吸衰竭；少数病人出现头晕、皮疹和一过性荨麻疹等。与红花对神经系统的兴奋作用和过敏反应有关。引起红花中毒的主要原因有二：一是误用，二是用量过大。因此，临床上孕妇应忌用，有溃疡病及出血性疾病者应慎用，用量（煎服）不宜大，以 3～10g 为宜。

附药：番红花 Fanhonghua

为鸢尾科植物番红花 *Crocus sativus* L. 的花柱头，又名"藏红花"、"西红花"。产于欧洲及中亚地区。以往多由印度、伊朗经西藏输入，现我国已有栽培。常于 9～10 月选晴天早晨采收花朵，摘下柱头，烘干。性味甘、微寒，归心、肝经。功效与红花相似，临床应用也基本相同，但力量较强，又兼有凉血解毒功效，尤宜于斑疹火热，疹色不红活，温病入营血之证。因本品货少价贵，用量宜小，一般用 1.5～3g。孕妇忌用。

桃 仁 Taoren

《神农本草经》

为蔷薇科植物桃 *Prunus persica*（L.）Batsch 或山桃 *Prunus. davidiana*（Carr.）Franch. 的干燥成熟种子。桃全国各地均产，多为栽培；山桃主产于辽宁、河北、河南、山东、四川、云南等地，野生。6～7 月果实成熟时采摘，除去果肉及核壳，取出种子，去皮，晒干，生用或炒用。

【药性】 苦、甘、平。有小毒。归心、肝、大肠经。

【功效】 活血祛瘀，润肠通便，止咳平喘。

【应用】

1. 瘀血阻滞诸证 本品味苦，入心肝血分，善泄血滞，祛瘀力强，又称破血药，为治疗多种瘀血阻滞病证的常用药。治瘀血经闭、痛经，常与红花相须为用，并配当归、川芎、赤芍等，如桃红四物汤（《医宗金鉴》）；治产后瘀滞腹痛，常配伍炮姜、川芎等，如生化汤（《傅青主女科》）；治瘀血日久之癥瘕痞块，常配桂枝、丹皮、赤芍等药，如桂枝茯苓丸（《金匮要略》），或配三棱、莪术等药；若瘀滞较重，须破血逐瘀，可配伍大黄、芒硝、桂枝等药用，如桃核承气汤（《伤寒论》）；治跌打损伤，瘀肿疼痛，常配当归、红花、大黄等药用，如复元活血汤（《医学发明》）。

2. 肺痈，肠痈 取本品活血祛瘀以消痈，配清热解毒药，常用治肺痈、肠痈等证。治肺痈可配苇茎、冬瓜仁等药用，如苇茎汤（《千金方》）；治肠痈配大黄、丹皮等药，如大黄牡丹皮汤（《金匮要略》）。

3. 肠燥便秘 本品富含油脂，能润燥滑肠，故可用于肠燥便秘证，常配伍当归、火麻仁、瓜蒌仁等用，如润肠丸（《脾胃论》）。

4. 咳嗽气喘 本品味苦，能降肺气，有止咳平喘之功，治咳嗽气喘，既可单用煮粥食用，又常与杏仁同用，如双仁丸（《圣济总录》）。

【用法用量】　煎服，5～10g，捣碎用；桃仁霜入汤剂宜包煎。

【使用注意】　孕妇忌用。便溏者慎用。本品有毒，不可过量。

【古籍摘要】

1.《珍珠囊》："治血结、血秘、血燥，通润大便，破蓄血。"

2.《本草经疏》："桃仁，性善破血，散而不收，泻而无补。过用之及用之不得其当，能使血下行不止，损伤真阴。"

【现代研究】

1. 化学成分　含苦杏仁苷、苦杏仁酶、挥发油、脂肪油，油中主要含有油酸甘油酯和少量亚油酸甘油酯。

2. 药理作用　桃仁提取液能明显增加脑血流量，增加犬股动脉的血流量，降低血管阻力，改善血流动力学状况。提取物能改善动物的肝脏表面微循环，并促进胆汁分泌。桃仁可使小鼠的出血及凝血时间明显延长，煎剂对体外血栓有抑制作用，水煎液有纤维促进作用。桃仁中含45%的脂肪油可润滑肠道，利于排便。桃仁能促进初产妇子宫收缩及出血。水煎剂及提取物有镇痛、抗炎、抗菌、抗过敏作用。桃仁中的苦杏仁苷有镇咳平喘及抗肝纤维化的作用。

3. 不良反应　桃仁中的苦杏仁苷在体内分解出较多的氢氰酸，对中枢神经系统先兴奋后麻痹，其中引起呼吸麻痹是其致死的主要原因。此外氢氰酸对皮肤有局部麻醉作用和对黏膜有刺激作用。桃仁中毒的主要表现首先是对中枢神经的损害，出现头晕、头痛、呕吐、心悸、烦躁不安，继则神志不清、抽搐，并引起呼吸麻痹而危及生命。也有引起皮肤刺痛，出现红疹块等皮肤过敏的报道。桃仁的毒性反应主要是因口服剂量过大或使用不当所致。因此，临床用量不宜过大，并应禁止儿童食用。同时，孕妇、血虚血燥及津液亏虚者慎用。桃仁中毒时根据其轻重反应，可用静脉注射硫代硫酸钠、高锰酸钾或双氧水溶液洗胃等方法救治，亦可用中药甘草、大枣、绿豆等煎汁频服。

益 母 草 Yimucao

《神农本草经》

为唇形科植物益母草 *Leonurus japonicus Houtt.* 的新鲜或干燥地上部分。我国大部分地区均产，野生或栽培。通常在夏季茎叶茂盛，花未开或初开时采割，除去杂质，洗净，润透，切段后干燥。生用或熬膏用。

【药性】　辛、苦，微寒。归心、肝、膀胱经。

【功效】　活血调经，利水消肿，清热解毒。

【应用】

1. 血滞经闭、痛经、经行不畅、产后恶露不尽、瘀滞腹痛　本品苦泄辛散，主入血分，善活血调经，祛瘀通经，为妇产科要药，故名益母。治血滞经闭、痛经、月经不调，可单用熬膏服，如益母草流浸膏、益母草膏（《上海市药品标准·上册》1980 年版）；亦可配当归、丹参、川芎、赤芍等药用，如益母丸（《集验良方》）；治产后恶露不尽、瘀滞腹痛，或难产、胎死腹中，既可单味煎汤或熬膏服用，亦可配当归、川芎、乳香等药用，如送胞汤（《傅青主女科》)。

2. 水肿，小便不利　本品既能利水消肿，又能活血化瘀，尤宜治水瘀互阻的水肿，可单用，亦可与白茅根、泽兰等同用。用于血热及瘀滞之血淋尿血，可与车前子、石韦、木通同用。

3. 跌打损伤，疮痈肿毒，皮肤瘾疹　本品既能活血散瘀以止痛，又能清热解毒以消肿。用于跌打损伤瘀痛，可与川芎、当归同用；治疮痈肿毒，皮肤瘾疹，可单用外洗或外敷，亦可配黄柏、蒲公英、苦参等煎汤内服。

【用法用量】　10～30g，煎服；或熬膏，入丸剂。外用适量捣敷或煎汤外洗。

【使用注意】　无瘀滞及阴虚血少者忌用。

【古籍摘要】

1.《本草正》："益母草，性滑而利，善调女人胎产诸证，故有益母之号。然惟血热血滞及胎产艰涩者宜之。若血气素虚兼寒及滑陷不固者皆非所宜，不得以益母之名，谓夫人所必用也。盖用其滑利之性则可，求其补益之功则未也。"

2.《本草纲目》："活血、破血、调经、解毒。治胎漏难产，胎衣不下，血晕，血风，血痛，崩中漏下，尿血，泻血，疳、痢、痔疾，打扑内损瘀血，大便、小便不通。"

【现代研究】

1. 化学成分　含有益母草碱，水苏碱、益母草定、亚麻酸、β－亚麻酸、油酸、月桂酸、苯甲酸、芸香苷及延胡索酸。

2. 药理作用　煎剂、乙醇浸膏及所含益母草碱对多种动物的子宫有兴奋作用；对小鼠有一定的抗着床和抗早孕作用。益母草碱小剂量使离体肠管紧张性弛缓，振幅扩大；大剂量则振幅变小，而频率增加。益母草有强心、增加冠脉流量和心肌营养性血流量的作用，能减慢心率，对抗实验性心肌缺血和心律失常，缩小心肌梗死范围。粗提物能扩张血管，有短暂的降压作用。对血小板聚集、血栓形成以及红细胞的聚集性有抑制作用。益母草能改善肾功能，益母草碱有明显的利尿作用。

3. 不良反应　临床上益母草会出现一些中毒反应。益母草碱对中枢神经系统有先兴奋后麻醉作用，特别能引起呼吸中枢兴奋；具有箭毒样作用，使肌肉不再收缩而松弛；益母草碱有麦角碱样收缩子宫作用；能扩张小动脉，使血压下降。一般在服药后4～6小时出现中毒症状，中毒量为90～150g。主要表现为突感全身乏力、疼痛酸麻，下肢呈瘫痪状态；重者伴有大汗、血压下降，甚或虚脱、呼吸增快、增强，甚则呼吸麻痹。此外，尚有腰痛、血尿、孕妇中毒可引起流产。

引起中毒的主要原因为超剂量用药和孕妇误用。因此，控制用量和孕妇慎用是预防益母草中毒的关键。发生益母草中毒时应立即催吐、洗胃以及对症处理，亦可用一些中药如赤小豆、绿豆、甘草等以解毒。

泽 兰 Zelan

《神农本草经》

为唇形科植物毛叶地瓜儿苗 *Lycopus lucidus* Turcz. var. *hirtus* Regel 的干燥地上部分。野

生。全国大部分地区均产，主产于黑龙江、辽宁、浙江、湖北等地。夏、秋两季茎叶茂盛时采割，晒干。除去杂质泥土，润透，切段，干燥后生用。

【药性】 苦、辛，微温。归肝、脾经。

【功效】 活血调经，利水消肿。

【应用】

1. 血瘀经闭，痛经，产后瘀滞腹痛 本品辛散苦泄温通，行而不峻，善活血调经，为妇科经产瘀血病证的常用药，常配伍当归、川芎、香附等药用，如泽兰汤（《医学心悟》）。若血瘀而兼血虚者，则与当归、白芍等同用以活血补血，如《济阴纲目》泽兰汤。

2. 跌打损伤，瘀肿疼痛，疮痈肿毒 本品能活血祛瘀以消肿止痛。治跌打损伤，瘀肿疼痛，可单用捣碎，亦可配伍当归、红花、桃仁等药用，如《医学心悟》泽兰汤；治胸胁损伤疼痛，常配丹参、郁金、延胡索等；治疮痈肿毒，可单用捣碎，亦可配伍金银花、黄连、赤芍等用，如夺命丹（《外科全生集》）。

3. 水肿，腹水 本品既能活血祛瘀，又能利水消肿，对瘀血阻滞、水瘀互阻之水肿尤为适宜。《随身备急方》以本品与防己等份为末，醋汤调服，治疗产后水肿。治腹水身肿，宜配伍白术、茯苓、防己、车前子等。

【用法用量】 煎服，10～15g。外用适量。

【使用注意】 血虚及无瘀滞者慎用。

【鉴别用药】 益母草、泽兰均能活血调经、祛瘀消痈、利水消肿，常用于妇科经产血瘀病证及跌打损伤、瘀肿疼痛、疮痈肿毒、水肿等证。然益母草辛散苦泄之力较强，性寒又能清热解毒，其活血、解毒、利水作用比泽兰强，临床应用亦更广。

【古籍摘要】

1.《神农本草经》："主乳妇内衄，中风余疾，大腹水肿，身面四肢浮肿，骨节中水，金疮，痈肿疮毒。"

2.《本草纲目》："泽兰走血分，故能治水肿，涂痈毒，破瘀血，消癥瘕，而为妇人要药。"

【现代研究】

1. 化学成分 含挥发油、葡萄糖苷、鞣质、树质，还含黄酮苷、酚类、氨基酸、有机酸、皂苷、泽兰糖、水苏糖、半乳糖、果糖等。

2. 药理作用 水煎剂能对抗体外血栓形成，有轻度抑制凝血系统与增强纤溶活性的作用。全草制剂有强心作用。

牛 膝 Niuxi

《神农本草经》

为苋科植物牛膝（怀牛膝）*Achyranthes bidentata* Bl. 和川牛膝（甜牛膝）*Cyathula officinalis* Kuan 的根。以栽培品为主，也有野生者。怀牛膝主产河南；川牛膝主产四川、云南、贵州等地。冬季苗枯时采挖。洗净，晒干。生用或酒炙用。

【药性】　苦、甘、酸，平。归肝、肾经。

【功效】　活血通经，补肝肾，强筋骨，利水通淋，引火（血）下行。

【应用】

1. **瘀血阻滞经闭、痛经、经行腹痛、胞衣不下，跌打伤痛**　本品活血祛瘀力较强，性善下行，长于活血通经，其活血祛瘀作用有疏利降泄之特点，尤多用于妇科经产诸疾以及跌打伤痛。治瘀阻经闭、痛经、月经不调、产后腹痛，常配当归、桃仁、红花，如血府逐瘀汤（《医林改错》）；治胞衣不下，可与当归、瞿麦、冬葵子等同用，如牛膝汤（《备急千金要方》）；治跌打损伤、腰膝瘀痛，与续断、当归、乳香、没药等同用，如舒筋活血汤（《伤科补要》）。

2. **腰膝酸痛，下肢痿软**　牛膝既能活血祛瘀，又能补益肝肾，强筋健骨，兼能祛除风湿，故既可用于肝肾亏虚之腰痛、腰膝酸软，可配伍杜仲、续断、补骨脂等同用，如续断丸（《扶寿精方》）；又可用于痹痛日久，腰膝酸痛，常配伍独活、桑寄生等，如独活寄生汤（《千金方》）；若与苍术、黄柏同用，可治湿热成痿，足膝痿软，如三妙丸（《医学正传》）。

3. **淋证，水肿，小便不利**　本品性善下行，既能利水通淋，又能活血祛瘀。治热淋、血淋、砂淋，常配冬葵子、瞿麦、车前子、滑石用，如牛膝汤（《千金方》）；治水肿、小便不利，常配生地黄、泽泻、车前子，如加味肾气丸（《济生方》）。

4. **头痛，眩晕，齿痛，口舌生疮，吐血，衄血**　本品味苦善泄降，能导热下泄，引血下行，以降上炎之火。治肝阳上亢之头痛眩晕，可与代赭石、生牡蛎、生龟甲等配伍，如镇肝息风汤（《医学衷中参西录》）；治胃火上炎之齿龈肿痛、口舌生疮，可配生地黄、石膏、知母等同用，如玉女煎（《景岳全书》）；治气火上逆，迫血妄行之吐血、衄血，可配白茅根、栀子、代赭石以引血下行，降火止血。

【用法用量】　煎服，6~15g。活血通经、利水通淋、引火（血）下行宜生用；补肝肾、强筋骨宜酒炙用。

【使用注意】　本品为动血之品，性专下行，孕妇及月经过多者忌服。中气下陷，脾虚泄泻，下元不固，多梦遗精者慎用。

【鉴别用药】　牛膝有川牛膝和怀牛膝之分。两者均能活血通经、补肝肾、强筋骨、利尿通淋、引火（血）下行。但川牛膝长于活血通经，怀牛膝长于补肝肾、强筋骨。

【古籍摘要】

1. 《神农本草经》："主寒湿痿痹，四肢拘挛，膝痛不可曲伸，逐血气，伤热火烂，堕胎。"

2. 《本草纲目》："治久疟寒热，五淋尿血，茎中痛，下痢，喉痹，口疮，齿痛，痈肿恶疮，伤折。""牛膝乃足厥阴、少阴之药，大抵得酒则能补肝肾，生用则能去恶血。"

【现代研究】

1. **化学成分**　牛膝含有三萜皂苷（经水解后成为齐墩果酸和糖）、蜕皮甾酮、牛膝甾酮、紫茎牛膝甾酮等甾体类成分和多糖类成分。此外，牛膝还含有精氨酸等 12 种氨基酸以及生物碱类、香豆素类等化合物和铁、铜等微量元素。

2. **药理作用**　牛膝总皂苷对子宫平滑肌有明显的兴奋作用，怀牛膝苯提取物有明显的抗生育、抗着床及抗早孕的作用，抗生育的有效成分为脱皮甾醇。牛膝醇提取物对实验小动物心脏有抑制作用，煎剂对麻醉犬心肌亦有抑制作用。煎剂和醇提液有短暂的降压和轻度利尿作用，并伴有呼吸兴奋作用。怀牛膝能降低大鼠全血黏度、血细胞比容、红细胞聚集指数，并有抗凝作用。蜕皮甾酮有降脂作用，并能明显降低血糖。牛膝具有抗炎、镇痛作用，能提高机体免疫功能。煎剂对小鼠离体肠管呈抑制，对豚鼠肠管有加强收缩作用。

鸡 血 藤 Jixueteng

《本草纲目拾遗》

为豆科植物密花豆 *Spatholobus suberectus* Dunn 的干燥藤茎。主产于广西、云南等地。野生。秋、冬两季采收茎藤，除去枝叶及杂质，润透，切片，晒干。生用或熬膏用。

【药性】　苦、微甘，温。归肝、肾经。

【功效】　行血补血，调经，舒筋活络。

【应用】

1. 月经不调，痛经，闭经　本品苦而不燥，温而不烈，行血散瘀，调经止痛，性质和缓，又兼补血作用，凡妇人血瘀，血虚之月经病证均可应用。治血瘀之月经不调、痛经、闭经，可配伍当归、川芎、香附等同用；治血虚月经不调、痛经、闭经，则配当归、熟地、白芍等药用。

2. 风湿痹痛，手足麻木，肢体瘫痪，血虚萎黄　本品行血养血，舒筋活络，为治疗经脉不畅，络脉不和病证的常用药。如治风湿痹痛，肢体麻木，可配伍祛风湿药，如独活、威灵仙、桑寄生等药；治中风手足麻木，肢体瘫痪，常配伍益气活血通络药，如黄芪、丹参、地龙等药；治血虚不养筋之肢体麻木及血虚萎黄，多配益气补血药之黄芪、当归等药用。

【用法用量】　煎服，10～30g。或浸酒服，或熬膏服。

【古籍摘要】

1. 《本草纲目拾遗》：“其藤最活血，暖腰膝，已风瘫。”“壮筋骨，已酸痛，和酒服……；治老人气血虚弱，手足麻木，瘫痪等证；男子虚损，不能生育及遗精白浊……妇人经血不调，赤白带下；妇人干血劳及子宫虚冷不受胎。”

2. 《饮片新参》：“去瘀血，生新血，流利经脉。治暑痧，风血痹症。”

【现代研究】

1. 化学成分　主要含有异黄酮类化合物如刺芒柄花素、大豆黄素等，三萜类化合物如表木栓醇、木栓酮等以及甾体类化合物如 β - 谷甾醇、胡萝卜素苷、油菜甾醇、鸡血藤醇等。

2. 药理作用　水提醇沉制剂能增加实验动物股动脉血流量，降低血管阻力，对血小板聚集有明显抑制作用；水煎剂可降低动物胆固醇，明显对抗动脉粥样硬化病变；水提物及酊剂有明显的抗炎作用，并对免疫系统有双向调节功能；酊剂有一定的镇静催眠作用；注射液或灌胃对小鼠有明显的抗早孕作用；鸡血藤尚能促进小鼠肾总磷代谢，促进小鼠子宫 24 小时总磷代谢。

王 不 留 行 Wangbuliuxing

《神农本草经》

为石竹科植物麦蓝菜 *Vaccaria segetalis* （Neck.） Garcke 的干燥成熟种子。全国各地均产，主产于江苏、河北、山东、辽宁、黑龙江等地，以产于河北邢台者质优。多为野生，亦有栽培。夏季果实成熟、果皮尚未开裂时采割植株，晒干，打下种子，除去杂质，晒干生用或炒用。

【药性】　苦，平。归肝、胃经。

【功效】　活血通经，下乳消痈，利尿通淋。

【应用】

1. 血瘀经闭、痛经、难产　本品善于通利血脉，活血通经，走而不守，用于经行不畅、痛经及经闭，常配当归、川芎、香附、红花等药用。治妇人难产，或胎死腹中，可配酸浆草、五灵脂、刘寄奴等药，如胜金散（《普济方》）。

2. 产后乳汁不下，乳痈肿痛　本品归肝、胃经，走血分，苦泄宣通，行而不留，能行血脉，通乳汁，为治疗产后乳汁不下常用之品，常与穿山甲等同用，如涌泉散（《卫生宝鉴》）；若与黄芪、当归或当归、猪蹄同用治产后气血亏虚，乳汁稀少。取本品活血消痈、消肿止痛之功，亦常用治乳痈肿痛，可配蒲公英、夏枯草、瓜蒌等，如《本草汇言》治乳痈初起方。

3. 热淋，血淋，石淋　本品性善下行，能活血利尿通淋，善治多种淋证，常与石韦、瞿麦、冬葵子等同用。

【用法用量】　煎服，5~10g。外用适量。

【使用注意】　孕妇慎用。

【古籍摘要】

1.《神农本草经》：“主金疮，止血逐痛。出刺，除风痹内寒。”

2.《本草纲目》：“利小便。”“王不留行能走血分，乃阳明冲任之药，俗有‘穿山甲、王不留，妇人服了乳长流’之语，可见其性行而不住也。”

【现代研究】

1. 化学成分　含有王不留行皂苷 A、B、C、D 四种；又含黄酮苷，如王不留行黄酮苷、异肥皂草苷；另含植物酸钙镁、磷脂、豆甾醇等等。

2. 药理作用　水煎剂对小鼠有抗着床、抗早孕作用，对子宫有兴奋作用，并能促进乳汁分泌。王不留行的水提液和乙醚萃取液具有抗肿瘤作用。

月 季 花　Yuejihua

《本草纲目》

为蔷薇科植物月季 *Rosa chinesis* Jacq. 的干燥花。全国各地均产，多为栽培，主产于江苏、山东、山西、河北等地，以江苏产量大、品质佳。全年均可采收，花微开时采摘。阴干或低温干燥。

【**药性**】　甘、淡、微苦，平。归肝经。

【**功效**】　活血调经，疏肝解郁，消肿解毒。

【**应用**】

1. 肝郁血滞，月经不调、痛经、闭经及胸胁胀痛　本品质轻升散，独入肝经，既能活血调经，又能疏肝解郁，理气止痛，常用于肝气郁结、气滞血瘀之月经不调、痛经、闭经、胸胁胀痛。可单用开水泡服，亦可与玫瑰花、当归、香附等同用。

2. 跌打损伤，瘀肿疼痛，痈疽肿毒，瘰疬　本品功能活血通经，消肿解毒。治跌打损伤，瘀肿疼痛，痈疽肿毒，可单用捣碎外敷或研末冲服；治瘰疬肿痛未溃，可与夏枯草、贝母、牡蛎等同用。

【**用法用量**】　煎服，2~5g，不宜久煎。亦可泡服，或研末服。外用适量。

【**使用注意**】　用量不宜过大，多服久服可引起腹痛及便溏腹泻。孕妇慎用。

【**古籍摘要**】

1.《本草纲目》："活血，消肿，敷毒。"

2.《泉州本草》："通经活血化瘀，清肠胃湿热，泻肺火，止咳，止血止痛，消痈毒。治肺虚咳嗽咯血，痢疾，瘰疬溃烂，痈疽肿毒，妇女月经不调。"

【**现代研究**】

1. 化学成分　主含挥发油，大部分为萜醇类化合物：香茅醇、橙花醇、丁香油酚等。此外还含有没食子酸、苦味酸、鞣质等。

2. 药理作用　所含没食子酸有很强的抗真菌作用。

凌霄花　Lingxiaohua

《神农本草经》

为紫葳科植物凌霄 *Campsis grandiflora*（Thunb.）K. Schum. 或美洲凌霄 *Campsis radicans*（L.）Seem. 的干燥花。全国各地均产，多为栽培，主产于江苏、浙江等地，以江苏苏州产者最优。夏、秋两季花盛开时采摘。晒干或低温干燥，生用。

【**药性**】　辛，微寒。归肝、心包经。

【**功效**】　破瘀通经，凉血祛风。

【**应用**】

1. 血瘀经闭，癥瘕积聚，跌打损伤　本品辛散行血，能破瘀血、通经脉、散癥瘕、消肿痛。治血瘀经闭，可与当归、红花、赤芍等同用，如紫葳散（《妇科玉尺》）；治瘀血癥瘕积聚，可配鳖甲、丹皮等用，如鳖甲煎丸（《金匮要略》）；治跌打损伤，可单用捣敷，亦可配乳香、没药等药用。

2. 风疹，皮癣，皮肤瘙痒，痤疮　本品性寒泄热，凉血祛风，宜用于血分有热者。治周身瘙痒，《医学正传》单以本品为末，酒调服，亦可与生地、丹皮、刺蒺藜等同用；治风疹，皮癣，配雄黄、黄连、天南星等为末外搽，如凌霄花散（《证治准绳》）。

3. 便血，崩漏　本品性寒清热，凉血止血，对于血热便血、崩漏，可单用研末冲服，亦可与地榆、槐花、生地等同用。

【用法用量】　煎服，3～10g。外用适量。

【使用注意】　孕妇忌用。

【古籍摘要】

1.《神农本草经》："主妇人产乳余疾，崩中，癥瘕，血闭，寒热羸瘦。"

2.《本草纲目》："行血分，能去血中伏火，故主产乳崩漏诸疾及血热生风之证也。"

【现代研究】

1. 化学成分　含有芹菜素、β－谷甾醇、辣红素、水杨酸、阿魏酸等。

2. 药理作用　煎剂对福氏痢疾杆菌、伤寒杆菌有不同程度的抑制作用；芹菜素对平滑肌有中度解痉作用，并能抗溃疡。β－谷甾醇有降低血胆固醇、止咳、抗癌、抗炎等作用。

第三节　活血疗伤药

凡以活血疗伤，治疗伤科疾患为主的药物，称为活血疗伤药。

本类药物性味多辛、苦、咸，主归肝、肾经，功善活血化瘀，消肿止痛，续筋接骨，止血生肌敛疮，主要适用于跌打损伤、瘀肿疼痛、骨折筋损、金疮出血等伤科疾患。也可用于其他一般血瘀病证。

骨折筋伤病证，多与肝肾有关，故使用本类药物时，当配伍补肝肾、强筋骨药，以促进骨折伤损的愈合恢复。

土　鳖　虫　Tubiechong

《神农本草经》

为鳖蠊科昆虫地鳖 *Eupolyphaga sinensis* Walker. 或冀地鳖 *Steleophaga plancyi*（Boleny）雌虫干燥体。全国均有，主产于湖南、湖北、江苏、河南，江苏的产品最佳。野生者，夏季捕捉；饲养者全年可捕捉。用沸水烫死，晒干或烘干。

【药性】　咸，寒。有小毒。归肝经。

【功效】　破血逐瘀，续筋接骨。

【应用】

1. 跌打损伤，筋伤骨折，瘀肿疼痛　本品咸寒入血，主入肝经，性善走窜，能活血消肿止痛，续筋接骨疗伤，为伤科常用药，尤多用于骨折筋伤，瘀血肿痛。可单用研末调敷，或研末黄酒冲服；临床常与自然铜、骨碎补、乳香等同用，如接骨紫金丹（《杂病源流犀烛》）；骨折筋伤后期，筋骨软弱，常配续断、杜仲等药用，如壮筋续骨丸（《伤科大成》）。

2. 血瘀经闭，产后瘀滞腹痛，积聚痞块　本品入肝经血分，能破血逐瘀而消积通经，常用于经产瘀滞之证及积聚痞块。治血瘀经闭，产后瘀滞腹痛，常与大黄、桃仁等同用，如下瘀血汤；治干血成劳，经闭腹满，肌肤甲错者，则配伍大黄、水蛭等，如大黄䗪虫丸

(《金匮要略》)；治积聚痞块，常配伍柴胡、桃仁、鳖甲等以化瘀消癥，如鳖甲煎丸（《金匮要略》)。

【用法用量】 煎服，3~10g；研末服，1~1.5g，黄酒送服。外用适量。

【使用注意】 孕妇忌服。

【古籍摘要】

1. 《本草纲目》："行产后血积，折伤瘀血，重舌，木舌，小儿腹痛夜啼。"

2. 《本草经疏》："治跌打扑损，续筋骨有奇效。乃厥阴经药也。咸能入血，故主心腹血积癥瘕血闭诸证，和血而营已通畅，寒热自除，经脉调匀，……又治疟母为必用之药。"

【现代研究】

1. 化学成分 主要成分为谷氨酸等 17 种氨基酸和砷等 28 种多种微量元素以及甾醇和直链脂肪族化合物。

2. 药理作用 提取液及水提醇沉液分别有抗血栓形成和溶解血栓的作用；提取物可抑制血小板聚集和黏附率，减少聚集数；总生物碱可提高心肌和脑对缺血的耐受力，并降低心、脑组织的耗氧量；水煎液具有调脂作用，能延缓动脉粥样硬化的形成；提取物可抑制 D – 半乳糖所致的肝损害而有保肝作用。

马 钱 子 Maqianzi

《本草纲目》

为马钱科植物马钱 *Strychnos. nux – vomica* L. 的干燥成熟种子。前者主产于云南、广东、海南等地；后者主产于印度、越南、缅甸、泰国等地。野生或栽培。冬季果实成熟时采收，除去果肉，取出种子，晒干，炮制后入药。

【药性】 苦，寒。有大毒。归肝、脾经。

【功效】 散结消肿，通络止痛。

【应用】

1. 跌打损伤，骨折肿痛 本品善散结消肿止痛，为伤科疗伤止痛之佳品。治跌打损伤，骨折肿痛，可配麻黄、乳香、没药等份为丸，如九分散（《急救应验良方》)；亦可与穿山甲等同用，如马前散（《救生苦海》、青龙丸《外科方奇方》)。

2. 痈疽疮毒，咽喉肿痛 本品苦泄有毒，能散结消肿，攻毒止痛。治痈疽疮毒，多作外用，单用即效；治喉痹肿痛，可配青木香、山豆根等分为末吹喉，如番木鳖散（《医方摘要》)。

3. 风湿顽痹，麻木瘫痪 本品善能搜筋骨间风湿，开通经络，透达关节，止痛力强，为治风湿顽痹、拘挛疼痛、麻木瘫痪之常用药，单用有效，亦可配麻黄、乳香、全蝎等为丸服；或配甘草用，如《现代实用中药》用本品与甘草等份为末，炼蜜为丸服，以治手足麻木、半身不遂。

【用法用量】 0.3~0.6g，炮制后入丸散用。外用适量，研末调涂。

【使用注意】 内服不宜生用及多服久服。本品所含有毒成分能被皮肤吸收，故外用亦不宜大面积涂敷。孕妇禁用，体虚者忌用。

【古籍摘要】

1.《本草纲目》："治伤寒热病，咽喉肿痛，消痞块，并含之咽汁，或磨水噙咽。"

2.《得配本草》："散乳痈，治喉痹。涂丹毒。"

【现代研究】

1. 化学成分 含有总生物碱，主要为番木鳖碱（士的宁）及马钱子碱，并含有微量的番木鳖次碱、伪番木鳖碱、马钱子碱、伪马钱子碱、奴伐新碱、α 及 β - 可鲁勃林、士屈新碱以及脂肪油、蛋白质、绿原酸等。

2. 药理作用 所含士的宁首先兴奋脊髓的反射机能，其次兴奋延髓的呼吸中枢及血管运动中枢，并能提高大脑皮层的感觉中枢机能。马钱子碱有明显的镇痛作用和镇咳祛痰作用，其镇咳祛痰的作用强度超过可待因，但平喘作用较弱。士的宁具有强烈苦味，可刺激味觉感受器，反射性增加胃液分泌，促进消化机能和食欲。水煎剂对流感嗜血杆菌、肺炎双球菌、甲型链球菌、卡他球菌以及许兰氏黄癣菌等有不同程度的抑制作用。

3. 不良反应 成人一次服 5 ~ 10mg 士的宁可致中毒，30mg 致死。死亡原因为强直性惊厥反复发作造成衰竭及窒息死亡。中毒的主要表现为口干、头晕、头痛和胃肠道刺激症状。亦见心慌、肢体不灵、恐惧、癫痫样发作。如一次误服士的宁 0.03 ~ 1g 以上，开始出现嚼肌及颈部肌有抽筋感觉，咽下困难，全身不安，随后出现强直性惊厥，并反复发作，患者可因窒息而死亡。可用乙醚作轻度麻醉或用戊巴比妥钠等药物静脉注射，以及用水合氯醛灌肠以制止惊厥，惊厥停止后，如胃中尚有余毒，可用 1 : 5000 高锰酸钾溶液洗胃。

自 然 铜 Zirantong

《雷公炮炙论》

为硫化物类矿物黄铁矿族黄铁矿，主含二硫化铁（FeS_2）。主产于四川、湖南、云南、广东等地。全年均可采集。采后除去杂质，砸碎，以火煅透，醋淬，研末或水飞用。

【药性】 辛，平。归肝经。

【功效】 散瘀止痛，接骨疗伤。

【应用】 **跌打损伤，骨折筋断，瘀肿疼痛** 本品味辛而散，入肝经血分，功能活血散瘀，续筋接骨，尤长于促进骨折的愈合，为伤科要药，外敷内服均可。常与乳香、没药、当归等药同用，如自然铜散（《张氏医通》）；配伍苏木、乳香、没药、血竭等，以治跌打伤痛，如八厘散（《医宗金鉴》）。

【用法用量】 煎服，10 ~ 15g。入丸、散，醋淬研末服每次 0.3g。外用适量。

【使用注意】 不宜久服。凡阴虚火旺，血虚无瘀者慎用。

【古籍摘要】

1.《开宝本草》："疗折伤，散血止痛，破积聚。"

2.《本草纲目》："自然铜，接骨之功与铜屑同，不可诬也。但接骨之后，不可常服，即便理气活血尔。"

【现代研究】

1. 化学成分 主要成分为二硫化铁，并混有铜、砷、锑等物质。

2. 药理作用 能促进骨折愈合，表现为骨痂生长快，量多且较成熟；对多种病原性真菌有不同程度的拮抗作用。

苏 木 Sumu

《新修本草》

为豆科植物苏木 *Caesalpinia sappan* L. 的干燥心材。主产于广西、广东、云南、台湾等地，以广西的产品为佳。野生或栽培，全年均可采伐，取树干，除去枝皮及边材，留取中心部分，锯段，晒干。炮制时，将其刨成薄片或砍成小块，或经蒸软切片用。

【性味】 甘、咸、辛，平。归心、肝经。

【功效】 活血疗伤，祛瘀通经。

【应用】

1. 跌打损伤，骨折筋伤，瘀滞肿痛 本品味辛能散，咸入血分，能活血散瘀、消肿止痛，《日华子本草》谓其治"扑损瘀血"。常配乳香、没药、自然铜等药用，如八厘散（《医宗金鉴》）。

2. 血滞经闭，产后瘀阻腹痛，痛经，心腹疼痛，痈肿疮毒 本品功能活血祛瘀，通经止痛，为妇科瘀滞经产诸证及其他瘀滞病证的常用药。用于血瘀经闭、痛经、产后瘀滞腹痛，常配川芎、当归、红花等药用，如通经丸（《类证治裁》）；治心腹瘀痛，常配丹参、川芎、延胡索等；若配银花、连翘、白芷等，可治痈肿疮毒。

【用法用量】 煎服，3～10g。外用适量，研末撒敷。

【使用注意】 月经过多和孕妇忌用。

【古籍摘要】

1.《新修本草》："主破血，产后血胀闷欲死者。"

2.《日华子本草》："治妇人血气心腹痛，月候不调及褥劳，排脓止痛，消痈肿扑损瘀血。"

【现代研究】

1. 化学成分 含有巴西苏木酚、挥发油（主要为水芹烯、罗勒烯）及鞣质。

2. 药理作用 煎剂能使离体蛙心收缩增强，水煎醇提液可增加冠脉流量，促进微循环；巴西苏木素和苏木精可抑制 ADP 诱发的血小板聚集。煎剂有镇静、催眠作用，并能对抗士的宁和可卡因的中枢兴奋作用。煎液和浸煎剂对白喉杆菌、金黄色葡萄球菌、伤寒杆菌等有抑制作用。此外苏木还有消炎、抗癌等作用。

骨 碎 补 Gusuibu

《药性论》

为水龙骨科植物槲蕨 *Drynaria fortunei*（Kunze）J. Sm 的干燥根茎。前者产于浙江、湖北、广东、广西、四川；后者主产于陕西、甘肃、青海、四川等。全年均可采挖，以冬春两季为主。除去叶及鳞片，洗净，润透，切片，干燥。生用或砂烫用。

【药性】 苦，温。归肝、肾经。

【功效】 活血续伤，补肾强骨。

【应用】

1. 跌打损伤或创伤，筋骨损伤，瘀滞肿痛 本品能活血散瘀、消肿止痛、续筋接骨。以其入肾治骨，能治骨伤碎而得名，为伤科要药。治跌扑损伤，可单用本品浸酒服，并外敷，亦可水煎服；或配伍没药、自然铜等，如骨碎补散（《太平圣惠方》）。

2. 肾虚腰痛脚弱，耳鸣耳聋，牙痛，久泻 本品苦温入肾，能温补肾阳，强筋健骨，可治肾虚之证。治肾虚腰痛脚弱，配补骨脂、牛膝，如神效方(《太平圣惠方》)；治肾虚耳鸣、耳聋、牙痛，配熟地、山茱萸等；治肾虚久泻，既可单用，如《本草纲目》以本品研末，入猪肾中煨熟食之；亦可配补骨脂、益智仁、吴茱萸等同用，以加强温肾暖脾止泻之效。

此外，本品还可用于斑秃、白癜风等病证的治疗。

【用法用量】 煎服，10～15g。外用适量，研末调敷或鲜品捣敷，亦可浸酒擦患处。

【使用注意】 阴虚火旺、血虚风燥者慎用。

【古籍摘要】

1.《开宝本草》："主破血，止血，补伤折。"

2.《本草纲目》："治耳鸣及肾虚久泻，牙痛。"

【现代研究】

1. 化学成分 含有柚皮苷、骨碎补双氢黄酮苷、骨碎补酸等。

2. 药理作用 水煎醇沉液有预防血清胆固醇、甘油三酯升高，并防止主动脉粥样硬化斑块形成的作用；骨碎补多糖和骨碎补双氢黄酮苷有降血脂和抗动脉硬化的作用。骨碎补能促进骨对钙的吸收，提高血钙和血磷水平，有利于骨折的愈合；改善软骨细胞，推迟骨细胞的退行性病变。此外，骨碎补双氢黄酮苷有明显的镇静、镇痛作用。

3. 不良反应 大剂量煎服会引起中毒，主要表现为口干、多语、恐惧感、心悸胸闷，继则神志恍惚、胡言乱语，时而欣快，时而悲泣（《中草药不良反应及防治》）。

血 竭 Xuejie

《雷公炮炙论》

为棕榈科植物麒麟竭 *Daemonorops draco* Bl. 的果实渗出的树脂经加工制成。主产于印度尼西亚、马来西亚、伊朗等国，我国的广东、台湾等地也有种植，多为栽培，秋季采收，采集果实，置蒸笼内蒸煮，使树脂渗出；或将树干砍破或钻以若干小孔，使树脂自然渗出，凝固而成。打碎研末用。

【药性】 甘、咸，平。归肝经。

【功效】 活血定痛，化瘀止血，敛疮生肌。

【应用】

1. 跌打损伤，瘀滞心腹疼痛　本品入血分而散瘀止痛，为伤科及其他瘀滞痛证要药。治跌打损伤，筋骨疼痛，常配乳香、没药、儿茶等药用，如七厘散（《良方集腋》）；治产后瘀滞腹痛、痛经、经闭及其他瘀血心腹刺痛，配伍当归、莪术、三棱等。

2. 外伤出血　本品既能散瘀，又能止血，止血不留瘀，适用于瘀血阻滞、血不归经之出血病证，如外伤出血、血痔肠风等。既可单用研末外敷患处，亦可配伍儿茶、乳香、没药等，如七厘散（《良方集腋》）。

3. 疮疡不敛　本品外用，有敛疮生肌之功，可用治疮疡久溃不敛之证，可单用本品研末外敷，亦可配伍乳香、没药等，如血竭散（《圣济总录》）。

【用法用量】　内服，多入丸、散，研末服，每次 1~2g。外用适量，研末外敷。

【使用注意】　无瘀血者不宜用，孕妇及月经期患者忌用。

【古籍摘要】

1.《新修本草》："主五脏邪气，带下，心痛，破积血，金疮生肉。"

2.《海药本草》："主打伤折损，一切疼痛，补虚及血气搅刺，内伤血聚，并宜酒服。"

【现代研究】

1. 化学成分　本品含血竭素、血竭红素、去甲基血竭素、去甲基血竭红素及黄烷醇、查耳酮、树脂酸等成分。

2. 药理作用　水煎醇沉液能明显降低血细胞比容，缩短血浆再钙化时间，抑制血小板聚集，防止血栓形成。水提液对金黄色葡萄球菌、白色葡萄球菌及多种致病真菌有不同程度的抑制作用。此外，还有一定的抗炎作用。

儿　茶　Ercha

《饮膳正要》

为豆科植物儿茶 *Acacia catechu*（L. f.）Willd. 的去皮枝、干的干燥煎膏。主产于云南、广西等地。冬季采收枝、干，除去外皮，砍成大块，加水煎膏，浓缩，干燥。打碎生用。

【药性】　苦、涩，凉。归心、肺经。

【功效】　活血疗伤，止血生肌，收湿敛疮，清肺化痰。

【应用】

1. 跌打伤痛，出血　本品性涩，既能活血散瘀，又能收敛止血，可用于多种内外伤出血病证。治外伤出血，可与血竭、降香、白及、龙骨等同用，如止血散（《实用正骨学》）；治内伤出血，如吐血、便血、崩漏等，既可单用内服，又可配大黄、虎杖等同用。

2. 疮疡，湿疮，牙疳，下疳，痔疮　本品苦燥性凉，能解毒收湿，敛疮生肌，故外用可治疗多种外科疮疡、痔疮等病证。治诸疮溃烂，久不收口，可与乳香、没药、冰片、血竭、龙骨等同用，研末外敷，如腐尽生肌散（《医宗金鉴》）；治皮肤湿疮，配龙骨、轻粉等；治口疮，可配硼砂等份为末，外搽患处；治下疳阴疮，单用研末，或配珍珠、冰片，研末外敷；治痔疮肿痛，以本品为末，配少许麝香，调敷患处。

3. 肺热咳嗽　本品性凉苦降，内服能清肺化痰，可治疗肺热咳嗽有痰，配伍桑叶、硼砂、苏子等，如安肺宁嗽丸（《医学衷中参西录》）。

【用法用量】　内服，1～3g，多入丸、散；入煎剂可适当加量，宜布包。外用适量，研末撒或调敷。

【古籍摘要】

1.《本草纲目》："清膈上热，化痰生津，涂金疮，一切诸疮，生肌定痛，止血，收湿。"

2.《本草正》："降火生津，清痰涎咳嗽，烦热，止消渴，吐血，衄血，便血，尿血，湿热痢血，及妇人崩淋经血不止，小儿疳热，口疮，热疮，湿烂诸疮，敛肌长肉，亦杀诸虫。"

【现代研究】

1. 化学成分　主要含有酚酸性成分和多聚糖。酚酸包括儿茶鞣酸、赭朴鞣质以及非瑟素等；多聚糖包括半乳糖、鼠李糖等。还含有 Ca、Pb、Si 等微量元素，纤维素。

2. 药理作用　具有收敛、止泻、降压等作用；右旋儿茶精对离体心先抑制后兴奋；能抑制酪氨酸脱羧酶之活性，抑制透明质酸酶，胆碱乙酰化酶，能抑制链激酶对纤维蛋白的溶解作用；体外试验对多种皮肤真菌及金黄色葡萄球菌、多种杆菌等有一定抑制作用；煎剂在体外能伤害腹水细胞。

刘 寄 奴　Liujinu

《新修本草》

为菊科植物奇蒿 *Artemisia anomala* S. Moore 或白苞蒿 *Artemisia actiflora* Wall. ex DC. 的干燥地上部分。主产于浙江、江苏、江西、湖南等地。均为野生。8～9 月开花时割取地上部分，除去泥土，晒干，切段入药。

【药性】　苦，温。归心、肝、脾经。

【功效】　散瘀止痛，疗伤止血，破血通经，消食化积。

【应用】

1. 跌打损伤，肿痛出血　本品温散善走，能活血散瘀，止痛止血而疗伤。治疗跌打损伤，瘀滞肿痛，可单用研末以酒调服；亦可配伍骨碎补、延胡索等，如流伤饮（《伤科秘方》）；治创伤出血，可单用鲜品捣烂外敷；或配茜草、五倍子等，如止血黑绒絮（《伤科补要》）。

2. 血瘀经闭，产后瘀滞腹痛　本品辛散苦泄，善于行散，能破血通经，散瘀止痛。治血瘀经闭，可配桃仁、当归、川芎等；治产后瘀滞腹痛，配甘草等份为末，水、酒调服。

3. 食积腹痛，赤白痢疾　本品气味芳香，既能醒脾开胃，又能消食化积，适用于食积不化，腹痛泻痢，可单用煎服，亦可配伍山楂、麦芽、鸡内金、白术等。

【用法用量】　煎服，3～10g。外用适量，研末撒或调敷，亦可鲜品捣烂外敷。

【使用注意】　孕妇慎用。

【古籍摘要】

1.《新修本草》："破血下胀。多服令人下痢。"

2.《日华子本草》："治心腹痛，下气水胀、血气，通妇人癥结，止霍乱水泻。"

【现代研究】

1. 化学成分　含香豆精、异泽兰黄素、西米杜鹃醇、脱肠草素、奇蒿黄酮、奇蒿内酯醇等。

2. 药理作用　有加速血液循环，解除平滑肌痉挛，促进血凝作用；煎液能增加豚鼠冠脉流量，对小鼠缺氧模型有明显的抗缺氧作用。水煎液对宋内氏痢疾杆菌、福氏痢疾杆菌等有抑制作用。

第四节　破血消癥药

凡药性峻猛，以破血逐瘀为主要功效的药物，称破血逐瘀药。

本类药物味多辛苦，虫类药居多，兼有咸味，均归肝经血分。药性峻猛，走而不守，能破血逐瘀、消癥散积，主治瘀血时间长、程度重的癥瘕积聚。亦可用于血瘀经闭、瘀肿疼痛、偏瘫等症。

应用本类药物时，常配伍行气药以加强其破血消癥之效，或配伍攻下药以增强其攻逐瘀血之力。

本类药物药性峻猛，大都有毒，易耗气、动血、伤阴，所以凡出血证，阴血亏虚，气虚体弱者，及孕妇，当忌用或慎用。

莪　术　Ezhu

《药性论》

为姜科植物蓬莪术 *Curcuma phaeocaulis* Val. 或温郁金 *Curcuma. wenyujin* Y. H. Chen et C. Ling、广西莪术 *Curcuma. kwangsiensis* S. G. lee et C. F. Liang 的干燥根茎。野生。蓬莪术主产于四川、广东、广西；温郁金又称温莪术，主产于浙江温州；广西莪术又称桂莪术，主产于广西。秋、冬两季茎叶枯萎后采挖。除去地上部分、须根、鳞叶，洗净蒸或煮至透心，晒干，切片生用或醋制用。

【药性】　辛、苦，温。归肝、脾经。

【功效】　破血行气，消积止痛。

【应用】

1. 癥瘕积聚，经闭，心腹瘀痛　莪术苦泄辛散温通，既入血分，又入气分，能破血散瘀，消癥化积，行气止痛，适用于气滞血瘀、食积日久而成的癥瘕积聚以及气滞、血瘀、食停、寒凝所致的诸般痛证，常与三棱相须为用。治癥瘕痞块，常与三棱、当归、香附等同用，如莪术散（《寿世保元》），并可治经闭腹痛；治胁下痞块，可配丹参、三棱、鳖甲、柴胡等药用；治血瘀经闭、痛经，常配当归、红花、牡丹皮等；治胸痹心痛，可配伍丹参、川芎等；治体虚而瘀血久留不去，配伍黄芪、党参等以消补兼施。

2. 食积脘腹胀痛 本品能行气止痛，消食化积，用于食积不化之脘腹胀痛，可配伍青皮、槟榔用，如莪术丸（《证治准绳》）；若配伍党参、茯苓、白术等补气健脾药，可治脾虚食积之脘腹胀痛。

此外，本品既破血祛瘀，又消肿止痛，可用于跌打损伤，瘀肿疼痛，常与其他祛瘀疗伤药同用。

【用法用量】 煎服，3~15g。醋制后可加强祛瘀止痛作用。外用适量。

【使用注意】 孕妇及月经过多者忌用。

【古籍摘要】

1.《药品化义》："蓬术味辛性烈，专攻气中之血，主破积消坚，去积聚癖块，经闭血瘀，扑损疼痛。与三棱功用颇同，亦勿过服。"

2.《日华子本草》："治一切血气，开胃消食，通月经，消瘀血，止扑损痛，下血及内损恶血等。"

【现代研究】

1. 化学成分 莪术中主要为挥发油类成分。其中温郁金含有 α–蒎烯、β–蒎烯，樟脑，1，8–桉叶醇，龙脑，莪术醇，异莪术烯醇等。广西莪术含有 α–蒎烯、β–蒎烯，柠檬烯，龙脑，樟脑，丁香酚，姜烯，莪术醇，莪术酮，芳姜酮，姜黄酮，去水莪术酮等。

2. 药理作用 莪术挥发油制剂对多种癌细胞既有直接破坏作用，又能通过免疫系统使特异性免疫增强而获得明显的免疫保护效应，从而具有抗癌作用。温莪术挥发油能抑制多种致病菌的生长；1%莪术油对动物醋酸性腹膜炎有抑制作用，对小鼠局部水肿、炎症有抑制作用。莪术油有明显的抗胃溃疡作用。水提液可抑制血小板聚集，促进微动脉血流恢复，完全阻止微动脉收缩，明显促进局部微循环恢复；莪术水提醇液对体内血栓形成有抑制作用。此外，莪术对呼吸道合胞病毒有直接灭活作用，莪术油有明显的保肝和抗早孕作用。

3. 不良反应 临床治疗中部分病人可见头晕、恶心、面部潮红、呼吸困难、胸闷。个别有发热、发绀、心慌、乏力等或一过性谷丙转氨酶升高。

三 棱 Sanleng

《本草拾遗》

为黑三棱科植物黑三棱 *Sparganium stoloniferum* Buch. - Ham. 的干燥块茎。主产于江苏、河南、山东、江西等地。野生或栽培。冬季至次春，挖取块茎，去掉茎叶须根，洗净，削去外皮，晒干。切片生用或醋炙后用。

【药性】 辛、苦，平。归肝、脾经。

【功效】 破血行气，消积止痛。

【应用】

所治病证与莪术基本相同，常相须为用。然三棱偏于破血，莪术偏于破气。

【用法用量】 煎服，3~10g。醋制后可加强祛瘀止痛作用。

【使用注意】 孕妇及月经过多忌用。

【古籍摘要】

1. 《日华子本草》："治妇人血脉不调，心腹痛，落胎，消恶血，补劳，通月经，治气胀，消扑损瘀血，产后腹痛，血晕并宿血不下。"

2. 《本草经疏》："三棱，从血药则治血，从气药则治气，老癖癥瘕积聚结块，未有不由血瘀、气结、食停所致，苦能泄而辛能散，甘能和而入脾，血属阴而有形，此所以能治一切凝结停滞有形之坚积也。"

【现代研究】

1. 化学成分 含有挥发油，油中主要成分为苯乙醇、对苯二酚、棕榈酸，去茎木香内酯等以及多种有机酸。

2. 药理作用 水提物能显著延长凝血酶对人纤维蛋白的凝聚时间；水煎剂能显著抑制血小板聚集，降低全血黏度；能明显延长血浆凝血酶时间和白陶土部分凝血时间；能抗体外血栓形成，并使血栓时间延长，血栓长度缩短，血栓重量减轻，能使优球蛋白时间缩短。水煎剂对离体家兔子宫有兴奋作用。

水 蛭 Shuizhi

《神农本草经》

为水蛭科动物蚂蟥 *Whitmania pigra* Whitman、水蛭 *Hirudo nipponica* Whitman 或柳叶蚂蟥 *Whitmania acranulata* Whitman 的干燥全体。全国大部分地区均有出产，多属野生。夏秋季捕捉。捕捉后洗净，用沸水烫死，切段晒干或低温干燥，生用，或用滑石粉烫后用。

【药性】 咸、苦，平。有小毒。归肝经。

【功效】 破血通经，逐瘀消癥。

【应用】

1. 血瘀经闭，癥瘕积聚 本品咸苦入血，破血逐瘀力强，主要用于血滞经闭，癥瘕积聚等证。常与虻虫相须为用，也常配三棱、莪术、桃仁、红花等药用，如抵当汤（《伤寒论》）；若兼体虚者，可配人参、当归等补益气血药，如化癥回生丹（《温病条辨》）。

2. 跌打损伤，心腹疼痛 取本品破血逐瘀之功，亦常用于跌打损伤，可配苏木、自然铜等药用，如接骨火龙丹（《普济方》）。治瘀血内阻，心腹疼痛，大便不通，则配伍大黄、牵牛子，如夺命散（《济生方》）。

【用法用量】 煎服，1.5~3g；研末服，0.3~0.5g。以入丸、散或研末服为宜。或以鲜活者放置于瘀肿局部吸血消瘀。

【使用注意】 孕妇及月经过多者忌用。

【古籍摘要】

1. 《神农本草经》："主逐恶血，瘀血，月闭，破血逐瘀，无子，利水道。"

2. 《本草衍义》："治折伤。"

【现代研究】

1. 化学成分 主要含蛋白质。唾液中含有水蛭素，还含有肝素、抗血栓素及组织胺样物质。

2. 药理作用 水蛭水煎剂有较强抗凝血作用，能显著延长纤维蛋白的凝聚时间，水蛭提取物、水蛭素对血小板聚集有明显的抑制作用，抑制大鼠体内血栓形成，对弥漫性血管内凝血有很好的治疗作用。水蛭煎剂能改善血液流变学，能降血脂，消退动脉粥样硬化斑块，增加心肌营养性血流量，对抗垂体后叶素引起的心律失常或明显的 T 波、ST 段的变化。促进脑血肿吸收，减轻周围脑组织炎症反应及水肿，缓解颅内压升高，改善局部血循环，保护脑组织免遭破坏。对皮下血肿也有明显抑制作用。水蛭水煎剂对肾缺血有明显保护作用，能降低血清尿素氮、肌酐水平，对升高的血清肿瘤坏死因子有明显的降低作用。水蛭素对肿瘤细胞也有抑制作用。此外，水蛭水煎剂尚有终止妊娠的作用。

虻 虫 Mengchong

《神农本草经》

为虻科昆虫复带虻 *Tabanus bivittatus* Matsumura 等的雌虫体。各地均有，以畜牧区为多。主产于广西、四川、浙江、江苏、湖南、湖北等地。5~6 月间捕捉，沸水烫或稍蒸，晒干即可，一般去翅足炒过用。

【药性】 苦，微寒。有小毒。归肝经。

【功效】 破血逐瘀，散积消癥。

【应用】

1. 血瘀经闭，癥瘕积聚 本品苦泄性烈，独入肝经血分，能破血逐瘀，通利血脉。治血瘀经闭、产后恶露不下，脐腹作痛，可配熟地黄、水蛭、桃仁，如地黄通经丸（《妇人良方》）；治干血成劳，血瘀经闭，瘀结成块，配伍水蛭、䗪虫、大黄等，如大黄䗪虫丸（《金匮要略》）。

2. 跌打损伤，瘀滞肿痛 本品有散瘀疗伤，消肿止痛之功，治疗跌打损伤，瘀滞肿痛，《千金方》以本品配牡丹皮末酒送服，亦可配乳香、没药等。

【用法用量】 煎服，1~1.5g；研末服，0.3g。

【使用注意】 孕妇及体虚无瘀、腹泻者忌用。

【古籍摘要】

1. 《神农本草经》："逐瘀血，破下血积，坚痞，癥瘕，寒热，通利血脉及九窍。"

2. 《名医别录》："女子月水不通，积聚，除贼血在胸腹五脏者，及喉痹结塞。"

【现代研究】

1. 药理作用 水提物在体外有较弱的抗凝血酶作用，体外和体内均有活化纤溶系统的作用，能显著延长出血时间，减少血浆纤维蛋白原含量，明显抑制血小板聚集，降低全血黏度比和血浆黏度比，降低血细胞比容，改善血液流变学。提取物具有抗炎镇痛作用。虻虫对家兔离体子宫有兴奋作用。对内毒素所致肝出血坏死病灶的形成有显著抑制作用。虻虫醇提物有明显溶血作用。

斑 蝥 Banmao

《神农本草经》

为芫青科昆虫南方大斑蝥 *Mylabris phalerata* Pallas 或黄黑小斑蝥 *Mylabris. cichorii* Linnaeus 的干燥体。全国大部分地区均有，主产于辽宁、河南、广西、江苏等地。夏、秋二季于清晨露水未干时捕捉。闷死或烫死，去头、足、翅，晒干生用或与糯米同炒至黄黑色，去米，研末用。

【药性】 辛，热；有大毒。归肝、肾、胃经。

【功效】 破血逐瘀，散结消癥，攻毒蚀疮。

【应用】

1. 癥瘕，经闭 本品辛行温通而入血分，能破血通经，消癥散结。常用治疗血瘀经闭，可配伍桃仁、大黄药用，如斑蝥通经丸（《济阴纲目》）；现代用治多种癌肿，尤以肝癌为优，可用斑蝥 1~3 只置鸡蛋内煮食。

2. 痈疽恶疮，顽癣，瘰疬 本品为辛散有毒之品，外用有以毒攻毒，消肿散结之功。治痈疽肿硬不破，《仁斋直指方》用本品研末，和蒜捣膏贴之，可攻毒拔脓；治顽癣，《外台秘要》以本品微炒研末，蜂蜜调敷；治瘰疬、瘘疮，配白矾、白砒、青黛等，研末外掺，如生肌干脓散（《证治准绳》）。此外，本品外敷，有发泡作用，可作发泡疗法以治多种疾病，如面瘫、风湿痹痛等。

【用法用量】 内服多入丸散，0.03~0.06g。外用适量，研末敷贴，或酒、醋浸涂，或作发泡用。内服需以糯米同炒，或配青黛、丹参以缓其毒。

【使用注意】 本品有大毒，内服宜慎，应严格掌握剂量，体弱忌用，孕妇禁用。外用对皮肤、黏膜有很强的刺激作用，能引起皮肤发红、灼热、起泡，甚至腐烂，故不宜久敷和大面积使用。

【古籍摘要】

1.《神农本草经》："主寒热、鬼疰蛊毒、鼠瘘、恶疮疽，蚀死肌，破石癃。"

2.《药性论》："治瘰疬，通利水道。"

【现代研究】

1. 化学成分 主要含有斑蝥素，此外还含有油脂、蚁酸、色素等。

2. 药理作用 斑蝥素有抗癌作用，尤其对小鼠腹水型肝癌及网状细胞肉瘤有抑制作用，它能抑制癌细胞蛋白质的合成，从而抑制其生长分化。斑蝥素的各种衍生物能刺激骨髓而有升高白细胞的作用；斑蝥素还有免疫增强、抗病毒、抗菌以及促雌激素样作用。斑蝥灸对家兔实验踝关节炎有明显消肿作用。此外，斑蝥素可刺激人和动物皮肤发红起泡。

3. 不良反应 斑蝥素的毒性最大，斑蝥酸钠次之，羟基斑蝥胺和甲基斑蝥胺的毒性较小。急慢性毒性研究结果表明，肾脏对斑蝥素的敏感性很高，无论灌胃或腹腔注射给药，均可引起肾脏功能障碍。犬和小鼠还可以发生肝细胞浊肿、坏死及脂肪变、心肌浊肿及肺瘀血等。

正常人口服斑蝥的中毒剂量为 0.6g，致死量为 1.3~3g。中毒表现为消化道、泌尿系统及中枢神经系统症状，如口腔烧灼感、口渴、吞咽困难、舌肿胀起泡、气喘、多涎、恶心、呕吐、胃出血、肠绞痛、尿急、尿频、蛋白尿、管型、血尿、排尿困难以及头痛、头晕、高热、休克等。斑蝥素对人的致死量为 30mg。

穿 山 甲 Chuanshanjia

《名医别录》

为鲮鲤科动物穿山甲 *Manis pentadactyla* Linnaeus 的鳞甲。主产于广西、广东、云南、贵州，亦产于浙江、福建、湖南、安徽等地，尾部甲片药效大，以广西产品为佳。全年均可捕捉，捕捉后杀死置沸水中略烫，取下鳞片，洗净，晒干生用；或砂烫至鼓起，洗净，干燥；或炒后再以醋淬后用，用时捣碎。

【药性】 咸，微寒。归肝、胃经。

【功效】 活血消癥，通经，下乳，消肿排脓。

【应用】

1. 癥瘕，经闭 本品善于走窜，性专行散，既能活血祛瘀，又能消癥通经。治疗癥瘕，可配伍鳖甲、大黄、赤芍等药用，如穿山甲散（《妇科大全》）；治疗血瘀经闭，可配伍当归、红花、桃仁，如化瘀汤（《经验方》）。

2. 风湿痹痛，中风瘫痪 本品性善走窜，内达脏腑，外通经络，活血祛瘀力强，能通利经络，透达关节。治风湿痹痛，关节不利，麻木拘挛，常配川芎、羌活、白花蛇等药用；治中风瘫痪，手足不举，可配川乌等研末调敷，如趁风膏（《三因极一病证方论》）。

3. 产后乳汁不下 本品活血走窜，擅长通经下乳，为治疗产后乳汁不下之要药。可单用研末，以酒冲服，谓之涌泉散（《本草纲目》）；临床常与王不留行、木通、黄芪同用，如山甲下乳汤（中山医学院《中药临床应用》）；若配黄芪、党参、当归、白芍等补益气血之品，可治气血虚乳汁稀少；若配伍当归、柴胡、川芎等，可治因肝气郁滞而致乳汁不下，乳房胀痛，如下乳涌泉散（《清太医院配方》）。

4. 痈肿疮毒，瘰疬 本品能活血消痈，消肿排脓，可使脓未成者消散，已成脓者速溃，为治疗疮疡肿痛之要药。疮痈初起，常配银花、天花粉、皂角刺等以清热解毒、活血消痈，如仙方活命饮（《校注妇人良方》）；治疮痈脓成未溃则配黄芪、当归、皂角刺以托毒排脓，如透脓散（《外科正宗》）；治瘰疬，可配夏枯草、贝母、玄参以散结消瘰。

【用法用量】 煎服，3~10g。研末吞服，每次 1~1.5g。

【使用注意】 孕妇慎用。痈肿已溃者忌用。

【古籍摘要】

1.《本草纲目》："除痰疟寒热，风痹强直疼痛，通经脉，下乳汁，消痈肿，排脓血，通窍杀虫。""穿山甲，古方鲜用，近世风疟、疮科、通经下乳，用为要药。……谚云：'穿山甲，王不留，妇人食了乳长流。'"

2.《本草经疏》："性走，能行瘀血，通经络，故又有消痈毒，排脓血，下乳，和伤，发痘等用。"

【现代研究】

1. 化学成分 含硬脂酸、胆甾醇、二十三酰丁胺、碳原子数 26 和 29 的两个脂肪族酰胺、L－丝－L 酪环二肽和 D－丝－酪环二肽以及挥发油、水溶性生物碱、18 种元素、16 种氨基酸和无机物。

2. 药理作用 水煎液能明显延长小鼠和大鼠凝血时间，降低血液黏度；水提醇沉剂有直接扩张血管壁，降低外周阻力，显著增加股动脉血流量的作用；水提液和醇提液有抗炎作用，水提液尚有抗心肌缺氧、升高白细胞的作用。

第二十章

化痰止咳平喘药

凡能祛痰或消痰，治疗"痰证"为主的药物，称化痰药；以制止或减轻咳嗽和喘息为主要作用的药物，称止咳平喘药，因化痰药每兼止咳、平喘作用；而止咳平喘药又每兼化痰作用，且病证上痰、咳、喘三者相互兼杂，故将化痰药与止咳平喘药合并一章介绍。

化痰药主治痰证。痰，既是病理产物，又是致病因子，它"随气升降，无处不到"，所以痰的病证甚多：如痰阻于肺之咳喘痰多；痰蒙心窍之昏厥、癫痫；痰蒙清阳之眩晕；痰扰心神之睡眠不安；肝风夹痰之中风、惊厥；痰阻经络之肢体麻木，半身不遂，口眼歪斜；痰火（气）互结之瘰疬、瘿瘤；痰凝肌肉，流注骨节之阴疽流注等，皆可用化痰药治之。止咳平喘药用于外感、内伤所致的各种咳嗽和喘息。

应用本章药物，除应根据病证不同，有针对性地选择相应的化痰药及止咳平喘药外，因咳喘每多夹痰，痰多易发咳嗽，故化痰、止咳、平喘三者常配伍同用。再则还应根据痰、咳、喘的不同病因病机配伍相关药物，以治病求本，标本兼顾。如外感而致者，当配解表散邪药；火热而致者，应配清热泻火药；里寒者，配温里散寒药；虚劳者，配补虚药。此外，如癫痫、惊厥、眩晕、昏迷者，则当分别配平肝息风、开窍、安神药；痰核、瘰疬、瘿瘤者，配软坚散结之品；阴疽流注者，配温阳通滞散结之品。治痰证，除分清不同痰证而选用不同的化痰药外，还应据成痰之因，审因论治。"脾为生痰之源"，脾虚则津液不归正化而聚湿生痰，故常配健脾燥湿药同用，以标本兼顾。又因痰易阻滞气机，"气滞则痰凝，气行则痰消"，故常配理气药同用，以加强化痰作用。

某些温燥之性强烈的刺激性化痰药，对痰中带血或有出血倾向者，宜慎用；麻疹初起，不宜单投止咳药，当以疏解清宣为主，以免恋邪及影响麻疹透发，对收敛性及温燥之药尤为所忌。

根据药性、功能及临床应用的不同，化痰止咳平喘药可分为温化寒痰药、清化热痰药及止咳平喘药三类。

现代药理研究证明，化痰止咳平喘药一般具有祛痰、镇咳、平喘、抑菌、抗病毒、消炎利尿等作用，部分药物还有镇静、镇痛、抗痉厥、改善血液循环、调节免疫作用。

第一节　温化寒痰药

本节药物，味多辛苦，性多温燥，主归肺、脾、肝经，有温肺祛寒，燥湿化痰之功，部分药物外用有消肿止痛的作用。温化寒痰药，主治寒痰、湿痰证，如咳嗽气喘、痰多色白、苔腻之证；以及由寒痰、湿痰所致的眩晕、肢体麻木、阴疽流注，以及疮痈肿毒。临床运用时，常与温散寒邪，燥湿健脾的药物配伍。温燥之性强的温化寒痰药，不宜用于热痰、燥痰证。

半　夏　Banxia

《神农本草经》

为天南星科植物半夏 *Pinellia ternata*（Thunb）Breit. 的块茎。全国大部分地区均产。主产于四川、湖北、江苏、安徽等地。夏、秋二季茎叶茂盛时采挖，除去外皮及须根。晒干，为生半夏；一般用姜汁、明矾制过入煎剂。

【药性】　辛，温。有毒。归脾、胃、肺经。

【功效】　燥湿化痰，降逆止呕，消痞散结；外用消肿止痛。

【应用】

1. 湿痰，寒痰证　本品味辛性温而燥，为燥湿化痰，温化寒痰要药，尤善治脏腑湿痰。治痰湿壅滞之咳喘声重，痰白质稀者，常配陈皮、茯苓同用，如二陈汤（《和剂局方》）；湿痰上犯清阳之头痛、眩晕，甚则呕吐痰涎者，则配天麻、白术以化痰息风，如半夏白术天麻汤（《古今医鉴》）。痰饮内盛，胃气失和而夜寐不安者，配秫米以化痰和胃安神。

2. 呕吐　半夏味苦降逆和胃，为止呕要药。各种原因的呕吐，皆可随证配伍用之，对痰饮或胃寒所致的胃气上逆呕吐尤宜，常配生姜同用，如小半夏汤（《金匮要略》）；配黄连，治胃热呕吐；配石斛、麦冬，治胃阴虚呕吐；配人参、白蜜，治胃气虚呕吐，如大半夏汤（《金匮要略》）。现代以本品制成注射液肌注，用治各种呕吐。

3. 心下痞，结胸，梅核气　半夏辛开散结，化痰消痞。治痰热阻滞致心下痞满者，常配干姜、黄连、黄芩以苦辛通降，开痞散结，如半夏泻心汤（《伤寒论》）；若配瓜蒌、黄连，可治痰热结胸，如小陷胸汤（《伤寒论》）；治梅核气，气郁痰凝者，配紫苏、厚朴、茯苓等，以行气解郁，化痰散结，如半夏厚朴汤（《金匮要略》）。

4. 瘿瘤，痰核，痈疽肿毒，毒蛇咬伤　本品外用能消肿散结止痛。治瘿瘤痰核，常配昆布、海藻、贝母等；治痈疽发背、无名肿毒初起或毒蛇咬伤，可生品研末调敷或鲜品捣敷。

【用法用量】　煎服，3～10g，一般宜制过用。炮制品中有姜半夏、法半夏等，其中姜半夏长于降逆止呕，法半夏长于燥湿且温性较弱，半夏曲则有化痰消食之功，竹沥半夏能清化热痰，主治热痰、风痰之证。外用适量。

【使用注意】　反乌头。阴虚燥咳、血证、热痰、燥痰慎用。

【古籍摘要】

1.《名医别录》："消心腹胸膈痰热满结，咳嗽上气，心下急痛，坚痞，时气呕逆，消痈肿，堕胎。"

2.《医学启源》："治寒痰及形寒饮冷伤肺而咳，大和胃气，除胃寒，进饮食。治太阴痰厥头痛，非此不能除。《主治秘要》云：燥胃湿，化痰，益脾胃气，消肿散结，除胸中痰涎。"

【现代研究】

1. 化学成分 块茎含挥发油，内含主成分为 3 - 乙酰氨基 - 5 - 甲基异噁唑、丁基乙烯基醚、茴香脑、苯甲醛、β - 榄香烯等，还含 β - 谷甾醇、左旋麻黄碱、胆碱等及葡萄糖苷，多种氨基酸，皂苷，及少量多糖、脂肪、直链淀粉等。

2. 药理作用 可抑制呕吐中枢而止呕，各种炮制品对实验动物均有明显的止咳作用。半夏的稀醇和水浸液或其多糖组分、生物碱具有较广泛的抗肿瘤作用。水浸剂对实验性室性心律失常和室性期前收缩有明显的对抗作用；半夏有显著的抑制胃液分泌作用，水煎醇沉液对多原因所致的胃溃疡有显著的预防和治疗作用。此外，煎剂可降低兔眼内压，半夏蛋白有明显的抗早孕活性。

3. 不良反应 生半夏对口腔、喉头、和消化道黏膜有强烈的刺激性，可引起失音、呕吐、水泻等副作用，严重的喉头水肿可致呼吸困难，甚至窒息。但这种刺激作用可能通过煎煮而除去。半夏对动物遗传物质具有损害作用，故用于妊娠呕吐应持慎重态度。久用半夏制剂口服或肌注，少数病例会出现肝功能异常和血尿。

天 南 星 Tiannanxing

《神农本草经》

为天南星科植物天南星 *Arisaema erubescens* （Wall.） Schott、异叶天南星 *A. heterophyllum* Bl. 或东北天南星 *A. amurense* Maxim. 的块茎。天南星主产于河南、河北、四川等地；异叶天南星主产于江苏、浙江等地；东北天南星主产于辽宁、吉林等地。秋、冬二季采挖，除去须根及外皮，晒干，即生南星；用姜汁、明矾制过用，为制南星。

【药性】 苦、辛，温。有毒。归肺、肝、脾经。

【功效】 燥湿化痰，祛风解痉；外用散结消肿。

【应用】

1. 湿痰，寒痰证 本品性温而燥，有较强的燥湿化痰之功。治湿痰阻肺，咳喘痰多，胸膈胀闷，常与半夏相须为用，并配枳实、橘红，如导痰汤（《传信适用方》）；若配黄芩等，可用于热痰咳嗽，如小黄丸（张洁古《保命集》）。

2. 风痰眩晕，中风，癫痫，破伤风 本品归肝经，走经络，善祛风痰而止痉厥。治风痰眩晕，配半夏、天麻等；治风痰留滞经络，半身不遂，手足顽麻，口眼㖞斜等，则配半夏、川乌、白附子等，如青州白丸子（《和剂局方》）；治破伤风角弓反张，痰涎壅盛，则配白附子、天麻、防风等，如玉真散（《外科正宗》）。治癫痫，可与半夏、全蝎、僵蚕等同用，如五痫丸（《杨氏家藏方》）。

3. 痈疽肿痛，蛇虫咬伤 本品外用能消肿散结止痛。治痈疽肿痛、痰核，可研末醋调敷；治毒蛇咬伤，可配雄黄外敷。

【用法用量】 煎服，3～10g，多制用。外用适量。

【使用注意】 阴虚燥痰及孕妇忌用。

【鉴别用药】 半夏、天南星药性辛温有毒，均为燥湿化痰要药，善治湿痰、寒痰，炮制后又能治热痰、风痰。然半夏主入脾、肺，重在治脏腑湿痰，且能止呕。天南星则走经络，偏于祛风痰而能解痉止厥，善治风痰证。

【古籍摘要】

1.《开宝本草》："主中风，麻痹，除痰，下气，破坚积，消痈肿，利胸膈，散血堕胎。"

2.《本经逢原》："南星、半夏皆治痰药也。然南星专走经络，故中风、麻痹以之为向导；半夏专走肠胃，故呕吐、泄泻以之为向导。"

【现代研究】

1. 化学成分　本品含三萜皂苷、苯甲酸、氨基酸、D - 甘露醇等。

2. 药理作用　煎剂具有祛痰及抗惊厥、镇静、镇痛作用；水提取液对肉瘤 S_{180}、HCA（肝癌）实体型、子宫瘤 U14 有明显抑制作用；生物碱氯仿能对抗乌头碱所致的实验性心律失常，并能延长心肌细胞动作电位的有效不应期。

3. 不良反应　天南星对皮肤、黏膜均有强刺激性，人口嚼生天南星，可使舌、咽、口腔麻木和肿痛，出现黏膜糜烂、音哑、张口困难，甚至呼吸缓慢、窒息等。皮肤接触可致过敏瘙痒。另有报道长期使用天南星可引起智力发育障碍。

附药：胆南星　Dannanxing

为天南星用牛胆汁拌制而成的加工品。性味苦、微辛，凉。归肝、胆经。功能清热化痰，息风定惊。适用于中风、癫痫、惊风、头风眩晕、痰火喘咳等证。煎服，1.5～6g。

禹 白 附　Yubaifu

《中药志》

为天南星科草本植物独角莲 *Typhonium giganteum* Engl. 的块茎。主产于河南、甘肃、湖北等地。秋季采挖，除去残茎、须根外皮；用硫黄熏 1～2 次，晒干。或用白矾、生姜制后切片。

【药性】　辛、甘，温。有毒。归胃、肝经。

【功效】　燥湿化痰，祛风止痉，止痛，解毒散结。

【应用】

1. 中风痰壅，口眼㖞斜，惊风癫痫，破伤风　本品辛温，既能燥湿化痰，又善祛风痰而解痉止痛，故适用于上述诸证。治中风口眼㖞斜，常配全蝎、僵蚕用；治风痰壅盛之惊风、癫痫，常配半夏、天南星；治破伤风，配防风、天麻、天南星等药用。

2. 痰厥头痛，眩晕　本品既祛风痰，又能止痛，其性上行，尤擅治头面部诸疾。治痰厥头痛、眩晕，常配半夏、天南星；治偏头风痛，可与白芷配伍。

3. 瘰疬痰核，毒蛇咬伤　治瘰疬痰核，可鲜品捣烂外敷；治毒蛇咬伤可磨汁内服并外敷，亦可配其他解毒药同用。

【用法用量】　煎服，3～5g；研末服 0.5～1g，宜炮制后用。外用适量。

【使用注意】　本品辛温燥烈，阴虚血虚动风或热盛动风者、孕妇均不宜用。内服宜用炮制品。

【现代研究】

1. 化学成分 本品主含 β – 谷甾醇及其葡萄糖苷，肌醇，胆碱，尿嘧啶，黏液质，并含白附子凝集素。

2. 药理作用 有明显的镇静、抗惊厥及镇痛作用，注射液对结核杆菌有一定抑制作用，煎剂或混悬液对实验动物关节肿均表现较强的抗炎作用。

3. 不良反应 误服、过量服用本品，可出现口舌麻辣，咽喉部灼热并有梗塞感，舌体僵硬，语言不清，继则四肢发麻，头晕眼花，恶心呕吐，流涎，面色苍白，神志呆滞，唇舌肿胀，口腔黏膜及咽部红肿，严重者可导致死亡。本品经生姜、矾水炮制前后，毒性无显著差异，煎煮后，麻辣感消失或降低，但毒性并不降低。

附药：关白附 Guanbaifu

白附子之名，最早见于《名医别录》。但据考证历代本草所载者为毛茛科植物黄花乌头 *Aconitum coreanum* （Levl）Raip 的块根，称关白附。至于天南星科的独角莲（禹白附）何时收载入药尚待考证。两种白附子均能祛风痰解痉，但禹白附毒性较小，又能解毒散结，现已作为白附子的正品广泛应用；而关白附毒性大，功效偏于散寒湿止痛，现已较少应用。

白 芥 子 Baijiezi

《新修本草》

为十字花科植物白芥 *Sinapi alba* L. 的种子。主产于安徽、河南、四川等地。夏末秋初，果实成熟时割取全株，晒干后打下种子。生用或炒用。

【药性】 辛，温。归肺、胃经。

【功效】 温肺化痰，利气散结，通络止痛。

【应用】

1. 寒痰喘咳，悬饮 本品辛温，能散肺寒，利气机，通经络，化寒痰，逐水饮。治寒痰壅肺，咳喘胸闷，痰多难咯，配紫苏子、莱菔子，如三子养亲汤（《韩氏医通》）；若悬饮咳喘胸满胁痛者，可配甘遂、大戟等以豁痰逐饮，如控涎丹（《三因方》）。若冷哮日久，可配细辛、甘遂、麝香等研末，于夏令外敷肺俞、膏肓等穴，或以 10% 白芥子注射液穴位注射。

2. 阴疽流注，肢体麻木，关节肿痛 本品温通经络，善除"皮里膜外"之痰，又能消肿散结止痛。治痰湿流注所致的阴疽肿毒，常配鹿角胶、肉桂、熟地等药，以温阳化滞，消痰散结，如阳和汤（《外科全生集》）；若治痰湿阻滞经络之肢体麻木或关节肿痛，可配马钱子、没药等，如白芥子散（《校注妇人大全良方》），亦可单用研末，醋调敷患处。

【用法用量】 煎服，3～6g。外用适量，研末调敷，或作发泡用。

【使用注意】 本品辛温走散，耗气伤阴，久咳肺虚及阴虚火旺者忌用；消化道溃疡、出血者及皮肤过敏者忌用。用量不宜过大。

【古籍摘要】

1. 《本草纲目》："利气豁痰，除寒暖中，散肿止痛。治喘嗽反胃，痹木脚气，筋骨腰节诸痛。"

2.《药品化义》:"白芥子……横行甚捷,……通行甚锐,专开结痰,痰属热者能解,属寒者能散。痰在皮里膜外,非此不达,在四肢两胁,非此不通。若结胸证,痰涎邪热固结胸中及咳嗽失音,以此同苏子、枳实、瓜蒌、杏仁、黄芩、黄连为解热下痰汤,诚利气宽胸神剂。"

【现代研究】

1. 化学成分 本品含芥子油苷、白芥子苷,还含脂肪油、芥子碱、芥子酶及数种氨基酸。

2. 药理作用 小剂量能引起反射性气管分泌增加,而有恶心性祛痰作用,白芥子苷水解后的产物白芥油有较强的刺激作用,可致皮肤充血、发泡。白芥子粉能使唾液分泌,淀粉酶活性增加,小量可刺激胃黏膜,增加胃液胰液的分泌,大量催吐;水浸剂对皮肤真菌有抑制作用。

3. 不良反应 白芥子油对皮肤黏膜有刺激作用,能引起充血、灼痛,甚至发泡,内服过量可引起呕吐、腹痛、腹泻。

皂 荚 Zaojia

《神农本草经》

为豆科植物皂荚 *Gleditsia sinensis* Lam. 的果实,又名皂角。形扁长者,称大皂荚;植株受伤后所结的小型果实,弯曲成月牙形,称猪牙皂,又称小皂荚,均入药。主产于四川、河北、陕西、河南等地。秋季采摘成熟果实,晒干,切片生用,或炒用。

【药性】 辛、咸,温。有小毒。归肺、大肠经。

【功效】 祛顽痰,通窍开闭,祛风杀虫。

【应用】

1. 顽痰阻肺,咳喘痰多 本品辛能通利气道,咸能软化胶结之痰,故顽痰胶阻于肺见咳逆上气,时吐稠痰,难以平卧者宜用之。可单味研末,以蜜为丸,枣汤送服,即《金匮要略》皂荚丸。近代每以本品配麻黄、猪胆汁制成片剂治咳喘痰多者。

2. 中风,痰厥,癫痫,喉痹痰盛 本品味辛而性窜,入鼻则嚏,入喉则吐,能开噤通窍,故如中风、痰厥、癫痫、喉痹等痰涎壅盛,关窍阻闭者可用之。若配细辛共研为散,吹鼻取嚏,即通关散(《丹溪心法附余》);或配明矾为散,温水调服,涌吐痰涎,而达豁痰开窍醒神之效,即稀涎散(《传家秘宝》)。

此外,本品熬膏外敷可治疮肿未溃者,有散结消肿之效;以陈醋浸泡后研末调涂,可治皮癣,有祛风杀虫止痒之功。又本品味辛,能"通肺及大肠气",而有通便作用,治便秘,可单用,也可配细辛研末,加蜂蜜调匀,制成栓剂用。

【用法用量】 研末服,1~1.5g;亦可入汤剂,1.5~5g。外用适量。

【使用注意】 内服剂量不宜过大,以免引起呕吐、腹泻。辛散走窜之性强,非顽疾证实体壮者慎用。孕妇、气虚阴亏及有出血倾向者忌用。

【古籍摘要】

1.《本草纲目》:"通肺及大肠气,治咽喉痹塞,痰气喘咳,民疗疥癣。""其味辛而性燥，气浮而散。吹之异之，则通上下诸窍；服之则治风湿痰喘肿满，杀虫；涂之则散肿消毒，搜风治疮。"

2.《本经逢原》："大小二皂，所治稍有不同，用治风痰，牙皂最胜，若治湿痰，大皂力优。"

【现代研究】

1. 化学成分 本品含三萜类皂苷、鞣质、蜡醇、廿九烷、豆甾醇等。

2. 药理作用 皂苷能刺激胃黏膜而反射性地促进呼吸道黏液的分泌，从而产生祛痰作用；煎剂对离体大鼠子宫有兴奋作用；对堇色毛鲜菌、星形奴卡氏菌有抑制作用。大量皂荚中所含之皂苷，不仅刺激胃肠黏膜，产生呕吐、腹泻，而且腐蚀胃黏膜，发生吸收中毒，甚至产生全身毒性，引起溶血，特别是影响中枢神经系统，先痉挛后麻痹，呼吸中枢麻痹而死亡。

4. 不良反应 皂荚所含的皂荚苷有毒，对胃黏膜有强烈的刺激作用，胃黏膜被破坏而吸收中毒，故用量过大，误食种子或豆荚，及注射用药均可致毒性反应。初感咽干、上腹饱胀及灼热感，继之恶心、呕吐、烦躁不安，腹泻，大便多呈水样，带泡沫。并有溶血现象，出现面色苍白、黄疸、腰痛、血红蛋白尿及缺氧症状等。同时出现头痛、头晕、全身衰弱无力及四肢酸麻等。严重者可出现脱水、休克、呼吸麻痹、肾衰而致死亡。中毒早期应立即催吐、洗胃，并口服牛乳、蛋清等以保护胃黏膜，必要时可导泻；静脉补液，维持水、电解质及酸碱平衡，并促进毒素排泄；有溶血征象者，应用碳酸氢钠以碱化尿液，严重者输血、给氧、酌用可的松类激素，如氢化可的松或地塞米松等，并作对症处理。中药解毒：以生姜9g、香薷9g、赤芍9g、乌药9g、藿香6g、羌活6g、大腹皮12g，水煎服。或以黄柏9g，甘草6g，煎服。

附药：皂角刺 Zaojiaoci

为皂荚树的棘刺。又名皂角针。性味辛温。功能消肿排脓，祛风杀虫。用于痈疽疮毒初起或脓成不溃之证以及皮癣、麻风等。煎服3~10g。外用适量，醋煎涂患处。痈疽已溃者忌用。

旋 覆 花 Xuanfuhua

《神农本草经》

为菊科植物旋覆花 *Inula japonica* Thunb. 或欧亚旋覆花 *I. britannica* L. 的头状花序。主产于河南、河北、江苏、浙江、安徽等地。夏、秋二季花开时采收，除去杂质，阴干或晒干。生用或蜜炙用。

【性味】 苦、辛、咸，微温。归肺、胃经。

【功效】 降气化痰，降逆止呕。

【应用】

1. 咳喘痰多，痰饮蓄结，胸膈痞满 本品苦降辛开，降气化痰而平喘咳，消痰行水而除痞满。治寒痰咳喘，常配紫苏子、半夏；若属痰热者，则须配桑白皮、瓜蒌以清热化痰；

若顽痰胶结，胸中满闷者，则配海浮石、海蛤壳等以化痰软坚。

2. 噫气，呕吐 本品又善降胃气而止呕噫。治痰浊中阻，胃气上逆而噫气呕吐，胃脘痞鞕者，配代赭石、半夏、生姜等，如旋覆代赭汤（《伤寒论》）。

此外，本品配香附等，还可治气血不和之胸胁痛，如香附旋覆花汤（《温病条辨》）。

【用法用量】 煎服，3～10g；本品有绒毛，易刺激咽喉作痒而致呛咳呕吐，故宜包煎。

【使用注意】 阴虚劳嗽，津伤燥咳者忌用。

【古籍摘要】

1.《神农本草经》："主结气胁下满，惊悸。除水，去五脏间寒热，补中，下气。"

2.《本草汇言》："旋覆花，消痰逐水，利气下行之药也。主心肺结气，胁下虚满，胸中结痰，呕吐，痞坚噫气，或心脾伏饮，膀胱留饮，宿水等证。大抵此剂微咸以软坚散痞，性利下气行痰水，实消伐之药也。"

【现代研究】

1. 化学成分 均含大花旋覆花内酯、单乙酰基大花旋覆花内酯、二乙酰基大花旋覆花内酯等。旋覆花另含旋覆花佛术内酯、杜鹃黄素、胡萝卜苷、肉豆蔻酸等。欧亚旋覆花另含天人菊内酯、异槲皮苷、咖啡酸、绿原酸等。

2. 药理作用 旋覆花有明显的镇咳、祛痰作用，旋覆花黄酮类对组胺引起的豚鼠支气管痉挛性哮喘有明显的保护作用，对离体支气管痉挛亦有对抗作用，并有较弱的利尿作用。煎剂对金黄色葡萄球菌、炭疽杆菌和福氏痢疾杆菌Ⅱa株有明显的抑制作用，欧亚旋覆花内酯对阴道滴虫和溶组织内阿米巴均有强大的杀原虫作用。此外，旋覆花对免疫性肝损伤有保护作用，天人菊内酯有抗癌作用。

附药：金沸草 Jinfeicao

为旋覆花的地上部分。性味功效与旋覆花相似，性善疏散。主要用于外感咳嗽痰多之证。煎服，5～10g。

白 前 Baiqian

《名医别录》

为萝藦科植物柳叶白前 *Cynanchum stauntonii*（Decne.）Schltr. ex Levl. 或芫花叶白前 *C. glaucescens*（Decne.）Hand. – Mazz. 的根茎及根。主产于浙江、安徽、江苏、福建、湖北、江西、湖南等地。秋季采挖，洗净，晒干生用或蜜炙用。

【药性】 辛、苦，微温。归肺经。

【功效】 降气化痰。

【应用】

咳嗽痰多，气喘 本品性微温而不燥烈，长于祛痰，降肺气以平咳喘。无论属寒属热，外感内伤，新嗽久咳均可用之，尤以痰湿或寒痰阻肺，肺气失降者为宜。治外感风寒咳嗽，咯痰不爽者，配荆芥、桔梗等宣肺解表之品，如止嗽散（《医学心悟》）；若咳喘浮肿，喉中痰鸣，不能平卧，则配紫菀、半夏、大戟等以逐饮平喘，如白前汤（《深师方》）；配清泻肺热之桑白皮、葶苈子等同用，可治内伤肺热咳喘，如白前丸（《圣济总录》）；若与益气润肺之黄芪、沙参等配伍，可治疗久咳肺气阴两虚者。

【用法用量】　煎服，3~10g；或入丸、散。

【古籍摘要】

1.《名医别录》："主治胸胁逆气，咳嗽上气。"

2.《本草汇言》："白前泄肺气，定喘嗽之药也，疗喉间喘呼，为治咳之首剂；宽膈之满闷，为降气之上品。前人又主奔豚及肾气，然则性味功力，三因并施，脏腑咸入，腠里皮毛，靡不前至，盖以功力为名也。"

【现代研究】

1. 化学成分　柳叶白前根茎中含 β－谷甾醇、高级脂肪酸及华北白前醇。芫花叶白前根中含有白前皂苷 A~K，白前皂苷元 A、B、白前新皂苷 A、B 及白前二糖。

2. 药理作用　芫花叶白前各种提取物均有明显的镇咳作用，水、醇提取物具有明显的祛痰作用。水提取物对乙酰胆碱和组胺混合液诱发的豚鼠哮喘有明显的预防作用。此外，水提取物还具有非常显著的抗炎作用。柳叶白前醇、醚提物有较明显的镇咳作用和祛痰作用，水提物有一定的祛痰作用和抗炎作用，还具有镇痛及抗血栓形成作用。

猫 爪 草　Maozhaocao

《中药材手册》

为毛茛科植物小毛茛 *Rununculus ternatus* Thunb. 的块根。主产于长江中下游各地。秋末或早春采挖，除去茎叶及须根，洗净晒干，生用。

【药性】　甘、辛，微温。归肝、肺经。

【功效】　化痰散结，解毒消肿。

【应用】

1. 瘰疬痰核　本品味辛以散，能化痰浊，消郁结，宜于痰火郁结之瘰疬痰核，内服外用均可，多配伍夏枯草、玄参、僵蚕等药用。

2. 疔疮，蛇虫咬伤　取本品解毒消肿之效，临床多用鲜品捣敷患处。

此外，利用本品的发泡作用，还可治偏头痛、疟疾、牙痛。

【用法用量】　煎汤，9~15g，外用适量，捣敷或研末调敷。

【现代研究】

1. 化学成分　本品含小毛茛内酯、原白头翁素、花生酸、肉豆蔻酸十八烷基酯、豆甾醇、β－谷甾醇、葡萄糖、阿拉伯糖、半乳糖，还含油类及植物碱。

第二节　清化热痰药

本节药物药性多寒凉，有清化热痰之功，部分药物质润，兼能润燥，部分药物味咸，兼能软坚散结。清化热痰药主治热痰证,如咳嗽气喘,痰黄质稠者;若痰稠难咯,唇舌干燥之燥痰证,宜选质润之润燥化痰药;其他如痰热癫痫、中风惊厥、瘿瘤、痰火瘰疬等,也可以清化热痰药治之。临床应用时,常与清热泻火、养阴润肺药配伍,以期达到清化热痰,清润燥痰的目的。

药性寒凉的清化热痰药、润燥化痰药,寒痰与湿痰证不宜用。

川 贝 母 Chuanbeimu

《神农本草经》

为百合科植物川贝母 *Fritillaria cirrhosa* D. Don、暗紫贝母 *F. unibracteata* Hsiao et K. C. Hsia、甘肃贝母 *F. przewalskii* Maxim. 或梭砂贝母 *F. delavayi* Franch. 的鳞茎。前三者按不同性状习称"松贝"和"青贝";后者称"炉贝"。主产于四川、云南、甘肃等地。夏、秋二季采挖,除去须根,粗皮,晒干,生用。

【药性】 苦、甘,微寒。归肺、心经。

【功效】 清热化痰,润肺止咳,散结消肿。

【应用】

1. 虚劳咳嗽,肺热燥咳 本品性寒味微苦,能清泄肺热化痰,又味甘质润能润肺止咳,尤宜于内伤久咳,燥痰、热痰之证。治肺阴虚劳嗽,久咳有痰者,常配沙参、麦冬等以养阴润肺化痰止咳;治肺热、肺燥咳嗽,常配知母以清肺润燥,化痰止咳,如二母散(《急救仙方》)。

2. 瘰疬,乳痈,肺痈 本品能清化郁热,化痰散结。治痰火郁结之瘰疬,常配玄参、牡蛎等药用,如消瘰丸(《医学心悟》);治热毒壅结之乳痈、肺痈,常配蒲公英、鱼腥草等以清热解毒,消肿散结。

【用法用量】 煎服,3~10g;研末服1~2g。

【使用注意】 反乌头。脾胃虚寒及有湿痰者不宜用。

【古籍摘要】

1.《神农本草经》:"主伤寒烦热,淋沥邪气,疝瘕,喉痹,乳难,金疮,风痉。"

2.《本草汇言》:"贝母,开郁,下气,化痰之药也,润肺消痰,止咳定喘,则虚劳火结之证,贝母专司首剂。"

【现代研究】

1. 化学成分 均含多种生物碱,如川贝母含青贝碱、松贝碱甲和松贝碱乙,还含川贝碱和西贝素。暗紫贝母还含松贝宁及蔗糖,甘肃贝母含有岷贝碱甲、岷贝碱乙;梭砂贝母含有白炉贝碱、炉贝碱。

2. 药理作用 贝母总生物碱及非生物碱部分,均有镇咳作用;川贝流浸膏,川贝母碱均有不同程度的祛痰作用。此外,西贝母碱还有解痉作用;川贝碱、西贝碱有降压作用;贝母碱能增加子宫张力;贝母总碱有抗溃疡作用。

浙 贝 母　Zhebeimu

《轩岐救正论》

　　为百合科植物浙贝母 *Fritillaria thunbergii* Miq. 的鳞茎。原产于浙江象山，现主产于浙江鄞县。此外，江苏、安徽、湖南、江西等地亦产。初夏植株枯萎时采挖，洗净，擦去外皮，拌以煅过的贝壳粉，吸去浆汁，切厚片或打成碎块。

　　【药性】　苦，寒。归肺、心经。

　　【功效】　清热化痰，散结消痈。

　　【应用】

　　1. 风热、痰热咳嗽　本品功似川贝母而偏苦泄，长于清化热痰，降泄肺气。多用于治风热咳嗽及痰热郁肺之咳嗽，前者常配桑叶、牛蒡子同用，后者多配瓜蒌、知母等。

　　2. 瘰疬，瘿瘤，乳痈疮毒，肺痈　本品苦泄清解热毒，化痰散结消痈，治痰火瘰疬结核，可配玄参、牡蛎等，如消瘰丸（《医学心悟》）；治瘿瘤，配海藻、昆布；治疮毒乳痈，多配连翘、蒲公英等，内服外用均可；治肺痈咳吐脓血，常配鱼腥草、芦根、桃仁等。

　　【用法用量】　煎服，3~10g。

　　【使用注意】　同川贝母。

　　【鉴别用药】　《本草纲目》以前历代本草，皆统称贝母。明《本草汇言》载贝母以"川者为妙"之说，清《轩岐救正论》才正式有浙贝母之名。川、浙二贝之功基本相同，但前者以甘味为主，性偏于润，肺热燥咳，虚劳咳嗽用之为宜；后者以苦味为主，性偏于泄，风热犯肺或痰热郁肺之咳嗽用之为宜。至于清热散结之功，为川贝母、浙贝母共有，但以浙贝母为胜。

　　【古籍摘要】

　　1.《本草正》："大治肺痈、肺痿、咳喘、吐血、衄血，最降痰气，善开郁结，止疼痛，消胀满，清肝火，明耳目，除时气烦热，黄疸，淋闭，便血，溺血；解热毒，杀诸虫及疗喉痹，瘰疬，乳痈发背，一切痈疡肿毒……较之川贝母，清降之功，不啻数倍。"

　　2.《本经逢原》："同青黛治人面恶疮，同连翘治项上结核。皆取其开郁散结，化痰解毒之功也。"

　　【现代研究】

　　1. 化学成分　本品含浙贝母碱，去氢浙贝母碱，浙贝宁、浙贝酮，贝母醇，浙贝宁苷等。

　　2. 药理作用　浙贝母碱在低浓度下对支气管平滑肌有明显扩张作用。浙贝母碱及去氢浙贝母碱有明显镇咳作用，还有中枢抑制作用，能镇静、镇痛。此外，大剂量可使血压中等程度降低，呼吸抑制，小量可使血压微升。

瓜　蒌　Gualou

《神农本草经》

　　为葫芦科植物栝楼 *Trichosanthes kirilowii* Maxim. 和双边栝楼 *T. rosthornii* Harms 的成熟果

实。全国大部分地区均产，主产于河北、河南、安徽、浙江、山东、江苏等地。秋季采收，将壳与种子分别干燥。生用，或以仁制霜用。

【药性】 甘、微苦，寒。归肺、胃、大肠经。

【功效】 清热化痰，宽胸散结，润肠通便。

【应用】

1. 痰热咳喘 本品甘寒而润，善清肺热，润肺燥而化热痰、燥痰。用治痰热阻肺，咳嗽痰黄，质稠难咯，胸膈痞满者，可配黄芩、胆南星、枳实等，如清气化痰丸（《医方考》）。若治燥热伤肺，干咳无痰或痰少质粘，咯吐不利者，则配川贝母、天花粉、桔梗等。

2. 胸痹，结胸 本品能利气开郁，导痰浊下行而奏宽胸散结之效。治痰气互结，胸阳不通之胸痹疼痛，不得卧者，常配薤白、半夏同用，如栝楼薤白白酒汤、栝楼薤白半夏汤（《金匮要略》）。治痰热结胸，胸膈痞满，按之则痛者，则配黄连、半夏，如小陷胸汤（《伤寒论》）。

3. 肺痈，肠痈，乳痈 本品能清热散结消肿，常配清热解毒药以治痈证，如治肺痈咳吐脓血，配鱼腥草、芦根等；治肠痈，可配败酱草、红藤等，治乳痈初起，红肿热痛，配当归、乳香、没药，如神效瓜蒌散（《校注妇人大全良方》）。

4. 肠燥便秘 瓜蒌仁润燥滑肠，适用于肠燥便秘，常配火麻仁、郁李仁、生地等同用。

【用法用量】 煎服，全瓜蒌 10～20g，瓜蒌皮 6～12g，瓜蒌仁 10～15g 打碎入煎。

【使用注意】 本品甘寒而滑，脾虚便溏者及寒痰、湿痰证忌用。反乌头。

【鉴别用药】 本品入药又有全瓜蒌、瓜蒌皮、瓜蒌仁之分。瓜蒌皮重在清热化痰，宽胸理气；瓜蒌仁重在润燥化痰，润肠通便；全瓜蒌则兼有瓜蒌皮、瓜蒌仁之功效。

【古籍摘要】

1.《本草纲目》："润肺燥，降火，治咳嗽，涤痰结，利咽喉，止消渴，利大肠消痈肿疮毒。"

2.《本草述》："栝楼实，阴厚而脂润，故热燥之痰为对待的剂。若用寒痰、湿痰、气虚所结之痰，饮食积聚之痰，皆无益而有害者也。"

【现代研究】

1. 化学成分 本品合三萜皂苷，有机酸及盐类、树脂、糖类和色素。种子含脂肪油，皂苷等。瓜蒌皮含多种氨基酸及生物碱等。

2. 药理作用 所含皂苷及皮中总氨基酸有祛痰作用；瓜蒌注射液对豚鼠离体心脏有扩冠作用；对垂体后叶引起的大鼠急性心肌缺血有明显的保护作用；并有降血脂作用。对金黄色葡萄球菌、肺炎双球菌、绿脓杆菌、溶血性链球菌及流感杆菌等有抑制作用。瓜蒌仁有致泻作用。

竹 茹 Zhuru

《本草经集注》

为禾本科植物青秆竹 *Bambusa tuldoides* Munro、大头典竹 *Rinocalamus beecheyanus*（Munro）

McClurevar. pubescens P. F. Li 或淡竹 *Phyllostachyninra* var. henonis Stapf 的茎的中间层。主产于长江流域和南方各省。全年均可采制，取新鲜茎，刮去外层青皮，然后将中间层刮成丝状，摊放阴干。生用、炒用或姜汁炙用。

【药性】　甘，微寒。归肺、胃经。

【功效】　清热化痰，除烦止呕。

【应用】

1. 肺热咳嗽，痰热心烦不寐　竹茹甘寒性润，善清化热痰。治肺热咳嗽，痰黄稠者，常配瓜蒌、桑白皮等同用；治痰火内扰，胸闷痰多，心烦不寐者，常配枳实、半夏、茯苓，如温胆汤（《千金方》）。

2. 胃热呕吐，妊娠恶阻　本品能清热降逆止呕，为治热性呕逆之要药。常配黄连、黄芩、生姜等药用，如竹茹饮（《延年秘录》）；若配人参、陈皮、生姜等，可治胃虚有热之呕吐，如橘皮竹茹汤（《金匮要略》）。治胎热恶阻呕逆，常配枇杷叶、陈皮等同用。

此外，本品还有凉血止血作用，可用于吐血、衄血、崩漏等。

【用法用量】　煎服，6～10g。生用清化痰热，姜汁炙用止呕。

【古籍摘要】

1.《名医别录》："治呕啘，温气寒热，吐血，崩中，溢筋。"

2.《本草汇言》："竹茹，清热化痰，下气止呃之药也。如前古治肺热热甚，咳逆上气，呕哕寒热及血溢崩中诸证。此药甘寒而降，善除阳明一切火热痰气为疾，用之立安，如诸病非因胃热者勿用。"

【现代研究】

1. 化学成分　本品含 cAMP 磷酸二酯酶抑制物 2，5 - 二甲氧基 - 对 - 苯醌，β - 羟基苯甲醛、丁香酚等。

2. 药理作用　竹茹粉体外对白色葡萄球菌，枯草杆菌，大肠杆菌，伤寒杆菌均有较强的抑制作用。

竹　沥　Zhuli

《名医别录》

来源同竹茹。系新鲜的淡竹和青秆竹等竹秆经火烤灼而流出的淡黄色澄清液汁。

【药性】　甘，寒。归心、肺、肝经。

【功效】　清热豁痰，定惊利窍。

【应用】

1. 痰热咳喘　本品性寒滑利，祛痰力强。治痰热咳喘，痰稠难咯，顽痰胶结者最宜。常配半夏、黄芩等，如竹沥达痰丸（《沈氏尊生书》）。

2. 中风痰迷，惊痫癫狂　本品入心肝经，善涤痰泄热而开窍定惊。治中风口噤，《千金方》以本品配姜汁饮之；治小儿惊风，常配胆南星、牛黄等药用。

【用法用量】　内服30～50g，冲服。本品不能久藏，但可熬膏瓶贮，称竹沥膏；近年用安瓿瓶密封装置，可以久藏。

【使用注意】 本品性寒滑，对寒痰及便溏者忌用。

【古籍摘要】

1.《本草衍义》："竹沥行痰，通达上下百骸毛窍诸处，如痰在巅顶可降，痰在胸膈可开，痰在四肢可散，痰在脏腑经络可利，痰在皮里膜外可行。又如癫痫狂乱，风热发痉者可定；痰厥失音，人事昏迷者可省，为痰家之圣剂也。"

2.《本草纲目》："竹沥性寒而滑，大抵因风火燥热而有痰者宜之；若寒湿胃虚肠滑之人服之，则反伤肠胃。"

【现代研究】

1. 化学成分 本品含有10余种氨基酸、葡萄糖、果糖、蔗糖，以及愈创木酚、甲酚、苯酚、甲酸、乙酸、苯甲酸、水杨酸等。

2. 药理研究：竹沥具有明显的镇咳、祛痰作用，但无平喘解热作用，其止咳的主要成分为氨基酸。有增加尿中氯化物的作用，还有增高血糖的作用。

天 竺 黄 Tianzhuhuang

《蜀本草》

为禾本科植物青皮竹 *Bambusa textilis* McClure 或华思劳竹 *Schizostachyum chinense* Rendle 等杆内分泌液干燥后的块状物。主产于云南、广东、广西等地。秋冬二季采收。砍破竹秆，取出生用。

【药性】 甘，寒。归心、肝经。

【功效】 清热化痰，清心定惊。

【应用】

1. 小儿惊风，中风癫痫，热病神昏 本品清化热痰、清心定惊之功与竹沥相似而无寒滑之弊。治小儿痰热惊风，常配麝香、胆南星、辰砂等，如抱龙丸（《小儿药证直诀》）；治中风痰壅、痰热癫痫等，常配黄连、石菖蒲、郁金等；治热病神昏谵语，可配牛黄、连翘、竹叶卷心等。

2. 痰热咳喘 用本品以清热化痰，常配瓜蒌、贝母、桑白皮等药用。

【用法用量】 煎服，3~6g；研粉冲服，每次0.6~1g。

【鉴别用药】 竹茹、竹沥、天竺黄均来源于竹，性寒，均可清热化痰，治痰热咳喘。竹沥、天竺黄又可定惊，用治热病或痰热而致的惊风，癫痫，中风昏迷，喉间痰鸣。天竺黄定惊之力尤胜，多用于小儿惊风，热病神昏；竹沥性寒滑利，清热涤痰力强，大人惊痫中风，肺热顽痰胶结难咯者多用；竹茹长于清心除烦，多用治痰热扰心的心烦失眠。

【古籍摘要】

1.《开宝本草》："治小儿惊风天吊，镇心明目，去诸风热。疗金疮。止血，滋养五脏。"

2.《本草正》："善开风痰，降热痰。治痰滞胸膈，烦闷，癫痫。清心火，镇心气，醒脾疏肝。明眼目，安惊悸。疗小儿风痰急惊客忤。亦治金疮，并内热药毒。"

【现代研究】

1. 化学成分　本品含甘露醇、硬脂酸、竹红菌甲素、竹红菌乙素，还含头孢素和硬脂酸乙酯及氢氧化钾、硅质等。

2. 药理作用　竹红菌乙素具有明显的镇痛抗炎作用，提高痛阈强度要优于消炎痛（吲哚芙辛）。竹红菌甲素对革兰阳性菌有很好的抑制作用，对培养的人癌细胞和小鼠移植性实体肿瘤有显著的光动力治疗作用。

前　胡　Qianhu

《雷公炮炙论》

　　为伞形科植物白花前胡 *Peucedanum praeruptorum* Dunn 或紫花前胡 *P. decursivum* Maxim. 的根。前者主产于浙江、河南、湖南、四川等地；后者主产于江西、安徽、湖南、浙江等地。秋冬季或早春茎叶枯萎或未抽花茎时采挖，除去须根及泥土，晒干，切片生用或蜜炙用。

【药性】　苦、辛，微寒。归肺经。

【功效】　降气化痰，疏散风热。

【应用】

1. 痰热咳喘　本品辛散苦降，性寒清热，宜于痰热壅肺，肺失宣降之咳喘胸满，咯痰黄稠量多，常配杏仁、桑白皮、贝母等药，如前胡散（《圣惠方》）；因本品寒性较弱，亦可用于湿痰、寒痰证，常与白前相须为用。

2. 风热咳嗽　本品味辛性微寒，又能疏散风热，宣发肺气，化痰止咳。治外感风热，身热头痛，咳嗽痰多，常配桑叶、牛蒡子、桔梗等同用；配辛温发散，宣肺之品如荆芥、紫苏等同用，也可治风寒咳嗽，如杏苏散（《温病条辨》）。

【用法用量】　煎服，6~10g；或入丸、散。

【鉴别用药】　白前与前胡，均能降气化痰，治疗肺气上逆，咳喘痰多，常相须为用。但白前性温，祛痰作用较强，多用于内伤寒痰咳喘；前胡性偏寒，兼能疏散风热，尤多用于外感风热或痰热咳喘。

【古籍摘要】

1.《名医别录》："主疗痰满，胸胁中痞，心腹结气，风头痛，去痰实，下气。治伤寒寒热，推陈致新，明目益精。"

2.《药义明辨》："其功先在散结，结散则气下，而痰亦降，所以为痰气要药。"

【现代研究】

1. 化学成分　白花前胡含挥发油及白花前胡内酯甲、乙、丙、丁；紫花前胡含挥发油、前胡苷、前胡素、伞形花内酯等。

2. 药理作用　紫花前胡有较好的祛痰作用，作用时间长，其效力与桔梗相当；甲醇总提取物能抑制炎症初期血管通透性，对溃疡有明显抑制作用，还有解痉作用；能延长巴比妥钠的睡眠时间，有镇静作用。白花前胡提取粗精和正丁醇提取物能增加冠脉血流量，但不影响心率及心肌收缩力。伞形花内酯能抑制鼻咽癌 KB 细胞的生长。

桔 梗 Jiegeng

《神农本草经》

为桔梗科植物桔梗 *Platycodon grandiflorum*（Jacq.）A. DC. 的根。全国大部分地区均有。以东北、华北地区产量较大，华东地区质量较优。秋季采挖，除去须根，刮去外皮，放清水中浸 2~3 小时，切片，晒干生用或炒用。

【药性】 苦、辛，平。归肺经。

【功效】 宣肺，祛痰，利咽，排脓。

【应用】

1. 咳嗽痰多，胸闷不畅 本品辛散苦泄，开宣肺气，祛痰利气，无论寒热皆可应用。风寒者，配紫苏、杏仁，如杏苏散（《温病条辨》）；风热者，配桑叶、菊花、杏仁，如桑菊饮（《温病条辨》）；若治痰滞胸痞，常配枳壳用。

2. 咽喉肿痛，失音 本品能宣肺泄邪以利咽开音。凡外邪犯肺，咽痛失音者，常配甘草、牛蒡子等用，如桔梗汤（《金匮要略》）及加味甘桔汤（《医学心悟》）。治咽喉肿痛，热毒盛者，可配射干、马勃、板蓝根等以清热解毒利咽。

3. 肺痈吐脓 本品性散上行，能利肺气以排壅肺之脓痰。治肺痈咳嗽胸痛、咯痰腥臭者，可配甘草用之，如桔梗汤（《金匮要略》）；现代临床多配鱼腥草、冬瓜仁等以加强清肺排脓之力。

此外，本品又可宣开肺气而通二便，用治癃闭、便秘。

【用法用量】 煎服，3~10g；或入丸、散。

【使用注意】 本品性升散，凡气机上逆，呕吐、呛咳、眩晕、阴虚火旺咳血等不宜用，胃、十二指肠溃疡者慎服。用量过大易致恶心呕吐。

【古籍摘要】

1.《神农本草经》："主胸胁痛如刀刺，腹满肠鸣幽幽，惊恐悸气。"

2.《珍珠囊药性赋》："其用有四：止咽痛，兼除鼻塞；利膈气，仍治肺痈；一为诸药之舟楫；一为肺部之引经"。

【现代研究】

1. 化学成分 本品含多种皂苷，主要为桔梗皂苷，多种混合皂苷经完全水解所产生的皂苷元有桔梗皂苷元，远志酸，以及少量的桔梗酸。另外还含菊糖、植物甾醇等。

2. 药理作用 所含的桔梗皂苷对口腔、咽喉部位、胃黏膜的直接刺激，反射性地增加支气管黏膜分泌亢进从而使痰液稀释，易于排出；桔梗有镇咳作用，有增强抗炎和免疫作用，其抗炎强度与阿司匹林相似；水提物能增强巨噬细胞的吞噬功能，增强中性白细胞的杀菌力，提高溶菌酶活性；对应激性溃疡有预防作用。桔梗粗皂苷有镇静、镇痛、解热作用，又能降血糖、降胆固醇，松弛平滑肌。桔梗皂苷有很强的溶血作用，但口服能在消化道中分解破坏而失去溶血作用。

3. 不良反应　服后能刺激胃黏膜，剂量过大，可引起轻度恶心，甚至呕吐。胃及十二指肠溃疡慎用，剂量也不宜过大。本品有较强的溶血作用，故只宜口服，不能注射。口服后桔梗皂苷在消化道被水解而破坏，即无溶血作用。

胖 大 海　Pangdahai

《本草纲目拾遗》

为梧桐科植物胖大海 *stereulia lychnophora* Hance 的成熟种子。主产于泰国、柬埔寨、马来西亚、印度尼西亚、越南、印度等国。4～6月果实成熟开裂时，采收种子，晒干。

【药性】　甘，寒。归肺、大肠经。

【功效】　清肺化痰，利咽开音，润肠通便。

【应用】

1. 肺热声哑，咽喉疼痛，咳嗽　本品甘寒质轻能清宣肺气，化痰利咽开音。常单味泡服，亦可配桔梗、甘草等同用。

2. 燥热便秘，头痛目赤　本品能润肠通便，清泄火热，可单味泡服，或配清热泻下药以增强药效。

【用法用量】　2～4枚，沸水泡服或煎服。

【古籍摘要】

1.《本草纲目拾遗》："治火闭痘，服之立起，并治一切热证劳伤，吐衄下血，消毒去暑，时行赤眼，风火牙痛……干咳无痰，骨蒸内热，三焦火证，诸疮皆效。"

2.《本草正义》："善于开宣肺气，并能通泄皮毛，风邪外闭，不问为寒为热，并皆主之。抑能开音治瘖，爽嗽豁痰。"

【现代研究】

1. 化学成分　种子外层含胖大海素，果皮含半乳糖、戊糖（主要是阿拉伯糖）。

2. 药理作用　胖大海素对血管平滑肌有收缩作用；能改善黏膜炎症。减轻痉挛性疼痛。水浸液具有促进肠蠕动，有缓泻作用，以种仁作用最强。种仁溶液（去脂干粉制成），有降压作用。

海 藻　Haizao

《神农本草经》

为马尾藻科植物海蒿子 *Sargassum pallidum*（Turn.）C. Ag. 或羊栖菜 *S. fusiforme.*（Harv.）Setch. 的藻体。前者习称"大叶海藻"，后者习称"小叶海藻"。主产于辽宁、山东、福建、浙江、广东等沿海地区。夏，秋二季采捞，除去杂质，淡水洗净，切段晒干用。

【药性】　咸，寒。归肝、肾经。

【功效】　消痰软坚，利水消肿。

【应用】

1. 瘿瘤，瘰疬，睾丸肿痛 本品咸能软坚，消痰散结。治瘿瘤，常配昆布、贝母等同用，如海藻玉壶汤（《外科正宗》）；治瘰疬，常与夏枯草、玄参、连翘等同用，如内消瘰疬丸（《疡医大全》）；治睾丸肿胀疼痛，配橘核、昆布、川楝子等，如橘核丸（《济生方》）。

2. 痰饮水肿 本品有利水消肿之功，但单用力薄，故多与茯苓、猪苓、泽泻等利湿药同用。

【用法用量】 煎服，10 ~ 15g。

【使用注意】 传统认为反甘草。

【古籍摘要】

1.《神农本草经》："主瘿瘤气，颈下核，破散结气，痈肿癥瘕坚气，腹中上下鸣，下十二水肿。"

2.《本草纲目》："海藻，咸能润下，寒能泄热引水，故能消瘿瘤、结核、阴癞之坚聚，而除浮肿、脚气、留饮、痰气之湿热，使邪气自小便出也。"

【现代研究】

1. 化学成分 羊栖菜和海蒿子均含褐藻酸、甘露醇、钾、碘、灰分等。海蒿子还含马尾藻多糖、岩藻甾醇等。羊栖菜还含羊栖菜多糖A、B、C及褐藻淀粉。

2. 药理作用 海藻因含碘化物，对缺碘引起的地方性甲状腺肿大有治疗作用，并对甲状腺功能亢进，基础代谢率增高有暂时抑制作用。褐藻酸硫酸酯有抗高脂血症作用，又可降低血清胆固醇及减轻动脉粥样硬化。水浸剂有降压作用。海藻中所含褐藻酸有类似肝素样作用，表现为抗凝血、抗血栓、降血粘度及改善微循环作用。羊栖菜对枯草杆菌有抑制作用，海藻多糖对Ⅰ型单纯疱疹病毒有抑制作用。

昆 布 Kunbu

《名医别录》

为海带科植物海带 *Laminaria japonica* Aresch. 或翅藻科植物昆布 *Ecklonia kurome* Okam. 的叶状体。主产于山东、辽宁、浙江等地。夏、秋两季采捞，除去杂质，漂净，切宽丝，晒干。

【药性】 咸，寒。归肝、肾经。

【功效】 消痰软坚，利水消肿。

【应用】 同海藻，常与海藻相须而用。

【用法用量】 煎服，6 ~ 12g。

【古籍摘要】

1.《名医别录》："主十二种水肿，瘿瘤聚结气，瘘疮。"

2. 崔禹锡《食经》："治九瘘风热，热痹，手脚疼痹，以生啖之益人。"

【现代研究】

1. 化学成分 本品含藻胶酸、昆布素，半乳聚糖等多糖类，海带氨酸、谷氨酸、天门冬氨酸, 脯氨酸等氨基酸, 维生素 B_1、B_2、C、P 及胡萝卜素, 碘、钾、钙等无机盐。

2. 药理作用: 含碘和碘化物, 有防治缺碘性甲状腺肿的作用; 海带氨酸及钾盐有降压作用; 藻胶酸和海带氨酸有降血清胆固醇的作用; 热水提取物对于体外的人体 KB 癌细胞有明显的细胞毒作用, 对 S_{180} 肿瘤有明显的抑制作用, 并能提高机体的体液免疫, 促进机体的细胞免疫, 昆布多糖还能防治高血糖。

黄 药 子 Huangyaozi

《滇南本草》

为薯蓣科植物黄独 *Dioscorea bulbifera* L. 的块茎。主产于湖北、湖南、江苏等地。秋冬两季采挖。除去根叶及须根, 洗净, 切片晒干生用。

【药性】 苦, 寒。有毒。归肺、肝经。

【功效】 化痰散结消瘿, 清热解毒。

【应用】

1. 瘿瘤 本品能化痰软坚, 散结消瘿, 《斗门方》治项下气瘿结肿, 单以本品浸酒饮; 亦可与海藻、牡蛎等配伍同用, 如海药散 (《证治准绳》)。

2. 疮疡肿毒, 咽喉肿痛, 毒蛇咬伤 本品能清热解毒, 可单用或配其他清热解毒药同用。

此外, 本品还有凉血止血作用, 可用于血热引起的吐血, 衄血, 咯血等; 兼有止咳平喘作用, 亦可治咳嗽、气喘、百日咳等。

【用法用量】 煎服, 5~15g; 研末服, 1~2g。外用, 适量鲜品捣敷, 或研末调敷, 或磨汁涂。

【使用注意】 本品有毒, 不宜过量。如多服、久服可引起吐泻腹痛等消化道反应, 并对肝肾有一定损害, 故脾胃虚弱及肝肾功能损害者慎用。

【古籍摘要】

1.《开宝本草》:"主恶肿疮瘘, 喉痹, 蛇犬咬毒。"

2.《萃金裘本草述录》:"治肺热咳嗽, 唾血, 鼻衄, 舌衄, 舌肿, 咽喉肿痛。"

【现代研究】

1. 化学成分 黄药子含黄药子素 A~H, 8-表黄药子 E 乙酸酯, 薯蓣皂苷元、D-山梨糖醇、二氢薯蓣碱, 还含蔗糖、还原糖、淀粉、鞣质。

2. 药理作用 黄药子对缺碘所致的动物甲状腺肿有一定的治疗作用。水煎剂或醇浸物水液对离体肠管有抑制作用, 而对未孕子宫则有兴奋作用, 此外有止血作用。水浸剂体外对多种致病真菌有不同程度的抑制作用。能直接抑制心肌, 醇浸物水液的抑制作用较水煎剂强。

3. 不良反应 常规剂量服用黄药子制剂后, 也会出现口干、食欲不振、恶心、腹痛等消化道反应。服用过量可引起口、舌、喉等处烧灼痛, 流涎, 恶心, 呕吐, 腹痛腹泻, 瞳孔缩小, 严重者出现黄疸。其直接毒性作用, 是该药或其代替产物在肝内达到一定浓度时干扰细胞代谢的结果，大量的有毒物质在体内蓄积可以导致急性肝中毒，最后出现明显黄疸，肝性昏迷，也有因窒息、心脏停搏而死亡。中毒救治：除一般常规处理外，内服蛋清水或葛根糊、药用炭。静脉滴注葡萄糖盐水。给予大量维生素 C、B 和 ATP、辅酶 A。也可用大量绿豆汤，或生姜 30g 榨汁，用白米醋 60ml，甘草 10g、加水煎成 500ml 饮用。

海 蛤 壳 Haigeqiao

《神农本草经》

为帘蛤科动物文蛤 *Meretrix meretrix* Linnaeus 和青蛤 *Cyclina sinensis* Gmelin 等的贝壳。各沿海地区均产。夏秋两季自海滩泥沙中淘取，去肉，洗净。生用或煅用。捣末或水飞用。

【药性】 咸，寒。归肺、胃经。

【功效】 清肺化痰，软坚散结。

【应用】

1. 肺热，痰热咳喘 本品能清肺热而化痰清火，用治热痰咳喘，痰稠色黄，常与瓜蒌仁、海浮石等同用；治痰火内郁，灼伤肺络之胸胁疼痛咯吐痰血，常配青黛同用，即黛蛤散（《卫生鸿宝》）。

2. 瘿瘤，痰核 本品味咸，能软坚散结，常与海藻、昆布等同用，如含化丸（《证治准绳》）。

此外，本品有利尿、制酸之功，还可用于水气浮肿，小便不利及胃痛泛酸之证。研末外用，可收湿敛疮，治湿疮、烫伤。

【用法用量】 煎服，10～15g；蛤粉宜包煎。

【古籍摘要】

1.《神农本草经》："主咳逆上气，喘息，烦满，胸痛寒热。"

2.《药性论》："治水气浮肿，下小便，治嗽逆上气，项下瘤瘿。"

3.《本草纲目》："清热利湿，化痰饮，消积聚，除血痢，妇人血结胸。"

【现代研究】

1. 化学成分 文蛤和青蛤的贝壳均含碳酸钙、壳角质、氨基酸等。另含钠、铝、铁、锶等。

2. 药理作用 有抗衰老作用，能明显降低动物过氧化脂质，明显提高超氧化物歧化酶活性。另有抗炎作用，其与昆布、海藻、牡蛎的组方能抑制大鼠肉芽组织增生，对小鼠冰醋酸致急性腹膜炎有显著抑制效果。

海 浮 石 Haifushi

《本草拾遗》

为胞孔科动物脊突苔虫 *Costazia aculeala* Canu et Bassler 瘤苔虫 *C. costazii* Audouim 的骨骼，俗称石花；或火山喷出的岩浆形成的多孔状石块，又称浮海石。前者主产于浙江、江苏、福建、广东沿海，夏秋季捞起，清水洗去盐质及泥沙，晒干；后者主产于辽宁、山东、福建、广东沿海。全年可采，捞出洗净晒干，捣碎或水飞用。

【药性】　咸，寒。归肺、肾经。

【功效】　清肺化痰，软坚散结，利尿通淋。

【应用】

1. 痰热咳喘　本品寒能清肺降火，咸能软坚化痰。治痰热壅肺，咳喘咯痰黄稠者，常配瓜蒌、贝母、胆星等同用，如清膈煎（《景岳全书》）；若肝火灼肺，久咳痰中带血者，可配青黛、栀子、瓜蒌等药用，以泻肝清肺，化痰止血，如咳血方（《丹溪心法》）。

2. 瘰疬，瘿瘤　本品能软坚散结，清化痰火。常配牡蛎、贝母、海藻等同用。

3. 血淋，石淋　可单味研末或配小蓟、蒲黄、木通等用。

【用法用量】　煎服，10～15g。打碎先煎。

【古籍摘要】

1.《本草纲目》引朱震亨："海石，治老痰结块，咸能软坚也。"

2.《本草纲目》："消瘤瘿结核疝气，下气，消疮肿。""浮石，入肺除上焦痰热，止咳嗽而软坚，清其上源，故又治诸淋。"

【现代研究】

1. 化学成分　脊突苔虫的骨骼，主含碳酸钙，并含少量镁、铁及酸不溶物质；火山喷出的岩浆形成的多孔状石块主要成分为二氧化硅（SiO_2），亦含氯、镁等。

2. 药理作用　本品有促进尿液分泌及祛除支气管分泌物的作用。

瓦 楞 子　Walengzi

《本草备要》

为蚶科动物毛蚶 *Arca subcrenata* Lischke、泥蚶 *A. granosa* Linnaeus 或魁蚶 *A. inflata* Reeve 的贝壳。产于各地沿海地区。全年捕捞，洗净，置沸水中略煮，去肉，晒干，生用或煅用，用时打碎。

【药性】　咸，平。归肺、胃、肝经。

【功效】　消痰软坚，化瘀散结，制酸止痛。

【应用】

1. 瘰疬，瘿瘤　本品咸能软坚，消痰散结，常与海藻、昆布等配伍，如含化丸（《证治准绳》）。

2. 癥瘕痞块　本品既能消痰，又能化瘀，有化瘀散结之功，适用于气滞血瘀及痰积所致的癥瘕痞块，可单用，醋淬为丸服，即《万氏家抄方》瓦楞子丸；也常与三棱、莪术、鳖甲等行气活血消癥软坚之品配伍。

本品煅用可制酸止痛，亦常用于肝胃不和，胃痛吐酸者，可单用，也可配甘草同用。

【用法用量】　煎服，10～15g，宜打碎先煎。研末服，每次1～3g。生用消痰散结；煅用制酸止痛。

【古籍摘要】

1.《本草拾遗》："治一切血气，冷气，癥癖。"

2.《本草求真》："此与鳖甲、蟅虫同为一类，皆能消疟除积。但蟅虫其性最迅，此与鳖甲其性稍缓耳。"

【现代研究】

1. 化学成分　均主含碳酸钙，并含有机质及少量铁、镁、硅酸盐、磷酸盐等。

2. 药理作用　碳酸钙能中和胃酸，减轻胃溃疡之疼痛。

礞　石　Mengshi

《嘉祐本草》

为绿泥石片岩或云母岩的石块或碎粒。前者药材称青礞石，主产于湖南、湖北、四川等地；后者药材称金礞石，主产于河南、河北等地。全年可采，除去杂质，煅用。

【药性】　咸，平。归肺、肝经。

【功效】　坠痰下气，平肝镇惊。

【应用】

1. 气逆喘咳　本品质重性烈，功专坠降，味咸软坚，善消痰化气，以治顽痰、老痰胶固之证，症见咳喘痰壅难咯，大便秘结，常配沉香、黄芩、大黄同用，如礞石滚痰丸（《景岳全书》）。

2. 癫狂，惊痫　本品既能攻消痰积，又能平肝镇惊，为治惊痫之良药。如夺命散（《婴孩宝鉴》），治热痰壅塞，引起的惊风抽搐，以煅礞石为末，用薄荷汁和白蜜调服。若痰积惊痫，大便秘结者，可用礞石滚痰丸以逐痰降火定惊。

【用法用量】　煎服，6～10g，宜打碎布包先煎。入丸散1.5～3g。

【使用注意】　本品重坠性猛，非痰热内结不化之实证不宜使用。脾虚胃弱、小儿慢惊及孕妇忌用。

【古籍摘要】

1.《嘉祐本草》："治食积不消，留滞在脏腑，食积癥块久不差。"

2.《本草纲目》："治积痰惊闲，咳嗽喘急。""治惊利痰……然止可用之救急，气弱脾虚者不宜久服。"

【现代研究】

1. 化学成分　青礞石主要成分为硅酸盐，镁、铝、铁及结晶水；金礞石主要成分为云母与石英，亦即主含钾、铁、镁、锰、铝、硅酸等与结晶水。

2. 药理作用　青礞石呈八面体配位的阳离子层夹在两个相同四面体单层间所组成，存在着静态电位差，故能促进阳离子交换，产生吸附作用，这是其化痰利水作用机制之一。

第三节　止咳平喘药

本节药物主归肺经，其味或辛或苦或甘，其性或温或寒，由于药物性味不同，质地润燥有异，止咳平喘机理也就有宣肺、清肺、润肺、降肺、敛肺及化痰之别。其中有的药物偏于止咳，有的偏于平喘，有的则兼而有之。

本节药物主治咳喘，而咳喘之证，病情复杂，有外感内伤之别，寒热虚实之异。临床应用时应审证求因，随证选用不同的止咳、平喘药，并配伍相应的有关药物。总之，不可见咳治咳，见喘治喘。

表证、麻疹初起，不能单投止咳药，当以疏解宣发为主，少佐止咳药物，更不能过早使用敛肺止咳药。个别麻醉镇咳定喘药，因易成瘾，易恋邪，用之宜慎。

苦 杏 仁　Kuxingren

《神农本草经》

为蔷薇科植物山杏 *Prunus armeniaca* L. var. *ansu* Maxim. 西伯利亚杏 *P. sibirica* L. 东北杏 *P. mandshurica* (Maxim.) Koehne 或杏 *P. armeniaca* L. 的成熟种子。主产我国东北、内蒙古、华北、西北、新疆及长江流域。夏季采收成熟果实，除去果肉及核壳，晾干，生用。

【药性】　苦，微温。有小毒。归肺、大肠经。

【功效】　止咳平喘，润肠通便。

【应用】

1. 咳嗽气喘　本品主入肺经，味苦降泄，肃降兼宣发肺气而能止咳平喘，为治咳喘之要药，随证配伍可治多种咳喘病证。如风寒咳喘，胸闷气逆，配麻黄、甘草，以散风寒宣肺平喘，如三拗汤（《伤寒论》）；若风热咳嗽，发热汗出，配桑叶、菊花，以散风热宣肺止咳，如桑菊饮（《温病条辨》）；若燥热咳嗽，痰少难咯，配桑叶、贝母、沙参，以清肺润燥止咳，如桑杏汤（《温病条辨》）、清燥救肺汤（《医门法律》）；肺热咳喘，配石膏等以清肺泄热宣肺平喘，如麻杏石甘汤（《伤寒论》）。

2. 肠燥便秘　本品质润多脂，味苦而下气，故能润肠通便。常配柏子仁、郁李仁等同用，如五仁丸（《世医得效方》）。

此外，本品外用尚可治蛲虫病、外阴瘙痒。

【用法用量】　煎服，3～10g，宜打碎入煎，或入丸、散。

【使用注意】　阴虚咳喘及大便溏泻者忌用。用量不宜过大，婴儿慎用。

【古籍摘要】

1. 《本草拾遗》："杀虫。以利喉咽，去喉痹、痰唾、咳嗽、喉中热结生疮。"
2. 《珍珠囊药性赋》："除肺热，治上焦风燥，利胸膈气逆，润大肠气秘。"

【现代研究】

1. 化学成分 本品含苦杏仁苷及脂肪油、蛋白质、各种游离氨基酸。尚含苦杏仁酶、苦杏仁苷酶、绿原酸、肌醇、苯甲醛、芳樟醇。

2. 药理作用 所含苦杏仁苷口服后，在下消化道分解后产生少量氢氰酸，能抑制咳嗽中枢而起镇咳平喘作用。在生成氢氰酸的同时，也产生苯甲醛，后者可抑制胃蛋白酶的活性，从而影响消化功能。苦杏仁苷及其水解生成的氢氰酸和苯甲酸体外试验均证明有微弱抗癌作用。苦杏仁油对蛔虫、钩虫及伤寒杆菌、副伤寒杆菌有抑制作用，且有润滑性通便作用。此外，苦杏仁苷有抗突变作用，所含蛋白质成分还有明显的抗炎及镇痛作用。

4. 不良反应 苦杏仁的主要成分苦杏仁苷水解后的产物氢氰酸，为有效成分，也是中毒成分，误服过量杏仁可产生氢氰酸中毒，使延髓等生命中枢先抑制后麻痹，并抑制细胞色素氧化酶的活性而引起组织窒息。临床表现为眩晕、心悸、恶心、呕吐等中毒反应，重者出现昏迷、惊厥、瞳孔散大、对光反应消失，最后因呼吸麻痹而死亡。中毒的处理：早期可用高锰酸钾或过氧化氢或10%硫代硫酸钠洗胃，然后大量饮糖水，或静脉注射葡萄糖液。严重者立即给氧，静注3%亚硝酸钠溶液10ml。如病情危急时，吸入亚硝酸异戊酯，每隔2分钟吸30秒，反复吸入3次，以代替亚硝酸钠。对于轻症，民间用杏树皮（去粗皮）60g，加水500ml，煮沸20分钟，取汁温服。

附药：甜杏仁 Tianxingren

为蔷薇科植物杏或山杏的部分栽培种而其味甘甜的成熟种子。性味甘平，功效与苦杏仁类似，药力较缓，且偏于润肺止咳。主要用于虚劳咳嗽或津伤便秘。煎服，5~10g。

紫 苏 子 Zisuzi

《本草经集注》

为唇形科植物紫苏 *Perilla frutescens* (L.) Britt. 的成熟果实。主产于江苏、安徽、河南等地。秋季果实成熟时采收，晒干。生用或微炒，用时捣碎。

【药性】 辛，温。归肺、大肠经。

【功效】 降气化痰，止咳平喘，润肠通便。

【应用】

1. 咳喘痰多 本品性主降，长于降肺气，化痰涎，气降痰消则咳喘自平。用治痰壅气逆，咳嗽气喘，痰多胸痞，甚则不能平卧之证，常配白芥子、莱菔子，如三子养亲汤（《韩氏医通》）。若上盛下虚之久咳痰喘，则配肉桂、当归、厚朴等温肾化痰下气之品，如《和剂局方》苏子降气汤。

2. 肠燥便秘 本品富含油脂，能润燥滑肠，又能降泄肺气以助大肠传导。常配杏仁、火麻仁、瓜蒌仁等，如紫苏麻仁粥（《济生方》）。

【用法用量】 煎服，5~10g；煮粥食或入丸、散。

【使用注意】 阴虚喘咳及脾虚便溏者慎用。

【古籍摘要】

1. 《本经逢原》："性能下气，故胸膈不利者宜之……为除喘定嗽，消痰顺气之良剂。但性主疏泄，气虚久嗽，阴虚喘逆，脾虚便溏者皆不可用。"

2. 《药品化义》："苏子主降，味辛气香主散，降而且散，故专利郁痰。咳逆则气升，喘急则肺胀，以此下气定喘。膈热则痰壅，痰结则闷痛，以此豁痰散结。如气郁不舒，乃风寒客犯肺经，久遏不散，则邪气与真气相持，致饮食不进，痰嗽发热，似弱非弱，以此清气开郁，大为有效。"

【现代研究】

1. 化学成分　本品含脂肪油（油中主要含不饱和脂肪酸及亚油酸，亚麻酸）及蛋白质、维生素 B_1、氨基酸类等。

2. 药理作用　紫苏油有明显的降血脂作用，给易于卒中的自发性高血压大鼠喂紫苏油可延长其存活率，使生存时间延长。紫苏油还可提高实验动物的学习能力。实验证实其有抗癌作用。

【其他】　同科植物白苏的果实，与紫苏子功效基本相同，亦可入药，名玉苏子，惟气薄力逊。

百　部　Baibu

《名医别录》

为百部科植物直立百部 Stemona sessilifolia（Miq.）Miq. 蔓生百部 S. japonica（Bl.）Miq. 或对叶百部 S. tuberosa Lour. 的块根。主产于安徽、江苏、湖北、浙江、山东等地。春、秋二季采挖，除去须根，洗净，置沸水中略烫或蒸至无白心，取出，晒干，切厚片生用，或蜜炙用。

【药性】　甘、苦，微温。归肺经。

【功效】　润肺止咳，杀虫灭虱。

【应用】

1. 新久咳嗽，百日咳，肺痨咳嗽　本品甘润苦降，微温不燥，功专润肺止咳，无论外感、内伤、暴咳、久嗽，皆可用之。可单用或配伍应用。治风寒咳嗽，配荆芥、桔梗、紫菀等，如止嗽散（《医学心悟》）；久咳不已，气阴两虚者，则配黄芪、沙参、麦冬等，如百部汤（《本草汇言》）；治肺痨咳嗽，阴虚者，常配沙参、麦冬、川贝母等。

2. 蛲虫，阴道滴虫，头虱及疥癣　本品有杀虫灭虱之功，以治蛲虫病为多用，以本品浓煎，睡前保留灌肠；治阴道滴虫，可单用，或配蛇床子、苦参等煎汤坐浴外洗，治头虱、体虱及疥癣，可制成20%乙醇液，或50%水煎剂外搽。

【用法用量】　煎服，5～15g；外用适量。久咳虚嗽宜蜜炙用。

【古籍摘要】

1. 《名医别录》："主咳嗽上气。"

2. 《日华子本草》："治疳蛔及传尸骨蒸，杀蛔虫，寸白、蛲虫。"

【现代研究】

1. 化学成分 本品含多种生物碱：如百部碱、百部定碱、原百部碱、次百部碱、直立百部碱、对叶百部碱、蔓生百部碱等，还含糖、脂类、蛋白质、琥珀酸等。

2. 药理作用 百部所含生物碱能降低呼吸中枢兴奋性，抑制咳嗽反射，而奏止咳之效。对支气管痉挛有松弛作用，强度与氨茶碱相似。体外试验对人型结核杆菌、肺炎球菌、葡萄球菌、链球菌、白喉杆菌、痢疾杆菌、绿脓杆菌、伤寒杆菌、鼠疫杆菌、炭疽杆菌、霍乱弧菌均有抑制作用，对流行性感冒病毒，一切皮肤真菌也有抑制作用。水浸液和醇浸液对体虱、阴虱皆有杀灭作用。此外，尚有一定的镇静、镇痛作用。

紫　菀　Ziwan

《神农本草经》

为菊科植物紫菀 *Aster tataricus* L. f. 的根及根茎。主产于东北、华北、西北及河南、安徽等地。春、秋二季采挖，除去有节的根茎，编成辫状晒干，切厚片生用，或蜜炙用。

【药性】 苦、辛、甘，微温。归肺经。

【功效】 润肺化痰止咳。

【应用】

咳嗽有痰 本品甘润苦泄，性温而不热，质润而不燥，长于润肺下气，开肺郁，化痰浊而止咳。凡咳嗽之证，无论外感、内伤，病程长短，寒热虚实，皆可用之。如风寒犯肺，咳嗽咽痒，咯痰不爽，配荆芥、桔梗、百部等，如止嗽散（《医学心悟》）；若治阴虚劳嗽，痰中带血，则配阿胶、贝母等以养阴润肺，化痰止嗽，如王海藏紫菀汤。此外，本品还可用于肺痈、胸痹及小便不通等证，均取其开宣肺气之功。

【用法用量】 煎服，5~10g。外感暴咳生用，肺虚久咳蜜炙用。

【古籍摘要】

1.《神农本草经》："主咳逆上气，胸中寒热结气。"

2.《本草正义》："紫菀柔润有余，虽曰苦辛而温，非燥烈可比。专能开泄肺郁，定咳降逆，宣通窒滞，兼疏肺家气血。凡风寒外束，肺气壅塞，咳呛不爽，喘促哮吼，及气火燔灼，郁为肺痈，咳吐脓血，痰臭腥秽诸证，无不治之；而寒饮蟠踞，浊涎胶固，喉中如水鸡声者，尤为相宜。"

【现代研究】

1. 化学成分 本品含紫菀皂苷 A~G、紫菀苷、紫菀酮、紫菀五肽、紫菀氯环五肽、丁基－D－核酮糖苷、槲皮素、无羁萜、表无羁萜醇、挥发油等。

2. 药理作用 水煎剂及苯、甲醇提取物均有显著的祛痰作用，目前，初步认为祛痰的有效成分为丁基－D－核酮糖苷；根与根茎的提取物中分离出的结晶之一有止咳作用。体外试验证明，紫菀对大肠杆菌、痢疾杆菌、伤寒杆菌、副伤寒杆菌、绿脓杆菌有一定抑制作用；所含的表无羁萜醇对小鼠艾氏腹水癌有抗癌作用；槲皮素有利尿作用。

款 冬 花 Kuandonghua

《神农本草经》

为菊科植物款冬 *Tussilago farlara* L. 的花蕾。主产于河南、甘肃、山西、陕西等地。12月或地冻前当花尚未出土时采挖，除去花梗，阴干，生用，或蜜炙用。

【药性】 辛、微苦，温。归肺经。

【功效】 润肺下气，止咳化痰。

【应用】

咳嗽气喘 本品辛温而润，治咳喘无论寒热虚实，皆可随证配伍。咳嗽偏寒，可与干姜、紫菀、五味子同用，如款冬煎（《千金方》）。治肺热咳喘，则配知母、桑叶、川贝母同用，如款冬花汤（《圣济总录》）；若配人参、黄芪，可治肺气虚弱，咳嗽不已；若治阴虚燥咳，则配沙参、麦冬；喘咳日久痰中带血，常配百合同用，如百花膏（《济生方》）；肺痈咳吐脓痰者，也可配桔梗、薏苡仁等同用，如款花汤（《疮疡经验全书》）。

【用法用量】 煎服，5～10g。外感暴咳宜生用，内伤久咳宜炙用。

【鉴别用药】 款冬花、紫菀，其性皆温，但温而不燥，既可化痰，又能润肺，咳嗽无论寒热虚实，病程长短均可用之。前者重在止咳，后者尤善祛痰。古今治咳喘诸方中，二者每多同用，则止咳化痰之效益彰。

【古籍摘要】

1.《神农本草经》："主咳逆上气，善喘，喉痹。"

2.《本经疏证》："《千金》、《外台》凡治咳逆久嗽，并用紫菀、款冬者，十方而九。而其异在《千金》、《外台》亦约略可见，盖凡唾脓血失音者，及风寒水气盛者，多不甚用款冬，但用紫菀；款冬则每同温剂、补剂用者为多。"

【现代研究】

1. 化学成分 本品含生物碱款冬花碱、克氏千里光碱；及倍半萜成分款冬花素、甲基丁酸款冬花素酯、去乙酰基款冬花素；三萜成分款冬二醇、山金车二醇；芸香苷、金丝桃苷、精油、氨基酸及鞣质等。

2. 药理作用 煎剂及乙醇提取物有镇咳作用，乙酸乙酯提取物有祛痰作用，醚提取物小量略有支气管扩张作用，醇、醚提取物有呼吸兴奋作用。醚提取物及煎剂有升血压作用；醚提取物能抑制胃肠平滑肌，有解痉作用；提取物及款冬花素有抗血小板激活因子作用。

马 兜 铃 Madouling

《药性论》

为马兜铃科植物北马兜铃 *Aristolochia contorta* Bge. 或马兜铃 *A. debilis* Sieb. et Zucc. 的成熟果实。前者主产于黑龙江、吉林、河北等地；后者主产于山东、江苏、安徽、浙江等地。秋季果实由绿变黄时采收，晒干，生用、炒用或蜜炙用。

【药性】 苦、微辛，寒。归肺、大肠经。

【功效】　清肺化痰，止咳平喘，清肠消痔。

【应用】

1. 肺热咳喘　本品性寒质轻，主入肺经，味苦泄降，善清肺热，降肺气，又能化痰。故热郁于肺，肺失肃降，发为咳嗽痰喘者最宜，常配桑白皮、黄芩、枇杷叶等同用；治肺虚火盛，喘咳咽干，或痰中带血者，则配阿胶等同用，以养阴清肺、止咳平喘，如补肺阿胶散（《小儿药证直诀》）。

2. 痔疮肿痛或出血　本品又入大肠经，能清除大肠积热而治痔疮肿痛或出血，常配生地、白术等药内服，也可配地榆、槐角煎汤熏洗患处。

此外，又能清热平肝降压而治高血压病属肝阳上亢者。

【用法用量】　煎服，3~10g。外用适量，煎汤熏洗。一般生用，肺虚久咳者炙用。

【使用注意】　用量不宜过大，以免引起呕吐。虚寒喘咳及脾虚便溏者禁服，胃弱者慎服。

【古籍摘要】

1. 《药性论》："主肺气上急，坐息不得，咳逆连连不止。"

2. 《本草正义》："宣肺之药，紫菀微温，兜铃微清，皆能疏通壅滞，止嗽化痰，此二者，有一温一清之分，宜辨寒嗽热嗽、寒喘热喘主治。"

【现代研究】

1. 化学成分　北马兜铃果实含马兜铃酸A、C、D，β-谷甾醇和木兰花碱。马兜铃果实和种子含有马兜铃酸A和季铵生物碱。

2. 药理作用　有明显止咳作用，煎剂有微弱祛痰作用；又能舒张支气管，缓解支气管痉挛。对多种致病真菌有抑制作用。

3. 不良反应　服用马兜铃30~90g可引起中毒反应，所含木兰花碱，对神经节有阻断作用，并具有箭毒样作用。临床表现为频繁恶心、心烦、呕吐、头晕、气短等症状，严重者可出现出血性下痢，知觉麻痹，嗜睡，瞳孔散大，呼吸困难，由肾炎而引起蛋白尿及血尿。轻度症状如恶心、呕吐等，用蜜炙马兜铃后再入药，可免此弊；较严重者，需对症处理，可洗胃、服浓茶或鞣酸等。肌内注射维生素B_1，1日2次，每次20mg，静脉注射25%葡萄糖液或静脉滴注葡萄糖盐水1000~1500ml。出现麻痹或呼吸困难时，可用苯甲酸钠、咖啡因、尼可刹米，或樟脑磺酸钠等肌内注射。

枇 杷 叶　Pipaye

《名医别录》

为蔷薇科植物枇杷 *Eriobotrya japonica*（Thunb.）Lindl. 的叶。全国大部分地区均有栽培。主产于广东、江苏、浙江、福建、湖北等地。全年均可采收，晒干，刷去毛，切丝生用或蜜炙用。

【药性】　苦，微寒。归肺、胃经。

【功效】　清肺止咳，降逆止呕。

【应用】

1. 肺热咳嗽，气逆喘急 本品味苦能降，性寒能清，具有清降肺气之功。可单用制膏服用，或与黄芩、桑白皮、栀子等同用，如枇杷清肺饮（《医宗金鉴》）；治燥热咳喘，咯痰不爽，口干舌红者，宜与宣燥润肺之品桑叶、麦冬、阿胶等同用，如清燥救肺汤（《医门法律》）。

2. 胃热呕吐，哕逆 本品能清胃热，降胃气而止呕吐、呃逆，常配陈皮、竹茹等同用。

【用法用量】 煎服，5~10g，止咳宜炙用，止呕宜生用。

【古籍摘要】

1. 《本草纲目》："和胃降气，清热解暑毒，疗脚气。""枇杷叶，治肺胃之病，大都取其下气之功耳。气下则火降痰顺，而逆者不逆，呕者不呕，渴者不渴，咳者不咳矣。""治胃病以姜汁涂炙，治肺病以蜜水涂炙。"

2. 《重庆堂随笔》："凡风温、温热、暑、燥诸邪在肺者，皆可用以保柔金而肃治节，香而不燥，凡湿温、疫疠、秽毒之邪在胃者，皆可用以澄浊而廓中州。本草但云其下气治嗽、呃，则伟绩未彰，故发明之。"

【现代研究】

1. 化学成分 本品含挥发油（主要为橙花椒醇和金合欢醇）以及酒石酸、熊果酸、齐墩果酸、苦杏仁苷、鞣质，维生素 B、C，山梨醇等。

2. 药理作用 本品有镇咳、平喘作用，祛痰作用较差；煎剂在体外对金黄色葡萄球菌有抑制作用，对白色葡萄球菌、肺炎双球菌及痢疾杆菌亦有抑制作用。乙醚冷浸提取物及所含熊果酸有抗炎作用。

桑 白 皮　Sangbaipi

《神农本草经》

为桑科植物桑 *Morus alba* L. 的根皮。全国大部分地区均产，主产于安徽、河南、浙江、江苏、湖南等地。秋末叶落时至次春发芽前挖根，刮去黄棕色粗皮，剥取根皮，晒干，切丝生用，或蜜炙用。

【药性】 甘，寒。归肺经。

【功效】 泻肺平喘，利水消肿。

【应用】

1. 肺热咳喘 本品味甘性寒降，主入肺经，能清泻肺火兼泻肺中水气而平喘。治肺热咳喘，常配地骨皮同用，如泻白散（《小儿药证直诀》）；若水饮停肺，胀满喘急，可配麻黄、杏仁、葶苈子等宣肺逐饮之药同用；治肺虚有热而咳喘气短、潮热、盗汗者，也可与人参、五味子、熟地等补益药配伍，如补肺汤（《永类钤方》）。

2. 水肿 本品能泻降肺气，通调水道而利水消肿，尤宜用于风水、皮水等阳水实证。全身水肿，面目肌肤浮肿，胀满喘急，小便不利者，常配茯苓皮、大腹皮、陈皮等，如五皮散（《中藏经》）。

此外，本品还有清肝降压止血之功，可治衄血、咯血及肝阳肝火偏旺之高血压症。

【用法用量】　煎服，5～15g。泻肺利水，平肝清火宜生用；肺虚咳嗽宜蜜炙用。

【古籍摘要】

1.《药性论》："治肺气喘满，水气浮肿，主伤绝，利水道，消水气，虚劳客热，头痛，内补不足。"

2.《本草纲目》："桑白皮，长于利小水，及实则泻其子也。故肺中有水气及肺火有余者宜之。"

【现代研究】

1. 化学成分　本品含多种黄酮类衍生物，如桑根皮素、桑皮色烯素，桑根皮素等；伞形花内酯，东莨菪素，还含有作用类似乙酰胆碱的降压成分；近又提得桑皮呋喃A。

2. 药理作用　本品有轻度止咳作用，并能利尿，尿量及钠、钾、氯化物排出量均增加；煎剂及其乙醇、乙醚、甲醇的提取物，有不同程度的降压作用；对神经系统有镇静、安定、抗惊厥、镇痛、降温作用；对肠和子宫有兴奋作用。煎剂对金黄色葡萄球菌、伤寒杆菌、痢疾杆菌有抑制作用。本品对子宫颈癌JTC28、肺癌细胞有抑制作用，近年研究还表明，还能抗艾滋病毒。

葶 苈 子 Tinglizi

《神农本草经》

为十字花科植物独行菜 *Lepidium apetalum* Willd. 或播娘蒿 *Descurinia sophia*（L.）Webb exPrantl 的成熟种子。前者称"北葶苈"，主产于河北、辽宁、内蒙古、吉林等地；后者称"南葶苈"，主产于江苏、山东、安徽、浙江等地。夏季果实成熟时采割植株，晒干，搓出种子，除去杂质，生用或炒用。

【药性】　苦、辛，大寒。归肺、膀胱经。

【功效】　泻肺平喘，利水消肿。

【应用】

1. 痰涎壅盛，喘息不得平卧　本品苦降辛散，性寒清热，专泻肺中水饮及痰火而平喘咳。常佐大枣以缓其性，如葶苈大枣泻肺汤（《金匮要略》）。还常配苏子、桑白皮、杏仁等共用。

2. 水肿，悬饮，胸腹积水，小便不利　本品泄肺气之壅闭而通调水道，利水消肿。治腹水肿满属湿热蕴阻者，配防己、椒目、大黄，即己椒苈黄丸（《金匮要略》）；治结胸、胸水，腹水肿满，配杏仁、大黄、芒硝，即大陷胸丸（《伤寒论》）。

【用法用量】　煎服，5～10g；研末服，3～6g。

【鉴别用药】　桑白皮与葶苈子均能泻肺平喘，利水消肿，治疗肺热及肺中水气，痰饮咳喘以及水肿，常相须为用。桑白皮甘寒，药性较缓，长于清肺热，降肺火，多用于肺热咳喘，痰黄及皮肤水肿；葶苈子力峻，重在泻肺中水气、痰涎，邪盛喘满不得卧者尤宜，其利水力量也强，可兼治臌胀、胸腹积水。

【古籍摘要】

1.《神农本草经》："主癥瘕积聚结气，饮食寒热，破坚逐邪，通利水道。"

2.《名医别录》："下膀胱水，伏留热气，皮间邪水上出，面目浮肿。身暴中风热痱痒，利小腹。"

【现代研究】

1. 化学成分 播娘蒿种子含有强心苷类：如毒毛旋花子苷配基，伊夫单苷，葶苈子苷，伊夫双苷。异硫氰酸类：有葡萄糖异硫氰酸盐的降解产物，异硫氰酸苄酯，异硫氰酸烯丙酯，异硫氰酸丁烯酯。脂肪油类：油中主要含亚麻酸、亚油酸、油酸、芥酸、棕榈酸、硬脂酸。

独行菜的种子含芥子苷，脂肪油，蛋白质，糖类。

2. 药理作用 两种葶苈子提取物，均有强心作用，能使心肌收缩力增强，心率减慢，对衰弱的心脏可增加输出量，降低静脉压。尚有利尿作用。葶苈子中的苄基芥子油具有广谱抗菌作用，对酵母菌等20种真菌及数十种其他菌株均有抗菌作用。葶苈子在很低剂量，即可发挥显著的抗癌效果。

白 果 Baiguo

《日用本草》

为银杏科植物银杏 *Gimkgo biloba* L. 的成熟种子。全国各地均有栽培。主产于广西、四川、河南、山东、湖北。秋季种子成熟时采收，除去肉质外种皮，洗净，稍蒸或略煮后烘干。用时打碎取种仁，生用或炒用。

【药性】 甘、苦、涩，平。有毒。归肺经。

【功效】 敛肺化痰定喘，止带缩尿。

【应用】

1. 哮喘痰嗽 本品性涩而收，能敛肺定喘，且兼有一定化痰之功，喘咳日久痰多者常用。治寒喘由风寒之邪引发者，配麻黄辛散，敛肺而不留邪，宣肺而不耗气，如鸭掌散（《摄生众妙方》）；如肺肾两虚之虚喘，配五味子、胡桃肉等以补肾纳气，敛肺平喘；若外感风寒而内有蕴热而喘者，则配麻黄、黄芩等同用，如定喘汤（《摄生众妙方》）。若治肺热燥咳，喘咳无痰者，宜配天冬、麦冬、款冬花以润肺止咳。

2. 带下，白浊，尿频，遗尿 本品收涩而固下焦。治妇女带下，属脾肾亏虚，色清质稀者最宜，常配山药、莲子等健脾益肾之品而用；若属湿热带下，色黄腥臭者，也可配黄柏、车前子等，以化湿清热止带，如易黄汤（《傅青主女科》）。治小便白浊，可单用或与萆薢、益智仁等同用。治遗精、尿频、遗尿，常配熟地、山萸肉、覆盆子等，以补肾固涩。

【用法用量】 煎服，5~10g，捣碎。

【使用注意】 本品有毒，不可多用，小儿尤当注意。过食白果可致中毒，出现腹痛、吐泻、发热、紫绀以及昏迷、抽搐，严重者可致呼吸麻痹而死亡。

【古籍摘要】

1.《医学入门》："清肺胃浊气，化痰定喘，止咳。"

2.《本草纲目》："熟食温肺益气，定喘嗽，缩小便，止白浊；生食降痰，消毒杀虫；嚼浆涂鼻面手足，去皶疱，黯䵟皴皱及疥癣、疳䘌、阴虱。""食多则收令太过，令人气壅胪胀昏顿。……《三元延寿书》言昔有饥者，同以白果代饭食饱，次日皆死也。"

【现代研究】

1. 化学成分　种子含蛋白质、脂肪、淀粉、氰苷、维生素 B_2 及多种氨基酸；外种皮含有毒成分银杏酸、氢化白果酸、白果酚、白果醇等。肉质外种皮含白果酸、氢化白果酸、氢化白果亚酸、银杏二酚、白果醇和黄酮类化合物。

2. 药理作用　能抑制结核杆菌的生长，体外对多种细菌及皮肤真菌有不同程度的抑制作用。乙醇提取物有一定的祛痰作用，对气管平滑肌有微弱的松弛作用。银杏二酚有短暂降压作用，并引起血管渗透性增加。银杏外种皮水溶性成分能清除机体超氧自由基，具有抗衰老作用，还具有免疫抑制及抗过敏作用。

3. 不良反应　银杏毒成分有溶血作用，服用量过大，易中毒，生品毒性更大，而以绿色胚芽最毒。其毒性成分能溶于水，加热可被破坏。一般中毒症状为恶心呕吐，腹痛腹泻，发热，烦躁不安，惊厥，精神萎顿，呼吸困难，紫绀，昏迷，瞳孔对光反应迟钝或消失；严重者可因呼吸中枢麻痹而死亡。解救方法：服后 2～3 小时内，应洗胃，导泻，利尿，服鸡蛋清或药用炭，以减轻毒素的继续吸收；呼吸困难及紫绀者，给氧，并予呼吸兴奋剂；惊厥抽搐者，给予安定、苯巴比妥等镇静，抗惊厥药，静脉注射高渗葡萄糖，及其他对症处理，中药可用甘草 30g，水煎服，或白果壳 30～60g，水煎服，或用木香适量用开水磨汁，入麝香少许服之。

附药：银杏叶　Yinxingye

为银杏树的叶，主要成分为银杏黄酮。性味苦、涩，平。功能敛肺平喘，活血止痛。用于肺虚咳喘，以及高血脂、高血压、冠心病心绞痛、脑血管痉挛等。煎服 5～10g，或制成片剂、注射剂。

矮 地 茶　Aidicha

《李氏草秘》

为紫金牛科常绿亚灌木平地木 *Ardisia japonica* (Thunb.) Bl. 的全株，又名紫金牛。主产于长江流域以南各省。全年可采。晒干，切段。生用。

【药性】　苦、辛，平。归肺、肝经。

【功效】　止咳平喘，清利湿热，活血化瘀。

【应用】

1. 咳喘　本品有显著的止咳祛痰作用，略兼平喘之功。因其性平，故证情无问寒热，均可配伍应用。治肺热咳喘痰多，可单用，亦可配枇杷叶、金银花、猪胆汁等药用；若属寒痰咳喘，则配麻黄、细辛、干姜等温肺化痰止咳平喘药同用。

2. 湿热黄疸，水肿　治急、慢性黄疸，常配茵陈、虎杖等药用；治水肿尿少，配泽泻、茯苓等；治热淋，常配车前草、萹蓄等药；与白扁豆、山药、椿皮还可用治脾虚带下。

3. 血瘀经闭，风湿痹痛，跌打损伤 本品有活血化瘀、通经止痛作用，治上述诸证可分别配活血调经、祛风湿通络及祛瘀疗伤药同用。

【用法用量】 煎服，10～30g。

【古籍摘要】

1.《李氏草秘》："捣汁冲酒服，治偏坠疝气。"

2.《植物名实图考》："治肿毒、血痢，解蛇毒，救中暑。""又治跌打损伤，风痛。"

【现代研究】

1. 化学成分 全草含挥发油，由龙脑、β－桉叶油醇和4－松油烯醇等61个成分组成，去油后可得岩白菜素。还含紫金牛酚Ⅰ、Ⅱ，2－甲基腰果二酚，冬青醇，恩贝素，槲皮素，槲皮苷，杨梅苷等。

2. 药理作用 煎剂及所含岩白菜素均有明显止咳作用；煎剂对小白鼠有明显祛痰作用，其作用强度与等剂量的桔梗相当，祛痰的有效成分可能是杨梅苷及槲皮素。挥发油及紫金牛酚有抗结核作用。水煎剂对金黄色葡萄球菌、肺炎球菌有抑制作用，并对流感病毒有一定的抑制作用。

3. 不良反应 部分病人服用矮地茶煎剂后可出现头晕、腹胀、腹痛、腹泻、恶心口渴及头痛等副作用，绝大多数可自行缓解。

洋 金 花 Yangjinhua

《药物图考》

为茄科植物白曼陀罗 *Datura metel* L. 的花。主产于江苏、浙江、福建、广东等地。7～9月花盛开时采收，晒干或低温干燥。生用或姜汁、酒制用。

【药性】 辛，温。有毒。归肺、肝经。

【功效】 平喘止咳，麻醉镇痛，止痉。

【应用】

1. 哮喘咳嗽 本品为麻醉镇咳平喘药，对成人或年老咳喘无痰或痰少，而他药乏效者用之。可散剂单服，或配烟叶制成卷烟燃吸；现也常配入复方用治慢性喘息性支气管炎、支气管哮喘。

2. 心腹疼痛，风湿痹痛，跌打损伤 本品有良好的麻醉止痛作用，可广泛用于多种疼痛疾病。单用即有效，也可配川乌、草乌、姜黄等同用。治痹痛，跌打疼痛，除煎汤内服外，还可煎水熏洗或外敷。

3. 麻醉 本品自古就已用作麻醉药，常与草乌、川乌、姜黄等同用，如整骨麻药方（《医宗金鉴》）。近代以本品为主，或单以本品提取物东莨菪碱制成中药麻醉药，广泛用于各种外科手术麻醉，效果满意。

4. 癫痫，小儿慢惊风 本品有解痉止搐之功，可配全蝎、天麻、天南星等息风止痉药同用以增强药效。

【用法用量】 内服：0.2～0.6g，宜入丸、散剂；作卷烟吸，一日量不超过1.5g。外用适量，煎汤洗或研末外敷。

【使用注意】　本品有毒，应控制剂量。外感及痰热咳喘、青光眼、高血压、心动过速者禁用；孕妇、体弱者慎用。

【古籍摘要】

1.《履巉岩本草》："治寒湿脚，面上破，生疮，晒干为末，用少许贴患处。"

2.《本草纲目》："诸风及寒湿脚气，煎汤洗之；又主惊痫及脱肛；并入麻药。"

【现代研究】

1. 化学成分　白曼陀罗花含莨菪烷型生物碱。其中主要包括东莨菪碱（天仙子碱）、莨菪碱（天仙子胺）、阿托品。

2. 药理作用　东莨菪碱对大脑皮层和皮层下某些部位主要是抑制作用，使意识丧失，产生麻醉。但对延髓和脊髓则有不同程度的兴奋作用；有一定的镇痛作用。对支气管及胃肠平滑肌有松弛作用。有阿托品样解除血管痉挛，改善微循环及组织器官的血流灌注而有抗休克作用。有散瞳，调节眼麻痹及抑制腺体分泌的作用。洋金花生物碱能明显提高血液和大脑皮质超氧化物歧化酶（SOD）活性，降低丙二醛（MDA）含量。生物碱小剂量时，兴奋迷走神经中枢使心率减慢；剂量较大时，则阻滞心脏 M 胆碱受体，使心率加快。较高浓度的莨菪类具有抗心律失常作用和非特异性的钙通道阻滞作用。

4. 不良反应　食用过量多致中毒，小儿较为多见。中毒症状和体征可归纳为两类：一类为副交感神经功能阻断症状，包括口干、恶心呕吐、皮肤潮红、心率、呼吸增快、瞳孔散大、视物模糊等；另一类以中枢神经系统症状为主：步态不稳、嗜睡、意识模糊、谵妄、大小便失禁、狂躁不安，甚至抽搐、生理反射亢进等，个别病人可出现发热、白细胞升高、中性粒细胞增加。严重者可因呼吸中枢麻痹而死亡。解毒措施：4～6 小时以内者，以清水或 1∶5000～1∶2000 高锰酸钾溶液洗胃。超过 4 小时者，则应以硫酸镁导泻，并配合葡萄糖注射液静脉滴注，无尿者可静脉注射 20% 甘露醇 250ml 或给速尿（呋塞米）40～80mg。拮抗剂可用毛果芸香碱或毒扁豆碱，或用抗胆碱酯酶药新斯的明。此外，须进行对症处理及抗生素预防感染，并采取保温措施。中药解救可用甘草 30g，绿豆 60g，煎汤频服；或用绿豆 120g，银花 60g，连翘 30g，甘草 15g，煎水服。亦可用防风、桂枝煎汤服。

【其他】　本品的叶与种子均有止痛作用，均以东莨菪碱为主要成分。同属植物毛曼陀罗 *D. innoxia* Mill.、紫曼陀罗 *D. tatula* L.、欧曼陀罗 *D. stramonium* L. 等，均与本品同功。

华 山 参　Huashanshen

《陕西中草药》

为茄科植物漏斗泡囊草 *Physochlaina infundibularis* Kuang 的根。产于山西、陕西、河南。主产于秦岭华山。早春或初夏采收，除去芦头及细根，洗净，晒干。

【药性】　甘、微苦，温。有毒。归肺经。

【功效】　温肺祛痰，止咳平喘。

【应用】

体虚痰喘，寒咳　本品性温，既温肺散寒，又能化痰，临床多用于长年久咳哮喘，可短期见效。

此外，本品还用治虚寒腹泻、失眠。

【用法用量】　煎服，0.1～0.2g。或制成喷雾剂吸入，也可制成片剂。

【使用注意】　不宜多服、久服，以免中毒。青光眼患者禁用。孕妇慎用。前列腺极度肥大者慎用。

【现代研究】

1. 化学成分　根中有效成分为生物碱，其中脂溶性生物碱有东莨菪素（莨菪亭，东莨菪内酯），莨菪碱，东莨菪碱，天仙子碱及山莨菪碱等。水溶性生物碱以胆碱为主。其所含东莨菪内酯、东莨菪苷是治疗气管炎的有效成分。此外，含氨基酸、多糖类、还原糖、甾醇类及淀粉等。

2. 药理作用　本品具有镇咳、祛痰、平喘作用。本品提取的莨菪亭能增加酚红的排出，降低痰液黏性和痰内中性粒细胞数，提示有祛痰作用。其粉剂和粗提物（热参总生物碱）亦有平喘作用。

3. 不良反应　误食过量易致中毒。中毒表现：轻者出现口干，口麻，头晕，烦躁，视力模糊，咽痛，牙痛，面色潮红；重者语言不清，躁动谵语，瞳孔散大，牙关紧闭，口唇干裂，口腔出血，四肢肌肉张力增强，心率加快，昏迷，抽搐等。华山参中毒后，除一般抢救处理外，可使用拮抗剂（与救治阿托品中毒相同）。中药治疗取甘草30g，绿豆30g水煎服。亦可服用生姜水。

罗 汉 果　Luohanguo

《岭南采药录》

为葫芦科植物罗汉果 *Mormordica grosvenorii* Swingle 的果实。主产于广西。秋季果熟时采摘，用火烘干，刷毛，生用。

【药性】　甘，凉。归肺、大肠经。

【功效】　清肺利咽，化痰止咳，润肠通便。

【应用】

1. 咳喘，咽痛　本品味甘性凉，善清肺热，化痰饮，且可利咽止痛，常用治痰嗽，气喘，可单味煎服，或配伍百部、桑白皮同用；治咽痛失音，可单用泡茶饮。

2. 便秘　本品甘润，可生津润肠通便，治肠燥便秘，可配蜂蜜泡饮。

【用法用量】　煎服，10～30g；或开水泡服。

【古籍摘要】

《岭南采药录》："理痰火咳嗽。"

【现代研究】

1. 化学成分　果中主要含三萜苷类，包括赛门苷Ⅰ、罗汉果苷Ⅱ_E、Ⅲ、Ⅲ_E、Ⅴ、Ⅵ、罗汉果新苷，黄酮类成分山柰酚 – 3，7 – α – L 二鼠李糖苷和罗汉果黄素 D – 甘露醇，还含大量葡萄糖、果糖，又含锰、铁、镍等 20 多种无机元素，蛋白质，维生素 C、E 等。种仁含油脂成分，其中脂肪酸有亚油酸、油酸、棕榈酸等。

2. 药理作用 水提物有较明显的镇咳、祛痰作用，有降低血清谷丙转氨酶活力的作用，能较显著提高实验动物外周血酸性 α – 醋酸萘酯酶阳性淋巴细胞的百分率，提示可增强机体的细胞免疫功能，大剂量的罗汉果能提高脾特异性玫瑰花环形成细胞的比率，对外周血中粒细胞吞噬率无明显作用。水浸出液可抑制变链菌抑制的致龋作用。

满 山 红 Manshanhong

《东北常用中草药手册》

为杜鹃花科半常绿灌木植物兴安杜鹃 *Rhododendron dauricum* L. 的叶。主产于黑龙江、吉林、新疆等地。秋季采收，晒干或阴干用。

【药性】 苦，寒。归肺经。

【功效】 止咳祛痰平喘

【应用】

咳喘痰多 本品味苦性寒，有较好的祛痰止咳作用，但平喘作用较弱。用于咳喘痰多气喘者，单用即有良好效果。现已制成杜鹃素片、满山红油、满山红胶丸等用于临床。

【用法用量】 6 ~ 15g。

【现代研究】

1. 化学成分 叶及花含挥发油，其中有杜鹃酮（大牻牛儿酮）、桉脑、薄荷醇、α –、β –、γ – 桉叶醇，叶又含多种黄酮类，如杜鹃素、金丝桃苷、异金丝桃苷、槲皮素等；香豆精类物质，如东莨菪素、伞形花内酯；酚酸类物质，如香草酸、杜鹃醇，氢醌及微量梫木毒素。

2. 药理作用 煎剂有明显镇咳作用，主要有效成分是杜鹃酮，水溶液及有效成分杜鹃素呈现显著的祛痰作用。醇浸水溶液能对抗支气管痉挛，呈现平喘作用。适当剂量的满山红制剂具洋地黄样强心作用，大剂量可使心率减慢，收缩力减弱。水煎剂和醇提取物对金黄色葡萄球菌、白色葡萄球菌、甲型链球菌、绿脓杆菌等均有抑制作用。此外，本品尚有降血压作用。

3. 不良反应 少数患者服后，可引起消化道和神经系统症状，出现轻度头晕、胃肠不适、胃痛、头痛、胸闷、口干等症状，但经停药 1 ~ 3 天后，可自行消失。叶内服量超过 90 ~ 120g 时，可产生恶心、呕吐、头昏、心跳缓慢、皮肤发红、呼吸困难、四肢发麻、平衡失调等症状。治疗：按一般中毒治疗原则处理。

胡颓子叶 Hutuiziye

《本草拾遗》

为胡颓子科植物胡颓子 *Elaeagnus pungens* Thunb. 的叶。产于陕西、江苏、安徽、浙江、江西等地。全年均可采收，鲜用或晒干。

【药性】 酸，微温，归肺经。

【功效】 平喘止咳，止血，解毒。

【应用】

1. 咳喘 本品味酸性温，可温肺敛肺，下气，长于平喘，临床多用治慢性喘息及哮喘虚寒型。单味煎汤或研末服有效，或配其他化痰止咳平喘药同用，也可制成片剂及注射液使用。

2. 咯血，吐血，外伤出血 本品具良好的收敛止血作用，内服可治咯血及吐血。鲜品外用又可治外伤出血。

3. 痈疽发背，痔疮 本品能解毒消肿，治痈疽发背，可鲜品外敷；治痔疮肿痛则可煎汤熏洗。

【用法用量】 煎汤，9～15g；或研末。外用，适量捣敷，或煎水熏洗。

【古籍摘要】

1. 《中藏经》："治喘嗽上气。"

2. 《本草纲目》："主治肺虚短气喘咳。""大抵取其酸涩，收敛肺气耗散之功耳。"

【现代研究】

1. 化学成分 本品含羽扇豆醇、熊果酸、齐墩果酸、β–谷甾醇、熊竹素等。

2. 药理作用 本品扩张支气管，改善实验性支气管炎的病理变化，以奏平喘之效。且能使大多数上皮细胞修复。煎剂体外对金黄色葡萄球菌、肺炎球菌、大肠杆菌有抑制作用。

附药：胡颓子根 Hutuizigen

药性苦、酸，平，归肝、肺、胃经。功能活血止血，祛风利湿，止咳，解毒敛疮。主治吐血、咯血、便血、月经过多、风湿痹痛、黄疸、水肿、咽喉肿痛、跌打损伤。煎汤，10～30g，或泡酒。胡颓子的果实，名胡颓子，药性酸、涩，平。亦有止咳平喘作用，另可消食，止泻，止血。主治咳嗽气喘、食欲不振、消化不良、泄泻、痢疾、崩漏、痔疮出血。

第二十一章
安 神 药

凡以安定神志、治疗心神不宁病证为主的药物，称安神药。

心藏神，肝藏魂。人体神志的变化与心、肝二脏功能活动有密切关系。本类药主入心、肝经，具有镇惊安神或养心安神之效，即体现了《素问·至真要大论》所谓"惊者平之"的治疗法则。安神药除具有重镇安神、养心安神作用外，某些药物还兼有清热解毒、平肝潜阳、纳气平喘、敛汗、润肠、祛痰等作用。

安神药主要用治心神不宁的心悸怔忡，失眠多梦；亦可作为惊风、癫狂等病证的辅助药物。部分安神药又可用治热毒疮肿、肝阳眩晕、自汗盗汗、肠燥便秘、痰多咳喘等证。

使用安神药时，应针对导致神志不宁的病因、病机不同，选用适宜的安神药治疗，并进行相应的配伍。如实证的心神不安，应选用重镇安神药物，若因火热所致者，则与清泻心火、疏肝解郁、清肝泻火药物配伍；因痰所致者，则与祛痰、开窍药物配伍；因血瘀所致者，则与活血化瘀药配伍；肝阳上扰者则与平肝潜阳药配伍；癫狂、惊风等证，应以化痰开窍或平肝息风药为主，本类药物多作为辅药应用。虚证心神不安，应选用养心安神药物，若血虚阴亏者，须与补血、养阴药物配伍；心脾两虚者，则与补益心脾药配伍；心肾不交者，又与滋阴降火、交通心肾之品配伍。

本类药物多属对症治标之品，特别是矿石类重镇安神药及有毒药物，只宜暂用，不可久服，应中病即止。矿石类安神药，如作丸散剂服时，须配伍养胃健脾之品，以免伤胃耗气。

根据临床应用不同，安神药可分为重镇安神药与养心安神药两类。

现代药理研究证明，安神药对中枢神经系统有抑制作用，具有镇静、催眠、抗惊厥等作用。部分药物还有祛痰止咳、抑菌防腐、强心、改善冠状动脉血循环及提高机体免疫功能等作用。

第一节 重镇安神药

本类药物多为矿石、化石、介类药物，具有质重沉降之性。重则能镇，重可祛怯，故有镇安心神、平惊定志、平肝潜阳等作用。主要用于心火炽盛、痰火扰心、肝郁化火及惊吓等引起的实证心神不宁、心悸失眠及惊痫、肝阳眩晕等证。

朱 砂 Zhusha

《神农本草经》

为硫化物类矿物辰砂族辰砂，主含硫化汞（HgS）。主产湖南、贵州、四川、广西、云南等地，以产于古之辰州（今湖南沅陵）者为道地药材。采挖后，选取纯净者，用磁铁吸净含铁的杂质，再用水淘去杂石和泥沙，照水飞法研成极细粉末，晾干或40℃以下干燥。

【药性】　甘，微寒；有毒。归心经。

【功效】　清心镇惊，安神解毒。

【应用】

1. 心神不宁，心悸，失眠　本品甘寒质重，寒能降火，重可镇怯，专入心经，既可重镇安神，又能清心安神，为镇心、清火、安神定志之药。可治心火亢盛，内扰神明之心神不宁、惊悸怔忡、烦躁不眠者，宜与黄连、栀子、磁石、麦冬等合用，以增强清心安神之效；若与当归、生地黄、炙甘草等同用，可治心火亢盛，阴血不足之失眠多梦、惊悸怔忡、心中烦热，如朱砂安神丸（《内外伤辨惑论》）；阴血虚者，还可与酸枣仁、柏子仁、当归等配伍。

2. 惊风，癫痫　本品质重而镇，略有镇惊止痉之功。故可用治温热病，热入心包或痰热内闭所致的高热烦躁，神昏谵语，惊厥抽搐者，常与牛黄、麝香等开窍、息风药同用，如安宫牛黄丸（《温病条辨》）；如治小儿惊风，又常与牛黄、全蝎、钩藤配伍，如牛黄散（《证治准绳》）；用治癫痫卒昏抽搐，常与磁石同用，如磁朱丸（《千金方》）；若小儿癫痫，可与雄黄、珍珠等药研细末为丸服，如五色丸（《小儿药证直诀》）。

3. 疮疡肿毒，咽喉肿痛，口舌生疮　本品性寒，不论内服、外用，均有清热解毒作用，用治疮疡肿毒，常与雄黄、山慈菇、大戟等同用，如太乙紫金锭（《外科正宗》）；若咽喉肿痛，口舌生疮，可配冰片、硼砂外用，如冰硼散（《外科正宗》）。

【用法用量】　内服，只宜入丸、散服，每次0.1~0.5g；不宜入煎剂。外用适量。

【使用注意】　本品有毒，内服不可过量或持续服用，孕妇及肝功能不全者禁服。入药只宜生用，忌火煅。

【古籍摘要】

1.《神农本草经》："养精神，安魂魄，益气明目。"

2.《本草从新》："泻心经邪热，镇心定惊，……解毒，定癫狂。"

【现代研究】

1. 化学成分　本品主要成分为硫化汞（HgS），含量不少于96%。此外，含铅、钡、镁、铁、锌等多种微量元素及雄黄、磷灰石、沥青质、氧化铁等杂质。

2. 药理作用　朱砂能降低大脑中枢神经的兴奋性，有镇静催眠、抗惊厥、抗心律失常作用，外用有抑制和杀灭细菌、寄生虫作用。

3. 不良反应　朱砂为无机汞化合物，汞与人体蛋白质中巯基有特别的亲和力，高浓度时，可抑制多种酶的活性，使代谢发生障碍，直接损害中枢神经系统。急性中毒的症状表现为尿少或尿闭、浮肿、甚至昏迷抽搐、血压下降或因肾功能衰竭而死亡。慢性中毒者口有金属味、流涎增多、口腔黏膜充血、溃疡、牙龈肿痛、出血、恶心、呕吐、腹痛腹泻、手指或全身肌肉震颤，肾脏损害可表现为血尿、蛋白尿、管型尿等。朱砂中毒的主要原因：一是长期大剂量口服引起蓄积中毒；二是挂衣入煎剂时，因其不溶于水而沉附于煎器底部，经长时间受热发生化学反应，可析出汞及其他有毒物质，增加毒性。所以必须控制剂量，中病即止。服药期间，应避免与含甲基结构的药物（如茶碱、心得安（普萘洛尔）等）以及含溴、碘的物质（如溴化物、碘化物、咖溴合剂、三溴合剂、海藻、海带等）同服。并避免高脂饮食或饮酒，合理用药，以保证用药安全。朱砂中毒的早期可催吐，并给予解毒剂。严重者，可对症处理。

<h2 style="text-align:center">磁 石 Cishi</h2>

《神农本草经》

为氧化物类矿物尖晶石族磁铁矿。主含四氧化三铁（Fe_3O_4）主产于河北、山东、辽宁、江苏等地。采挖后，除去杂石，选择吸铁能力强者（习称"灵磁石"或"活磁石"）入药。生用或取净磁石，照煅淬法煅至红透，醋淬，碾成粗粉用。

【药性】 咸，寒。归心、肝、肾经。

【功效】 镇惊安神，平肝潜阳，聪耳明目，纳气平喘。

【应用】

1. 心神不宁，惊悸，失眠，癫痫 本品质重沉降，入心经，能镇惊安神；味咸入肾，又有益肾之功；性寒清热，清泻心肝之火。故能顾护真阴，镇摄浮阳，安定神志。主治肾虚肝旺，肝火上炎，扰动心神或惊恐气乱，神不守舍所致的心神不宁、惊悸、失眠及癫痫，常与朱砂、神曲同用，如磁朱丸（《千金方》）。治小儿惊痫，《圣济总录》以磁石炼水饮之。

2. 头晕目眩 本品入肝、肾经，既能平肝潜阳，又能益肾补阴，故可用治肝阳上亢之头晕目眩、急躁易怒等症，常与石决明、珍珠、牡蛎等平肝潜阳药同用。若阴虚甚者，可配伍生地、白芍、龟甲等滋阴潜阳药；若热甚者，又可与钩藤、菊花、夏枯草等清热平肝药同用。

3. 耳鸣耳聋，视物昏花 本品入肝、肾经，补益肝肾，有聪耳明目之功。用治肾虚耳鸣、耳聋，多配伍熟地黄、山茱萸、山药等滋肾之品，如耳聋左慈丸（《全国中药成药处方集》）。用治肝肾不足，目暗不明，视物昏花者，多配伍枸杞子、女贞子、菊花等补肝肾、明目之品。近年用磁朱丸治疗白内障，可使视力改善。

4. 肾虚气喘 本品入肾经，质重沉降，纳气归肾，有益肾纳气平喘之功。用治肾气不足，摄纳无权之虚喘，常与五味子、胡桃肉、蛤蚧等同用，共奏纳气平喘之功。

【用法用量】 煎服，9~30g；宜打碎先煎。入丸、散，每次1~3g。

【使用注意】 因吞服后不易消化，如入丸散，不可多服，脾胃虚弱者慎用。

【鉴别用药】 磁石、朱砂均为重镇安神常用药，二药质重性寒入心经，均能镇心安神。然磁石益肾阴、潜肝阳，主治肾虚肝旺，肝火扰心之心神不宁；朱砂镇心、清心而安神，善治心火亢盛之心神不安。

【古籍摘要】

1. 《神农本草经》："磁石，味辛寒，主周痹风湿，肢节中痛，不可持物，洗洗酸消，除大热烦满及耳聋。"

2. 《本草纲目》："色黑入肾，故治肾家诸病而通耳明目。"

【现代研究】

1. 化学成分 本品主要含四氧化三铁（Fe_3O_4）。其中含氧化亚铁（FeO）31%，三氧化二铁（Fe_2O_3）69%。尚含钙、镁、钾、钠、铬、锰、镉、铜、锌、砷等微量元素。

2. 药理作用 磁石具有抑制中枢神经系统，镇惊、抗惊厥作用。炮制后的磁石与异戊巴比妥钠有协同作用，能延长其对小鼠的睡眠时间，对士的宁引起的小鼠惊厥有对抗作用，使惊厥的潜伏期明显延长。

3. 不良反应 本品含毒性成分砷，但含量甚微，古今未见磁石中毒的记载。本品经炮制后砷的含量显著降低。

龙 骨 Longgu

《神农本草经》

为古代大型哺乳类动物象类、三趾马类、犀类、鹿类、牛类等骨骼的化石。主产于山西、内蒙古、河南、河北、陕西、甘肃等地。全年可采，挖出后，除去泥土及杂质，贮于干燥处，生用或煅用。

【药性】 甘、涩，平。归心、肝、肾经。

【功效】 镇惊安神，平肝潜阳，收敛固涩。

【应用】

1. 心神不宁，心悸失眠，惊痫癫狂 本品质重，入心、肝经，能镇静安神，为重镇安神的常用药。用治心神不宁，心悸失眠，健忘多梦等症，可与菖蒲、远志等同用，如孔圣枕中丹（《千金方》）；也常与酸枣仁、柏子仁、朱砂、琥珀等安神之品配伍；治疗痰热内盛，惊痫抽搐，癫狂发作者，须与牛黄、胆南星、羚羊角、钩藤等化痰及息风止痉之品配伍。

2. 肝阳眩晕 本品入肝经，质重沉降，有较强的平肝潜阳作用，故常用治肝阴不足，肝阳上亢所致的头晕目眩，烦躁易怒等症，多与赭石、生牡蛎、生白芍等滋阴潜阳药同用，如镇肝息风汤（《医学衷中参西录》）。

3. 滑脱诸证 本品味涩能敛，有收敛固涩功效，通过不同配伍可治疗遗精、滑精、尿频、遗尿、崩漏、带下、自汗、盗汗等多种正虚滑脱之证。用于治疗肾虚遗精、滑精，每与芡实、沙苑子、牡蛎等配伍，如金锁固精丸（《医方集解》）；治疗心肾两虚，小便频数，遗尿者，常与桑螵蛸、龟甲、茯神等配伍，如桑螵蛸散（《本草衍义》）；治疗气虚不摄，冲任不固之崩漏，可与黄芪、乌贼骨、五倍子等配伍，如固冲汤（《医学衷中参西录》）；治疗表虚自汗，阴虚盗汗者，常与牡蛎、浮小麦、五味子、生地黄、黄芪等同用；若大汗不止，脉微欲绝的亡阳证，可与牡蛎、人参、附子同用，以回阳救逆固脱。

4. 湿疮痒疹，疮疡久溃不敛 本品性收涩，外用有收湿、敛疮、生肌之效，可用治湿疮流水，阴汗瘙痒，常配伍牡蛎研粉外敷；若疮疡溃久不敛，常与枯矾等份，共研细末，掺敷患处。

【用法用量】 煎服，15～30g；宜先煎。外用适量。镇惊安神，平肝潜阳多生用。收敛固涩宜煅用。

【使用注意】 湿热积滞者不宜使用。

【古籍摘要】

1.《神农本草经》："龙骨味甘平，主……咳逆，泄痢脓血，女子漏下，癥瘕坚结，小儿热气惊痫。齿主小儿大人惊痫癫疾狂走。"

2.《本草纲目》："益肾镇惊，止阴疟，收湿气，脱肛，生肌敛疮。"

【现代研究】

1. 化学成分 本品主要含碳酸钙、磷酸钙。尚含铁、钾、钠、氯、铜、锰、硫酸根等。

2. 药理作用 龙骨水煎剂对小鼠的自主活动有明显抑制作用，能明显增加巴比妥钠小鼠的入睡率；具有抗惊厥作用，其抗惊厥作用与铜、锰元素含量有关；所含钙离子，能促进血液凝固，降低血管壁通透性，并可减轻骨骼肌的兴奋性。

3. 不良反应 在加工龙骨粉时，引起过敏反应 2 例。表现为裸露部位发痒、出现红色疹子、局部浮肿等，另有服龙骨煎剂致严重心律失常 1 例。

附药：龙齿 Longchi

为古代多种大型哺乳动物的牙齿骨骼化石。采挖龙骨时即收集龙齿，刷净泥土，敲去牙床，研碎生用或煅用。性味甘、涩，凉。归心、肝经。功能镇惊安神，主要适用于惊痫癫狂、心悸怔忡、失眠多梦等证。用法、用量与龙骨相同。生龙齿功专镇惊安神，煅龙齿则略兼收涩之性。

琥 珀 Hupo

《名医别录》

为古代松科植物，如枫树、松树的树脂埋藏地下经年久转化而成的化石样物质。主产于广西、云南、河南、辽宁等地。随时可采，从地下或煤层中挖出后，除去砂石，泥土等杂质，用时捣碎，研成细粉用。

【药性】 甘，平。归心、肝、膀胱经。

【功效】 镇惊安神，活血散瘀，利尿通淋。

【应用】

1. 心神不宁，心悸失眠，惊风，癫痫 本品入心、肝二经，质重而镇，具有镇惊安神功效。主治心神不宁，心悸失眠，健忘等症，常与菖蒲、远志、茯神等同用，如琥珀定志丸（《杂病源流犀烛》）；治心血亏虚，惊悸怔忡，夜卧不安，常与酸枣仁、人参、当归等同用，如琥珀养心丸（《证治准绳》）；若治小儿惊风，可与天竺黄、茯苓、胆南星等同用，如琥珀抱龙丸（《幼科发挥》）；《仁斋直指方》以本品与朱砂等合用，治小儿胎惊；与朱砂、全蝎、麦门冬配伍治疗小儿胎痫。

2. 痛经经闭，心腹刺痛，癥瘕积聚 本品入心、肝血分，有活血通经，散瘀消癥作用，治血瘀气阻之痛经经闭，可与当归、莪术、乌药等活血行气药同用，如琥珀散（《灵苑方》）；用治血瘀经闭，与水蛭、虻虫、大黄等活血通经之品配伍，如琥珀煎丸（《圣惠方》）；若治心血瘀阻，胸痹心痛证，常与三七同用，研末内服；治癥瘕积聚，可与三棱、鳖甲、大黄等活血消癥、软坚散结药同用。

3. 淋证，癃闭 本品有利尿通淋作用，故可用治淋证、尿频、尿痛及癃闭小便不利之证，单用有效，如《仁斋直指方》单用琥珀为散，灯心汤送服。治石淋、热淋，可与金钱草、海金沙、木通等利尿通淋药同用。因琥珀能散瘀止血，故尤宜于血淋。近年用琥珀末吞服，治石淋伴血尿者，有一定疗效。此外，本品亦可用于疮痈肿毒，内服能活血消肿，外用可生肌敛疮。

【用法用量】 研末冲服，或入丸、散，每次 1.5～3g。外用适量。不入煎剂。忌火煅。

【古籍摘要】

1.《名医别录》："主安五脏，定魂魄，……消瘀血，通五淋。"

2.《本草拾遗》："止血，生肌，合金疮。"

【现代研究】

1. 化学成分 本品含树脂、挥发油。还含琥珀氧松香酸、琥珀松香酸、琥珀银松酸、琥珀脂醇、琥珀松香醇及琥珀酸等。

2. 药理作用 琥珀酸具有中枢抑制作用，能明显减少小鼠自主活动，延长戊巴比妥钠的睡眠时间，而且对大白鼠听源性惊厥与小白鼠电休克反应有保护作用，对苦味毒、士的宁、氨基脲引起的惊厥可延长其出现时间。

第二节 养心安神药

本类药物多为植物类种子、种仁，具有甘润滋养之性，故有滋养心肝、益阴补血、交通心肾等作用。主要适用于阴血不足、心脾两虚、心肾不交等导致的心悸怔忡、虚烦不眠、健忘多梦、遗精、盗汗等证。

酸 枣 仁 Suanzaoren

《神农本草经》

为鼠李科植物酸枣 *Ziziphus jujuba* Mill. var. *spinosa* (Bunge) Hu ex H. F. Chou 的干燥成熟种子。主产于河北、陕西、辽宁、河南、山西、山东、甘肃等地。秋末冬初采收成熟果实，除去果肉及核壳，收集种子，晒干。生用或炒用，用时捣碎。

【药性】 甘、酸，平。归心、肝、胆经。

【功效】 养心益肝，安神，敛汗，生津。

【应用】

1. 心悸失眠 本品味甘，入心、肝经，能养心阴，益肝血而有安神之效，为养心安神要药。主治心肝阴血亏虚，心失所养，神不守舍之心悸、怔忡、健忘、失眠、多梦、眩晕等症，常与当归、白芍、何首乌、龙眼肉等补血、补阴药配伍；若治肝虚有热之虚烦不眠，常与知母、茯苓、川芎等同用，如酸枣仁汤（《金匮要略》）；若心脾气血亏虚，惊悸不安，体倦失眠者，可以本品与黄芪、当归、党参等补养气血药配伍应用，如归脾汤（《校注妇人良方》）；若心肾不足，阴亏血少，心悸失眠，健忘梦遗者，又当与麦冬、生地、远志等合用，如天王补心丹（《摄生秘剖》）。

2. 自汗，盗汗 本品味酸能敛而有收敛止汗之功效，常用治体虚自汗、盗汗，每与五味子、山茱萸、黄芪等益气固表止汗药同用。

此外，本品味酸而收敛，故有敛阴生津止渴之功，还可用治伤津口渴咽干者，常与生地、麦冬、天花粉等养阴生津药同用。

【用法用量】 煎服，9～15g。研末吞服，每次 1.5～2g。本品炒后质脆易碎，便于煎出有效成分，可增强疗效。

【古籍摘要】

1.《名医别录》："主心烦不得眠，……虚汗，烦渴，补中，益肝气，坚筋骨，助阴气。"

2.《本草纲目》："其仁甘而润，故熟用疗胆虚不得眠，烦渴虚汗之证；生用疗胆热好眠，皆足厥阴、少阳药也。"

【现代研究】

1. 化学成分 本品含皂苷，其组成为酸枣仁皂苷 A 及 B。并含三萜类化合物及黄酮类化合物。此外，含大量脂肪油和多种氨基酸、维生素 C、多糖及植物甾醇等。

2. 药理作用 酸枣仁皂苷、黄酮苷、水及醇提取物分别具有镇静催眠及抗心律失常作用，并能协同巴比妥类药物的中枢抑制作用；其水煎液及醇提取液还有抗惊厥、镇痛、降体温、降压作用；此外，酸枣仁还有降血脂、抗缺氧、抗肿瘤、抑制血小板聚集，增强免疫功能及兴奋子宫作用。

柏 子 仁 Baiziren

《神农本草经》

为柏科植物侧柏 *Platycladus orientalis* （L.） Franco 的干燥成熟种仁。主产于山东、河南、河北，此外陕西、湖北、甘肃、云南等地亦产。秋冬二季采收成熟种子，晒干，除去种皮，生用。

【药性】 甘，平。归心、肾、大肠经。

【功效】 养心安神，润肠通便。

【应用】

1. 心悸失眠 本品味甘质润，药性平和，主入心经，具有养心安神之功效，多用于心阴不足，心血亏虚，心神失养之心悸怔忡、虚烦不眠、头晕健忘等，常与人参、五味子、白术等配伍，如柏子仁丸（《普济本事方》）；也可与酸枣仁、当归、茯神等同用，如养心汤（《校注妇人良方》）；若治心肾不交之心悸不宁、心烦少寐、梦遗健忘，常以本品配伍麦门冬、熟地黄、石菖蒲等以补肾养心，交通心肾，如柏子养心丸（《体仁汇编》）。

2. 肠燥便秘 本品质润，富含油脂，有润肠通便之功。用于阴虚血亏，老年、产后等肠燥便秘证，常与郁李仁、松子仁、杏仁等同用，如五仁丸（《世医得效方》）。

此外，本品甘润，可滋补阴液，还可用治阴虚盗汗、小儿惊痫等。

【用法用量】　煎服，3~9g。大便溏者宜用柏子仁霜代替柏子仁。

【使用注意】　便溏及多痰者慎用。

【鉴别用药】　柏子仁与酸枣仁皆味甘性平，均有养心安神之功，用治阴血不足、心神失养所致的心悸怔忡、失眠、健忘等症，常相须为用。然柏子仁质润多脂，能润肠通便而治肠燥便秘；酸枣仁安神作用较强，且味酸，收敛止汗作用亦优，体虚自汗、盗汗较常选用。

【古籍摘要】

1.《神农本草经》："柏实，味甘平，主惊悸，安五脏，益气，除风湿痹，久服令人润泽、美色、耳目聪明。"

2.《本草纲目》："养心气，润肾燥，安魂定魄，益智宁神。"

【现代研究】

1. 化学成分　含脂肪油，并含少量挥发油、皂苷及植物甾醇、维生素 A、蛋白质等。

2. 药理作用　柏子仁单方注射液可使猫的慢波睡眠深睡期明显延长，并具有显著的恢复体力作用。

灵　芝　Lingzhi

《神农本草经》

为多孔菌科真菌赤芝 *Ganoderma lucidum*（Leyss. ex Fr.）Karst. 或紫芝 *Ganoderma sinense* Zhao, Xu et Zhang 的干燥子实体。主产于四川、浙江、江西、湖南等地。除野生外，现多为人工培育品种。全年可采收，除去杂质，剪除附有朽木，泥沙或培养基质的下端菌柄，阴干或在40℃~50℃烘干。

【药性】　甘，平。归心、肺、肝、肾经。

【功效】　补气安神，止咳平喘。

【应用】

1. 心神不宁，失眠，惊悸　本品味甘性平，入心经，能补心血、益心气、安心神，故可用治气血不足、心神失养所致心神不宁、失眠、惊悸、多梦、健忘、体倦神疲、食少等症。可单用研末吞服，或与当归、白芍、酸枣仁、柏子仁、龙眼肉等同用。

2. 咳喘痰多　本品味甘能补，性平偏温，入肺经，补益肺气，温肺化痰，止咳平喘，常可治痰饮证，见形寒咳嗽、痰多气喘者，尤其对痰湿型或虚寒型疗效较好。可单用或与党参、五味子、干姜、半夏等益气敛肺、温阳化饮药同用。

3. 虚劳证　本品有补养气血作用，故常可用治虚劳短气、不思饮食、手足逆冷、或烦躁口干等症，常与山茱萸、人参、地黄等补虚药配伍，如紫芝丸（《圣济总录》）。

【用法用量】　煎服，6~12g；研末吞服1.5~3g。

【古籍摘要】

1.《神农本草经》："紫芝味甘温，主耳聋，利关节，保神益精，坚筋骨，好颜色，久服轻身不老延年。"

2.《本草纲目》："疗虚劳。"

【现代研究】

1. 化学成分　本品含多糖、核苷类、呋喃类、甾醇类、生物碱、三萜类、油脂类、多种氨基酸及蛋白质类、酶类、有机锗及多种微量元素等。

2. 药理作用　灵芝多糖具有免疫调节、降血糖、降血脂、抗氧化、抗衰老及抗肿瘤作用；三萜类化合物能净化血液，保护肝功能；灵芝多种制剂分别具有镇静、抗惊厥、强心、抗心律失常、降压、镇咳平喘作用；此外，灵芝还有抗凝血、抑制血小板聚集及抗过敏作用。

3. 不良反应　口服灵芝无不良反应，但灵芝注射液有过敏反应，一般注射 20～30 分钟后，轻者有荨麻疹、心慌气短、胸闷、腹痛、胃痛、呕吐、喉头水肿，重者出现过敏性休克或过敏性脑炎。

缬 草　Xiecao

《科学的民间药草》

为败酱科植物缬草 *Valeriana officinalis* L. 的根及根茎。主产于陕西、甘肃、青海、四川、贵州等地。9～10 月间采挖，去掉茎叶及泥土，晒干，生用。

【药性】　辛、甘，温。归心、肝经。

【功效】　安神，理气，活血止痛。

【应用】

1. 心神不宁，失眠少寐　本品味甘，主入心经，具有养心安神功效。用治心神不宁，失眠少寐，心悸怔忡等症，可与酸枣仁、合欢皮、首乌藤等养心安神药同用；若心脾两虚，气血双亏，心神失养者，可配伍当归、黄芪、党参、龙眼肉等补养气血之药。

2. 惊风，癫痫　《陕西中草药》云本品"安神镇静，驱风解痉。"故常可治惊风，癫痫等四肢抽搐，神志失常之疾患，常用缬草酊，每次 2～5ml，每日 2～3 次。

3. 血瘀经闭，痛经，腰腿痛，跌打损伤　本品味辛行散，具有活血止痛功效，用治血瘀经闭，痛经，常与丹参、益母草、泽兰、红花等配伍；若痹证，腰腿疼痛，日久不愈者，可与桑寄生、独活、川芎等同用；治跌打伤痛，又常与骨碎补、桃仁、红花、乳香等活血疗伤，祛瘀止痛药配伍应用。

4. 脘腹疼痛　本品味辛，行气活血，可治气滞血瘀引起的脘腹疼痛。若气滞脘腹胀痛甚者，常与木香、枳壳、延胡索等理气药同用；血瘀脘腹刺痛甚者，可与五灵脂、蒲黄、赤芍等活血化瘀药配伍。

此外，治外伤出血，可用本品研末外敷。

【用法用量】　煎服，3～6g。外用适量。

【现代研究】

1. 化学成分　本品主要含缬草三酯，还含有挥发油，其主要成分为乙酸龙脑酯、异戊酸龙脑酯及龙脑等；又含生物碱、黄酮类、多种氨基酸等。

2. 药理作用　缬草有镇静安神作用，其醇提取物可增强巴比妥的睡眠时间，并有明显扩张冠脉血管，改善心肌缺血，降低心肌耗氧量，抗心律失常作用；缬草总生物碱有抗菌作用；宽叶缬草挥发油对离体肠道平滑肌有明显的松弛和解痉作用，并有显著调节血脂作用；缬草提取物有胆道解痉和增加胆汁流速、溶石、抑制胆囊炎症作用。

首 乌 藤　Shouwuteng

《何首乌传》

为蓼科植物何首乌 *Polygonum multiflorum* Thunb. 的干燥藤茎。主产于河南、湖南、湖北、江苏、浙江等地。秋、冬二季采割，除去残叶，捆成把，干燥。切段，生用。

【药性】　甘，平。归心、肝经。

【功效】　养血安神，祛风通络。

【应用】

1. 心神不宁，失眠多梦　本品味甘，入心、肝二经，能补养阴血，养心安神，适用于阴虚血少之失眠多梦，心神不宁，头目眩晕等症，常与合欢皮、酸枣仁、柏子仁等养心安神药同用；若失眠而阴虚阳亢者，可与珍珠母、龙骨、牡蛎等潜阳安神药配伍。

2. 血虚身痛，风湿痹痛　本品养血祛风，通经活络止痛，用治血虚身痛，常与鸡血藤、当归、川芎等配伍；用治风湿痹痛，常与羌活、独活、桑寄生、秦艽等祛风湿、止痹痛药同用。

3. 皮肤痒疹　本品有祛风湿止痒之功，治疗风疹疥癣等皮肤瘙痒症，常与蝉蜕、浮萍、地肤子、蛇床子等同用，煎汤外洗，共收祛风止痒之效。

【用法用量】　煎服，9~15g。

【古籍摘要】

1.《本草纲目》："风疮疥癣作痒，煎汤洗浴，甚效。"

2.《本草正义》："治夜少安寐。"

【现代研究】

1. 化学成分　本品含蒽醌类化合物，有大黄素、大黄酚、大黄素甲醚。此外，尚含 β–谷甾醇。

2. 药理作用　有镇静催眠作用，与戊巴比妥钠合用有明显的协同作用；首乌藤醇提取物能抑制实验性大鼠高脂血症；对实验性动脉粥样硬化有一定防治作用；并能促进免疫功能。

合 欢 皮　Hehuanpi

《神农本草经》

为豆科植物合欢 *Albizia julibrissin* Durazz. 的干燥树皮。全国大部分地区都有分布，主产于长江流域各省。夏、秋二季剥取，晒干，切段生用。

【药性】　甘，平。归心、肝、肺经。

【功效】　解郁安神，活血消肿。

【应用】

1. 心神不宁，忿怒忧郁，烦躁失眠 本品性味甘平，入心、肝经，善解肝郁，为悦心安神要药。适宜于情志不遂，忿怒忧郁，烦躁失眠，心神不宁等症，能使五脏安和，心志欢悦，以收安神解郁之效。可单用或与柏子仁、酸枣仁、首乌藤、郁金等安神解郁药配伍应用。

2. 跌打骨折，血瘀肿痛 本品入心、肝血分，能活血祛瘀，续筋接骨，故可用于跌打损伤，筋伤骨折，血瘀肿痛之症，如《续本事方》用合欢皮配麝香、乳香研末，温酒调服治跌打仆伤，损筋折骨。亦可与桃仁、红花、乳香、没药、骨碎补等活血疗伤，续筋接骨药配伍同用。

3. 肺痈，疮痈肿毒 本品有活血消肿之功，能消散内外痈肿。用治肺痈，胸痛，咳吐脓血，单用有效，如黄昏汤（《千金方》）。亦可与鱼腥草、冬瓜仁、桃仁、芦根等清热消痈排脓药同用；治疮痈肿毒，常与蒲公英、紫花地丁、连翘、野菊花等清热解毒药同用。

【用法用量】 煎服，6~12g。外用适量。

【使用注意】 孕妇慎用。

【古籍摘要】

1.《神农本草经》："主安五脏，和心志，令人欢乐无忧。"

2.《日华子本草》："煎膏，消痈肿，续筋骨。"

【现代研究】

1. 化学成分 本品含皂苷、黄酮类化合物、鞣质和多种木脂素及其糖苷、吡啶醇衍生物的糖苷等。

2. 药理作用 合欢皮水煎液及醇提取物均能延长小鼠戊巴比妥钠睡眠时间；对妊娠子宫能增强其节律性收缩，并有终止妊娠抗早孕效应；其水、醇提取物分别具有增强小鼠免疫功能及抗肿瘤作用。

附药：合欢花 Hehuanhua

为合欢树的花或花蕾。性味甘，平。归心、肝经。功能解郁安神。适用于虚烦不眠、抑郁不舒、健忘多梦等症。煎服用量5~10g。

远 志 Yuanzhi

《神农本草经》

为远志科植物远志 *Polygala tenuifolia* Willd. 或卵叶远志 *Polygala sibirica* L. 的干燥根。主产于山西、陕西、吉林、河南、河北等地。春秋二季采挖，除去须根及泥沙，晒干。生用或炙用。

【药性】 苦、辛，温。归心、肾、肺经。

【功效】 安神益智，祛痰开窍，消散痈肿。

【应用】

1. 失眠多梦，心悸怔忡，健忘 本品苦辛性温，性善宣泄通达，既能开心气而宁心安神，又能通肾气而强志不忘，为交通心肾、安定神志、益智强识之佳品。用治心肾不交之心神不宁、失眠、惊悸等症，常与茯神、龙齿、朱砂等镇静安神药同用，如远志丸（《张氏医通》）；治健忘证，常与人参、茯苓、菖蒲同用，如开心散（《千金方》），若方中再加茯神，即不忘散（《证治准绳》）。

2. 癫痫惊狂 本品味辛通利，能利心窍，逐痰涎，故可用治痰阻心窍所致之癫痫抽搐、惊风发狂等症。用于癫痫昏仆、痉挛抽搐者，可与半夏、天麻、全蝎等化痰、息风药配伍；治疗惊风狂证发作，常与菖蒲、郁金、白矾等祛痰、开窍药同用。

3. 咳嗽痰多 本品苦温性燥，入肺经，能祛痰止咳，故可用治痰多黏稠、咳吐不爽或外感风寒、咳嗽痰多者，常与杏仁、贝母、瓜蒌、桔梗等同用。

4. 痈疽疮毒，乳房肿痛，喉痹 本品辛行苦泄，功擅疏通气血之壅滞而消散痈肿。治痈疽疮毒，乳房肿痛，内服、外用均有疗效，内服可单用为末，黄酒送服；外用可隔水蒸软，加少量黄酒捣烂敷患处。远志味辛入肺，开宣肺气，以利咽喉，如《仁斋直指方》治喉痹作痛用"远志肉为末，吹之，涎出为度。"

【用法用量】 煎服，3~9g。外用适量。化痰止咳宜炙用。

【使用注意】 凡实热或痰火内盛者，以及有胃溃疡或胃炎者慎用。

【古籍摘要】

1. 《神农本草经》："主咳逆伤中，补不足，除邪气，利九窍，益智慧，耳目聪明，不忘，强志，倍力。"

2. 《药品化义》："远志，味辛重大雄，入心开窍，宣散之药。凡痰涎伏心，壅塞心窍，致心气实热，为昏聩神呆、语言謇涩，为睡卧不宁，为恍惚惊怖，为健忘，为梦魇，为小儿客忤，暂以豁痰利窍，使心气开通，则神昏自宁也。"

【现代研究】

1. **化学成分** 本品含皂苷，水解后可分得远志皂苷元 A 和远志皂苷元 B。还含远志酮、生物碱、糖及糖苷、远志醇、细叶远志定碱、脂肪油、树脂等。

2. **药理作用** 全远志有镇静、催眠及抗惊厥作用。远志皂苷有祛痰、镇咳、降压作用；煎剂对大鼠和小鼠离体之未孕及已孕子宫均有兴奋作用；乙醇浸液在体外对革兰阳性菌及痢疾杆菌、伤寒杆菌、人型结核杆菌均有明显抑制作用；其煎剂及水溶性提取物分别具有抗衰老、抗突变抗癌等作用；远志皂苷有溶血作用。

第二十二章

平肝息风药

凡以平肝潜阳或息风止痉为主，治疗肝阳上亢或肝风内动病证的药物，称平肝息风药。

《素问·至真要大论》言："诸风掉眩，皆属于肝。"故本类药物皆入肝经，多为介类、昆虫等动物药物及矿石类药物，具有平肝潜阳、息风止痉之主要功效。部分平肝息风药物以其质重、性寒沉降之性，兼有镇惊安神、清肝明目、降逆、凉血等作用，某些息风止痉药物兼有祛风通络之功。

平肝息风药主要用治肝阳上亢、肝风内动证。部分药物又可用治心神不宁、目赤肿痛、呕吐、呃逆、喘息、血热出血，以及风中经络之口眼㖞斜、痹痛等证。

使用平肝息风药时，应根据引起肝阳上亢、肝风内动的病因、病机及兼证的不同，进行相应的配伍。如属阴虚阳亢者，多配伍滋养肝肾之阴药物，益阴以制阳；肝火亢盛者，多配伍清泻肝火药物；兼心神不宁、失眠多梦者，当配伍安神药物；肝阳化风之肝风内动，应将息风止痉药与平肝潜阳药物并用；热极生风之肝风内动，当配伍清热泻火解毒之品；阴血亏虚之肝风内动，当配伍补养阴血药物；脾虚慢惊风，当配伍补气健脾药物；兼窍闭神昏者，当与开窍药配伍；兼痰邪者，应与祛痰药同用。

本类药物有性偏寒凉或性偏温燥之不同，故当注意使用。若脾虚慢惊者，不宜用寒凉之品；阴虚血亏者，当忌温燥之品。

平肝息风药可分为以平肝阳为主要作用的平抑肝阳药和以息肝风、止痉抽为主要作用的息风止痉药二类。

现代药理研究证明，平肝息风药多具有降压、镇静、抗惊厥作用。能抑制实验性癫痫的发生，可使实验动物自主活动减少，部分药物还有解热、镇痛作用。

第一节 平抑肝阳药

凡能平抑或潜镇肝阳，主要用治肝阳上亢病证的药物，称平抑肝阳药。又称平肝潜阳药。

本类药物多为质重之介类或矿石类药物，具有平抑肝阳或平肝潜阳之功效。主要用治肝阳上亢之头晕目眩、头痛、耳鸣和肝火上攻之面红、口苦、目赤肿痛、烦躁易怒、头痛头昏等症。亦用治肝阳化风痉挛抽搐及肝阳上扰烦躁不眠者，当分别配伍息风止痉药与安神药。

石 决 明 Shijueming

《名医别录》

为鲍科动物杂色鲍（光底石决明）*Haliotis diversicolor* Reeve、皱纹盘鲍（毛底石决明）*Haliotis discus hannai* Ino、羊鲍 *Haliotis ovina* Gmelin、澳洲鲍 *Haliotis ruber*（Leach）、耳鲍 *Haliotis asinina* Linnaeus 或白鲍 *Haliotis laevigata*（Donovan）的贝壳。主产于广东、海南、山东、福建、辽宁等沿海地区。夏、秋二季捕捉，去肉，洗净，干燥。生用或煅用。用时打碎。

【药性】 咸，寒。归肝经。

【功效】 平肝潜阳，清肝明目。

【应用】

1. 肝阳上亢，头晕目眩 本品咸寒清热，质重潜阳，专入肝经，而有清泄肝热、镇潜肝阳、利头目之效，为凉肝、镇肝之要药，本品又兼有滋养肝阴之功，故对肝肾阴虚、肝阳眩晕，尤为适宜。用治邪热灼阴所致筋脉拘急、手足蠕动、头目眩晕之症，常与白芍、生地黄、牡蛎等养阴、平肝药配伍应用，如阿胶鸡子黄汤（《通俗伤寒论》）；若肝阳独亢而有热象，头晕头痛、烦躁易怒者，可与夏枯草、黄芩、菊花等清热、平肝药同用，如平肝潜阳汤（《常见病中医治疗研究》）。

2. 目赤，翳障，视物昏花 本品清肝火而明目退翳，治疗肝火上炎，目赤肿痛，可与黄连、龙胆草、夜明砂等同用，如黄连羊肝丸（《全国中药成药处方集》）；亦常配伍夏枯草、决明子、菊花等清肝明目之品同用。治疗风热目赤、翳膜遮睛，常与蝉蜕、菊花、木贼等配伍；治目生翳障，本品常配伍木贼、荆芥、桑叶、白菊花、谷精草、苍术等，如石决明散（《证治准绳》）；若肝虚血少、目涩昏暗、雀盲眼花属虚证者，每与熟地黄、枸杞子、菟丝子等配伍；治青盲雀目，可与苍术、猪肝配伍同用。

此外，煅石决明还有收敛、制酸、止痛、止血等作用。可用于胃酸过多之胃脘痛；如研末外敷，可用于外伤出血。

【用法用量】 煎服，3~15g；应打碎先煎。平肝、清肝宜生用，外用点眼宜煅用、水飞。

【使用注意】 本品咸寒易伤脾胃，故脾胃虚寒，食少便溏者慎用。

【鉴别用药】 石决明与决明子均有清肝明目之功效，皆可用治目赤肿痛、翳障等偏于肝热者。然石决明咸寒质重，凉肝镇肝，滋养肝阴，无论实证、虚证之目疾均可应用，多用于血虚肝热之羞明、目暗、青盲等；决明子苦寒，功偏清泻肝火而明目，常用治肝经实火之目赤肿痛。

【古籍摘要】

1.《名医别录》："主目障翳痛，青盲。"

2.《医学衷中参西录》："石决明味微咸，性微凉，为凉肝镇肝之要药。肝开窍于目，是以其性善明目。研细水飞作敷药，能治目外障；作丸、散内服，能消目内障。为其能凉肝，兼能镇肝，故善治脑中充血作疼作眩晕，因此证多系肝气、肝火挟血上冲也。"

【现代研究】

1. 化学成分 本品含碳酸钙，有机质，尚含少量镁、铁、硅酸盐、磷酸盐、氯化物和极微量的碘；煅烧后碳酸钙分解，产生氧化钙，有机质则破坏。还含锌、锰、铬、锶、铜等微量元素；贝壳内层具有珍珠样光泽的角质蛋白，经盐酸水解得 16 种氨基酸。

2. 药理作用　九孔鲍提取液有抑菌作用，其贝壳内层水解液经小鼠抗四氯化碳急性中毒实验表明，有保肝作用；其酸性提取液对家兔体内外的凝血实验表明，有显著的抗凝作用。

珍 珠 母 Zhenzhumu

《本草图经》

为蚌科动物三角帆蚌 *Hyriopsis cumingii*（Lea）、褶纹冠蚌 *Cristaria plicata*（Leach）或珍珠贝科动物马氏珍珠贝 *Pteria martensii*（Dunker）的贝壳。前两种在全国的江河湖沼中均产；后一种主产于海南岛、广东、广西沿海。全年可采，去肉，洗净，干燥。生用或煅用。用时打碎。

【药性】　咸，寒。归肝、心经。

【功效】　平肝潜阳，清肝明目，镇惊安神。

【应用】

1. 肝阳上亢，头晕目眩　本品咸寒入肝，与石决明相似，有平肝潜阳，清泻肝火作用，适用于肝阴不足，肝阳上亢所致的头痛眩晕、耳鸣、心悸失眠等症，常与白芍、生地黄、龙齿等同用，如甲乙归藏汤（《医醇賸义》）；治疗肝阳眩晕、头痛者，又常与石决明、牡蛎、磁石等平肝药同用，以增强平肝潜阳之功。若肝阳上亢并有肝热烦躁易怒者，可与钩藤、菊花、夏枯草等清肝火药物配伍。

2. 惊悸失眠，心神不宁　本品质重入心经，有镇惊安神之功。治疗心悸失眠，心神不宁，可与朱砂、龙骨、琥珀等安神药配伍，如珍珠母丸（《普济本事方》）；若配伍天麻、钩藤、天南星等息风止痉药，可用治癫痫、惊风抽搐等。

3. 目赤翳障，视物昏花　本品性寒清热，有清肝明目之效，用治肝热目赤，羞明怕光，翳障，常与石决明、菊花、车前子配伍，能清肝明目退翳；用治肝虚目暗，视物昏花，则与枸杞子、女贞子、黑芝麻等配伍，可养肝明目；若属肝虚目昏或夜盲者，可与苍术、猪肝或鸡肝同煮服用。现代珍珠层粉制成眼膏外用，治疗白内障、角膜炎及结膜炎等，均有一定疗效。

此外，本品研细末外用，能燥湿收敛，用治湿疮瘙痒，溃疡久不收口，口疮等症。用珍珠层粉内服，治疗胃、十二指肠球部溃疡，有一定疗效。

【用法用量】　煎服，10~25g；宜打碎先煎。或入丸、散剂。外用适量。

【使用注意】　本品属镇降之品，故脾胃虚寒者、孕妇慎用。

【鉴别用药】　珍珠母、石决明皆为贝类咸寒之品，均能平肝潜阳，清肝明目，用治肝阳上亢、肝经有热之头痛、眩晕、耳鸣及肝热目疾，目昏翳障等症。然石决明清肝明目作用力强，又有滋养肝阴之功，尤适宜于血虚肝热之羞明、目暗、青盲等目疾，及阴虚阳亢之眩晕、耳鸣等症；珍珠母又入心经，有镇惊安神之效，故失眠、烦躁、心神不宁等神志疾病多用之。

【古籍摘要】

1.《本草纲目》：“安魂魄、止遗精白浊，解痘疗毒。”

2.《饮片新参》：“平肝潜阳，安神魂，定惊痫，消热痞，眼翳。”

【现代研究】

1. 化学成分　本品含有磷脂酰乙醇胺、半乳糖神经酰胺、羟基脂肪酸、蜗壳朊、碳酸钙、氧化钙等氧化物，少量镁、铁、硅酸盐、硫酸盐等，并含有多种氨基酸。

2. 药理作用　用珍珠粉给小鼠灌胃，可明显减少其自主活动，并对戊巴比妥钠的中枢抑制有明显的协同作用；珍珠母的硫酸盐水解产物，能增大离体心脏的心跳幅度；珍珠母注射液对四氯化碳引起的肝损伤有保护作用；用珍珠层粉灌胃，对大鼠应激性胃溃疡有明显的抑制作用。

牡　蛎　Muli

《神农本草经》

为牡蛎科动物长牡蛎 *Ostrea gigas* Thunberg、大连湾牡蛎 *Ostrea talienwhanensis* Crosse 或近江牡蛎 *Ostrea rivularis* Gould 的贝壳。我国沿海一带均有分布。全年均可采收，去肉，洗净，晒干。生用或煅用。用时打碎。

【药性】　咸，微寒。归肝、胆、肾经。

【功效】　重镇安神，平肝潜阳，软坚散结，收敛固涩。

【应用】

1. 心神不安，惊悸失眠　本品质重能镇，有安神之功效，用治心神不安，惊悸怔忡，失眠多梦等症，常与龙骨相须为用，如桂枝甘草龙骨牡蛎汤（《伤寒论》）。亦可配伍朱砂、琥珀、酸枣仁等安神之品。

2. 肝阳上亢，头晕目眩　本品咸寒质重，入肝经，有平肝潜阳，益阴之功。用治水不涵木，阴虚阳亢，头目眩晕，烦躁不安，耳鸣者，常与龙骨、龟甲、白芍等同用，如镇肝息风汤（《医学衷中参西录》）；亦治热病日久，灼烁真阴，虚风内动，四肢抽搐之症，常与生地黄、龟甲、鳖甲等养阴、息风止痉药配伍，如大定风珠（《温病条辨》）。

3. 痰核，瘰疬，瘿瘤，癥瘕积聚　本品味咸，软坚散结。用治痰火郁结之痰核、瘰疬、瘿瘤等，常与浙贝母、玄参等配伍，如消瘰丸（《医学心悟》）；用治气滞血瘀癥瘕积聚，常与鳖甲、丹参、莪术等同用。

4. 滑脱诸证　本品煅后有与煅龙骨相似的收敛固涩作用，通过不同配伍可治疗自汗、盗汗、遗精、滑精、尿频、遗尿、崩漏、带下等滑脱之证。用治自汗，盗汗，常与麻黄根、浮小麦等同用，如牡蛎散（《和剂局方》），亦可用牡蛎粉扑撒汗处，有止汗作用；治肾虚遗精，滑精，常与沙苑子、龙骨、芡实等配伍，如金锁固精丸（《医方集解》）；治尿频，遗尿可与桑螵蛸、金樱子、益智仁、龙骨等同用；治疗崩漏、带下证，又常与海螵蛸、山茱萸、山药、龙骨等配伍。

此外，煅牡蛎有制酸止痛作用，可治胃痛泛酸，与海螵蛸、浙贝母共为细末，内服取效。

【用法用量】　煎服，9～30g；宜打碎先煎。外用适量。收敛固涩宜煅用，其他宜生用。

【鉴别用药】　龙骨与牡蛎均有重镇安神、平肝潜阳、收敛固涩作用，均可用治心神不安、惊悸失眠、阴虚阳亢、头晕目眩及各种滑脱证。然龙骨长于镇惊安神，且收敛固涩力优于牡蛎；牡蛎平肝潜阳功效显著，又有软坚散结之功。

【古籍摘要】

1.《海药本草》："主男子遗精，虚劳乏损，补肾正气，止盗汗，去烦热，治伤寒热痰，能补养安神，治孩子惊痫。"

2.《本草备要》："咸以软坚化痰，消瘰疬结核，老血疝瘕。涩以收脱，治遗精崩带，止嗽敛汗，固大小肠。"

【现代研究】

1. 化学成分　本品含碳酸钙、磷酸钙及硫酸钙。并含铜、铁、锌、锰、锶、铬等微量元素及多种氨基酸。

2. 药理作用　牡蛎粉末动物实验有镇静、抗惊厥作用，并有明显的镇痛作用；煅牡蛎1号可明显提高抗实验性胃溃疡活性；牡蛎多糖具有降血脂、抗凝血、抗血栓等作用。

紫 贝 齿　Zibeichi

《新修本草》

为宝贝科动物蛇首眼球贝 *Erosaria caputserpentis*（L.）、山猫宝贝 *Cypraea lynx*（L.）或绶贝 *Mauritia arabica*（L.）等的贝壳。主产于海南、广东、福建、台湾等地。5～7月间捕捉，除去贝肉，洗净，晒干。生用或煅用。用时打碎或研成细粉。

【药性】　咸，平。归肝经。

【功效】　平肝潜阳，镇惊安神，清肝明目。

【应用】

1. 肝阳上亢，头晕目眩　本品味咸性平，主入肝经，具有显著的平肝潜阳作用，多与石决明、牡蛎、磁石等镇潜肝阳药同用，以增强平肝潜阳之力。

2. 惊悸失眠　本品质重，具有镇惊安神之效。适用于肝阳上扰、心阳躁动之惊悸心烦、失眠多梦者，每与龙骨、磁石、酸枣仁等安神药同用，共收安神、平肝之效。亦可用于小儿惊风，高热抽搐者，可与羚羊角、珍珠母、钩藤等清热、息风止痉药物配伍。

3. 目赤翳障，目昏眼花　本品有清肝明目作用，用治肝热目赤肿痛、目生翳膜、视物昏花等症，可与菊花、蝉蜕、夏枯草等清肝明目药物配伍。

【用法用量】　煎服，10～15g；宜打碎先煎，或研末入丸、散剂。

【使用注意】　脾胃虚弱者慎用。

【古籍摘要】

1.《新修本草》："明目，去热毒。"

2. 《饮片新参》:"清心,平肝安神,治惊惕不眠。"

【现代研究】

1. 化学成分 本品含碳酸钙、有机质,及少量镁、铁、硅酸盐、磷酸盐、硫酸盐和氧化物。尚含锌、锰、铜、铬、锶等微量元素及多种氨基酸。

2. 药理作用 紫贝齿的系统药理研究未见报道。

代 赭 石 Daizheshi

《神农本草经》

为氧化物类矿物刚玉族赤铁矿。主含三氧化二铁(Fe_2O_3)。主产于山西、河北、河南、山东等地。开采后,除去杂石泥土,打碎生用或醋淬研粉用。

【药性】 苦,寒。归肝、心经。

【功效】 平肝潜阳,重镇降逆,凉血止血。

【应用】

1. 肝阳上亢,头晕目眩 本品为矿石类药物,质重沉降,长于镇潜肝阳;又性味苦寒,善清肝火,故为重镇潜阳常用之品。用于肝阳上亢所致的头目眩晕、目胀耳鸣等症,常与怀牛膝、生龙骨、生牡蛎、生白芍等滋阴潜阳药同用,如镇肝息风汤,建瓴汤(《医学衷中参西录》);若肝阳上亢,肝火上炎所致的头晕头痛、心烦难寐,可配珍珠母、磁石、猪胆膏、冰片、半夏等,如脑立清(《上海市药品标准》)。借其重镇、清肝之效,亦可用治小儿急慢惊风,吊眼撮口,搐搦不定,如《仁斋直指方》单用本品醋煅,细研水飞白汤调下。

2. 呕吐,呃逆,噫气 本品质重性降,为重镇降逆要药。尤善降上逆之胃气而具止呕、止呃、止噫之效。用治胃气上逆之呕吐、呃逆、噫气不止等症,常与旋覆花、半夏、生姜等配伍,如旋覆代赭汤(《伤寒论》);若治噎膈不能食,大便燥结,配伍党参、当归、肉苁蓉等,如参赭培气汤(《医学衷中参西录》);治疗宿食结于肠间,胃气上逆不降,大便多日不通者,可配伍甘遂、芒硝、干姜等同用,如赭遂攻结汤(《医学衷中参西录》)。

3. 气逆喘息 本品重镇降逆,能降上逆之肺气而平喘。用治哮喘有声,卧睡不得者,《普济方》单用本品研末,米醋调服取效;用治肺肾不足,阴阳两虚之虚喘,每与党参、山茱萸、胡桃肉、山药等补肺肾纳气药同用,如参赭镇气汤(《医学衷中参西录》);若治肺热咳喘者,可与桑白皮、苏子、旋覆花等同用。

4. 血热吐衄,崩漏 本品苦寒,入心肝血分,有凉血止血之效。又本品善于降气、降火,尤适宜于气火上逆,迫血妄行之出血证。可单用,如《斗门方》以本品煅烧醋淬,研细调服,治吐血、衄血;《普济方》用代赭石研为细末,醋汤调服,治崩中淋沥不止;如因热而胃气上逆所致吐血、衄血、胸中烦热者,可与白芍、竹茹、牛蒡子、清半夏等配伍,如寒降汤(《医学衷中参西录》);用治血热崩漏下血,可配伍禹余粮、赤石脂、五灵脂等,如震灵丹(《和剂局方》)。

【用法用量】 煎服,10~30g;宜打碎先煎。入丸、散,每次1~3g。外用适量。降逆、平肝宜生用,止血宜煅用。

【使用注意】 孕妇慎用。因含微量砷，故不宜长期服用。

【鉴别用药】 代赭石与磁石均为铁矿石类重镇之品，均能平肝潜阳、降逆平喘，用于肝阳上亢之眩晕及气逆喘息之证。然代赭石主入肝经，偏重于平肝潜阳、凉血止血，善降肺胃之逆气而止呕、止呃、止噫；磁石主入肾经，偏重于益肾阴而镇浮阳、纳气平喘、镇惊安神。

【古籍摘要】

1.《神农本草经》："腹中毒邪气，女子赤沃漏下。"

2.《医学衷中参西录》："能生血兼能凉血，而其质重坠，又善镇逆气，降痰涎，止呕吐，通燥结。"又"治吐衄之证，当以降胃为主，而降胃之药，实以赭石为最效。"

【现代研究】

1. 化学成分 本品主含三氧化二铁（Fe_2O_3）。正品钉头赭石含铁60%以上，并含镉、钴、铬、铜、锰、镁等多种微量元素；尚含对人体有害的铅、砷、钛。

2. 药理作用 本品对肠管有兴奋作用，可使肠蠕动亢进；所含铁质能促进红细胞及血红蛋白的新生；对中枢神经系统有镇静作用。

刺 蒺 藜 Cijili

《神农本草经》

为蒺藜科植物蒺藜 *Tribulus terrestris* L. 的干燥成熟果实。主产于河南、河北、山东、安徽等地。秋季果实成熟时采收。割植株，晒干，打下果实，除去杂质。炒黄或盐炙用。

【药性】 辛、苦，微温。有小毒。归肝经。

【功效】 平肝疏肝，祛风明目。

【应用】

1. 肝阳上亢，头晕目眩 本品味苦降泄，主入肝经，有平抑肝阳之功。用于肝阳上亢，头晕目眩等症，常与钩藤、珍珠母、菊花等平肝潜阳药同用。

2. 胸胁胀痛，乳闭胀痛 本品苦泄辛散，功能疏肝而散郁结，尚入血分而活血。用治肝郁气滞，胸胁胀痛，可与柴胡、香附、青皮等疏肝理气药同用。若治肝郁乳汁不通、乳房作痛，可单用本品研末服，或与穿山甲、王不留行等通经下乳药配伍应用。

3. 风热上攻，目赤翳障 本品味辛，又疏散肝经风热而明目退翳，为祛风明目要药。用治风热目赤肿痛，多泪多眵或翳膜遮睛等症，多与菊花、蔓荆子、决明子、青葙子等同用，如白蒺藜散（《张氏医通》）。

4. 风疹瘙痒，白癜风 本品辛散苦泄，轻扬疏散，又有祛风止痒之功。治疗风疹瘙痒，常与防风、荆芥、地肤子等祛风止痒药配伍；若治血虚风盛，瘙痒难忍者，应与当归、何首乌、防风等养血祛风药同用。《千金方》单用本品研末冲服，治白癜风。

【用法用量】 煎服，6~9g；或入丸、散剂。外用适量。

【使用注意】 孕妇慎用。

【古籍摘要】

1.《神农本草经》："主恶血，破癥结积聚，喉痹，乳难。久服，长肌肉，明目。"

2.《本草求真》："宣散肝经风邪，凡因风盛而见目赤肿翳，并通身白癜瘙痒难当者，服此治无不效。"

【现代研究】

1. 化学成分　本品含脂肪油及少量挥发油、鞣质、树脂、甾醇、钾盐、皂苷、微量生物碱等。

2. 药理作用　蒺藜水浸液及乙醇浸出液对麻醉动物有降压作用；其水溶性部分有利尿作用；蒺藜总皂苷有显著的强心作用，有提高机体免疫功能、强壮、抗衰老等作用；蒺藜水煎液有降低血糖作用；水提取物有抗过敏作用。

3. 不良反应　据国外报道，蒺藜有一定毒性（其植物中含硝酸钾，摄入体内后被酶还原成亚硝酸钾），中毒后可见乏力、思睡、头昏、恶心、呕吐、心悸、唇甲及皮肤黏膜呈青紫色，严重者出现肺水肿、呼吸衰竭，以及引起高铁血红蛋白而产生窒息。国内报道，白癜风患者口服蒺藜6g，引起猩红热样药疹。使用本品应注意宜忌，把握剂量，不可过量服用。中毒救治：早期催吐、洗胃、导泻；如过敏者，可给予抗过敏药物；若中毒出现高铁血红蛋白血症时，可给氧，静注细胞色素C等。

罗 布 麻 叶　Luobumaye

《救荒本草》

为夹竹桃科植物罗布麻 *Apocynum venetum* L. 的干燥叶。主产于我国东北、西北、华北等地。现江苏、山东、安徽、河北等地有大量种植。夏季采收，晒干或阴干，亦有蒸炒揉制后用者，除去杂质，干燥。

【药性】　甘、苦，凉。归肝经。

【功效】　平抑肝阳，清热利尿。

【应用】

1. 头晕目眩　本品味苦性凉，专入肝经，既有平抑肝阳之功，又有清泻肝热之效，故可治疗肝阳上亢及肝火上攻之头晕目眩，烦躁失眠等。本品单用有效，煎服或开水泡代茶饮，亦可与牡蛎、石决明、代赭石等同用，以治肝阳上亢之头晕目眩；若与钩藤、夏枯草、野菊花等配伍，宜治肝火上攻之头晕目眩。

2. 水肿，小便不利　本品具有较好的清热利尿作用，治水肿，小便不利而有热者，可单用取效，或配伍车前子、木通、猪苓、泽泻等同用。

【用法用量】　煎服或开水泡服，6～12g。

【现代研究】

1. 化学成分　罗布麻叶主要含黄酮苷、酚性物质、有机酸、氨基酸、多糖苷、鞣质、甾醇、甾体皂苷元和三萜类物质。

2. 药理作用　罗布麻叶煎剂有降压作用；罗布麻叶浸膏有镇静，抗惊厥作用，并有较强的利尿、降低血脂、调节免疫、抗衰老及抑制流感病毒等作用。

3. 不良反应　罗布麻叶制剂内服可出现恶心、呕吐、腹泻、上腹不适，也可出现心动过缓和期前收缩。吸罗布麻纸烟时可出现头晕、呛咳、恶心、失眠等。

生 铁 落　Shengtieluo

《神农本草经》

为生铁煅至红赤，外层氧化时被锤落的铁屑。取煅铁时打下之铁落，去其煤土杂质，洗净，晒干。或煅后醋淬用。

【药性】　辛、凉。归肝、心经。

【功效】　平肝镇惊。

【应用】

1. 癫狂　本品辛凉质重，善于平肝，木平则火降，故曰下气疾速，气即火也。本品平肝镇惊之功常用于肝郁火盛之怒狂阳厥之证，可用生铁落一味煎饮，即生铁落饮（《素问》）；若治痰火上扰之狂证，可与远志、菖蒲、胆南星、朱砂等同用，如生铁落饮（《医学心悟》）。

2. 易惊善怒，失眠　本品质重性降又入肝心二经，能镇潜浮躁之神气，使心有所主，故有镇惊安神之功效。用于暴怒发狂，本品可与甘草同用，如《方脉正宗》验方。

3. 疮疡肿毒　本品辛凉能除肝心二经之火热，用于小儿赤丹斑驳，可用生铁落，以猪脂和敷之，如《千金方》方；亦可以铁落研末，猪油调外敷。

4. 关节酸痛，扭伤疼痛　《本草汇言》治贼风流通关节不能转动，以铁落炒热，投酒中饮之取止痛之效。铁落疗法，即本品加醋后产生热量，外敷烫患处，有活血祛瘀止痛之效，治疗扭伤疼痛。

【用法用量】　煎服，30~60g；或入丸、散用。外用适量，研末调敷。

【使用注意】　肝虚及中气虚寒者忌服。

【古籍摘要】

1.《神农本草经》："主风热，恶疮，疡，疽疮，痂疥，气在皮肤中。"

2.《本草纲目》："平肝去怯，治善怒发狂。"

【现代研究】

1. 化学成分　生铁落主含四氧化三铁，或名磁性氧化铁（Fe_3O_4 或 $FeO \cdot Fe_2O_3$）。

2. 药理作用　铁落经火煅醋淬后，变成醋酸铁，使易于吸收，且能促进红细胞的新生和增加血红素的数值，有补血作用。并有一定的镇静作用。

第二节　息风止痉药

凡以平息肝风为主要作用，主治肝风内动惊厥抽搐病证的药物，称息风止痉药。

外风宜疏散，内风宜平息。本类药物主入肝经，以息肝风、止痉抽为主要功效。适用于温热病热极动风、肝阳化风、血虚生风等所致之眩晕欲仆、项强肢颤、痉挛抽搐等症，以及风阳夹痰、痰热上扰之癫痫、惊风抽搐，或风毒侵袭、引动内风之破伤风、痉挛抽搐、角弓反张等症。部分兼有平肝潜阳、清泻肝火作用的息风止痉药，亦可用治肝阳眩晕和肝火上攻之目赤、头痛等。此外，某些息风止痉药，尚兼祛外风之功，还可用治风邪中经络之口眼㖞斜、肢麻痉挛、头痛、痹证等。

羚 羊 角 Lingyangjiao

《神农本草经》

为牛科动物赛加羚羊 *Saiga tatarica* Linnaeus 的角。主产于新疆、青海、甘肃等地。猎取后锯取其角，晒干。镑片或粉碎成细粉。

【药性】 咸，寒。归肝、心经。

【功效】 平肝息风，清肝明目，清热解毒。

【应用】

1. 肝风内动，惊痫抽搐 本品主入肝经，咸寒质重，善能清泄肝热，平肝息风，镇惊解痉。故为治惊痫抽搐之要药，尤宜于热极生风所致者。用治温热病热邪炽盛之高热、神昏、惊厥抽搐者，常与钩藤、白芍、菊花、桑叶、生地同用，如羚角钩藤汤（《通俗伤寒论》）；治妇女子痫，可与防风、独活、茯神、酸枣仁等配伍，如羚羊角散（《济生方》）；用治癫痫、惊悸等，可与钩藤、天竺黄、郁金、朱砂等同用。

2. 肝阳上亢，头晕目眩 本品味咸质重主降，有平肝潜阳之功。治肝阳上亢所致之头晕目眩，烦躁失眠，头痛如劈等症，常与石决明、龟甲、生地、菊花等同用，如羚羊角汤（《医醇賸义》）。

3. 肝火上炎，目赤头痛 本品善清泻肝火而明目。故用治肝火上炎之头痛，目赤肿痛，羞明流泪等症，常与决明子、黄芩、龙胆草、车前子等同用，如羚羊角散（《和剂局方》）。

4. 温热病壮热神昏，热毒发斑 本品入心肝二经，寒以胜热，故能气血两清，清热凉血散血，泻火解毒，用于温热病壮热神昏，谵语躁狂，甚或抽搐，热毒斑疹等症，常与石膏、寒水石、麝香等配伍，如紫雪丹（《千金方》）；又王孟英以羚羊角、犀角加入白虎汤中，称羚犀石膏知母汤，治温热病壮热、谵语发斑等。

此外，本品有解热，镇痛之效，可用于风湿热痹，肺热咳喘，百日咳等。

【用法用量】 煎服，1～3g；宜单煎2小时以上。磨汁或研粉服，每次0.3～0.6g。

【使用注意】 本品性寒，脾虚慢惊者忌用。

【古籍摘要】

1.《神农本草经》："主明目，益气起阴，去恶血注下……安心气。"

2.《本草纲目》："入厥阴肝经甚捷……肝主木，开窍于目，其发病也，目暗障翳，而羚羊角能平之。肝主风，在合为筋，其发病也，小儿惊痫，妇人子痫，大人中风搐搦，及筋脉挛急，历节掣痛，而羚羊角能舒之。"

【现代研究】

1. 化学成分　本品主含角质蛋白，其水解后可得 18 种氨基酸及多肽物质。尚含多种磷脂、磷酸钙、胆固醇、维生素 A 等。此外，含多种微量元素。

2. 药理作用　羚羊角外皮浸出液对中枢神经系统有抑制作用，有镇痛作用，并能增强动物耐缺氧能力；煎剂有抗惊厥、解热作用；煎剂或醇提取液有降压作用，其小剂量可使离体蟾蜍心脏收缩加强，中等剂量或大剂量可抑制心脏。

　　附药：山羊角　Shanyangjiao

为牛科动物青羊 *Naemorkedus goral Ltardwicke* 的角。性味咸，寒。归肝经。功能平肝，镇惊。适用于肝阳上亢之头目眩晕、肝火上炎之目赤肿痛以及惊风抽搐等证。《医林纂要》："功用近羚羊角。"可代羚羊角使用。煎服用量 10～15g。

牛　黄　Niuhuang

《神农本草经》

为牛科动物牛 *Bos taurus domesticus* Gmelin 干燥的胆结石。主产于北京、天津、内蒙、陕西、新疆、青海、河北、黑龙江等地。牛黄分为胆黄和管黄二种，以胆黄质量为佳。宰牛时，如发现有牛黄，即滤去胆汁，将牛黄取出，除去外部薄膜，阴干，研极细粉末。

【药性】　苦，凉。归心、肝经。

【功效】　化痰开窍，凉肝息风，清热解毒。

【应用】

1. 热病神昏　本品性凉，其气芳香，入心经，能清心，祛痰，开窍醒神。故用治温热病热入心包及中风、惊风、癫痫等痰热阻闭心窍所致神昏谵语、高热烦躁、口噤舌謇、痰涎壅塞等症，常与麝香、冰片、朱砂、黄连、栀子等开窍醒神，清热解毒之品配伍，如安宫牛黄丸（《温病条辨》）。

2. 小儿惊风，癫痫　本品入心、肝二经，有清心，凉肝，息风止痉之功。常用治小儿急惊风之壮热神昏、惊厥抽搐等症，每与朱砂、全蝎、钩藤等清热息风止痉药配伍，如牛黄散（《证治准绳》）；若治痰蒙清窍之癫痫发作，症见突然仆倒、昏不知人、口吐涎沫、四肢抽搐者，可与珍珠、远志、胆南星等豁痰、开窍醒神、止痉药配伍，如痫证镇心丹（中医内科学讲义. 上海科技出版社，1964，160）。

3. 口舌生疮，咽喉肿痛，牙痛，痈疽疔毒　本品性凉，为清热解毒之良药，用治火毒郁结之口舌生疮，咽喉肿痛，牙痛，常与黄芩、雄黄、大黄等同用，如牛黄解毒丸（《全国中药成药处方集》）；若咽喉肿痛，溃烂，可与珍珠为末吹喉，如珠黄散（《绛囊撮要》）；治疗痈疽、疔毒、疖肿等，与金银花、草河车、甘草同用，如牛黄解毒丸（《保婴撮要》）；亦可用治乳岩、横痃、痰核、流注、瘰疬、恶疮等证，每与麝香、乳香、没药同用，如犀黄丸（《外科证治全生集》）。

【用法用量】　入丸、散剂，每次 0.15～0.35g。外用适量，研末敷患处。

【使用注意】　非实热证不宜用，孕妇慎用。

【古籍摘要】

1. 《神农本草经》："主惊痫寒热，热盛狂痉。"
2. 《日用本草》："治惊痫搐搦烦热之疾，清心化热，利痰凉惊。"

【现代研究】

1. 化学成分　本品含胆酸、脱氧胆酸、胆甾醇，以及胆色素、麦角甾醇、维生素 D、钠、钙、镁、锌、铁、铜、磷等；尚含类胡萝卜素及丙氨酸、甘氨酸等多种氨基酸；还含粘蛋白、脂肪酸及肽类（SMC）成分。

2. 药理作用　牛黄有镇静抗惊厥及解热作用，可增强离体蛙心心肌收缩力；牛黄主要成分胆红素有降压及抑制心跳作用；牛黄水溶液成分 SMC 具有胆囊收缩作用，所含胆酸，尤其是脱氧胆酸，均能松弛胆道口括约肌，促进胆汁分泌而有利胆作用；牛黄酸对四氯化碳引起的急性及慢性大鼠肝损害有显著的保护作用；家兔静脉点滴牛黄，可使红细胞显著增加；牛黄还有抗炎、止血、降血脂等作用。

【其他】　除黄牛、水牛外，牛科动物牦牛及野牛的胆结石亦可入药。另有人工牛黄，系由牛胆汁或猪胆汁，经人工提取出胆酸、胆甾醇、胆红素、无机盐等，加工制造而成；又有人工培植牛黄，根据天然牛黄的成因机理，在牛胆囊内植入异体，培植成功人工培育牛黄，以缓解天然牛黄药源之短缺。

珍 珠 Zhenzhu

《日华子本草》

为珍珠贝科动物马氏珍珠贝 *Pteria martensii*（Dunker）、蚌科动物三角帆蚌 *Hyriopsis cumingii*（Lea）或褶纹冠蚌 *Cristaria plicata*（Leach）等双壳类动物受刺激形成的珍珠。前一种海产珍珠，主产于广东、海南、广西等沿海地区，以广西合蒲产者最佳；后两种淡水珍珠主产于安徽、江苏、黑龙江等地。全年可采，自动物体内取出，洗净，干燥。水飞或研成极细粉用。

【药性】　甘、咸，寒。归心、肝经。

【功效】　安神定惊，明目消翳，解毒生肌。

【应用】

1. 心神不宁，心悸失眠　本品甘寒，质重沉降，入心、肝经，重可镇怯，故有安神定惊之效。主治心神不宁，心悸失眠等症，单用即效，如《肘后方》用本品研末与蜜和服。性寒清热，甘寒益阴，故更适用于心虚有热之心烦不眠、多梦健忘、心神不宁等症，每与酸枣仁、柏子仁、五味子等养心安神药同用。

2. 惊风，癫痫　本品性寒质重，清心、肝之热而定惊止痉。治疗小儿痰热之急惊风，高热神昏，痉挛抽搐者，可与牛黄、胆南星、天竺黄等清热化痰药配伍，如金箔镇心丸（《杂病源流犀烛》）；用治小儿惊痫、惊惕不安、吐舌抽搐等症，可与朱砂、牛黄、黄连等配伍，如镇惊丸（《医宗金鉴》）；用本品与朱砂、麝香、伏龙肝同用，可治小儿惊啼及夜啼不止，如真珠丸（《圣惠方》）。

3. **目赤翳障，视物不清**　本品性寒清热，入肝经，善于清肝明目，消翳，故可用治多种眼疾。用治肝经风热或肝火上攻之目赤涩痛，眼生翳膜，常与青葙子、菊花、石决明等清肝明目之品配伍，如真珠散（《证治准绳》）；若治眼目翳障初起，可与琥珀、熊胆、麝香、黄连等配伍，研极细，点眼，如珍珠散（《医学心悟》）。

4. **口内诸疮，疮疡肿毒，溃久不敛**　本品有清热解毒，生肌敛疮之功，用治口舌生疮、牙龈肿痛、咽喉溃烂等症，多与硼砂、青黛、冰片、黄连、人中白合用，共为细末，吹入患处，如珍宝散（《丹台玉案》）；亦可用珍珠与牛黄共为末，如珠黄散（《全国中药成药处方集》）；若治疮疡溃烂，久不收口者，可用本品配炉甘石、黄连、血竭、钟乳石等，研令极细，调匀，外敷，如珍珠散（《张氏医通》）。

此外，本品亦可用治皮肤色斑。现多将本品用于化妆品中，以防治皮肤色素沉着，有润肤养颜之效。

【用法用量】　内服入丸、散用，0.1~0.3g。外用适量。

【鉴别用药】　珍珠与珍珠母来源同一动物体，均有镇心安神、清肝明目、退翳、敛疮之功效，均可用治心悸失眠、心神不宁及肝火上攻之目赤、翳障及湿疮溃烂等患。然珍珠重在镇惊安神，多用治心悸失眠、心神不宁、惊风、癫痫等证，且敛疮生肌力好；珍珠母重在平肝潜阳，多用治肝阳上亢、肝火上攻之眩晕，其安神、敛疮作用均不如珍珠，且无生肌之功。

【古籍摘要】
1.《日华子本草》："安心、明目。"
2.《本草汇言》："镇心，定志，安魂，解结毒，化恶疮，收内溃破烂。"

【现代研究】
1. **化学成分**　本品主含碳酸钙，多种氨基酸，无机元素有锌、锰、铜、铁、镁、硒、锗等。尚含维生素B族、核酸等。

2. **药理作用**　珍珠水解液可抑制小鼠自主活动，并有抑制脂褐素和清除自由基作用；珍珠粉提取物对小鼠肉瘤细胞、肺癌细胞均有显著的抑制作用；珍珠膏有促进创面愈合作用；珍珠粉有抗衰老、抗心律失常及抗辐射等作用。

钩　藤　Gouteng

《名医别录》

为茜草科植物钩藤 *Uncaria rhynchophylla* (Miq.) Jacks.、大叶钩藤 *Uncaria macrophylla* Wall.、毛钩藤 *Uncaria hirsuta* Havil.、华钩藤 *Uncaria sinensis* (Oliv.) Havil. 或无柄果钩藤 *Uncaria sessilifructus* Roxb. 的干燥带钩茎枝。产于长江以南至福建、广东、广西等地。秋、冬二季采，去叶，切段，晒干。

【药性】　甘，凉。归肝、心包经。
【功效】　清热平肝，息风止痉。

【应用】

1. 头痛，眩晕　本品性凉，主入肝经，既能清肝热，又能平肝阳，故可用治肝火上攻或肝阳上亢之头胀头痛，眩晕等症。属肝火者，常与夏枯草、龙胆草、栀子、黄芩等配伍；属肝阳者，常与天麻、石决明、怀牛膝、杜仲、茯神等同用，如天麻钩藤饮（《杂病证治新义》）。

2. 肝风内动，惊痫抽搐　本品入肝、心包二经，有缓和的息风止痉作用，又能清泄肝热，故用于热极生风，四肢抽搐及小儿高热惊风症，尤为适宜。如治小儿急惊风，壮热神昏、牙关紧闭、手足抽搐者，可与天麻、全蝎、僵蚕、蝉蜕等同用，如钩藤饮子（《小儿药证直诀》）；用治温热病热极生风，痉挛抽搐，多与羚羊角、白芍、菊花、生地黄等同用，如羚角钩藤汤（《通俗伤寒论》）；用治诸痫啼叫，痉挛抽搐，可与天竺黄、蝉蜕、黄连、大黄等同用，如钩藤饮子（《普济方》）。

此外，本品具有轻清疏泄之性，能清热透邪，故又可用于外感风热，头痛目赤及斑疹透发不畅之证。与蝉蜕、薄荷同用，可治小儿惊啼、夜啼，有凉肝止惊之效。

【用法用量】　煎服，3～12g；入煎剂宜后下。

【古籍摘要】

1.《名医别录》："主小儿寒热，惊痫。"

2.《本草纲目》："大人头旋目眩，平肝风，除心热，小儿内钓腹痛，发斑疹。"

【现代研究】

1. 化学成分　钩藤含多种吲哚类生物碱，主要有钩藤碱、异钩藤碱、柯诺辛因碱、异柯诺辛因碱、柯楠因碱、二氢柯楠因碱，尚含黄酮类化合物、儿茶素类化合物等。

2. 药理作用　钩藤、钩藤总碱及钩藤碱，对各种动物的正常血压和高血压都具有降压作用；水煎剂对小鼠有明显的镇静作用；钩藤乙醇浸液能制止豚鼠实验性癫痫的发作，并有一定的抗戊四氮惊厥作用；麻醉大鼠静脉注射钩藤可对抗乌头碱、氯化钡、氯化钙诱导的心律失常；此外，钩藤还有抑制血小板聚集及抗血栓、降血脂等作用。

天　麻　Tianma

《神农本草经》

为兰科植物天麻 *Gastrodia elata* Bl. 的干燥块茎。主产于四川、云南、贵州等地。立冬后至次年清明前采挖，冬季茎枯时采挖者名"冬麻"，质量优良；春季发芽时采挖者名"春麻"，质量较差。采挖后，立即洗净，蒸透，敞开低温干燥。用时润透或蒸软，切片。

【药性】　甘，平。归肝经。

【功效】　息风止痉，平抑肝阳，祛风通络。

【应用】

1. 肝风内动，惊痫抽搐　本品主入肝经，功能息风止痉，且味甘质润，药性平和。故可用治各种病因之肝风内动，惊痫抽搐，不论寒热虚实，皆可配伍应用。如治小儿急惊风，常与羚羊角、钩藤、全蝎等息风止痉药同用，如钩藤饮（《医宗金鉴》）；用治小儿脾虚慢惊，则与人参、白术、白僵蚕等药配伍，如醒脾丸（《普济本事方》）；用治小儿诸惊，可与全蝎、制南星、白僵蚕同用，如天麻丸（《魏氏家藏方》）；用治破伤风痉挛抽搐、角弓反张，又与天南星、白附子、防风等药配伍，如玉真散（《外科正宗》）。

2. 眩晕，头痛 本品既息肝风，又平肝阳，为治眩晕、头痛之要药。不论虚证、实证，随不同配伍皆可应用。用治肝阳上亢之眩晕、头痛、常与钩藤、石决明、牛膝等同用，如天麻钩藤饮（《杂病证治新义》）；用治风痰上扰之眩晕、头痛，痰多胸闷者，常与半夏、陈皮、茯苓、白术等同用，如半夏白术天麻汤（《医学心悟》）；若头风攻注，偏正头痛，头晕欲倒者，可配等量川芎为丸，如天麻丸（《普济方》）。

3. 肢体麻木，手足不遂，风湿痹痛 本品又能祛外风，通经络，止痛。用治中风手足不遂，筋骨疼痛等，可与没药、制乌头、麝香等药配伍，如天麻丸（《圣济总录》）；用治妇人风痹，手足不遂，可与牛膝、杜仲、附子浸酒服，如天麻酒（《十便良方》）；若治风湿痹痛，关节屈伸不利者，多与秦艽、羌活、桑枝等祛风湿药同用，如秦艽天麻汤（《医学心悟》）。

【用法用量】 煎服，3~9g。研末冲服，每次1~1.5g。

【鉴别用药】 钩藤、羚羊角、天麻均有平肝息风、平抑肝阳之功，均可治肝风内动、肝阳上亢之证。然钩藤性凉，轻清透达，长于清热息风，用治小儿高热惊风轻证为宜；羚羊角性寒，清热力强，除用治热极生风证外，又能清心解毒，多用于高热神昏，热毒发斑等；天麻甘平质润，清热之力不及钩藤、羚羊角，但治肝风内动、惊痫抽搐之证，不论寒热虚实皆可配伍应用，且能祛风止痛。

【古籍摘要】

1.《用药法象》："疗大人风热头痛；小儿风痫惊悸；诸风麻痹不仁；风热语言不遂。"

2.《本草汇言》："主头风，头痛，头晕虚旋，癫痫强痉，四肢挛急，语言不顺，一切中风，风痰。"

【现代研究】

1. 化学成分 本品含天麻苷、天麻苷元、β-甾谷醇、胡萝卜苷、枸橼酸、单甲酯、棕榈酸、琥珀酸和蔗糖等；尚含天麻多糖、维生素A、多种氨基酸、微量生物碱，及多种微量元素，如铬、锰、铁、钴、镍、铜、锌等。

2. 药理作用 天麻水、醇提取物及不同制剂，均能使小鼠自发性活动明显减少，且能延长巴比妥钠、环己烯巴比妥钠引起的小鼠睡眠时间，可抑制或缩短实验性癫痫的发作时间，天麻还有降低外周血管、脑血管和冠状血管阻力，并有降压、减慢心率及镇痛抗炎作用，天麻多糖有免疫活性。

3. 不良反应 天麻及天麻制剂偶有过敏性反应及中毒的发生。如：口服天麻粉引起荨麻疹药疹；口服天麻丸引起过敏性紫癜；肌注天麻注射液致过敏性休克；大剂量炖服天麻致急性肾功能衰竭及昏迷等。天麻中毒解救的方法为：早期催吐，洗胃；出现过敏性反应及肾功能衰竭时，可对症处理。

附药：密环菌 Mihuanjun

密环菌 *Armillariella mellea*（*Vahl. ex Fr.*）*Karst.* 是一种发光真菌，天麻种子和块茎皆

依赖于密环菌供给营养生长。研究证明，密环菌的固体培养物具有与天麻相似的药理作用和临床疗效，现多以密环菌制剂代替天麻药用，主要适用于眩晕、头痛、失眠、半身不遂、肢体麻木等症。

地 龙 Dilong

《神农本草经》

为钜蚓科动物参环毛蚓 *Pheretima aspergillum*（E. Perrier）、通俗环毛蚓 *Pheretima vulgaris* Chen、威廉环毛蚓 *Pheretima guillelmi*（Michaelsen）或栉盲环毛蚓 *Pheretima pectinifera* Michaelsen 的干燥体。前一种习称"广地龙"，主产于广东、广西、福建等地；后三种习称"沪地龙"，主产于上海一带。

广地龙春季至秋季捕捉，沪地龙夏秋捕捉，及时剖开腹部，除去内脏及泥沙，洗净，晒干或低温干燥，生用或鲜用。

【药性】　咸，寒。归肝、脾、膀胱经。

【功效】　清热息风，通络，平喘，利尿。

【应用】

1. 高热惊痫，癫狂　本品性寒，既能息风止痉，又善于清热定惊，故适用于热极生风所致的神昏谵语、痉挛抽搐及小儿惊风，或癫痫、癫狂等症。如《本草拾遗》治狂热癫痫，即以本品同盐化为水，饮服；《摄生众妙方》治小儿急慢惊风，则用本品研烂，同朱砂作丸服。治高热抽搐惊痫，多与钩藤、牛黄、白僵蚕、全蝎等息风止痉药同用。

2. 气虚血滞，半身不遂　本品性走窜，善于通行经络，常与黄芪、当归、川芎等补气活血药配伍，治疗中风后气虚血滞，经络不利，半身不遂，口眼㖞斜等症，如补阳还五汤（《医林改错》）。

3. 痹证　本品长于通络止痛，适用于多种原因导致的经络阻滞、血脉不畅、肢节不利。性寒清热，尤适用于关节红肿疼痛、屈伸不利之热痹，常与防己、秦艽、忍冬藤、桑枝等除湿热、通经络药物配伍；如用治风寒湿痹、肢体关节麻木、疼痛尤甚、屈伸不利等症，则应与川乌、草乌、南星、乳香等祛风散寒，通络止痛药配伍，如小活络丹（《和剂局方》）。

4. 肺热哮喘　本品性寒降泄，长于清肺平喘。用治邪热壅肺，肺失肃降之喘息不止，喉中哮鸣有声者，单用研末内服即效；亦可用鲜地龙水煎，加白糖收膏用。或与麻黄、杏仁、黄芩、葶苈子等同用，以加强清肺化痰、止咳平喘之功。

5. 小便不利，尿闭不通　本品咸寒走下入肾，能清热结而利水道。用于热结膀胱，小便不通，可单用，或配伍车前子、木通、冬葵子等同用。此外，本品有降压作用，常用治肝阳上亢型高血压病。

【用法用量】　煎服，4.5 ~ 9g。鲜品 10 ~ 20g。研末吞服，每次 1 ~ 2g。外用适量。

【古籍摘要】

1.《本草纲目》："性寒而下行，性寒故能解诸热疾，下行故能利小便，治足疾而通经络也。""主伤寒疟疾，大热狂烦，及大人小儿小便不通，急慢惊风，历节风痛。"

2.《本草拾遗》："疗温病大热，狂言，主天行诸热，小儿热病癫痫。"

【现代研究】

1. 化学成分 本品含多种氨基酸，以谷氨酸、天冬氨酸、亮氨酸含量最高；含铁、锌、镁、铜、铬等微量元素；含花生四烯酸、琥珀酸等有机酸。还含蚯蚓解热碱、蚯蚓素、蚯蚓毒素、黄嘌呤、次黄嘌呤、黄色素及酶类等成分。

2. 药理作用 蚯蚓水煎液及蚯蚓解热碱有良好的解热作用；热浸液、醇提取物对小鼠和家兔均有镇静、抗惊厥作用；广地龙次黄嘌呤具有显著的舒张支气管作用；并能拮抗组织胺及毛果芸香碱对支气管的收缩作用；广地龙酊剂、干粉混悬液、热浸液、煎剂等，均有缓慢而持久的降压作用；地龙提取物具有纤溶和抗凝作用。此外，地龙还具有增强免疫、抗肿瘤、抗菌、利尿、兴奋子宫及肠平滑肌作用。

3. 不良反应 地龙口服用量过大可致中毒。主要表现为：头痛、头昏、血压先升高后降低、腹痛、胃肠道有时有出血现象、心悸、呼吸困难。又复方地龙注射液肌注可引起过敏性休克。故使用地龙应注意：①掌握用药剂量；②注意加工炮制；③过敏体质应忌用；④血压低者禁用。中毒救治：地龙制剂引起过敏反应时，可按过敏反应常规处理；中医疗法：①中毒后立即服盐水 1 杯，即解。②葱 3 根，甘草 15g，水煎服。

全 蝎 Quanxie

《蜀本草》

为钳蝎科动物东亚钳蝎 *Buthus martensii* Karsch 的干燥体。主产于河南、山东、湖北、安徽等地。清明至谷雨前后捕捉者，称为"春蝎"，此时未食泥土，品质较佳；夏季产量较多，称为"伏蝎"。饲养蝎一般在秋季，隔年收捕一次。野生蝎在春末至秋初捕捉，捕得后，先浸入清水中，待其吐出泥土，置沸水或沸盐水中，煮至全身僵硬，捞出，置通风处，阴干。

【药性】 辛，平；有毒。归肝经。

【功效】 息风镇痉，攻毒散结，通络止痛。

【应用】

1. 痉挛抽搐 本品主入肝经，性善走窜，既平息肝风，又搜风通络，有良好的息风止痉之效，为治痉挛抽搐之要药。用治各种原因之惊风、痉挛抽搐，常与蜈蚣同用，即止痉散（《经验方》）；如用治小儿急惊风高热、神昏、抽搐，常与羚羊角、钩藤、天麻等清热、息风药配伍；用治小儿慢惊风抽搐，常与党参、白术、天麻等益气健脾药同用；用治痰迷癫痫抽搐，可与郁金、白矾等份，研细末服；若治破伤风痉挛抽搐、角弓反张，又与蜈蚣、天南星、蝉蜕等配伍，如五虎追风散（广州中医学院《方剂学》）；或与蜈蚣、钩藤、朱砂等配伍，如摄风散（《证治准绳》）；治疗风中经络，口眼㖞斜，可与白僵蚕、白附子等同用，如牵正散（《杨氏家藏方》）。

2. 疮疡肿毒，瘰疬结核 本品味辛，有毒，故有散结、攻毒之功，多作外敷用。如《本草纲目》引《澹寮方》用全蝎、栀子，麻油煎黑去渣，入黄蜡为膏外敷，治疗诸疮肿毒；《医学衷中参西录》以本品焙焦，黄酒下，消颌下肿硬；《经验方》小金散，以本品配马钱子、半夏、五灵脂等，共为细末，制成片剂用，治流痰、瘰疬、瘿瘤等证。近代用本品配伍蜈蚣、地龙、土鳖虫各等份，研末或水泛为丸服，以治淋巴结核、骨与关节结核等。亦有单用全蝎，香油炸黄内服，治疗流行性腮腺炎。

3. 风湿顽痹　本品善于通络止痛，对风寒湿痹久治不愈，筋脉拘挛，甚则关节变形之顽痹，作用颇佳。可用全蝎配麝香少许，共为细末，温酒送服，有减轻疼痛之效，如全蝎末方（《仁斋直指方》）；临床亦常与川乌、白花蛇、没药等祛风、活血、舒筋活络之品同用。

4. 顽固性偏正头痛　本品搜风通络止痛力较强，用治偏正头痛，单味研末吞服即有效；配合天麻、蜈蚣、川芎、僵蚕等同用，则其效更佳。

【用法用量】　煎服，3~6g。研末吞服，每次0.6~1g。外用适量。

【使用注意】　本品有毒，用量不宜过大。孕妇慎用。

【古籍摘要】

1. 《开宝本草》："疗诸风瘾疹及中风半身不遂，口眼喎斜，语涩，手足抽掣。"

2. 《本草从新》："治诸风掉眩，惊痫抽掣，口眼喎斜……厥阴风木之病。"

【现代研究】

1. 化学成分　本品含蝎毒，一种类似蛇毒神经毒的蛋白质。并含三甲胺、甜菜碱、牛磺酸、棕榈酸、软硬脂酸、胆甾醇、卵磷脂及铵盐等。尚含钠、钾、钙、镁、铁、铜、锌、锰等微量元素。现研究最多的有镇痛活性最强的蝎毒素Ⅲ、抗癫痫肽（AEP）等。

2. 药理作用　东亚钳蝎毒和从粗毒中纯化得到的抗癫痫肽（AEP）有明显的抗癫痫作用；全蝎对士的宁、烟碱、戊四氮等引起的惊厥有对抗作用；全蝎提取液有抑制动物血栓形成和抗凝作用；蝎身及蝎尾制剂对动物躯体痛或内脏痛均有明显镇痛作用；蝎尾镇痛作用比蝎身强约5倍；全蝎水、醇提取物分别对人体肝癌和结肠癌细胞有抑制作用。

3. 不良反应　全蝎用量过大可致头痛、头昏、血压升高、心慌、心悸、烦躁不安；严重者血压突然下降、呼吸困难、发绀、昏迷，最后多因呼吸麻痹而死亡。若过敏者可出现全身性红色皮疹及风团，可伴发热等；此外，还可引起蛋白尿、神经中毒，表现为面部咬肌强直性痉挛，以及全身剥脱性皮炎等。中毒的主要原因：一是用量过大，二是过敏体质者出现过敏反应。故须严格掌握用量，过敏体质者应忌用。中毒救治：蝎毒中毒出现全身症状者，静滴10%葡萄糖酸钙10ml；10%水合氯醛保留灌肠；肌注阿托品1~2mg；静滴可的松100ml，同时注入抗组织胺药物，防治低血压，肺水肿；亦可注入抗蝎毒血清，可迅速缓解中毒症状。中医疗法：金银花30g，半边莲9g，土茯苓、绿豆各15g，甘草9g，水煎服。

蜈　蚣　Wugong

《神农本草经》

为蜈蚣科动物少棘巨蜈蚣 *Scolopendra subspinipes mutilans* L. Koch 的干燥体。主产于江苏、浙江、湖北、湖南、河南、陕西等地。春、夏二季捕捉，用竹片插入头尾，绷直，干燥。

【药性】　辛，温；有毒。归肝经。

【功效】　息风镇痉，攻毒散结，通络止痛。

【应用】

1. 痉挛抽搐 本品性温，性善走窜，通达内外，搜风定搐力强，与全蝎均为息风要药，两药常同用，治疗各种原因引起的痉挛抽搐，如止痉散（《经验方》）；若治小儿撮口，手足抽搐，可配全蝎、钩藤、僵蚕等，如撮风散（《证治准绳》）；又（《圣惠方》）万金散，治小儿急惊风，可配丹砂、轻粉等分研末，乳汁送服；若治破伤风，角弓反张，即以本品为主药，配伍南星、防风等同用，如蜈蚣星风散（《医宗金鉴》）。经适当配伍，本品亦可用于癫痫、风中经络，口眼㖞斜等证。

2. 疮疡肿毒，瘰疬结核 本品以毒攻毒，味辛散结，同雄黄、猪胆汁配伍制膏，外敷恶疮肿毒，效果颇佳，如不二散（《拔萃方》）；本品与茶叶共为细末，敷治瘰疬溃烂，如《本草纲目》引《枕中方》验方；新方结核散，配合全蝎、土鳖虫，共研细末内服，治骨结核；若以本品焙黄，研细末，开水送服，或与黄连、大黄、生甘草等同用，又可治毒蛇咬伤。

3. 风湿顽痹 本品有良好的通络止痛功效，与全蝎相似，故二药常与防风、独活、威灵仙等祛风、除湿、通络药同用，以治风湿痹痛、游走不定、痛势剧烈者。

4. 顽固性头痛 本品善搜风，通络止痛，可用治久治不愈之顽固性头痛或偏正头痛，多与天麻、川芎、白僵蚕等同用。

【用法用量】 煎服，3~5g。研末冲服，每次0.6~1g。外用适量。

【使用注意】 本品有毒，用量不宜过大。孕妇忌用。

【鉴别用药】 蜈蚣、全蝎皆有息风镇痉、解毒散结、通络止痛之功效，二药相须有协同增效作用。然全蝎性平，息风镇痉，攻毒散结之力不及蜈蚣；蜈蚣力猛性燥，善走窜通达，息风镇痉功效较强，又攻毒疗疮，通痹止痛效佳。

【古籍摘要】

1.《神农本草经》："啖诸蛇、虫、鱼毒……去三虫。"

2.《本草纲目》："小儿惊痫风搐，脐风口噤、丹毒、秃疮、瘰疬、便毒、痔漏、蛇瘕、蛇瘴、蛇伤。"

【现代研究】

1. 化学成分 本品含有两种类似蜂毒成分，即组织胺样物质及溶血性蛋白质。含有脂肪油、胆甾醇、蚁酸及组氨酸、精氨酸、亮氨酸等多种氨基酸。尚含糖类、蛋白质以及铁、锌、锰、钙、镁等多种微量元素。

2. 药理作用 蜈蚣水提液对士的宁引起的惊厥有明显的对抗作用；其水浸剂对结核杆菌及多种皮肤真菌有不同程度的抑制作用；蜈蚣煎剂能改善小鼠的微循环，延长凝血时间，降低血粘度，并有明显的镇痛、抗炎作用。

3. 不良反应 蜈蚣用量过大可引起中毒，中毒表现为：恶心、呕吐、腹痛、腹泻、不省人事、心跳缓慢、呼吸困难、体温下降、血压下降等。出现溶血反应时，尿呈酱油色、排黑便、并出现溶血性贫血症状。出现过敏者，全身起过敏性皮疹，严重者出现过敏性休克。另有服用蜈蚣粉致肝功能损害及急性肾功能衰竭者。中毒原因：一是用量过大，二是过敏体质者出现过敏反应。故应严格掌握用量，注意体质差异，过敏体质者勿用。中毒后解救：早期催吐、洗胃；心动过缓者，可肌注阿托品等；呼吸循环衰竭者，可用中枢兴奋剂、强心及升压药。过敏者，给予抗过敏治疗。中医疗法：内服蜈蚣制剂中毒，可用茶叶适量，泡水频服；或用凤尾草 120g，银花 90g，甘草 60g，水煎服。

僵　蚕 Jiangcan

《神农本草经》

为蚕蛾科昆虫家蚕 *Bombyx mori* Linnaeus 4～5 龄的幼虫感染（或人工接种）白僵菌 *Beauveria bassiana*（Bals.）Vuillant 而致死的干燥体。主产于浙江、江苏、四川等养蚕区。多于春、秋季生产，将感染白僵菌病死的蚕干燥。生用或炒用。

【药性】　咸、辛，平。归肝、肺、胃经。

【功效】　息风止痉，祛风止痛，化痰散结。

【应用】

1. 惊痫抽搐　本品咸辛平，入肝、肺二经，既能息风止痉，又能化痰定惊，故对惊风、癫痫而挟痰热者尤为适宜。治高热抽搐者，可与蝉蜕、钩藤、菊花同用。治急惊风，痰喘发痉者，以本品同全蝎、天麻、朱砂、牛黄、胆南星等配伍，如千金散（《寿世保元》）；若用治小儿脾虚久泻、慢惊搐搦者，又当与党参、白术、天麻、全蝎等益气健脾，息风定惊药配伍，如醒脾散（《古今医统》）；用治破伤风、角弓反张者，则与全蝎、蜈蚣、钩藤等配伍，如撮风散（《证治准绳》）。

2. 风中经络，口眼㖞斜　本品味辛行散，能祛风、化痰、通络，常与全蝎、白附子等同用，如牵正散（《杨氏家藏方》）。

3. 风热头痛，目赤，咽痛，风疹瘙痒　本品辛散，入肝、肺二经，有祛外风、散风热、止痛、止痒之功。用治肝经风热上攻之头痛、目赤肿痛、迎风流泪等症，常与桑叶、木贼、荆芥等疏风清热之品配伍，如白僵蚕散（《证治准绳》）；用治风热上攻之咽喉肿痛、声音嘶哑者，可与桔梗、薄荷、荆芥、防风、甘草等同用，如六味汤（《咽喉秘集》）；治风疹瘙痒，如《圣惠方》用本品为末，内服；治风疮瘾疹，可单味研末服，或与蝉蜕、薄荷等疏风止痒药同用。

4. 痰核，瘰疬　本品味咸，能软坚散结，又兼可化痰，故可用治痰核、瘰疬，可单用为末，或与浙贝母、夏枯草、连翘等化痰散结药同用。亦可用治乳腺炎、流行性腮腺炎、疔疮痈肿等症，可与金银花、连翘、板蓝根、黄芩等清热解毒药同用。

【用法用量】　煎服，5～9g。研末吞服，每次 1～1.5g；散风热宜生用，其他多制用。

【古籍摘要】

1.《神农本草经》："主小儿惊痫、夜啼，去三虫，灭黑䵟，令人面色好，男子阴疡病。"

2.《本草纲目》："散风痰结核、瘰疬、头风、风虫齿痛，皮肤风疮，丹毒作痒，……一切金疮，疔肿风痔。"

【现代研究】

1. 化学成分　本品主要含蛋白质，脂肪。尚含多种氨基酸以及铁、锌、铜、锰、铬等微量元素。白僵蚕体表的白粉中含草酸铵。

2. 药理作用 僵蚕醇水浸出液对小鼠、家兔均有催眠、抗惊厥作用；其提取液在体内、外均有较强的抗凝作用；僵蚕粉有较好的降血糖作用；体外试验，对金黄色葡萄球菌、绿脓杆菌有轻度的抑菌作用，其醇提取物体外可抑制人体肝癌细胞的呼吸，可用于直肠瘤型息肉的治疗。

3. 不良反应 僵蚕内服可致过敏反应，如痤疮样皮疹及过敏性皮疹，停药后均能消失。少数患者有口咽干燥、恶心、食欲减少、困倦等反应。由于僵蚕有抗凝作用，故凡血小板减少，凝血机制障碍及出血倾向患者应慎用。僵蚕、僵蛹均含草酸铵，进入体内可分解产生氨，故肝性昏迷患者慎用。

附药：僵蛹、雄蚕蛾

1. 僵蛹 Jiangyong 为中国科学院动物研究所等单位研制的以蚕蛹为底物，经白僵菌发酵的制成品。药理实验证明，僵蛹有抗惊厥、抑制癌细胞等作用；临床实践亦证明，僵蛹具有一定的退热、止咳化痰、镇静、止痉、消肿散结、止遗尿等作用，疗效与白僵蚕相近，可代替白僵蚕药用。现已制成片剂用于临床，治疗癫痫、腮腺炎、慢性支气管炎等疾病。

2. 雄蚕蛾 Xiongcane 为蚕蛾科昆虫家蚕蛾 *Bombyx mori* L. 的雄性全虫。性味咸、温，归肝、肾经。功能补肝益肾，壮阳涩精。临床多用于治疗阳痿、遗精、白浊、尿血、创伤、溃疡及烫伤等证。近年来药理、临床表明，雄蚕蛾的提取液具有雄性激素样作用；雄蚕蛾含有对成年雄性大鼠精子数量与活动有正向调节的活性成分，并具有抗疲劳、延缓衰老等作用。

第二十三章

开 窍 药

凡具辛香走窜之性，以开窍醒神为主要作用，治疗闭证神昏的药物，称为开窍药，又名芳香开窍药。

心藏神，主神明，心窍开通则神明有主，神志清醒，思维敏捷。若心窍被阻、清窍被蒙，则神明内闭，神识昏迷，不省人事，治疗则须用辛香开通心窍之品。本类药味辛、其气芳香，善于走窜，皆入心经，具有通关开窍、启闭回苏、醒脑复神的作用。部分开窍药以其辛香行散之性，尚兼活血、行气、止痛、辟秽、解毒等功效。

开窍药主要用治温病热陷心包、痰浊蒙蔽清窍之神昏谵语，以及惊风、癫痫、中风等卒然昏厥、痉挛抽搐等症。又可用治血瘀、气滞疼痛，经闭癥瘕，目赤咽肿、痈疽疔疮等证。

神志昏迷有虚实之别，虚证即脱证，实证即闭证。脱证治当补虚固脱，非本章药物所宜；闭证治当通关开窍、醒神回苏，宜用本类药物治疗。然而闭证从寒热属性又分为寒闭、热闭。面青、身凉、苔白、脉迟之寒闭，须施"温开"之法，宜选用辛温的开窍药，配伍温里祛寒之品；面红、身热、苔黄、脉数之热闭，当用"凉开"之法，宜选用辛凉的开窍药，并与清热泻火解毒之品配伍应用。若闭证神昏兼惊厥抽搐者，还须配伍平肝息风止痉药物；见烦躁不安者，须配伍安神定惊药物；如以疼痛为主症者，可配伍行气药或活血化瘀药物；痰浊壅盛者，须配伍化湿、祛痰药物。

开窍药辛香走窜，为救急、治标之品，且能耗伤正气，故只宜暂服，不可久用；因本类药物性质辛香，其有效成分易于挥发，内服多不宜入煎剂，只入丸剂、散剂服用。

近年来研究证实，本类药物对中枢神经系统有兴奋作用，有镇痛、兴奋心脏与呼吸、升高血压的作用，某些药物尚有抗菌、抗炎的作用。现已对部分开窍方剂进行了剂型改革，制成针剂注射给药，能更迅速地发挥药效，如清开灵注射液等，临床用于急症昏迷的抢救，效果更好。现代临床多用于治疗各种原因出现的急性昏迷、多种急性脑病、癫痫发作、脑震荡后遗症、老年痴呆、冠心病心绞痛等病症。

麝 香 Shexiang

《神农本草经》

为鹿科动物林麝 *Moschus berezovskii* Flerov、马麝 *Moschus. sifanicus* Przewalski 或原麝 *Moschus. moschiferus* Linnaeus 成熟雄体香囊中的干燥分泌物。主产四川、西藏、云南、陕西、甘肃、内蒙古等地。野生麝多在冬季至次春猎取，猎获后，割取香囊，阴干，习称"毛壳麝香"；剖开香囊，除去囊壳，称"麝香仁"，其中呈颗粒状者称"当门子"。人工驯养麝多直接从其香囊中取出麝香仁，阴干或用干燥器密闭干燥。本品应密闭，避光贮存。

【药性】 辛，温。归心、脾经。

【功效】 开窍醒神，活血通经，消肿止痛。

【应用】

1. 闭证神昏 麝香辛温，气极香，走窜之性甚烈，有很强的开窍通闭、辟秽化浊作用，为醒神回苏之要药。可用于各种原因所致之闭证神昏，无论寒闭、热闭，用之皆效。用治温病热陷心包、痰热蒙蔽心窍、小儿惊风及中风痰厥等热闭神昏，常配伍牛黄、冰片、朱砂等，组成凉开之剂，如安宫牛黄丸（《温病条辨》）、至宝丹（《和剂局方》）等；因其性温，故寒闭证尤宜，治中风卒昏、中恶胸腹满痛等寒浊或痰湿闭阻气机、蒙蔽神明之寒闭神昏，常配伍苏合香、檀香、安息香等药，组成温开之剂，如苏合香丸（《和剂局方》）。

2. 疮疡肿毒，瘰疬痰核，咽喉肿痛 本品辛香行散，有良好的活血散结、消肿止痛作用，若治上述诸症，内服、外用均有良效。治疮疡肿毒，常与雄黄、乳香、没药同用，如醒消丸（《外科全生集》），也可与牛黄、乳香、没药同用，如牛黄醒消丸（《外科全生集》）；用治咽喉肿痛，可与牛黄、蟾酥、珍珠等配伍，如六神丸（《中药制剂手册》）。

3. 血瘀经闭，癥瘕，心腹暴痛，头痛，跌打损伤，风寒湿痹 本品辛香，开通走窜，可行血中之瘀滞，开经络之壅遏，而具活血通经、止痛之效。用治血瘀经闭证，常与丹参、桃仁、红花、川芎等药同用；若癥瘕痞块等血瘀重证，可与水蛭、虻虫、三棱等配伍，如化癥回生丹（《温病条辨》）；本品开心脉，祛瘀滞，为治心腹暴痛之佳品，常配伍木香、桃仁等，如麝香汤（《圣济总录》）；治偏正头痛，日久不愈者，常与赤芍、川芎、桃仁等合用，如通窍活血汤（《医林改错》）；麝香又为伤科要药，善于活血祛瘀、消肿止痛，治跌仆肿痛、骨折扭挫，不论内服、外用均有良效，常与乳香、没药、红花等配伍，如七厘散（《良方集腋》）、八厘散（《医宗金鉴》）；用治风寒湿痹证疼痛，顽固不愈者，可与独活、威灵仙、桑寄生等同用。

4. 难产，死胎，胞衣不下 本品活血通经，辛香走窜，力达胞宫，有催生下胎之效。治难产、死胎等，常与肉桂配伍，如香桂散（《张氏医通》）；亦有以本品与猪牙皂、天花粉同用，葱汁为丸，外用取效，如堕胎丸（《河北医药集锦》）。

【用法用量】 入丸、散，每次 0.03～0.1g。外用适量。不宜入煎剂。

【使用注意】 孕妇禁用。

【古籍摘要】

1. 《名医别录》：“中恶，心腹暴痛胀急，痞满，风毒，妇人产难，堕胎，去三虫，目中肤翳。”

2. 《本草纲目》：“通诸窍，开经络，透肌骨，解酒毒，消瓜果食积，治中风、中气、中恶、痰厥、积聚癥瘕。”“盖麝走窜，能通诸窍之不利，开经络之壅遏，若诸风、诸气、诸血、诸痛、惊痫、癥瘕诸病，经络壅闭，孔窍不利者，安得不用为引导以开之通之耶？非不可用也，但不可过耳。”

【现代研究】

1. 化学成分 麝香所含成分主要有：麝香大环化合物如麝香酮等，甾族化合物如睾丸酮、雌二醇、胆甾醇，多种氨基酸如天门冬氨酸、丝氨酸，以及无机盐和其他成分如尿囊素、蛋白激酶激活剂等。

2. 药理作用   麝香对中枢神经系统的作用是双向性的，小剂量兴奋，大剂量则抑制，增强中枢神经系统的耐缺氧能力，改善脑循环；麝香具有明显的强心作用，能兴奋心脏，增加心脏收缩振幅，增强心肌功能；麝香对由于血栓引起的缺血性心脏障碍有预防和治疗作用；麝香有一定的抗炎作用，其抗炎作用与氢化可的松相似；麝香对子宫有明显兴奋、增强宫缩作用，尤对在体妊娠子宫更为敏感，对非妊娠子宫的兴奋发生较慢，但作用持久，麝香酮能明显增加子宫收缩频率和强度，并有抗着床和抗早孕作用，且随孕期延长，抗孕作用更趋显著；本品对人体肿瘤细胞有抑制作用，浓度大则作用强，对小鼠艾氏腹水癌细胞和肉瘤 S_{180} 细胞有杀灭作用。

3. 不良反应   麝香和麝香酮毒性都很小。但有报道麝香中毒致急性肾功能衰竭 2 例（中华肾脏病杂志，1994，1：8）；另有麝香膏剂外用致过敏的报道（中华皮肤科杂志，1986，6：362）。

【其他】   近代研究从灵猫科动物小灵猫 *Viverricula indica* Desmarest.、大灵猫 *Viverra zibetha* L. 的香囊中采取灵猫香，从仓鼠科动物成龄雄性麝鼠 *Ondatra zibethica* L. 的香囊中采取麝鼠香，它们具有与麝香相似的化学成分及功效，可用来代替麝香外用或内服。另外，人工麝香有与天然麝香有基本相似的疗效，现已广泛用于临床，代替天然麝香，弥补药源的不足。

冰 片   Bingpian

《新修本草》

为龙脑香科植物龙脑香 *Dryobalanops aromatica* Gaertn. f. 树脂加工品，或龙脑香树的树干、树枝切碎，经蒸馏冷却而得的结晶，称"龙脑冰片"，亦称"梅片"。由菊科植物艾纳香（大艾）*Blumea balsamifera* DC. 叶的升华物经加工劈削而成，称"艾片"。现多用松节油、樟脑等，经化学方法合成，称"机制冰片"。龙脑香主产于东南亚地区，我国台湾有引种；艾纳香主产于广东、广西、云南、贵州等地。冰片成品须贮于阴凉处，密闭。研粉用。

【药性】   辛、苦，微寒。归心、脾，肺经。

【功效】   开窍醒神，清热止痛。

【应用】

1. 闭证神昏   本品味辛气香，有开窍醒神之功效，功似麝香但力较弱，二者常相须为用。冰片性偏寒凉，为凉开之品，更宜用于热病神昏。治痰热内闭、暑热卒厥、小儿惊风等热闭证，常与牛黄、麝香、黄连等配伍，如安宫牛黄丸（《温病条辨》）；若闭证属寒，常与苏合香、安息香、丁香等温开药配伍，如苏合香丸（《和剂局方》）。

2. 目赤肿痛，喉痹口疮   本品苦寒，有清热止痛、泻火解毒、明目退翳、消肿之功，为五官科常用药。治目赤肿痛，单用点眼即效，也可与炉甘石、硼砂、熊胆等制成点眼药水，如八宝眼药水（《全国中药成药处方集》）；治咽喉肿痛、口舌生疮，常与硼砂、朱砂、玄明粉共研细末，吹敷患处，如冰硼散（《外科正宗》）；治风热喉痹，以冰片与灯心草、黄柏、白矾共为末，吹患处取效（《濒湖集简方》）。

3. 疮疡肿痛，疮溃不敛，水火烫伤 本品有清热解毒、防腐生肌作用，故外用清热消肿、生肌敛疮方中均用冰片。治疮疡溃后日久不敛，可配伍牛黄、珍珠、炉甘石等，如八宝丹（《疡医大全》），或与象皮、血竭、乳香等同用，如生肌散（《经验方》）；治水火烫伤，可用本品与银朱、香油制成药膏外用（《中草药新医疗法资料选编》）；治疗急、慢性化脓性中耳炎，可以本品搅溶于核桃油中滴耳。

此外，本品用治冠心病心绞痛及齿痛，有一定疗效。

【**用法用量**】 入丸散，每次 0.15 ~ 0.3g。外用适量，研粉点敷患处。不宜入煎剂。

【**使用注意**】 孕妇慎用。

【**鉴别用药**】 冰片与麝香同为开窍醒神之品，均可用治热病神昏、中风痰厥、气郁窍闭、中恶昏迷等闭证。然麝香开窍力强而冰片力逊，麝香为温开之品，冰片为凉开之剂，但又常相须为用。二者均可消肿止痛、生肌敛疮，外用治疮疡肿毒。但冰片性偏寒凉，以清热泻火止痛见长，善治口齿、咽喉、耳目之疾，外用有清热止痛、防腐止痒、明目退翳之功；麝香辛温，多以活血散结、消肿止痛、敛疮功效为用，善治疮疡、瘰疬痰核，内服外用均可。二者均入丸、散使用，不入煎剂。

【**古籍摘要**】

1.《新修本草》："主心腹邪气，风湿积聚，耳聋，明目，去目赤肤翳。"

2.《医林纂要》："冰片主散郁火，能透骨热，治惊痫、痰迷、喉痹、舌胀、牙痛、耳聋、鼻息、目赤浮翳、痘毒内陷、杀虫、痔疮、催生，性走而不守，亦能生肌止痛。然散而易竭，是终归阴寒也。"

【**现代研究**】

1. 化学成分 龙脑冰片含右旋龙脑，又含葎草烯、β-榄香烯、石竹烯等倍半萜，以及齐墩果酸、麦珠子酸、积雪草酸、龙脑香醇、古柯二醇等三萜化合物。艾片含左旋龙脑。机制冰片为消旋混合龙脑。

2. 药理作用 冰片中的主要成分龙脑、异龙脑均有耐缺氧的作用；龙脑、异龙脑有镇静作用；冰片局部应用对感觉神经有轻微刺激，有一定的止痛及温和的防腐作用；经肠系膜吸收迅速，给药 5 分钟即可通过血脑屏障，且在脑蓄积时间长，量也相当高，此为冰片的芳香开窍作用提供了初步实验依据；较高浓度（0.5%）对葡萄球菌、链球菌、肺炎双球菌、大肠杆菌及部分致病性皮肤真菌等有抑制作用；对中、晚期妊娠小鼠有引产作用。

苏 合 香 Suhexiang

《名医别录》

为金缕梅科植物苏合香树 *Liquidambar orientalis* Mill. 的树干渗出的香树脂。主产于非洲、印度及土耳其等地，我国广西、云南有栽培。初夏时将树皮击伤或割破，深达木部，使香树脂渗入树皮内。至秋季剥下树皮，榨取香树脂，即为普通苏合香。如将普通苏合香溶解于酒精中，过滤，蒸去乙醇，则为精制苏合香。成品应置阴凉处，密闭保存。

【药性】　辛，温。归心、脾经。

【功效】　开窍醒神，辟秽，止痛。

【应用】

1. 寒闭神昏　苏合香辛香气烈，有开窍醒神之效，作用与麝香相似而力稍逊，且长于温通、辟秽，故为治面青、身凉、苔白、脉迟之寒闭神昏之要药。治中风痰厥、惊痫等属于寒邪、痰浊内闭者，常与麝香、安息香、檀香等同用，如苏合香丸（《和剂局方》）。

2. 胸腹冷痛，满闷　本品温通、走窜，可收化浊开郁，祛寒止痛之效。治痰浊、血瘀或寒凝气滞之胸脘痞满、冷痛等症，常与冰片等同用，如苏合丸（《和剂局方》）。

此外，本品能温通散寒，为治疗冻疮的良药，可用苏合香丸溶于乙醇中涂敷冻疮患处。

【用法用量】　入丸、散，0.3~1g。外用适量，不入煎剂。

【古籍摘要】

1. 《名医别录》："主辟恶，……温疟，蛊毒，痫痓，去三虫，除邪。"

2. 《本经逢原》："能透诸窍藏，辟一切不正之气。凡痰积气厥，必先以此开导，治痰以理气为本也。凡山岚瘴湿之气袭于经络，拘急弛缓不均者，非此不能除。但性燥气窜，阴虚多火人禁用。"

【现代研究】

1. 化学成分　苏合香中主要含萜类和挥发油，包括单萜、倍半萜、三萜类化合物及芳樟醇、α，β-蒎烯、松香油醇、二氢香豆酮、柠檬烯、肉桂酸、桂皮醛、乙苯酚等。

2. 药理作用　苏合香为刺激性祛痰药，并有较弱的抗菌作用，可用于各种呼吸道感染；又有温和的刺激作用，可缓解局部炎症，并能促进溃疡与创伤的愈合；有增强耐缺氧能力的作用，对狗实验性心肌梗塞有减慢心率、改善冠脉流量和降低心肌耗氧的作用；对兔、大鼠血小板聚集有显著抑制作用。

石 菖 蒲　Shichangpu

《神农本草经》

为天南星科植物石菖蒲 *Acorus tatarinowii* Schott 的干燥根茎，我国长江流域以南各省均有分布，主产于四川、浙江、江苏等地。秋、冬二季采挖，除去须根及泥沙，晒干。生用。

【药性】　辛、苦，温。归心、胃经。

【功效】　开窍醒神，化湿和胃，宁神益志。

【应用】

1. 痰蒙清窍，神志昏迷　本品辛开苦燥温通，芳香走窜，不但有开窍醒神之功，且兼具化湿，豁痰，辟秽之效。故擅长治痰湿秽浊之邪蒙蔽清窍所致神志昏乱。治中风痰迷心窍，神志昏乱、舌强不能语，常与半夏、天南星、橘红等燥湿化痰药合用，如涤痰汤（《济生方》）；若治痰热蒙蔽，高热、神昏谵语者，常与郁金、半夏、竹沥等配伍，如菖蒲郁金汤（《温病全书》）；治痰热癫痫抽搐，可与枳实、竹茹、黄连等配伍，如清心温胆汤（《古今医鉴》）；治癫狂痰热内盛者，可与远志、朱砂、生铁落同用，如生铁落饮（《医学心悟》）；用治湿浊蒙蔽、头晕、嗜睡、健忘等症，又常与茯苓、远志、龙骨等配伍，如安神定志丸（《医学心悟》）。

2. 湿阻中焦，脘腹痞满，胀闷疼痛　本品辛温芳香，善化湿浊、醒脾胃、行气滞、消胀满。用治湿浊中阻，脘闷腹胀、痞塞疼痛，常与砂仁、苍术、厚朴同用；若湿从热化、湿热蕴伏，见身热吐利、胸脘痞闷、舌苔黄腻者，可与黄连、厚朴等配伍，如连朴饮（《霍乱论》）。

3. 噤口痢　本品芳香化湿、燥湿，又行胃肠之气。治湿浊、热毒蕴结肠中所致之水谷不纳、痢疾后重等，可与黄连、茯苓、石莲子等配伍，如开噤散（《医学心悟》）。

4. 健忘，失眠，耳鸣，耳聋　本品入心经，开心窍、益心智、安心神、聪耳明目，故可用于上述诸症。治健忘证，常与人参、茯神、远志等配伍，如不忘散（《证治准绳》）、开心散（《千金方》）；治劳心过度、心神失养之失眠、多梦、心悸怔忡，常与人参、白术、龙眼肉及酸枣仁、茯神、朱砂等配伍，如安神定志丸（《杂病源流犀烛》）；治心肾两虚之耳鸣耳聋、头昏、心悸，常与菟丝子、女贞子、旱莲草及丹参、夜交藤等配伍，如安神补心丸（《中药制剂手册》）。

此外，还可用于声音嘶哑、痈疽疮疡、风湿痹痛、跌打伤痛等证。

【用法用量】　煎服，3~9g。鲜品加倍。

【古籍摘要】

1.《神农本草经》："主风寒湿痹，咳逆上气，开心孔，补五脏，通九窍，明耳目，出音声。久服轻身，不忘，不迷惑，延年。"

2.《本草纲目》："治中恶卒死，客忤癫痫，下血崩中，安胎漏，散痈肿。"

【现代研究】

1. 化学成分　本品含挥发油0.11%~0.42%，主要为β-细辛醚、α-细辛醚、石竹烯、α-葎草烯、石菖醚、细辛醚等，尚含有氨基酸、有机酸和糖类。

2. 药理作用　石菖蒲水煎剂、挥发油，或细辛醚、β-细辛醚均有镇静作用和抗惊厥作用；对豚鼠离体气管和回肠有很强的解痉作用；石菖蒲挥发油静脉注射有肯定的平喘作用，与舒喘灵（沙丁胺醇）吸入后的即时疗效相似；石菖蒲挥发油对大鼠由乌头碱诱发的心律失常有一定治疗作用，并能对抗由肾上腺素或氯化钡诱发的心律失常，挥发油治疗量时还有减慢心律作用；煎剂可促进消化液分泌，制止胃肠的异常发酵；高浓度浸出液对常见致病性皮肤真菌有抑制作用。

【其他】　古代文献称菖蒲以"一寸九节者良"，故本品亦称为九节菖蒲。但现代所用之九节菖蒲为毛茛科多年生草本植物阿尔泰银莲花 *Anemone altaica* Fisch. 的根茎，因有一定毒性，故不得与石菖蒲相混淆。

第二十四章

补 虚 药

凡能补虚扶弱，纠正人体气血阴阳虚衰的病理偏向，以治疗虚证为主的药物，称为补虚药。

根据补虚药的性能、功效及适应证的不同，本章又分为补气药、补阳药、补血药、补阴药四节。

本类药物能够扶助正气，补益精微，根据"甘能补"的理论，一般具有甘味。各类补虚药的药性和归经等性能，互有差异，其具体内容将分别在各节概述中介绍。

补虚药具有补虚作用，可以主治人体正气虚弱、精微物质亏耗引起的精神萎靡、体倦乏力、面色淡白或萎黄、心悸气短、脉象虚弱等。具体地讲，补虚药的补虚作用又有补气、补阳、补血与补阴的不同，分别主治气虚证、阳虚证、血虚证和阴虚证。此外，有的还分别兼有祛寒、润燥、生津、清热等及收涩功效，故又有其相应的主治病证。

使用补虚药，首先应因证选药，必须根据气虚、阳虚、血虚与阴虚的证候不同，选择相应的对证药物。一般来说，气虚证主要选用补气药，阳虚证主要选用补阳药，血虚证主要选用补血药，阴虚证主要选用补阴药。其次，应考虑到人体气血阴阳之间，在生理上相互联系，相互依存，在病理上也常常相互影响，临床上单一的虚证并不多见。因此，需将两类或两类以上的补虚药配伍使用。如气虚可发展为阳虚，阳虚者其气必虚，故补气药常与补阳药同用。有形之血生于无形之气，气虚生化无力，又可致血虚；血为气之母，血虚则气无所依，血虚亦可导致气虚，故补气药常与补血药同用。气属阳，津液属阴。气能生津，津能载气。气虚可影响津液的生成，而致津液不足；津液大量亏耗，亦可导致气随津脱。热病不仅容易伤阴，而且壮火亦会食气，以致气阴两虚，故补气药亦常与补阴药同用。津血同源，津液是血液的重要组成部分，血亦属于阴的范畴；失血血虚可导致阴虚，阴津大量耗损又可导致津枯血燥，血虚与阴亏并呈之证颇为常见，故补血药常与补阴药同用。阴阳互根，无阴则阳无由生，无阳则阴无由长，故阴或阳虚损到一定程度，可出现阴损及阳或阳损及阴的情况，以致最后形成阴阳两虚的证候，则需要滋阴药与补阳药同用。

补虚药除用于虚证以补虚扶弱外，还常常与其他多类药物配伍以扶正祛邪，或与容易损伤正气的药物配伍应用以保护正气，顾护其虚。

使用补虚药还应注意：一要防止不当补而误补。邪实而正不虚者，误用补虚药有"误补益疾"之弊。补虚药是以补虚扶弱为主要作用，其作用在于以其性之偏纠正人体气血阴阳虚衰的病理偏向。不正当的依赖补虚药强身健体，可能破坏机体阴阳之间的相对平衡，导致新的病理变化。二应避免当补而补之不当。如不分气血，不别阴阳，不辨脏腑，不明寒热，盲目使用补虚药，不仅不能收到预期的疗效，而且可能导致不良后果。如阴虚有热者误用温热的补阳药，会助热伤阴；阳虚有寒者误用寒凉的补阴药，会助寒伤阳。三是补虚药用于扶正祛邪，不仅要分清主次，处理好祛邪与扶正的关系，而且应避免使用可能妨碍祛邪的补虚药，使祛邪而不伤正，补虚而不留邪。四应注意补而兼行，使补而不滞。部分补虚药药性滋腻，不容易消化，过用或用于脾运不健者可能妨碍脾胃运化，应掌握好用药分寸，或适当配伍健脾消食药顾护脾胃，同时，补气还应辅以行气或除湿、化痰，补血还应辅以行血。此外，补虚药如作汤剂，一般宜适当久煎，使药味尽出。虚弱证一般病程较长，补虚药宜采用蜜丸、煎膏（膏滋）、口服液等便于保存、服用，并可增效的剂型。

现代药理研究表明，补虚药可增强机体的免疫功能，产生扶正祛邪的作用。在物质代谢方面，补虚药对肝脏、脾脏和骨髓等器官组织的蛋白质合成有促进作用，或改善脂质代谢、降低高脂血症。对神经系统的作用，主要是提高学习记忆功能。并可调节内分泌功能，改善虚证患者的内分泌功能减退。本类药还有延缓衰老、抗氧化、增强心肌收缩力、抗心肌缺血、抗心律失常、促进造血功能、改善消化功能、抗应激及抗肿瘤等多方面作用。

第一节 补 气 药

本类药物均具有补气的功效，能补益脏气以纠正人体脏气虚衰的病理偏向。补气又包括补脾气、补肺气、补心气、补元气等，因此，补气药的主治有：脾气虚，症见食欲不振，脘腹虚胀，大便溏薄，体倦神疲，面色萎黄，消瘦或一身虚浮，甚或脏器下垂，血失统摄等。肺气虚，症见气少喘促，动则益甚，咳嗽无力，声音低怯，甚或喘促，体倦神疲，易出虚汗等。心气虚，症见心悸怔忡，胸闷气短，活动后加剧等。元气藏于肾，赖三焦而通达全身。周身脏腑器官组织得到元气的激发和推动，才能发挥各自的功能。脏腑之气的产生有赖元气的资助，故元气虚之轻者，常表现为某些脏气虚；元气虚极欲脱，可见气息短促，脉微欲绝。此外，某些药物分别兼有养阴、生津、养血等不同功效，还可用治阴虚津亏证或血虚证，尤宜于气阴（津）两伤或气血俱虚之证。

本类药的性味以甘温或甘平为主。其中，少数兼能清火或燥湿者，亦有苦味。能清火者，药性偏寒。大多数药能补益脾肺之气，主要归脾肺经。少数药兼能补心气者，又归心经。

使用本类药物治疗各种气虚证时，除应结合其兼有功效综合考虑外，补益脾气之品用于脾虚食滞证，还常与消食药同用，以消除消化功能减弱而停滞的宿食；用于脾虚湿滞证，多配伍化湿、燥湿或利水渗湿的药物，以消除脾虚不运而停滞的水湿；用于脾虚中气下陷证，多配伍能升阳的药物，以升举下陷的清阳之气；用于脾虚久泻证，还常与涩肠止泻药同用；用于脾不统血证，则常与止血药同用；补肺气之品用于肺虚喘咳有痰之证，多配伍化痰、止咳、平喘的药物，以利痰咳痰喘的消除。用于脾肺气虚自汗证，多配伍能固表止汗的药物；用于心气不足，心神不安证，多配伍宁心安神的药物；若气虚兼见阳虚里寒、血虚或阴虚证者，又需分别与补阳药、温里药、补血药或补阴药同用。补气药用于扶正祛邪时，还需分别与解表药、清热药或泻下药等同用。本类药中部分味甘壅中，碍气助湿之品，对湿盛中满者应慎用，必要时应辅以理气除湿药。

人 参　Renshen

《神农本草经》

为五加科植物人参 *Panax ginseng* C. A. Mey. 的根。主产于吉林、辽宁、黑龙江。以吉林抚松县产量最大，质量最好，称吉林参。野生者名"山参"；栽培者称"园参"。园参一般应栽培 6～7 年后收获。鲜参洗净后干燥者称"生晒参"；蒸制后干燥者称"红参"；加工断下的细根称"参须"。山参经晒干称"生晒山参"。切片或粉碎用。

【药性】　甘、微苦，微温。归肺、脾、心经。

【功效】　大补元气，补脾益肺，生津，安神益智。

【应用】

1. 元气虚脱证　本品能大补元气，复脉固脱，为拯危救脱要药。适用于因大汗、大泻、大失血或大病、久病所致元气虚极欲脱，气短神疲，脉微欲绝的重危证候。单用有效，如独参汤（《景岳全书》）。若气虚欲脱兼见汗出，四肢逆冷者，应与回阳救逆之附子同用，以补气固脱与回阳救逆，如参附汤（《正体类要》）。若气虚欲脱兼见汗出身暖，渴喜冷饮，舌红干燥者，本品兼能生津，常与麦冬、五味子配伍，以补气养阴，敛汗固脱，如生脉散（《内外伤辨惑论》）。

2. 肺脾心肾气虚证　本品为补肺要药，可改善短气喘促，懒言声微等肺气虚衰症状。治肺气咳喘、痰多者，常与五味子、苏子、杏仁等药同用，如补肺汤（《千金方》）。

本品亦为补脾要药，可改善倦怠乏力，食少便溏等脾气虚衰症状。因脾虚不运常兼湿滞，故常与白术、茯苓等健脾利湿药配伍，如四君子汤（《和剂局方》）。若脾气虚弱，不能统血，导致长期失血者，本品又能补气以摄血，常与黄芪、白术等补中益气之品配伍，如归脾汤（《济生方》）。若脾气虚衰，气虚不能生血，以致气血两虚者，本品还能补气以生血，可与当归、熟地等药配伍，如八珍汤（《正体类要》）。

本品又能补益心气，可改善心悸怔忡，胸闷气短，脉虚等心气虚衰症状，并能安神益智，治疗失眠多梦，健忘。常与酸枣仁、柏子仁等药配伍，如天王补心丹（《摄生秘剖》）。

本品还有补益肾气作用，不仅可用于肾不纳气的短气虚喘，还可用于肾虚阳痿。治虚喘，常与蛤蚧、五味子、胡桃等药同用。治肾阳虚衰，肾精亏虚之阳痿，则常与鹿茸等补肾阳、益肾精之品配伍。

3. 热病气虚津伤口渴及消渴证　热邪不仅伤津，而且耗气，对于热病气津两伤，口渴，脉大无力者，本品既能补气，又能生津。治热伤气津者，常与知母、石膏同用，如白虎加人参汤（《伤寒论》）。消渴一病，虽有在肺、脾（胃）、肾的不同，但常常相互影响。其病理变化主要是阴虚与燥热，往往气阴两伤，人参既能补益肺脾肾之气，又能生津止渴，故治消渴的方剂中亦较常用。

此外，本品还常与解表药、攻下药等祛邪药配伍，用于气虚外感或里实热结而邪实正虚之证，有扶正祛邪之效。

【用法用量】　煎服，3～9g；挽救虚脱可用 15～30g。宜文火另煎分次兑服。野山参研末吞服，每次 2g，日服 2 次。

【使用注意】 不宜与藜芦同用。

【古籍摘要】

1. 《医学启源》引《主治秘要》："补元气，止渴，生津液。"

2. 《本草汇言》："补气生血，助精养神之药也。"

【现代研究】

1. 化学成分 本品含多种人参皂苷、挥发油、氨基酸、微量元素及有机酸、糖类、维生素等成分。

2. 药理作用 人参具有抗休克作用，人参注射液对失血性休克和急性中毒性休克患者比其他原因引起的休克，效果尤为显著；可使心搏振幅及心率显著增加，在心功能衰竭时，强心作用更为显著；能兴奋垂体－肾上腺皮质系统，提高应激反应能力；对高级神经活动的兴奋和抑制过程均有增强作用；能增强神经活动过程的灵活性，提高脑力劳动功能；有抗疲劳，促进蛋白质、RNA、DNA 的合成，促进造血系统功能，调节胆固醇代谢等作用；能增强机体免疫功能；能增强性腺机能，有促性腺激素样作用；能降低血糖。此外，尚有抗炎、抗过敏、抗利尿及抗肿瘤等多种作用。人参的药理活性常因机体功能状态不同而呈双向作用。

3. 不良反应 长期服人参或人参制剂，可出现腹泻、皮疹、失眠、神经过敏、血压升高、忧郁、性欲亢进（或性机能减退）、头痛、心悸等不良反应。出血是人参急性中毒的特征。临床还有人参蛤蚧精口服液致剥脱性皮炎、人参蜂王浆致急性肾炎血尿加重等报道。

西 洋 参 Xiyangshen

《增订本草备要》

为五加科植物西洋参 *Panax quinquefolium* L. 的根。主产于美国、加拿大。我国北京、吉林、辽宁等地亦有栽培。秋季采挖生长 3~6 年的根，切片生用。

【药性】 甘、微苦，凉。归肺、心、肾、脾经。

【功效】 补气养阴，清热生津。

【应用】

1. 气阴两伤证 本品亦能补益元气，但作用弱于人参；其药性偏凉，兼能清火养阴生津。适用于热病或大汗、大泻、大失血，耗伤元气及阴津所致神疲乏力、气短息促、自汗热粘、心烦口渴、尿短赤涩、大便干结、舌燥、脉细数无力等证。常与麦冬、五味子等养阴生津、敛汗之品同用。

2. 肺气虚及肺阴虚证 本品能补肺气，兼能养肺阴、清肺火，适用于火热耗伤肺脏气阴所致短气喘促，咳嗽痰少，或痰中带血等症。可与养阴润肺的玉竹、麦冬，清热化痰止咳之川贝母等品同用。

此外，本品还能补心气，益脾气，并兼能养心阴，滋脾阴。治疗气阴两虚之心悸心痛，失眠多梦，可与补心气之甘草、养心阴、清心热之麦冬、生地等品同用，治疗脾气阴两虚之纳呆食滞，口渴思饮。可与健脾消食之太子参、山药、神曲、谷芽等品同用。肾阴不足之证亦可选用。

3. 热病气虚津伤口渴及消渴 本品不仅能补气、养阴生津，还能清热，适用于热伤气津所致身热汗多，口渴心烦，体倦少气，脉虚数者。常与西瓜翠衣、竹叶、麦冬等品同用，如清暑益气汤（《温热经纬》）。临床亦常配伍养阴、生津之品用于消渴病气阴两伤之证。

【用法用量】 另煎兑服，3~6g。

【使用注意】 据《药典》记载，本品不宜与藜芦同用。

【鉴别用药】 人参与西洋参均有补益元气之功，可用于气虚欲脱之气短神疲、脉细无力等症。但人参益气救脱之力较强，单用即可收效；西洋参偏于苦寒，兼能补阴，较宜于热病等所致气阴两脱者。二药又皆能补脾肺之气，可以主治脾肺气虚之证，其中也以人参作用较强，但西洋参多用于脾肺气阴两虚之证。此二药还有益气生津作用，均常用于津伤口渴和消渴证。此外，人参尚能补益心肾之气，安神增智，还常用于失眠、健忘、心悸怔忡及肾不纳气之虚喘气短。

【古籍摘要】

1. 《本草从新》："补肺降火，生津液，除烦倦。虚而有火者相宜。"

2. 《医学衷中参西录》："能补助气分，兼能补益血分，为其性凉而补，凡欲用人参而不受人参之温补者，皆可以此代之。"

【现代研究】

1. 化学成分 本品含多种人参皂苷、多种挥发性成分、树脂、淀粉、糖类及氨基酸、无机盐等。

2. 药理作用 西洋参有抗休克作用，能明显提高失血性休克大鼠存活率；对大脑有镇静作用，对生命中枢则有中度兴奋作用；还具抗缺氧、抗心肌缺血、抗心肌氧化、增加心肌收缩力、抗心律失常、抗疲劳、抗应激、抗惊厥、降血糖、止血和抗利尿作用。

党 参 Dangshen

《增订本草备要》

为桔梗科植物党参 *Codonopsis pilosula* (Franch.) Nannf. 、素花党参 *C. Pilosula* Nannf. var. *modesta* (Nannf.) L. T. Shen 或川党参 *C. tangshen* Oliv. 的根。主产于山西、陕西、甘肃。秋季采挖洗净，晒干，切厚片，生用。

【药性】 甘，平。归脾、肺经。

【功效】 补脾肺气，补血，生津。

【应用】

1. 脾肺气虚证 本品性味甘平，主归脾肺二经，以补脾肺之气为主要作用。用于中气不足的体虚倦怠，食少便溏等症，常与补气健脾除湿的白术、茯苓等同用；对肺气亏虚的咳嗽气促，语声低弱等症，可与黄芪、蛤蚧等品同用，以补益肺气，止咳定喘。其补益脾肺之功与人参相似而力较弱，临床常用以代替古方中的人参，用以治疗脾肺气虚的轻证。

2. 气血两虚证 本品既能补气，又能补血，常用于气虚不能生血，或血虚无以化气，而见面色苍白或萎黄、乏力、头晕、心悸之气血两虚证。常配伍黄芪、白术、当归、熟地等品，以增强其补气补血效果。

3. 气津两伤证 本品对热伤气津之气短口渴，亦有补气生津作用，适用于气津两伤的轻证，宜与麦冬、五味子等养阴生津之品同用。此外，本品亦常与解表药、攻下药等祛邪药配伍，用于气虚外感或里实热结而气血亏虚等邪实正虚之证，以扶正祛邪，使攻邪而正气不伤。

【用法用量】 煎服，9~30g。

【使用注意】 据《药典》记载，本品不宜与藜芦同用。

【鉴别用药】 人参与党参均具有补脾气、补肺气、益气生津、益气生血及扶正祛邪之功，均可用于脾气虚、肺气虚、津伤口渴、消渴、血虚及气虚邪实之证。但党参性味甘平，作用缓和，药力薄弱，古方治以上轻症和慢性疾患者，可用党参加大用量代替人参，而急症、重症仍以人参为宜。但党参不具有人参益气救脱之功，凡元气虚脱之证，应以人参急救虚脱，不能以党参代替。此外，人参还长于益气助阳，安神增智，而党参类似作用不明显，但兼有补血之功。

【古籍摘要】

1.《本草从新》："补中益气，和脾胃，除烦渴。中气微虚，用以调补，甚为平安。"

2.《本草正义》："补脾养胃，润肺生津，健运中气，本与人参不甚相远。"

【现代研究】

1. 化学成分 本品含甾醇、党参苷、党参多糖、党参内酯、生物碱、无机元素、氨基酸、微量元素等。

2. 药理作用 党参能调节胃肠运动、抗溃疡、增强免疫功能；对兴奋和抑制两种神经过程都有影响；党参皂苷还能兴奋呼吸中枢；对动物有短暂的降压作用，但又能使晚期失血性休克家兔的血压回升；能显著升高兔血糖，其升血糖作用与所含糖分有关；能升高动物红细胞、血红蛋白、网织红细胞；还有延缓衰老、抗缺氧、抗辐射等作用。

太 子 参 Taizishen

《中国药用植物志》

为石竹科植物异叶假繁缕 *Pseeudostellaria heterophylla*（Miq.）Pax ex pax et Hoffm. 的块根。主产于江苏、安徽、山东等省。夏季茎叶大部分枯萎时采挖，除去须根，置沸水中略烫后晒干或直接晒干，生用。

【药性】 甘、微苦，平。归脾、肺经。

【功效】 补气健脾，生津润肺。

【应用】

脾肺气阴两虚证 本品能补脾肺之气，兼能养阴生津，其性略偏寒凉，属补气药中的清补之品。宜用于热病之后，气阴两亏，倦怠自汗，饮食减少，口干少津，而不宜温补者。因其作用平和，多入复方作病后调补之药。治疗脾气虚弱、胃阴不足所致食少倦怠，口干舌燥，宜与山药、石斛等益脾气、养胃阴之品同用；本品亦可用于心气与心阴两虚所致心悸不眠，虚热汗多，宜与五味子、酸枣仁等养心安神敛汗之品同用。

【用法用量】 煎服，9~30g。

【鉴别用药】 西洋参与太子参均为气阴双补之品，均具有益脾肺之气，补脾肺之阴，生津止渴之功。但太子参性平力薄，其补气、养阴、生津与清火之力俱不及西洋参。凡气阴不足之轻证、火不盛者及小儿，宜用太子参；气阴两伤而火较盛者，当用西洋参。

【古籍摘要】

1.《中国药用植物志》："治小儿出虚汗为佳。"

2.《江苏药材志》："补肺阴、健脾胃。治肺虚咳嗽，心悸，精神疲乏等症。"

【现代研究】

1. 化学成分 本品含氨基酸、多糖、皂苷、黄酮、鞣质、香豆素、甾醇、三萜及多种微量元素等。

2. 药理作用 太子参对淋巴细胞有明显的刺激作用。

黄 芪 Huangqi

《神农本草经》

为豆科植物蒙古黄芪 *Astragalus memeranaceus*（Fisch.）Bge. var. *mongholicus*（Bge.）Hsiao 或膜荚黄芪 *A. membranaceus*（Fisch.）Bge. 的根。主产于内蒙古、山西、黑龙江等地。春秋二季采挖，除去须根及根头，晒干，切片，生用或蜜炙用。

【药性】 甘，微温。归脾、肺经。

【功效】 补气健脾，升阳举陷，益卫固表，利尿消肿，托毒生肌。

【应用】

1. 脾气虚证 本品甘温，善入脾胃，为补中益气要药。脾气虚弱，倦怠乏力，食少便溏者，可单用熬膏服，或与党参、白术等补气健脾药配伍。因其能升阳举陷，故长于治疗脾虚中气下陷之久泻脱肛，内脏下垂。常与人参、升麻、柴胡等品同用，如补中益气汤（《脾胃论》）。若脾虚水湿失运，以致浮肿尿少者，本品既能补脾益气，又能利尿消肿，标本兼治，为治气虚水肿之要药，常与白术、茯苓等利水消肿之品配伍。本品又能补气生血，治血虚证亦常与补血药配伍，如当归补血汤（《兰室秘藏》）以之与当归同用。对脾虚不能统血所致失血证，本品尚可补气以摄血，常与人参、白术等品同用，如归脾汤（《济生方》）。对脾虚不能布津之消渴，本品能补气生津，促进津液的生成与输布而有止渴之效，常与天花粉、葛根等品同用，如玉液汤（《医学衷中参西录》）。

2. 肺气虚证 本品入肺又能补益肺气，可用于肺气虚弱，咳喘日久，气短神疲者，常与紫菀、款冬花、杏仁等祛痰止咳平喘之品配伍。

3. 气虚自汗 脾肺气虚之人往往卫气不固，表虚自汗。本品能补脾肺之气，益卫固表，常与牡蛎、麻黄根等止汗之品同用，如牡蛎散（《和剂局方》）。若因卫气不固，表虚自汗而易感风邪者，宜与白术、防风等品同用，如玉屏风散（《丹溪心法》）。

4. 气血亏虚，疮疡难溃难腐，或溃久难敛 本品以其补气之功还能收托毒生肌之效。

疮疡中期，正虚毒盛不能托毒外达，疮形平塌，根盘散漫，难溃难腐者，可用本品补气生血，扶助正气，托脓毒外出，常与人参、当归、升麻、白芷等品同用，如托里透脓散（《医宗金鉴》）。溃疡后期，因气血虚弱，脓水清稀，疮口难敛者，用本品补气生血，有生肌敛疮之效。常与人参、当归、肉桂等品同用，如十全大补汤（《和剂局方》）。

此外，痹证、中风后遗症等气虚而致血滞，筋脉失养，症见肌肤麻木或半身不遂者，亦常用本品补气以行血。治疗风寒湿痹，宜与川乌、独活等祛风湿药和川芎、牛膝等活血药配伍。治中风后遗症，常与当归、川芎、地龙等品同用，如补阳还五汤（《医林改错》）。

【用法用量】　煎服，9~30g。蜜炙可增强其补中益气作用。

【鉴别用药】　人参、党参、黄芪三药，皆具有补气及补气生津、补气生血之功效，且常相须为用，能相互增强疗效。但人参作用较强，被誉为补气第一要药，并具有益气救脱、安神增智、补气助阳之功。党参补气之力较为平和，专于补益脾肺之气，兼能补血。黄芪补益元气之力不及人参，但长于补气升阳、益卫固表、托疮生肌、利水退肿，尤宜于脾虚气陷及表虚自汗等证。

【古籍摘要】

1.《本草汇言》：“补肺健脾，实卫敛汗，驱风运毒之药也。”

2.《医学衷中参西录》：“能补气，兼能升气，善治胸中大气（即宗气）下陷。”

【现代研究】

1. 化学成分　本品主要含苷类、多糖、黄酮、氨基酸、微量元素等。

2. 药理作用　黄芪能促进机体代谢、抗疲劳、促进血清和肝脏蛋白质的更新；有明显的利尿作用，能消除实验性肾炎尿蛋白；能改善贫血动物现象；能升高低血糖，降低高血糖；能兴奋呼吸；能增强和调节机体免疫功能，对干扰素系统有促进作用，可提高机体的抗病力；对流感病毒等多种病毒所致细胞病变有轻度抑制作用，对流感病毒感染小鼠有保护作用；有较广泛的抗菌作用；黄芪在细胞培养中，可使细胞数明显增多，细胞生长旺盛，寿命延长；能增强心肌收缩力，保护心血管系统，抗心律失常，扩张冠状动脉和外周血管，降低血压，能降低血小板黏附力，减少血栓形成；还有降血脂、抗衰老、抗缺氧、抗辐射、保肝等作用。

白　术　Baizhu

《神农本草经》

为菊科植物白术 *Atractylodes macrocephala* Koidz. 的根茎。主产于浙江、湖北、湖南等地。以浙江于潜产者最佳，称为“于术”。冬季采收，烘干或晒干，除去须根，切厚片，生用或土炒、麸炒用。

【药性】　甘、苦，温。归脾、胃经。

【功效】　益气健脾，燥湿利水，止汗，安胎。

【应用】

1. 脾气虚证　本品甘苦性温，主归脾胃经，以健脾、燥湿为主要作用，被前人誉之为

"脾脏补气健脾第一要药"。脾主运化因脾气不足，运化失健，往往水湿内生，引起食少、便溏或泄泻、痰饮、水肿、带下诸证。本品既长于补气以复脾运，又能燥湿、利尿以除湿邪。治脾虚有湿，食少便溏或泄泻，常与人参、茯苓等品同用，如四君子汤（《和剂局方》）。治脾虚中阳不振，痰饮内停者，宜与温阳化气、利水渗湿之品配伍，如苓桂术甘汤（《金匮要略》）。治脾虚水肿，可与茯苓、桂枝等药同用。治脾虚湿浊下注，带下清稀者，可与健脾燥湿之品同用。

2. 气虚自汗 本品善治脾气虚弱，卫气不固，表虚自汗者，其作用与黄芪相似而力稍逊，亦能补脾益气，固表止汗。《千金方》单用本品治汗出不止。脾肺气虚，卫气不固，表虚自汗，易感风邪者，宜与黄芪、防风等补益脾肺、祛风之品配伍，以固表御邪，如玉屏风散（《丹溪心法》）。

3. 脾虚胎动不安 本品还能益气安胎。用于脾虚胎儿失养者，本品可补气健脾，促进水谷运化以养胎，宜与人参、阿胶等补益气血之品配伍；治脾虚失运，湿浊中阻之妊娠恶阻，呕恶不食，四肢沉重者，本品可补气健脾燥湿，宜与人参、茯苓、陈皮等补气健脾除湿之品配伍；治脾虚妊娠水肿，本品既能补气健脾，又能利水消肿，亦常与健脾利水之品配伍使用。

【用法用量】 煎服，6~12g。炒用可增强补气健脾止泻作用。

【使用注意】 本品性偏温燥，热病伤津及阴虚燥渴者不宜。

【鉴别用药】 白术与苍术，古时不分，统称为"术"，后世逐渐分别入药。二药均具有健脾与燥湿两种主要功效。然白术以健脾益气为主，多用于脾虚湿困而偏于虚证者；苍术以苦温燥湿为主，适用于湿浊内阻而偏于实证者。此外，白术还有利尿、止汗、安胎之功，苍术还有发汗解表、祛风湿及明目作用。

【古籍摘要】

《本草通玄》："补脾胃之药，更无出其右者。土旺则能健运，故不能食者，食停滞者，有痞积者，皆用之也。土旺则能胜湿，故患痰饮者，肿满者，湿痹者，皆赖之也。土旺则清气善升，而精微上奉，浊气善除，而糟粕下输，故吐泻者，不可阙也。"

【现代研究】

1. 化学成分 本品含挥发油，油中主要有苍术酮、苍术醇、苍术醚、杜松脑、苍术内脂等，并含有果糖、菊糖、白术多糖，多种氨基酸及维生素 A 类成分等。

2. 药理作用 白术对肠管活动有双向调节作用，当肠管兴奋时呈抑制作用，而肠管抑制时则呈兴奋作用；有防治实验性胃溃疡的作用；有强壮作用；能促进小鼠体重增加；能明显促进小肠蛋白质的合成；能促进细胞免疫功能；有一定提升白细胞作用；还能保肝、利胆、利尿、降血糖、抗血凝、抗菌、抗肿瘤。白术挥发油有镇静作用。

山 药 Shanyao

《神农本草经》

为薯蓣科植物薯蓣 *Dioscorea opposita* Thunb. 的根茎。主产于河南省，湖南、江南等地亦产。习惯认为河南（怀庆府）所产者品质最佳，故有"怀山药"之称。霜降后采挖，刮去粗皮，晒干或烘干，为"毛山药"；或再加工为"光山药"。润透，切厚片，生用或麸炒用。

【药性】 甘，平。归脾、肺、肾经。

【功效】 益气养阴，补脾肺肾，固精止带。

【应用】

1. 脾虚证 本品性味甘平，能补脾益气，滋养脾阴。多用于脾气虚弱或气阴两虚，消瘦乏力，食少，便溏；或脾虚不运，湿浊下注之妇女带下。唯其亦食亦药，"气轻性缓，非堪专任"，对气虚重证，常嫌力量不足。如治脾虚食少便溏的参苓白术散（《和剂局方》），治带下的完带汤（《傅青主女科》），本品皆用作人参、白术等药的辅助药。因其含有较多营养成分，又容易消化，可作成食品长期服用，对慢性久病或病后虚弱羸瘦，需营养调补而脾运不健者，则是佳品。

2. 肺虚证 本品又能补肺气，兼能滋肺阴。其补肺之力虽较和缓，但对肺脾气阴俱虚者，补土亦有助于生金。治肺虚咳喘，可与脾肺双补之太子参、南沙参等品同用，共奏补肺定喘之效。

3. 肾虚证 本品还能补肾气，兼能滋养肾阴，对肾脾俱虚者，其补后天亦有助于充养先天。适用于肾气虚之腰膝酸软，夜尿频多或遗尿，滑精早泄，女子带下清稀及肾阴虚之形体消瘦，腰膝酸软，遗精等症。历代不少补肾名方，如肾气丸（《金匮要略》）、六味地黄丸（《小儿药证直诀》）中均配有本品。

4. 消渴气阴两虚证 消渴一病，与脾肺肾有关，气阴两虚为其主要病机。本品既补脾肺肾之气，又补脾肺肾之阴，常与黄芪、天花粉、知母等品同用，如玉液汤（《医学衷中参西录》）。

【用法用量】 煎服，15～30g。麸炒可增强补脾止泻作用。

【古籍摘要】

1.《神农本草经》："补中，益气力，长肌肉"。

2.《本草纲目》："益肾气，健脾胃。"

【现代研究】

1. 化学成分 本品含薯蓣皂苷元、黏液质、胆碱、淀粉、糖蛋白、游离氨基酸、维生素C、淀粉酶等。

2. 药理作用 山药对实验大鼠脾虚模型有预防和治疗作用，对离体肠管运动有双向调节作用，有助消化作用，对小鼠细胞免疫功能和体液免疫有较强的促进作用，并有降血糖、抗氧化等作用。

白 扁 豆 Baibiandou

《名医别录》

为豆科植物扁豆 *Dolichos lablab* L. 的成熟种子。主产于江苏、河南、安徽等地。秋季果实成熟时采取，晒干，生用或炒用。

【药性】 甘，微温。归脾、胃经。

【功效】 补脾和中，化湿。

【应用】

1. 脾气虚证 本品能补气以健脾，兼能化湿，药性温和，补而不滞，适用于脾虚湿滞，食少、便溏或泄泻。唯其"味轻气薄，单用无功，必须同补气之药共用为佳"，如参苓白术散（《和剂局方》），以本品作为人参、白术等药物的辅助。本品还可用于脾虚湿浊下注之白带过多，宜与白术、苍术、芡实等补气健脾除湿之品配伍。

2. 暑湿吐泻 暑多夹湿。夏日暑湿伤中，脾胃不和，易致吐泻。本品能健脾化湿以和中，性虽偏温，但无温燥助热伤津之弊，故可用于暑湿吐泻。如《千金方》单用本品水煎服。偏于暑热夹湿者，宜与荷叶、滑石等清暑、渗湿之品同用。若属暑月乘凉饮冷，外感于寒，内伤于湿之"阴暑"，宜配伍散寒解表，化湿和中之品，如香薷散（《和剂局方》）以之与香薷、厚朴同用。

【用法用量】 煎服，10～15g。炒后可使健脾止泻作用增强，故用于健脾止泻及作散剂服用时宜炒用。

【古籍摘要】

1.《本草纲目》："止泄痢，消暑，暖脾胃。"

2.《本草新编》："味轻气薄，单用无功，必须同补气之药共用为佳。"

【现代研究】

1. 化学成分 本品含碳水化合物、蛋白质、脂肪、维生素、微量元素、泛酸、酪氨酸酶、胰蛋白酶抑制物、淀粉酶抑制物、血球凝集素 A、B 等成分。

2. 药理作用 白扁豆水煎剂对痢疾杆菌有抑制作用；其水提物有抗病毒作用，而且对食物中毒引起的呕吐、急性胃炎等有解毒作用；尚有解酒毒、河豚中毒的作用；血球凝集素 B 可溶于水，有抗胰蛋白酶活性；血球凝集素 A 不溶于水，可抑制实验动物生长，甚至引起肝区域性坏死，加热可使其毒性大减。

甘 草 Gancao

《神农本草经》

为豆科植物甘草 *Glycyrrhiza uralensis* Fisch.、胀果甘草 *G. inflata* Bat.、或光果甘草 *G. glabra* L. 的根及根茎。主产于内蒙古、新疆、甘肃等地。春、秋采挖，以秋采者为佳。除去须根，晒干，切厚片，生用或蜜炙用。

【药性】 甘，平。归心、肺、脾、胃经。

【功效】 补脾益气，祛痰止咳，缓急止痛，清热解毒，调和诸药。

【应用】

1. 心气不足，脉结代、心动悸 本品能补益心气，益气复脉。主要用于心气不足而致结代，心动悸者，如《伤寒类要》单用本品，主治伤寒耗伤心气之心悸，脉结代。若属气血两虚，宜与补气养血之品配伍，如炙甘草汤（《伤寒论》）以之与人参、阿胶、生地黄等品同用。

2. 脾气虚证 本品味甘，善入中焦，具有补益脾气之力。因其作用缓和，宜作为辅助药用，能"助参芪成气虚之功"（《本草正》），故常与人参、白术、黄芪等补脾益气药配伍用于脾气虚弱之证。

3. 咳喘 本品能止咳，兼能祛痰，还略具平喘作用。单用有效。可随证配伍用于寒热虚实多种咳喘，有痰无痰均宜。

4. 脘腹、四肢挛急疼痛 本品味甘能缓急，善于缓急止痛。对脾虚肝旺的脘腹挛急作痛或阴血不足之四肢挛急作痛，均常与白芍同用，即芍药甘草汤（《伤寒论》）。临床常以芍药甘草汤为基础，随证配伍用于血虚、血瘀、寒凝等多种原因所致的脘腹、四肢挛急作痛。

5. 热毒疮疡，咽喉肿痛，药食中毒 本品还长于解毒，应用十分广泛。生品药性微寒，可清解热毒。用治热毒疮疡，可单用煎汤浸渍，或熬膏内服。更常与地丁、连翘等清热解毒、消肿散结之品配伍。用治热毒咽喉肿痛，宜与板蓝根、桔梗、牛蒡子等清热解毒利咽之品配伍。本品对附子等多种药物和食物所致中毒，有一定解毒作用。对于药物或食物中毒的患者，在积极送医院抢救的同时，可用本品辅助解毒救急。

6. 调和药性 本品在许多方剂中都可发挥调和药性的作用：通过解毒，可降低方中某些药（如附子、大黄）的毒烈之性；通过缓急止痛，可缓解方中某些药（如大黄）刺激胃肠引起的腹痛；其甜味浓郁，可矫正方中药物的滋味。

【用法用量】 煎服，1.5~9g。生用性微寒，可清热解毒；蜜炙药性微温，并可增强补益心脾之气和润肺止咳作用。

【使用注意】 不宜与京大戟、芫花、甘遂、海藻同用。本品有助湿壅气之弊，湿盛胀满、水肿者不宜用。大剂量久服可导致水钠潴留，引起浮肿。

【古籍摘要】

1.《名医别录》："温中下气，烦满短气，伤脏咳嗽。"

2.《本草汇言》："和中益气，补虚解毒之药也。"

【现代研究】

1. 化学成分 本品含三萜类（三萜皂苷甘草酸的钾、钙盐为甘草甜素，是甘草的甜味成分）、黄酮类、生物碱、多糖等成分。

2. 药理作用 甘草有抗心律失常作用；有抗溃疡，抑制胃酸分泌，缓解胃肠平滑肌痉挛及镇痛作用，并与芍药的有效成分芍药苷有协同作用；能促进胰液分泌；有明显的镇咳作用，祛痰作用也较显著，还有一定平喘作用；有抗菌、抗病毒、抗炎、抗过敏作用；能保护发炎的咽喉和气管黏膜；对某些毒物有类似葡萄糖醛酸的解毒作用；有类似肾上腺皮质激素样作用；还有抗利尿、降脂、保肝等作用。

大 枣 Dazao

《神农本草经》

为鼠李科植物枣 *Ziziphus jujuba* Mill. 的成熟果实。主产于河北、河南、山东等地。秋季果实成熟时采收，晒干，生用。

【药性】 甘，温。归脾、胃心经。

【功效】 补中益气，养血安神。

【应用】

1. 脾虚证 本品甘温，能补脾益气，适用于脾气虚弱，消瘦、倦怠乏力、便溏等症。单用有效。若气虚乏力较甚，宜与人参、白术等补脾益气药配伍。

2. 脏躁，失眠证 本品能养心安神，为治疗心失充养，心神无主而脏躁的要药。单用有效，如《证治准绳》治脏躁自悲自哭自笑，以红枣烧存性，米饮调下。因其证多与心阴不足，心火亢盛有关，且往往心气亦不足，故常与浮小麦、甘草配伍，如甘麦大枣汤（《金匮要略》）。《千金方》还用本品治疗虚劳烦闷不得眠者。

此外，本品与部分药性峻烈或有毒的药物同用，有保护胃气，缓和其毒烈药性之效，如十枣汤（《伤寒论》），即用以缓和甘遂、大戟、芫花的烈性与毒性。

【用法用量】 劈破煎服，6 ~ 15g。

【古籍摘要】

1. 《神农本草经》："安中养脾。"

2. 《名医别录》："补中益气，强力，除烦闷。"

【现代研究】

1. 化学成分 本品含有机酸、三萜苷类、生物碱类、黄酮类、糖类、维生素类、氨基酸、挥发油、微量元素等成分。

2. 药理作用 大枣能增强肌力，增加体重；能增加胃肠黏液，纠正胃肠病损，保护肝脏；有增加白细胞内 cAMP 含量，抗变态反应作用；有镇静催眠作用；还有抑制癌细胞增殖、抗突变、镇痛及镇咳、祛痰等作用。

刺 五 加 Ciwujia

《全国中草药汇编》

为五加科植物刺五加 *Acanthopanax senticosus*（Rupr. et Maxim.）Harms 的根茎或茎。主产于辽宁、吉林、黑龙江、河北、山西等地。春秋二季采挖，洗净、干燥，润透，切厚片，晒干，生用。

【药性】 甘、微苦，温。归脾、肺、心、肾经。

【功效】 益气健脾，补肾安神。

【应用】

1. 脾肺气虚证 本品能补脾气，益肺气，并略有祛痰平喘之力。治疗脾肺气虚，体倦乏力，食欲不振，久咳虚喘者，单用有效；亦常配伍太子参、五味子、白果等补气药和敛肺平喘止咳药。单纯的脾气虚证和肺气虚证亦宜选用。

2. 肾虚腰膝酸痛 本品甘温，能温助阳气，强健筋骨。治疗肾中阳气不足，筋骨失于温养而见腰膝酸痛者，可单用，或与杜仲、桑寄生等药同用。亦可用于阳痿、小儿行迟及风湿痹证而兼肝肾不足者。

3. 心脾不足，失眠、健忘 本品能补心脾之气，并益气以养血，安神益志。治心脾两虚，心神失养之失眠、健忘，可与制首乌、酸枣仁、远志、石菖蒲等养心、安神之品配伍。

【用法用量】 煎服，9～27g。目前多作片剂、颗粒剂、口服液及注射剂使用。

【现代研究】

1. 化学成分 本品含多种糖苷，是其主要有效成分。还含有多糖、异秦皮定、绿原酸、芝麻素、硬脂酸、β-谷甾醇、白桦脂酸、苦杏仁苷等。

2. 药理作用 刺五加及苷类提取物，具有明显的抗疲劳、抗辐射、抗应激、耐缺氧、提高机体对温度变化的适应力、解毒作用；能降低细胞脂质过氧化，对动物实验性移植瘤、药物诱发瘤、癌的转移和小鼠自发白血病都有一定的抑制作用，还能减轻抗癌药物的毒性；能增加特异性和非特异性免疫功能；还能改善大脑皮质的兴奋、抑制过程，提高脑力劳动效能；还有抗心律失常、改善大脑供血量、升高低血压、降低高血压、止咳、祛痰、扩张支气管、调节内分泌功能紊乱、促性腺、抗炎、抗菌和抗病毒等作用。

绞 股 蓝 Jiaogulan

《救荒本草》

为葫芦科植物绞股蓝 *Gynostemma pentaphllam* (Thunb.) Makino. 的根茎或全草。主产于广东、云南、四川、福建等地。野生或家种，秋季采收，洗净，晒干，切段，生用。

【药性】 甘、苦，寒。归脾、肺经。

【功效】 益气健脾，化痰止咳，清热解毒。

【应用】

1. 脾虚证 本品味甘入脾，能益气健脾。治疗脾胃气虚，体倦乏力，纳食不佳者，可与白术、茯苓等健脾药同用。因其性偏苦寒，兼能生津止渴，故治脾胃气阴两伤之口渴、咽干、心烦者，较为适宜，可与太子参、山药、南沙参等益气养阴药同用。

2. 肺虚咳嗽证 本品能益肺气，清肺热，又有化痰止咳之效。常用于气阴两虚，肺中燥热，咳嗽痰黏，可与川贝母、百合等养阴润肺，化痰止咳药同用。肺气虚而痰湿内盛，咳嗽痰多者，亦可与半夏、陈皮等燥湿化痰药同用。

此外，本品还略有清热解毒作用，可用于肿瘤而有热毒之证。

【用法用量】 煎服，10～20g；亦可泡服。

【现代研究】

1. 化学成分 本品含80多种皂苷，其中有6种与人参皂苷相似。还含有糖类、黄酮类、维生素C，以及18种氨基酸和多种无机元素等。

2. 药理作用 绞股蓝及绞股蓝皂苷均具有抗疲劳、抗缺氧、抗高温、抗低温，延长生物体细胞及果蝇、小鼠的寿命，能明显升高SOD活性，降低心、脑、肝细胞内脂褐素的含量，防止正常细胞癌化，提高荷瘤动物免疫力；能明显增加非特异性免疫、细胞免疫、体液免疫的功能，且具免疫调节作用；具有明显的降血脂、降血糖作用，并能提高脾脏、睾丸、大脑和血液蛋白质的合成速率，并具有镇静、催眠、镇痛、增加冠脉流量、抗心肌缺血、增加脑血流量、抑制血栓形成、保肝、抗溃疡等作用。

红 景 天　Hongjingtian

《四部医典》

为景天科植物红景天 *Rhodiola rosea* Limn. 或大花红景天 *R. euryphylla*（Frod.）S. H. Fu. 的根茎。主产于西藏、四川、吉林等地。野生或栽培，秋季采挖，洗净，晒干，切段，生用。

【药性】　甘，寒。归脾、肺经。

【功效】　健脾益气，清肺止咳，活血化瘀。

【应用】

1. 脾气虚证　本品能健脾益气，擅治脾气虚衰，倦怠乏力等症，单用即有一定疗效。因其兼有止带作用，亦常用于脾虚带下，宜与山药、芡实、白术等健脾、除湿药同用。本品用于血虚证，能益气生血，可单用或与补血药配伍使用。

2. 肺阴虚、肺热咳嗽　本品味甘，能补肺气，养肺阴，其性偏寒，又能清肺热。适用于肺阴不足，咳嗽痰黏，或有咯血者。可单用，或配伍南沙参、百合等滋肺止咳药。

此外，本品还兼有活血化瘀之力，可配伍其他活血药，用于跌打损伤等瘀血证。

【用法用量】　煎服，6～12g。

【现代研究】

1. 化学成分　本品含红景天苷、红景天苷元、二苯甲基六氢吡啶、β－谷甾醇等成分。

2. 药理作用　红景天或红景天苷，具有抗疲劳、抗缺氧、抗寒冷、抗微波辐射，提高工作效率、提高脑力活动，并能增强脑干网状系统的兴奋性，增强对光、电刺激的应答反应，调整中枢神经系统介质的含量趋于正常。红景天能增强甲状腺、肾上腺、卵巢的分泌功能，提高肌肉总蛋白含量和 RNA 的水平，使血液中血红蛋白质和红细胞数增加，促使负荷肌肉氧化代谢指数正常化，对抗破伤风毒素等作用。红景天素对 S_{180} 肉瘤细胞有抑制作用。

沙 棘　Shaji

《晶珠本草》

为胡颓子科植物沙棘 *Hippophae rhamnoides* L. 的成熟果实。主产于西南、华北、西北地区。野生或栽培。秋冬二季果实成熟时或天冷冻硬后采收，除去杂质，晒干或蒸后晒干，生用。

【药性】　甘、酸，温。归脾、胃、肺、心经。

【功效】　健脾消食，止咳祛痰，活血祛瘀。

【应用】

1. 脾虚食少　本品能温养脾气，开胃消食；其味甘酸，又可化阴生津。故可治脾气虚弱或脾胃气阴两伤，食少纳差，消化不良，脘胀腹痛，体倦乏力等症。如《四部医典》以本品与芫荽子、藏木香、余甘子、石榴子等同用。

2. 咳嗽痰多 本品入于肺经，能止咳祛痰，为藏医、蒙医治疗咳喘痰多之较常用药。可以单用，如《四部医典》以沙棘适量，煎煮浓缩为膏（即沙棘膏），主治咳嗽。现代临床报道，以沙棘精口服液治疗慢性支气管炎，能明显缓解咳嗽、咯痰等症状。亦可配伍其他止咳祛痰药，如五味沙棘散（《青海省藏药标准》）即本品与余甘子、白葡萄、甘草等同用。

3. 瘀血证 本品具有活血祛瘀作用，可用治胸痹心痛，跌打损伤，妇女月经不调等多种瘀血证。因其较长于活血通脉，故以胸痹瘀滞疼痛者为多用。单用有效。现代多提取沙棘总黄酮入药，如心达康胶囊。

【用法用量】 煎服，3~9g。

【古籍摘要】

1.《晶珠本草》："治肺病、喉病……益血。"

2.《如意宝树》："沙棘果治消化不良，肝病。"

【现代研究】

1. 化学成分 本品含维生素类（VC、VA、VE、VB_1、VB_2、VB_{12}、VK、）及叶酸；黄酮类及萜类；蛋白质及多种氨基酸；脂肪及脂肪酸；糖类。此外，尚含生物碱、香豆素及酸性物质，并富含矿物质和微量元素。

2. 药理作用 沙棘黄酮能改善心肌微循环，降低心肌耗氧量，抗血管硬化，抗炎等作用；沙棘油及其果汁有抗疲劳、降血脂、抗辐射、抗溃疡、保肝及增强免疫功能等作用。

饴 糖 Yitang

《名医别录》

为米、麦、粟或玉蜀黍等粮食，经发酵糖化制成。全国各地均产。有软、硬两种，软者称胶饴，硬者称白饴糖，均可入药，但以胶饴为主。

【药性】 甘，温。归脾、胃、肺经。

【功效】 补益中气，缓急止痛，润肺止咳。

【应用】

1. 中虚脘腹疼痛 本品性味甘温，为具营养作用的补脾益气药，可改善脾气虚弱及营养不良症状。以其兼能缓急止痛，故尤宜于脾胃虚寒之脘腹疼痛喜按，空腹时痛甚，食后稍安者。单用有效。如脾胃虚寒，肝木乘土，里急腹痛者，宜与白芍、甘草、大枣等品同用，如小建中汤（《伤寒论》）。若气虚甚者，宜与黄芪、大枣、炙甘草等补中益气之品配伍。若中虚寒盛而脘腹痛甚者，宜与干姜、花椒等温中散寒止痛之品配伍。

2. 肺燥咳嗽 本品能润燥止咳，治疗咽喉干燥，喉痒咳嗽者，单用本品嚼咽，即可收润燥止咳之效。对肺虚久咳，干咳痰少，少气乏力者，本品既能润燥止咳，又能补益肺气，宜与人参、阿胶、杏仁等补肺润肺止咳之品配伍。

【用法用量】 入汤剂须烊化冲服，每次15~20g。

【使用注意】　本品有助湿壅中之弊，湿阻中满者不宜服。

【古籍摘要】

1.《千金方·食治》："补虚冷，益气力，止肠鸣、咽痛，除唾血，却咳嗽。"

2.《长沙药解》："补脾精，化胃气，生津，养血，缓里急，止腹痛。"

【现代研究】

化学成分　本品含大量麦芽糖及少量蛋白质、脂肪、维生素 B 等。

蜂 蜜 Fengmi

《神农本草经》

为蜜蜂科昆虫中华蜜蜂 *Apis cerana* Fabricius 或意大利蜜蜂 *A. mellifera* Linnaeus 所酿成的蜜。全国大部分地区均产。春至秋季采收，过滤后供用。

【药性】　甘，平。归肺、脾、大肠经。

【功能】　补中，润燥，止痛，解毒。

【应用】

1. 脾气虚弱，脘腹挛急疼痛　本品亦为富含营养成分的补脾益气药，宜用于脾气虚弱，营养不良者。可作食品服用。尤多作为补脾益气丸剂、膏剂的赋型剂，或作为炮炙补脾益气药的辅料。对中虚脘腹疼痛，腹痛喜按，空腹痛甚，食后稍安者，本品既可补中，又可缓急止痛，标本兼顾。单用有效。更常与白芍、甘草等补中缓急止痛之品配伍。

2. 肺虚久咳，肺燥咳嗽　本品既能补气益肺，又能润肺止咳，还可补土以生金。治虚劳咳嗽日久，气阴耗伤，气短乏力，咽燥痰少者，单用有效。亦可与人参、生地黄等品同用，如琼玉膏（《洪氏集验方》）。燥邪伤肺，干咳无痰或痰少而粘者，亦可用本品润肺止咳，并与阿胶、桑叶、川贝母等养阴润燥、清肺止咳之品配伍。本品用于润肺止咳，尤多作为炮炙止咳药的辅料，或作为润肺止咳类丸剂或膏剂的赋型剂。

3. 肠燥便秘　本品有润肠通便之效，治疗肠燥便秘者，可单用冲服，或随证与生地黄、当归、火麻仁等滋阴、生津、养血、润肠通便之品配伍。亦可将本品制成栓剂，纳入肛内，以通导大便，如蜜煎导（《伤寒论》）。

4. 解乌头类药毒　本品与乌头类药物同煎，可降低其毒性。服乌头类药物中毒者，大剂量服用本品，有一定解毒作用。

此外，本品外用，对疮疡肿毒有解毒消疮之效；对溃疡、烧烫伤有解毒防腐、生肌敛疮之效。

【用法用量】　煎服或冲服，15～30g，大剂量30～60g。外用适量，本品作栓剂肛内给药，通便效果较口服更捷。

【使用注意】　本品助湿壅中，又能润肠，故湿阻中满及便糖泄泻者慎用。

【古籍摘要】

1.《神农本草经》："益气补中，止痛，解毒……和百药。"

2.《本草纲目》："……清热也，补中也，解毒也，润燥也，止痛也。生则性凉，故能清热；熟则性温，故能补中。甘而和平，故能解毒；柔而濡泽，故能润燥。缓可以去急，故能止心腹、肌肉、疮疡之痛……张仲景治阳明结燥，大便不通，蜜煎导法，诚千古神方也。"

【现代研究】

1. 化学成分 本品含糖类、挥发油、蜡质、有机酸、花粉粒、泛酸、菸酸、乙酰胆碱、维生素、抑菌素、酶类、微量元素等多种成分。

2. 药理作用 蜂蜜有促进实验动物小肠推进运动的作用，能显著缩短排便时间；能增强体液免疫功能；对多种细菌有抑杀作用；有解毒作用，以多种形式使用均可减弱乌头毒性，以加水同煎解毒效果最佳；能减轻化疗药物的毒副作用；有加速肉芽组织生长，促进创伤组织愈合作用；还有保肝、抗肿瘤等作用。

第二节　补　阳　药

凡能补助人体阳气，以治疗各种阳虚病证为主的药物，称为补阳药。

本类药物味多甘、辛、咸，性多温热，主入肾经。咸以补肾，辛甘化阳，能补助一身之元阳，肾阳之虚得补，其他脏腑得以温煦，从而消除或改善全身阳虚诸证。主要适应于肾阳不足之畏寒肢冷、腰膝酸软、性欲淡漠、阳痿早泄、精寒不育或宫冷不孕、尿频遗尿；脾肾阳虚之脘腹冷痛或阳虚水泛之水肿；肝肾不足，精血亏虚之眩晕耳鸣、须发早白、筋骨痿软或小儿发育不良、囟门不合、齿迟行迟；肺肾两虚，肾不纳气之虚喘以及肾阳亏虚，下元虚冷，崩漏带下等证。

使用本类药物，若以其助心阳、温脾阳，多配伍温里药；若兼见气虚，多配伍补脾益肺之品；精血亏虚者，多与养阴补血益精药配伍，使"阳得阴助，生化无穷"。补阳药性多燥烈，易助火伤阴，故阴虚火旺者忌用。

鹿　茸　Lurong

《神农本草经》

为脊椎动物鹿科梅花鹿 *Cervus nippon* Temminck 或马鹿 *Cervus elaphus* Linnacus. 等雄鹿头上尚未骨化而带茸毛的幼角。主产于吉林、黑龙江、辽宁、内蒙、新疆、青海等地。其他地区也有人工饲养。夏秋两季雄鹿长出的新角尚未骨化时，将角锯下或用刀砍下，用时燎去毛，切片后阴干或烘干入药。

【药性】 甘、咸，温。归肾、肝经。

【功效】 补肾阳，益精血，强筋骨，调冲任，托疮毒。

【应用】

1. 肾阳虚衰，精血不足证 本品甘温补阳，甘咸滋肾，禀纯阳之性，具生发之气，故能壮肾阳，益精血。若肾阳虚，精血不足，而见畏寒肢冷、阳痿早泄、宫冷不孕、小便频数、腰膝酸痛、头晕耳鸣、精神疲乏等，均可以本品单用或配入复方。如鹿茸酒，与山药浸酒服，治阳痿不举，小便频数；或与当归、乌梅膏为丸，治精血耗竭，面色黧黑，耳聋目昏等（《济生方》）；亦常与人参、黄芪、当归同用治疗诸虚百损，五劳七伤，元气不足，畏寒肢冷、阳痿早泄、宫冷不孕、小便频数等证，如参茸固本丸（《中国医学大辞典》）。

2. 肾虚骨弱，腰膝无力或小儿五迟　常以本品补肾阳，益精血，强筋骨多与五加皮、熟地、山萸肉等同用，如加味地黄丸（《医宗金鉴》）；亦可与骨碎补、川断、自然铜等同用，治骨折后期，愈合不良。

3. 妇女冲任虚寒，崩漏带下　本品补肾阳，益精血而兼能固冲任，止带下。与乌贼骨、龙骨、川断等同用，可治崩漏不止，虚损羸瘦，如鹿茸散（《证治准绳》）。若配狗脊、白蔹，可治白带过多，如白蔹丸（《济生方》）。

4. 疮疡久溃不敛，阴疽疮肿内陷不起　本品补阳气、益精血而达到温补内托的目的。治疗疮疡久溃不敛，阴疽疮肿内陷不起，常与当归、肉桂等配伍，如阳和汤（《外科全生集》）。

【用法用量】　1～2g，研末吞服；或入丸、散。

【使用注意】　服用本品宜从小量开始，缓缓增加，不可骤用大量，以免阳升风动，头晕目赤，或伤阴动血。凡发热者均当忌服。

【古籍摘要】

1.《神农本草经》："主漏下恶血，寒热惊痫，益气强志，生齿不老。"

2.《本草纲目》："生精补髓，养血益阳，强筋健骨。治一切虚损，耳聋目暗，眩晕虚痢。"

【现代研究】

1. 化学成分：从鹿茸的脂溶性成分中分离出雌二醇、胆固醇等，其中雌二醇及其在体内的代谢产物——雌酮，为鹿茸雌激素样作用的主要成分。鹿茸中的氨基酸，以甘氨酸含量最丰富，还含有中性糖、葡萄糖胺，鹿茸灰分中含有钙、磷、镁等，水浸出物中含多量胶质。

2. 药理作用：大剂量鹿茸精使心缩幅度缩小，心率减慢，并使外周血管扩张，血压降低。中等剂量鹿茸精引起离体心脏活动明显增强，心缩幅度增大，心率加快，结果使心脉搏输出量和百分输出量都增加。鹿茸具有明显的抗脂质过氧化作用及抗应激作用。

附药：鹿角、鹿角胶、鹿角霜

1. 鹿角　**Lujiao**　为梅花鹿和各种雄鹿已骨化的角。味咸，性温。归肝、肾经。功能补肾助阳，强筋健骨。可做鹿茸之代用品，惟效力较弱。兼活血散瘀消肿。临床多用于疮疡肿毒、乳痈、产后瘀血腹痛、腰痛、胞衣不下等。内服或外敷均可。用量5～15g，水煎服或研末服。外用磨汁涂或锉末敷。阴虚火旺者忌服。

2. 鹿角胶　**Lujiaojiao**　为鹿角煎熬浓缩而成的胶块。味甘咸，性温。归肝、肾经。功能补肝肾，益精血。功效虽不如鹿茸之峻猛，但比鹿角为佳，并有良好的止血作用。适用于肾阳不足，精血亏虚，虚劳羸瘦，吐衄便血，崩漏之偏于虚寒者，以及阴疽内陷等。用量5～15g。用开水或黄酒加温烊化服，或入丸散膏剂。阴虚火旺者忌服。

3. 鹿角霜　**Lujiaoshuang**　为鹿角熬膏所存残渣。味咸性温，归肝、肾经。功能补肾助阳，似鹿角而力较弱，但具收敛之性，有涩精、止血、敛疮之功。内服治崩漏、遗精，外用治创伤出血及疮疡久溃不敛。用量 10～25g。外用适量。阴虚火旺者忌服。

紫 河 车　Ziheche

《本草拾遗》

为健康产妇的胎盘。将取得的新鲜胎盘，割开血管，用清水反复洗净，蒸或置沸水中略煮后，烘干，研粉用。亦可鲜用。

【药性】　甘、咸，温。归肺、肝、肾经。

【功效】　补肾益精，养血益气。

【应用】

1. 阳痿遗精，腰酸，头晕，耳鸣　本品补肾阳，益精血，可用于肾阳不足，精血衰少诸证，单用有效，亦可与补益药同用。若与龟甲、杜仲、牛膝等同用，可用治肾阳虚衰，精血不足之足膝无力、头昏耳鸣、男子遗精、女子不孕等，如大造丸（《诸证辨疑》）。

2. 气血不足诸证　如产后乳汁缺少、面色萎黄消瘦、体倦乏力等，本品尚补益气血，可单用本品研粉服。或用鲜品煮烂食之，或随证与人参、黄芪、当归、熟地等同用。

3. 肺肾虚喘　可以本品补肺气，益肾精，纳气平喘，单用有效，亦可与补肺益肾、止咳平喘的人参、蛤蚧、冬虫夏草、胡桃肉、五味子等同用。

【用法用量】　1.5～3g，研末装胶囊服，也可入丸、散。如用鲜胎盘，每次半个至1个，水煮服食。

【鉴别用药】　鹿茸与紫河车皆能补肾阳，益精血，为滋补强壮之要药。鹿茸补阳力强，为峻补之品，用于肾阳虚之重证；且使阳生阴长，而用于精血亏虚诸证；紫河车养阴力强，而使阴长阳生，兼能大补气血，用于气血不足、虚损劳伤诸证。

【使用注意】　阴虚火旺不宜单独应用。

【古籍摘要】

1.《本草拾遗》："治血气羸瘦，妇人劳损，面䵌皮黑，腹内诸病渐瘦悴者。"

2.《本草经疏》："人胞乃补阴阳两虚之药，有反本还原之功。然而阴虚精涸，水不制火，发为咳嗽吐血，骨蒸盗汗等证，此属阳盛阴虚，法当壮水之主，以制阳光，不宜服此并补之剂。以耗将竭之阴也。"

【现代研究】

1. 化学成分　胎盘球蛋白制品中含有多种抗体，在临床上长期采用于被动免疫。人胎盘中还含有干扰素，有抑制多种病毒对人细胞的作用，以及含有能抑制流感病毒的巨球蛋白，称 β－抑制因子。人胎盘中含有的激素有：促性腺激素 A 和 B、催乳素、促甲状腺激素、催产素样物质、多种甾体激素等。人胎盘中含有多种有应用价值的酶，如溶菌酶、激肽酶等。

2. 药理作用　胎盘含绒毛膜促性腺激素，有促进乳腺和女性生殖器官发育的功能，尚含多种酶系统，参与甾体激素如雌激素及黄体酮的代谢，影响月经周期，胎盘球蛋白由胎儿胎盘及产后血液中提取而得，主要成分是丙种球蛋白，含有抗某些传染病的抗体，因此是一种免疫制剂，胎盘中含有多种酶系统，增强机体抵抗力，具免疫及抗过敏作用。

附药：脐带　Qidai

即胎儿脐带。系将新鲜脐带洗净，用金银花、甘草及黄酒同煮，烘干入药。性味甘、咸，温。归肾经。功能补肾，纳气，敛汗。常与人参、熟地黄等同用，治疗肾虚喘咳、盗汗等症。可单用炖服，或研末冲服。煎服用量1～2条，研末用量1.5～3g。

淫羊藿　Yinyanghuo

《神农本草经》

为小檗科植物淫羊藿 *Epimedium brevicornum* Maxim. 和箭叶淫羊藿 *E. sagittatum*（S. et Z.）Maxim. 或柔毛淫羊藿 *E. pubescens* Maxim. 等的全草。主产于陕西、辽宁、山西、湖北、四川等地。夏秋茎叶茂盛时采收，割取地上部分，晒干，切碎。生用或以羊脂油炙用。

【药性】　辛、甘，温。归肾、肝经。

【功效】　补肾壮阳，祛风除湿。

【应用】

1. 肾阳虚衰，阳痿尿频，腰膝无力　本品辛甘性温燥烈，长于补肾壮阳，单用有效，亦可与其他补肾壮阳药同用。单用本品浸酒服，以益丈夫兴阳，理腰膝冷痛，如淫羊藿酒（《食医心镜》）；与肉苁蓉、巴戟天、杜仲等同用，治肾虚阳痿遗精等，如填精补髓丹（《丹溪心法》）。

2. 风寒湿痹，肢体麻木　本品辛温散寒，祛风胜湿，入肝肾强筋骨，可用于风湿痹痛，筋骨不利及肢体麻木，常与威灵仙、苍耳子、川芎、肉桂同用，即仙灵脾散（《圣惠方》）。

【用法用量】　煎服，3～15g。

【使用注意】　阴虚火旺者不宜服。

【古籍摘要】

1.《神农本草经》："主阴痿绝伤，茎中痛，利小便，益气力，强志。"

2.《日华子本草》："治一切冷风劳气，补腰膝，强心力，丈夫绝阳不起，女子绝阴无子，筋骨挛急，四肢不任，老人昏耄，中年健忘。"

【现代研究】

1. 化学成分　淫羊藿类植物的化学成分主要是黄酮类化合物，还含有木脂素、生物碱和挥发油等。

2. 药理作用　淫羊藿能增强下丘脑–垂体–性腺轴及肾上腺皮质轴、胸腺轴等内分泌系统的分泌功能，淫羊藿提取液能影响"阳痿"模型小鼠DNA合成，并促进蛋白质的合成，调节细胞代谢，明显增加动物体重及耐冻时间，淫羊藿醇浸出液能显著增加离体兔心冠脉流量，淫羊藿煎剂及水煎乙醇浸出液给兔、猫、大鼠静注，均有降压作用。

巴 戟 天 Bajitian

《神农本草经》

为茜草科植物巴戟天 *Morinda officinalis* How. 的根。主产于广东、广西、福建、江西、四川等地。全年均可采挖。去须根略晒，压扁晒干。用时润透或蒸过，除去木质心，切片或盐水炒用。

【药性】 辛、甘，微温。归肾、肝经。

【功效】 补肾助阳，祛风除湿

【应用】

1. 阳痿不举，宫冷不孕，小便频数 本品补肾助阳，甘润不燥。治虚羸阳道不举，常配牛膝浸酒服（《千金方》）；也可配淫羊藿、仙茅、枸杞子，用治肾阳虚弱，命门火衰所致阳痿不育，如赞育丸（《景岳全书》）；若配肉桂、吴茱萸、高良姜，可用治下元虚寒之宫冷不孕、月经不调、少腹冷痛，如巴戟丸（《和剂局方》）；又常与桑螵蛸、益智仁、菟丝子等同用，治疗小便不禁（《奇效良方》）。

2. 风湿腰膝疼痛，肾虚腰膝酸软 本品补肾阳、强筋骨、祛风湿，对肾阳虚兼风湿之证尤宜，多与补肝肾、祛风湿药配伍。常与肉苁蓉、杜仲、菟丝子等配伍，治肾虚骨痿，腰膝酸软，如金刚丸（《张氏医通》）；或配羌活、杜仲、五加皮等同用，治风冷腰胯疼痛、行步不利，如巴戟丸（《圣惠方》）。

【用法用量】 煎服，5~15g。

【使用注意】 阴虚火旺及有热者不宜服。

【古籍摘要】

1.《神农本草经》："主大风邪气，阳痿不起，强筋骨，安五脏，补中，增志，益气。"

2.《本草备要》："补肾益精，治五劳七伤，辛温散风湿，治风湿脚气水肿。"

【现代研究】

1. 化学成分 主要为糖类及黄酮、氨基酸等，另含有小量的蒽醌类及维生素C。

2. 药理作用 能显著增加小鼠体重，延长小鼠游泳时间；乙醇提取物及水煎剂有明显的促肾上腺皮质激素样作用。

仙 茅 Xianmao

《海药本草》

为石蒜科植物仙茅 *Curculigo orchioides* Gaertn. 的根茎。产于西南及长江以南各省，四川产量较大。春初发芽前及秋末地上部分枯萎时采挖，除去须根，晒干，防蛀。切片生用，或经米泔水浸泡切片。

【药性】 辛，热；有毒。归肾、肝经。

【功效】 温肾壮阳，祛寒除湿。

【应用】

1. 肾阳不足，命门火衰，阳痿精冷，小便频数　本品辛热燥烈，善补命门而兴阳道，常与淫羊藿、巴戟天、金樱子等同用，治命门火衰，阳痿早泄及精寒不育，如仙茅酒（《万氏家抄方》）。

2. 腰膝冷痛，筋骨痿软　本品辛散燥烈，补肾阳兼有散寒湿，强筋骨之功，常与杜仲、独活、附子等同用。

此外，本品培补肝肾，用治肝肾亏虚，须发早白，目昏目暗，常与枸杞子、车前子、生熟地等同用，如仙茅丸（《圣济总录》）。

【用法用量】　煎服，5～15g。或酒浸服，亦入丸、散。

【使用注意】　阴虚火旺者忌服。本品燥烈有毒，不宜久服。

【古籍摘要】

1. 《海药本草》："主风，补暖腰脚，清安五脏，强筋骨，消食。""益阳。"

2. 《本草纲目》："仙茅性热，补三焦、命门之药也。惟阳弱精寒，禀赋素怯者宜之。若体壮相火炽盛者，服之反能动火。"

【现代研究】

1. 化学成分　仙茅主要为多种环木菠萝烷型三萜及其糖苷、甲基苯酚及氯代甲基苯酚等多糖苷类，其他尚含有含氮类化合物、甾醇、脂肪类化合物及黄酮醇苷等。

2. 药理作用　仙茅可延长实验动物的平均存活时间。仙茅醇浸剂可明显提高小鼠腹腔巨噬细胞吞噬百分数和吞噬指数；仙茅水煎液可明显增加大鼠垂体前叶、卵巢和子宫重量，卵巢 HCG/LH 受体特异结合力明显提高；仙茅醇浸剂可明显延长小鼠睡眠时间，对抗印防己毒素所致小鼠惊厥，具镇定、抗惊厥作用。

杜 仲　Duzhong

《神农本草经》

为杜仲科植物杜仲 *Eucommia ulmoides* Oliv. 的树皮。主产于四川、云南、贵州、湖北等地。4～6 月采收，去粗皮堆置"发汗"至内皮呈紫褐色，晒干。生用或盐水炒用。

【药性】　甘，温。归肝、肾经。

【功效】　补肝肾，强筋骨，安胎。

【应用】

1. 肾虚腰痛及各种腰痛　以其补肝肾、强筋骨，肾虚腰痛尤宜。其他腰痛用之，均有扶正固本之效。常与胡桃肉、补骨脂同用，治肾虚腰痛或足膝痿弱，如青娥丸（《和剂局方》）；与独活、桑寄生、细辛等同用，治风湿腰痛冷重，如独活寄生汤（《千金方》）；与川芎、桂心、丹参等同用，治外伤腰痛，如杜仲散（《圣惠方》）；与当归、川芎、芍药等同用，治妇女经期腰痛；与鹿茸、山茱萸、菟丝子等同用，治疗肾虚阳痿，精冷不固，小便频数，如十补丸（《鲍氏验方》）。

2. 胎动不安，习惯性堕胎　常以本品补肝肾、固冲任以安胎，单用有效，亦可与桑寄生、续断、阿胶、菟丝子等同用。如《圣济总录》杜仲丸，单用本品为末，枣肉为丸，治胎动不安；《简便单方》以之与续断、山药同用，治习惯性堕胎。

【用法用量】 煎服，10～15g。

【使用注意】 炒用破坏其胶质，更利于有效成分煎出，故比生用效果好。本品为温补之品，阴虚火旺者慎用。

【古籍摘要】

1.《神农本草经》："主腰脊痛，补中，益精气，坚筋骨，强志，除阴下痒湿，小便余沥。久服轻身耐老。"

2.《名医别录》："治脚中酸痛，不欲践地。"

【现代研究】

1. 化学成分 本品含杜仲胶、杜仲苷、松脂醇二葡萄糖苷、桃叶珊瑚苷、鞣质、黄酮类化合物等。

2. 药理作用 杜仲皮煎剂可显著减少小鼠活动次数。杜仲煎剂能延长戊巴比妥钠的睡眠时间，并能使实验动物反应迟钝、嗜睡等。杜仲皮能抑制 DNCB 所致小鼠迟发型超敏反应；能对抗氧化可的松的免疫抑制作用，具有调节细胞免疫平衡的功能，且能增强荷瘤小鼠肝糖原含量增加的作用，并能使血糖增高。生杜仲、炒杜仲和砂烫杜仲的水煎剂对家兔和狗都有明显的降压作用，但生杜仲降压作用较弱，炒杜仲和砂烫杜仲的作用几乎完全相同，其降压的绝对值相当于生杜仲的两倍，均能对抗垂体后叶素对离体子宫的作用，显著抑制大白鼠离体子宫自主收缩的作用。

续 断 Xuduan

《神农本草经》

为川续断科植物川续断 *Dipsacus asperoides* C. Y. Cheng et T. M. Ai. 的干燥根。主产于四川、湖北、湖南、贵州等地。云南、陕西等地亦产。以四川、湖北产的质量较佳。野生栽培均有。秋季采挖，除去根头及须根，用微火烘至半干堆置"发汗"后再烘干，切片用。

【药性】 苦、辛，微温。归肝、肾经。

【功效】 补益肝肾，强筋健骨，止血安胎，疗伤续折。

【应用】

1. 阳痿不举，遗精遗尿 本品甘温助阳，辛温散寒，用治肾阳不足，下元虚冷之阳痿不举、遗精滑泄、遗尿尿频等症。常与鹿茸、肉苁蓉、菟丝子等壮阳起痿之品配伍，如鹿茸续断散（《鸡峰普济方》）；或与远志、蛇床子、山药等壮阳益阴，交通心肾之品同用，如远志丸（《外台秘要》）；亦可与龙骨、茯苓等同用，用治滑泄不禁之症，如锁精丸（《瑞竹堂经验方》）。

2. 腰膝酸痛，寒湿痹痛 本品甘温助阳，辛以散瘀，兼有补益肝肾，强筋壮骨，通利血脉之功。可与萆薢、杜仲、牛膝等同用，治肝肾不足，腰膝酸痛，如续断丹（《证治准绳》）；亦可与防风、川乌等配伍，用治肝肾不足兼寒湿痹痛，如续断丸（《和剂局方》）。

3. 崩漏下血，胎动不安　本品补益肝肾，调理冲任，有固本安胎之功。可用于肝肾不足之崩漏下血、胎动不安等症。配伍侧柏炭、当归、艾叶等止血活血，温经养血之品，用治崩中下血不止者（《永类钤方》）；或以本品与桑寄生、阿胶等配伍，用治滑胎证，如寿胎丸（《医学衷中参西录》）。

4. 跌打损伤，筋伤骨折　本品辛温破散之性，善能活血祛瘀；甘温补益之功，又能壮骨强筋，而有续筋接骨、疗伤止痛之能。用治跌打损伤，瘀血肿痛，筋伤骨折。常与桃仁、红花、穿山甲、苏木等配伍同用；或与当归、木瓜、黄芪等同用，治疗脚膝折损愈后失补，筋缩疼痛，如邱祖伸筋丹（《赛金丹》）。

此外，本品活血祛瘀止痛，常配伍清热解毒之品，用治痈肿疮疡，血瘀肿痛。如《本草汇言》以之与蒲公英配伍，治疗乳痈肿痛。

【用法用量】　煎服，9~15g；或入丸、散。外用适量研末敷。崩漏下血宜炒用。

【使用注意】　风湿热痹者忌服。

【古籍摘要】

1.《神农本草经》："主伤寒，补不足，金疮痈伤。折跌，续筋骨，妇人乳难。"

3.《本草经疏》："为治胎产、续绝伤、补不足、疗金疮、理腰肾之要药也。"

【现代研究】

1. 化学成分　本品含三萜皂苷类、挥发油。

2. 药理作用　续断有抗维生素 E 缺乏症的作用。对疮疡有排脓、止血、镇痛、促进组织再生作用。可促进去卵巢小鼠子宫的生长发育。

肉 苁 蓉　Roucongrong

《神农本草经》

为列当科植物肉苁蓉 *Cistanche deserticola* Y. C. Ma. 的带鳞叶的肉质茎。主产于内蒙古、甘肃、新疆、青海等地。春季苗未出土或刚出土时采挖，除去花序。切片生用，或酒制用。

【药性】　甘、咸，温。归肾、大肠经。

【功效】　补肾助阳，润肠通便。

【应用】

1. 肾阳亏虚，精血不足，阳痿早泄，宫冷不孕，腰膝酸痛，痿软无力　本品味甘能补，甘温助阳，质润滋养，咸以入肾，为补肾阳，益精血之良药。常配伍菟丝子、续断、杜仲同用，治男子五劳七伤，阳痿不起，小便余沥，如肉苁蓉丸（《医心方》）；亦可与杜仲、巴戟天、紫河车等同用，治肾虚骨痿，不能起动，如金刚丸（《张氏医通》）。

2. 肠燥津枯便秘　本品甘咸质润入大肠，可润肠通便，常与沉香、麻子仁同用，治津液耗伤所致大便秘结，如润肠丸（《济生方》）；或与当归、牛膝、泽泻等同用，治肾气虚弱引起的大便不通、小便清长、腰酸背冷，如济川煎（《景岳全书》）。

【用法用量】　煎服，10~15g。

【使用注意】 本品能助阳、滑肠，故阴虚火旺及大便泄泻者不宜服。肠胃实热、大便秘结者亦不宜服。

【古籍摘要】

1.《神农本草经》："主五劳七伤，补中，除茎中寒热痛，养五脏，强阴，益精气，妇人癥瘕。久服轻身。"

2.《日华子本草》："治男绝阳不兴，女绝阴不产，润五脏，长肌肉，暖腰膝，男子泄精，尿血，遗沥，带下阴痛。"

【现代研究】

1. 化学成分 肉苁蓉脂溶性成分包括 6 – 甲基吲哚，3 – 甲基 – 3 乙基己烷等。从肉苁蓉中得到水溶性的 N，N – 二甲基甘氨酸甲脂和甜菜碱等。

2. 药理作用 肉苁蓉水提液小鼠灌胃，能显著增加脾脏和胸腺重量，增强腹腔巨噬细胞吞噬能力，提高淋巴细胞转化率和迟发性超敏反应指数。肉苁蓉对阳虚和阴虚动物的肝脾核酸含量下降和升高有调整作用。有激活肾上腺、释放皮质激素的作用，可增强下丘脑 – 垂体 – 卵巢的促黄体功能，提高垂体对 LRH 的反应性及卵巢对 LH 的反应性，而不影响自然生殖周期的内分泌平衡。肉苁蓉乙醇提取物在体外温育体系中能显著抑制大鼠脑、肝、心、肾、睾丸组织匀浆过氧化脂质的生成，并呈良好的量效关系。

锁 阳 Suoyang

《本草衍义补遗》

为锁阳科肉质寄生草本植物锁阳 *Cynomorium songaricum* Rupr. 的肉质茎。主产于内蒙古、甘肃、青海、新疆等地。春季采收。除去花序，置沙土中半埋半露，连晒带烫，使之干燥，防霉。切片生用。

【药性】 甘，温。归肝、肾、大肠经。

【功效】 补肾助阳，润肠通便。

【应用】

1. 肾阳亏虚，精血不足，阳痿，不孕，下肢痿软，筋骨无力 常与肉苁蓉、鹿茸、菟丝子等同用，如《丹溪心法》虎潜丸；用于肾虚骨瘦，筋骨痿弱，行步艰难，可与熟地、牛膝等同用。

2. 血虚津亏肠燥便秘 可单用熬膏服，或与肉苁蓉、火麻仁、生地黄等同用。如《本草切要》治阳弱精虚，阴衰血竭，大肠燥涸，便秘不通，即单用本品煎浓汁加蜜收膏服。

【用法用量】 煎服，10 ~ 15g。

【使用注意】 阴虚阳亢、脾虚泄泻、实热便秘均忌服。

【古籍摘要】

1.《本草衍义补遗》："大补阴气，益精血，利大便。虚人大便燥结者。啖之可代苁蓉，煮粥弥佳；不燥结者勿用。"

2.《本草从新》："益精兴阳，润燥养筋，治痿弱。滑大肠。泄泻及阳易举而精不固者忌之。"

【现代研究】

1. 化学成分　本品含黄酮类有花色苷等；萜类有熊果酸、乙酰熊果酸等；醇类有β-谷甾醇、菜油甾醇等；有机类有棕榈酸、油酸、亚麻酸等。

2. 药理作用　灌胃锁阳醇提物，可使吞噬功能低下小鼠的巨噬细胞吞噬红细胞能力有所恢复。静脉点滴锁阳醇提物可使幼年大鼠血浆睾酮含量显著提高，提示锁阳有促进动物性成熟作用。锁阳水浸液对实验动物有降低血压、促进唾液分泌作用，能使细胞内 DNA 和 RNA 合成率增加。

补 骨 脂　Buguzhi

《药性论》

为豆科植物补骨脂 *Psoralea corylifolia* L. 的成熟果实。主产于陕西、河南、山西、江西、安徽、广东、四川、云南等地。栽培或野生，以河南、四川等地较多。秋季果实成熟时采收，晒干。生用，炒或盐水炒用。

【药性】　苦、辛，温。归肾、脾经。

【功效】　补肾壮阳，固精缩尿，温脾止泻，纳气平喘。

【应用】

1. 肾虚阳痿，腰膝冷痛　本品苦辛温燥，善壮肾阳，暖水脏，常与菟丝子、胡桃肉、沉香等同用，治肾虚阳痿，如补骨脂丸（《和剂局方》）；与杜仲、胡桃肉同用，治肾虚阳衰，风冷侵袭之腰膝冷痛等，如青娥丸（《和剂局方》）。

2. 肾虚遗精，遗尿，尿频　本品兼有涩性，善补肾助阳，固精缩尿，单用有效，亦可随证配伍它药。如治滑精，以补骨脂、青盐等分同炒为末服（《三因方》）；单用本品炒，为末服，治小儿遗尿，如破故纸散（《补要袖珍小儿方论》）；与小茴香等分为丸，治肾气虚冷，小便无度，如破故纸丸（《魏氏家藏方》）。

3. 脾肾阳虚，五更泄泻　本品能壮肾阳、暖脾阳以止泻，与肉豆蔻、生姜、大枣为丸，如二神丸（《本事方》）；或上方加吴茱萸、五味子，治五更泄，如四神丸（《证治准绳》）。

4. 肾不纳气，虚寒喘咳　本品补肾助阳，纳气平喘，多配伍胡桃肉、蜂蜜等，可治虚寒性喘咳，如治喘方（《医方论》）。或配人参、木香等用治虚喘痨嗽，如劳嗽方（《是斋医方》）。

【用法用量】　煎服，5～15g。

【使用注意】　本品性质温燥，能伤阴助火，故阴虚火旺及大便秘结者忌服。

【古籍摘要】

1.《药性论》："治男子腰疼、膝冷、囊湿，逐诸冷顽痹，止小便利，腹中冷。"

2.《本草经疏》："补骨脂，能暖水脏，阴中生阳，壮火益土之要药也。"

【现代研究】

1. 化学成分　含香豆素类、黄酮类及单萜酚类。

2. 药理作用　复方补骨脂冲剂对垂体后叶素引起的小鼠急性心肌缺血有明显的保护作用，补骨脂对由组胺引起的气管收缩有明显扩张作用，补骨脂酚有雌激素样作用，能增强阴道角化，增加子宫重量。补骨脂是通过调节神经和血液系统，促进骨髓造血，增强免疫和内分泌功能，从而发挥抗衰老作用。

益 智 仁　Yizhiren

《本草拾遗》

为姜科植物益智 *Alpinia oxyphylla* Miq. 的成熟果实。主产于广东、广西、云南、福建等地。夏、秋季间果实由绿转红时采收，晒干。砂炒后去壳取仁，生用或盐水微炒用。用时捣碎。

【药性】　辛，温。归肾、脾经。

【功效】　暖肾固精缩尿，温脾开胃摄唾。

【应用】

1. 下元虚寒，遗精，遗尿，小便频数　可以本品暖肾固精缩尿，补益之中兼有收涩之性。常与乌药、山药等同用，治疗梦遗，如三仙丸（《世医得效方》）；以益智仁、乌药等分为末，山药糊丸，治下焦虚寒，小便频数，如缩泉丸（《校注妇人良方》）。

2. 脾胃虚寒，腹痛吐泻，口涎自流　脾主运化，在液为涎；肾主闭藏，在液为唾。脾肾阳虚，统摄无权，多见涎唾。常以本品暖肾温脾开胃摄唾，常配川乌、干姜、青皮等同用，治脘腹冷痛，呕吐泄利，如益智散（《和剂局方》）；若中气虚寒，食少，多涎唾，可单用本品含之，或与理中丸、六君子汤等同用。

【用法用量】　煎服，3～10g。

【鉴别用药】　补骨脂与益智仁味辛性温热，归脾肾经，均能补肾助阳，固精缩尿，温脾止泻，都可用治肾阳不足的遗精滑精，遗尿尿频，以及脾肾阳虚的泄泻不止等证。二者常相须为用。但补骨脂助阳力更强，作用偏于肾，长于补肾壮阳，多用于肾阳不足，命门火衰之腰膝冷痛、阳痿等症。也可用治肾不纳气的虚喘，能补肾阳而纳气平喘。益智仁助阳之力较弱，作用偏于脾，长于温脾开胃摄唾，多用于中气虚寒，食少多唾，小儿流涎不止，腹中冷痛者。

【古籍摘要】

1.《本草拾遗》："止呕吐，……含之摄涎秽。"

2.《本草经疏》："益智子仁，以其敛摄，故治遗精虚漏，及小便余沥，此皆肾气不固之证也。肾主纳气，虚则不能纳矣。又主五液，涎乃脾之所统，脾肾气虚，二脏失职，是肾不能纳，脾不能摄，故主气逆上浮，涎秽泛滥而上溢也，敛摄脾肾之气，则逆气归元；涎秽下行。"

【现代研究】

1. 化学成分　含二苯庚体类、类倍半萜类及挥发油类。

2. 药理作用　益智仁的甲醇提取物对豚鼠左心房收缩力有明显增强作用。益智仁的水提取物对移植于小鼠腹腔中的腹水型肉瘤细胞的增长有中等强度的抑制作用。

菟 丝 子　Tusizi

《神农本草经》

为旋花科植物菟丝子 *Cuscuta chinensis* Lam. 的成熟种子。我国大部分地区均有分布。秋季果实成熟时割取地上部分，晒干，打下种子。生用，或煮熟捣烂作饼用。

【药性】　辛、甘，平。归肾、肝、脾经。

【功效】　补肾益精，养肝明目，止泻，安胎。

【应用】

1. 肾虚腰痛，阳痿遗精，尿频，宫冷不孕　本品辛以润燥，甘以补虚，为平补阴阳之品，功能补肾阳、益肾精以固精缩尿。如菟丝子、炒杜仲等分，合山药为丸，治腰痛（《百一选方》）；与枸杞子、覆盆子、车前子同用，治阳痿遗精，如五子衍宗丸（《丹溪心法》）；与桑螵蛸、肉苁蓉、鹿茸等同用，治小便过多或失禁，如菟丝子丸（《世医得效方》）；与茯苓、石莲子同用，治遗精、白浊、尿有余沥，如茯苓丸（《和剂局方》）。

2. 肝肾不足，目暗不明　本品滋补肝肾、益精养血而明目，常与熟地、车前子同用，如驻景丸（《和剂局方》）；又《千金方》明目益精，长志倍力，久服长生耐老方，配远志、茯苓、人参、当归等。

3. 脾肾阳虚，便溏泄泻　本品能补肾益脾以止泻，如治脾虚便溏，与人参、白术、补骨脂为丸服（《方脉正宗》）；与枸杞子、山药、茯苓、莲子同用，治脾肾虚泄泻，如菟丝子丸（《沈氏尊生书》）。

4. 肾虚胎动不安　本品能补肝肾安胎，常与续断、桑寄生、阿胶同用，治肾虚胎元不固，胎动不安、滑胎，如寿胎丸（《医学衷中参西录》）。

此外，本品亦可治肾虚消渴，如《全生指迷方》单用本品研末蜜丸服，治消渴。

【用法用量】　煎服，10~20g。

【使用注意】　本品为平补之药，但偏补阳，阴虚火旺、大便燥结、小便短赤者不宜服。

【古籍摘要】

1.《本草经疏》："五味之中，惟辛通四气，复兼四味，《经》曰肾苦燥，急食辛以润之。菟丝子之属是也，与辛香燥热之辛，迥乎不同矣，学者不以辞害义可也。"

2.《本经逢原》："菟丝子，祛风明目，肝肾气分也。其性味辛温质粘，与杜仲之壮筋暖腰膝无异。其功专于益精髓，坚筋骨，止遗泄，主茎寒精出，溺有余沥，去膝胫酸软，老人肝肾气虚，腰痛膝冷，合补骨脂、杜仲用之，诸筋膜皆属之肝也。气虚瞳子无神者，以麦门冬佐之，蜜丸服，效。凡阳强不痿，大便燥结，小水赤涩者勿用，以其性偏助阳也。"

【现代研究】

1. 化学成分　菟丝子含皮素、胆醇、皂类、淀粉。

2. 药理作用　菟丝子水煎剂能明显增强黑腹果蝇交配次数；菟丝子灌胃对大鼠半乳糖性白内障有治疗作用；菟丝子水煎剂连续灌胃1个月，能明显增强小鼠心肌组织匀浆乳酸脱氢酶的活性，对心肌过氧化氢酶及脑组织的乳酸脱氢酶和过氧化氢酶活性有增强趋势。

沙 苑 子 Shayuanzi

《本草衍义》

为豆科植物扁茎黄芪 *Astragalus complanatus* R. Br. 的成熟种子。主产内蒙古和东北、西北地区。秋末冬初果实成熟尚未开裂时割取或连根拔出，晒干，打下种子，除去杂质。生用或盐水炒用。

【**药性**】 甘，温。归肝、肾经。

【**功效**】 补肾固精，养肝明目。

【**应用**】

1. 肾虚腰痛，阳痿遗精，遗尿尿频，白带过多 本品甘温补益，兼具涩性，似菟丝子平补肝肾而以收涩见长。常以本品补肾固精缩尿，单用有效，如《外台秘要》即单以本品治肾虚腰痛；也可与莲子、莲须、芡实等同用，治遗精遗尿带下，如金锁固精丸（《医方集解》）。

2. 目暗不明，头昏眼花 本品养肝肾明目，常与枸杞子、菟丝子、菊花等同用。

【**用法用量**】 煎服，10～20g。

【**使用注意**】 本品为温补固涩之品，阴虚火旺及小便不利者忌服。

【**古籍摘要**】

1.《本草纲目》："补肾，治腰痛泄精，虚损劳乏。""古方补肾祛风，皆用刺蒺藜。后世补肾多用沙苑蒺藜，或以熬膏和药，恐其功亦不甚相远也。"

2.《本草汇言》："沙苑蒺藜，补肾涩精之药也。……能养肝明目，润泽瞳人，能补肾固精，强阳有子，不烈不燥，兼止小便遗沥，乃和平柔润之剂也。"

【**现代研究**】

1. 化学成分 本品含有氨基酸、多肽、蛋白质、酚类、鞣质、甾醇和三萜类成分、生物碱、黄酮类成分。

2. 药理作用 沙苑子能显著延长小鼠游泳时间，显示沙苑子有抗疲劳作用。沙苑子总黄酮有降压作用和明显降低血清胆固醇、甘油三酯及增加脑血流量的作用，并能改善血液流变学指标。

蛤 蚧 Gejie

《雷公炮炙论》

为脊椎动物壁虎科动物蛤蚧 *Gekko gecko* Linnaeus. 除去内脏的干燥体。主产于广西，广东、云南等省亦产。全年均可捕捉。剖开除去内脏，拭去血液（不可用水洗），以竹片先从横面撑开，再用长竹一条撑住下腭延至尾末端，用微火焙干，两支合成一对。用时去头（有小毒）、足和鳞片，也有单取其尾，或炒酥研末。

【药性】　咸，平。归肺、肾经。

【功效】　补肺益肾，纳气平喘，助阳益精。

【应用】

1. 肺虚咳嗽，肾虚作喘，虚劳喘咳　本品兼入肺肾二经，长于补肺气、助肾阳、定喘咳，为治多种虚证喘咳之佳品。常与贝母、紫菀、杏仁等同用，治虚劳咳嗽，如蛤蚧丸（《圣惠方》）；或与人参、贝母、杏仁等同用，治肺肾虚喘，如人参蛤蚧散（《卫生宝鉴》）。

2. 肾虚阳痿　本品质润不燥，补肾助阳兼能益精养血，有固本培元之功。可单用浸酒服即效；或与益智仁、巴戟天、补骨脂等同用，如养真丹（《御院药方》）。

【用法用量】　煎服，5～10g；研末每次1～2g，日3次；浸酒服用1～2对。

【使用注意】　风寒或实热咳喘忌服。

【古籍摘要】

1.《本草纲目》："补肺气，益精血，定喘止嗽，疗肺痈，消渴，助阳道。"

2.《本草经疏》："蛤蚧，其主久肺劳咳嗽、淋沥者，皆肺肾为病，劳极则肺肾虚而生热，故外邪易侵，内证兼发也。蛤蚧属阴，能补水之上源，则肺肾皆得所养，而劳热咳嗽自除。肺朝百脉，通调水道，下输膀胱；肺气清，故淋沥水道自通也。"

【现代研究】

1. 化学成分　含有胆固醇、脂肪酸，磷脂成分为磷脂酸，还含有18种游离氨基酸及12种元素。

2. 药理作用　蛤蚧的水溶性部分能使雄性小鼠睾丸增重，表现出雄性激素样作用，可使动物阴道开放时间提前，认为具有双向性激素作用。提取物小鼠腹腔注射能明显增强脾重，能对抗泼尼松（强的松龙）和环磷酰胺的免疫抑制作用。提取物对小鼠遭受低温、高温、缺氧等应激刺激有明显保护作用，有"适应原"样作用。

核 桃 仁　Hetaoren

《开宝本草》

为胡桃科植物落叶乔木胡桃 *Juglans regia* L. 果实的核仁。我国各地广泛栽培，华北、西北、东北地区尤多。9～10月果熟时采收，除去肉质果皮，晒干敲破，取出种仁。生用或炒用。

【药性】　甘，温。归肾、肺、大肠经。

【功效】　补肾温肺，润肠通便。

【应用】

1. 肾阳虚衰，腰痛脚弱，小便频数　本品温补肾阳，其力较弱，多入复方。常与杜仲、补骨脂、大蒜等同用，治肾亏腰酸，头晕耳鸣，尿有余沥，如青娥丸（《和剂局方》）；或与杜仲、补骨脂、草薢等同用，治肾虚腰膝酸痛，两足痿弱，如胡桃汤（《御院药方》）。

2. 肺肾不足，虚寒喘咳，肺虚久咳、气喘　本品长于补肺肾、定喘咳，常与人参、生姜同用，治疗肺肾不足，肾不纳气所致的虚喘证，如人参胡桃汤（《济生方》）；《本草纲目》

治久嗽不止，以人参、胡桃、杏仁同用为丸服。

3. 肠燥便秘 可单独服用，亦可与火麻仁、肉苁蓉、当归等同用，如大便不通方（《医方择要》）。

【用法用量】 煎服，10～30g。

【使用注意】 阴虚火旺、痰热咳嗽及便溏者不宜用。

【古籍摘要】

1.《开宝本草》：“食之令人肥，润肌黑发。”

2.《本草纲目》：“补气养血，润燥化痰，益命门，利三焦，温肺润肠，治虚寒喘嗽，腰脚重痛。”

【现代研究】

1. 化学成分 胡桃仁含脂肪油，油的主要成分是亚油酸甘油酯，又含有蛋白质、碳水化合物、钙、磷等。

2. 药理作用 胡桃仁可能影响胆固醇的体内合成及其氧化排泄，动物实验还证明胡桃仁有镇咳作用。

冬虫夏草 Dongchongxiacao

《本草从新》

为麦角菌科植物冬虫夏草菌 *Cordyceps sinensis*（Berk.）Sacc. 寄生在蝙蝠蛾科昆虫幼虫上的子座及幼虫的尸体的复合体。主产于四川、青海、云南、贵州，西藏、甘肃亦产。夏至前后，在积雪尚未溶化时入山采集，挖出后，在虫体潮湿未干时，除去外层泥土及膜皮，晒干；或黄酒喷使之软，整理平直，微火烘干。生用。

【药性】 甘，温。归肾、肺经。

【功效】 补肾益肺，止血化痰。

【应用】

1. 阳痿遗精，腰膝酸痛 本品补肾益精，有兴阳起痿之功。用治肾阳不足，精血亏虚之阳痿遗精、腰膝酸痛可单用浸酒服，或与淫羊藿、杜仲、巴戟天等补阳药配成复方用。

2. 久咳虚喘，劳嗽痰血 本品甘平，为平补肺肾之佳品，功能补肾益肺、止血化痰、止咳平喘，尤为劳嗽痰血多用。可单用，或与沙参、川贝母、阿胶、生地、麦冬等同用。若肺肾两虚，摄纳无权，气虚作喘者，可与人参、黄芪、胡桃肉等同用。此外，还可用于病后体虚不复或自汗畏寒，可以本品与鸡、鸭、猪肉等炖服，有补肾固本，补肺益卫之功。

【用法用量】 煎服，5～15g。也可入丸、散。

【使用注意】 有表邪者不宜用。

【鉴别用药】 蛤蚧、胡桃仁、冬虫夏草皆入肺肾善补肺益肾而定喘咳，用于肺肾两虚之喘咳。蛤蚧补益力强，偏补肺气，尤善纳气定喘，为肺肾虚喘之要药，兼益精血；胡桃仁补益力缓，偏助肾阳，温肺寒，用于阳虚腰痛及虚寒喘咳，兼润肠通便；冬虫夏草平补肺肾阴阳，兼止血化痰，用于久咳虚喘，劳嗽痰血，为诸痨虚损调补之要药。

【古籍摘要】

1.《本草从新》："甘平保肺益肾，止血化痰，已劳嗽。"

2.《药性考》："味甘性温，秘精益气，专补命门。"

【现代研究】

1. 化学成分 本品含蛋白质氨基酸的游离氨基酸，其中多为人体必需氨基酸，还含有糖、维生素及钙、钾、铬、镍、锰、铁、铜、锌等元素。

2. 药理作用 对中枢神经系统有镇静、抗惊厥、降温等作用，对体液免疫功能有增强作用，虫草的水或醇提取物可明显抑制小白鼠肉瘤等肿瘤的成长，虫草菌发酵液可对抗家兔心肌缺血的 ST 段改变，虫草菌对大鼠应激性心梗也有一定的保护作用，虫草水提液对大鼠急性肾衰有明显的保护作用。

胡 芦 巴 Huluba

《嘉祐本草》

为豆科植物胡芦巴 *Trigonella foenum - graecum* L. 的成熟种子。主产于河南、四川等地。均为栽培品种。夏秋季种子成熟时割取植株，晒干，打下种子。盐水炙或捣碎用。

【药性】 苦，温。归肾经。

【功效】 温肾助阳，散寒止痛。

【应用】

1. 寒疝腹痛，腹胁胀痛 本品温肾助阳，温经止痛，用治肾阳不足，寒凝肝脉，气血凝滞所致诸症。常与吴茱萸、川楝子、巴戟天等配伍，用治寒疝腹痛，痛引睾丸，如胡芦巴丸（《和剂局方》）；或与附子、硫黄同用，治疗下元虚冷，胁胀腹痛，如胡芦巴丸（《圣济总录》）；亦可与当归、乌药等同用，治疗经寒腹痛。

2. 足膝冷痛，寒湿脚气 本品苦温之性，温肾肝之阳，散筋骨寒湿，用治阳虚气化不行，寒湿下注，足膝冷痛，寒湿脚气，常与木瓜、补骨脂同用，如胡芦巴丸（《杨氏家藏方》）。

3. 阳痿滑泄，精冷囊湿 本品补肾助阳，用治肾阳不足，命门火衰之阳痿不用、滑泄精冷、头晕目眩等症，常与附子、巴戟天等同用，如沉香磁石丸（《慈禧光绪医方选议》）。

【用法用量】 煎服，3 ~ 10g；或入丸、散。

【使用注意】 阴虚火旺者忌用。

【古籍摘要】

1.《嘉祐本草》："主元脏虚冷气。得附子、硫黄，治肾虚冷，腹胁胀满，面色青黑，得茴香子、桃仁，治膀胱气甚效。"

2.《本草求真》："胡芦巴，苦温纯阳，亦能入肾补命门。""功与仙茅、附子、硫黄恍惚相似，然其力则终逊于附子、硫黄，故补火仍须兼以附、硫、茴香、吴茱萸等药同投，方能有效。"

【现代研究】

1. 化学成分 本品含龙胆宁碱、番木瓜碱、胆碱、胡芦巴碱。还含皂苷、脂肪油、蛋白质、糖类及维生素 B_1。

2. 药理作用 胡芦巴有降低血糖、利尿、抗炎等活性，可引起家兔血压下降。胡芦巴提取物有刺激毛发生长的作用。

韭 菜 子 Jiucaizi

《名医别录》

为百合科植物韭菜 *Allium tuberosum* Rottl. 的干燥成熟种子。全国各地均产，以河北、山西、吉林、河南、山东、安徽等地产量较大。野生与栽培均有。秋季采集成熟果序，晒干，搓出种子，生用或盐水炙用。

【药性】 辛、甘，温。归肾、肝经。

【功效】 温补肝肾，壮阳固精。

【应用】

1. 阳痿遗精，白带白淫 本品甘温，补肾助阳，兼有收涩之性而能固精止遗，缩尿止带，以治肾虚滑脱诸证。用治肾阳虚衰，下元虚冷之阳痿不举、遗精遗尿，单用本品（《本草纲目》）；或与麦冬、车前子、菟丝子等配伍，如尿精梦泄露方（《外台秘要》）；亦可与补骨脂、龙骨、益智仁等温补肝肾、涩精止遗之品同用，（《魏氏家藏方》）。

用治肾阳不足，带脉失约，白带白淫，可单用本品，如《千金方》以本品醋煮，焙干，研末，炼蜜为丸，空心温酒送服。

2. 肝肾不足，腰膝痿软 本品温补肝肾，强筋壮骨，用治肝肾不足，筋骨痿软，步履维艰，屈伸不利。可以单用，也可以配伍仙茅、巴戟天、枸杞子等壮阳益精药同用。

【用法用量】 煎服，3~9g；或入丸、散。

【使用注意】 阴虚火旺者忌服。

【古籍摘要】

1. 《本草经集注》："主梦泄精、溺白。"

2. 《本草纲目》："补肝及命门。治小便频数、遗尿，女人白淫白带。"

【现代研究】

1. 化学成分 韭菜子含生物碱及皂苷。

2. 药理作用 韭菜子中含皂苷，口服大量可引起红细胞溶解，且皂苷能刺激胃黏膜反射引起呼吸道黏膜纤毛运动，显示祛痰作用。本品所含大蒜氨酸受大蒜脂的作用转化成大蒜素后有强大抗菌作用。

阳 起 石 Yangqishi

《神农本草经》

为硅酸盐类矿物阳起石 Actinolite 或阳起石石棉 A. asbestus. 的矿石。主产于河北、河南、山东、湖北、山西等地。全年均可采挖。去净泥土、杂质，黄酒淬过，碾细末用。

【药性】 咸，温。归肾经。

【功效】 温肾壮阳。

【应用】

阳痿不举，宫冷不孕 本品温肾壮阳，强阳起痿，治男子阳痿遗精，女子宫冷不孕，崩中漏下，以及腰膝冷痛等症。单用本品煅后研末，空心盐汤送服，治阳痿阴汗（《普济方》）；用本品煅后，与钟乳石等分为细末，加酒煮附子末，面糊为丸，空腹米汤送下，治下元虚冷，精滑不禁，便溏足冷（《杂病源流犀烛》）；或与鹿茸、菟丝子、肉苁蓉等配伍，治精清精冷无子，如阳起石丸（《妇科玉尺》）；若与吴茱萸、干姜、熟地黄等配伍，治子宫虚寒不孕，如阳起石丸（《和剂局方》）。

【用法用量】 煎服，3~6g；或入丸、散。

【使用注意】 阴虚火旺者忌用。不宜久服。

【古籍摘要】

1.《神农本草经》："主崩中漏下，破子脏中血，癥瘕结气，寒热，腹痛无子，阴痿不起，补不足。"

2.《药性论》："补肾气精乏，腰痛膝冷，湿痹，能暖女子子宫久冷，冷癥寒瘕，止月水不定。"

【现代研究】

化学成分 本品成分是 Ca_2（Mg、Fe）$[Si_4O_{11}][OH]_2$。

紫 石 英 Zishiying

《神农本草经》

为卤化物类矿石紫石英 Fluoritea 的矿石。主产于浙江、辽宁、河北、甘肃等省。全年均可采挖，挑选紫色者入药。捣成小块，生用或煅用。

【药性】 甘，温。归心、肺、肾经。

【功效】 温肾助阳，镇心安神，温肺平喘。

【应用】

1. 肾阳亏虚，宫冷不孕，崩漏带下 本品甘温，能助肾阳，暖胞宫，调冲任，常用治元阳衰惫，血海虚寒，宫冷不孕、崩漏带下诸证。多以本品与当归、熟地、川芎、香附、白术等配伍（《青囊秘方》）。

2. 心悸怔忡，虚烦不眠 本品甘温能补，质重能镇，为温润镇怯之品。治心悸怔忡，虚烦失眠，常与酸枣仁、柏子仁、当归等养血补心之品同用（《郑子来家秘方》）；治心经痰热，惊痫抽搐，常与龙骨、寒水石、大黄等重镇清热之品同用，如风引汤（《金匮要略》）。

3. 肺寒气逆，痰多咳喘 本品温肺寒，止喘嗽，可单用火煅，花椒泡汤，治肺寒气逆，痰多喘咳症（《青囊秘方》）；或与五味子、款冬花、桑白皮、人参等配伍，治肺气不足，短气喘乏，口出如含冰雪，语言不出者，如钟乳补肺汤（《御药院方》）。

【用法用量】 煎服，9~15g。打碎先煎。

【使用注意】 阴虚火旺而不能摄精之不孕症及肺热气喘者忌用。

【古籍摘要】

1. 《神农本草经》:"主心腹咳逆邪气,补不足,女子风寒在子宫,绝孕十年无子。久服温中,轻身延年。"

2. 《本草纲目》:"上能镇心,重以去怯也;下能益肝,湿以去枯也。"

【现代研究】

化学成分 本品主含氟化钙(CaF_2),纯品含钙51.2%,氟48.8%及氧化铁等。

海 狗 肾 Haigoushen

《药性论》

为海狗科动物海狗 *Callorhinus ursins* Linnaeus 或海豹科动物海豹 *Phoca vitulina* Linnaeus 的雄性外生殖器。又名腽肭脐。多分布于太平洋沿岸,我国主产于渤海及黄海沿岸,如辽宁等地。均为野生。

【药性】 咸,热。归肾经。

【功效】 暖肾壮阳,益精补髓。

【应用】

1. 阳痿精冷,精少不育 本品性热壮阳,咸以入肾,为血肉有情之品,有补肾壮阳,益精补髓之功。用治肾阳亏虚,腰膝痿弱,阳痿不举,精寒不育,尿频便溏,腹中冷痛等症,常与人参、鹿茸、附子等药同用,以增强壮阳散寒,暖肾益精之效,如腽肭脐丸(《济生方》)。或用本品配伍鹿茸、紫河车、人参同用,治精少不育之症。

2. 肾阳衰微,心腹冷痛 本品长于补肾壮阳,用治肾阳衰微,下元久冷,虚寒攻冲,心腹冷痛。常配吴茱萸、甘松、高良姜等温里散寒,温肾助阳之品同用,共收补阳散寒之功,如腽肭脐散(《圣济总录》)

【用法用量】 研末服,每次1~3g,每日2~3次;入丸、散或泡酒服。

【使用注意】 阴虚火旺及骨蒸劳嗽等忌用。

【古籍摘要】

1. 《药性论》:"治积冷,劳气羸瘦,肾精衰损。"

2. 《海药本草》:"主五劳七伤,阴痿少力,肾气衰弱,虚损,背膊劳闷,面黑精冷。"

【现代研究】

1. 化学成分 含有雄性激素、蛋白质及脂肪等。

2. 药理作用 有雄性激素样作用。

附药:黄狗肾 Huanggoushen

为哺乳动物犬科黄狗 *Canis familiaris* L. 的阴茎和睾丸。又名狗鞭。味咸性温,归肾经。功能壮阳益精,温而不燥,补而不峻,用治肾阳不足,阴精亏虚所致阳痿宫冷,健忘耳鸣,神思恍惚,腰酸足软等症,每与鹿茸、肉苁蓉、淫羊藿等药同用,亦多单用泡酒或炖服,为壮阳补肾常用之品。本品入药研粉冲服或入丸、散剂,用量1~3g。鲜品可加调料煮熟服食。因本品温热助阳,故阴虚火旺者不宜单用本品。

海 马 Haima

《本草拾遗》

为海龙科动物线纹海马 *Hippocampus kelloggi* Jordan et Snyder、刺海马 *H. histrix* Kaup、大海马 *H. kuda* Bleeker、三斑海马 *H. trimaculatus* Leach 或小海马（海蛆）*H. japonicus* Kaup 的干燥体。主产于广东沿海的阳江、潮汕一带，山东烟台、青岛等地。其次辽宁、福建等沿海地区亦产。野生与养殖均有。夏秋季捕捞，洗净，晒干，或除去内脏晒干。捣碎或研粉用。

【药性】 甘，温。归肝、肾经。

【功效】 补肾壮阳，调气活血。

【应用】

1. 阳痿，遗精，遗尿 本品甘温，温肾阳，壮阳道，用治肾阳亏虚，阳痿不举，肾关不固，遗精遗尿等症，常与鹿茸、人参、熟地黄等配伍应用，如海马保肾丸（《北京市中药成方选集》）；若治夜尿频繁，可与鱼鳔、枸杞子、红枣等同用，如海马汤（《中药临床应用》）。

2. 肾虚作喘 本品补益肾阳，有引火归原，接续真气之功。用治肾阳不足，摄纳无权之虚喘，常与蛤蚧、胡桃肉、人参、熟地黄等配伍，以增强药力。

3. 癥瘕积聚，跌打损伤 本品入血分，有助阳活血，调气止痛之能。治气滞血瘀，聚而成形之癥瘕积聚，每与木香、大黄、巴豆等同用，如木香汤（《圣济总录》）；治气血不畅，跌打瘀肿，可与血竭、当归、川芎、乳香、没药等配伍。

4. 疔疮肿毒 海马调气活血，能使血瘀得散，气滞得通。治气血凝滞，营卫不和，经络阻塞，肌肉腐溃之疮疡肿毒，恶疮发背，可与穿山甲、水银、朱砂等配伍，如海马拔毒散（《急救仙方》）。

【用法用量】 内服：煎汤 3～9g。外用适量，研末敷患处。

【使用注意】 孕妇及阴虚火旺者忌服。

【古籍摘要】

1.《本草纲目》："暖水道，壮阳道，消癥块，治疔疮肿毒。""入肾经命门，专善兴阳，功不亚于海狗。更善堕胎，故能催生也。"

2.《本经逢原》："阳虚多用之，可代蛤蚧。"

【现代研究】

1. 化学成分 海马含有大量的镁和钙，其次为锌、铁、锶、锰，以及少量的钴、镍和镉。

2. 药理作用 海马的乙醇提取物，可延长正常雌小鼠的动情期，并使子宫及卵巢（正常小鼠）重量增加。海马能延长小鼠缺氧下的存活时间，延长小鼠的游泳时间，显示了较好的抗应激能力。

哈 蟆 油 Hamayou

《神农本草经》

为脊索动物门两栖纲蛙科（Ranidae）动物中国林蛙（蛤士蟆）*Rana tenporaria chensinensis* David 的干燥输卵管。又名哈士蟆油，俗称蛤蟆油。主产于东北各地，以吉林产者为最佳，均系野生。于白露前后捕捉肥大的雌蛙，干燥后，用热水浸润，将输卵管取出，除净卵子及内脏，干燥。

【药性】 甘、咸、平。归肺、肾经。

【功效】 补肾益精，养阴润肺。

【应用】

1. 病后体虚，神衰盗汗 本品甘平补益，咸以入血，归肺、肾二经，善能补益肺肾之精血，有强壮体魄，补虚扶羸之能。用治病后、产后，伤血耗气，虚弱羸瘦，神衰盗汗等症，每单用即效。治疗神经衰弱可与土燕窝蒸服；治盗汗症可与党参、白术、黄芪、阿胶为丸（《四川中药志》）。

2. 劳嗽咯血 本品补肺益肾，用治肺肾阴伤，劳嗽咯血，以本品与白木耳蒸服，有良效；或与蛤蚧、人参、熟地黄、胡桃肉等同入丸散，以增强养阴止咳，纳气定嗽之力。

【用法用量】 煎服，3~10g；或入丸、散。

【使用注意】 外感初起及食少便溏者慎用。

【古籍摘要】

1.《神农本草经》："主邪气，破癥坚、血、痈肿，阴疮，服之不患热病。"

2.《饮片新参》："养肺、肾阴，治虚劳咳嗽。"

【现代研究】

1. 化学成分 含睾酮、黄体酮、雌二醇、色氨酸、赖氨酸、蛋氨酸、亮氨酸、维生素A、维生素E及金属元素K、Na、Mg等。

2. 药理作用 哈蟆油有较好的强壮作用；其脂溶性成分有促进动物性成熟。能增强机体免疫机能及应激能力；具有抗疲劳及抗衰老作用。

羊 红 膻 Yanghongshan

《陕北草药》

为伞形科植物缺刻叶茴芹 *Pimpinella thellungiana* Wolff. 的根或带根全草。主产于陕西、甘肃、山西、内蒙古、河北及东北各省。均为野生。夏秋季采挖根，晒干用；春夏季采收全草，阴干用或鲜用。

【药性】 辛、甘，温。归心、肾、肺、脾经。

【功效】 温肾助阳，活血化瘀，养心安神，温肺散寒。

【应用】

1. 阳痿不举，精少精冷 本品温肾壮阳，起痿生精，用治肾阳不足，命门火衰，阳痿精冷，精少不育，多与巴戟天、补骨脂、淫羊藿、鹿茸等配伍，以增强药效。

2. 气滞血瘀，胸痹心痛　本品辛散温通，气膻入血，能活血化瘀，通脉止痛，用治心阳不振，心脉痹阻之胸痹心痛症，可单用煎服。亦可配伍丹参、檀香、川芎、桃仁、红花、桂枝等活血化瘀、温经止痛之品同用。

3. 心悸失眠，胸闷气短　本品养心安神，通心脉，养气血，用治心气不足之心悸怔忡、虚烦不眠、气短乏力、胸闷痞塞，常与炙甘草、薤白、桂枝、酸枣仁等同用，或单用亦有良效。

4. 外感风寒，寒饮咳嗽　本品辛温发散，甘温壮阳，用治风寒喘咳，有温肺化痰散寒之功。治外感风寒，常与荆芥、苏叶、防风等同用；或与细辛、半夏、干姜等同用，治疗寒饮咳嗽。

【用法用量】　煎服，10～15g。外洗适量。

【使用注意】　阴虚内热，肺热咳嗽者忌用。

【文献摘要】

1.《陕西中草药》："祛寒宣肺，祛风解毒，活血散瘀，消肿止痛。"

2.《中药通报》："治疗产后虚弱，阳痿不育，风寒感冒，痰饮咳嗽等。"

【现代研究】

1. 化学成分　其根中主要含有挥发油；全草中含有黄酮苷。

2. 药理作用　黄酮苷能增强心肌及脑组织呼吸酶的活性；其水煎醇沉制剂有明显的降压作用，并具有一定强壮作用。

第三节　补　血　药

凡能补血，以治疗血虚证为主的药，称为补血药。

补血药甘温质润，主入心肝血分，广泛用于各种血虚证。症见面色苍白或萎黄，唇爪苍白，眩晕耳鸣，心悸怔忡，失眠健忘，或月经愆期，量少色淡，甚则闭经，舌淡脉细等证。

使用补血药常配伍补气药，即所谓"有形之血不能自生，生于无形之气"；若兼见阴虚者，可与补阴药或兼有补阴补血作用的药物配伍；脾为气血生化之源，血虚源于脾虚，故多配伍补益脾气之品。

补血药多滋腻黏滞，故脾虚湿阻，气滞食少者慎用。必要时，可配伍化湿行气消食药，以助运化。

当　归　Danggui

《神农本草经》

为伞形科植物当归 *Angellica sinensis*（Oliv）Diels. 的根。主产于甘肃省东南部的岷县（秦州），产量多，质量好。其次，陕西、四川、云南、湖北等省也有栽培。秋末采挖，除尽芦头、须根，待水分稍行蒸发后按大小粗细分别捆成小把，用微火缓缓熏干或用硫黄烟熏，防蛀防霉切片生用，或经酒拌、酒炒用。

【药性】 甘、辛，温。归肝、心、脾经。

【功效】 补血调经，活血止痛，润肠通便。

【应用】

1. 血虚诸证 本品甘温质润，长于补血，为补血之圣药。若气血两虚，常配黄芪、人参补气生血，如当归补血汤（《兰室秘藏》）、人参养荣汤（《温疫论》）；若血虚萎黄、心悸失眠，常与熟地黄、白芍、川芎配伍，如四物汤（《和剂局方》）。

2. 血虚血瘀，月经不调，经闭，痛经 常以本品补血活血，调经止痛，常与补血调经药同用，如《和剂局方》四物汤，既为补血之要剂，又为妇科调经的基础方；若兼气虚者，可配人参、黄芪；若兼气滞者，可配香附、延胡索；若兼血热者，可配黄芩、黄连，或牡丹皮、地骨皮；若血瘀经闭不通者，可配桃仁、红花；若血虚寒滞者，可配阿胶、艾叶等。

3. 虚寒性腹痛，跌打损伤，痈疽疮疡，风寒痹痛 本品辛行温通，为活血行瘀之要药。本品补血活血、散寒止痛，配桂枝、芍药、生姜等同用，治疗血虚血瘀寒凝之腹痛，如当归生姜羊肉汤（《金匮要略》）、当归建中汤（《千金方》）；本品活血止痛，与乳香、没药、桃仁、红花等同用，治疗跌打损伤瘀血作痛，如复元活血汤（《医学发明》）、活络效灵丹（《医学衷中参西录》）；与银花、赤芍、天花粉等解毒消痈药同用，以活血消肿止痛，治疗疮疡初起肿胀疼痛，如仙方活命饮（《妇人良方》）；与黄芪、人参、肉桂等同用，治疗痈疽成脓不溃或溃后不敛，如十全大补汤（《和剂局方》）；亦可与金银花、玄参、甘草同用，治疗脱疽溃烂，阴血伤败，如四妙勇安汤（《验方新编》）；若风寒痹痛、肢体麻木，宜活血、散寒、止痛，常与羌活、防风、黄芪等同用，如蠲痹汤（《百一选方》）。

4. 血虚肠燥便秘 本品补血以润肠通便，用治血虚肠燥便秘。常与肉苁蓉、牛膝、升麻等同用，如济川煎（《景岳全书》）。

【用法用量】 煎服，5~15g。

【使用注意】 湿盛中满、大便泄泻者忌服。

【古籍摘要】

1.《神农本草经》："主咳逆上气，温疟寒热洗洗在皮肤中。妇人漏下绝子，诸恶疮疡，金疮。"

2.《本草纲目》："治头痛，心腹诸痛，润肠胃、筋骨、皮肤，治痈疽，排脓止痛，和血补血。"

3.《医学启源》："当归，气温味甘，能和血补血，尾破血，身和血。"

【现代研究】

1. 化学成分 当归中含 β - 蒎烯、α - 蒎烯、莰烯等中性油成分。含对 - 甲基苯甲醇、5 - 甲氧基 - 2,3 - 二甲苯酚等酸性油成分、有机酸、糖类、维生素、氨基酸等。

2. 药理作用 当归挥发油能对抗肾上腺素 - 垂体后叶素或组织胺对子宫的兴奋作用。当归水或醇溶性非挥发性物质对离体子宫有兴奋作用，使子宫收缩加强，大量或多次给药时，甚至可出现强直性收缩，醇溶性物质作用比水溶性物质作用强。离体蟾蜍心脏灌流实验，本品煎剂含挥发油可明显抑制收缩幅度及收缩频率。当归浸膏有显著扩张离体豚鼠冠脉作用，增加冠脉血流量。麻醉犬静注本品，心率无明显改变，冠脉阻力和总外周阻力下降，冠脉血流量显著增加，心肌氧耗量显著下降，心排出量和心搏指数有增加趋势。当归中性油对实验性心肌缺血亦有明显保护作用。当归及其阿魏酸钠有明显的抗血栓作用。给小鼠口服当归水浸液，能显著促进血红蛋白及红细胞的生成。

熟 地 黄　Shudihuang

《本草拾遗》

为玄参科植物地黄 *Rehmannia glutinosa* Libosch. 的块根，经加工炮制而成。通常以酒、砂仁、陈皮为辅料经反复蒸晒，至内外色黑油润，质地柔软黏腻。切片用，或炒炭用。

【药性】　甘，微温。归肝、肾经。

【功效】　补血养阴，填精益髓。

【应用】

1. 血虚诸证　本品甘温质润，补阴益精以生血，为养血补虚之要药。常与当归、白芍、川芎同用，治疗血虚萎黄，眩晕，心悸，失眠及月经不调、崩中漏下等，如四物汤（《和剂局方》）；若心血虚心悸怔忡，可与远志、酸枣仁等安神药同用；若崩漏下血而致血虚血寒、少腹冷痛者，可与阿胶、艾叶等补血止血、温经散寒药同用，如胶艾汤（《金匮要略》）。

2. 肝肾阴虚诸证　本品质润入肾，善滋补肾阴，填精益髓，为补肾阴之要药。古人云其"大补五脏真阴"，"大补真水"。常与山药、山茱萸等同用，治疗肝肾阴虚，腰膝酸软、遗精、盗汗、耳鸣、耳聋及消渴等，可补肝肾，益精髓，如六味地黄丸（《小儿药证直诀》）；亦可与知母、黄柏、龟甲等同用治疗阴虚骨蒸潮热，如大补阴丸（《丹溪心法》）。本品益精血、乌须发，常与何首乌、牛膝、菟丝子等配伍，治精血亏虚须发早白，如七宝美髯丹（《医方集解》）；本品补精益髓、强筋壮骨，也可配龟甲、锁阳、狗脊等，治疗肝肾不足，五迟五软，如虎潜丸（《医方集解》）。

此外，熟地黄炭能止血，可用于崩漏等血虚出血证。

【用法用量】　煎服，10~30g。

【鉴别用药】　地黄始见于《神农本草经》，现临床使用有鲜、生、熟三种。均有养阴生津之功，而治阴虚津亏诸证。鲜地黄甘苦大寒，滋阴之力虽弱，但长于清热凉血，泻火除烦，多用于血热邪盛，阴虚津亏证；生（干）地黄甘寒质润，凉血之力稍逊，但长于养心肾之阴，故血热阴伤及阴虚发热者宜之；熟地黄性味甘温，入肝肾而功专养血滋阴，填精益髓，凡真阴不足，精髓亏虚者，皆可用之。

【使用注意】　本品性质黏腻，较生地黄更甚，有碍消化，凡气滞痰多、脘腹胀痛、食少便溏者忌服。重用久服宜与陈皮、炒仁等同用，以免黏腻碍胃。

【古籍摘要】

1. 《本草纲目》："填骨髓，长肌肉，生精血，补五脏内伤不足，通血脉，利耳目，黑须发，男子五劳七伤，女子伤中胞漏，经候不调，胎产百病。"

2.《药品化义》："熟地，藉酒蒸熟，味苦化甘，性凉变温，专人肝脏补血。因肝苦急，用甘缓之，兼主温胆，能益心血，更补肾水。凡内伤不足，苦志劳神，忧患伤血，纵欲耗精，调经胎产，皆宜用此。安五脏，和血脉，润肌肤，养心神，宁魂魄，滋补真阴，封填骨髓，为圣药也。"

【现代研究】

1. 化学成分 本品含梓醇、地黄素、甘露醇、维生素 A 类物质、糖类及氨基酸等。

2. 药理作用 地黄能对抗连续服用地塞米松后血浆皮质酮浓度的下降，并能防止肾上腺皮质萎缩。地黄煎剂灌胃能显著降低大白鼠肾上腺维生素 C 的含量。可见地黄具有对抗地塞米松对垂体－肾上腺皮质系统的抑制作用，并能促进肾上腺皮质激素的合成。六味地黄汤对大鼠实验性肾性高血压有明显的降血压、改善肾功能、降低病死率的作用。六味地黄汤有明显对抗 N－亚硝基氨酸乙脂诱发小鼠前胃鳞状上皮细胞癌的作用。

白 芍 Baishao

《神农本草经》

为毛茛科植物芍药 *Paeonia lactiflora* Pall. 的根。主产于浙江、安徽、四川等地。夏秋季采挖，去净泥土和支根，去皮，沸水浸或略煮至受热均匀，晒干。用时润透切片。一般生用或酒炒或清炒用。

【药性】 苦、酸，微寒。归肝、脾经。

【功效】 养血敛阴，柔肝止痛，平抑肝阳。

【应用】

1. 肝血亏虚，月经不调 本品味酸，收敛肝阴以养血，常与熟地、当归等同用，用治肝血亏虚，面色苍白，眩晕心悸，或月经不调，崩中漏下，如四物汤（《和剂局方》）。若血虚有热，月经不调，可配伍黄芩、黄柏、续断等药，如保阴煎（《景岳全书》）；若崩漏，可与阿胶、艾叶等同用。

2. 肝脾不和，胸胁脘腹疼痛，四肢挛急疼痛 本品酸敛肝阴，养血柔肝而止痛，常配柴胡、当归、白芍等，治疗血虚肝郁，胁肋疼痛，如逍遥散（《和剂局方》）；也可以本品调肝理脾，柔肝止痛，与白术、防风、陈皮同用，治疗脾虚肝旺，腹痛泄泻，如痛泻要方（《景岳全书》）；若与木香、黄连等同用，可治痢疾腹痛，如芍药汤（《素问病机气宜保命集》）；若阴血虚筋脉失养而致手足挛急作痛，常配甘草缓急止痛，即芍药甘草汤（《伤寒论》）。

3. 肝阳上亢，头痛眩晕 以本品养血敛阴、平抑肝阳，常配牛膝、代赭石、龙骨、牡蛎等，如镇肝息风汤、建瓴汤（《医学衷中参西录》）。

此外，本品敛阴，有止汗之功。若外感风寒，营卫不和之汗出恶风，可敛阴和营，与温经通阳的桂枝等用，以调和营卫，如桂枝汤（《伤寒论》）；至于阴虚盗汗，则须与龙骨、牡蛎、浮小麦等同用，可收敛阴止汗的功效。

【用法用量】 煎服，5～15g；大剂量 15～30g。

【鉴别用药】　白芍与赤芍《神农本草经》不分，通称芍药，唐末宋初始将二者区分。二者虽同出一物而性微寒，但前人谓"白补赤泻，白收赤散"，一语而道破二者的主要区别。一般认为，在功效方面，白芍长于养血调经，敛阴止汗，平抑肝阳；赤芍则长于清热凉血，活血散瘀，清泄肝火。在应用方面，白芍主治血虚阴亏，肝阳偏亢诸证；赤芍主治血热、血瘀、肝火所致诸证。又白芍、赤芍皆能止痛，均可用治疼痛的病证。但白芍长于养血柔肝，缓急止痛，主治肝阴不足，血虚肝旺，肝气不舒所致的胁肋疼痛、脘腹四肢拘挛作痛；而赤芍则长于活血祛瘀止痛，主治血滞诸痛证，因能清热凉血，故血热瘀滞者尤为适宜。

【使用注意】　阳衰虚寒之证不宜用。反藜芦。

【古籍摘要】

1.《神农本草经》："主邪气腹痛，……止痛，利小便，益气。"

2.《本草求真》："赤芍药与白芍药主治略同，但白则有敛阴益营之力，赤则止有散邪行血之意；白则能于土中泻木，赤则能于血中活滞。"

【现代研究】

1. 化学成分　白芍含有芍药苷、牡丹酚芍药花苷，还含芍药内酯、苯甲酸等。此外，还含挥发油、脂肪油、树脂糖、淀粉、黏液质、蛋白质和三萜类成分。

2. 药理作用　白芍水煎剂给小鼠喂饲腹腔巨噬百分率和吞噬指数均较对照组有明显提高。白芍能促进小鼠腹腔巨噬细胞的吞噬功能。白芍水煎剂可拮抗环磷酰胺对小鼠外周 T 淋巴细胞的抑制作用，使之恢复正常水平，表明白芍可使处于低下状态的细胞免疫功能恢复正常。白芍提取物对大鼠蛋清性急性炎症水肿有明显抑制作用，对棉球肉芽肿有抑制增生作用。白芍对醋酸引起的扭体反应有明显的镇痛效果，与甘草的甲醇复合物合用，二者对醋酸扭体反应有协同镇痛作用。芍药中的主要成分芍药苷具有较好的解痉作用。

阿　胶　Ejiao

《神农本草经》

为马科动物驴 *Equus asinus* L. 的皮，经漂泡去毛后熬制而成的胶块。古时以产于山东省东阿县而得名。以山东、浙江、江苏等地产量较多。以原胶块用，或将胶块打碎，用蛤粉炒或蒲黄炒成阿胶珠用。

【药性】　甘，平。归肺、肝、肾经。

【功效】　补血，滋阴，润肺，止血。

【应用】

1. 血虚诸证　本品为血肉有情之品，甘平质润，为补血要药，多用治血虚诸证，尤以治疗出血而致血虚为佳。可单用本品即效。亦常配熟地、当归、芍药等同用，如阿胶四物汤（《杂病源流犀烛》）；若与桂枝、甘草、人参等同用，可治气虚血少之心动悸、脉结代，如炙甘草汤（《伤寒论》）。

2. 出血证　本品味甘质粘，为止血要药。可单味炒黄为末服，治疗妊娠尿血（《圣惠方》）；治阴虚血热吐衄，常配伍蒲黄、生地黄等药；治肺破嗽血，配人参、天冬、白及等药，如阿胶散（《仁斋直指方》）；也可与熟地、当归、芍药等同用，治血虚血寒之崩漏下血等，如胶艾汤（《金匮要略》）；若配白术、灶心土、附子等同用，可治脾气虚寒便血或吐血等证，如黄土汤（《金匮要略》）。

3. 肺阴虚燥咳 本品滋阴润肺，常配马兜铃、牛蒡子、杏仁等同用，治疗肺热阴虚，燥咳痰少，咽喉干燥，痰中带血，如补肺阿胶汤（《小儿药证直诀》）；也可与桑叶、杏仁、麦冬等同用，治疗燥邪伤肺，干咳无痰，心烦口渴，鼻燥咽干等，如清燥救肺汤（《医门法律》）。

4. 热病伤阴，心烦失眠，阴虚风动，手足瘛疭 本品养阴以滋肾水，常与黄连、白芍等同用，治疗热病伤阴，肾水亏而心火亢，心烦不得眠，如黄连阿胶汤（《伤寒论》）；也可与龟甲、鸡子黄等养阴息风药同用，用治温热病后期，真阴欲竭，阴虚风动，手足瘛疭，如大、小定风珠（《温病条辨》）。

【用法用量】 5~15g。入汤剂宜烊化冲服。

【使用注意】 本品黏腻，有碍消化，故脾胃虚弱者慎用。

【古籍摘要】

1.《神农本草经》："主心腹内崩，劳极洒洒如疟状，腰腹痛，四肢酸痛，女子下血，安胎。"

2.《名医别录》："主丈夫小腹痛，虚劳羸瘦，阴气不足，脚酸不能久立，养肝气。"

【现代研究】

1. 化学成分 阿胶多由骨胶原组成，经水解后得到多种氨基酸，如赖氨酸、精氨酸、组氨酸、胱氨酸、色氨酸、羟脯氨酸、天门冬氨酸、苏氨酸、丝氨酸、谷氨酸、脯氨酸、甘氨酸、丙氨酸等。

2. 药理作用 先用放血法，使犬血红蛋白、红细胞下降，然后喂服阿胶制品，结果证明阿胶有显著的补血作用，疗效优于铁剂。服阿胶者血钙浓度有轻度增高，但凝血时间没有明显变化。以 Vassili 改良法造成家兔慢性肾炎模型，服用阿胶后 2 周即获正氮平衡，而对照组仍为负平衡。

何 首 乌 Heshouwu

《日华子本草》

为蓼科植物何首乌 *Polygonum multiflorum* Thunb. 的块根。我国大部分地区有出产。秋后茎叶枯萎时或次年未萌芽前掘取其块根。削去两端，洗净，切片，晒干或微烘，称生首乌；若以黑豆煮汁拌蒸，晒后变为黑色，称制首乌。

【药性】 苦、甘、涩，微温。归肝、肾经。

【功效】 制用：补益精血。生用：解毒，截疟，润肠通便。

【应用】

1. 精血亏虚，头晕眼花，须发早白，腰膝酸软 制首乌功善补肝肾、益精血、乌须发，治血虚萎黄，失眠健忘，常与熟地黄、当归、酸枣仁等同用。与当归、枸杞子、菟丝子等同用，治精血亏虚，腰酸脚弱、头晕眼花、须发早白及肾虚无子，如七宝美髯丹（《积善堂方》）；亦常配伍桑椹子、黑芝麻、杜仲等，用治肝肾亏虚，腰膝酸软，头晕目花，耳鸣耳聋，如首乌延寿丹（《世补斋医书》）。

2. 久疟，痈疽，瘰疬，肠燥便秘　生首乌有截疟、解毒、润肠通便之效。若疟疾日久，气血虚弱，可用生首乌与人参、当归、陈皮、煨姜同用，如何人饮（《景岳全书》）；若瘰疬痈疮、皮肤瘙痒，可配伍夏枯草、土贝母、当归等药（《本草汇言》）；也可与防风、苦参、薄荷同用煎汤洗，治遍身疮肿痒痛，如何首乌散（《外科精要》）；若年老体弱之人血虚肠燥便秘，可润肠通便，与肉苁蓉、当归、火麻仁等同用。

【用法用量】　煎服，10~30g。

【使用注意】　大便溏泄及湿痰较重者不宜用。

【古籍摘要】

1. 《开宝本草》："主瘰疬，消痈肿，疗头面风疮，五痔，止心痛，益血气，黑髭鬓，悦颜色，久服长筋骨，益精髓，延年不老；亦治妇人产后及带下诸疾。"

2. 《本草纲目》："能养血益肝，固精益肾，健筋骨，乌髭发，为滋补良药，不寒不燥，功在地黄、天冬诸药之上。"

【现代研究】

1. 化学成分　主要含蒽醌类化合物，主要成分为大黄酚和大黄素，还含卵磷脂、粗脂肪等。

2. 药理作用　用含有0.4%、2%首乌粉的饲料给老年鹌鹑喂饲，能明显延长其平均生存时间，延长寿命。何首乌水煎液给老年小鼠和青年小鼠喂服，能显著增加脑和肝中蛋白质含量；对脑和肝组织中的B型单胺氧化酶活性有显著抑制作用，并能使老年小鼠的胸腺不致萎缩，甚至保持年轻的水平。能显著增加小鼠胸腺、腹腔淋巴结、肾上腺的重量，使脾脏有增重趋势。同时还能增加正常白细胞总数、对抗泼尼松（强的松龙）免疫抑制作用及所致白细胞下降作用。家兔急性高脂血症模型实验表明，首乌能使其血中的高胆固醇较快下降至正常水平。首乌中提出的大黄酚能促进肠管运动。

龙 眼 肉　Longyanrou

《神农本草经》

为无患子科植物常绿乔木龙眼 *Dimocarpus longan* Lour. 的假种皮。主产于广东、福建、台湾、广西等地。于夏秋果实成熟时采摘，烘干或晒干，除去壳、核，晒至干爽不粘，贮存备用。

【药性】　甘，温。归心、脾经。

【功效】　补益心脾，养血安神。

【应用】

思虑过度，劳伤心脾，惊悸怔忡，失眠健忘。本品能补心脾、益气血、安神，与人参、当归、酸枣仁等同用，如归脾汤（《济生方》）；用于年老体衰、产后、大病之后，气血亏虚，可单服本品，如《随息居饮食谱》玉灵膏（一名代参膏），即单用本品加白糖蒸熟，开水冲服。

【用法用量】　煎服，10～25g；大剂量30～60g。

【使用注意】　湿盛中满或有停饮、痰、火者忌服。

【古籍摘要】

1.《神农本草经》："主安志，厌食，久服强魂，聪明轻身不老，通神明。"

2.《本草求真》："龙眼气味甘温，多有似于大枣，但此甘味更重，润气尤多，于补气之中，又更存有补血之力，故书载能益脾长智，养心保血，为心脾要药。是以心思劳伤而见健忘怔忡惊悸，及肠风下血，俱可用此为治。"

【现代研究】

1. 化学成分　龙眼肉含水溶性物质、不溶性物质、灰分。可溶性物质含葡萄糖，还含有蛋白质、脂肪以及维生素 B_1、B_2、P、C 等。

2. 药理作用　龙眼肉和蛤蚧提取液可促进生长，增强体质。可明显延长小鼠常压耐缺氧存活时间，减少低温下死亡率。

楮 实 子　Chushizi

《名医别录》

为桑科植物构树 *Broussonetia papyrifera* （L.） Vent. 的干燥成熟果实。主产于河南、湖北、湖南、山西、甘肃等地。此外，浙江、四川、山东、安徽、江西等地亦产。多为野生，也有栽培。秋季果实成熟时采收，除去膜状宿萼，晒干生用。

【药性】　甘，寒。归肝、肾经。

【功效】　滋肾，清肝，明目，利尿。

【应用】

1. 腰膝酸软，虚劳骨蒸，头晕目昏　本品甘寒养阴，善补肝肾之阴。用于肝肾不足的腰膝酸软、虚劳骨蒸、盗汗遗精、头晕目昏等症，常与枸杞子、黑豆配伍。

2. 目翳昏花　本品寒能清热，清肝明目。凡肝经有热，目生翳障之症，以楮实子单味研末，蜜汤调下，如楮实散（《仁斋直指方》）。若风热上攻，目翳流泪，眼目昏花，则配荆芥穗、地骨皮，炼蜜丸，米汤调服。

3. 水肿胀满　本品入肾经，补肾阴，助生肾气，对气化不利所致水液停滞之臌胀、小便不利等症，与丁香、茯苓相配，研细末，用楮实浸膏为丸，服至小便清利，如楮实子丸（《素问病机气宜保命集》）。

因本品甘寒，能清热解毒，去腐生肌，外用捣敷，还可治痈疽金疮。

【用法用量】　煎服，6～9g，或入丸、散。外用捣敷。

【使用注意】　虚寒证患者慎用。

【古籍摘要】

1.《名医别录》："主阴痿水肿，益气，充肌肤，明目。"

2.《日华子本草》："壮筋骨，助阳气，补虚劳，助腰膝。"

【现代研究】

1. 化学成分 其果实中含皂苷维生素 B 和油脂。种子中含有皂化物、饱和脂肪酸及油酸等。

2. 药理作用 对毛发癣菌有抑制作用。

第四节 补 阴 药

以滋养阴液，纠正阴虚的病理偏向为主要功效，常用于治疗阴虚证的药物，称为补阴药。

本类药性味以甘寒为主，能清热者，可有苦味。其中能补肺胃之阴者，主要归肺胃经；能滋养肝肾之阴者，主要归肝肾经；少数药能养心阴，又归心经。

本类药均可补阴，并多兼润燥和清热之效。补阴包括补肺阴、补胃（脾）阴、补肝阴、补肾阴、补心阴等具体功效，分别主治肺阴虚、胃（脾）阴虚、肝阴虚、肾阴虚、心阴虚证。阴虚证主要表现为两类见症：一是阴液不足，不能滋润脏腑组织，出现皮肤、咽喉、口鼻、眼目干燥或肠燥便秘。二是阴虚生内热，出现午后潮热、盗汗、五心烦热、两颧发红；或阴虚阳亢，出现头晕目眩。不同脏腑的阴虚证还各有其特殊症状：肺阴虚，可见干咳少痰、咯血或声音嘶哑。胃阴虚，可见口干咽燥、胃脘隐痛、饥不欲食，或脘痞不舒，或干呕呃逆等。脾阴虚大多是脾的气阴两虚，可见食纳减少、食后腹胀、便秘、唇干燥少津、干呕、呃逆、舌干苔少等。肝阴虚可见头晕耳鸣、两目干涩，或肢麻筋挛、爪甲不荣等。肾阴虚可见头晕目眩、耳鸣耳聋、牙齿松动、腰膝酸痛、遗精等。心阴虚可见心悸怔忡、失眠多梦等。

使用本类药物治疗热邪伤阴或阴虚内热证，常与清热药配伍，以利阴液的固护或阴虚内热的消除。用于不同脏腑的阴虚证，还应针对各种阴虚证的不同见症，分别配伍止咳化痰、降逆和中、润肠通便、健脾消食、平肝、固精、安神等类药物，以标本兼顾。如阴虚兼血虚或气虚者，又需与补血药或补气药同用。

本类药大多有一定滋腻性，脾胃虚弱，痰湿内阻，腹满便溏者慎用。

北 沙 参 Beishashen

《本草汇言》

为伞形科植物珊瑚菜 *Glehnia littoralis* Fr. Schmidt ex Miq. 的根。主产于山东、江苏，福建等地亦产。夏秋两季采挖，洗净，置沸水中烫后，除去外皮，干燥，或洗净后直接干燥。

【药性】 甘、微苦，微寒。归肺、胃经。

【功效】 养阴清肺，益胃生津。

【应用】

1. 肺阴虚证 本品甘润而偏于苦寒，能补肺阴，兼能清肺热，适用于阴虚肺燥有热之干咳少痰、咳血或咽干音哑等证。常与麦冬、南沙参、杏仁、桑叶、玄参等药同用。

2. 胃阴虚证 本品能补胃阴，而生津止渴，兼能清胃热。适用于胃阴虚有热之口干多饮、饥不欲食、大便干结、舌苔光剥或舌红少津及胃痛、胃胀、干呕等证。常与石斛、玉竹、乌梅等养阴生津之品同用。胃阴脾气俱虚者，宜与山药、太子参、黄精等养阴、益气健脾之品同用。

【用法用量】 煎服，4.5～9g。

【使用注意】 《本草从新》谓北沙参"反藜芦"，《中华人民共和国药典》（1995 年版）亦认为北沙参"不宜与藜芦同用"，应加以注意。

【古籍摘要】

1. 《本草汇言》引林仲先医案："治一切阴虚火炎，似虚似实，逆气不降，清气不升，为烦，为渴，为胀，为满，不食，用真北沙参五钱水煎服。"

2. 《本草从新》："专补肺阴，清肺火，治久咳肺痿。"

【现代研究】

1. 化学成分 本品主含生物碱、淀粉、多糖、多种香豆素类成分，微量挥发油及佛手柑内酯等成分。

2. 药理作用 北沙参的乙醇提取物有降低体温和镇痛作用；北沙参多糖对免疫功能有抑制作用，可用于体内免疫功能异常亢进的疾病；北沙参水浸液在低浓度时，能加强离体蟾蜍心脏收缩，浓度增高，则出现抑制直至心室停跳，但可以恢复；静脉注射北沙参可使麻醉兔的血压略升，呼吸加快。

南 沙 参 Nanshashen

《神农本草经》

为桔梗科植物轮叶沙参 *Adenophora tetraphylla* （Thunb.） Fisch. 或沙参 *A. stricta* Miq. 的根。主产于安徽、江苏、浙江等地。春秋二季采挖，除去须根，趁鲜刮去粗皮洗后干燥，切厚片或短段生用。

【药性】 甘，微寒。归肺、胃经。

【功效】 养阴清肺，益胃生津，补气，化痰。

【应用】

1. 肺阴虚证 本品甘润而微寒，能补肺阴、润肺燥，兼能清肺热。亦适用于阴虚肺燥有热之干咳痰少、咳血或咽干音哑等症。其润肺清肺之力均略逊于北沙参。但对肺燥痰粘，咯痰不利者，因兼有一定的祛痰的作用，可促进排痰；对气阴两伤者，还略能补脾肺之气，可气阴两补。常与北沙参、麦冬、杏仁等润肺清肺及对症之品配伍。

2. 胃阴虚证 本品又能养胃阴，生津止渴，并清胃热。适用于胃阴虚有热之口燥咽干、大便秘结、舌红少津及饥不欲食、呕吐等证。本品养胃阴、清胃热之力亦不及北沙参。但本品兼能补益脾气，对于胃阴脾气俱虚之证，有气阴双补之效，对热病后期，气阴两虚而余热未清不受温补者，尤为适宜。多与玉竹、麦冬、生地等养胃阴、清胃热之品配伍，如益胃汤

（《温病条辨》）。

【用法用量】　煎服，9～15g。

【使用注意】　反藜芦。

【鉴别用药】　北沙参与南沙参来源于两种不同的植物，因二者功用相似，均以养阴清肺、益胃生津（或补肺胃之阴，清肺胃之热）为主要功效。

但北沙参清养肺胃作用稍强，肺胃阴虚有热之证较为多用。而南沙参尚兼益气及祛痰作用，较宜于气阴两伤及燥痰咳嗽者。

【古籍摘要】

1.《神农本草经》："补中，益肺气。"

2.《饮片新参》："清肺养阴，治虚劳咳呛痰血。"

【现代研究】

1. 化学成分　轮叶沙参含三萜类皂苷、黄酮类化合物、多种萜类和烃类混合物、蒲公英萜酮、β－谷甾醇、胡萝卜苷、饱和脂肪酸、沙参酸甲酯和沙参醇。沙参中含呋喃香豆精类。

2. 药理作用　杏叶沙参可提高细胞免疫和非特异性免疫，且可抑制体液免疫，具有调节免疫平衡的功能；轮叶沙参有祛痰作用，其祛痰作用较紫菀差；1%沙参浸剂对离体蟾蜍心脏有明显强心作用；体外试验，沙参水浸剂（1∶2）有抗真菌作用。

百　合　Baihe

《神农本草经》

为百合科植物百合 *Lilium brownii* F. E. Brown var. *viridulium* Baker 或细叶百合 *L. Pumilum* DC. 的肉质鳞叶。全国各地均产。以湖南、浙江产者为多。秋季采挖。洗净，剥取鳞叶，置沸水中略烫，干燥，生用或蜜炙用。

【药性】　甘，微寒。归肺、心、胃经。

【功效】　养阴润肺，清心安神。

【应用】

1. 阴虚燥咳，劳嗽咳血　本品微寒，作用平和，能补肺阴，兼能清肺热。润肺清肺之力虽不及北沙参、麦冬等药，但兼有一定的止咳祛痰作用。用于阴虚肺燥有热之干咳少痰、咳血或咽干音哑等症，常与款冬花配伍，如《济生方》百花膏；治肺虚久咳，劳嗽咳血，常与生地、玄参、桔梗、川贝母等清肺、祛痰药同用，如百合固金汤（《慎斋遗书》）。

2. 阴虚有热之失眠心悸及百合病心肺阴虚内热证　本品能养阴清心，宁心安神。治虚热上扰，失眠，心悸，可与麦冬、酸枣仁、丹参等清心安神药同用。治疗神志恍惚，情绪不能自主，口苦、小便赤、脉微数等为主的百合病心肺阴虚内热证，用本品既能养心肺之阴，又能清心肺之热，还有一定的安神作用。常与生地黄、知母等养阴清热之品同用。

此外，本品尚能养胃阴、清胃热，可用治胃阴虚有热之胃脘疼痛。

【用法用量】　煎服，6～12g。蜜炙可增加润肺作用。

【古籍摘要】

1.《日华子本草》:"安心,定胆,益志,养五脏。"

2.《本草纲目拾遗》:"清痰火,补虚损。"

【现代研究】

1. 化学成分 本品含酚酸甘油酯、丙酸酯衍生物、酚酸的糖苷、酚酸甘油酯糖苷、甾体糖苷、甾体生物碱、微量元素、淀粉、蛋白质、脂肪等成分。

2. 药理作用 百合水提液对实验动物有止咳、祛痰作用;可对抗组织胺引起的蟾蜍哮喘;百合水提液还有强壮、镇静、抗过敏作用;百合水煎醇沉液有耐缺氧作用;还可防止环磷酰胺所致白细胞减少症。

麦 冬 Maidong

《神农本草经》

为百合科植物麦冬 *Ophiopogon japonicus* (Thunb.) Ker - Gawl. 的块根。主产于四川、浙江、江苏等地。夏季采挖,反复曝晒、堆置,至七八成干,除去须根,干燥,打破生用。

【药性】 甘、微苦,微寒。归胃、肺、心经。

【功效】 养阴润肺,益胃生津,清心除烦。

【应用】

1. 胃阴虚证 本品味甘柔润,性偏苦寒,长于滋养胃阴,生津止渴,兼清胃热。广泛用于胃阴虚有热之舌干口渴、胃脘疼痛、饥不欲食、呕逆、大便干结等症。如治热伤胃阴,口干舌燥,常与生地、玉竹、沙参等品同用。治消渴,可与天花粉、乌梅等品同用。与半夏、人参等同用,治胃阴不足之气逆呕吐,如麦门冬汤(《金匮要略》)。与生地、玄参同用,治热邪伤津之便秘,如增液汤(《温病条辨》)。

2. 肺阴虚证 本品又善养肺阴,清肺热,适用于阴虚肺燥有热的鼻燥咽干、干咳痰少、咳血,咽痛音哑等症,常与阿胶、石膏、桑叶、枇杷叶等品同用,如清燥救肺汤(《医门法律》)。

3. 心阴虚证 本品可归心经,还能养心阴,清心热,并略具除烦安神作用。可用于心阴虚有热之心烦、失眠多梦、健忘、心悸怔忡等症,宜与生地、酸枣仁、柏子仁等养阴安神之品配伍,如天王补心丹(《摄生秘剖》)。治热伤心营,神烦少寐者,宜与黄连、生地、玄参等清心凉血养阴之品同用,如清营汤(《温病条辨》)。

【用法用量】 煎服,6~12g。

【古籍摘要】

1.《神农本草经》:"主心腹结气……胃络脉绝,羸瘦短气。"

2.《本草汇言》:"清心润肺之药。主心气不足,惊悸怔忡,健忘恍惚,精神失守;或肺热肺燥,咳声连发,肺痿叶焦,短气虚喘,火伏肺中,咯血咳血;或虚劳客热,津液干少;或脾胃燥涸,虚秘便难。"

【现代研究】

1. 化学成分 本品含多种甾体皂苷、β-谷甾醇、豆甾醇、高异黄酮类化合物、多种氨基酸、各种类型的多聚糖、维生素 A 样物质、铜、锌、铁、钾等成分。

2. 药理作用 家兔用麦冬煎剂肌内注射，能升高血糖；正常兔口服麦冬的水、醇提取物则有降血糖作用；麦冬能增强网状内皮系统吞噬能力，升高外周白细胞，提高免疫功能；能增强垂体肾上腺皮质系统作用，提高机体适应性；能显著提高实验动物耐缺氧能力，增加冠脉流量，对心肌缺血有明显保护作用，并能抗心律失常及改善心肌收缩力；有改善左心室功能与抗休克作用；还有一定镇静和抗菌作用。

天 冬 Tiandong
《神农本草经》

为百合科植物天冬 *Asparagus cochinchinensis*（Lour.）Merr. 的块根。主产于贵州、四川、广西等地。秋冬二季采挖，洗净，除去茎基和须根，置沸水中煮或蒸至透心，趁热除去外皮，洗净，干燥，切片或段，生用。

【药性】 甘、苦，寒。归肺、肾、胃经。

【功效】 养阴润燥，清肺生津。

【应用】

1. 肺阴虚证 本品甘润苦寒之性较强，其养肺阴、清肺热的作用强于麦冬、玉竹等同类药物。适用于阴虚肺燥有热之干咳痰少、咳血、咽痛音哑等症。对咳嗽咯痰不利者，兼能止咳祛痰。治肺阴不足，燥热内盛之证，常与麦冬、沙参、川贝母等药同用。

2. 肾阴虚证 本品能滋肾阴，兼能降虚火，适宜于肾阴亏虚之眩晕、耳鸣、腰膝酸痛及阴虚火旺之骨蒸潮热，内热消渴等证。治肾阴亏虚，眩晕耳鸣，腰膝酸痛者，常与熟地、枸杞子、牛膝等滋肾益精、强筋健骨之品同用。治阴虚火旺，骨蒸潮热者，宜与滋阴降火之生地黄、麦冬、知母、黄柏等品同用。治肾阴久亏，内热消渴证，可与生地黄、山药、女贞子等滋阴补肾之品同用。治肺肾阴虚之咳嗽咯血，可与生地、玄参、川贝母等滋阴清肺、凉血止咳药同用。

3. 热病伤津之食欲不振、口渴及肠燥便秘 本品还有一定益胃生津作用，兼能清胃热，可用于热伤胃津之证。治气阴两伤，食欲不振，口渴者，宜与生地黄、人参等养阴生津、益气之品配伍。津亏肠燥便秘者，宜与生地、当归、生首乌等养阴生津、润肠通便之品同用。

【用法用量】 煎服，6~12g。

【使用注意】 本品甘寒滋腻之性较强，脾虚泄泻、痰湿内盛者忌用。

【鉴别用药】 天冬与麦冬，既能滋肺阴、润肺燥、清肺热，又可养胃阴、清胃热、生津止渴，对于热病伤津之肠燥便秘，还能增液润肠以通便。二药性能功用相似，相须为用。然天冬苦寒之性较甚，清火与润燥之力强于麦冬，且入肾滋阴，适用于肾阴不足，虚火亢盛之证。麦冬微寒，清火与滋润之力虽稍弱，但滋腻性亦较小，且能清心除烦，宁心安神，故可治心阴不足及心火旺盛之证。

【古籍摘要】

1.《药性论》："主肺气咳逆，喘息促急，除热，通肾气，疗肺痿生痈吐脓……止消渴，去热中风，宜久服。"

2.《本草汇言》："润燥滋阴，降火清肺之药也。统理肺肾火燥为病，如肺热叶焦，发为痿痹，吐血咳嗽，烦渴传为肾消，骨蒸热劳诸证，在所必需者也。"

【现代研究】

1. 化学成分　本品含天门冬素（天冬酰胺）、黏液质、β-谷甾醇及5-甲氧基甲基糖醛、甾体皂苷、多种氨基酸、新酮糖、寡糖及多糖等成分。

2. 药理作用　天冬酰胺有一定平喘镇咳祛痰作用；可使外周血管扩张、血压下降、心收缩力增强、心率减慢和尿量增加；煎剂体外试验对甲型及乙型溶血性链球菌、白喉杆菌、肺炎双球菌、金黄色葡萄球菌等均有不同程度的抑制作用；天冬具有升高外周白细胞，增强网状内皮系统吞噬能力及体液免疫功能的作用；煎剂或醇提取液可促进抗体生成，延长抗体生存时间；对实验动物有非常显著的抗细胞突变作用，可升高肿瘤细胞cAMP水平，抑制肿瘤细胞增殖。

石　斛　Shihu

《神农本草经》

为兰科植物环草石斛 *Dendrobium loddigesii* Rolfe.、马鞭石斛 *D. fimbriatum* Hook. var. *oculatum* Hook.、黄草石斛 *D. Chrysanthum* Wall.、铁皮石斛 *D. candidum* Wall. ex Lindl. 或金钗石斛 *D. nobile* Lindl. 的茎。主产于四川、贵州、云南等地。全年均可采取，以秋季采收为佳。烘干或晒干，切段，生用。鲜者可栽于砂石内，以备随时取用。

【药性】　甘，微寒。归胃、肾经。

【功效】　益胃生津，滋阴清热。

【应用】

1. 胃阴虚证，热病伤津证　本品长于滋养胃阴，生津止渴，兼能清胃热。主治热病伤津，烦渴，舌干苔黑之证，常与天花粉、鲜生地、麦冬等品同用，如《时病论》清热保津法。治胃热阴虚之胃脘疼痛、牙龈肿痛、口舌生疮，可与生地、麦冬、黄芩等品同用。

2. 肾阴虚证　本品又能滋肾阴，兼能降虚火，适用于肾阴亏虚之目暗不明、筋骨痿软及阴虚火旺，骨蒸劳热等证。肾阴亏虚，目暗不明者，常与枸杞子、熟地黄、菟丝子等品同用，如石斛夜光丸（《原机启微》）。肾阴亏虚，筋骨痿软者，常与熟地、山茱萸、杜仲、牛膝等补肝肾、强筋骨之品同用。肾虚火旺，骨蒸劳热者，宜与生地黄、枸杞子、黄柏、胡黄连等滋肾阴、退虚热之品同用。

【用法用量】　煎服，6~12g。鲜品可用15~30g。

【古籍摘要】

1.《神农本草经》："主伤中，除痹，下气，补五脏虚劳羸瘦，强阴，久服厚肠胃。"

2.《本草纲目拾遗》："清胃，除虚热，生津，已劳损。"

【现代研究】

1. 化学成分　本品含石斛碱、石斛胺、石斛次碱、石斛星碱、石斛因碱等生物碱，及黏液质、淀粉等。

2. 药理作用　石斛能促进胃液的分泌而助消化，使其蠕动亢进而通便；但若用量增大，反使肠肌麻痹。有一定镇痛解热作用，其作用与非那西汀相似而较弱；可提高小鼠巨噬细胞吞噬作用，用氢化可的松抑制小鼠的免疫功能之后，石斛多糖能恢复小鼠免疫功能；石斛水煎对晶状体中的异化变化有阻止及纠正作用；对半乳糖性白内障不仅有延缓作用，而且有一定的治疗作用。

玉 竹 Yuzhu

《神农本草经》

为百合科植物玉竹 *Polygonatum odoratum*（Mill.）Druce 的根茎。主产于湖南、河南、江苏等地。秋季采挖，洗净，晒至柔软后，反复揉搓，晾晒至无硬心，晒干；或蒸透后，揉至半透明，晒干，切厚片或段用。

【药性】　甘，微寒。归肺、胃经。

【功效】　养阴润燥，生津止渴。

【应用】

1. 肺阴虚证　本品药性甘润，能养肺阴，微寒之品，并略能清肺热。适用于阴虚肺燥有热的干咳少痰、咳血、声音嘶哑等症，常与沙参、麦冬、桑叶等同用，如沙参麦冬汤（《温病条辨》）。治阴虚火炎，咳血，咽干，失音，可与麦冬、地黄、贝母等同用。

又因本品滋阴而不碍邪，与疏散风热之薄荷、淡豆豉等同用，治阴虚之体感受风温及冬温咳嗽，咽干痰结等症，可使发汗而不伤阴，滋阴而不留邪，如加减葳蕤汤（《重订通俗伤寒论》）。

2. 胃阴虚证　本品又能养胃阴，清胃热，主治燥伤胃阴，口干舌燥，食欲不振，常与麦冬、沙参等同用；治胃热津伤之消渴，可与石膏、知母、麦冬、天花粉等同用，可共收清胃生津之效。

此外，本品还能养心阴，清心热，还可用于热伤心阴之烦热多汗、惊悸等证，宜配伍麦冬、酸枣仁等清热养阴安神之品。

【用法用量】　煎服，6～12g。

【古籍摘要】

1. 《神农本草经》："主中风暴热，不能动摇，跌筋结肉，诸不足。"

2. 《本草正义》："治肺胃燥热，津液枯涸，口渴嗌干等症，而胃火炽盛，燥渴消谷，多食易饥者，尤有捷效。"

【现代研究】

1. 化学成分　本品含甾体皂苷（铃兰苦苷、铃兰苷等）、黄酮及其糖苷（槲皮素苷等）、微量元素、氨基酸及其他含氮化合物，尚含黏液质、白屈菜酸、维生素 A 样物质。

2. 药理作用　本品具有促进实验动物抗体生成，提高巨噬细胞的吞噬百分数和吞噬指数，促进干扰素合成，抑制结核杆菌生长，降血糖，降血脂，缓解动脉粥样斑块形成，使外周血管和冠脉扩张，延长耐缺氧时间，强心，抗氧化，抗衰老等作用。还有类似肾上腺皮质激素样作用。

黄 精 Huangjing

《名医别录》

为百合科植物黄精 *Polygonatum sibiricum* Red.、滇黄精 *P. kingianum* Coll. et Hemsl. 或多花黄精 *P. cyrtonema* Hua 的根茎。主产于河北、内蒙古、陕西；滇黄精主产于云南、贵州、广西；多花黄精主产于贵州、湖南、云南等地。春秋二季采挖，洗净，置沸水中略烫或蒸至透心，干燥，切厚片用。

【药性】 甘、平。归脾、肺、肾经。

【功效】 补气养阴，健脾，润肺，益肾。

【应用】

1. 阴虚肺燥，干嗽少痰，肺肾阴虚，劳嗽久咳 本品甘平，能养肺阴，益肺气。治疗肺金气阴两伤之干咳少痰，多与沙参、川贝母等药同用。因本品不仅能补益肺肾之阴，而且能补益脾气脾阴，有补土生金、补后天以养先天之效，适用于肺肾阴虚之劳嗽久咳。因作用缓和，可单用熬膏久服。亦可与熟地、百部等滋养肺肾、化痰止咳之品同用。

2. 脾胃虚弱 本品能补益脾气，又养脾阴。主治脾胃气虚、倦怠乏力、食欲不振、脉象虚软者，可配党参、白术等同用；若脾胃阴虚、口干食少、饮食无味、舌红无苔，可与石斛、麦冬、山药等同用。

3. 肾精亏虚，内热消渴 本品能补益肾精，延缓衰老，改善头晕、腰膝酸软、须发早白等早衰症状，有一定疗效。如黄精膏方（《千金方》）单用本品熬膏服。亦可与枸杞、何首乌等补益肾精之品同用。治内热消渴，常配生地、麦冬、天花粉同用。

【用法用量】 煎服，9~15g。

【鉴别用药】 黄精与山药均为气阴双补之品，性味甘平，主归肺、脾、肾三脏。然黄精滋肾之力强于山药，而山药长于健脾，并兼有涩性，较宜于脾胃气阴两伤，食少便溏及带下等证。

【古籍摘要】

1.《日华子本草》："补五劳七伤，助筋骨，生肌，耐寒暑，益脾胃，润心肺。"

2.《本草纲目》："补诸虚……填精髓。"

【现代研究】

1. 化学成分 本品含黄精多糖、低聚糖、黏液质、淀粉及多种氨基酸（囊丝黄精还含多种蒽醌类化合物）等成分。

2. 药理作用 黄精能提高机体免疫功能和促进 DNA、RNA 及蛋白质的合成，促进淋巴细胞转化作用；具有显著的抗结核杆菌作用；对多种致病性真菌有抑制作用；对伤寒杆菌、金黄色葡萄球菌也有抑制作用；有增加冠脉流量及降压作用，并能降血脂及减轻冠状动脉粥样硬化程度；对肾上腺素引起的血糖过高呈显著抑制作用；还有抑制肾上腺皮质的作用和抗衰老作用。

明 党 参　Mingdangshen

《本草从新》

为伞形科植物明党参 *Changium smyrnioides* Wolff 的根。主产于江苏、浙江、四川、安徽等地。4~5 月采挖，除去须根，洗净，置沸水中煮至无白心，取出，刮去外皮，漂洗，干燥。润透，切厚片，生用。

【药性】　甘、微苦，微寒。归肺、脾、肝经。

【功效】　润肺化痰，养阴和胃，平肝。

【应用】

1. **肺阴虚证**　本品能养肺阴，润肺燥，并清肺化痰。治肺阴虚燥热内盛所致的干咳少痰、痰粘不易咯出，咽干等症，常与北沙参、南沙参、川贝母、天花粉等滋阴润肺、清热化痰药同用。

2. **脾胃阴虚证**　本品入于脾胃，能养阴清热，生津止渴。治热病耗伤胃津，或脾阴不足，而见咽干口燥，舌红少津，食少呕恶等症。常与太子参、麦冬、山药等养阴清胃、健脾生津药同用。

3. **肝阴不足，肝热上攻，眩晕，头痛，目赤**　本品还略有滋阴平肝，清肝降火之功。治阴虚阳亢，眩晕，头痛，可与白芍、石决明等滋阴平肝药同用。治肝火目赤，可与桑叶、菊花等清肝明目药同用。

【用法用量】　煎服，6~12g。

【古籍摘要】

1. 《本草从新》："补肺气，通、下行，补气生津。"

2. 《本草求原》："养血生津，清热解毒。"

【现代研究】

1. **化学成分**　本品含挥发油、脂肪油、多糖、氨基酸类、β-谷甾醇、豆甾醇、丁二酸及多种微量元素。

2. **药理作用**　明党参能降低实验动物的血清胆固醇，提高高密度脂蛋白与胆固醇的比率，增加血清超氧化歧化酶，降低血清丙二醛；可提高小鼠脾脏淋巴细胞 NK 的活性，抑制二硝基氯苯所致的迟发性过敏反应；还有耐缺氧、抗高温、抗疲劳等作用。

枸 杞 子　Gouqizi

《神农本草经》

为茄科植物宁夏枸杞 *Lycium barbarum* L. 的成熟果实。主产于宁夏、甘肃、新疆等地。夏秋二季果实呈橙红色时采收，晾至皮皱后，再晒至外皮干硬，果肉柔软，生用。

【药性】　甘，平。归肝、肾经。

【功效】　滋补肝肾，益精明目。

【应用】

肝肾阴虚及早衰证　本品能滋肝肾之阴，为平补肾精肝血之品。治疗精血不足所致的视力减退、内障目昏、头晕目眩、腰膝酸软、遗精滑泄、耳聋、牙齿松动、须发早白、失眠多梦以及肝肾阴虚，潮热盗汗、消渴等证的方中，都颇为常用。可单用，或与补肝肾、益精补血之品配伍。如《寿世保元》枸杞膏单用本品熬膏服；七宝美髯丹（《积善堂方》）以之与怀牛膝、菟丝子、何首乌等品同用。因其还能明目，故尤多用于肝肾阴虚或精亏血虚之两目干涩，内障目昏，常与熟地、山茱萸、山药、菊花等品同用，如杞菊地黄丸（《医级》）。

【用法用量】　煎服，6～12g。

【古籍摘要】

1.《本草经集注》："补益精气，强盛阴道。"

2.《药性论》："补益精，诸不足，易颜色，变白，明目……令人长寿。"

【现代研究】

1. 化学成分　本品含甜菜碱、多糖、粗脂肪、粗蛋白、硫胺素、核黄素、烟酸、胡萝卜素、抗坏血酸、烟酸、β－谷甾醇、亚油酸、微量元素及氨基酸等成分。

2. 药理作用　枸杞子对免疫有促进作用，同时具有免疫调节作用；可提高血睾酮水平，起强壮作用；对造血功能有促进作用；对正常健康人也有显著升白细胞作用；还有抗衰老、抗突变、抗肿瘤、降血脂、保肝及抗脂肪肝、降血糖、降血压作用。

墨 旱 莲　Mohanlian

《新修本草》

为菊科一年生草本植物鳢肠 *Eclipta prostrata* L. 的地上部分。主产于江苏、江西、浙江等地。花开时采割，晒干，切段生用。

【药性】　甘、酸，寒。归肝、肾经。

【功效】　滋补肝肾，凉血止血。

【应用】

1. 肝肾阴虚证　本品甘寒，能补益肝肾之阴，适用于肝肾阴虚或阴虚内热所致须发早白、头晕目眩、失眠多梦、腰膝酸软、遗精耳鸣等证。单用或与滋养肝肾之品配伍。如旱莲膏（《医灯续焰》）单用本品熬膏服；二至丸（《医方集解》）以之与女贞子同用；亦常与熟地、枸杞子等配伍。

2. 阴虚血热的失血证　本品长于补益肝肾之阴，又能凉血止血，故尤宜于阴虚血热之出血证。可单用或与生地黄、阿胶等滋阴凉血止血之品同用。

【用法用量】　煎服，6～12g。

【古籍摘要】

1.《新修本草》："洪血不可止者，傅之立已。汁涂发眉，生速而繁。"

2.《本草正义》："入肾补阴而生长毛发，又能入血，为凉血止血之品。"

【现代研究】

1. 化学成分　本品含皂苷、鞣质、维生素 A 样物质、鳢肠素、三噻嗯甲醇、三噻嗯甲醛、蟛蜞菊内酯、去甲蟛蜞菊内酯、去甲蟛蜞菊内酯苷及烟碱等成分。

2. 药理作用　本品具有提高机体非特异性免疫功能，消除氧自由基以抑制 5 - 脂氧酶，保护染色体，保肝，促进肝细胞的再生，增加冠状动脉流量，延长小鼠在常压缺氧下的生命，提高在减压缺氧情况下小鼠的存活率，并有镇静、镇痛、促进毛发生长、使头发变黑、止血、抗菌、抗阿米巴原虫、抗癌等作用。

女 贞 子　Nǚzhenzi

《神农本草经》

为木犀科植物女贞 *Ligustrum lucidum* Ait. 的成熟果实。主产于浙江、江苏、湖南等地。冬季果实成熟时采收，稍蒸或置沸水中略烫后，干燥，生用或酒制用。

【药性】　甘、苦，凉。归肝、肾经。

【功效】　滋补肝肾，乌须明目。

【应用】

肝肾阴虚证　本品性偏寒凉，能补益肝肾之阴，适用于肝肾阴虚所致的目暗不明、视力减退、须发早白、眩晕耳鸣、失眠多梦、腰膝酸软、遗精等，常与墨旱莲配伍，如二至丸（《医方集解》）。阴虚有热，目微红羞明，眼珠作痛者，宜与生地黄、石决明、谷精草等滋阴清肝明目之品同用。肾阴亏虚消渴者，宜与生地、天冬、山药等滋阴补肾之品同用。阴虚内热之潮热心烦者，宜与生地、知母、地骨皮等养阴、清虚热之品同用。

【用法用量】　煎服，6～12g。因主要成分齐墩果酸不易溶于水，故以入丸剂为佳。本品以黄酒拌后蒸制，可增强滋补肝肾作用，并使苦寒之性减弱，避免滑肠。

【古籍摘要】

1.《本草纲目》："强阴，健腰膝，变白发，明目。"

2.《本草备要》："益肝肾，安五脏，强腰膝，明耳目，乌须发，补风虚，除百病。"

【现代研究】

1. 化学成分　本品含齐墩果酸、乙酰齐墩果酸、熊果酸、甘露醇、葡萄糖、棕榈酸、硬脂酸、油酸、亚油酸等成分。

2. 药理作用　女贞子可增强非特异性免疫功能，对异常的免疫功能具有双向调节作用；对化疗和放疗所致的白细胞减少有升高作用；可降低实验动物的血清胆固醇，有预防和消减动脉粥样硬化斑块和减轻斑块厚度的作用，能减少冠状动脉粥样硬化病变数并减轻其阻塞程度；能明显降低高龄鼠脑、肝中丙二醛含量，提高超氧化物歧化酶（SOD）活性，具有一定抗衰老作用；有强心、利尿、降血糖及保肝作用；并有止咳、缓泻、抗菌、抗肿瘤作用。

桑 椹 Sangshen

《新修本草》

为桑科植物桑 *Morus alba* L. 的果穗。主产于江苏、浙江、湖南等地。4~6 月果实变红时采收，晒干，或略蒸后晒干用。

【药性】 甘、酸，寒。归肝、肾经。

【功效】 滋阴补血，生津润燥。

【应用】

1. 肝肾阴虚证 本品能补益肝肾之阴，兼能凉血退热，适用于肝肾阴虚之头晕耳鸣、目暗昏花、关节不利、失眠、须发早白等症。对肝肾阴虚兼血虚者，还能补血养肝。其作用平和，宜熬膏常服；或与熟地黄、何首乌、女贞子等滋阴、补血之品同用，如首乌延寿丹。

2. 津伤口渴、消渴及肠燥便秘等证 本品又能生津止渴，润肠通便。兼阴血亏虚者，又能补养阴血。治津伤口渴，内热消渴及肠燥便秘等证，鲜品食用有效。亦可随证配伍。

【用法用量】 煎服，9~15g。

【古籍摘要】

1. 《滇南本草》："益肾脏而固精，久服黑发明目。"

2. 《本草经疏》："为凉血补血益阴之药。"

【现代研究】

1. 化学成分 本品含糖、鞣酸，苹果酸，维生素 B_1、B_2、C，胡萝卜素，蛋白质，芸香苷等组分。

2. 药理作用 桑椹有中度促进淋巴细胞转化的作用；能促进 T 细胞成熟，从而使衰老的 T 细胞功能得到恢复；对青年小鼠体液免疫功能有促进作用；对粒系粗细胞的生长有促进作用；其降低红细胞膜 $Na^+ - K^+ - ATP$ 酶的活性，可能是其滋阴的作用原理之一；还有防止环磷酰胺所致白细胞减少的作用。

黑 芝 麻 Heizhima

《神农本草经》

为脂麻科植物脂麻 *Sesamum indicum* L. 的成熟种子。我国各地有栽培。秋季果实成熟时采收种子，晒干，生用或炒用。

【药性】 甘，平。归肝、肾、大肠经。

【功效】 补益肝肾，润肠通便 。

【应用】

1. 精血亏虚，头晕眼花，须发早白 本品为具营养作用的益精养血药，其性平和，甘香质润，为滋养佳品。古方多用于精亏血虚，肝肾不足引起的头晕眼花、须发早白、四肢无力等症，如《寿世保元》扶桑至宝丹（又名桑麻丸）以之配伍桑叶为丸服。亦常配伍巴戟天、熟地黄等补肾益精养血之品，以延年益寿。

2. 肠燥便秘 本品富含油脂，能润肠通便，适用于精亏血虚之肠燥便秘。可单用，或与肉苁蓉、苏子、火麻仁等润肠通便之品同用。

【用法用量】 煎服，9~15g；或入丸、散剂。

【古籍摘要】

1.《神农本草经》："主伤中虚羸，补五内，益气力，长肌肉，填脑髓。"

2.《本草备要》："补肝肾，润五脏，滑肠。"

【现代研究】

1. 化学成分 本品含脂肪油（油中含油酸、亚油酸等）、植物蛋白、氨基酸、木脂素、植物甾醇、糖类、磷脂及10余种微量元素，还含烟酸、核黄素、维生素 B_6、维生素 E、细胞色素 C、胡麻苷等。

2. 药理作用 黑芝麻有抗衰老作用，可使实验动物的衰老现象推迟发生；所含亚油酸可降低血中胆固醇含量，有防治动脉硬化作用；可使实验动物的肾上腺皮质功能受到某种程度的抑制；可降低血糖，并增加肝脏及肌肉中糖原含量，但大剂量下可使糖原含量下降；所含脂肪油能滑肠通便。

龟 甲 Guijia

《神农本草经》

为龟科动物乌龟 *Chinemys reevesii*（Gray）的腹甲及背甲。主产地浙江、湖北、湖南等。全年均可捕捉。杀死，或用沸水烫死，剥取甲壳，除去残肉，晒干，以砂炒后醋淬用。

【药性】 甘，寒。归肾、肝、心经。

【功效】 滋阴潜阳，益肾健骨，养血补心。

【应用】

1. 阴虚阳亢，阴虚内热，虚风内动 本品长于滋补肾阴，兼能滋养肝阴，故适用于肝肾阴虚而引起上述诸证。对阴虚阳亢头目眩晕之证，本品兼能潜阳，常与天冬、白芍、牡蛎等品同用，如镇肝息风汤（《医学衷中参西录》）。治阴虚内热，骨蒸潮热，盗汗遗精者，常与滋阴降火之熟地、知母、黄柏等品同用，如大补阴丸（《丹溪心法》）。本品性寒，兼退虚热，治阴虚风动，神倦瘈疭者，宜与阿胶、鳖甲、生地等品同用，如大定风珠（《温病条辨》）。

2. 肾虚骨痿，囟门不合 本品长于滋肾养肝，又能健骨，故多用于肾虚之筋骨不健，腰膝酸软，步履乏力及小儿鸡胸、龟背、囟门不合诸症，常与熟地、知母、黄柏、锁阳等品同用，如虎潜丸（《丹溪心法》），也可与紫河车、鹿茸、山药、当归等补脾益肾、益精养血之品同用。

3. 阴血亏虚，惊悸、失眠、健忘 本品入心肾，又可以养血补心，安神定志，适用于阴血不足，心肾失养之惊悸、失眠、健忘，常与石菖蒲、远志、龙骨等品同用，如孔子大圣知枕中方（现简称枕中丹）（《千金方》）。

此外，本品还能止血。因其长于滋养肝肾，性偏寒凉，故尤宜于阴虚血热，冲任不固之崩漏、月经过多。常与生地、黄芩、地榆等滋阴清热、凉血止血之品同用。

【用法用量】 煎服，9～24g。宜先煎。本品经砂炒醋淬后，更容易煎出有效成分，并除去腥气，便于制剂。

【古籍摘要】

1.《本草纲目》："补心、补肾、补血，皆以养阴也……观龟甲所主诸病，皆属阴虚血弱。"

2.《本草通玄》："大有补水制火之功，故能强筋骨，益心智……止新血。"

【现代研究】

1. 化学成分 本品含动物胶、角蛋白、脂肪、骨胶原、18 种氨基酸，及钙、磷、锶、锌、铜等多种常量及微量元素。龟上甲与下甲所含成分相似。

2. 药理作用 龟甲能改善动物"阴虚"证病理动物机能状态，使之恢复正常；能增强免疫功能；具有双向调节 DNA 合成率的效应；对离体和在体子宫均有兴奋作用；有解热、补血、镇静作用；尚有抗凝血、增加冠脉流量和提高耐缺氧能力等作用；龟甲胶有一定提升白细胞数的作用。

鳖 甲 Biejia

《神农本草经》

为鳖科动物鳖 *Trionyx sinensis* Wiegmann 的背甲。主产于湖北、湖南、安徽等地。全年均可捕捉，杀死后置沸水中烫至背甲上硬皮能剥落时取出，除去残肉，晒干，以砂炒后醋淬用。

【药性】 甘、咸，寒。归肝、肾经。

【功效】 滋阴潜阳，退热除蒸，软坚散结。

【应用】

1. 肝肾阴虚证 本品亦能滋阴清热，潜阳息风，适用于肝肾阴虚所致阴虚内热、阴虚风动、阴虚阳亢诸证。对阴虚内热证，本品滋养之力不及龟甲，但长于退虚热、除骨蒸，故尤为临床多用。治疗温病后期，阴液耗伤，邪伏阴分，夜热早凉，热退无汗者，常与丹皮、生地、青蒿等品同用，如青蒿鳖甲汤（《温病条辨》）。治疗阴血亏虚，骨蒸潮热者，常与秦艽、地骨皮等品同用。用治阴虚阳亢，头晕目眩，配生地、牡蛎、菊花等同用。主治阴虚风动，手足瘛疭者，常与阿胶、生地、麦冬等品同用。

2. 癥瘕积聚 本品味咸，还长于软坚散结，适用于肝脾肿大，癥瘕积聚。常与活血化瘀、行气化痰药配伍，如鳖甲煎丸（《金匮要略》）以之与丹皮、桃仁、蟅虫、厚朴、半夏等品同用。

【用法用量】 煎服，9～24g。宜先煎。本品经砂炒醋淬后，有效成分更容易煎出；并可去其腥气，易于粉碎，方便制剂。

【鉴别用药】 龟甲与鳖甲，均能滋养肝肾之阴、平肝潜阳，同治肾阴不足，虚火亢旺之骨蒸潮热、盗汗、遗精，以及肝阴不足，肝阳上亢之头痛、眩晕等症。但龟甲长于滋肾，鳖甲长于退虚热。此外，龟甲兼有健骨、补血、养心等功效，常用于肝肾不足，筋骨痿弱，腰膝酸软，妇女崩漏、月经过多及心血不足，失眠、健忘等证。鳖甲兼能软坚散结，常用于癥瘕积聚。

【古籍摘要】

1. 《神农本草经》："主心腹癥瘕坚积，寒热，去痞息肉……"。

2. 《本草汇言》："除阴虚热疟，解劳热骨蒸之药也。厥阴血闭邪结，渐至寒热，为癥瘕，为痞胀，为疟疾，为淋沥，为骨蒸者，咸得主之。"

【现代研究】

1. 化学成分　本品含动物胶、骨胶原、角蛋白、17 种氨基酸、碳酸钙、磷酸钙、碘、维生素 D 及锌、铜、锰等微量元素。

2. 药理作用　鳖甲能降低实验性甲亢动物血浆 cAMP 含量；能提高淋巴母细胞转化率，延长抗体存在时间，增强免疫功能；能保护肾上腺皮质功能；能促进造血功能，提高血红蛋白含量；能抑制结缔组织增生，故可消散肿块；有防止细胞突变作用；还有一定镇静作用。

第二十五章

收　涩　药

凡以收敛固涩，用以治疗各种滑脱病证为主的药物称为收涩药，又称固涩药。

本类药物味多酸涩，性温或平，主入肺、脾、肾、大肠经。有敛耗散、固滑脱之功。即陈藏器所谓："涩可固脱。"李时珍所谓："脱则散而不收，故用酸涩药，以敛其耗散"之意。因而本类药物分别具有固表止汗、敛肺止咳、涩肠止泻、固精缩尿、收敛止血、止带等作用。

收涩药主要用于久病体虚、正气不固、脏腑功能衰退所致的自汗、盗汗、久咳虚喘、久泻、久痢、遗精、滑精、遗尿、尿频、崩带不止等滑脱不禁之证。

滑脱病证的根本原因是正气虚弱，故应用收涩药治疗乃属于治病之标，因此临床应用本类药时，须与相应的补益药配伍同用，以标本兼顾。如治气虚自汗、阴虚盗汗者，则分别配伍补气药、补阴药；脾肾阳虚之久泻、久痢者，应配伍温补脾肾药；肾虚遗精、滑精、遗尿、尿频者，当配伍补肾药；冲任不固，崩漏不止者，当配伍补肝肾、固冲任药；肺肾虚损，久咳虚喘者，宜配伍补肺益肾纳气药等。总之，应根据具体证候，寻求根本，适当配伍，标本兼治，才能收到较好的疗效。

收涩药性涩敛邪，故凡表邪未解，湿热内蕴所致之泻痢、带下、血热出血，以及郁热未清者，均不宜用，误用有"闭门留寇"之弊。但某些收涩药除收涩作用之外，兼有清湿热、解毒等功效，则又当分别对待。

收涩药根据其药性及临床应用的不同，可分为固表止汗药、敛肺涩肠药、固精缩尿止带药三类。但某些药物具有多种功用，临床应用应全面考虑。现代药理研究表明，本类药物多含大量鞣质。鞣质味涩，是收敛作用的主要成分，有止泻、止血、使分泌细胞干燥、减少分泌作用。此外，尚有抑菌、消炎、防腐、吸收肠内有毒物质等作用。

第一节　固表止汗药

本类药物性味多为甘平，性收敛。多入肺、心二经。能行肌表，调节卫分，顾护腠理而有固表止汗之功。临床常用于气虚肌表不固，腠理疏松，津液外泄而自汗；阴虚不能制阳，阳热迫津外泄而盗汗。治自汗当配补气固表药同用，治盗汗宜配滋阴除蒸药同用，以治病求本。

凡实邪所致汗出，应以祛邪为主，非本类药物所宜。

麻 黄 根 Mahuanggen

《本草经集注》

为麻黄科植物草麻黄 *Ephedra sinica* Stapf. 或中麻黄 *Ephedra intermedia* Schrenk et C. A. Mey. 的根及根茎。主产于河北、山西、内蒙古、甘肃、四川等地。立秋后采收。剪去须根，干燥切段。生用。

【药性】 甘、微涩，平。归肺经。

【功效】 固表止汗。

【应用】

自汗，盗汗 本品甘平性涩，入肺经而能行肌表、实卫气、固腠理、闭毛窍，为敛肺固表止汗之要药。治气虚自汗，常与黄芪、牡蛎同用，如牡蛎散（《和剂局方》）。治阴虚盗汗，常与熟地黄、当归等同用。治产后虚汗不止，常与当归、黄芪等配伍，如麻黄根散（《圣惠方》）。

此外，本品配伍牡蛎共研细末，扑于身上，可治各种虚汗证。

【用法用量】 煎服，3~9g。外用适量。

【使用注意】 有表邪者忌用。

【鉴别用药】 麻黄与麻黄根，二药同出一源，均可治汗。然前者以其地上草质茎入药，主发汗，以发散表邪为用，临床上用于外感风寒表实证；后者以其地下根及根茎入药，主止汗，以敛肺固表为用，为止汗之专药，可内服、外用于各种虚汗。

【古籍摘要】

1.《名医别录》："止汗，夏月杂粉扑之。"

2.《本草正义》："其根则深入土中，……则轻扬走表之性尤存，所以能从表分而收其散越，敛其轻浮，以还归于里。是故根荄收束之本性，则不特不能发汗，而并能使外发之汗敛而不出，此则麻黄根所以有止汗之功力，投之辄效者也。"

【现代研究】

1. 化学成分 本品含多种生物碱，主要包括麻黄根素、麻黄根碱 A、B、C、D 及阿魏酰组胺等。尚含有麻黄宁 A、B、C、D 和麻黄酚等双黄酮类成分。

2. 药理作用 麻黄根甲醇提取物能降低血压。麻黄根所含生物碱可使蛙心收缩减弱，对末梢血管有扩张作用，对肠管、子宫等平滑肌呈收缩作用；能抑制低热和烟碱所致的发汗。

浮 小 麦 Fuxiaomai

《本草蒙筌》

为禾本科植物小麦 *Triticum aestivum* L. 未成熟的颖果。各地均产。收获时，扬起其轻浮干瘪者，或以水淘之，浮起者为佳，晒干。生用，或炒用。

【药性】 甘，凉。归心经。

【功效】 固表止汗，益气，除热。

【应用】

1. 自汗，盗汗 本品甘凉入心，能益心气、敛心液；轻浮走表，能实腠理、固皮毛、为养心敛液，固表止汗之佳品。凡自汗、盗汗者，均可应用。可单用炒焦研末，米汤调服。治气虚自汗者，可与黄芪、煅牡蛎、麻黄根等同用，如牡蛎散（《和剂局方》）；治阴虚盗汗者，可与五味子、麦冬、地骨皮等药同用。

2. 骨蒸劳热 本品甘凉并济，能益气阴，除虚热。治阴虚发热，骨蒸劳热等证，常与玄参、麦冬、生地、地骨皮等药同用。

【用法用量】 煎服，15～30g；研末服，3～5g。

【使用注意】 表邪汗出者忌用。

【古籍摘要】

1.《本草蒙筌》："敛虚汗。"

2.《本草纲目》："益气除热，止自汗盗汗，骨蒸劳热，妇人劳热。"

【现代研究】

化学成分 本品主含淀粉及酶类蛋白质、脂肪、钙、磷、铁、维生素等。

附药：小麦 Xiaomai

为小麦的成熟颖果。性味甘，微寒。归心经。功能养心除烦。治心神不宁，烦躁失眠及妇人脏躁证。煎服，30～60g。

糯稻根须 Nuodaogenxu

《本草再新》

为禾本科植物糯稻 *Oryza sativa* L. var. *glutinosa* Matsum. 的根茎及根。全国各地均有栽培。10月间糯稻收割后采收。晒干。生用。

【药性】 甘，平。归心，肝经。

【功效】 固表止汗，益胃生津，退虚热。

【应用】

1. 自汗，盗汗 本品甘平质轻，能固表止汗，且有益胃生津之功。用于各种虚汗兼有口渴者尤宜。治气虚自汗，可单用煎服；或配伍黄芪、党参、白术、浮小麦等药同用。治阴虚盗汗，可与生地黄、地骨皮、麻黄根等药同用。

2. 虚热不退，骨蒸潮热 本品能退虚热，益胃津。常用于病后阴虚口渴，虚热不退及骨蒸潮热者，可与沙参、麦冬、地骨皮等药同用。

【用法用量】 煎服，15～30g。

【古籍摘要】

《本草再新》："补气化痰，滋阴壮胃，除风湿。"

第二节　敛肺涩肠药

本类药物酸涩收敛，主入肺经或大肠经。分别具有敛肺止咳喘、涩肠止泻痢之功。前者主要用于肺虚喘咳，久治不愈或肺肾两虚，摄纳无权的虚喘证；后者多用于大肠虚寒不能固摄或脾肾虚寒所致的久泻、久痢。治久咳虚喘者，若属肺虚，加补肺益气药；如为肾虚，加补肾纳气药。治久泻、久痢兼脾肾阳虚者，则配温补脾肾药；若兼气虚下陷者，则配补气升提药；若兼脾胃气虚者，则配补益脾胃药。

本类药酸涩收敛，属敛肺止咳之品，对痰多壅肺所致的咳喘不宜用；属涩肠止泻之品，对泻痢初起，邪气方盛，或伤食腹泻者不宜用。

五味子　Wuweizi

《神农本草经》

为木兰科植物五味子 Schisandra chinesis (Turcz.) Baill 或华中五味子 Schisandra sphenanthera Rehd. et Wils. 的成熟果实。前者习称"北五味子"，主产于东北；后者习称"南五味子"，主产于西南及长江流域以南各省。秋季果实成熟时采取。晒干。生用或经醋、蜜拌蒸晒干用。

【药性】　酸、甘，温。归肺、心、肾经。

【功效】　收敛固涩，益气生津，补肾宁心。

【应用】

1. 久咳虚喘　本品味酸收敛，甘温而润，能上敛肺气，下滋肾阴，为治疗久咳虚喘之要药。治肺虚久咳，可与罂粟壳同用，如五味子丸（《卫生家宝方》）；治肺肾两虚喘咳，常与山茱萸、熟地、山药等同用，如都气丸（《医宗己任编》）；本品长于敛肺止咳，配伍麻黄、细辛、干姜等，可用于寒饮咳喘证，如小青龙汤（《伤寒论》）。

2. 自汗，盗汗　本品五味俱全，以酸为主，善能敛肺止汗。治自汗、盗汗者，可与麻黄根、牡蛎等同用。

3. 遗精，滑精　本品甘温而涩，入肾，能补肾涩精止遗，为治肾虚精关不固遗精、滑精之常用药。治滑精者，可与桑螵蛸、附子、龙骨等同用，如桑螵蛸丸（《世医得效方》）；治梦遗者，常与麦冬、山茱萸、熟地、山药等同用，如麦味地黄丸（《医宗金鉴》）。

4. 久泻不止　本品味酸涩性收敛，能涩肠止泻。治脾肾虚寒久泻不止，可与吴茱萸同炒香研末，米汤送服，如五味子散（《普济本事方》）；或与补骨脂、肉豆蔻、吴茱萸同用，如四神丸（《内科摘要》）。

5. 津伤口渴，消渴　本品甘以益气，酸能生津，具有益气生津止渴之功。治热伤气阴，汗多口渴者，常与人参、麦冬同用，如生脉散（《内外伤辨惑论》）；治阴虚内热，口渴多饮之消渴证，多与山药、知母、天花粉、黄芪等同用，如玉液汤（《医学衷中参西录》）。

6. 心悸，失眠，多梦 本品既能补益心肾，又能宁心安神。治阴血亏损，心神失养，或心肾不交之虚烦心悸、失眠多梦，常与麦冬、丹参、生地、酸枣仁等同用，如天王补心丹（《摄生秘剖》）。

【用法用量】 煎服，3~6g；研末服，1~3g。

【使用注意】 凡表邪未解，内有实热，咳嗽初起，麻疹初期，均不宜用。

【古籍摘要】

1. 《神农本草经》："主益气，咳逆上气，劳伤羸瘦，补不足，强阴，益男子精。"
2. 《医林纂要》："宁神，除烦渴，止吐衄，安梦寐。"

【现代研究】

1. 化学成分 北五味子主含挥发油、有机酸、鞣质、维生素、糖及树脂等。种子挥发油中的主要成分为五味子素。

2. 药理作用 本品对神经系统各级中枢均有兴奋作用，对大脑皮质的兴奋和抑制过程均有影响，使之趋于平衡。对呼吸系统有兴奋作用，有镇咳和祛痰作用。能降低血压。能利胆，降低血清转氨酶，对肝细胞有保护作用。有与人参相似的适应原样作用，能增强机体对非特异性刺激的防御能力。能增加细胞免疫功能，使脑、肝、脾脏 SOD 活性明显增强，故具有提高免疫、抗氧化、抗衰老作用。对金黄色葡萄球菌、肺炎杆菌、肠道沙门菌、绿脓杆菌等均有抑制作用。

乌 梅 Wumei

《神农本草经》

为蔷薇科植物梅 *Prunus mume*（Sieb.）Sieb. et Zucc. 的近成熟果实。主产于浙江、福建、云南等地。夏季果实近成熟时采收，低温烘干后闷至皱皮，色变黑时即成。去核生用或炒炭用。

【药性】 酸、涩，平。归肝、脾、肺、大肠经。

【功效】 敛肺止咳，涩肠止泻，安蛔止痛，生津止渴。

【应用】

1. 肺虚久咳 本品味酸而涩，其性收敛，入肺经能敛肺气，止咳嗽。适用于肺虚久咳少痰或干咳无痰之证。可与罂粟壳、杏仁等同用，如一服散（《世医得效方》）。

2. 久泻，久痢 本品酸涩入大肠经，有良好的涩肠止泻痢作用，为治疗久泻、久痢之常用药。可与罂粟壳、诃子等同用，如固肠丸（《证治准绳》）。取其涩肠止痢之功，配伍解毒止痢之黄连，亦可用于湿热泻痢，便脓血者，如乌梅丸（《圣惠方》）。

3. 蛔厥腹痛，呕吐 蛔得酸则静，本品极酸，具有安蛔止痛，和胃止呕的功效，为安蛔之良药。适用于蛔虫所致腹痛、呕吐、四肢厥冷的蛔厥病证，常配伍细辛、川椒、黄连、附子等同用，如乌梅丸（《伤寒论》）。

4. 虚热消渴 本品至酸性平，善能生津液，止烦渴。治虚热消渴，可单用煎服，或与天花粉、麦冬、人参等同用，如玉泉散（《沈氏尊生书》）。

此外，本品炒炭后，涩重于酸，收敛力强，能固冲止漏，可用于崩漏不止、便血等；外敷能消疮毒，可治痔肉外突、头疮等。

【用法用量】　煎服，3～10g，大剂量可用至30g。外用适量，捣烂或炒炭研末外敷。止泻止血宜炒炭用。

【使用注意】　外有表邪或内有实热积滞者均不宜服。

【古籍摘要】

1.《神农本草经》："下气，除热烦满，安心，止肢体痛，偏枯不仁，死肌，去青黑痣，蚀恶肉。"

2.《本草纲目》："敛肺涩肠，止久嗽泻痢，反胃噎膈，蛔厥吐利。"

【现代研究】

1. 化学成分　本品主含柠檬酸、苹果酸、琥珀酸、酒石酸、碳水化合物、谷甾醇、蜡样物质及齐墩果酸样物质。

2. 药理作用　本品水煎剂在体外对多种致病性细菌及皮肤真菌有抑制作用；能抑制离体兔肠管的运动；有轻度收缩胆囊作用能促进胆汁分泌；在体外对蛔虫的活动有抑制作用；对豚鼠的蛋白质过敏性休克及组胺性休克有对抗作用，但对组胺性哮喘无对抗作用；能增强机体免疫功能。

五 倍 子　Wubeizi

《本草拾遗》

为漆树科植物盐肤木 *Rhus chinensis* Mill.、青麸杨 *Rhus potaninii* Maxim. 或红麸杨 *Rhus punjabensis* Stew. valr. *sinica*（Diels）Rchd. et Wils. 叶上的虫瘿，主要由五倍子蚜 Melaphis chinensis（Bell）Baker 寄生而形成。我国大部分地区均有，而以四川为主。秋季摘下虫瘿。煮死内中寄生虫，干燥。生用。

【药性】　酸、涩，寒。归肺、大肠、肾经。

【功效】　敛肺降火，止咳止汗，涩肠止泻，固精止遗，收敛止血，收湿敛疮。

【应用】

1. 咳嗽，咯血　本品酸涩收敛，性寒清降，入于肺经，既能敛肺止咳，又能清肺降火，适用于久咳及肺热咳嗽。因本品又能止血，故尤宜用于咳嗽咯血者。治肺虚久咳，常与五味子、罂粟壳等药同用；治肺热痰嗽，可与瓜蒌、黄芩、贝母等药同用。治热灼肺络、咳嗽咯血，常与藕节、白及等药同用。

2. 自汗，盗汗　本品功能敛肺止汗。治自汗、盗汗，可单用研末，与荞面等份作饼，煨熟食之；或研末水调敷肚脐处。

3. 久泻，久痢　本品酸涩入大肠，有涩肠止泻之功。用治久泻久痢，可与诃子、五味子同用，以增强涩肠之功。

4. 遗精，滑精　本品入肾，又能涩精止遗。治肾虚精关不固之遗精、滑精者，常与龙骨、茯苓等同用，如玉锁丹（《和剂局方》）。

5. 崩漏，便血痔血 本品有收敛止血作用。治崩漏，可单用，或与棕榈炭、血余炭等同用；治便血、痔血，可与槐花、地榆等同用，或煎汤熏洗患处。

6. 湿疮，肿毒 本品外用能收湿敛疮，且有解毒消肿之功。治湿疮流水、溃疡不敛、疮疖肿毒、肛脱不收、子宫下垂等，可单味或配合枯矾研末外敷或煎汤熏洗。

【用法用量】 煎服，3~9g；入丸、散服，每次1~1.5g。外用适量。研末外敷或煎汤熏洗。

【使用注意】 湿热泻痢者忌用。

【鉴别用药】 五倍子与五味子，二药味酸收敛，均具有敛肺止咳、敛汗止汗、涩精止遗、涩肠止泻的作用。均可用于肺虚久咳、自汗盗汗、遗精滑精、久泻不止等病证。然五倍子于敛肺之中又有清肺降火及收敛止血作用，故又可用于肺热痰嗽及咳嗽咯血者；五味子则又能滋肾，多用于肺肾两虚之虚喘及肾虚精关不固之遗精滑精等。

【古籍摘要】

1.《本草拾遗》："肠虚泻痢，为末，热汤服之。"

2.《本草纲目》："敛肺降火，化痰饮，止咳嗽、消渴、盗汗、呕吐、失血、久痢……治眼赤湿烂，消肿毒、喉痹，敛溃疮金疮，收脱肛子肠坠下。""其味酸咸，能敛肺止血，化痰止渴收汗；其气寒，能散热毒疮肿；其性收，能除泻痢湿烂。"

【现代研究】

1. 化学成分 本品主含没食子鞣质60%~70%、没食子酸2%~4%以及树脂、脂肪、蜡质、淀粉等。

2. 药理作用 没食子酸对蛋白质有沉淀作用，与皮肤、黏膜的溃疡面接触后，其组织蛋白质即被凝固，形成一层被膜而呈收敛作用；腺细胞的蛋白质被凝固引起分泌抑制，产生黏膜干燥；神经末梢蛋白质的沉淀，可呈微弱的局部麻醉现象。与若干金属、生物碱苷类形成不溶解化合物，因而用作解毒剂。对小肠有收敛作用，可减轻肠道炎症，止腹泻。此外，对金黄色葡萄球菌、链球菌、肺炎球菌、伤寒、副伤寒、痢疾、炭疽、白喉、绿脓等杆菌均有抑制作用。

罂 粟 壳 Yingsuqiao

《本草发挥》

为罂粟科植物罂粟 *Papaver somniferum* L. 成熟蒴果的外壳，原产于外国，我国部分地区的药物种植场有少量栽培药用。夏季采收，去蒂及种子、晒干。蜜炙或醋炒用。

【药性】 酸、涩，平。有毒。归肺、大肠、肾经。

【功效】 涩肠止泻，敛肺止咳，止痛。

【应用】

1. 久泻，久痢 本品味酸涩，性平和，能固肠道，涩滑脱，《本草纲目》称"为涩肠止泻之圣药"，适用于久泻、久痢而无邪滞者。治脾虚久泻不止者，常与诃子、陈皮、砂仁等同用，如罂粟散（《普济方》）；治脾虚中寒久痢不止者，常与肉豆蔻等同用，如真人养脏汤

（《和剂局方》）。若配苍术、人参、乌梅、肉豆蔻等可治脾肾两虚，久泻不止，如固肠丸《证治准绳》。

2. 肺虚久咳　本品酸收，主入肺经，具有较强的敛肺气止咳逆作用，适用于肺虚久咳不止之证。可单用蜜炙研末冲服，或配伍乌梅肉，如小百劳散（《宣明论方》）。

3. 胃痛，腹痛，筋骨疼痛　本品有良好的止痛作用，可用治上述诸痛较剧者。单用有效或配入复方使用。

【**用法用量**】　煎服，3～6g。止咳蜜炙用，止血止痛醋炒用。

【**使用注意**】　本品过量或持续服用易成瘾。咳嗽或泻痢初起邪实者忌用。

【**古籍摘要**】

1. 《本草纲目》："罂子粟壳，酸主收涩，故初病不可用之。泄泻下痢既久，则气败不固而肠滑肛脱，咳嗽诸病既久，则气散不收而肺胀痛剧，故俱宜此涩之、固之、收之、敛之。"

2. 《本草求真》："功专敛肺涩肠固肾，凡久泻、久痢脱肛、久嗽气乏，并心腹筋骨诸痛者最宜。"

【**现代研究**】

1. 化学成分　本品含多种生物碱，如吗啡、可待因、那可汀、那碎因、罂粟碱、罂粟壳碱等，另含有多糖、内消旋肌醇、赤癣醇等。

2. 药理作用　其所含的吗啡、可待因等有显著的镇痛、镇咳作用，能使胃肠道及其括约肌的张力提高，消化液分泌减少，便意迟钝而起止泻作用。

3. 不良反应

罂粟壳的毒性主要为所含吗啡、可待因、罂粟碱等成分所致。吗啡对呼吸中枢有抑制作用，可通过胎盘及乳汁引起新生儿窒息；能使颅内压升高。其慢性中毒主要为成瘾。中毒症状：初起见烦躁不安、谵妄、呕吐、全身乏力等，继而头晕、嗜睡、脉搏开始快，逐渐变为慢而弱，瞳孔极度缩小可如针尖大，呼吸浅表而不规则，可慢至每分钟2～4次，伴紫绀；可能出现肺水肿，体温下降，血压下降，肌肉松弛等。最后呼吸中枢麻痹而死亡。慢性中毒时可见厌食、便秘、早衰、阳痿、消瘦、贫血等症状，但不影响工作能力和记忆力。中毒预防：①要严格控制用药剂量；②避免长期使用；③新生儿、孕妇、哺乳期妇女及患有肺气肿、支气管哮喘、脑外伤、甲状腺功能不足者等，禁用本品。中毒的救治：急性中毒时，先用黄酒20～30滴，加入温开水中，让病人饮服。然后洗胃，不论是口服或肌内注射，中毒时间长短，均应反复洗胃，洗胃后再用20%药用炭混悬液及50%硫酸镁溶液注入胃内。静脉输液，必要时，辅入血浆，呼吸抑制的用呼吸中枢兴奋剂，呼吸衰竭，给吸入含5%二氧化碳的氧气，施行人工呼吸，也可用阿托品、盐酸烯丙吗啡等。对症治疗及保护肾脏。慢性中毒者，应逐步减量戒除，同时给予镇静剂。

诃　子　Hezi

《药性论》

为使君子科植物诃子 *Terminalia chebula* Retz. 的成熟果实。主产于云南及广东、广西等地。秋冬二季采取。晒干。生用或煨用。若用果肉，则去核。

【药性】 苦、酸、涩，平。归肺、大肠经。

【功效】 涩肠止泻，敛肺止咳，利咽开音。

【应用】

1. 久泻，久痢 本品酸涩性收，入于大肠，善能涩肠止泻，为治疗久泻、久痢之常用药物。可单用，如诃黎勒散（《金匮要略》）。若久泻、久痢属虚寒者，常与干姜、罂粟壳、陈皮配伍，如诃子皮饮（《兰室秘藏》）。本品酸涩之性，又能涩肠固脱，涩肠止血。配伍人参、黄芪、升麻等药，可用于泻痢日久，中气下陷之脱肛；若配伍防风、秦艽、白芷等药，可治肠风下血证，如肠风泻血丸（《本草汇言》）。

2. 久咳，失音 本品酸涩而苦，其既收又降，既能敛肺下气止咳，又能清肺利咽开音，为治失音之要药。治肺虚久咳、失音者，可与人参、五味子等同用；治痰热郁肺，久咳失音者，常与桔梗、甘草同用，如诃子汤（《宣明论方》）。治久咳失音，咽喉肿痛者，常与硼酸、青黛、冰片等蜜丸噙化，如清音丸（《医学统旨》）。

【用法用量】 煎服，3～10g。涩肠止泻宜煨用，敛肺清热、利咽开音宜生用。

【使用注意】 凡外有表邪、内有湿热积滞者忌用。

【古籍摘要】

1.《药性论》："通利津液，主胸膈结气，止水道，黑须发。"

2.《本经逢原》："生用清金止嗽，煨熟固脾止泻。"

【现代研究】

1. 化学成分 本品含大量鞣质（可达20%～40%），其主要成分为诃子酸、原诃子酸等。尚含诃子素、鞣酸酶、番泻苷A等。

2. 药理作用 诃子所含鞣质有收敛、止泻作用，除鞣质外，还含有致泻成分，故与大黄相似，先致泻而后收敛。诃子水煎剂（100%）除对各种痢疾杆菌有效外，且对绿脓杆菌、白喉杆菌作用较强，对金黄色葡萄球菌、大肠杆菌、肺炎球菌、溶血性链球菌、变形杆菌、鼠伤寒杆菌均有抑制作用。用盐酸、乙醚提取的乙醇提取物具有更强的抗菌及抗真菌作用。乙酸乙酯、丁酮、正丁醇和水的提取物、大剂量诃子苯和氯仿提取物具有强心作用。从干果中用80%乙醇提取的诃子素，对平滑肌有罂粟碱样的解痉作用。

石 榴 皮 Shiliupi

《名医别录》

为石榴科植物石榴 *Punica granatum* L. 的果皮。我国大部分地区有栽培，秋季果实成熟时采果取皮。切小块，晒干，生用或炒炭用。

【药性】 酸、涩，温。归大肠经。

【功效】 涩肠止泻，杀虫，收敛止血。

【应用】

1. 久泻，久痢 本品酸涩收敛，入大肠经，能涩肠道，止泻痢，为久泻久痢之常用药物。可单用煎服；或研末冲服；亦可配肉豆蔻、诃子等药同用。本品长于涩肠，若配伍党参、黄芪、升麻等药，可治久泻久痢而致中气下陷脱肛者。

2. 虫积腹痛　本品有杀虫作用，治蛔虫、蛲虫、绦虫等虫积腹痛，常与槟榔、使君子等同用，如石榴皮散（《圣惠方》）。

3. 崩漏，便血　本品能收敛止血，治崩漏及妊娠下血不止者，常与当归、阿胶、艾叶炭等同用，如石榴皮汤（《产经方》）。治便血，可单用煎服；或配伍地榆、槐花等药同用。

此外，本品尚有涩精、止带作用，亦可用于遗精、带下等证。

【用法用量】　煎服，3～10g。入汤剂生用，入丸、散多炒用，止血多炒炭用。

【古籍摘要】

1. 《本草拾遗》："主蛔虫，煎服。"
2. 《本草纲目》："主泻痢，下血，脱肛，崩中带下。"

【现代研究】

1. 化学成分　石榴果皮含鞣质10.4%～21.3%。此外还含石榴皮碱、伪石榴皮碱、异石榴皮碱、N-甲基异石榴皮、没食子酸、苹果酸、熊果酸、异槲皮苷、树脂、甘露醇、糖等。

2. 药理作用　石榴皮所含鞣质，具有收敛作用。果皮煎剂对金黄色葡萄球菌、史氏及福氏痢疾杆菌、白喉杆菌均有杀灭作用；对霍乱弧菌、伤寒杆菌、绿脓杆菌及结核杆菌等有明显的抑制作用；对堇色毛癣菌、红色表皮癣菌、奥杜盎氏小孢子菌及星形奴卡氏菌等皮癣真菌有抑制作用。对病毒亦有抑制作用。雌性大鼠或豚鼠服石榴果皮粉，可减少受孕率。盐酸石榴碱对绦虫有杀灭作用。

肉 豆 蔻　Roudoukou

《药性论》

为肉豆蔻科植物肉豆蔻 *Myristica fragrans* Houtt 的成熟种仁。主产于马来西亚、印度尼西亚，我国广东、广西、云南亦有栽培。冬、春两季果实成熟时采收。除去皮壳后，干燥，煨制去油用。

【药性】　辛，温。归脾、胃、大肠经。

【功效】　涩肠止泻，温中行气。

【应用】

1. 虚泻，冷痢　本品辛温而涩，入中焦，能暖脾胃，固大肠，止泻痢，为治疗虚寒性泻痢之要药。治脾胃虚寒之久泻、久痢者，常与肉桂、干姜、党参、白术、诃子等药同用；若配补骨脂、五味子、吴茱萸，可治脾肾阳虚，五更泄泻者，如四神丸（《证治准绳》）。

2. 胃寒胀痛，食少呕吐　本品辛香温燥，能温中理脾、行气止痛。治胃寒气滞、脘腹胀痛、食少呕吐等证，常与木香、干姜、半夏等药同用。

【用法用量】　煎服，3～9g；入丸、散服，每次0.5～1g。内服须煨熟去油用。

【使用注意】　湿热泻痢者忌用。

【古籍摘要】

1. 《药性论》:"能主小儿吐逆不下乳,腹痛;治宿食不消,痰饮。"

2. 《开宝本草》:"主温中消食,止泄,治积冷心腹胀痛,霍乱中恶。"

【现代研究】

1. 化学成分 肉豆蔻含挥发油5%~15%。另含肉豆蔻醚、丁香酚、异丁香酚及多种萜烯类化合物。

2. 药理作用 肉豆蔻所含挥发油,少量能促进胃液的分泌及胃肠蠕动,而有开胃和促进食欲,消胀止痛的功效;但大量服用则有抑制作用,且有较显著的麻醉作用;挥发油中的萜类成分对细菌和霉菌均有抑制作用。肉豆蔻醚对正常人有致幻、抗炎作用;肉豆蔻及肉豆蔻醚能增强色胺的作用,体内外试验均对单胺氧化酶有中度的抑制作用。肉豆蔻对 MCA 和 DMBA 诱发的小鼠子宫癌及皮肤乳头状瘤有抑制作用。

3. 不良反应 肉豆蔻所含挥发油中有效成分肉豆蔻醚具有一定的毒性,动物试验可引起肝变性;肉豆蔻醚对正常人有致幻作用;对人的大脑有中度兴奋作用。在中毒时,轻者出现幻觉,或恶心、眩晕;重者则谵语,昏迷,瞳孔散大,呼吸变慢,反射消失,甚至死亡。中毒原因及预防:肉豆蔻未经炮制去油,或用量过大,可引起中毒。一般不可用生品。

赤 石 脂 Chishizhi

《神农本草经》

为硅酸盐类矿物多水高岭石族多水高岭石,主含含水硅酸铝〔$Al_4(Si_4O_{10})(OH)_8 \cdot 4H_2O$〕。主产于福建、山东、河南等地。全年均可采挖。拣去杂石。研末水飞或火煅水飞用。

【药性】 甘、涩,温。归大肠、胃经。

【功效】 涩肠止泻,收敛止血,敛疮生肌。

【应用】

1. 久泻,久痢 本品甘温调中,味涩质重,入于胃肠,长于涩肠止泻,尚可止血,为久泻久痢,下痢脓血之常用药物。治泻痢日久,滑脱不禁,脱肛等证,常与禹余粮相须为用,如赤石脂禹余粮汤(《伤寒论》);若虚寒下痢,便脓血不止者,常与干姜、粳米同用,如桃花汤(《伤寒论》)。

2. 崩漏,便血 本品味涩能收敛止血,质重入于下焦,而以崩漏、便血者为多用。治崩漏,常与海螵蛸、侧柏叶等同用,如滋血汤(《和剂局方》);治便血、痔疮出血,常与禹余粮、龙骨、地榆等药同用。本品温涩,既可固冲,又可止带,配伍鹿角霜、芡实等药,可用于妇女肾虚带脉失约,日久而赤白带下者。

3. 疮疡久溃 本品外用有收湿敛疮生肌之功。治疮疡久溃不敛,可与龙骨、乳香、没药、血竭等同用,研细末,掺于疮口。此外,外用亦治湿疮流水、外伤出血等。

【用法用量】 煎服,10~20g。外用适量,研细末撒患处或调敷。

【使用注意】 湿热积滞泻痢者忌服。孕妇慎用。畏官桂。

【古籍摘要】

1. 《神农本草经》："主泻痢，肠澼脓血，下血赤白。"

2. 《名医别录》："疗腹痛肠澼，下痢赤白，……女子崩中漏下，产难胞衣不出。"

【现代研究】

1. 化学成分　本品主含含水硅酸铝，尚含相当多的氧化铁等物质。

2. 药理作用　有吸附作用。能吸附消化道内的有毒物质、细菌毒素及代谢产物，减少对肠道黏膜的刺激，而呈止泻作用。对胃肠黏膜有保护作用，能制止胃肠道出血，显著缩短家兔血浆再钙化时间。

禹余粮　Yuyuliang

《神农本草经》

为氢氧化物类矿物褐铁矿，主含碱式氧化铁〔$FeO \cdot (OH)$〕。主产于浙江、广东等地。全年可采。拣去杂石，洗净泥土，干燥。醋煅用。

【药性】　甘、涩，平。归胃经。

【功效】　涩肠止泻，收敛止血，止带。

【应用】

1. 久泻，久痢　本品甘涩性平，能涩肠止泻。治久泻、久痢者，常与赤石脂相须而用，如赤石脂禹余粮汤（《伤寒论》）。

2. 崩漏，便血　本品质重味涩，能收敛止血，主下焦出血证。治崩漏，常与海螵蛸、赤石脂、龙骨等同用，如治妇人漏下方（《千金方》）；若配人参、白术、棕榈炭等药，可用于气虚失摄之便血者。

3. 带下　本品入下焦，能固涩止带。治肾虚带脉不固之带下清稀者，常与海螵蛸、煅牡蛎、白果等药同用。

【用法用量】　煎服，10～20g。

【使用注意】　孕妇慎用。

【古籍摘要】

1. 《神农本草经》："主下赤白。""主漏下。"

2. 《本草纲目》："催生，固大肠。"又云："禹余粮，手足阳明血分重剂也。其性涩，故主下焦先后诸病。"

【现代研究】

1. 化学成分　本品含氧化铁及磷酸盐，尚有 Al、Ca、Mg、K、Na、PO_4、SiO_4 和黏土杂质。

2. 药理作用　100% 禹余粮的生品、煅品、醋品水煎液能抑制小鼠肠蠕动。生品禹余粮能明显缩短凝血时间和出血时间，而煅品则出现延长作用。据报道禹余粮能促进胸腺增生，提高细胞免疫功能作用。

第三节　固精缩尿止带药

本类药物酸涩收敛，主入肾、膀胱经。具有固精、缩尿、止带作用。某些药物甘温还兼有补肾之功。适用于肾虚不固所致的遗精、滑精、遗尿、尿频以及带下清稀等证，常与补肾药配伍同用，以标本兼治。

本类药酸涩收敛，对外邪内侵，湿热下注所致的遗精、尿频等不宜用。

山 茱 萸　Shanzhuyu

《神农本草经》

为山茱萸科植物山茱萸 *Cornus officinalis* Sieb. et Zucc. 的成熟果肉。主产于浙江、安徽、河南、陕西、山西等地。秋末冬初采收。用文火烘焙或置沸水中略烫，及时挤出果核。晒干或烘干用。

【药性】　酸、涩，微温。归肝、肾经。

【功效】　补益肝肾，收敛固涩。

【应用】

1. 腰膝酸软，头晕耳鸣，阳痿　本品酸微温质润，其性温而不燥，补而不峻，补益肝肾，既能益精，又可助阳，为平补阴阳之要药。治肝肾阴虚，头晕目眩、腰酸耳鸣者，常与熟地、山药等配伍，如六味地黄丸（《小儿药证直诀》）；治命门火衰，腰膝冷痛，小便不利者，常与肉桂、附子等同用，如肾气丸（《金匮要略》）；治肾阳虚阳痿者，多与补骨脂、巴戟天、淫羊藿等配伍，以补肾助阳。

2. 遗精滑精，遗尿尿频　本品既能补肾益精，又能固精缩尿。于补益之中又具封藏之功，为固精止遗之要药。治肾虚精关不固之遗精、滑精者，常与熟地、山药等同用，如六味地黄丸（《小儿药证直诀》）、肾气丸（《金匮要略》）；治肾虚膀胱失约之遗尿、尿频者，常与覆盆子、金樱子、桑螵蛸等药同用。

3. 崩漏，月经过多　本品入于下焦，能补肝肾、固冲任以止血。治妇女肝肾亏损，冲任不固之崩漏及月经过多者，常与熟地黄、白芍药、当归等同用，如加味四物汤（《傅青主女科》）；若脾气虚弱，冲任不固而漏下不止者，常与龙骨、黄芪、白术、五味子等同用，如固冲汤（《医学衷中参西录》）。

4. 大汗不止，体虚欲脱　本品酸涩性温，能收敛止汗，固涩滑脱，为防止元气虚脱之要药。治大汗欲脱或久病虚脱者，常与人参、附子、龙骨等同用，如来复汤（《医学衷中参西录》）。

此外，本品亦治消渴证，多与生地、天花粉等同用。

【用法用量】　煎服，5~10g，急救固脱20~30g。

【使用注意】　素有湿热而致小便淋涩者，不宜应用。

【古籍摘要】

1. 《神农本草经》："主心下邪气，寒热，温中，逐寒湿痹，去三虫。"

2. 《药性论》："止月水不定，补肾气，兴阳道，添精髓，疗耳鸣，……止老人尿不节。"

【现代研究】

1. 化学成分 果实含山茱萸苷、乌索酸、莫罗忍冬苷、7－O－甲基莫罗忍冬苷、獐牙菜苷、番木鳖苷。此外，还有没食子酸、苹果酸、酒石酸、原维生素 A，以及皂苷、鞣质等。

2. 药理作用 果实煎剂在体外对痢疾杆菌、金黄色葡萄球菌及堇毛癣菌、流感病毒等有不同程度抑制作用。山茱萸注射液能强心、升压，并能抑制血小板聚集，抗血栓形成。山茱萸醇提取物对四氧嘧啶、肾上腺素性及链脲佐菌素（STZ）所形成的大鼠糖尿病，有明显降血糖作用。山茱萸流浸膏对麻醉犬有利尿作用。山茱萸对非特异性免疫功能有增强作用，体外试验能抑制腹水癌细胞。有抗实验性肝损害作用。对于因化学疗法及放射疗法引起的白细胞下降，有使其升高的作用。且有抗氧化作用。有较弱的兴奋副交感神经作用。所含鞣质有收敛作用。

覆 盆 子 Fupenzi

《名医别录》

为蔷薇科植物华东覆盆子 *Rubus chingii* Hu 的未成熟果实。主产浙江、福建等地，夏初果实含青时采收。沸水略烫。晒干生用。

【药性】 甘、酸，微温。入肝、肾经。

【功效】 固精缩尿，益肝肾明目。

【应用】

1. 遗精滑精、遗尿尿频 本品甘酸微温，主入肝肾，既能收涩固精缩尿，又能补益肝肾。治肾虚遗精、滑精、阳痿、不孕者，常与枸杞子、菟丝子、五味子等同用，如五子衍宗丸（《丹溪心法》）；治肾虚遗尿、尿频者，常与桑螵蛸、益智仁、补骨脂等药同用。

2. 肝肾不足，目暗不明 本品能益肝肾明目。治疗肝肾不足，目暗不明者，可单用久服，或与枸杞、桑椹子、菟丝子等药同用。

【用法用量】 煎服，5～10g。

【古籍摘要】

1. 《名医别录》："益气轻身，令发不白。"

2. 《本草备要》："益肾脏而固精，补肝虚而明目，起阳痿，缩小便。"

【现代研究】

1. 化学成分 覆盆子含有机酸、糖类及少量维生素 C，果实中还含有三萜成分、覆盆子酸、鞣花酸和 β－谷甾醇。

2. 药理作用 覆盆子对葡萄球菌、霍乱弧菌有抑制作用。同时有雌激素样作用。

桑 螵 蛸 Sangpiaoxiao

《神农本草经》

为螳螂科昆虫大刀螂 *Tenodera sinensis* Saussure、小刀螂 *Statilia maculata*（Thunberg）或巨斧螳螂 *Hierodula patellifera*（Serville）的卵鞘。分别习称"团螵蛸"、"长螵蛸"及"黑螵蛸"。全国大部分地区均产。深秋至次春采收。置沸水浸杀其卵，或蒸透晒干用。

【药性】 甘、咸，平。归肝、肾经。

【功效】 固精缩尿，补肾助阳。

【应用】

1. 遗精滑精，遗尿尿频，白浊 本品甘能补益，咸以入肾，性收敛。能补肾气，固精关，缩小便。为治疗肾虚不固之遗精滑精、遗尿尿频、白浊之良药。治肾虚遗精、滑精，常与龙骨、五味子、制附子等同用，如桑螵蛸丸（《世医得效方》）；治小儿遗尿，可单用为末，米汤送服；治心神恍惚，小便频数，遗尿，白浊，可与远志、龙骨、石菖蒲等配伍，如桑螵蛸散（《本草衍义》）。

2. 肾虚阳痿 本品有补肾助阳功效。可治肾虚阳痿，常与鹿茸、肉苁蓉、菟丝子等药同用。

【用法用量】 煎服，6～10g。

【使用注意】 本品助阳固涩，故阴虚多火，膀胱有热而小便频数者忌用。

【古籍摘要】

1.《神农本草经》："主伤中、疝瘕、阴痿，益精生子，女子血闭腰痛，通五淋，利小便水道。"

2.《名医别录》："疗男子虚损，五脏气微，梦寐失精，遗溺。"

【现代研究】

1. 化学成分 含蛋白质、脂肪、粗纤维，并有铁、钙、及胡萝卜素样的色素。另外，团螵蛸外层与内层均含有 17 种氨基酸，7 种磷脂成分。

2. 药理作用 经药理试验证明，本药具有轻微抗利尿及敛汗作用，其作用机制有待进一步研究。另有报道，本药还具有促进消化液分泌；降低血糖、血脂及抑制癌症作用。

金 樱 子 Jinyingzi

《雷公炮炙论》

为蔷薇科植物金樱子 *Rosa laevigata* Michx. 的成熟果实。主产广东、四川、云南、湖北、贵州等地。9～10 月采收。去刺及核，晒干用。

【药性】 酸、涩，平。归肾、膀胱、大肠经。

【功效】 固精缩尿止带，涩肠止泻。

【应用】

1. 遗精滑精，遗尿尿频，带下 本品味酸而涩，功专固敛，入肾经，具有固精、缩尿、止带作用。适用于肾虚精关不固之遗精滑精、膀胱失约之遗尿尿频、带脉不束之带下过多。可单用本品熬膏服，如金樱子膏（《明医指掌》）；或与芡实相须而用，如水陆二仙丹（《仁存堂经验方》）；或配伍菟丝子、补骨脂、海螵蛸等补肾固涩之品同用。

2. 久泻久痢　本品入大肠，能涩肠止泻。治脾虚久泻、久痢，可单用浓煎服；或配伍党参、白术、芡实、五味子等同用，如秘元煎（《景岳全书》）。

此外，取其收涩固敛之功，本品还可用于崩漏、脱肛、子宫脱垂等证。

【用法用量】　煎服，6～12g。

【古籍摘要】

1. 《蜀本草》："主治脾泄下痢，止小便利，涩精气。"
2. 《本草备要》："固精秘气，治梦泄遗精，泄痢便数。"

【现代研究】

1. 化学成分　金樱子含苹果酸，枸橼酸（柠檬酸），鞣酸及树脂，尚含皂苷，维生素C。另含丰富糖类，其中有还原糖60%（果糖33%），蔗糖1.9%，以及少量淀粉。

2. 药理作用　金樱子所含鞣质具有收敛、止泻作用。煎液对金黄色葡萄球菌、大肠杆菌、绿脓杆菌、破伤风杆菌、钩端螺旋体及流感病毒均有抑制作用；金樱子煎剂具有抗动脉粥样硬化作用。

海 螵 蛸　Haipiaoxiao

《神农本草经》

为乌贼科动物无针乌贼 *Sepiella maindroni de* Rochebrune 或金乌贼 *Sepia esculenta* Hoyle 的内壳。产辽宁、江苏、浙江沿海等省。收集其骨状内壳洗净，干燥。生用。

【药性】　咸、涩，微温。归肝、肾经。

【功效】　固精止带，收敛止血，制酸止痛，收湿敛疮。

【应用】

1. 遗精，带下　本品温涩收敛，有固精止带之功。治肾失固藏之遗精、滑精，常与山茱萸、菟丝子、沙苑子等药同用；治肾虚带脉不固之带下清稀者，常与山药、芡实等药同用；如为赤白带下，则配伍白芷、血余炭同用，如白芷散（《妇人良方》）。

2. 崩漏，吐血，便血及外伤出血　本品能收敛止血。治崩漏，常与茜草、棕榈炭、五倍子等同用，如固冲汤（《医学衷中参西录》）；治吐血、便血者，常与白及等份为末服；治外伤出血，可单用研末外敷。

3. 胃痛吐酸　本品味咸而涩，能制酸止痛，为治疗胃脘痛胃酸过多之佳品。常与延胡索、白及、贝母、瓦楞子等药同用。

4. 湿疮，湿疹，溃疡不敛　本品外用能收湿敛疮。治湿疮、湿疹，配黄柏、青黛、煅石膏等药研末外敷；治溃疡多脓，久不愈合者，可单用研末外敷，或配煅石膏、枯矾、冰片等药共研细末，撒敷患处。

【用法用量】　煎服，6～12g。散剂酌减。外用适量。

【鉴别用药】 海螵蛸与桑螵蛸，两药均有固精止遗作用，均可用以治疗肾虚精关不固之遗精、滑精等证。但桑螵蛸固涩之中又能补肾助阳，而海螵蛸固涩力较强。

【古籍摘要】

1.《神农本草经》："主女子赤白漏下经汁，血闭，阴蚀肿痛，寒热癥瘕，无子。"

2.《本草品汇精要》："止精滑，去目翳。"

【现代研究】

1. 化学成分 海螵蛸主要含碳酸钙 87.3% ~ 91.75%，壳角质，黏液质。尚含多种微量元素，其中包括大量的钙，少量钠、锶、镁、铁以及微量硅、铝、钛、锰、钡、铜。

2. 药理作用 海螵蛸具有抗消化性溃疡、抗肿瘤、抗放射及接骨作用。海螵蛸中所含的碳酸钙能中和胃酸，改变胃内容物 pH 值，降低胃蛋白酶活性，促进溃疡面愈合。另外，其所含壳角质与胃中有机质和胃液作用后，可在溃疡面上形成保护膜，使出血趋于凝固。通过动物实验，海螵蛸有明显促进骨缺损修复作用。海螵蛸依地酸提取液对 S_{180} 肉瘤及腹水型肉瘤均有抑制作用。海螵蛸水提液灌胃可明显提高 ^{60}Co 射线辐射大鼠的存活率及血中 5 - 羟色胺含量。

莲 子 Lianzi

《神农本草经》

为睡莲科植物莲 *Nelumbo nucifera* Gaertn. 的成熟种子。主产于湖南、福建、江苏、浙江及南方各地池沼湖溏中。秋季采收。晒干。生用。

【药性】 甘、涩，平。归脾、肾、心经。

【功效】 益肾固精，补脾止泻，止带，养心安神。

【应用】

1. 遗精滑精 本品味甘而涩，入肾经而能益肾固精。治肾虚精关不固之遗精、滑精，常与芡实、龙骨等同用，如金锁固精丸（《医方集解》）。

2. 带下 本品既补脾益肾，又固涩止带，补涩兼施，为治疗脾虚、肾虚带下之常用之品。治脾虚带下者，常与茯苓、白术等药同用；治脾肾两虚，带下清稀，腰膝酸软者，可与山茱萸、山药、芡实等药同用。

3. 脾虚泄泻 本品甘可补脾，涩能止泻，既可补益脾气，又能涩肠止泻。治脾虚久泻，食欲不振者，常与党参、茯苓、白术等同用，如参苓白术散（《和剂局方》）。

4. 心悸，失眠 本品甘平，入于心肾，能养心血，益肾气，交通心肾而有安神之功。治心肾不交之虚烦、心悸、失眠者，常与酸枣仁、茯神、远志等药同用。

【用法用量】 煎服，10 ~ 15g。去心打碎用。

【古籍摘要】

1.《神农本草经》："主补中，养神，益气力。"

2.《本草纲目》："交心肾，厚肠胃，固精气，强筋骨，补虚损，……止脾泻泄久痢，赤白浊，女人带下崩中诸血病"。

【现代研究】

化学成分　本品主含淀粉、蛋白质、脂肪、碳水化合物、棉子糖、钙、磷、铁等。

附药：莲须、莲房、莲子心、荷叶、荷梗

1. 莲须　**Lianxu**　为莲花中的雄蕊。味甘、涩，性平。功能固肾涩精。主治遗精、滑精、带下、尿频。煎服，1.5～5g。

2. 莲房　**Lianfang**　为莲的成熟花托。味苦、涩，性温。功能止血化瘀。主治崩漏、尿血、痔疮出血、产后瘀阻、恶露不尽。炒炭用。煎服，5～10g。

3. 莲子心　**Lianzixin**　莲子中的青嫩胚芽。味苦，性寒。功能清心安神，交通心肾，涩精止血。主治热入心包，神昏谵语；心肾不交，失眠遗精；血热吐血。煎服，1.5～3g。

4. 荷叶　**Heye**　为莲的叶片。味苦、涩，性平。功能清暑利湿，升阳止血。主治暑热病证、脾虚泄泻和多种出血证。煎服，3～10g。

5. 荷梗　**Hegeng**　为莲的叶柄及花柄。味苦，性平。功能通气宽胸，和胃安胎。主治外感暑湿、胸闷不畅、妊娠呕吐、胎动不安。煎服，10～15g。

芡　实　Qianshi

《神农本草经》

为睡莲科植物芡 *Euryale ferox* Salisb. 的成熟种仁。主产于湖南、江西、安徽、山东等地。秋末冬初采收成熟果实，除去果皮，取出种仁，再除去硬壳，晒干。捣碎生用或炒用。

【药性】　甘、涩，平。归脾、肾经。

【功效】　益肾固精，健脾止泻，除湿止带。

【应用】

1. 遗精滑精　本品甘涩收敛，善能益肾固精。治肾虚不固之腰膝酸软，遗精滑精者，常与金樱子相须而用，如水陆二仙丹（《仁存堂经验方》）；亦可与莲子、莲须、牡蛎等配伍，如金锁固精丸（《医方集解》）。

2. 脾虚久泻　本品既能健脾除湿，又能收敛止泻。可用治脾虚湿盛，久泻不愈者，常与白术、茯苓、扁豆等药同用。

3. 带下　本品能益肾健脾、收敛固涩、除湿止带，为治疗带下证之佳品。治脾肾两虚之带下清稀，常与党参、白术、山药等药同用。若治湿热带下黄稠，则配伍清热利湿之黄柏、车前子等同用，如易黄汤（《傅青主女科》）。

【用法用量】　煎服，10～15g。

【鉴别用药】　芡实与莲子，二者同科属，均为甘涩平，主归脾、肾经。均能益肾固精、补脾止泻、止带，补中兼涩，主治肾虚遗精、遗尿及脾虚食少、泄泻及脾肾两虚之带下等。但芡实益脾肾固涩之中，又能除湿止带，故为虚、实带下证之常用药物。

【古籍摘要】

1.《神农本草经》："主治湿痹腰脊膝痛，补中，除暴疾，益精气，强志，令耳目聪明。"

2.《本草纲目》："止渴益肾，治小便不禁，遗精，白浊，带下。"

【现代研究】

1. 化学成分 本品主含淀粉、蛋白质、脂肪、碳水化合物、钙、磷、铁、硫胺素、核黄素、尼古酸、抗坏血酸等。

2. 药理作用 本品具有收敛、滋养作用。

刺 猬 皮 Ciweipi

《神农本草经》

为刺猬科动物刺猬 *Erinaceus europaeus* L. 或短刺猬 *Hemiechinus dauuricus* Sundevall 的皮。主产于河北、江苏、山东、河南、陕西等地。全年可捕捉。将皮剥下，阴干。切片炒用。

【药性】 苦、涩，平。归肾、胃、大肠。

【功效】 固精缩尿，收敛止血，化瘀止痛。

【应用】

1. 遗精滑精，遗尿尿频 本品味苦涩性收敛，主入肾经，长于固精缩尿。适用于肾虚精关不固之遗精、滑精；肾虚膀胱失约之遗尿、尿频者。可单用炒炙研末服；或配伍益智仁、龙骨、金樱子等药同用。

2. 便血，痔血 本品功能收敛止血，入于胃肠经而善治下焦出血证。治肠风，常与木贼同用，如猬皮散（《杨氏家藏方》）；治痔漏，常与槐角同用，如猬皮丸（《寿世保元》）。

3. 胃痛，呕吐 本品能化瘀止痛。治胃痛日久，气血瘀滞兼呕吐者。可单用焙干研末黄酒送服；或与延胡索、香附等药同用。

【用法用量】 煎服，3~10g；研末服 1.5~3g。

【古籍摘要】

1.《神农本草经》："主五痔阴蚀下血，赤白五色血汁不止，阴肿痛引肩背，酒煮杀之。"

2.《医林改错》："治遗精。"

【现代研究】

1. 化学成分 上层的刺，由角蛋白（Keratin）所组成，为主要成分。下层的真皮层，主要为胶原（Collagen）与其他蛋白质如弹性硬蛋白（Elastin）之类和脂肪等组成。

2. 药理作用 具有收敛、止血作用。

椿 皮 Chunpi

《新修本草》

为苦木科植物臭椿（樗）*Ailanthus altissima*（Mill.）Swingle 的根皮或树皮。主产于山东、辽宁、河南、安徽等地，全年可采，剥下根皮或干皮，刮去外层粗皮，晒干、切断或切丝。生用或麸炒用。

【药性】 苦、涩，寒。归大肠、肝经。

【功效】 清热燥湿，收敛止带，止泻，止血。

【应用】

1. 赤白带下　本品入大肠，苦可燥湿，寒以清热，涩能收敛。既可清热燥湿，又能收敛止带，为止带之常用药物。治疗湿热下注，带脉失约而致赤白带下者，常与黄柏等同用，如樗树根丸（《摄生众妙方》）。

2. 久泻久痢，湿热泻痢　本品入大肠经能收涩止泻，清热燥湿。治久泻久痢，常与诃子、母丁香同用，如诃黎勒丸（《脾胃论》）；治湿热泻痢，常与地榆同用，如椿根散（《鲁府禁方》）。

3. 崩漏经多，便血痔血　本品入肝经血分，善能收敛止血，因其性寒，尤宜用于血热崩漏、便血者。治崩漏、月经过多者，常与黄柏、黄芩、白芍、龟甲等同用，如固经丸（《医学入门》）。治便血痔血，可单用本品为丸服；或与侧柏叶、升麻、白芍等同用，如椿皮丸（《丹溪心法》）。

此外，还本品尚有杀虫功效，内服治蛔虫腹痛；外洗治疥癣瘙痒。

【用法用量】　煎服，6～9g。外用适量。

【使用注意】　脾胃虚寒者慎用。

【古籍摘要】

1.《新修本草》："椿木叶，味苦有毒，主洗疮疥，风疽，水煮叶汁调之。皮主甘蜃。"

2.《日华子本草》："主女子血崩，产后血不止，赤带，肠风泻血不住，肠滑泄，缩小便。"

【现代研究】

1. 化学成分　根皮含苦楝素、鞣质、赭朴酚，根及树干含苦木素。树皮含臭椿苦酮、臭椿苦内酯、乙酰臭椿苦内酯、苦木素、新苦木苦素等。

2. 药理作用　椿皮有抗菌、抗原虫及抗肿瘤作用。椿皮煎剂在体外对福氏痢疾杆菌、宋氏痢疾杆菌和大肠杆菌有抑制作用，臭椿酮对阿米巴原虫有强烈的抑制作用，对淋巴细胞白血病 P_{388} 显示一定的活性。苦木素对人体鼻咽癌 KB 细胞有细胞毒活性，同时能提高小鼠白血病 P_{388} 的生命延长率。

鸡 冠 花　Jiguanhua

《滇南本草》

为苋科植物鸡冠花 *Celosia cristata* L. 的干燥花序。全国大部分地区均有，野生或栽培。夏秋季采摘，以朵大而扁、色泽鲜艳的白鸡冠花为佳，色红者次之。拣净杂质，除去茎及种子，剪成小块，晒干，生用。

【药性】　甘、涩，凉。归肝、大肠。

【功效】　收敛止带，止血，止痢。

【应用】

1. 带下　本品味涩性凉，善能收敛止带，为治疗带下证之常用药物。治脾虚带下，常与白术、茯苓、芡实等药同用。治湿热带下，常与黄柏、车前子、苍术等药同用。

2. 崩漏，便血痔血 本品甘涩性凉，具收敛凉血止血之功。治血热妄行之崩漏，常与丹皮、赤芍药、苎麻根、茜草等药同用；若配伍党参、黄芪、山茱萸、炮姜等药同用，则可用于冲任虚寒之崩漏。治血热便血、痔血，常与地榆、槐花、黄芩炭等药同用。

3. 赤白下痢，久痢不止 本品有凉血涩肠止痢之功。治赤白下痢，可单用酒煎服，或与黄连、黄柏、秦皮、白头翁等药同用；治久痢不止者，常与椿皮、石榴皮、罂粟壳等药同用。

【用法用量】 煎服，6~15g。

【使用注意】 瘀血阻滞崩漏及湿热下痢初起兼有寒热表证者不宜使用。

【古籍摘要】

1.《本草纲目》："治痔漏下血，赤白下痢，崩中，赤白带下，分赤白用。"

2.《玉楸药解》："清风退热，止衄敛营。治吐血，血崩，血淋诸失血证。"

【现代研究】

1. 化学成分 花含山柰苷、苋菜红苷、松醇及多量硝酸钾。黄色花序中含微量苋菜红苷，红色花序中主要含苋菜红苷。

2. 药理作用 10%鸡冠花注射液对已孕小鼠、家兔等宫腔内给药有明显中期引产作用。试管法证明，鸡冠花煎剂对人阴道毛滴虫有良好杀灭作用。

第二十六章

涌 吐 药

凡以促使呕吐，治疗毒物、宿食、痰涎等停滞在胃脘或胸膈以上所致病证为主的药物，称为涌吐药，又名催吐药。

本类药物味多酸苦辛，归胃经，具有涌吐毒物、宿食、痰涎的作用。适用于误食毒物，停留胃中，未被吸收；或宿食停滞不化，尚未入肠，胃脘胀痛；或痰涎壅盛，阻于胸膈或咽喉，呼吸急促；或痰浊上涌，蒙蔽清窍，癫痫发狂等证。涌吐药物的运用，属于"八法"中的吐法，旨在因势利导，驱邪外出，以达到治疗疾病的目的。

涌吐药作用强烈，且多具毒性，易伤胃损正，故仅适用于形证俱实者。为了确保临床用药的安全、有效，宜采用"小量渐增"之法，切忌骤用大量；同时要注意"中病即止"，只可暂投，不可连服或久服，谨防中毒或涌吐太过，导致不良反应。若用药后不吐或未达到必要的呕吐程度，可饮热开水以助药力，或用翎毛探喉以助涌吐。若药后呕吐不止，应立即停药，并积极采取措施，及时抢救。

吐后应适当休息，不宜马上进食。待胃肠功能恢复后，再进流质或易消化的食物，以养胃气，忌食油腻辛辣及不易消化之物。凡年老体弱、小儿、妇女胎前产后，以及素体失血、头晕、心悸、劳嗽喘咳等，均当忌用。

因本类药物作用峻猛，药后患者反应强烈而痛苦不堪，故现代临床已少用。

药理研究表明，本类药物具有催吐的作用，主要是刺激胃黏膜的感受器，反射性地引起呕吐中枢兴奋所致。

常 山 Changshan

《神农本草经》

为虎耳草科植物常山 *Dichroa febrifuga* Lour. 的根。主产于四川、贵州，湖南、湖北亦产。秋季采收，除去须根，洗净，晒干生用，或酒炙，或醋炙后用。

【药性】 苦、辛，寒。有毒。归肺、心、肝经。

【功效】 涌吐痰涎，截疟。

【应用】

1. 胸中痰饮证 本品辛开苦泄，善开泄痰结，其性上行，能引吐胸中痰饮，适用于痰饮停聚，胸膈壅塞，不欲饮食，欲吐而不能吐者。常以本品配甘草，水煎和蜜温服。然此法今已少用。

2. 疟疾 古有"无痰不成疟"之说。本品善祛痰而截疟，为治疟之要药。适用于各种疟疾，尤以治间日疟、三日疟为佳。古方常单用本品浸酒或煎服治疟，每获良效；临证亦可配伍运用。若治一切疟疾，寒热往来，发作有时者，可以常山酒浸蒸焙，与槟榔共研末，糊丸服之，如胜金丸（《和剂局方》）；治疟疾寒热，或二、三日一发者，可与厚朴、草豆蔻、肉豆蔻、槟榔等同用，如常山饮（《圣济总录》）；若虚人久疟不止者，可与黄芪、人参、乌梅等同用，如截疟饮（《医宗必读》）；疟久不愈，而成疟母者，则与鳖甲、三棱、莪术等同用，如截疟常山饮（《丹溪心法》）。

【用法用量】 煎服，4.5～9g；入丸、散酌减。涌吐可生用，截疟宜酒制用。治疟宜在病发作前半天或2小时服用，并配伍陈皮、半夏等减轻其致吐的副作用。

【使用注意】 本品有毒，且能催吐，故用量不宜过大，体虚及孕妇不宜用。

【古籍摘要】

1.《神农本草经》："主伤寒寒热，温疟，鬼毒，胸中痰结，吐逆。"

2.《本草纲目》："常山、蜀漆有劫痰截疟之功，须在发散表邪及提出阳分之后，用之得宜，神效立见；用失其法，真气必伤。夫疟有六经疟、五脏疟、痰湿食积、瘴疫鬼邪诸疟，须分阴阳虚实，不可一概而论也。"

【现代研究】

1. 化学成分 主要含常山碱甲、乙、丙，三者为互变异构体，是抗疟的有效成分，总称常山碱。另含常山次碱、4－喹唑酮及伞形花内酯等。

2. 药理作用 常山的水煎剂及醇提液对疟疾有显著的疗效，其中常山碱甲的疗效相当于奎宁，常山碱丙抗疟作用最强，约为奎宁的100倍，常山碱乙次之；常山碱甲、乙、丙还能通过刺激胃肠的迷走与交感神经末梢而反射性地引起呕吐；此外，本品尚能降压、兴奋子宫、抗肿瘤、抗流感病毒、抗阿米巴原虫等。

3. 不良反应 常山具有强烈的致吐作用，并可致肝、肾的病理损害。中毒主要表现为恶心呕吐、腹痛腹泻、便血；严重时能破坏毛细血管而导致胃肠黏膜充血或出血；并能引起心悸、心律不齐、紫绀及血压下降，最终可因循环衰竭而死亡。常山中毒的主要原因是口服用量过大。救治方法：大量呕吐时，肌注氯丙嗪，或静脉注射葡萄糖盐水；血压下降者，静脉注射去甲肾上腺素；心功能不全者，酌情给予强心药物；吸氧等对症处理。

瓜 蒂 Guadi

《神农本草经》

为葫芦科植物甜瓜 *Cucumis melo* L. 的果蒂。全国各地均产。夏季果熟时切取果蒂。阴干，生用或炒黄用。

【药性】 苦，寒。有毒。归胃经。

【功效】 涌吐痰食，祛湿退黄。

【应用】

1. 风痰、宿食停滞及食物中毒诸证 本品味苦涌泄，能催吐其壅塞之痰，或未化之食，或误食之毒物。凡宿食停滞胃脘，胸脘痞鞭，气逆上冲者，或误食毒物不久，尚停留于胃者，皆可单用本品取吐，或与赤小豆为散，用香豉煎汁和服，共奏酸苦涌吐之效，如瓜蒂散

（《伤寒论》）；若风痰内扰，上蒙清窍，发为癫痫，发狂欲走者，或痰涎涌喉，喉痹喘息者，亦可单用本品为末取吐。

2. 湿热黄疸　本品能祛湿退黄，用于湿热黄疸，多单用本品研末吹鼻，令鼻中黄水出而达祛湿退黄之效。如《千金翼方》以本品为细末，纳鼻中，治疗黄疸目黄不除；本品也可内服，如《金匮要略》以一味瓜蒂锉末，水煎去渣顿服，治疗诸黄。

【用法用量】　煎服，2.5 ~ 5g；入丸、散服，每次 0.3 ~ 1g；外用适量；研末吹鼻，待鼻中流出黄水即可停药。

【使用注意】　体虚、吐血、咯血、胃弱、孕妇及上部无实邪者忌用。

【古籍摘要】

1.《神农本草经》："主大水，身面四肢浮肿，下水，杀蛊毒，咳逆上气及食诸果，病在胸腹中，皆吐下之。"

2.《本草正》："甜瓜蒂，能升能降，其升则吐，善涌湿热顽痰积饮，去风热头痛、癫痫、喉痹、头目眩晕、胸膈胀满，并诸恶毒在上焦者，皆可除之。其降则泻，善逐水湿痰饮，消浮肿水臌，杀蛊毒、虫毒，凡积聚在下焦者，皆能下之。盖其性峻而急，不从上出，即从下出也。"

【现代研究】

1. 化学成分　含葫芦素 B、E（即甜瓜素或甜瓜毒素）、D、异葫芦素 B 及葫芦素 B 苷，尚含喷瓜素。其中以葫芦素 B 的含量最高（1.4%），其次为葫芦素 B 苷。

2. 药理作用　甜瓜素能刺激胃感觉神经，反射地兴奋呕吐中枢而致吐；能明显降低血清 ALT，对肝脏的病理损害有一定的保护作用，能增强细胞免疫功能；尚能抗肿瘤、降压、抑制心肌收缩力、减慢心率等。

3. 不良反应　中毒主要表现为头晕眼花、脘腹不适、呕吐、腹泻，严重者可因脱水造成电解质紊乱，终致循环衰竭及呼吸中枢麻痹而死亡。瓜蒂中毒的主要原因是用量过大或药不对症。救治方法：宜用高锰酸钾溶液洗胃，口服药用炭，大量补液，皮下注射阿托品；呼吸抑制者，可用尼可刹米、咖啡因等，吸氧，必要时进行人工呼吸；昏迷抽搐时，用甘露醇或山梨醇，快速静脉滴注；血压下降时，可用升压药；酌情使用细胞色素 C、ATP、辅酶 A 等。

胆　矾　Danfan

《神农本草经》

为天然的硫酸盐类矿物胆矾 Chalcanthite 的晶体，或为人工制成的含水硫酸铜（$CuSO_4 \cdot 5H_2O$）。主产于云南、山西、江西、广东、陕西、甘肃等地。全年均可采收。研末或煅后研末用。

【药性】　酸、涩、辛，寒。有毒。归肝、胆经。

【功效】　涌吐痰涎，解毒收湿，祛腐蚀疮。

【应用】

1. 喉痹，癫痫，误食毒物　本品酸涩辛，其性上行，具有涌吐作用，能够涌吐风痰及毒物。用治喉痹，喉间痰壅闭塞，可与白僵蚕共为末，吹喉，使之痰涎吐而喉痹开，如二圣散（《济生方》）；用治风痰癫痫，《谭氏小儿方》单用本品研末，温醋调下，服后吐出痰涎便醒；若误食毒物，可单用本品取吐，以排出胃中毒物。

2. 风眼赤烂，口疮，牙疳 本品少量外用，有解毒收湿之功，以外用治疗口、眼诸窍火热之证为宜。如《明目经验方》用本品煅研，泡汤洗眼，治风眼赤烂；《圣惠方》以之与蟾皮共研末，外敷患处，治口疮；《小儿药证直诀》以本品研末，加麝香少许和匀，外敷，治牙疳。

3. 胬肉，疮疡 本品外用，有祛腐蚀疮作用。以外用治疗皮肤疮疡为主。如《圣济总录》用本品煅研外敷，治胬肉疼痛；《仁斋直指方》以之与雀屎同用，研末点疮，治肿毒不溃。

【用法用量】 温水化服，0.3~0.6g。外用适量，研末撒或调敷，或以水溶化后外洗。

【使用注意】 体虚者忌用。

【古籍摘要】

1.《神农本草经》："主明目，目痛，金疮，诸痫痉，女子阴蚀痛，石淋，寒热，崩中下血，诸邪毒气。"

2.《本草纲目》："石胆，其性收敛上行，能涌风热痰涎，发散风木相火，又能杀虫，故治咽喉口齿疮毒有奇功也。"

【现代研究】

1. 化学成分 主要含水硫酸铜（$CuSO_4 \cdot 5H_2O$）。

2. 药理作用 本品内服后能刺激胃壁神经，引起反射性呕吐，并能促进胆汁分泌；外用与蛋白质结合，生成不溶性蛋白质化合物而沉淀，故胆矾浓溶液对局部黏膜具有腐蚀作用，可退翳。另对化脓性球菌，肠道伤寒、副伤寒、痢疾杆菌和沙门氏菌等均有较强的抑制作用。

3. 不良反应 胆矾是多亲和性毒物，可作用于全身各系统。对口腔、胃肠道有强烈的刺激作用，可引起局部黏膜充血、水肿、溃疡；对心、肝、肾有直接的毒性作用；对中枢神经系统有很强的亲和力；还能引起溶血性贫血。中毒主要表现为口中有金属涩味，咽干，恶心呕吐，腹痛腹泻，吐出物或排泄物呈蓝绿色，头晕头痛，眼花，乏力，面色苍黄，黄疸，血压下降，心动过速，呼吸困难，少尿或无尿，多因肾功能衰竭而死亡。中毒原因主要是内服超量或误服。救治方法：立即洗胃，导泻；解毒剂首选依地酸二钠钙，或口服，或肌注，或静脉注射。若酸中毒可补充碳酸氢钠溶液；有溶血现象时，可用氢化可的松，必要时输新鲜血液及对症治疗。

第二十七章
攻毒杀虫止痒药

凡以攻毒疗疮，杀虫止痒为主要作用的药物，分别称为攻毒药或杀虫止痒药。

本类药物以外用为主，兼可内服。主要适用于某些外科、皮肤科及五官科病证，如疮痈疔毒，疥癣，湿疹，聤耳，梅毒及虫蛇咬伤，癌肿等。

本类药物的外用方法因病因药而异，如研末外撒，或煎汤洗渍及热敷、浴泡、含漱，或用油脂及水调敷，或制成软膏涂抹，或作成药捻、栓剂栓塞等。本类药物内服使用时，宜作丸散剂应用，使其缓慢溶解吸收，且便于掌握剂量。本类药物多具有不同程度的毒性，所谓"攻毒"即有以毒制毒之意，无论外用或内服，均应严格掌握剂量及用法，不可过量或持续使用，以防发生毒副反应。制剂时应严格遵守炮制和制剂法度，以减低毒性而确保用药安全。

现代药理研究证明，本类药物大都具有杀菌消炎作用，可杀灭细菌、真菌、疥虫、螨虫、滴虫等。且在局部外用后能形成薄膜以保护创面，减轻炎症反应与刺激；部分药物有收敛作用，能凝固表面蛋白质，收缩局部血管，减少充血与渗出，促进伤口愈合。

雄 黄 Xionghuang
《神农本草经》

为硫化物类矿物雄黄族雄黄，主含二硫化二砷（As_2S_2）。主产于广东、湖南、湖北、贵州、四川等地。随时可采，采挖后除去杂质。研成细粉或水飞，生用。切忌火煅。

【药性】　辛，温。有毒。归肝、胃、大肠经。

【功效】　解毒，杀虫。

【应用】

痈肿疔疮，湿疹疥癣，虫蛇咬伤。雄黄温燥有毒，外用或内服均可以毒攻毒而解毒杀虫疗疮。治痈肿疔毒，可单用或入复方，且较多外用，如《千金方》以本品为末涂之；或配白矾等分，名二味拔毒散（《医宗金鉴》）；或配伍乳香、没药、麝香为丸，名醒消丸（《外科全生集》），陈酒送服，治痈疽肿毒，均有良效。若与黄连、松脂、发灰为末，猪脂为膏外涂可用治病疥（《肘后方》）。治蛇虫咬伤，轻者单用本品香油调涂患处；重者内外兼施，当与五灵脂共为细末，酒调灌服，并外敷（《瑞竹堂经验方》）。若与牵牛子、槟榔等同用，可治虫积腹痛，如牵牛丸（《沈氏尊生书》）。

本品内服能祛痰截疟。如与朱砂同用的治癫痫方（《仁斋直指方》）。若与杏仁、巴豆同用，可治小儿喘满咳嗽，如雄黄丹（《证治准绳》）。古方还用雄黄截疟治疟疾，今已少用。

【用法用量】　外用适量，研末敷，香油调搽或烟熏。内服 0.05～0.1g，入丸、散用。

【使用注意】 内服宜慎，不可久服。外用不宜大面积涂擦及长期持续使用。孕妇禁用。切忌火煅。

【古籍摘要】

1. 《神农本草经》："主寒热，鼠瘘，恶疮，疽痔，死肌，杀百虫毒。"

2. 《日华子本草》："治疥癣，风邪癫痫，岚瘴，一切蛇虫、犬兽伤咬。"

【现代研究】

1. 化学成分 雄黄主要含二硫化二砷（As_2S_2）。约含砷75%，硫24.5%，并夹杂有少量硅、铅、铁、钙、镁等杂质。

2. 药理作用 0.12g%雄黄体外对金黄色葡萄球菌有100%的杀灭作用，提高浓度也能杀灭大肠杆菌，以及抑制结核杆菌；其水浸剂（1:2）在试管内对堇色毛癣菌等多种致病性皮肤真菌有不同程度抑制作用。雄黄可通过诱导肿瘤细胞凋亡，抑制细胞DNA合成，增强机体的细胞免疫功能等多种因素发挥其抗肿瘤作用。又可抗血吸虫及疟原虫。

3. 不良反应 雄黄含砷而有较大毒性，不可多服久服，外用也应注意以免经皮肤黏膜吸收积蓄中毒。雄黄煅烧后易生成毒性更大的三氧化二砷（As_2O_3），故忌火煅。内服一般入丸散剂而不入汤剂。

硫 黄 Liuhuang

《神农本草经》

为自然元素类矿物硫族自然硫。主产于山西、山东、陕西、河南等地。采挖后加热熔化，除去杂质，或用含硫矿物经加工制得。生硫黄只作外用，内服常与豆腐同煮后阴干用。

【药性】 酸，温。有毒。归肾、大肠经。

【功效】 外用解毒杀虫止痒；内服补火助阳通便。

【应用】

1. 外用治疥癣，湿疹，阴疽疮疡 本品性温而燥，有解毒杀虫，燥湿止痒诸功效，尤为治疗疥疮的要药。如《肘后方》治疥即单取硫黄为末，麻油调涂用；或配伍风化石灰、铅丹、腻粉研末，猪油调涂治疥疮，如硫黄散（《圣济总录》）。若与轻粉、斑蝥、冰片为末，同香油、面粉为膏，涂敷患处，可治顽癣瘙痒，如臭灵丹（《医宗金鉴》）。若治疮疽，则可与荞麦面、白面为末贴敷患处，如痈疽发背方（《仁斋直指方》）。

2. 内服治阳痿，虚喘冷哮，虚寒便秘 硫黄乃纯阳之品，入肾大补命门火而助元阳。可用于肾阳衰微，下元虚冷诸证。如金液丹即单用硫黄治腰冷膝弱、失精遗溺等。治肾虚阳痿常与鹿茸、补骨脂、蛇床子等同用。若配附子、肉桂、沉香，可治肾不纳气之喘促等，如黑锡丹（《和剂局方》）。治虚冷便秘，以硫黄配半夏用，即半硫丸（《和剂局方》）；因硫黄能补虚而暖肾与大肠，因而也可止泻治冷泻腹痛。

【用法用量】 外用适量，研末敷或加油调敷患处。内服1.5～3g，炮制后入丸、散服。

【使用注意】 阴虚火旺及孕妇忌服。

【鉴别用药】 硫黄和雄黄均能解毒杀虫，常外用于疥癣恶疮湿疹等症。然雄黄解毒疗疮力强，主治痈疽恶疮及虫蛇咬伤；内服又能杀虫、燥湿、祛痰、截疟，亦治虫积腹痛、哮喘、疟疾、惊痫等证。硫黄则杀虫止痒力强，多用于疥癣、湿疹及皮肤瘙痒；并具补火助阳通便之效，内服可疗寒喘、阳痿、虚寒便秘等证。

【古籍摘要】

1.《神农本草经》："主妇人阴蚀，疽痔，恶血，坚筋骨，除头秃。"

2.《本草纲目》："主虚寒久痢，滑泄，霍乱，补命门不足，阳气暴绝，阴毒伤寒，小儿慢惊。"

【现代研究】

1. 化学成分 硫黄主要含硫（S），另杂有砷、硒、铁等成分。

2. 药理作用 硫与皮肤接触，产生硫化氢及五硫磺酸，从而有溶解角质、杀疥虫、细菌、真菌作用；对动物实验性炎症有治疗作用，能使支气管慢性炎症细胞浸润减轻，并可促进支气管分泌增加而祛痰；一部分硫黄在肠内形成硫化氢，刺激肠壁增加蠕动，而起缓泻作用。

3. 不良反应 硫黄内服中毒量为 $10 \sim 20g$。硫黄在肠道中可形成硫化氢，硫化氢是一种剧烈的神经毒物，并可抑制某些酶的活性。应用未纯化或未经炮制的石硫黄，还可引起砷中毒（中国中药杂志，1997，6：344）。

【其他】 生品比经豆腐炮制者砷的含量大 $8 \sim 15$ 倍，证明炮制有减毒作用（中国中药杂志，1997，6：344）。

白 矾 Baifan

《神农本草经》

为硫酸盐类矿物明矾石经加工提炼制成，主含含水硫酸铝钾 $[KAl(SO_4)_2 \cdot 12H_2O]$。主产于安徽、浙江、山西、湖北等地。全年均可采挖。将采得的明矾石用水溶解，滤过，滤液加热浓缩，放冷后所得结晶即为白矾。生用或煅用。煅后称枯矾。

【药性】 酸、涩，寒。归肺、脾、肝、大肠经。

【功效】 外用解毒杀虫，燥湿止痒；内服止血，止泻，化痰。

【应用】

1. 外用治湿疹瘙痒，疮疡疥癣 本品性燥酸涩，而善收湿止痒。尤宜治疮面湿烂或瘙痒者。治痈疽，常配朴硝研末外用，如二仙散（《卫生宝鉴》）；《证治准绳》单用白矾或配伍硫黄、乳香等治疗口疮、聤耳、鼻息肉、酒齄鼻。白矾更是治疗痔疮、脱肛、子宫脱垂的常用药，如以白矾、五倍子为主组成的消痔灵注射液。治金疮出血，用生矾、煅矾配松香研末，外敷伤处。

2. 内服治：①便血、吐衄、崩漏。本品性涩，能入肝经血分，有收敛止血作用，可用治多种出血证。治衄血不止，以枯矾研末吹鼻（《圣济总录》）；治崩漏，配五倍子、地榆同用。②久泻久痢。取其涩肠止泻作用，配煨诃子肉为散，粥饮调下治之，如诃黎勒散（《圣惠方》）。③痰厥癫狂痫证。白矾酸苦涌泄而能祛除风痰，又当配郁金为末，薄荷糊丸服，治痰壅心窍癫痫发狂,如白金丸(《医方集解》)。④湿热黄疸。有去湿退黄之功,可与硝石配伍,治女劳疸,如硝石散(《金匮要略》)。

【用法用量】 外用适量,研末撒布、调敷或化水洗患处。内服 0.6 ~ 1.5g,入丸、散服。

【使用注意】 体虚胃弱及无湿热痰火者忌服。

【古籍摘要】

1. 《神农本草经》:"主寒热泄痢,白沃,阴蚀恶疮,目痛,坚齿骨。"

2. 《本草纲目》:"矾石之用有四:吐利风热之痰涎,取其酸苦涌泄也;治诸血痛、脱肛、阴挺、疮疡,取其酸涩而收也;治痰饮、泄痢、崩带、风眼,取其收而燥湿也;治喉痹、痈疽、中蛊、蛇虫伤螫,取其解毒也。"

【现代研究】

1. 化学成分 白矾为含水硫酸铝钾 $[KAl(SO_4)_2 \cdot 12H_2O]$,枯矾为脱水硫酸铝钾。

2. 药理作用 白矾能强力凝固蛋白质,临床用又可以消炎、止血、止汗、止泻和用作硬化剂。可广谱抗菌,对多种革兰阳性球菌和阴性杆菌、某些厌氧菌、皮肤癣菌、白色念珠菌均有不同程度抑菌作用,对绿脓杆菌、大肠杆菌、金黄色葡萄球菌抑制明显;在体外有明显抗阴道滴虫作用。白矾经尿道灌注有止血作用;还能促进溃疡愈合;净化混浊生水。

3. 不良反应 明矾浓溶液对皮肤黏膜有明显刺激性,大剂量内服可引起口腔、喉头烧伤,呕吐腹泻,虚脱,甚至死亡(中国中药杂志,1989,2:42)。

蛇 床 子 Shechuangzi

《神农本草经》

为伞形科植物蛇床 *Cnidium monnieri* (L.) Cuss. 的成熟果实。全国各地均产,以河北、山东、浙江、江苏、四川等地产量较大。均为野生,夏、秋二季果实成熟时采收,除去杂质,晒干。生用。

【药性】 辛、苦,温。有小毒。归肾经。

【功效】 杀虫止痒,燥湿祛风,温肾壮阳。

【应用】

1. 阴部湿痒,湿疹,疥癣 本品辛苦温燥,有杀虫止痒,燥湿祛风诸作用。为皮肤及妇科病常用药,常与苦参、黄柏、白矾等配伍,且较多外用。治阴部瘙痒,与白矾煎汤频洗,如《濒湖集简方》;现临床治滴虫性阴道炎较常用。《千金方》则单用本品研粉,猪脂调之外涂,治疗疥癣瘙痒。

2. 寒湿带下,湿痹腰痛 本品性温热可助阳散寒,辛苦又具燥湿祛风之功。治带下腰痛,尤宜于寒湿兼肾虚所致者,常与山药、杜仲、牛膝等同用。

3. 肾虚阳痿,宫冷不孕 本品温肾壮阳之功亦佳。如《千金方》在 30 首治肾虚阳痿精冷方中,用蛇床子方达半数以上,且内服、外用均有。亦常配伍当归、枸杞、淫羊藿、肉苁蓉等治疗阳痿无子,如赞育丹(《景岳全书》)。

【用法用量】 外用适量，多煎汤熏洗或研末调敷。内服 3~9g。

【使用注意】 阴虚火旺或下焦有湿热者不宜内服。

【鉴别用药】 蛇床子、地肤子均可止痒，用治湿疮、湿疹、阴痒、带下。但蛇床子可散寒燥湿，杀虫止痒，宜于寒湿或虚寒所致者，并治疥癣；而地肤子为清热利湿以止痒，尤宜湿热所致者。再有，蛇床子又温肾壮阳，治阳痿、宫冷不孕以及湿痹腰痛；地肤子清热利湿之功又治小便不利、热淋涩痛。

【古籍摘要】

1.《神农本草经》："主男子阴痿湿痒，妇人阴中肿痛，除痹气，利关节，癫痫，恶疮。"

2.《药性论》："治男子、女人虚，湿痹，毒风，顽痛，去男子腰疼。浴男子阴，去风冷，大益阳事。主大风身痒，煎汤浴之瘥。疗齿痛及小儿惊痫。"

【现代研究】

1. 化学成分 果实含挥发油 1.3%，已从油中分出 27 个成分。还含香豆精类等成分，如蛇床明素、花椒毒素等。

2. 药理作用 蛇床子能延长小鼠交尾期，增加子宫及卵巢重量；其提取物也有雄激素样作用，可增加小鼠前列腺、精囊、肛提肌重量。对耐药性金黄色葡萄球菌、绿脓杆菌及皮肤癣菌有抑制作用；可延长新城鸡瘟病毒鸡胚的生命；杀灭阴道滴虫。所含的花椒毒酚有较强的抗炎和镇痛作用。另外，还有抗心律失常、降低血压、祛痰平喘、延缓衰老、促进记忆、局麻、抗诱变、抗骨质疏松、杀精子等作用。

蟾 酥 Chansu

《药性论》

为蟾蜍科动物中华大蟾蜍 *Bufo bufo gargarizans* Cantor 或黑眶蟾蜍 *B. melan ostictus* Schneider 的耳后腺及皮肤腺分泌的白色浆液，经加工干燥而成。主产于河北、山东、四川、湖南、江苏、浙江等地。多为野生品种。夏、秋二季捕捉蟾蜍，洗净体表，挤取耳后腺及皮肤腺的浆液，盛于瓷器内（忌与铁器接触），晒干贮存。用时以碎块置酒或鲜牛奶中溶化，然后风干或晒干。

【药性】 辛，温。有毒。归心经。

【功效】 解毒，止痛，开窍醒神。

【应用】

1. 痈疽疔疮，瘰疬，咽喉肿痛，牙痛 本品有良好解毒消肿，麻醉止痛作用，可外用及内服。治痈疽及恶疮，常配伍麝香、朱砂等，用葱白汤送服取汗，如蟾酥丸（《外科正宗》）。治咽喉肿痛及痈疖，与牛黄、冰片等配用，如雷氏六神丸。治牙痛，单用本品研细少许点患处（《本草正》）。本品亦用于五官科手术的黏膜麻醉，配川乌、生南星、生半夏为末，烧酒调敷患处，如外敷麻药方（《医宗金鉴》）。

2. 痧胀腹痛，神昏吐泻 本品辛温走窜，有辟秽化浊，开窍醒神之功，嗅之亦能催嚏。用治伤于暑湿秽浊或饮食不洁而致痧胀腹痛，吐泻不止，甚至昏厥，常与麝香、丁香、雄黄等药配伍，用时研末吹入鼻中取嚏收效，如蟾酥丸（《集验简易良方》）。

【用法用量】 内服 0.015 ~ 0.03g，研细，多入丸、散用。外用适量。

【使用注意】 本品有毒，内服慎勿过量。外用不可入目。孕妇忌用。

【古籍摘要】

1.《药性论》："治脑疳，以奶汁调，滴鼻中。"

2.《本草汇言》："疗疳积，消臌胀，解疗毒之药也。能化解一切瘀郁壅滞诸疾，如积毒、积块、积脓、内疗痈肿之证，有攻毒拔毒之功。"

【现代研究】

1. 化学成分 主要有蟾酥毒素类如蟾毒、蟾毒配基脂肪酸酯、蟾毒配基硫酸酯等，蟾毒配基类，蟾毒色胺类，以及其他化合物如多糖类、有机酸、氨基酸、肽类、肾上腺素等。

2. 药理作用 蟾毒配基类和蟾蜍毒素类均有强心作用，又有抗心肌缺血、抗凝血、升压、抗休克、兴奋大脑皮层及呼吸中枢、抗炎、镇痛及局部麻醉作用。蟾毒内酯类和华蟾素均有抗肿瘤作用，并能升高白细胞、抗放射线；还有镇咳、增加免疫力、抗疲劳、兴奋肠管和子宫平滑肌等作用。

3. 不良反应 静注或腹腔注射蟾酥后小鼠出现呼吸急促、肌肉痉挛、惊厥、心律不齐，最后麻痹而死亡。

附药：蟾皮 **Chanpi**

为蟾蜍科动物中华大蟾蜍或黑眶蟾蜍等的皮。其味辛，性凉，有小毒。功能清热解毒，利水消胀。适用于痈疽疮毒、疳积腹胀、瘰疬肿瘤等证。煎服，3 ~ 6g。研末入丸散，每次 0.3 ~ 0.9g。外用适量，可研末调敷患处，或以新鲜蟾皮外贴患处。

樟 脑 Zhangnao

《本草品汇精要》

为樟科植物樟 *Cinnamomum camphora*（L.）Presl. 的枝、干、叶及根部，经提炼制得的颗粒状结晶。主产于台湾及长江以南地区。以台湾产量最大，质量最佳。多为栽培品。每年多在 9 ~ 12 月砍伐老树，锯劈成碎片，置蒸馏器中进行蒸馏，冷却后即得粗制樟脑，再经升华精制而得精制樟脑。因易挥发，应密封保存。

【药性】 辛，热。有毒。归心、脾经。

【功效】 除湿杀虫，温散止痛，开窍辟秽。

【应用】

1. 疥癣瘙痒，湿疮溃烂 本品辛热燥烈，外用除湿杀虫、消肿止痒以奏效。治癣可与土槿皮、川椒、白矾等配伍应用。若与枯矾、轻粉共为细末，湿则干掺，干则油调敷，可治臁疮，如香白散（《外科大成》）。若与雄黄等份为末，用时先以荆芥煎汤洗患处，再用麻油调涂，可治瘰疬溃烂，如雄脑散（《外科全生集》）。

2. 跌打伤痛，牙痛 借其辛烈行散，消肿止痛之力以取效。治跌打伤痛，肌肤完好者，可泡酒外擦。《余居士选奇方》治龋齿牙痛，与黄丹、皂角（去皮、核）各等份为末，蜜丸，塞孔中。

3. 痧胀腹痛，吐泻神昏 樟脑辛香走窜，有开窍醒神，辟秽化浊和温散止痛之功。本品与没药、乳香（1:2:3）共为细末，每次以茶水调服 0.1g，可治感受秽浊疫疠或暑湿之邪，而致腹痛闷乱、吐泻昏厥诸证，如《本草正义》方。

【用法用量】 外用适量，研末撒布或调敷。内服 0.1～0.2g，入散剂或用酒溶化服。

【使用注意】 气虚阴亏，有热及孕妇忌服。

【古籍摘要】

1.《本草品汇精要》："主杀虫，除疥癣，疗汤火疮，敌秽气。"

2.《本草纲目》："通关窍，利滞气，治中恶邪气、霍乱、心腹痛、寒湿脚气、疥癣、风瘙、龋齿、杀虫，避蠹，着鞋中去脚气。"

【现代研究】

1. 化学成分 为一种双环萜酮（$C_{10}H_{16}O$）物质。

2. 药理作用 樟脑涂擦皮肤有温和的刺激和防腐作用，并有局部麻醉作用，临床用樟脑擦剂有止痒和镇痛作用。口服有驱风和轻微祛痰作用；对高级中枢神经兴奋作用明显，大剂量可引起癫痫样惊厥。在体内水溶性代谢产物氧化樟脑，有明显的强心、升压和兴奋呼吸作用。

3. 不良反应 口服樟脑 0.5～1.0g，可致头晕、头痛、温热感，乃至兴奋、谵妄；服用 2.0g 以上，出现大脑皮层兴奋，导致癫痫样惊厥，而后因呼吸衰竭死亡（中毒急症手册. 上海科技出版社，1978：326）。

木 鳖 子 Mubiezi

《开宝本草》

为葫芦科植物木鳖 *Momordica cochinchinensis*（Lour.）Spreng. 的成熟种子。主产湖北、广西、四川等地。多为野生，也有栽培。9～11 月采收成熟果实，剖开，晒至半干，取出种子，干燥。用时去壳取仁，捣碎，或制霜用。

【药性】 苦、微甘，凉。有毒。归肝、脾、胃经。

【功效】 攻毒疗疮，消肿散结。

【应用】

1. 疮疡肿毒，瘰疬，乳痈，痔疮肿痛，干癣，秃疮 本品能散结消肿，攻毒疗疮，并有生肌，止痛作用，故可治上述病证。如单用本品，则以醋磨汁外涂或研末醋调敷于患处。治痈肿诸毒，可与草乌、半夏等炒焦研细，水调外敷，如乌龙膏（《医宗金鉴》）。治痔疮肿痛，《普济方》配伍荆芥、朴硝等分煎汤，熏洗。治瘰疬痰核，可以本品研碎入鸡蛋内蒸熟食之，如木鳖膏（《仁斋直指方》）。若治跌打损伤，瘀肿疼痛可配肉桂、丁香等研末，生姜汁煮米粥调糊外敷，如木鳖裹方（《圣济总录》）。

2. 筋脉拘挛 本品亦能疏通经络，而治痹痛、瘫痪。可配乳香为末，清油、黄腊为膏，取少许搓擦患处，不住手以极热为度，如木鳖子膏（《百一选方》）。

【用法用量】 外用适量，研末，用油或醋调涂患处。内服0.9~1.2g，多入丸、散用。

【使用注意】 孕妇及体虚者忌服。

【鉴别用药】 木鳖子、马钱子皆为有毒之品，均能消肿散结，通络止痛，用治疮痈肿痛，跌打伤痛等证。但是，木鳖子为葫芦科植物，长于攻毒疗疮，多用于恶疮肿毒、瘰疬、乳痈、痔疮等证；而马钱子为马钱科植物，又名番木鳖，有大毒，应用宜慎，长于通经络，消结肿，止疼痛，用于风湿顽痹、麻木不遂、跌打伤痛等证，止痛强于木鳖子。

【古籍摘要】

1.《开宝本草》："主折伤，消结肿，恶疮，生肌，止腰痛，除粉刺䵟䵢，妇人乳痈，肛门肿痛。"

2.《本草纲目》："治疳积痞块，利大肠泻痢，痔瘤瘰疬。"

【现代研究】

1. 化学成分 含木鳖子皂苷、木鳖子酸、木鳖子素、齐墩果酸、甾醇、氨基酸，以及油35.72%、蛋白质30.59%、海藻糖等。

2. 药理作用 木鳖子皂苷有抗炎及降血压作用，并能抑制离体蛙心和离体兔十二指肠。

3. 不良反应 木鳖子水及乙醇浸出液均有较大毒性，其皂苷有溶血作用［药学杂志（日），1971，2：174］。其中毒表现为：恶心呕吐、头痛头晕、腹痛腹泻、四肢乏力、便血、烦躁不安、意识障碍、休克等。中毒轻者，可用1：5000高锰酸钾溶液或0.5%药用炭洗胃，服蛋清，灌肠，硫酸镁导泻等方法解毒。

【其他】 实验证明木鳖子无论动脉、静脉给药，在出现降压作用后，动物均于数日内死亡（中国医药科学院，1956年论文报告会，论文摘要）。

土 荆 皮 Tujingpi

《本草纲目拾遗》

为松科植物金钱松 *Pseudolarix kaempferi* Gord. 的根皮或近根树皮。主产于江苏、浙江、安徽、江西等地。多为栽培。于立夏前后剥取，除去杂质，晒干。生用。又名土槿皮。

【药性】 辛，温。有毒。归肺、脾经。

【功效】 杀虫，止痒。

【应用】

1. 体癣、手足癣、头癣等多种癣病 有较好杀虫疗癣，祛湿止痒作用。以外用治癣为主，可单用浸酒涂擦或研末加醋调敷。现多制成10%~50%土槿皮酊，或配合水杨酸、苯甲酸等制成复方土槿皮酊外用，如鹅掌风药水（《中国药物大全》）。

2. 湿疹，皮炎，皮肤瘙痒 可单用浸酒外擦，或配大黄、苦参、黄柏等同用。

【用法用量】 外用适量，酒或醋浸涂擦，或研末调涂患处。

【使用注意】 只供外用，不可内服。

【古籍摘要】

《本草纲目拾遗》："其皮治一切血，杀虫癣癞，合芦荟香油调搽。"

【现代研究】

1. 化学成分　根皮含土荆皮酸、β-谷甾醇、鞣质、挥发油、多糖等。

2. 药理作用　其有机酸、乙醇浸膏及苯浸膏，对我国常见的10种致病性皮肤真菌和白色念珠菌均有一定抗菌作用；其水浸液，体外无抗真菌作用。土荆皮酸能抗癌细胞，还能抗早孕，抑制卵子受精；但抗着床作用不明显。其提取物和制成的止血粉，均有良好止血作用。

3. 不良反应　土荆皮酸A给犬口服的中毒症状主要在消化系统，对肠黏膜的损害随剂量增大而加重，提示给药时应注意胃肠道反应（生殖与避孕，1989，1：34）。

蜂　房　Fengfang

《神农本草经》

为胡蜂科昆虫果马蜂 *Polistes olivaceous*（DeGeer）、日本长脚胡蜂 *P. japonicus* Saussure 或异腹胡蜂 *Parapolybia varia* Fabricius 的巢。全国均有，南方较多，均为野生。全年可采，但常以秋、冬二季采收。晒干或蒸，除去死蜂死蛹后再晒干，剪块生用或炒用。又名露蜂房。

【药性】　甘，平。归胃经。

【功效】　攻毒杀虫，祛风止痛。

【应用】

1. 疮疡肿毒，乳痈，瘰疬，顽癣瘙痒，癌肿　本品能攻毒杀虫，攻坚破积，为外科常用之品。虽可单用，但更常与解毒消肿生肌药配伍应用。如《证治准绳》治疮肿初发，与生南星、生草乌、白矾、赤小豆共为细末，淡醋调涂。若与蛇蜕、黄芪、黄丹、玄参等为膏外用，可治瘰疬，如蜂房膏（《圣惠方》）。《圣惠方》又以此为末，调猪脂涂擦，治头上癣疮。治癌肿可与莪术、全蝎、僵蚕等配用。

2. 风湿痹痛，牙痛，风疹瘙痒　本品质轻且性善走窜，能祛风止痛、止痒而奏效。若与川乌、草乌同用，酒精浸泡外涂痛处可治风湿痹痛，或配全蝎、蜈蚣、地鳖虫各等份，研末为丸服，治关节炎、骨髓炎（《虫类药的应用》）。治牙痛可配细辛水煎漱口用，《普济方》内即载有多个以蜂房为主的治牙痛方。治风疹瘙痒，常与蝉衣等同用。

此外，蜂房还可用治阳痿、喉痹，以及蛔虫、绦虫病等。

【用法用量】　外用适量，研末用油调敷或煎水漱口，或熏洗患处。内服，3~5g。

【古籍摘要】

1.《神农本草经》："主惊痫瘈疭，寒热邪气，癫疾，肠痔。"

2.《日华子本草》："治牙齿疼，痢疾，乳痈，蜂叮，恶疮。"

【现代研究】

1. 化学成分　大黄蜂巢含挥发油（露蜂房油）、蜂蜡、树脂、蛋白质、铁、钙等。

2. 药理作用　实验证明，露蜂房水提取液对急性和慢性炎症均能抑制，镇痛作用则主要对慢性疼痛有效。其丙醇和醇、醚提取物均有显著促凝血作用；水提取物能明显促进大鼠体外血栓形成，并能增加血小板的黏附率。蜂房油可驱蛔虫、绦虫。提取物有降压、扩张血管及强心作用，并可抗癌、抗菌和降温。

4. 不良反应 露蜂房中的挥发油对实验动物有相当毒性，可引起急性肾炎等损害。

大 蒜 Dasuan

《名医别录》

为百合科植物大蒜 *Allium sativum* L. 的鳞茎。全国各地均有栽培。5月叶枯时采挖，晾干。生用。

【药性】 辛，温。归脾、胃、肺经。

【功效】 解毒杀虫，消肿，止痢。

【应用】

1. 用于痈肿疔毒，疥癣 大蒜外用或内服，均有良好的解毒、杀虫、消肿作用。治疮疖初发可用独头蒜切片贴肿处（《外科精要》）。民间亦常用大蒜切片外擦或捣烂外敷，治疗皮肤或头癣瘙痒。

2. 痢疾，泄泻，肺痨，顿咳 可单独或配伍入复方中用。如验方以大蒜煮粥送服白及粉治肺痨咯血。治泻痢，或单用或以10%大蒜浸液保留灌肠。大蒜还可防治流感、流脑、乙脑等流行性传染病。

3. 钩虫病，蛲虫病 治蛲虫病可将大蒜捣烂，加茶油少许，睡前涂于肛门周围。

此外，大蒜还能健脾温胃而用治脘腹冷痛，食欲减退或饮食不消。

【用法用量】 外用适量，捣敷，切片擦或隔蒜灸。内服5~10g，或生食，或制成糖浆服。

【使用注意】 外用可引起皮肤发红、灼热甚至起泡，故不可敷之过久。阴虚火旺及有目、舌、喉、口齿诸疾不宜内服用。孕妇忌灌肠用。

【古籍摘要】

1.《名医别录》："散痈肿䘌疮，除风邪，杀毒气。"

2.《本草纲目》："其气熏烈，能通五脏，达诸窍，去寒湿，辟邪恶，消痈肿，化癥积肉食，此其功也。"

【现代研究】

1. 化学成分 主要有大蒜油（挥发油）、大蒜素，硫化亚磺酸酯类，S－烷（烯）－L－半胱氨酸衍生物。γ－L－谷氨酸多肽，苷类，多糖，脂类及多种酶等。

2. 药理作用 大蒜有较强的广谱抗菌作用，如对金黄色葡萄球菌、痢疾杆菌、幽门螺旋杆菌、多种致病性浅部真菌、白色念珠菌、恙虫热立克次体、流感病毒B、疱疹病毒，以及阴道滴虫、阿米巴原虫等，均有不同程度抑杀作用。抗菌作用紫皮蒜优于白皮蒜，鲜品强于干品。又可降低胆固醇和甘油三酯，防治动脉粥样硬化，降血脂可能与减少内源性胆固醇合成有关。大蒜油能抑制血小板聚集增加纤维蛋白的溶解活性。本品又可抗肿瘤、抗突变和阻断亚硝酸胺合成。另外，还有不同程度的抗炎、增强免疫、抗氧化、延缓衰老、降血压、护肝、降血糖、杀精子、兴奋子宫、驱铅等作用。

4. 不良反应 大蒜汁局部应用有较强刺激性，大蒜外敷过久可引起皮肤发红、灼热、起泡。口服大蒜可刺激胃肠黏膜。大蒜注射液可能引起冠状动脉收缩，加重心肌缺血。对冠心病患者使用大蒜及其制剂时，见心绞痛加重或频繁发作时应立即停药。

第二十八章

拔毒化腐生肌药

　　凡以外用拔毒化腐、生肌敛疮为主要作用的药物，称为拔毒化腐生肌药。本类药物主要适用于痈疽疮疡溃后脓出不畅，或溃后腐肉不去，新肉难生，伤口不易生肌愈合之证；以及癌肿，梅毒；有些还常用于皮肤湿疹瘙痒，五官科的口疮、喉证、目赤翳障等。

　　本类药物的外用方法，可根据病情和用途而定，如研末外撒，加油调敷，或制成药捻，或外用膏药敷贴，或点眼、吹喉、嗜鼻、滴耳等。

　　本类药物多为矿石重金属类，或经加工炼制而成。多具剧烈毒性或强大刺激性，使用时应严格控制剂量和用法，外用也不可过量或过久应用，有些药还不宜在头面及黏膜上使用，以防发生毒副反应而确保用药安全。其中含砷、汞、铅类的药物毒副作用甚强，更应严加注意。

　　现代研究表明，本类药物多能抑杀病原微生物，有些则具防腐、收敛、保护和促进伤口愈合作用。

升　药　Shengyao

《外科大成》

　　由水银、火硝、白矾各等份混合升华制成。红色者称红升，黄色者称黄升。各地均产，以河北、湖北、湖南、江苏等地产量较大。研细末入药，陈久者良。又名红粉、三仙丹、红升丹、黄升丹。

　　【药性】　辛，热。有大毒。归肺、脾经。

　　【功效】　拔毒，去腐。

　　【应用】

　　痈疽溃后，脓出不畅，腐肉不去，新肉难生　本品有良好的拔毒去腐排脓作用，为只供外用的外科常用药之一。常与收湿敛疮的煅石膏同用，可随病情不同，调整二药的用量比例，如升药与煅石膏的用量比为1∶9者称九一丹，拔毒力较轻而收湿生肌力较强；2∶8者称八二丹，3∶7者称七三丹，1∶1者称五五丹，9∶1者称九转丹，则拔毒提脓之力逐步增强。

　　此外，升药也可用治湿疮、黄水疮、顽癣及梅毒等。

　　【用法用量】　外用适量。本品只供外用，不能内服。且不用纯品，而多配煅石膏外用。用时，研极细粉末，干掺或调敷，或以药捻沾药粉使用。

　　【使用注意】　本品有大毒，外用亦不可过量或持续使用。外疡腐肉已去或脓水已尽者，不宜用。

　　【古籍摘要】

　　1.《疡医大全》："提脓长肉，治疮口坚硬，肉暗紫黑，或有脓不尽者。"

2.《疡科心得集》："治一切疮疡溃后，拔毒去腐，生新长肉。"

【现代研究】

1. 化学成分 为粗制氧化汞（HgO），另含少量硫酸汞。

2. 药理作用 升药在体外对金黄色葡萄球菌、乙型溶血性链球菌、绿脓杆菌、大肠杆菌等有很强的杀菌作用，效力比苯酚大 100 倍以上；但因升药的组方配伍和炼制方法不尽相同，致使其成分、杀菌力和疗效也有差别；实验表明，升丹制剂可促进和改善创面微循环，减少微血栓，增加创面营养和血供，有利于创面愈合。

3. 不良反应 升药有大毒，一般只供外用，不可内服。氧化汞对人的致死量为 0.1 ~ 0.7g（有毒中草药大辞典. 天津科技翻译出版公司，1992：242）。

轻 粉 Qingfen

《本草拾遗》

为水银、白矾（或胆矾）、食盐等用升华法制成的氯化亚汞（Hg_2Cl_2）结晶性粉末。主产于湖北、湖南、山西、陕西、贵州等地。避光保存，研细末用。又名汞粉、水银粉、腻粉。

【药性】 辛，寒。有毒。归大肠、小肠经。

【功效】 外用攻毒杀虫，敛疮；内服逐水通便。

【应用】

1. 外用治疮疡溃烂，疥癣瘙痒，湿疹，酒齄鼻，梅毒下疳 本品辛寒燥烈，有较强的攻毒杀虫止痒及生肌敛疮作用。治黄水疮痒痛，配黄柏、蛤粉、煅石膏共为细末，凉水或麻油调涂，如蛤粉散（《外科正宗》）；如配黄连末，猪胆汁调涂，治臁疮不合（《永类钤方》）；或配风化石灰、铅丹、硫黄为细末，生油调涂治干湿癣，如如圣散（《圣济总录》）；又可配大黄、硫黄加凉水调涂，治酒齄鼻、痤疮，如加味颠倒散（《疮疡外用本草》）。

2. 内服治水肿胀满，二便不利 本品内服能通利二便，逐水退肿。常配伍大黄、甘遂、大戟等同用，治水肿便秘实证，如舟车丸（《太平圣惠方》）。

【用法用量】 外用适量，研末调涂或干掺，或制膏外贴。内服每次 0.1 ~ 0.2g，入丸、散服。

【使用注意】 本品有毒（可致汞中毒），内服宜慎，且服后应漱口。体虚及孕妇忌服。

【古籍摘要】

1.《本草拾遗》："通大肠，转小儿疳并瘰疬，杀疮疥癣虫及鼻上酒齄、风疮瘙痒。"

2.《本草图经》："服之过剂及用之失宜，则毒气被逼窜入经络筋骨莫之能出，变为筋挛骨痛，发为痈肿疳漏，经年累月，遂成废疾。因而夭枉，用者慎之。"

【现代研究】

1. 化学成分 主要含氯化亚汞（HgCl），化学上又名甘汞。

2. 药理作用 轻粉有广谱抑菌作用，对多种革兰阳性与阴性菌及致病性皮肤真菌均有良好抑菌效果。口服有一定泻下和利尿作用。

3. 不良反应 轻粉大量口服可致中毒。汞是一种原浆毒，可损害肾、肝等器官及组织，也可引起中枢神经和自主神经功能紊乱，并可抑制多种酶的活性。外用也可致接触性皮炎。

砒 石 Pishi
《日华子本草》

为矿物砷华 Arsenolite 的矿石，或由毒砂（硫砷铁矿）、雄黄等含砷矿物的加工品。主产于江西、湖南、广东、贵州等地。药材分白砒与红砒，二者三氧化二砷（As_2O_3）的含量均在 96% 以上，但前者更纯，后者尚含少量硫化砷等红色矿物质。药用以红砒为主。砒石升华的精制品即砒霜。砒石又名信石、人言。

【药性】 辛，大热。有大毒。归肺、肝经。

【功效】 外用攻毒杀虫，蚀疮去腐；内服劫痰平喘，截疟。

【应用】

1. 腐肉不脱之恶疮，瘰疬，顽癣，牙疳，痔疮 本品外用具攻毒杀虫，蚀死肌，去腐肉之功。虽可单用贴敷，因易中毒而引起剧烈疼痛，故多配其他药物以轻其剂缓其毒。若治恶疮日久，可配硫黄、苦参、附子、蜡同用，调油为膏，柳枝煎汤洗疮后外涂，如砒霜膏（《圣惠方》）。若配明矾、雄黄、乳香为细末，可治瘰疬、疔疮等，如三品一条枪（《外科正宗》）。

2. 寒痰哮喘 本品味辛大热，内服能祛寒劫痰平喘。治寒痰喘咳，久治不愈，可配淡豆豉为丸服，如紫金丹（《普济本事方》）。

此外，古方还用治疟疾，现已少用。

【用法用量】 外用适量，研末撒敷，宜作复方散剂或入膏药、药捻用。内服一次 0.002~0.004g，入丸、散。

【使用注意】 本品剧毒，内服宜慎；外用亦应注意，以防局部吸收中毒。孕妇忌服。不可作酒剂服。忌火煅。

【古籍摘要】

1.《日华子本草》："治疟疾、肾气。带辟蚤虱。"

2.《本草纲目》："除齁喘积痢，烂肉，蚀瘀腐瘰疬。"又"蚀痈疽败肉，枯痔杀虫。"

【现代研究】

1. 化学成分 白砒和砒霜主要成分为三氧化二砷（As_2O_3），红砒尚含少量硫化砷（As_2S）等。

2. 药理作用 砒石有杀灭微生物、疟原虫及阿米巴原虫作用。对癌细胞有特定的毒性，主要通过诱导细胞凋亡杀伤白血病细胞，对急性早幼粒性白血病细胞有诱导分化作用，三氧化二砷还能诱导人肝癌细胞凋亡和明显抑制肝癌细胞增殖，也可诱导多发性骨髓癌细胞凋亡。小量砒石可促进蛋白质合成，活跃骨髓造血机能，促使红细胞及血色素新生。另外，还有抗组织胺及平喘作用。

3. 不良反应 三氧化二砷有极大毒性，口服 5mg 以上即可中毒，20~200mg 可致死，口服吸收后，随血液分布至全身各脏器，而以骨和毛发贮存量较大且较久。砷为原浆毒，对蛋白质的巯基有巨大亲和力，能抑制在代谢过程中起重要作用的许多巯基的酶，使细胞呼吸和氧化过程发生障碍，还能直接损害小动脉和毛细血管壁。砷剂还可使肝脏变性坏死，心、肝、肾、肠充血，上皮细胞坏死。还可致癌、致畸、致突变等（癌变·畸变·突变，1997，3：100）。又对皮肤、黏膜有强烈腐蚀作用。

铅 丹　Qiandan

《神农本草经》

为纯铅加工制成的铅的氧化物（Pb_3O_4）。主产于河南、广东、福建、云南等地。生用或炒用。又名广丹、黄丹。

【药性】　辛，微寒。有毒。归心、肝经。

【功效】　拔毒生肌，杀虫止痒。

【应用】

1. 外用治疮疡溃烂，湿疹瘙痒，疥癣，狐臭，酒齄鼻　本品辛寒，具拔毒化腐生肌、收湿杀虫止痒之功。可治疗多种疮疡、顽癣、湿疹等。配黄明胶，治疮疡初起红肿或脓成未溃者，如敛疮内消方（《普济本事方》）；配煅石膏、轻粉、冰片研细末，外掺疮上治痈疽溃后不敛，如桃花散（《马氏方》）。铅丹又为制备外用膏药的原料，常与植物油及解毒、活血、生肌药熬制成外贴膏药应用。

2. 内服治惊痫癫狂，疟疾　因其有毒，现已很少应用。

【用法用量】　外用适量，研末撒布或熬膏贴敷。内服每次0.3～0.6g，入丸散服。

【使用注意】　本品有毒，用之不当可引起铅中毒，应慎用；不可持续使用以防蓄积中毒。

【古籍摘要】

1.《神农本草经》："主吐逆胃反，惊痫癫疾，除热下气。"

2.《本草纲目》："能解热拔毒，长肉去瘀，故治恶疮肿毒，及入膏药，为外科必用之物也。"

【现代研究】

1. 化学成分　主要含四氧化三铅（Pb_3O_4）。

2. 药理作用　能直接杀灭细菌、寄生虫，并有抑制黏膜分泌作用。

3. 不良反应　铅为多亲和性毒物，可作用于全身各系统，主要损害神经、造血、消化及心血管系统。微量较长时间应用，亦可造成慢性铅中毒。

炉 甘 石　Luganshi

《外丹本草》

为碳酸盐类矿物方解石族菱锌矿，主含碳酸锌（$ZnCO_3$）。主产于广西、湖南、四川、云南等地。全年可采挖，采挖后，除去泥土杂石，洗净，晒干。有火煅、醋淬及火煅后用三黄汤（黄连、黄柏、大黄）淬等制法。水飞用。

【药性】 甘，平。归肝、胃经。

【功效】 解毒明目退翳，收湿止痒敛疮。

【应用】

1. 目赤翳障 本品甘平无毒，可解毒明目退翳，收湿止痒。为眼科外用常用药。与玄明粉各等份为末点眼，治目赤暴肿，如神应散（《御药院方》）；若与海螵蛸、冰片为细末点眼，可治风眼流泪，如止泪散（《证治准绳》）。

2. 溃疡不敛，湿疮，湿疹，眼睑溃烂 有生肌敛疮，收湿止痒，解毒诸功效。常配煅石膏、龙骨、青黛、黄连等同用，以提高药效。如治疮疡不敛，配龙骨同用，研极细末，干掺患处的平肌散（《御药院方》）。若配黄连、冰片，可治眼眶破烂，畏光羞明，如黄连炉甘石散（《证治准绳》）。

【用法用量】 外用适量，研末撒布或调敷；水飞点眼、吹喉。一般不内服。

【使用注意】 宜炮制后用。

【古籍摘要】

1.《本草品汇精要》："主风热赤眼，或痒或痛，渐生翳膜，及治下部湿疮调敷。"

2.《本草纲目》："止血，消肿毒，生肌，明目，去翳退赤，收湿除烂。"

【现代研究】

1. 化学成分 主要成分为碳酸锌（$ZnCO_3$），尚含铁、钙、镁、锰的碳酸盐。煅炉甘石的主要成分是氧化锌。

2. 药理作用 本品所含的碳酸锌不溶于水，外用能部分吸收创面的分泌液，有防腐、收敛、消炎、止痒及保护创面作用，并能抑制局部葡萄球菌的生长。

3. 不良反应 有些炉甘石含铅及镉，有相当大毒性。本品口服后在胃内可生成氯化锌，会刺激腐蚀胃肠道。

硼 砂 Pengsha

《日华子本草》

为天然矿物硼砂的矿石，经提炼精制而成的结晶体。主产于青海、西藏等地。一般 8 ~ 11 月间采挖。除去杂质，捣碎，生用或煅用。又名月石、蓬砂。

【药性】 甘，咸，凉。归肺、胃经。

【功效】 外用清热解毒，内服清肺化痰。

【应用】

1. 咽喉肿痛，口舌生疮，目赤翳障 本品能清热解毒，消肿防腐，为喉科及眼科常用药且较多外用。若配伍冰片、玄明粉、朱砂同用，可治咽喉、口齿肿痛，如冰硼散（《外科正宗》）。若配冰片、炉甘石、玄明粉共为细末点眼，可治火眼及翳障胬肉，如白龙丹（《证治准绳》）；若配冰片、珍珠、炉甘石、熊胆为细末点眼，治火眼及目翳，如八宝眼药（《全国中药成药处方集》)。

2. 痰热咳嗽 本品味咸性寒凉，内服可清肺化痰。治痰热咳嗽并有咽喉肿痛者，可与沙参、玄参、贝母、瓜蒌、黄芩等同用。

【用法用量】 外用适量，研极细末干撒或调敷患处；或化水含漱。内服，1.5～3g，入丸、散用。

【使用注意】 本品以外用为主，内服宜慎。

【古籍摘要】

1.《日华子本草》："消痰止嗽，破癥结喉痹。"

2.《本草纲目》："治上焦痰热，生津液，去口气，消障翳，除噎膈反胃，积块结瘀肉，阴溃，骨鲠，恶疮及口齿诸病。"

【现代研究】

1. 化学成分 主要含四硼酸钠（$Na_2B_4O_7 \cdot 10H_2O$），另含少量铅、铝、铜、钙、铁、镁、硅等杂质。

2. 药理作用 硼砂对多种革兰氏阳性与阴性菌、浅部皮肤真菌及白色念珠菌有不同程度抑制作用，并略有防腐作用。对皮肤和黏膜还有收敛和保护作用。实验表明，硼砂能抗电惊厥和戊四氮阵挛性惊厥；减轻机体氟负荷，调整体内微量元素平衡，增加尿氟排出，但不能动员骨氟的移出。

附篇
临床常见百种病证用药简介

　　本教材是按药物功效不同分章论述的，本附篇则是以常见病证为纲，打破章节界限，介绍临床用药。这样正文以药物功效主治纵向归纳，附篇以病证用药横向综合，纵横交错，融会贯通，以期使学生打下辨证用药的坚实药性基本功，同时为学习方剂学、临床课，搞好辨证论治和遣药组方创造条件。

　　1. 感冒常用药

　　（1）风寒表证：麻黄　桂枝　紫苏　荆芥　防风　羌活　白芷　细辛　藁本　香薷　辛夷　苍耳子　生姜　葱白　淡豆豉

　　（2）风热表证：薄荷　牛蒡子　蝉衣　浮萍　桑叶　菊花　金银花　连翘　蔓荆子　葛根　升麻　柴胡　淡豆豉

　　（3）暑湿表证：藿香　佩兰　紫苏　大腹皮　香薷　白扁豆　厚朴

　　（4）暑热表证：青蒿　滑石　金银花露　通草　连翘　绿豆　荷叶　白扁豆　西瓜翠衣　淡竹叶　香薷

　　2. 气分实热证常用药　　石膏　知母　寒水石　栀子　黄芩　黄连　黄柏　竹叶　芦根　天花粉　鸭跖草

　　3. 营分血分实热证常用药（包括热入心包证）　　水牛角　生地　玄参　赤芍　丹皮　丹参　莲子心　连翘心　连心麦冬　竹叶卷心

　　4. 温毒发斑证常用药　　水牛角　玄参　生地　赤芍　丹皮　大青叶　板蓝根　青黛　羚羊角　升麻　紫草　番红花

　　5. 湿温暑温证常用药　　白豆蔻　薏苡仁　杏仁　藿香　佩兰　青蒿　黄芩　滑石　通草　香薷　茵陈　厚朴　清水豆卷　黄连　金银花露　绿豆　荷叶

　　6. 温邪发热、骨蒸劳热证常用药　　青蒿　白薇　地骨皮　银柴胡　胡黄连　秦艽　龟甲　鳖甲　女贞子　旱莲草　牡蛎　玄参　泽泻　丹皮　熟地黄　生地黄　知母　黄柏

　　7. 咳嗽常用药

　　（1）寒痰阻肺证：白芥子　苏子　莱菔子　生姜　皂角子　半夏　天南星　白果

　　（2）湿痰阻肺证：半夏　天南星　白前　旋覆花　橘皮　枳壳　茯苓　苍术　厚朴　白术　香橼　佛手　桔梗

　　（3）热痰阻肺证：瓜蒌　贝母　知母　青黛　海蛤壳　胆南星　竹茹　竹沥　瓦楞子　海浮石　车前子　石韦　冬瓜子　芦根　天花粉　前胡　四季青　鸡矢藤

　　（4）燥痰阻肺证：知母　贝母　桑叶　沙参　杏仁　天花粉　阿胶　百合　麦冬　天冬　玉竹　百部　紫菀　款冬花　梨皮　荸荠

　　8. 肺痨常用药　　百合　地黄　天冬　麦冬　阿胶　西洋参　知母　五味子　川贝　百

部 沙参 紫菀 款冬花 冬虫夏草 枸杞子 黄柏 龟甲 鳖甲 仙鹤草 白及 三七 丹皮 山栀 紫珠 血余炭 花蕊石

9. 喘证常用药

（1）肺热壅遏证：石膏 麻黄 杏仁 黄芩 桑白皮 地骨皮 葶苈子 牛蒡子 前胡 地龙 鱼腥草 马兜铃 枇杷叶 金荞麦 瓜蒌 海蛤壳 旋覆花 白前 羚羊角

（2）寒饮涉肺证：麻黄 干姜 细辛 桂枝 苏子 沉香 五味子 厚朴 肉桂 磁石

（3）痰浊阻肺证：陈皮 半夏 茯苓 苏子 白芥子 莱菔子 旋覆花 皂荚 白前

（4）肺肾虚喘证：人参 蛤蚧 冬虫夏草 胡桃仁 五味子 补骨脂 紫河车 山萸肉 沉香 磁石 钟乳石 诃子 硫黄 黑锡

10. 痞证常用药

（1）脾胃气滞证：橘皮 枳实 枳壳 木香 苏梗 乌药 砂仁 白豆蔻 厚朴 沉香 檀香 降香 柿蒂 大腹皮 槟榔 甘松 薤白

（2）湿滞伤中证：藿香 佩兰 苍术 厚朴 白豆蔻 砂仁 白扁豆 草豆蔻 香薷 陈皮 大腹皮

11. 胃脘痛常用药

（1）寒邪客胃证：高良姜 干姜 吴茱萸 生姜 小茴香 胡椒 乌药 丁香 砂仁 荜茇 荜澄茄 白豆蔻

（2）脾胃虚寒证：黄芪 党参 茯苓 白术 山药 白扁豆 干姜 桂枝 蜂蜜 大枣 饴糖

（3）肝胃气滞证：香附 青木香 半夏 吴茱萸 佛手 香橼 木香 乌药

12. 呕吐常用药

（1）胃寒呕吐证：半夏 生姜 吴茱萸 砂仁 木香 丁香 橘皮 柿蒂 刀豆 灶心土 旋覆花 藿香 佩兰 代赭石

（2）胃热呕吐证：竹茹 黄连 芦根 枇杷叶 黄芩 生石膏 栀子 藿香 佩兰

13. 呃逆常用药 丁香 柿蒂 刀豆 沉香 荜茇 荜澄茄

14. 腹痛常用药

（1）寒邪内阻证：高良姜 吴茱萸 荜茇 荜澄茄 乌药 丁香 小茴香 花椒 胡椒 白芷 檀香 草豆蔻

（2）脾肾虚寒证：干姜 桂枝 芍药 益智仁 乌头 附子 肉桂 蜂蜜 饴糖

15. 便秘常用药

（1）热结肠燥证：大黄 芒硝 番泻叶 芦荟 牵牛子 枳实

（2）津枯肠燥证：火麻仁 郁李仁 蜂蜜 杏仁 桃仁 柏子仁 松子仁 瓜蒌仁 决明子 冬葵子 苏子 知母 天冬 麦冬 玄参

（3）精血亏虚证：桑椹 黑芝麻 当归 生首乌 胡桃肉 锁阳 肉苁蓉

（4）气滞肠燥证：槟榔 枳实 木香 厚朴 郁李仁

（5）阳虚寒凝证：巴豆 干姜 硫黄 半夏 肉苁蓉 锁阳

16. 泄泻常用药

（1）暑湿蕴结证：葛根　黄芩　黄连　茯苓　木通　车前子　藿香　香薷　白扁豆　荷叶　穿心莲　地锦草　拳参　鸡矢藤

（2）食滞肠胃证：山楂　神曲　莱菔子　鸡矢藤　枳实　枳壳　青皮　槟榔

（3）脾胃虚弱证：党参　茯苓　白术　白扁豆　山药　莲子　芡实　薏苡仁　砂仁　苍术　厚朴

（4）脾肾阳虚证：补骨脂　五味子　肉豆蔻　吴茱萸　干姜　白术　菟丝子　仙茅　益智仁　附子　肉桂　胡芦巴

17. 痢疾常用药

（1）湿热壅滞证：黄连　黄芩　黄柏　苦参　胡黄连　马尾连　三颗针　拳参　鸡矢藤　马齿苋　椿根皮　穿心莲　地锦草

（2）疫毒蕴结证：白头翁　秦皮　黄连　黄柏　地榆　马齿苋　鸦胆子　银花炭　山楂炭　鸡冠花

18. 久泻久痢常用药　罂粟壳　乌梅　五倍子　诃子肉　赤石脂　禹余粮　肉豆蔻　菟丝子　金樱子　石榴皮　五味子　椿根皮　芡实　灶心土

19. 蛔虫蛲虫病常用药　使君子　苦楝皮　苦楝子　鹤虱　芜荑　榧子　槟榔　雷丸　川椒　乌梅　牵牛子　萹蓄　石榴皮　百部

20. 绦虫病常用药　槟榔　南瓜子　雷丸　鹤草芽　贯众　山楂　干漆　雄黄

21. 钩虫病常用药　榧子　雷丸　槟榔　百部　鹤虱　贯众　大蒜

22. 胁痛常用药

（1）肝郁气滞证：柴胡　白芍　郁金　川芎　香附　乌药　青皮　青木香　白蒺藜　延胡索　佛手　香橼　川楝子　荔枝核　娑罗子　八月札　玫瑰花　绿萼梅　九香虫　橘叶　橘核

（2）肝胃气滞证：佛手　枳壳　香橼　青木香　甘松　娑罗子　八月札　玫瑰花　绿萼梅

（3）瘀血阻滞证：延胡索　川芎　郁金　姜黄　五灵脂　三棱　莪术　丹参　红花　旋覆花　茜草　鳖甲

23. 黄疸常用药

（1）湿热蕴蒸证（阳黄）：茵陈　栀子　黄柏　黄连　大黄　虎杖　金钱草　秦艽　苦参　白鲜皮　猪胆汁　大青叶　板蓝根　垂盆草　地耳草　龙胆草　蒲公英　柴胡　黄芩　郁金　珍珠草　水飞蓟　熊胆　半边莲

（2）寒湿阻遏证（阴黄）：茵陈　茯苓　苍术　泽泻　桂枝　猪苓　附子　干姜　金钱草

24. 癥瘕积聚常用药　丹参　红花　桃仁　郁金　乳香　没药　三棱　莪术　鳖甲　生牡蛎　昆布　鸡内金　山楂　干漆　穿山甲　大黄　土鳖虫　水蛭　虻虫　麝香　凌霄花　山慈菇　黄药子

25. 梅核气常用药　紫苏　半夏　厚朴　茯苓　柴胡　郁金　绿萼梅　旋覆花　八月札

全瓜蒌　大贝母

26. 眩晕常用药

（1）肝阳上亢证：羚羊角　钩藤　天麻　石决明　珍珠母　磁石　代赭石　白蒺藜　生龙骨　生牡蛎　罗布麻　紫石英　紫贝齿　菊花　桑叶　夏枯草　青葙子　白芍　玳瑁

（2）肝肾阴虚证：龟甲　鳖甲　牛膝　杜仲　桑寄生　女贞子　旱莲草　枸杞子　沙苑子　菟丝子　玄参　生地黄　熟地黄　山茱萸

（3）痰浊中阻证：半夏　白术　天麻　陈皮　茯苓　生姜　枳实　竹茹

27. 痉证常用药

（1）肝风实证：羚羊角　牛黄　钩藤　天麻　地龙　僵蚕　全蝎　蜈蚣　玳瑁　紫石英　菊花　青黛　蚤休　水牛角　龙胆草　熊胆

（2）肝风虚证：龟甲　鳖甲　阿胶　牡蛎　白芍　生地黄　鸡子黄　麦冬　五味子　天麻

28. 破伤风证常用药　白附子　天麻　天南星　防风　蝉衣　白芷　僵蚕　全蝎　蜈蚣　守宫

29. 中风中经络常用药

（1）脉络空虚，风痰阻络证：羌活　秦艽　防风　川芎　当归　地龙　黄芪　全蝎　蜈蚣　白附子　半夏　天南星　皂荚　远志　菖蒲　生姜汁

（2）肝阳化风，痰瘀阻络证：龙骨　牡蛎　龟甲　代赭石　天麻　钩藤　菊花　白芍　牛膝　石决明　羚羊角　牛黄　天竺黄　竹沥　竹茹　胆南星　猴枣　礞石　沉香　大黄　菖蒲　郁金　白矾

30. 中脏腑闭证常用药

（1）寒闭证：麝香　苏合香　安息香　皂荚　细辛　樟脑　菖蒲　生姜汁

（2）热闭证：麝香　冰片　牛黄　羚羊角　竹沥　礞石　大黄　郁金　白矾　猴枣

31. 中脏腑脱证常用药

（1）亡阳证：附子　人参　干姜　肉桂　葱白　山茱萸　龙骨　牡蛎

（2）亡阴证：人参　麦冬　五味子　西洋参

32. 郁证常用药

（1）肝气郁滞证：柴胡　枳壳　香附　川芎　白芍　青皮　郁金　合欢皮　合欢花　远志　菖蒲

（2）气郁化火证：丹皮　栀子　赤芍　柴胡　当归　龙胆草　川楝子　延胡索　郁金　菖蒲　远志

（3）心肝血虚证：酸枣仁　柏子仁　合欢皮　合欢花　龙眼肉　茯神　郁金　菖蒲　远志　小麦　大枣　甘草

33. 痫证常用药

（1）风痰闭阻证：白附子　半夏　天南星　皂荚　远志　菖蒲　生姜汁　天麻　钩藤　全蝎　蜈蚣　僵蚕

（2）痰火阻窍证：牛黄　天竺黄　竹沥　竹茹　枳实　胆南星　大贝母　猴枣　礞石

沉香 大黄 黄芩 菖蒲 郁金 白矾 天麻 钩藤 羚羊角 僵蚕 地龙

34. 癫证常用药

痰气郁结证：半夏 陈皮 天南星 白附子 白芥子 皂荚 茯苓 厚朴 远志 菖蒲
郁金 木香 香附 檀香 沉香 苏合香 麝香 安息香

35. 狂证常用药

痰火上扰证：牛黄 竹沥 天竺黄 大贝母 胆南星 郁金 白矾 茯神 远志 菖蒲
竹茹 礞石 丹参 朱砂 黄芩 黄连 栀子 冰片 麝香 珍珠 生铁落

36. 自汗证常用药

（1）肺气不足证：生黄芪 白术 浮小麦 糯稻根须 人参 牡蛎 麻黄根 五味子
山萸肉 五倍子 冬虫夏草

（2）营卫不和证：桂枝 白芍 生姜 大枣 龙骨 牡蛎

37. 盗汗证常用药

阴虚火旺证：知母 黄柏 生地黄 熟地黄 五味子 五倍子 山萸肉 白芍 龟甲
鳖甲 天门冬 酸枣仁 柏子仁 丹皮 地骨皮 牡蛎 龙骨 浮小麦 麻黄根 糯稻根须

38. 鼻衄常用药

（1）邪热犯肺证：桑叶 菊花 薄荷 连翘 白茅根 丹皮 桑白皮 地骨皮 黄芩
侧柏叶 槐花 生地 大蓟 小蓟 藕节 鲜艾叶

（2）胃火炽盛证：石膏 知母 黄连 栀子 黄芩 丹皮 牛膝 白茅根 侧柏叶
槐花 羊蹄 大蓟 小蓟 藕节 茜草 大黄

（3）肝火上炎证：龙胆草 柴胡 栀子 地骨皮 黄芩 黄连 郁金 丹皮 赤芍
白茅根 侧柏叶 大蓟 小蓟 荷叶 藕节 茜草 蒲黄 槐花 旱莲草

39. 齿衄常用药

（1）胃火炽盛证：黄连 大黄 黄芩 白茅根 大蓟 小蓟 侧柏叶 丹皮 赤芍
槐花 地榆 羊蹄 茜草 蒲黄 紫珠 仙鹤草

（2）阴虚火旺证：生地 麦冬 玄参 知母 黄柏 牛膝 丹皮 赤芍 水牛角屑
大蓟 小蓟 侧柏叶 槐花 藕节 地榆 羊蹄 茜草 蒲黄 紫珠 仙鹤草 阿胶

40. 咳血常用药

（1）燥热伤肺证：桑叶 沙参 杏仁 玉竹 麦冬 贝母 栀子 丹皮 黄芩 桑白
皮 鱼腥草 白茅根 大蓟 小蓟 侧柏叶 槐花 藕节 茜草 仙鹤草 生地 阿胶

（2）肝火犯肺证：青黛 海蛤壳 栀子 海浮石 桑白皮 地骨皮 黄芩 白茅根
大蓟 小蓟 侧柏叶 槐花 藕节 茜草 血余炭 蒲黄 仙鹤草 生地 紫珠草 阿胶
鳖甲 白薇

41. 吐血常用药

（1）胃热壅盛证：黄芩 黄连 大黄 代赭石 竹茹 白茅根 侧柏叶 大蓟 小蓟
槐花 地榆 荷叶 羊蹄 三七 茜草 蒲黄 花蕊石 降香 白及 仙鹤草 紫珠 棕榈
血余炭 藕节

（2）肝火犯胃证：龙胆草 栀子 柴胡 黄芩 黄连 郁金 川楝子 丹皮 赤芍 白

茅根　侧柏叶　大蓟　小蓟　槐花　地榆　羊蹄　三七　茜草　蒲黄　花蕊石　降香　白及　仙鹤草　紫珠　棕榈　血余炭　藕节

（3）气不摄血，阳虚失血证：人参　白术　黄芪　附子　灶心土　炮姜　鹿角胶　艾叶　阿胶　仙鹤草　棕榈炭　藕节

42. 便血常用药

（1）大肠湿热证：地榆　槐花　槐角　黄芩　黄连　黄柏　防风炭　枳壳　赤石脂　三七　花蕊石　茜草　降香

（2）脾胃虚寒证：灶心土　党参　白术　附子　炮姜　鹿角胶　艾叶　阿胶　白及　乌贼骨　棕榈炭　仙鹤草　三七　花蕊石

43. 紫斑常用药

（1）血热妄行证：生地　水牛角　赤芍　丹皮　紫草　白茅根　侧柏叶　大蓟　小蓟　槐花　地榆　羊蹄　大黄　茜草

（2）阴虚火旺证：生地　玄参　女贞子　旱莲草　棕榈炭　藕节　蒲黄　茜草　紫珠

（3）气不摄血证：人参　白术　黄芪　仙鹤草　棕榈炭　藕节　茜草　紫珠

44. 胸痹常用药

（1）瘀血痹阻证：丹参　川芎　桃仁　红花　苏木　降香　蒲黄　五灵脂　山楂　益母草　三七　郁金　羊红膻　沙棘

（2）气滞血瘀证：川芎　沙棘　延胡索　郁金　姜黄　降香　檀香　丹参　红花　橘皮　青木香　莪术　三棱

（3）痰浊痹阻证：瓜蒌　薤白　半夏　枳实　桂枝　橘皮　生姜

（4）阴寒凝滞证：附子　乌头　干姜　桂枝　高良姜　荜茇　檀香　延胡索　苏合香　麝香　冰片

（5）气阴两虚证：人参　黄芪　白术　茯苓　甘草　麦冬　五味子　地黄　当归　丹参　山楂　红花　降香　延胡索

45. 心悸常用药

（1）心胆气虚证：人参　茯苓　白术　远志　石菖蒲　五灵脂　磁石　朱砂　珍珠　珍珠母　龙齿　龙骨　牡蛎　紫贝齿

（2）心脾两虚证：人参　黄芪　白术　茯苓　炙甘草　当归　龙眼肉　酸枣仁　柏子仁　灵芝　景天三七　五味子

（3）阴虚火旺证：生地　玄参　麦冬　天冬　五味子　知母　黄柏　当归　酸枣仁　柏子仁　丹参　远志　朱砂　龙骨　牡蛎　珍珠母

（4）心阳不振证：桂枝　甘草　人参　附子　龙骨　牡蛎　珍珠母　紫贝齿　琥珀

（5）水气凌心证：茯苓　桂枝　白术　泽泻　甘草　附子　干姜　白芍　生姜　葶苈子　龙骨　牡蛎

（6）心血瘀阻证：丹参　桃仁　红花　赤芍　川芎　延胡索　郁金　当归　桂枝　龙骨　牡蛎

46. 不寐常用药

（1）肝郁化火证：龙胆草　柴胡　黄芩　栀子　郁金　赤芍　泽泻　车前子　朱砂　磁石　龙骨　牡蛎　珍珠母　合欢皮　合欢花　夜交藤

（2）痰热内扰证：黄芩　黄连　栀子　郁金　胆南星　大贝母　茯苓　橘皮　竹茹　半夏　珍珠母　龙骨　牡蛎　朱砂　磁石

（3）阴虚火旺证：生地　玄参　麦冬　五味子　阿胶　鸡子黄　当归　郁金　黄连　丹参　朱砂　牡蛎　龟甲　磁石　柏子仁　酸枣仁　合欢花　夜交藤

（4）心脾两虚证：人参　黄芪　白术　甘草　当归　熟地　白芍　阿胶　五味子　柏子仁　酸枣仁　龙眼肉　合欢花　夜交藤　龙骨　牡蛎

（5）心胆气虚证：人参　茯苓　茯神　菖蒲　远志　酸枣仁　龙骨　牡蛎

47. 健忘常用药

（1）心脾两虚证：人参　黄芪　白术　茯苓　甘草　当归　龙眼肉　酸枣仁　柏子仁　远志　石菖蒲　龟甲

（2）肾精亏耗证：熟地　山茱萸　山药　枸杞子　黄精　补骨脂　阿胶　菟丝子　紫河车　鹿角胶　酸枣仁　五味子　远志　石菖蒲　龟甲

48. 水肿常用药

（1）肺失宣降证：麻黄　杏仁　浮萍　桑白皮　葶苈子　槟榔　生姜皮　桂枝　防己

（2）脾虚湿盛证：茯苓　黄芪　党参　白术　薏苡仁　赤小豆　猪苓　泽泻　大腹皮　苍术　厚朴　葫芦　玉米须　泽漆　荠菜

（3）脾肾阳虚证：附子　肉桂　干姜　桂枝　茯苓　黄芪　白术　泽泻　车前子

（4）湿热壅遏证：车前子　滑石　泽泻　猪苓　木通　通草　防己　草薢　冬瓜皮　葶苈子　桑白皮　椒目　大黄　灯心草　白茅根　半边莲　栀子　淡竹叶　益母草　泽漆　赤小豆　冬葵子

（5）阳实水肿证：甘遂　大戟　芫花　葶苈子　番泻叶　商陆　乌桕根皮　牵牛子　千金子　巴豆

49. 脚气常用药

（1）湿热下注证：黄柏　苍术　牛膝　防己　草薢　滑石　薏苡仁　木瓜　槟榔　木通

（2）寒湿下注证：薏苡仁　木瓜　赤小豆　蚕沙　吴茱萸　生姜　紫苏　胡芦巴　槟榔

50. 淋证常用药

（1）热淋证：车前子　木通　萹蓄　草薢　连翘　淡竹叶　灯心草　黄柏　栀子　土茯苓　地肤子　龙胆草　苦参　鸭跖草　瞿麦　石韦　大蓟　小蓟　四季青　旱莲草　白薇　琥珀　白茅根　蒲公英　滑石　海金沙　冬葵子　鸡内金　金钱草　苎麻根　穿心莲　白花蛇舌草　蝼蛄

（2）血淋证：小蓟　藕节　蒲黄　石韦　瞿麦　木通　琥珀　旱莲草　白茅根　生地　牛膝　阿胶　侧柏叶　血余炭　茜草　白薇　地锦草

（3）石淋证：滑石　海金沙　冬葵子　金钱草　鱼首石　鸡内金

51. 尿浊证常用药　草薢　芡实　莲子　白果　菖蒲　益智仁　桑螵蛸　菟丝子　土茯

苓

52. 遗精证常用药 鹿茸 巴戟天 淫羊藿 锁阳 肉苁蓉 韭菜子 金樱子 菟丝子 山萸肉 沙苑子 五味子 龙骨 牡蛎 芡实 莲子肉 莲须 桑螵蛸 覆盆子 刺猬皮 山药 补骨脂

53. 遗尿证常用药 益智仁 补骨脂 菟丝子 鹿茸 巴戟天 淫羊藿 仙茅 山药 乌药 桑螵蛸 金樱子 覆盆子 山萸肉 龙骨 牡蛎 刺猬皮 鸡内金 白果

54. 阳痿常用药 鹿茸 海狗肾 黄狗肾 紫河车 淫羊藿 仙茅 巴戟天 肉苁蓉 锁阳 枸杞子 菟丝子 冬虫夏草 蛇床子 阳起石 九香虫 附子 肉桂 人参 丁香

55. 痹证常用药

（1）风湿寒痹证：羌活 独活 防风 桂枝 麻黄 桑枝 细辛 藁本 海风藤 松节 川芎 当归 乳香 没药 姜黄 川乌 草乌 附子 肉桂 秦艽 木瓜 蚕沙 苍术 老鹳草 臭梧桐 钻地风 徐长卿 威灵仙 寻骨风 伸筋草 路路通 枫香脂 雪莲 雪上一枝蒿 丁公藤 雷公藤 蕲蛇 白花蛇 乌梢蛇

（2）风湿热痹证：忍冬藤 络石藤 穿山龙 苍术 黄柏 牛膝 秦艽 防己 白鲜皮 桑枝 地龙 木瓜 薏苡仁 草薢 赤小豆 赤芍 丹皮 熟大黄 木通

（3）风湿顽痹证：白花蛇 乌梢蛇 全蝎 蜈蚣 地龙 穿山甲 川乌 草乌 威灵仙 乳香 没药 马钱子 丁公藤 雷公藤 昆明山海棠

（4）肝肾不足证：桑寄生 五加皮 千年健 鹿衔草 石楠叶 牛膝 杜仲 续断 狗脊 淫羊藿 仙茅 巴戟天 鹿茸 锁阳 肉苁蓉 附子 肉桂

56. 痿证常用药

（1）湿热浸淫证：黄柏 苍术 草薢 防己 木通 薏苡仁 蚕沙 木瓜 北五加 知母 穿山龙 川牛膝 白鲜皮

（2）肝肾亏损证：虎骨 怀牛膝 锁阳 当归 白芍 熟地 龟甲 枸杞子 鹿角胶 补骨脂 鸡血藤 巴戟天 淫羊藿 骨碎补

57. 腰痛常用药

（1）肾虚腰痛证：五加皮 桑寄生 狗脊 杜仲 怀牛膝 续断 菟丝子 锁阳 肉苁蓉 淫羊藿 补骨脂 鹿茸 巴戟天 仙茅 海狗肾 海马 沙苑子 韭子 阳起石 核桃仁 冬虫夏草 紫河车 黄精 枸杞子 墨旱莲 女贞子

（2）瘀血腰痛证：川牛膝 桃仁 红花 川芎 当归 延胡索 姜黄 乳香 没药 五灵脂 鸡血藤 土鳖虫 自然铜 莪术 骨碎补 血竭 刘寄奴

（3）寒湿腰痛证：麻黄 桂枝 独活 羌活 白术 苍术 茯苓 干姜 细辛 川乌 附子 肉桂 川芎 威灵仙 怀牛膝

（4）湿热腰痛证：黄柏 苍术 川牛膝 薏苡仁 蚕沙 木瓜 秦艽 川木通 防己 白鲜皮 秦皮

58. 虚劳常用药

（1）肺气虚证：人参 黄芪 党参 山药 太子参 西洋参

（2）脾气虚证：人参 党参 黄芪 白术 茯苓 山药 黄精 扁豆 莲子肉 芡实

龙眼肉　薏苡仁　大枣　饴糖　甘草

（3）中气下陷证：人参　黄芪　白术　升麻　柴胡　葛根　桔梗

（4）肾阳虚证：附子　肉桂　鹿茸　鹿角胶　鹿角霜　淫羊藿　仙茅　补骨脂　益智仁　海狗肾　海马　肉苁蓉　锁阳　菟丝子　沙苑子　杜仲　续断　韭菜子　阳起石　胡芦巴　核桃仁　蛤蚧　冬虫夏草　紫河车

（5）心肝血虚证：熟地黄　何首乌　当归　白芍　阿胶　桑椹　龙眼肉　大枣　鸡血藤　枸杞子　山茱萸　鹿角胶　紫河车　黑芝麻　党参　黄芪　人参　肉桂　皂矾

（6）肺胃阴虚证：北沙参　南沙参　麦冬　天冬　石斛　玉竹　黄精　芦根　天花粉　知母　生地　太子参　西洋参　白茅根　五味子

（7）肝肾阴虚证：熟地黄　白芍　何首乌　阿胶　天冬　玄参　石斛　枸杞子　墨旱莲　女贞子　桑椹　龟甲　鳖甲　知母　黄柏　山茱萸　菟丝子　沙苑子　杜仲　续断　桑寄生　五加皮　狗脊　千年健　石楠叶　鹿衔草

（8）精血亏虚证：鹿茸　鹿角胶　淫羊藿　巴戟天　海狗肾　黄狗肾　海马　肉苁蓉　锁阳　蛤蚧　冬虫夏草　紫河车　熟地黄　何首乌　黄精　枸杞子　山茱萸

59. 消渴常用药

（1）肺热津伤证：花粉　生地　藕汁　桑叶　麦冬　天冬　葛根　知母　黄芩　桑白皮　人参　五味子

（2）胃热炽盛证：石膏　知母　麦冬　生地　石斛　牛膝　玄参　黄连　栀子　芒硝　大黄

（3）气阴不足证：黄芪　人参　西洋参　太子参　黄精　玉竹　枸杞子　乌梅　熟地　山药　山茱萸　丹皮　知母　黄柏

60. 疟疾常用药

（1）热疟证：常山　青蒿　柴胡　黄芩　知母　槟榔　仙鹤草　生何首乌　鸦胆子

（2）寒疟证：常山　草果　青蒿　青皮　槟榔　仙鹤草　鸦胆子

61. 头痛常用药

（1）风寒头痛证：防风　荆芥　白芷　细辛　羌活　苍耳子　辛夷　川芎　独活　川乌　吴茱萸　半夏　藁本

（2）风热头痛证：薄荷　桑叶　菊花　蔓荆子　升麻　葛根　谷精草　白僵蚕　川芎

（3）寒湿头痛证：羌活　独活　半夏　藁本　蔓荆子　防风　苍术　白术　天麻　生姜

（4）肝火头痛证：龙胆草　黄芩　柴胡　夏枯草　决明子　菊花　钩藤　牛膝

（5）肝风头痛证：石决明　珍珠母　罗布麻　羚羊角　钩藤　菊花　白芍　天麻　牛膝　全蝎　蜈蚣　僵蚕

（6）痰浊头痛证：半夏　白术　天麻　茯苓　陈皮　生姜　天南星　白附子　川芎

（7）瘀血头痛证：川芎　赤芍　当归　红花　桃仁　麝香　生姜　葱白　牛膝　延胡索　全蝎　蜈蚣　土鳖虫　虻虫　水蛭

附引经药：太阳头痛用羌活、川芎；阳明头痛用葛根、白芷；少阳头痛用柴胡、黄芩、川芎；厥阴头痛用吴茱萸、藁本；少阴头痛用细辛、独活。

62. 月经不调常用药

（1）肝血不足证：当归　熟地　白芍　川芎　丹参　鸡血藤

（2）气滞血瘀证：川芎　当归　益母草　泽兰　桃仁　红花　苏木　凌霄花　月季花　牛膝　刘寄奴　五灵脂　蒲黄　延胡索　乳香　没药　穿山甲　王不留行　马鞭草　赤芍　鸡血藤　茜草　香附　乌药　柴胡　玫瑰花　姜黄　郁金　山楂　干漆　三棱　莪术　水蛭　虻虫　土鳖虫

（3）阴虚血热证：生地　熟地　地骨皮　玄参　麦冬　阿胶　丹皮　白芍　栀子　茜草　女贞子　旱莲草　椿根皮　川断　生牡蛎　乌贼骨

（4）下焦虚寒证：肉桂　吴茱萸　小茴香　艾叶　乌药　川芎　阿胶　当归　熟地　白芍

63. 痛经常用药

（1）气滞血瘀证：当归　川芎　赤芍　桃仁　红花　枳壳　延胡索　五灵脂　丹皮　乌药　香附　甘草　益母草　川楝子　柴胡　三七　没药　苏木

（2）阳虚内寒证：吴茱萸　乌药　当归　赤芍　川芎　人参　生姜　阿胶　附子　艾叶　小茴香　肉桂

（3）寒湿凝滞证：小茴香　干姜　延胡索　没药　当归　川芎　肉桂　附子　赤勺　蒲黄　灵脂　苍术　茯苓

（4）湿热下注证：丹皮　黄连　生地　当归　赤芍　川芎　桃仁　红花　莪术　香附　延胡索　红藤　败酱草　白鲜皮　龙胆草　川楝子　三七

（5）气血虚弱证：人参　黄芪　当归　川芎　熟地　生地　白芍　香附　延胡索

（6）肝肾虚损证：熟地黄　当归　白芍　山萸肉　阿胶　巴戟天　山药　枸杞子　龙眼肉　鸡血藤　延胡索　香附

64. 闭经常用药

（1）气滞血瘀证：川芎　丹参　益母草　泽兰　桃仁　红花　苏木　凌霄花　月季花　玫瑰花　牛膝　刘寄奴　五灵脂　蒲黄　延胡索　乳香　没药　穿山甲　王不留行　赤芍　山楂　鸡血藤　茜草　姜黄　郁金　干漆　三棱　莪术　水蛭　虻虫　土鳖虫　大黄

（2）肝肾不足证：熟地黄　山药　山茱萸　当归　枸杞子　杜仲　菟丝子　鸡血藤　何首乌　巴戟天　仙茅　淫羊藿

65. 崩漏常用药

（1）阴虚血热证：生地　熟地　白芍　山药　麦冬　五味子　女贞子　旱莲草　阿胶　黄芩　黄柏　丹皮　龟甲　大蓟　小蓟　地榆炭　苎麻根　羊蹄　荷叶

（2）血热妄行证：黄芩　栀子　生地　地骨皮　地榆炭　阿胶　藕节　棕榈炭　龟甲　牡蛎　大蓟　小蓟　侧柏叶　地榆炭　苎麻根　羊蹄

（3）心脾两虚证：人参　黄芪　熟地　白术　当归　龙眼肉　大枣　升麻　柴胡　炮姜炭　黑荆芥　仙鹤草　灶心土　紫珠

（4）肾阳不足证：附子　肉桂　熟地　山药　山茱萸　枸杞子　菟丝子　杜仲　鹿角胶　紫河车　淫羊藿　艾叶　炮姜炭　阿胶

（5）瘀血阻络证：熟地　当归　川芎　白芍　灵脂　蒲黄　桃仁　红花　益母草　仙鹤草　地榆　茜草根　三七　血余炭

66. 带下病常用药

（1）湿热带下证：黄柏　苍术　薏苡仁　牛膝　秦皮　苦参　苦豆子　鸡冠花　椿根皮　车前子　龙胆草　土茯苓　山药　芡实　山萸肉　茯苓　扁豆　莲子肉　龙骨　牡蛎　乌贼骨　白果　白蔹

（2）寒湿带下证：制首乌　鹿茸　补骨脂　菟丝子　沙苑子　狗脊　蛇床子　山药　芡实　山茱萸　茯苓　扁豆　莲子肉　龙骨　牡蛎　乌贼骨　韭菜子　金樱子　白蔹

67. 不孕常用药　人参　鹿茸　巴戟天　淫羊藿　海马　肉苁蓉　鹿角胶　锁阳　紫河车　枸杞子

68. 阴痒常用药

（1）肝经湿热证：龙胆草　柴胡　生地　栀子　黄芩　木通　车前子　苍术　薏苡仁　黄柏　草薢　茯苓　丹皮　泽泻　通草　滑石　苦参　百部　明矾　川椒　蛇床子

（2）肝肾阴虚证：知母　黄柏　熟地　山茱萸　山药　茯苓　丹皮　泽泻　当归　首乌　白鲜皮　苦参　蛇床子　百部

69. 胎动不安常用药　紫苏　香附　砂仁　藿香　佩兰　竹茹　半夏　灶心土　陈皮　白术　黄芪　桑寄生　菟丝子　杜仲　续断　阿胶　黄芩炭　艾叶炭　苎麻根

70. 产后瘀阻常用药　川芎　当归　丹参　益母草　泽兰　桃仁　红花　赤芍　苏木　牛膝　刘寄奴　蒲黄　五灵脂　延胡索　姜黄　土鳖虫　血竭　三棱　莪术

71. 乳少常用药　穿山甲　王不留行　漏芦　木通　通草　冬葵子　白蒺藜　生麦芽　猪蹄甲

72. 乳癖常用药

（1）肝郁痰凝证：柴胡　郁金　香附　青皮　枳实　川芎　白芍　当归　大贝母　皂刺　半夏　南星　白芥子　夏枯草　玄参　远志　猫爪草　山慈菇　穿山甲　漏芦　三棱　莪术　鳖甲　丹参　鸡内金

（2）冲任失调证：熟地　怀山药　山萸肉　枸杞子　知母　黄柏　菟丝子　鹿角胶　当归　仙茅　淫羊藿　巴戟天　大贝母　牡蛎　夏枯草　玄参　鳖甲

73. 麻疹常用药　薄荷　蝉蜕　牛蒡子　葛根　升麻　荆芥　浮萍　柽柳　胡荽　芦根　钩藤　紫草

74. 急惊风常用药　蝉蜕　菊花　蚤休　青黛　拳参　羚羊角　牛黄　天麻　钩藤　地龙　紫贝齿　珍珠　僵蚕　全蝎　蜈蚣　天竺黄　竹沥　胆南星　礞石　熊胆

75. 慢惊风常用药　人参　白术　茯苓　甘草　山药　黄芪　附子　肉桂　白芍　天麻　钩藤　白僵蚕　蜈蚣　全蝎

76. 食积常用药　莱菔子　麦芽　神曲　谷芽　山楂　鸡内金　陈皮　青皮　枳实　槟榔　大黄　郁李仁　芦荟　三棱　莪术　鸡矢藤　隔山消

77. 疳积常用药　胡黄连　银柴胡　秦艽　使君子　芜荑　芦荟　鸡内金　鸡矢藤

78. 痈肿疔疮常用药　金银花　连翘　蒲公英　紫花地丁　野菊花　紫背天葵　七叶一

枝花 黄芩 黄连 黄柏 栀子 赤芍 丹皮 冰片 牛黄 拳参 络石藤 大黄 虎杖
四季青 益母草 穿心莲 鸭跖草 金荞麦 绿豆 地锦草 白花蛇舌草 半边莲 山慈菇
漏芦 垂盆草 乳香 没药 雄黄 麝香

79. 脓成不溃常用药 砒霜 轻粉 升药 雄黄 松香 斑蝥 巴豆 穿山甲 皂角刺

80. 疮疡不敛常用药 血竭 儿茶 铅丹 炉甘石 象皮 乳香 没药 白蔹 地榆
乌贼骨 煅石膏 赤石脂 血余炭 冰片 生黄芪

81. 乳痈常用药 全瓜蒌 牛蒡子 白芷 大贝母 蒲公英 金银花 连翘 丹皮 赤
芍 丹参 当归 青皮 橘皮 橘叶 白蒺藜 夏枯草 乳香 没药 皂角刺 穿山甲 柴
胡 黄芩 路路通 王不留行 漏芦 芒硝 半边莲

82. 肺痈常用药 芦根 桃仁 冬瓜仁 薏苡仁 鱼腥草 金荞麦 蒲公英 合欢皮
金银花 地耳草 大贝母 全瓜蒌 桔梗 甘草

83. 肠痈常用药 大黄 丹皮 芒硝 冬瓜仁 败酱草 红藤 蒲公英 瓜蒌仁 地榆
赤芍 延胡索 桃仁 薏苡仁 地耳草

84. 疝气常用药 小茴香 吴茱萸 荜澄茄 乌药 木香 香附 青皮 延胡索 高良
姜 橘核 山楂 荔枝核 胡芦巴 乌头 附子 肉桂

85. 痔疮常用药 地榆 槐角 防风炭 荆芥炭 黄芩炭 马兜铃 木贼草 熊胆 白
蔹 胡黄连 地锦草 刺猬皮 砒石 芒硝

86. 瘰疬瘿瘤常用药 夏枯草 玄参 大贝母 川贝母 牡蛎 山慈菇 黄药子 海蛤
壳 瓦楞子 海浮石 海藻 昆布 地龙 穿山甲 白附子 连翘 全蝎 蜈蚣 守宫 牛
黄 僵蚕 乳香 没药 雄黄 麝香 金荞麦 拳参 蚤休

87. 阴疽流注常用药 白芥子 鹿茸 鹿角 远志 白附子 天南星 麻黄 肉桂 黄
芪

88. 蛇虫咬伤常用药 紫花地丁 蚤休 蒲公英 半枝莲 白芷 蜈蚣 半边莲 白花
蛇舌草 雄黄 穿心莲 金荞麦 拳参 地锦草 垂盆草 五灵脂

89. 风疹常用药 荆芥 防风 蝉蜕 白蒺藜 白僵蚕 浮萍 地肤子 白鲜皮 苦参
生姜皮 茯苓皮 桑白皮 防己 苏木 姜黄 凌霄花 丹皮 赤芍 生首乌 首乌藤
露蜂房 蛇蜕 全蝎

90. 湿疹常用药 黄柏 黄连 苦参 白鲜皮 四季青 地耳草 鸡矢藤 苍术 枯矾
土茯苓 地肤子 秦皮 龙胆草 白芷 冬葵子 草薢 蜀椒 蛇床子 百部 艾叶

91. 疥癣常用药 硫黄 雄黄 轻粉 明矾 皂矾 大蒜 露蜂房 大风子 木槿皮
松香 苦参 白鲜皮 地肤子 白花蛇 乌梢蛇 蛇蜕 苦楝根皮 苦楝子 藜芦 蛇床子
樟脑 石榴皮

92. 麻风常用药 大风子 苦参 苍耳子 白花蛇 乌梢蛇

93. 梅毒常用药 土茯苓 轻粉 大风子 升药 水银

94. 水火烫伤常用药 大黄 地榆 四季青 白蔹 垂盆草 羊蹄 侧柏叶 紫珠 煅
石膏

95. 筋伤常用药 红花 桃仁 川芎 当归尾 赤芍 丹皮 姜黄 郁金 大黄 穿山

甲 威灵仙 三七 延胡索 苏木 乳香 没药 自然铜 血竭 麝香 续断 儿茶 骨碎补 土鳖虫 刘寄奴 五灵脂 凌霄花 牛膝 虎杖 松节 徐长卿

96. 骨折常用药 骨碎补 续断 自然铜 土鳖虫 血竭 苏木 乳香 没药 儿茶 麝香

97. 目赤翳障常用药

(1) 风热上扰证：桑叶 菊花 蝉蜕 蔓荆子 谷精草 白蒺藜 蛇蜕 白僵蚕

(2) 肝热上攻证：青葙子 决明子 密蒙花 夏枯草 夜明砂 熊胆 龙胆草 黄芩 黄连 槐角 车前子 秦皮 钩藤 羚羊角 紫贝齿 珍珠母 石决明 珍珠 白僵蚕 野菊花 蒲公英 冰片 炉甘石 硼砂

98. 目暗昏花常用药 枸杞子 菊花 熟地黄 生地黄 菟丝子 沙苑子 女贞子 石斛 黑芝麻 桑叶 密蒙花 白芍 石决明 苍术

99. 鼻塞鼻渊常用药 薄荷 辛夷 白芷 苍耳子 鹅不食草 细辛 鱼腥草 黄芩 冰片 藿香 猪胆汁

100. 牙痛常用药

(1) 胃火牙痛证：石膏 黄连 升麻 山豆根 谷精草 丹皮 牛黄 生地 知母 玄参

(2) 风冷虫蛀牙痛证：细辛 白芷 荜茇 徐长卿 川椒 蜂房

101. 口疮常用药

(1) 脾胃积热证：石膏 知母 黄芩 栀子 黄连 丹皮 天花粉 藿香 佩兰 木通 生地 大黄 芒硝

(2) 虚火上炎证：知母 黄柏 熟地 山药 山茱萸 丹皮 茯苓 泽泻 玄参 牛膝 麦冬 藿香 佩兰

102. 喉痹乳蛾常用药

(1) 风热上犯证：金银花 连翘 荆芥 牛蒡子 薄荷 蝉蜕 僵蚕 牛黄 西瓜霜 冰片 玄明粉 硼砂 蟾酥

(2) 肺胃火盛证：板蓝根 黄芩 山豆根 大青叶 射干 马勃 金果榄 胖大海 玄参 麦冬 鸭跖草 锦灯笼 木蝴蝶 青果 金荞麦 野菊花 桔梗 生甘草 牛黄 西瓜霜 冰片 玄明粉 硼砂 蟾酥

(3) 肺肾阴虚证：玄参 麦冬 生地 玉竹 百合 丹皮 知母 黄柏 熟地 山药 山茱萸 牛膝 白芍 石斛 桔梗 甘草 锦灯笼

103. 耳鸣耳聋常用药

(1) 肝火上攻证：龙胆草 柴胡 黄芩 栀子 细辛 石菖蒲 黄柏 牡蛎

(2) 清阳不升证：黄芪 升麻 桔梗 葛根 细辛 石菖蒲

(3) 肾虚证：熟地黄 山药 山茱萸 旱莲草 女贞子 黄柏 五味子 骨碎补 珍珠母 石菖蒲 牡蛎 磁石

附录一
药名笔画索引

附录二
药名拼音索引

教材与教学配套用书

新世纪全国高等中医药院校规划教材

注：凡标〇号者为"普通高等教育'十五'国家级规划教材"；凡标★号者为"普通高等教育'十一五'国家级规划教材"

（一）中医学类专业

1 中国医学史（常存库主编）〇★	18 中医眼科学（曾庆华主编）〇★
2 医古文（段逸山主编）〇★	19 中医急诊学（姜良铎主编）〇★
3 中医各家学说（严世芸主编）〇★	20 针灸学（石学敏主编）〇★
4 中医基础理论（孙广仁主编）〇★	21 推拿学（严隽陶主编）〇★
5 中医诊断学（朱文锋主编）〇★	22 正常人体解剖学（严振国　杨茂有主编）★
6 内经选读（王庆其主编）〇★	23 组织学与胚胎学（蔡玉文主编）〇★
7 伤寒学（熊曼琪主编）〇★	24 生理学（施雪筠主编）〇★
8 金匮要略（范永升主编）★	生理学实验指导（施雪筠主编）
9 温病学（林培政主编）〇★	25 病理学（黄玉芳主编）〇★
10 中药学（高学敏主编）〇★	病理学实验指导（黄玉芳主编）
11 方剂学（邓中甲主编）〇★	26 药理学（吕圭源主编）
12 中医内科学（周仲瑛主编）〇★	27 生物化学（王继峰主编）〇★
13 中医外科学（李曰庆主编）★	28 免疫学基础与病原生物学（杨黎青主编）〇★
14 中医妇科学（张玉珍主编）〇★	29 诊断学基础（戴万亨主编）〇★
15 中医儿科学（汪受传主编）〇★	30 西医外科学（李乃卿主编）★
16 中医骨伤科学（王和鸣主编）〇★	31 内科学（徐蓉娟主编）〇
17 中医耳鼻咽喉科学（王士贞主编）〇★	

（二）针灸推拿学专业（与中医学专业相同的课程未列）

1 经络腧穴学（沈雪勇主编）〇★	4 实验针灸学（李忠仁主编）〇★
2 刺法灸法学（陆寿康主编）★	5 推拿手法学（王国才主编）〇★
3 针灸治疗学（王启才主编）	6 针灸医籍选读（吴富东主编）★

（三）中药学类专业

1 药用植物学（姚振生主编）〇★	7 中药药剂学（张兆旺主缩）〇★
药用植物学实验指导（姚振生主编）	8 中药制剂分析（梁生旺主编）〇
2 中医学基础（张登本主编）	9 中药制药工程原理与设备（刘落宪主编）★
3 中药药理学（侯家玉　方泰惠主编）〇★	10 高等数学（周　喆主编）
4 中药化学（匡海学主编）〇★	11 中医药统计学（周仁郁主编）
5 中药炮制学（龚千锋主编）〇★	12 物理学（余国建主编）
6 中药鉴定学（康廷国主编）★	13 无机化学（铁步荣　贾桂芝主编）★
中药鉴定学实验指导（吴德康主编）	无机化学实验（铁步荣　贾桂芝主编）

14 有机化学（洪筱坤主编）★　　　　　16 分析化学（黄世德　梁生旺主编）
　　有机化学实验（彭松　林辉主编）　　　　分析化学实验（黄世德　梁生旺产编）
15 物理化学（刘幸平主编）　　　　　　17 医用物理学（余国建主编）

（四）中西医结合专业

1 中外医学史（张大庆　和中浚主编）　　　9 中西医结合传染病学（刘金星主编）
2 中西医结合医学导论（陈士奎主编）★　　10 中西医结合肿瘤病学（刘亚娴主编）
3 中西医结合内科学（蔡光先　赵玉庸主编）★　11 中西医结合皮肤性病学（陈德宇主编）
4 中西医结合外科学（李乃卿主编）★　　　12 中西医结合精神病学（张宏耕主编）★
5 中西医结合儿科学（王雪峰主编）★　　　13 中西医结合妇科学（尤昭玲主编）★
6 中西医结合耳鼻咽喉科学（田道法主编）★　14 中西医结合骨伤科学（石印玉主编）★
7 中西医结合口腔科学（李元聪主编）　　　15 中西医结合危重病学（熊旭东主编）
8 中西医结合眼科学（段俊国主编）★　　　16 中西医结合肛肠病学（陆金根主编）★

（五）护理专业

1 护理学导论（韩丽沙　吴瑛主编）★　　　12 外科护理学（张燕生　路潜主编）
2 护理学基础（吕淑琴　尚少梅主编）　　　13 妇产科护理学（郑修霞　李京枝主编）
3 中医护理学基础（刘虹主编）★　　　　　14 儿科护理学（汪受传　洪黛玲主编）★
4 健康评估（吕探云　王琦主编）　　　　　15 骨伤科护理学（陆静波主编）
5 护理科研（肖顺贞　申杰主编）　　　　　16 五官科护理学（丁淑华　席淑新主编）
6 护理心理学（胡永年　刘晓虹主编）　　　17 急救护理学（牛德群主编）
7 护理管理学（关永杰　宫玉花主编）　　　18 养生康复学（马烈光　李英华主编）★
8 护理教育（孙宏玉　简福爱主编）　　　　19 社区护理学（冯正仪　王珏主编）
9 护理美学（林俊华　刘字主编）★　　　　20 营养与食疗学（吴翠珍主编）★
10 内科护理学（徐桂华主编）上册★　　　　21 护理专业英语（黄嘉陵主编）
11 内科护理学（姚景鹏主编）下册★　　　　22 护理伦理学（马家忠　张晨主编）★

（六）七年制

1 中医儿科学（汪受传主编）★　　　　　　10 中医养生康复学（王旭东主编）
2 临床中药学（张廷模主编）○★　　　　　11 中医哲学基础（张其成主编）★
3 中医诊断学（王忆勤主编）○★　　　　　12 中医古汉语基础（邵冠勇主编）★
4 内经学（王洪图主编）○★　　　　　　　13 针灸学（梁繁荣主编）○★
5 中医妇科学（马宝璋主编）○★　　　　　14 中医骨伤科学（施杞主编）○★
6 温病学（杨进主编）★　　　　　　　　　15 中医医家学说及学术思想史（严世芸主编）○★
7 金匮要略（张家礼主编）○★　　　　　　16 中医外科学（陈红风主编）○★
8 中医基础理论（曹洪欣主编）○★　　　　17 中医内科学（田德禄主编）○★
9 伤寒论（姜建国主编）★　　　　　　　　18 方剂学（李冀主编）○★

新世纪全国高等中医药院校创新教材（含五、七年制）

1 中医文献学（严季澜主编）★　　　　　　4 中医临床护理学（杨少雄主编）★
2 中医临床基础学（熊曼琪主编）　　　　　5 中医临床概论（金国梁主编）
3 中医内科急症学（周仲瑛　金妙文主编）★　6 中医食疗学（倪世美主编）

新世纪全国高等中医药院校规划教材配套教学用书

（一）习题集

（二）易学助考口袋丛书

中医执业医师资格考试用书